TRAITÉ

DE

CHIRURGIE NAVALE

BIBLIOTHÈQUE DU MÉDECIN DE MARINE

Chez les mêmes Libraires.

Traité d'hygiène navale, ou De l'influence des conditions physiques et morales dans lesquelles l'homme de mer est appelé à vivre et des moyens de conserver sa santé, par le docteur J. B. Fonssagrives, professeur à l'École de médecine navale de Brest. Paris, 1856. In-8 de 800 pages, illustré de 57 planches intercalées dans le texte.. 10 fr.

Ouvrage couronné par l'Institut (Académie des sciences) et adopté par S. Exc. le Ministre de la Marine et des Colonies pour les bibliothèques des ports et des navires de l'État.

Cet ouvrage, qui comble une importante lacune dans nos traités d'hygiène professionnelle, est divisé en six livres. — Livre Ier. Le navire étudié dans ses matériaux de construction, ses approvisionnements, ses chargements et sa topographie. — Livre II. L'homme de mer envisagé dans ses conditions de recrutement, de profession, de travaux, de mœurs, d'hygiène personnelle, etc. — Livre III. Influences qui dérivent de l'habitation nautique; mouvements du bâtiment, atmosphère, encombrement, moyens d'assainissement du navire, et hygiène comparative des diverses sortes de bâtiments.— Livre IV. Influences extérieures au navire, c'est-à-dire influences pélagiennes, climatériques et sidérales, et hygiène des climats excessifs. — Livre V. Bromatologique nautique : eaux potables, eau distillée, boissons alcooliques, aromatiques, acidules, aliments exotiques. Parmi ces derniers, ceux qui présentent des propriétés vénéneuses permanentes ou accidentelles sont étudiés avec le plus grand soin. — Livre VI. Influences morales, c'est-à-dire régime moral, disciplinaire et religieux de l'homme de mer.

Hygiène alimentaire des malades, des convalescents et des valétudinaires par le docteur J. B. Fonssagrives. Paris, 1861. 1 vol. in-8 de 600 pages.

Traité de pathologie exotique, ou Guide pratique pour l'étude et le traitement des maladies observées en dehors du continent européen et pendant les longues navigations, par les docteurs J. B. Fonssagrives et Leroy de Méricourt, professeurs à l'École de médecine navale de Brest. 1 vol. in-8 (*en préparation*).

Recherches sur les causes de la colique sèche, observée sur les navires de guerre français, particulièrement dans les régions équatoriales et sur les moyens d'en prévenir le développement, par le docteur A. Lefèvre, directeur du service de santé de la marine au port de Brest. Paris, 1859. In-8. 4 fr. 50

De l'influence de la navigation et des pays chauds sur la marche de la Phthisie pulmonaire, par le docteur J. Rochard, professeur de l'École de médecine navale du port de Brest. *Ouvrage couronné par l'Académie impériale de médecine.* Paris, 1854. In-4.......................... 4 fr.

Traité des maladies des Européens dans les pays chauds (régions tropicales), climatologie, maladies endémiques, par le docteur Dutroulau, ancien médecin en chef de la marine. Paris, 1861. In-8 de 620 pages........... 8 fr.

Histoire médicale de la flotte française dans la mer Noire, pendant la guerre de Crimée, par le docteur A. Marroin, médecin en chef de cette flotte, 2e médecin en chef de la marine impériale à Cherbourg. Paris, 1861. 1 volume in-8 de 230 pages.. 3 fr. 50

Du Typhus épidémique et histoire médicale des épidémies de typhus observées au bagne de Toulon en 1855 et en 1856, par le docteur Barrallier, professeur de Pathologie médicale à l'École de médecine navale du port de Toulon. Paris, 1861. 1 vol. in-8 de 400 pages.

Atlas général d'Anatomie descriptive, topographique etc., et de médecine opératoire, avec des considérations relatives à la pathologie interne et la pathologie externe, par Marcellin Duval, professeur de clinique chirurgicale à l'École de médecine navale du port de Toulon, directeur du service de santé de la marine. Paris, 1853-1860. In-4 contenant en 28 planches 986 figures dessinées d'après nature et lithographiées par l'auteur. Avec texte in-4 et in-8. Figures noires....... 30 fr. | Figures coloriées....... 50 fr.

Corbeil. — Typ. et stér. de Crété.

TRAITÉ

DE

CHIRURGIE NAVALE

PAR Louis SAUREL

Chirurgien de la marine,
Professeur agrégé à la Faculté de médecine de Montpellier,
Correspondant de la Société de chirurgie de Paris,

SUIVI D'UN RÉSUMÉ DE LEÇONS

SUR LE SERVICE CHIRURGICAL DE LA FLOTTE

PAR LE DOCTEUR J. ROCHARD

Chirurgien en chef de la marine,
Professeur à l'École de médecine navale du port de Brest,
Officier de la Légion d'honneur.

Illustré de 106 planches intercalées dans le texte.

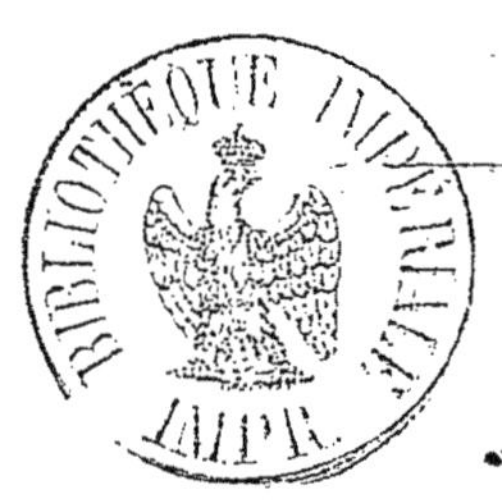

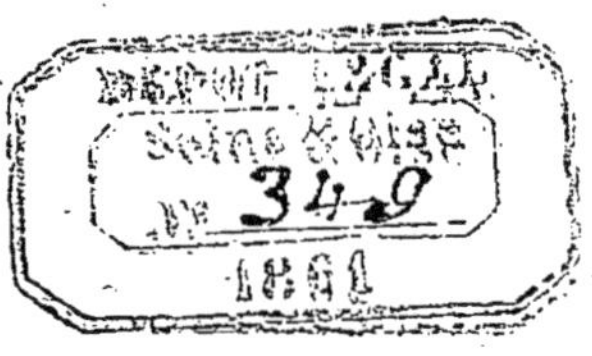

PARIS

J. B. BAILLIÈRE ET FILS

LIBRAIRES DE L'ACADÉMIE IMPÉRIALE DE MÉDECINE,
Rue Hautefeuille, 19.

LONDRES, HIPP. BAILLIÈRE, 219, REGENT-STREET. | NEW-YORK, BAILLIÈRE BROTHERS, 440, BROADWAY.

MADRID, C. BAILLY-BAILLIÈRE, PLAZA DEL PRINCIPE ALFONSO, 16.

1861

PRÉFACE

On ne saurait véritablement contester le caractère tout spécial de la chirurgie nautique ; la nature particulière des causes vulnérantes qui menacent les marins au milieu des périls et des travaux de leur rude carrière ; l'influence qu'exercent les climats excessifs sur la marche des affections chirurgicales aussi bien que sur les résultats des opérations ; des maladies spéciales inconnues à nos pays ; des conditions d'encombrement et d'instabilité qui rendent inapplicables des méthodes usuelles de traitement et qui constituent des difficultés qu'on ne peut pallier qu'à force d'imaginative et d'industrie, telles sont les principales causes qui rendent insuffisantes les données des traités généraux de chirurgie, quand il s'agit de les faire passer dans la pratique navale, et qui expliquent la nécessité d'un ouvrage particulier de la nature de celui que nous publions. L'auteur aurait pu se borner à ne traiter que des questions purement spéciales ; il a jugé avec raison qu'il devait réunir dans son livre, aux considérations essentiellement nautiques, des notions claires et précises sur les points de chirurgie auxquels elles se rapportent, et de la sorte les jeunes médecins de la marine n'auront pas, pour les besoins de la pratique à bord des navires, la tâche laborieuse de recourir à des traités plus étendus.

L'ouvrage que nous offrons au public, s'est inspiré des leçons et des exemples des professeurs éminents des écoles de médecine de la marine. Saurel, qui fut leur élève avant de conquérir par le concours une chaire d'agrégé à la Faculté de médecine de Montpellier, semblait avoir eu à cœur de consacrer l'une de ses premières œuvres au corps dont il avait fait partie et pour lequel il avait toujours conservé de vifs sentiments de reconnaissance et d'affection. C'est aux excellents principes de sa première instruction chirurgicale et aux enseignements personnels que la pratique de la navigation lui a fournis, que l'on doit la pensée de sa *Chirurgie navale*, s'efforçant ainsi de prouver à ses maîtres le parti qu'il avait su tirer de leurs leçons et à ses anciens camarades tout le prix qu'il attachait à leur être utile.

La première édition de ce livre paraissait en 1853 ; ce n'était guère que le programme de celui que nous publions aujourd'hui. Et cependant déjà à cette époque il valut à Saurel de bienveillants encouragements. M. le ministre de la marine lui adressait en effet la lettre suivante :

Paris, 12 février 1853.

« MONSIEUR,

« Vous avez bien voulu m'adresser un exemplaire de l'ouvrage publié « par vous sous ce titre : *Chirurgie navale.* J'accepte volontiers, pour le « service de santé de la marine, cet ouvrage, dans lequel vous avez « exposé, avec l'autorité d'une longue pratique à bord de nos bâtiments « de l'État, les résultats de vos observations sur les maladies dont les « équipages à la mer sont plus particulièrement atteints.

« En vous accusant réception de cet ouvrage, je m'empresse d'y « joindre l'expression de mes remercîments et celle de ma considéra- « tion distinguée.

« *Le ministre secrétaire d'État de la marine et des colonies,*

« *Signé* : Théodore Ducos. »

La mort est venue surprendre l'auteur au moment où, reprenant son œuvre, il réunissait les derniers matériaux d'un ouvrage moins imparfait et plus complet que le premier. Il laissait en mourant un manuscrit à peu près achevé, mais auquel manquait ce dernier travail de coordination, sans lequel l'œuvre la plus consciencieuse ne saurait se montrer avec toute sa valeur; enfin, éloigné par un changement de carrière des centres d'enseignement de la chirurgie nautique, il n'avait pu prendre connaissance des faits nombreux et intéressants dont elle s'enrichit tous les jours. C'est alors que, désireux de concilier en même temps ce double intérêt : de conserver entièrement à l'auteur le mérite et la responsabilité de son œuvre, et de la rendre aussi complète et aussi utile que possible, nous eûmes la pensée de faire appel à la bienveillance éclairée de deux professeurs des écoles de médecine navale, qui y répondirent avec un désintéressement auquel nous ne saurions trop rendre hommage. Tous les deux comprirent qu'il s'agissait d'un livre utile, et, se rappelant que Saurel avait été un des leurs, ils acceptèrent cette tâche proposée en même temps à leur savoir et à leur cœur. L'un d'eux, M. Leroy de Méricourt, laissant un instant de côté ses travaux personnels et s'écartant de la direction scientifique vers laquelle le portent en même temps ses goûts et ses publications antérieures, voulut bien se charger du soin de revoir ce manuscrit et de l'enrichir d'additions nombreuses empruntées à des sources que l'auteur n'avait pu consulter; notamment aux rapports de fin de campagne des chirurgiens de la marine. Là s'est bornée sa coopération bienveillante, et il n'a modifié ni le fond, ni la forme d'un ouvrage dans lequel il a simplement comblé quelques lacunes. Le second, M. Rochard, a bien voulu nous permettre d'insérer en forme d'appendice, à la fin du volume, un résumé substantiel des leçons qu'il a professées il y a peu d'années à l'École de Brest sur le service chirurgical de la flotte en temps de guerre. Ce travail, qui n'avait encore été accompli nulle part, nous semble, par son importance, par sa nouveauté, par les dessins techniques qui en éclaircissent le texte, de nature à intéresser vivement les chirurgiens de la marine, qui y puiseront des conseils aussi judicieux qu'autorisés. Aussi cette addition, par la rapidité et le mouvement du style, aussi bien que par l'originalité des vues, est-elle pour notre publication une bonne fortune que les lecteurs apprécieront sans doute autant que nous.

Nous nous sommes attachés pour notre part, par l'exécution typographique aussi bien que par l'intercalation de nombreuses figures dont plusieurs sont originales, à rendre cette œuvre digne d'une coopération si précieuse. Nous espérons que ce livre, qui comble une lacune, rencontrera un accueil favorable principalement parmi les médecins de la marine, avec lesquels nous entretenons des relations de publications qui ne peuvent que devenir de plus en plus fréquentes.

J.-B. B. ET FILS.

Paris, mai 1861.

TABLE DES FIGURES

SERVICE CHIRURGICAL DE LA FLOTTE EN TEMPS DE GUERRE.

NOTICE SUR SAUREL.

Louis Saurel naquit à Montpellier, le 28 février 1825. Également entraîné vers les voyages maritimes et la science médicale, il voulut suivre sa double vocation et embrassa la carrière de la médecine navale.

Après de brillants concours, il était nommé, le 1er avril 1845, chirurgien entretenu de troisième classe de la marine à Toulon, et le 1er octobre 1848, chirurgien entretenu de deuxième classe de la marine à Brest. C'est dans le premier de ces grades, qu'il fit une campagne importante sur les côtes occidentales d'Afrique en 1845 et 1846, sur l'*Aube*, le *Caraïbe* et l'*Élan;* c'est dans le second, qu'il fit, en qualité de chirurgien-major, une station de vingt-deux mois dans le Rio de la Plata à bord de l'*Alcibiade.*

Rentré en France après huit ans de voyages, Saurel vint demander à la Faculté de sa ville natale le diplôme de docteur en médecine, et soutint brillamment sa thèse le 25 février 1851. C'est alors que, cédant aux vœux de sa famille et de ses amis, il fit, quoique à regret, ses adieux à la mer et s'engagea résolûment dans la difficile carrière de la pratique, du journalisme et du professorat. En 1852, il prit avec M. Barbaste la direction de la *Revue thérapeutique du Midi*, qui avait été fondée en 1850 par M. le professeur Fuster, et dirigée en 1851 par MM. Alquié et Fuster, dont il garda seul la direction de 1853 à 1860; en même temps que, par ses articles de critique et ses travaux originaux, il exposait les principes d'un vitalisme hippocratique à la fois traditionnel et progressif, il battait en brèche les faux systèmes et les théories dangereuses. Quant au professorat, désormais son unique ambition, il se préparait à y arriver par la voie du concours pour l'agrégation. Saurel échoua une *première* fois en 1855; il ne se laissa pas décourager, et plus heureux en 1857, il était nommé agrégé stagiaire, et son entrée en exercice date du 1er janvier 1860. Il hâtait de tous ses vœux l'arrivée du jour qui lui permettrait enfin de donner libre essor à ses goûts d'enseignement et de discussion orales. Malheureusement l'état de sa santé l'obligea à se tenir à l'écart des travaux de l'école. Le 10 juin 1860, L. Saurel succombait. C'était une perte pour sa famille, ses amis, ses confrères et aussi pour la science qu'il avait cultivée toujours avec tant de zèle.

Il était membre titulaire de la Société de médecine pratique de Montpellier, membre titulaire de l'Académie des sciences et lettres de Montpellier (section de médecine), membre correspondant de la Société de chirurgie de Paris.

Ces lignes sont empruntées en partie à l'allocution prononcée sur la tombe de Saurel par M. Girbal, professeur agrégé à la Faculté de médecine de Montpellier. Nous rappellerons, en terminant, les principaux travaux de Saurel.

Note sur les conditions sanitaires des possessions de la France au Gabon (côtes occidentales d'Afrique). Montpellier, 1847, in-8, 38 p. (*Journal de la Société de médecine pratique de Montpellier*, janv. 1847.)

Quelques mots sur la thérapeutique des fièvres de la côte occidentale d'Afrique, d'après la méthode de M. le docteur Bastos, médecin en chef de la province d'Angola. (*Gazette médicale de Montpellier* et *Gazette des hôpitaux*, 1848.)

Essai d'une climatologie médicale de Montévideo et de la république orientale de l'Uruguay (Amérique du Sud). *Thèse pour le doctorat en médecine*, présentée et publiquement soutenue à la Faculté de médecine de Montpellier, le 25 février 1851. In-8 de 164 pages. Montpellier, 1851.

Note sur une variété du pian. (*Annales de thérapeutique et de toxicologie*, 1848.)

Luxation du coude en arrière et en dehors; réduction sans le secours d'aides et par un procédé particulier. (*Annales de thérapeutique et de toxicologie*, 1848.)

Recherches d'hydrographie médicale. Montpellier, 1851, in-8, 51 p.

Observations sur le priapisme et l'impuissance. In-8 de 15 pages. Montpellier, 1851.

Lettre sur l'anatomisme et le vitalisme, adressée à M. le docteur Amedée Latour, rédacteur en chef de l'*Union médicale*. In-8 de 16 pages. Montpellier, 1851.

Notice historique, topographique et médicale sur les bains de mer de Palavas, près Montpellier (Hérault). In-8 de 51 pages. Montpellier, 1851.

Du goître et du crétinisme, à l'occasion du rapport de la commission créée par S. M. le roi de Sardaigne, pour étudier le crétinisme. Montpellier, 1851. In-8 de 28 pages.

De la médecine et des médecins en Espagne. (*Gazette médicale de Montpellier*, 1852.)

Exposé historique et critique de la vaccination syphilitique et de la syphilisation. In-8 de 32 pages. Montpellier, 1852.

Observations de chirurgie pratique, traduites de l'espagnol, et accompagnées de notes. In-8 de 38 pages, avec figures. Montpellier, 1852.

De la rigidité du col de l'utérus, dans les cas d'éclampsie, avant ou pendant l'accouchement, et du traitement qui lui convient. (Paris, 1852, *Union médicale.*) In-8 de 24 pages.

Effets du coït après une amputation. (*Presse médicale belge*, 1852, et *Revue médico-chirurgicale*, 1853, t. XIII, p. 47.)

Mémoire sur les applications de la méthode anesthésique au traitement des maladies internes. (*Gazette médicale de Paris*, 1854.)

Observation clinique suivie de réflexions sur un cas de paralysie musculaire atrophique, guérie par l'usage de l'électricité et des eaux minérales de Balaruc. In-8 de 32 pages. Montpellier, 1854. (*Bulletin de la Société de médecine de Gand*, t. XXI, p. 39.)

Lettres sur les viandes de la Plata, au point de vue de leur préparation et de leurs usages. (*Journal de médecine, de chirurgie et de pharmacologie de Bruxelles*, 1854, t. XIX, p. 172.)

Mémoire sur les luxations des cartilages costaux. Montpellier, 1854. In-8 de 50 p. (*Mémoires de l'Académie des sciences de Montpellier* (section de médecine), t. II, p. 109.)

Oblitération complète par adhérence des parois du vagin chez une femme âgée. (*Journal de médecine, de chirurgie et de pharmacologie de Bruxelles*, t. XIX, p. 113.)

Des fluxions au point de vue chirurgical. *Thèse de concours* pour l'agrégation en chirurgie, à la Faculté de médecine de Montpellier. (Montpellier, 1855.) In-8 de 154 pages.

Mémoire sur les fractures des membres par armes à feu, suivi d'observations pour servir à l'histoire des blessures par armes de guerre. Montpellier, 1856. In-8 de 148 pages. (*Mémoires de l'Académie des sciences de Montpellier* (section de médecine), t. II, p. 327.)

Observation d'une variété de fracture de l'extrémité inférieure de l'humérus; guérison sans l'emploi d'aucun appareil. (*Journal de médecine*, etc., *de Bruxelles*, t. XIX, p. 235.)

Du traitement de la pourriture d'hôpital au moyen des applications topiques de teinture d'iode. Montpellier, 1856. In-8 de 16 pages. (*Annales de la Société médico-chirurgicale de Bruges*, t. IV, 2e série, p. 45.)

Revue thérapeutique du Midi. (*Gazette médicale de Montpellier*.) 1852 à 1860.

INTRODUCTION.

L'éducation maritime de la France se fait rapidement. Écartant les conseils timides ou intéressés qui, il y a vingt ans, lui répétaient que la mer n'était pas son domaine, et que tout son génie et ses forces vives devaient se porter uniquement du côté du continent, elle sent au contraire aujourd'hui que son avenir est là, et que si la nature l'a dotée de cette magnifique étendue de littoral parsemée de ports et de rades, si ses matelots ne le cèdent à aucune autre nation pour la hardiesse et l'intelligence nautiques, elle ne doit pas laisser improductives les ressources qu'elle possède. Les dernières guerres européennes, et surtout celle de Crimée, en montrant la puissance décisive des coups imprévus que peut frapper une armée qui s'appuie sur une flotte, ont ouvert à la stratégie future des perspectives nouvelles, et n'ont pas peu contribué à ce réveil des aspirations maritimes de notre pays. La marine, sous l'influence d'une haute impulsion, entre donc dans une voie réelle d'accroissement et de progrès ; et cette satisfaction donnée aux intérêts légitimes de la nation devient pour elle une garantie de dignité et de sécurité, sans être une menace pour personne. Ce qui mesure surtout à nos yeux l'importance de ce mouvement maritime, c'est la facilité avec laquelle les idées qui s'y rapportent pénètrent actuellement le pays. Il y a quelques années à peine, les choses, les institutions, et même la langue de la marine, étaient lettres-closes pour la plus grande partie de la France ; elle y prend goût maintenant, elle étudie, elle comprend, elle apprécie par elle-même, et s'occupe de cet intérêt avec le sentiment instinctif de l'importance qu'elle doit y attacher. Cette curiosité de l'esprit public ne s'exerce pas seulement sur le côté matériel et technique de la marine, sur les transformations que subissent ses vaisseaux, sur les engins de guerre auxquels elle cherche des proportions et des formes inusitées, sur les limites de puissance destructive et d'invulnérabilité auxquelles ils pourront atteindre; mais il s'inquiète également des conditions de recrutement et d'instruction nautique des marins qui doivent les armer, aussi bien que des mesures que l'hygiène, la médecine et la chirurgie navales peuvent prendre pour garantir tant d'existences précieuses à l'État, dans les hasards aventureux des expéditions lointaines, comme au milieu des chocs terribles des batailles maritimes. On savait bien vaguement, il est vrai, il y a un certain nombre d'années, que la santé des équipages était confiée à des hommes dont le dévouement égalait l'instruction, et les noms d'un certain nombre d'entre eux avaient jeté, au delà de leur spécialité professionnelle, un vif rayonnement d'intelligence et de savoir; mais on ignorait, en dehors du domaine nautique sur lequel ces médecins exerçaient leur ministère, et les conditions dans lesquelles ils se recrutent, et la multiplicité des épreuves scientifiques auxquelles ils sont soumis, et les difficultés, et les périls de toutes sortes qu'ils affrontent sur le champ de bataille toujours ouvert des endémies tropicales. Il n'en est plus de même aujourd'hui, et cette révolution qui s'accomplit dans l'esprit public, et qui aboutit à une compréhension plus générale des choses de la marine, s'opère également, sous un point de vue plus restreint, dans l'appréciation des services rendus au pays et à la science par les médecins de la marine, qui par la multiplicité et l'originalité de leurs travaux, par les contributions incessantes qu'ils rapportent de leurs pérégrinations lointaines, se sont créé, dans la littérature médicale, une position qui grandit tous les jours. Aussi, jugeons-nous en même temps acte de justice et d'opportunité de rappeler, au début de cet ouvrage, les origines et le développement progressif de cette branche de la famille médicale, qui est travaillée aujourd'hui d'un mouvement scientifique, d'autant plus méritoire que le corps des médecins de la marine est le fils de ses œuvres, et vit loin de Paris, ce foyer d'émulation, et ce centre de toute activité intellectuelle. Nous ne saurions mieux faire, à ce propos, que d'emprunter à M. le docteur A. Lefèvre les détails historiques suivants dans lesquels il résume, avec une simplicité émue et avec l'élégance de style qui lui est familière, les débuts de ce corps, dans lequel il occupe, par le savoir autant que par la position hiérarchique, une des plus éminentes positions.

« Lorsqu'on entreprend, dit-il, de remonter à l'origine du service de santé des armées, on reconnaît bien vite (il est triste de l'avouer pour l'honneur de l'humanité) que les hommes se sont préoccupés plutôt du soin de multiplier les moyens de destruction, que de celui d'assurer du soulagement aux malheureuses victimes de leurs querelles. L'établissement de secours sanitaires réguliers, pour les armées de terre, ne date que du règne de Henri IV, et c'est au siècle de Louis XIV qu'on doit une création semblable pour la marine. De même que les médecins et les chirurgiens particuliers des seigneurs, des princes, les accompagnaient à la guerre, et étaient les seuls dont les soldats pussent recevoir des secours; de même les nobles et les grands, attachés au service de la navigation, emmenaient avec eux leurs médecin, chirurgien et apothicaire, qui, secondairement, donnaient assistance aux matelots. Dans un état général de la marine, avec les ordonnances et règlements qui s'y observent, rédigé en 1642, il fut enjoint aux capitaines de faire choix d'un très-bon chirurgien, bien entendu et fort fidèle; on leur recommandait en outre d'être charitables envers les malades et blessés, de les assister et visiter, de tenir la main à ce que les chirurgiens les traitassent bien et les pansassent avec soin. Ces recommandations, qui témoignent d'une louable sollicitude pour les gens de mer, prouvent aussi que le chirurgien n'était alors que l'homme du capitaine, qui l'engageait pour un temps déterminé, le payait et pouvait le remercier s'il était mécontent de ses services. L'ordonnance de 1681, en imposant à tout navire marchand l'obligation de prendre un ou deux chirurgiens, suivant la force de l'équipage et la durée présumée du voyage, ne fit sans doute que confirmer des dispositions déjà en usage; c'est cependant le premier acte émanant de l'autorité royale, qui révèle un intérêt un peu vif pour entourer des secours de la médecine les matelots de la marine du commerce; il est même à remarquer que la seule loi étrangère, où il soit question des chirurgiens de navires, est le code suédois, qui parut en 1667. Ce silence de toutes les législations sur un sujet qui touche cependant à l'un des intérêts les plus chers des marins, leur santé, prouve combien on y attachait peu d'importance, et combien on se préoccupait peu de faire constater le degré d'instruction des hommes de l'art qu'on appelait à les soigner.

« Louis XIV, dans les premières années de son règne, en appelant Jean Portier à la place de chirurgien-major des armées de terre et de mer, eut sans doute l'intention d'organiser le service sanitaire des vaisseaux de guerre ; mais Jean Portier ne changea rien à ce qui existait avant lui, et les capitaines continuèrent d'user du droit qu'ils avaient de choisir leurs chirurgiens.

« De 1660 à 1689, époque de régénération de la marine militaire, où l'on organisait le système des classes, où l'on créait Rochefort, où l'on faisait de Brest et de Toulon les deux premiers arsenaux du royaume, on ouvrit des hôpitaux destinés, disait le grand Colbert, à recevoir les hommes de mer que l'âge, les infirmités ou les blessures auraient mis dans l'impossibilité de servir. On appela dans les ports des médecins et des chirurgiens ; les premiers pour être attachés à ces hôpitaux et y faire le service ; les autres pour les seconder et embarquer à tour de rôle sur les vaisseaux du roi. Des priviléges leur furent accordés, on les exempta de taille, d'octroi, de logement des gens de guerre, de garde et autres charges publiques.

« L'ordonnance de 1689, ce premier code de la marine, apporta dans le service de santé cette régularité qu'elle introduisait dans tous les autres détails, et sous plusieurs titres, traça les devoirs imposés au médecin entretenu dans le port, au médecin de l'hôpital, à la suite de l'armée navale, au chirurgien-major du port et à l'apothicaire entretenu, régla leurs appointements et constitua le service sur des bases précises, en définissant les attributions de chacun d'eux.

« Dans ces temps malheureux de l'histoire des sciences médicales, où les rêveries superstitieuses de l'astrologie, alliées aux subtilités mensongères de l'alchimie, comptaient de nombreux sectateurs, où la chirurgie, bannie du sanctuaire de la médecine, végétait dans un état de langueur humiliante, l'appel au service de la flotte, d'hommes de professions alors entièrement distinctes, devint l'origine de discussions fâcheuses, de rivalités déplorables, et qui se perpétuèrent pendant plus d'un siècle ; les médecins élevés dans les Facultés, jouissant des priviléges universitaires, apportaient dans les ports des idées de supériorité que justifiaient jusqu'à un certain point l'étendue et la variété de leurs connaissances. Les chirurgiens, pour la plupart illettrés, pratiquant alors un art purement manuel et mécanique, n'ayant le plus souvent que des connaissances superficielles en anatomie et en théorie chirurgicale, supportaient impatiemment le joug que leur imposait l'aristocratie des facultés.

« Les dispositions de l'ordonnance de 1689, qui avaient conféré au médecin entretenu et au chirurgien-major de chaque port, le droit d'examiner conjointement les chirurgiens, apothicaires et aides-chirurgiens qui se présentaient pour servir les vaisseaux du roi et hôpitaux à la suite ; celles non moins importantes qui leur imposaient l'obligation d'enseigner l'anatomie, la chirurgie et les éléments de la médecine, n'avaient point été observées ; aussi des plaintes sur les effets terribles de l'ignorance de quelques chirurgiens employés sur des vaisseaux du roi, avaient douloureusement retenti aux oreilles de M. Jean Cochon-Dupuy, alors premier médecin du port de Rochefort. L'idée de créer un centre d'enseignement où les chirurgiens de la flotte pourraient, au retour de leurs campagnes, s'exercer à la pratique de leur art et s'instruire par l'étude des éléments de la médecine, le conduisit dès 1715 à présenter au Conseil de marine un mémoire dans lequel il fit ressortir les avantages qu'on pourrait retirer de la création d'un semblable établissement. Cette proposition fut d'abord repoussée ; reproduite à de courts intervalles avec une persévérance qui honore le caractère de son auteur, et qui prouve la conviction qu'il avait de son utilité, il parvint, après avoir triomphé d'une foule de résistances, à la faire accepter du comte de Toulouse, alors grand amiral ; et ce fut un grand jour que celui de la première semaine du mois de février 1722, où en présence des premières autorités du port, et d'un concours nombreux d'auditeurs, il inaugura l'amphithéâtre de l'école de Rochefort, où depuis 124 ans la science de l'organisation de l'homme et celle des maladies qui l'accablent n'ont cessé d'être professées avec un zèle toujours soutenu.

« Le succès du nouvel établissement répondit aux espérances du fondateur ; bientôt les deux autres ports demandèrent et obtinrent d'en former de semblables. L'école de Brest ne fut cependant définitivement constituée qu'en 1740. Celle de Toulon se fondit plus tard dans le collége de chirurgie de cette ville, établi en 1754 par le chirurgien-major Boucot, lieutenant du premier chirurgien du roi. Ce collége a joui d'une haute réputation dans le midi de la France, il la devait surtout au mérite de quatre chirurgiens de la marine qui y remplissaient les fonctions de démonstrateurs.

« L'élan imprimé quelques années plus tard aux études chirurgicales par la fondation de l'Académie de chirurgie, la déclaration rendue le 23 avril 1743, qui sépara totalement l'exercice d'une profession infime de celui de la chirurgie, contribuèrent à relever cette science de l'état d'abaissement dans lequel on avait voulu la maintenir. Mais grâce aux établissements d'enseignement que possédait alors la marine, elle n'eut plus besoin de recourir à ces levées de chirurgiens qui, dans le principe, ne fournissaient que de véritables fraters; elle trouvait dans ses écoles si heureusement et si habilement créées, des sujets instruits, habitués à vivre au milieu des populations maritimes et capables de remplir dignement tous les devoirs de leur profession.

« Cependant, la nécessité d'entretenir l'émulation parmi les nombreux jeunes gens qui se destinaient à la chirurgie nautique, autant que le besoin de les maintenir au service du roi, conduisit à créer des emplois d'élèves dont on augmenta successivement le nombre, puis un grade de second chirurgien, et à augmenter progressivement la solde des entretenus qui, dans le premier temps, avait été fort modique. C'est ainsi qu'ont été établies les trois classes d'officiers de santé navigants qui existent aujourd'hui.

« L'importance toujours plus grande qu'acquérait le service médico-chirurgical de la flotte, l'utilité de centraliser dans les mains d'un homme spécial tout ce qui relevait de ce service, tant sous le rapport des soins à donner aux malades que sous celui de l'enseignement, déterminèrent le duc de Choiseul, alors ministre, à créer, en 1763, une place d'inspecteur et de directeur-général de la médecine dans les hôpitaux de la marine et à appeler à ces hautes fonctions Pierre-Isaac Poissonnier, docteur-régent de la Faculté de Paris, ancien inspecteur des hôpitaux militaires du royaume et déjà connu par d'importants travaux sur l'hygiène navale.

« L'ordonnance du 1er mars 1768, due à l'influence et aux

méditations du nouvel inspecteur, réorganisa les écoles de chirurgie de la marine et les soumit à une règle uniforme ; elle décida que l'avancement y serait désormais donné au concours, devançant de près d'un demi-siècle les grandes écoles de médecine dans l'adoption d'un mode de nomination qui n'ouvre la carrière qu'à la science et au talent, et qui force ceux qui veulent parvenir à fonder leurs espérances sur le travail seul. Par l'effet d'une disposition de la même ordonnance, des médailles d'or furent distribuées annuellement aux élèves et aux chirurgiens qui s'étaient fait remarquer par leur zèle et leur application. C'était un puissant moyen d'entretenir l'émulation : il fut continué jusqu'en 1790.

« Jusqu'à l'époque du ministère du maréchal de Castries, les médecins destinés au service des hôpitaux de la marine avaient été choisis dans les Facultés du royaume sans qu'on exigeât d'eux qu'ils se fussent occupés d'une manière spéciale de l'étude des maladies des marins; afin de prévenir les inconvénients qui pouvaient résulter d'un tel état de choses, on ouvrit en 1782, à Brest, sous la direction de M. Élie de la Poterie, une école d'élèves-médecins, on y appela des jeunes gens choisis dans tous les ports, pour être instruits et exercés particulièrement dans le traitement des maladies des gens de mer.

« Peu prodigue de faveurs envers le corps médical de ses armées, l'ancienne monarchie se montra parfois jalouse de récompenser dignement les médecins de la marine qui s'étaient rendus recommandables par de loyaux services, ou par des actes de dévouement. Le cordon de Saint-Michel, le titre de conseiller du roi, des lettres de noblesse même furent accordés à quelques-uns de nos prédécesseurs. Parmi ceux qui furent honorés de ces témoignages de l'estime et de la satisfaction des rois, nous citerons M. Cochon-Dupuy père, fondateur de l'école de Rochefort, anobli en 1753; son fils, qui lui succéda en 1757, et qui fut nommé successivement chevalier de l'ordre de Saint-Michel et conseiller du roi. Ces deux hommes distingués, dont la population de Rochefort aurait dû garder éternellement le souvenir, réunirent ensemble 116 années au service en ce port, et s'y firent vénérer par l'ardeur de leur zèle, la grandeur de leur courage et de leur dévouement aux malheureux.

« Quoique les chirurgiens fussent injustement mis en dehors de ceux qui pouvaient obtenir ces hautes distinctions, auxquelles étaient attachées des prérogatives et des traitements, il advint cependant qu'en 1787 on proposa d'accorder la croix de Saint-Michel à Billard, chirurgien-major du port de Brest, et Cochon-Duvivier, du port de Rochefort, également recommandables par des talents rares et d'éminents services.

« La révolution, en détruisant les anciennes institutions médicales, mit un terme aux querelles qui, dans la marine comme dans le reste du royaume, avaient divisé les médecins et les chirurgiens, et fit tomber l'injurieuse barrière qui les séparait en deux classes. Les chirurgiens dévoués aux idées nouvelles furent bientôt placés à la tête des écoles, et dans la réorganisation qui parut au commencement de 1793, les noms des médecins des anciennes Facultés disparurent presque tous des listes de la marine pour faire place à ceux d'anciens élèves de ces mêmes écoles qui, sans titres universitaires, furent cependant appelés à professer quelques-unes des diverses branches de l'art de guérir.

« De 1794 à 1797 le gouvernement républicain tenta de réunir le service de santé de la marine à celui des armées de terre. La Convention nationale, après avoir fermé les écoles publiques, détruit les associations scientifiques, sentit l'utilité de réorganiser l'enseignement et décréta la création des écoles de santé, destinées surtout à former des médecins et des chirurgiens pour les armées. Le succès de ces écoles (qui devinrent plus tard les Facultés), comme établissements militaires, ne répondit pas aux espérances qu'on en avait conçues ; on comprit que des services essentiellement distincts ne pouvaient rester confondus, que la spécialité des études entraînait la spécialité d'enseignement, et la séparation fut de nouveau prononcée.

« La nécessité de reviser le règlement de 1768 et d'établir les écoles de santé de la marine sur des bases en rapport avec les nouvelles institutions sociales, amena l'organisation générale de l'an VI (1798), reconnaissant que, pour atteindre le but essentiel de la médecine navale qui est la conservation des marins, il faut que l'officier de santé de la marine soit à la fois médecin, chirurgien et pharmacien. On élargit le cercle de l'enseignement, et onze chaires différentes, créées dans chacune des trois grandes écoles, furent destinées à instruire les élèves dans toutes les parties de l'art de guérir.

« L'époque de l'empire, si féconde en améliorations, fut presque stérile à l'égard du service de santé de la marine. A part quelques modifications peu importantes apportées au règlement de l'an VI, et la création d'une quatrième école à Anvers, qui devint l'occasion d'un mouvement d'avancement dans les premiers grades auquel les trois autres concoururent, on n'a rien à citer. Il est même pénible de rappeler que dans aucun temps la position des chirurgiens embarqués ne fut plus désagréable. Pour les chirurgiens-majors, pas de logement convenable; pour les subalternes, même ceux de deuxième classe à bord des bâtiments, un poste dans l'entre-pont, où ils n'étaient séparés du reste de l'équipage que par une simple toile; classés sur le rôle parmi les surnuméraires, ils étaient appelés immédiatement avant les hommes des professions les plus humbles, avec lesquels certains esprits fâcheux semblaient prendre à tâche de les confondre. Cependant, dans la dernière année du règne de Napoléon Ier, le rétablissement d'une inspection générale du service de santé prouve qu'on comprenait l'utilité d'une surveillance active et éclairée sur tous les détails de l'enseignement et du service intérieur des hôpitaux.

« Si la restauration ne changea rien aux institutions qui régissaient les écoles, elle fit beaucoup pour améliorer la position des chirurgiens de la flotte : successivement elle accorda un uniforme simple et élégant, fixa un logement pour les chirurgiens-majors des vaisseaux et frégates, classa les officiers de santé subalternes parmi les membres de l'état-major, alloua le traitement de table d'officier aux chirurgiens de deuxième classe embarqués comme seconds, et récompensa dignement ceux auxquels les armements nombreux qu'elle ordonna permirent de se distinguer.

« Mais c'est surtout au gouvernement issu de la révolution de 1830, que le service de santé est redevable d'une foule d'améliorations. En 1831, application de la loi des retraites qui assure l'avenir des vieux serviteurs de l'État; en 1833, augmentation de la solde pour tous les grades; en 1834, application de la loi sur l'état des officiers qui garantit la possession du grade ; en 1835, ordonnance qui constitue le corps sur de nouvelles bases, lui donne une assimilation avec les corps militaires et lui accorde les honneurs dus à ces derniers; en 1836, publication du règlement concernant le mode d'admission, d'enseignement et de concours dans les écoles de médecine navale; en 1837, 1840, 1841, augmentation successive du cadre, enfin en 1842, ordonnance royale qui accorde la gratuité des inscriptions aux aspirants au doctorat et à la maîtrise en pharmacie, et qui place en quelque sorte ces Écoles sur le même rang que les Facultés (1).

« Dans la longue période que nous venons d'embrasser, les institutions qui régissent le service de santé, ont toujours été dans la voie du progrès. Si les témoignages d'estime et de haute considération dont l'ont entouré dans tous les temps MM. les officiers généraux de la marine, et particulièrement ceux qui se sont succédé au ministère, peuvent nous donner toute confiance dans l'avenir et nous faire espérer la réalisation prochaine de nouveaux avantages, rappelons encore qu'à toutes les époques ce service a compté dans ses rangs beaucoup d'hommes remarquables. L'ancienne Académie de chirurgie avait associé à ses travaux le chirurgien-major de la Haie, du port de Rochefort; Billard, du port de Brest; M. Cochon-Dupuy père était membre correspondant de l'Académie des sciences, ainsi que M. Chardon de Courcelles, premier médecin à Brest. L'inspecteur général Poissonnier fut associé libre de la même compagnie, et membre titulaire de la Société royale de médecine, à laquelle appartinrent aussi avec le titre d'associés régnicoles M. Gaspard Cochon-Dupuy fils, premier médecin à Rochefort; Barberet, premier médecin à Toulon, Erlin et Élie de la Poterie, successivement premiers médecins à Brest, et avec celui de membres correspondants, Lucadou et Retz, seconds médecins à Rochefort.

« Après la révolution, lorsqu'on vit se relever les sociétés savantes, les professeurs des écoles de médecine navale furent presque tous appelés à en partager les travaux. Gesnouin, premier pharmacien; Billard, premier chirurgien; Duret, deuxième chirurgien du port de Brest; Manne, premier médecin à Toulon;

(1) Depuis l'époque où ces paroles ont été prononcées, le corps des officiers de santé de la marine a vu progresser encore et sa considération et les institutions qui le régissent. Il doit cet heureux résultat, qui est d'un bon augure pour l'avenir, non-seulement aux services dévoués qu'il n'a cessé de rendre, mais encore à la haute sollicitude des inspecteurs généraux qui se sont succédé.

Bobe-Moreau, pharmacien en chef à Rochefort, furent correspondants de la Société de médecine dès sa fondation.

« Les nombreux voyages de circumnavigation entrepris depuis 1817, ont fourni à plusieurs officiers de santé de la marine les occasions d'honorer le corps auquel ils appartiennent et de se faire un nom dans les sciences. Par les travaux qu'ils ont publiés en histoire naturelle, Gaudichaud, Lesson et Quoy ont vu s'ouvrir devant eux les portes de l'Institut (Académie des sciences) ; le premier, en qualité de membre titulaire, a succédé à Antoine-Laurent de Jussieu et a occupé, dignement le fauteuil de ce célèbre botaniste ; les deux autres furent nommés membres correspondants.

« Nous devons aussi mentionner Souleyet, bien connu des naturalistes par sa publication de la partie *zoologique du voyage de la Bonite*.

« En 1825, l'Académie royale de médecine venait à peine d'être créée, qu'elle associa à ses travaux les hommes les plus distingués de la médecine navale : c'est à ce titre que Kéraudren fut membre résidant, et que Aubert, Catel, Clémot, Droguet, Fouilloy, Hermandez, Lefort, Legris-Duval, Leprédour, Mougeat, Obet, Pellicot, Quoy, Lesson, Réjou, Tuffet, Jules Roux furent élus membres correspondants. N'oublions pas que trois des plus grandes illustrations du dix-neuvième siècle, Broussais, Larrey et Récamier, ont commencé leurs services dans la marine, et que les professeurs Dubreuil (de Montpellier), Forget (de Strasbourg), Laurent (de Paris) ont servi avec nous.

« Il serait trop long d'énumérer les travaux dont la littérature médicale s'est enrichie et qui sont dus aux hommes que je viens de nommer ; mais j'ajouterai que les chirurgiens de la marine peuvent s'enorgueillir des progrès que leurs prédécesseurs et leurs maîtres actuels ont fait faire à l'art qu'ils exercent. C'est à Duret, premier chirurgien en chef, qu'est due la première opération d'anus artificiel qui ait été faite avec succès. L'observation de ce cas, longtemps unique, fut consignée dans les ouvrages du temps où elle parut, et a été regardée comme un monument du génie chirurgical de son auteur. C'est de la Porte qui a pratiqué le premier sur le vivant la ligature de l'artère iliaque externe ; Clémot, chirurgien en chef du port de Rochefort, a doté la science de plusieurs procédés ingénieux, notamment de celui pour la taille vagino-vésicale; Reynaud (de Toulon) a aussi modifié heureusement plusieurs procédés opératoires, et payé son tribut en perfectionnements remarquables. Enfin le génie chirurgical de Fouilloy est connu de tous les chirurgiens de la marine; on lui doit des procédés nouveaux pour la strabotomie et pour les amputations scapulo-humérale et coxo-fémorale. »

Cet héritage si honorable de distinction professionnelle est tombé entre des mains qui l'ont fait fructifier et le feront fructifier encore, et, pour ne parler ici que de la chirurgie nautique, rappeler les noms de MM. Reynaud, Duval, Maher, J. Roux, J. Rochard, Arlaud, etc., c'est donner une idée de la hauteur à laquelle s'est maintenu de nos jours l'enseignement de la chirurgie dans les écoles de santé de la marine. C'est là que nous avons puisé les principes de notre instruction médicale, et, séparé depuis plusieurs années d'un corps auquel nous avons appartenu, nous aimons à nous rapprocher encore de lui par ce travail qui lui est spécialement destiné.

L. SAUREL.

TRAITÉ

DE

CHIRURGIE NAVALE

CHAPITRE I

DES CAUSES, DE LA MARCHE ET DU TRAITEMENT DES LÉSIONS TRAUMATIQUES, A BORD DES BATIMENTS.

Les lésions traumatiques ou blessures déterminées par l'action violente des agents extérieurs, constituent certainement la classe la plus nombreuse des maladies que l'on observe chez les marins. Les compressions, les contusions, les commotions, les plaies, les luxations et les fractures se rencontrent souvent à bord et reconnaissent les causes les plus variées.

De ces causes, les unes tiennent à la mobilité du bâtiment, d'autres à sa structure et à la disposition de ses diverses parties; un certain nombre, enfin, sont dues à la nature des travaux auxquels se livrent ceux qui l'habitent.

La mobilité du bâtiment expose sans cesse les personnes qui n'ont pas encore le pied marin, à glisser sur le pont, à se heurter contre les murailles, ou même à se laisser tomber à travers les panneaux. Dans les gros temps, le roulis et le tangage sont quelquefois si violents, qu'il est presque impossible de se tenir debout; les cordes ou *filières* que l'on installe sur le pont, ne peuvent pas toujours garantir les matelots de chutes dangereuses. Ces chutes sont surtout fréquentes, au moment où l'on descend les échelles qui conduisent dans les parties basses du navire, si l'on a négligé de saisir les tireveilles et de descendre à reculons.

Malgré le soin avec lequel tous les objets embarqués sont fixés et arrimés, il n'est pas rare de voir, sous l'influence d'un fort coup de roulis ou d'un coup de mer, des masses plus ou moins volumineuses rompre leurs amarres et, roulant sur le pont, blesser grièvement les hommes qui s'y trouvent. Cet accident est surtout à craindre dans les cas où un navire, venant à talonner ou tomber sur un bas-fond, éprouve des secousses auxquelles rien ne résiste. « Nous avons vu, dit M. Forget, dans un cas semblable, une pièce de canon enlevée de son affut, battre les murailles, en écrasant tout autour d'elle, jusqu'à ce que des hommes déterminés se fussent risqués à l'assujettir (1). »

Les bâtiments de commerce, et principalement les baleiniers, sont exposés à des accidents analogues : les barriques d'huile peuvent glisser sur le pont en s'échappant des mains des hommes qui les roulaient, et causer des blessures assez graves, pour nécessiter un long traitement et même des opérations. Il peut aussi arriver que les pièces, rompant leurs saisines, dans un mauvais temps, écrasent tout sur leur passage jusqu'à ce qu'on soit parvenu à s'en rendre maître. M. J. Santy, à qui nous empruntons ces détails, rapporte que le *Woodrop-Sims*, dans son naufrage à la côte d'Afrique, perdit la moitié de son équipage tué par les barriques, qui cassèrent leurs amarres, au moment où il talonna sur les roches (2).

La structure et la disposition intérieure du bâtiment sont des causes d'accidents variés, principalement chez les hommes qui ne sont pas habitués à la vie du bord. Rien n'est commun comme les chutes du pont ou du faux-pont dans la cale, à travers les panneaux. A bord des petits navires où l'entrepont est fort bas et où il faut marcher toujours courbé, il est extrêmement fréquent de voir des contusions du crâne ou de la face, et même des plaies contuses de ces régions.

Les matelots ne vivent pas seulement sur le pont et dans les parties basses du navire. Un certain nombre d'entre eux, désignés sous le nom de *gabiers*, passent une très-grande partie de leur temps dans la mâture et le gréement. La plupart des hommes de

(1) *Médecine navale ou Nouveaux Éléments d'hygiène, de pathologie et de thérapeutique médicales*, etc., par C. Forget. Paris, 1832, t. II, p. 362.

(2) *Des maladies les plus fréquentes à bord des navires baleiniers et de leur traitement*, par Justin Santy. Thèse pour le doctorat. Montpellier, 1838, p. 18.

l'équipage sont fréquemment appelés à y monter, pour serrer ou larguer les voiles, ou faire d'autres travaux. Il n'est pas rare de voir, pendant le mauvais temps, des gabiers perdant l'équilibre ou renversés par le battement de la voile, faire sur le pont des chutes épouvantables, et se briser le crâne ou les membres. Il est peu de campagnes un peu longues (à bord des bâtiments à voiles), où l'on n'ait à déplorer un pareil malheur.

Les observations suivantes méritent d'être consignées ici comme exemples de la multiplicité et de la gravité des lésions que peuvent produire les chutes faites de la mâture sur le pont. La guérison dans ces cas a cependant pu être obtenue.

Observation I. — En 1846, à bord de la frégate *le Caraïbe*, pendant sa station à la côte occidentale d'Afrique, un matelot est tombé de la vergue de hune sur le pont. Le tronc s'est accroché à l'angle garni de fer de la hune, et à la fin de la chute, les membres inférieurs sont venus frapper sur le dôme du panneau de l'avant. Pas d'accidents cérébraux ; fracture complète et très-oblique de la jambe droite au tiers inférieur, fracture de la cuisse gauche au-dessous de la partie moyenne, avec raccourcissement considérable ; plaie avec perte de substance à la région antérieure du thorax, s'étendant du bord axillaire gauche jusque auprès de l'aisselle droite, et du bas du col à la fin du tiers supérieur du sternum. Cet os est à découvert, ainsi que l'extrémité sternale de la clavicule gauche ; la clavicule droite est luxée sur le sternum ; le grand pectoral gauche est nettement détaché jusque près de son extrémité humérale ; le petit pectoral est parfaitement disséqué dans presque toute son étendue ; le grand pectoral droit a été lacéré, en dehors de ses insertions pectorales, il s'est rétracté dans l'aisselle ; les vaisseaux axillaires, du côté gauche, battent superficiellement, sur le bord du petit pectoral ; il ne reste pas un centimètre de téguments disponible, au contraire, les bords de la plaie sont déchirés et contus ; la surface de la plaie est d'ailleurs profondément meurtrie en plusieurs endroits ; épanchement de sang considérable dans l'aisselle droite, écoulement de sang veineux abondant. La plaie représente assez exactement celle qui résulterait de l'ablation de la saillie des pectoraux.

Peu après avoir été couché, le malade, qui d'abord s'est livré aux pleurs et au désespoir, est pris de sueurs froides et de grincement de dents, l'affaissement fait craindre une mort prochaine. De 6 heures du soir à 5 heures du matin, on lui administre 4 grammes de laudanum. Le lendemain, il y a plus de calme, et un extrême courage anime cet homme qui, après avoir pris ses dispositions pour mourir, atteint heureusement avec l'aide du nitrate de potasse et de l'opium, le temps de la suppuration de cette vaste plaie, en échappant au tétanos. Les deux membres fracturés ont été placés dans un appareil inamovible ; le chirurgien-major de la frégate, M. Raoul, ne crut pas devoir tenter une douloureuse extension permanente, parce que chaque fois que, dans les premiers jours, on redressait l'appareil de la cuisse, il y avait, peu après, des grincements de dents ; la saison était, de plus, favorable au tétanos. Le soixante-cinquième jour de la chute, après avoir supporté le développement de vastes abcès dans l'aisselle droite et au col, la détersion de ces abcès, l'abondante suppuration de la plaie primitive, l'immobilité des deux membres inférieurs, et celle du bras droit, le blessé est en état de se lever ; l'état général est satisfaisant, le membre gauche paraît raccourci de deux centimètres. Il s'est levé, pour la première fois, le jour du naufrage du *Caraïbe*, et, résultat inattendu, il n'existait pas de claudication (1).

Observation II. — Goisduf, matelot de l'*Héroïne* (mouillage de la baie d'Akaroa), blessé le 27 janvier 1842, à 10 heures du soir. Chute de la grande vergue sur la bitte du pied de mât, dont le cabillot en fer lui entre dans la bouche. Perte considérable de sang, au moment de l'accident et le jour suivant.

État du blessé le 31 au matin. — Fièvre modérée, pesanteur de tête, somnolence, constipation, urines rares. Violente contusion à la région orbitaire droite, occlusion de l'œil, sécrétion puriforme abondante. Gonflement de tout le côté droit de la face ; large plaie à lambeau au menton Le lambeau dont le pédicule tient à la joue, un peu au-dessous et en dehors de la commissure labiale droite, intéresse toute l'épaisseur des parties molles ; la lèvre inférieure est divisée verticalement, jusqu'à la saillie du menton, la cavité buccale ouverte à l'endroit de la réflexion de la muqueuse sur l'arcade alvéolaire. Une escarre se forme sur la face labiale du lambeau, fracture et avulsions des dents canines et incisives inférieures ; fracture du rebord alvéolaire correspondant en plusieurs fragments. Enfoncement de la partie incisive gauche du maxillaire supérieur avec fracture et arrachement des dents correspondantes. Il ne reste à la moitié gauche de cet os que les deux dernières molaires, tout le rebord alvéolaire est brisé et mobile, les gencives déchirées. Perte de toutes les dents du côté droit du maxillaire supérieur, soulèvement de la voûte palatine qui proémine dans la fosse nasale droite, le maxillaire supérieur droit est brisé, son apophyse montante fracturée en travers. Large plaie déchirée sillonnant la voûte du palais, d'avant en arrière, jusqu'à la base du voile.

Langue intacte, la déglutition des liquides portés sur le bout de la langue est possible.

Salivation abondante, rebords alvéolaires écartés de tout l'espace dentaire, odeur fétide provenant d'un grand nombre de lambeaux muqueux mortifiés.

Limonade tartrique pour boissons, au moyen d'un biberon garni d'un bout de sonde flexible ; pansement contentif, lotions et injections froides fréquentes dans la bouche.

Le 3 février, des bouillons sont ingérés ; le 12, la bouche est détergée, l'odeur fétide a disparu. Bouillons et orge panés. A la fin du mois on peut introduire du riz suspendu dans du bouillon qui l'entraîne assez facilement dans le pharynx.

Le 1er mars, Goisduf, dont le traitement a été dirigé jusqu'à ce jour par M. Raoul, chirurgien-major de l'*Allier*, est remis aux soins de M. Rault, chirurgien-major de l'*Aube*. Les plaies des parties molles sont cicatrisées, la branche droite de la mâchoire inférieure est tuméfiée et douloureuse. Des fragments osseux se détachent de temps à autre des maxillaires supérieurs. La face est considérablement déformée, la préhension et la déglutition des aliments à demi liquides est facile. (Injections et lotions fréquentes. Pansement et cautérisation des plaies extérieures.) Guérison complète au bout de deux mois environ. Cet homme reprend son service, mais l'absence des dents, la déformation de la partie droite de la face et de la cavité buccale, la débilité de l'œil correspondant, des cépha-

(1) Rapports de campagnes. — Collection de Brest, volume II, frégate *le Caraïbe*.

lées intermittentes accompagnées de vertiges qui ont dû le faire dispenser du service des hunes, le rendent désormais impropre au service de la mer (1).

A la mer, et pendant les mauvais temps, il arrive quelquefois que les mâts et les vergues, brisés et renversés par la violence du vent, tombent sur le pont et atteignent à la fois un certain nombre d'individus, en produisant des blessures de toute sorte. Plus souvent, ce sont des objets de nature variée, tels que des poulies, des cabillots, des épissoirs, des couteaux, etc., qui, échappés des mains des gabiers, tombent sur le pont et menacent ceux qui s'y trouvent.

On conserve encore dans les archives du Conseil de santé de Brest l'observation d'un matelot dont le crâne avait été traversé par un épissoir tombé de la mâture. M. J. Rochard, chirurgien en chef de ce port, a eu occasion de faire l'autopsie d'un matelot tué à bord de la *Jeanne d'Arc* par un épissoir tombé de la mâture. Cet instrument avait pénétré dans la poitrine entre la première et la deuxième côte, en rasant le sternum et la clavicule, et avait traversé le tronc de l'artère pulmonaire. La mort fut instantanée.

Parfois ce sont des hommes qui tombent sur leurs camarades, et alors, le plus souvent, celui qui tombe n'éprouve qu'une commotion plus ou moins violente, tandis que celui qui était sur le pont est tué ou gravement blessé. Un soldat passager d'une gabarre a présenté une fracture du sternum produite par la chute d'un gabier tombant de la hune.

Les travaux exécutés dans la mâture, soit à la mer, soit pendant l'exercice des voiles, sont encore une source fréquente d'accidents, surtout de contusions occasionnées par la rupture d'une enfléchure, par les coups de fouet que donnent les voiles ou les manœuvres battues par le vent.

Le service des embarcations n'est pas non plus exempt de danger, on a vu dans quelques cas, des hommes au moment où ils descendaient dans un canot, être pressés et grièvement blessés par l'embarcation qu'une forte houle poussait contre le navire. L'embarquement ou le débarquement des canots peut donner lieu à des accidents très-graves comme le montre le cas suivant.

Le 24 juillet 1838, la corvette *l'Ariane* étant en rade de Valpa-

(1) Rapports de campagnes. — Collect. de Brest, volume III, *Allier*, *Aube*. — MM. Raoul, Rault.

raison, en disposant les apparaux nécessaires pour mettre la chaloupe à la mer, le nommé Girard, quartier-maître de manœuvres, fut tué par la pantoire du palan d'étai qui fractura la voûte du crâne, depuis le milieu du frontal jusqu'à l'éminence occipitale. L'enfoncement à gauche étant de près d'un demi-pouce et une partie du cerveau, réduit en bouillie, ayant jailli au dehors de la boîte osseuse, la mort fut instantanée (1).

C'est surtout pendant l'appareillage et le mouillage que l'on peut observer de terribles blessures. Malgré tous les perfectionnements apportés à la disposition des chaînes, il arrive encore parfois, qu'au moment où l'on exécute l'opération du mouillage, les pieds et les jambes des hommes qui en sont chargés sont violemment meurtris et comme sciés, soit par des câbles, soit par la corde qui retient la bouée.

L'orin est lové sur le gaillard d'avant; souvent, au moment où on donne le signal de mouiller, un homme met imprudemment le pied au milieu du cercle formé par la glène et l'orin, qui en se dévidant, lui arrache le pied. C'est ce qui arriva à bord de la *Levrette*, à la Guyane, en 1837, à M. Guillon, lieutenant de vaisseau, second de la goëlette. Le pied fut arraché avec une portion des parties molles de la jambe. L'amputation était indispensable, elle fut pratiquée, à bord, par M. Mazé, alors chirurgien de 3e classe. A bord de la corvette *la Victorieuse*, pendant sa campagne dans les mers du Sud (1834-1835) au moment d'un mouillage, le nommé Alary eut la jambe droite prise dans la serre-bosse et comprimée contre le bord du bâtiment par une partie du poids de l'ancre, au moment de sa chute. Le tibia fut fracturé vers son tiers inférieur, heureusement sans lésion des parties molles : la guérison fut complète le soixantième jour. La chaîne, au moment où elle file, dans la batterie, peut produire des accidents plus graves encore. A bord du *Suffren*, en rade de Brest, un maître fut saisi et entraîné par la chaîne et passa avec elle par l'écubier. A bord du vaisseau *l'Impérial*, également en rade de Brest (mois de décembre 1859), un matelot nommé Magagnos eut le membre inférieur droit broyé entre la chaîne et l'écubier. L'amputation de la cuisse au tiers supérieur fut pratiquée à l'hôpital de la marine par

(1) Rapports de campagnes. — Collect. de Brest, n° 9, *Ariane*.

M. Rochard, chirurgien en chef, mais le blessé succomba à l'infection purulente.

Dans certaines manœuvres, des matelots imprudents laissent engager leurs mains dans la gorge d'une poulie, et il peut en résulter des accidents fort graves. M. Monestier parle (1) d'une plaie contuse à la main d'un matelot prise dans une poulie, blessure suivie d'arthrite et de paralysie, accidents dont il n'a triomphé qu'après deux mois, sous l'influence des vésicatoires volants, des onctions belladonées et des bains de sable à une haute température.

Le système du cabestan des navires de guerre a été disposé de manière à éviter tous les accidents; et cependant ils se produisent quelquefois, principalement quand on vire par une mer houleuse; la résistance de l'ancre l'emportant sur celle du cabestan, celui-ci se dévire et ses barres blessent un plus ou moins grand nombre d'individus. Un accident de ce genre est arrivé à bord de la corvette de charge *la Caravane*, lors de son appareillage de Valparaiso. C'est encore dans la thèse de M. Monestier que je trouve ce fait. Deux hommes furent blessés grièvement par le choc subit et violent des barres du cabestan qui dévira, au moment où ces hommes étaient dans le repos, sur ces barres. Chez l'un, soldat de 21 ans, le choc produisit, au bras droit, une fracture de l'extrémité supérieure de l'humérus, avec plaie légère due au fragment supérieur. Une violente contusion à la partie interne amena l'insensibilité et la paralysie de l'avant-bras et de la main, qui ne disparurent que lentement, tandis que la fracture réduite tendait vers la consolidation maintenue par un bandage de Scultet et des attelles. Quarante-deux jours après, à l'arrivée à Taïti, la consolidation n'était pas encore complète et le malade était dirigé sur l'hôpital.

Le second blessé était atteint à la tête. Le cuir chevelu était violemment dilacéré et contus au niveau de l'occipital et du pariétal droit : la peau était décollée profondément, mais la boîte osseuse n'était pas lésée. Une hémorrhagie artérielle en nappe fut arrêtée par la compression, car le vaisseau n'aurait pu être découvert que par une incision dans la blessure. Après quelques jours, la plaie

(1) Monestier (L. Ch. E.), *Quelques considérations sur une campagne en Océanie*, 1856-1857. Thèse de Montpellier, 1857, n° 106, p. 14.

commençait à se déterger et à bourgeonner, les accidents généraux avaient disparu, lorsque le malade se leva, malgré la défense, et fit un écart de régime, à la suite duquel une hémorrhagie considérable se déclara pendant la nuit. Une ligature dans la plaie agrandie fut insuffisante pour arrêter l'hémorrhagie, qui ne cessa qu'après que la temporale superficielle et l'occipitale du même côté eurent été liées. Guérison rapide (1).

Les divers exercices du sabre, du fusil, peuvent causer des accidents ordinairement sans gravité. Il n'est pas, dit M. Forget, jusqu'aux exercices d'agrément qui n'exposent les marins à se blesser; le jeu du *bâton* les expose à se donner de graves horions, l'*escrime* peut amener des accidents déplorables : nous avons vu un aspirant qui, malgré son masque, reçut un coup de fleuret dans la bouche, qui lui perça le voile du palais, et détermina une hémorrhagie inquiétante. Il convient donc de surveiller ces exercices et d'en modérer l'ardeur (2).

Les saluts et les exercices du canon sont souvent l'occasion de mutilations. Lorsque le feu a été précipité, ou lorsque la pièce n'a pas été bien écouvillonnée, il peut arriver qu'un débris de gargousse enflammé existant encore dans la culasse, le coup parte, au moment où les chargeurs introduisent la nouvelle gargousse ou le valet; parfois même ce sont des portions de poudre restées dans le canon, qui s'enflamment secondairement et blessent les chargeurs. Je décrirai ces lésions et leur traitement dans le chapitre des plaies. Je dois dire cependant que, presque toujours, ces malheurs sont dus à la négligence du chef de pièce, qui n'a pas bouché convenablement la lumière du canon. M. le chirurgien en chef Rochard a vu cet accident arriver cinq fois en vingt ans. Les résultats diffèrent suivant le calibre de la pièce et la position du chargeur. Les deux bras ne sont jamais emportés dans la même étendue. Les gaz font le cône, en sortant de la pièce, le bras le plus près de sa bouche est atteint moins haut. Ainsi, les pièces de 30 enlèvent l'avant-bras droit et le bras gauche du servant de gauche, c'est l'opposé pour le servant de droite. Les pièces de plus petit calibre ne compromettent ordinairement que la main et l'a-

(1) Monestier, *Thèse citée*, p. 17.

(2) C. Forget, *Médecine navale*, t. II, p. 364.

vant-bras ; les tissus sont mâchés, brûlés, tatoués par la poudre, lacérés par des débris de la hampe du refouloir dont un grand nombre, souvent, demeurent fixés au milieu des chairs.

Le recul de la pièce ou son déplacement excessif, quand elle a rompu ses bragues, peuvent encore occasionner diverses blessures. Il est un autre accident signalé par M. Lefèvre, dont M. Forget a rapporté plusieurs exemples et qui mérite d'être mentionné. Les vis de pointage des caronades, dit M. Forget, sont mues par une poignée de fer transversale, qui, lorsqu'elle n'est pas bien assujettie, peut s'échapper avec force, pendant que la pièce fait feu, et produire des lésions fort graves. Des fractures de la jambe et du crâne, des plaies et des contusions ont été plusieurs fois causées par ce mécanisme.

Tous les hommes du bord ne sont pas également exposés aux lésions traumatiques.

Les marins affectés au service de la cale sembleraient, à cause de leur résidence sous-marine, devoir être exempts de blessures ; il n'en est rien cependant et les *caliers* sont plus particulièrement exposés à être atteints par la chute des caillebotis, des divers corps que l'on jette dans la cale, enfin, par les travaux de force qu'ils sont appelés à exécuter. M. Lesson raconte que le calier de la *Coquille* eut, pendant toute la durée de la campagne, besoin de pansements ou de médications. J'ai vérifié par moi-même la justesse de cette remarque.

J'ai déjà parlé de quelques-unes des blessures auxquelles sont exposés les *canonniers* ; j'y reviendrai avec plus de détails.

Les *gabiers*, matelots d'élite, presque toujours dans le gréement ou sur les vergues, sont naturellement plus exposés que les matelots du pont à faire des chutes, qui, trop souvent, sont mortelles. Mais cependant, la longue habitude qu'ils ont de vivre dans la mâture, leur donne une agilité et une habileté qui leur permettent de se tirer des positions les plus dangereuses. Les plaies par écrasement des doigts pris entre les manœuvres et la gorge des poulies s'offrent spécialement parmi eux.

Les *canotiers* étant de tous les matelots ceux qui vont le plus souvent à terre sont, par cela même, exposés à un nombre plus varié de causes traumatiques. C'est chez eux que l'on trouve souvent des plaies et des piqûres aux pieds, causées par des coraux, des coquillages ou des morceaux de verre, qu'ils trouvent sous leurs pas, en allant courir nu-pieds sur la plage ou dans les rues. Ce sont eux qui ont le plus souvent des rixes à terre, dans les pays où l'on fait intervenir volontiers le couteau.

Le *coq*, chargé exclusivement de la cuisine de l'équipage, les *cuisiniers* et *marmitons* des diverses tables sont particulièrement exposés aux brûlures ainsi que les *calfats*, qui manient constamment le brai bouillant. Une affreuse brûlure a été observée à l'hôpital de Brest, chez un de ces ouvriers qui s'était renversé le contenu d'un sceau de goudron bouillant sur la tête et le cou, il était horrible à voir.

Quant aux *charpentiers*, aux *voiliers*, aux *forgerons*, ils présentent des blessures particulières qui seront indiquées plus tard à bord des bâtiments à vapeur, où les contusions sont plus nombreuses que sur les navires à voiles; des plaies par arrachement et par écrasement, d'une horrible gravité, viennent parfois mutiler des individus du personnel de la machine. Ces particularités s'expliquent par la nature des travaux que nécessite ce moteur puissant, par le poids des pièces du mécanisme et l'impulsion énorme qui leur est communiquée. Nous nous en occuperons à l'article des plaies et des contusions. Souvent, les chauffeurs sont brûlés par des éclats de charbon ou par des fuites de vapeur; ces accidents n'ont ordinairement que peu de conséquence, il en est autrement de l'explosion des chaudières qui peut brûler un grand nombre d'individus.

Ce qui rend terrible l'irruption de la vapeur dans la chambre de la machine, c'est surtout son action sur la muqueuse des voies respiratoires qui donne lieu, soit aux accidents immédiats de l'asphyxie, soit à des pneumonies mortelles. Nous nous y arrêterons spécialement au chapitre *Brûlures*.

Je terminerai cet exposé des causes traumatiques, à bord des bâtiments, en transcrivant, de la thèse de M. Santy, le détail des accidents auxquels sont exposés les hommes occupés à la pêche de la baleine.

« Poursuivre la baleine, l'amarrer, la tuer, la virer à bord, fondre le gras et arrimer dans la cale, quelque temps qu'il fasse, l'huile qu'elle a donnée, tels sont les travaux continuels dans les parages des mers du Sud, de Californie, de la Nouvelle-Zélande, de Madagascar, etc.

« Les instruments de pêche, tels que les harpons, les lances, les pelles tranchantes, sont bien aiguisés; et c'est dans une embarcation de 25 pieds de long, malgré les lames ou la houle, contre le vent et avec une marche très-rapide, qu'il faut se servir de ces instruments. Les hommes peuvent être blessés en les maniant, ou par le renvoi que la baleine peut en faire dans la pirogue. Dans les mouvements, je dirai mieux, dans les convulsions de sa queue, l'animal, quand il est blessé, peut rejeter la lance ou la pelle, au moment où il se sent atteint, et donner la mort ou occasionner des blessures graves. Nous avons vu un jeune capitaine américain, traversé de part en part par une lance qui venait de partir de sa main. Un officier français eut l'abdomen et la région lombaire gauche divisés par une pelle tranchante renvoyée par le cétacé.

« La ligne fixée au manche des harpons, et qui sert à faire remorquer la pirogue, peut causer de graves accidents. Partant d'une baille encaissée entre les bancs des deux nageurs-derrière, elle contourne une tête de bois placée au tillac d'arrière, passe pardessus les avirons et sort par l'étrave, dans un conduit en plomb, où elle est retenue par une simple et mince cheville en bois. Filant avec une vitesse de huit à dix milles, cette ligne peut briser la cheville qui la retient, faire chavirer ou briser la pirogue. Il arrive plus souvent que, dans un mouvement brusque, ou par imprudence, maladresse des hommes, elle enlace la jambe de quelqu'un, et enlève le matelot ou broie le membre genopé. Un officier du *Roland* fut ainsi enlevé; heureusement, les hommes purent le sauver, au moment où il allait périr asphyxié. Un novice du *Guillaume Tell* eut la jambe sciée par la ligne, dans son tiers inférieur.

« Il est un accident fort à craindre. La pirogue peut être brisée par la queue de la baleine; et, si elle ne tue ou blesse personne, les éclats de bois, de fer, d'avirons peuvent causer des blessures dangereuses. Nous avons perdu ainsi un harponneur, dont la tête fut broyée par la queue du cétacé. Un novice eut une luxation radio-carpienne, dans un moment où, forçant sur son aviron, l'animal blessé à mort brisait le derrière de la pirogue où nageait ce jeune homme.

« Lorsque la baleine est le long du bord et qu'on la vire, le harponneur qui saute dessus, pour passer les crocs, peut, par un coup de mer, être jeté entre la masse flottante et le navire, et périr écrasé, ou en être quitte pour une fracture. La hache à deux mains, il faut qu'il sépare la tête du tronc, les pieds appuyés sur le gras de l'animal : dans cette position, il peut glisser, se blesser avec sa hache, ou bien se meurtrir les mains avec des esquilles d'os ou de bois détachées par le frottement de la baleine contre le bord.

« Comme si ce n'était pas assez de tous ces dangers, il en est encore d'autres assez communs, à bord même du navire. Ainsi, la planche de gras que l'on hisse à bloc de la grande vergue, coupée au ras du pont, pour pouvoir être amenée dans l'entrepont, peut, dans les oscillations qui lui sont imprimées par les mouvements du navire, entraîner le marin qui n'aurait pu se retirer assez vite et l'écraser sur les hiloires du panneau, ou lui occasionner des fractures, des luxations, en le faisant tomber dans l'entrepont. Le *Nil* perdit deux hommes tués de cette manière. Les novices occupés à découper le gras par morceaux, appuyés sur une planche de graisse et d'huile, se blessent avec les pelles tranchantes et les pics dont ils se servent.

« Aux hommes occupés aux fourneaux sont réservées les brûlures ; cependant, ils sont ordinairement assez adroits pour s'en préserver. Reste un dernier danger qu'il est aussi difficile d'éviter que les autres. » — Ce danger c'est celui des barriques d'huile dont j'ai parlé, d'après M. Santy, au commencement de ce chapitre (1).

A bord des bâtiments qui pêchent la morue, les hommes de l'équipage sont fréquemment atteints de panaris, par suite de plaies qu'ils se font aux doigts avec des instruments piquants, tels que les hameçons et autres ustensiles de pêche. Par défaut de soins, ces panaris occasionnent fort souvent la nécrose partielle des phalanges.

Les marins étant généralement jeunes, vigoureux et d'une bonne santé, les lésions traumatiques suivent d'habitude une marche régulière et arrivent à la guérison sans accident. Toutefois, certaines conditions de tempérament, de constitution ou de maladie peuvent modifier leur marche et leur terminaison. Ainsi,

(1) J. Santy, *Thèse citée*, p. 14.

chez les individus lymphatiques, les plaies se cicatrisent plus lentement, la même chose peut se présenter chez des hommes d'une faible constitution. La diathèse syphilitique, le scorbut et l'affection scrofuleuse peuvent retarder et même arrêter la marche des lésions traumatiques vers la guérison.

L'influence des climats ne paraît pas s'exercer sur la guérison des fractures et des luxations ; mais il n'en est pas de même des plaies. Cette influence doit être prise en grande considération. M. Santy, dont le travail est plein de judicieuses observations, dit que « dans les parages des îles Malouines, du cap Horn, par les 50°-55° latitude sud, les contusions guérissent promptement, tandis que les autres blessures se cicatrisent difficilement et font souffrir horriblement les malades. A mesure qu'on remonte vers le tropique, le contraire a lieu, et les plaies non-seulement y guérissent vite; mais l'air pur et chaud de ces contrées, tempéré par la brise de mer, semble empêcher les accidents consécutifs. Dans les mers du sud, les vents de sud-ouest et de nord-ouest sont très-humides, très-forts et très-malsains : pendant les mois de juin, juillet, août, les vents du nord et du nord-ouest y dominent; la pluie y est fréquente, continue, quelquefois durant des mois entiers, et la constitution atmosphérique, on ne peut plus insalubre.

« Dans les mois de novembre, décembre, janvier, février, mars, la saison est magnifique. Les vents du sud et d'ouest sont fréquents; mais ils sont secs, et par conséquent ne peuvent nuire au rétablissement des blessés.

« Il est un passage (35°-45° latitude nord), où le médecin doit prendre toutes les précautions pour ses hommes : c'est sur les côtes de Californie, toujours couvertes de brumes épaisses et où règnent des coups de vents très-fréquents (1). »

Quelques chirurgiens de la marine ont remarqué que dans certains pays les plaies ne marchaient pas d'une manière normale. Ainsi tous les chirurgiens qui ont séjourné à la Nouvelle-Calédonie, ont signalé que les moindres plaies devenaient ulcéreuses, chez les matelots, et offraient la plus grande difficulté à se cicatriser.

(1) J. Santy, *Thèse citée*, p. 29.

Dans sa thèse, M. Eugène Vinson (1) est entré dans des détails fort intéressants, que nous lui emprunterons en traitant des ulcères, sur la tendance, en Nouvelle-Calédonie, mais plus particulièrement à *Doumbea*, qu'ont les moindres plaies à revêtir la forme ulcéreuse. M. Le Roy de Méricourt avait fait la même remarque, à Madagascar, pendant l'hivernage (2). Depuis notre expédition en Cochinchine, un assez grand nombre de marins et de soldats ont été renvoyés en France par suite d'ulcères profonds aux jambes, laissant des cicatrices vicieuses, incomplètes, remarquables surtout par l'état d'anesthésie de la surface du membre située au-dessous du siége de la cicatrice. Nous croyons savoir que ces ulcères seront incessamment le sujet d'un travail spécial.

M. le docteur E. Gallerand rapporte que dans l'océan Glacial arctique, où il a fait deux campagnes successives, le trait saillant de la constitution chirurgicale est la difficulté que l'on éprouve à obtenir la guérison des moindres plaies. Le travail de cicatrisation et de réparation se fait avec une lenteur désespérante; les solutions de continuité les plus légères offrent une remarquable tendance à l'ulcération, à l'érysipèle et à l'angioleucite (3).

A Montévideo, capitale d'un pays qui passe avec raison pour être extrêmement sain, la marche des plaies subit des modifications remarquables. Ces modifications tiennent, en grande partie, aux vicissitudes atmosphériques et à la tension électrique qui caractérisent le climat de l'Uruguay. Il m'a paru que la réunion immédiate des plaies s'opérait beaucoup moins bien que dans nos pays. Les plaies suppurantes se recouvrent souvent d'une couche de matière, grise, pultacée, qui ressemble un peu à celle de la pourriture d'hôpital. Il m'a semblé que les plaies, chez les individus atteints d'affections catarrhales, éprouvaient des modifications de sécrétions qui pouvaient bien être sous la même dépendance. Chez un certain nombre d'individus, j'ai vu des plaies simples dégénérer en ulcères sanieux, sans qu'il me fût possible de trouver,

(1) *Éléments de topographie médicale de la Nouvelle-Calédonie et de l'île des Pins.* Thèse de Paris, 1858, p. 78.

(2) *Histoire médicale de la corvette à vapeur* l'Archimède (*station de l'océan Indien*). Thèse de Paris, 1853, p. 39, 43, 57.

(3) E. Gallerand, *Considérations générales sur la navigation dans l'océan Glacial arctique.* (Extrait des *Nouvelles Annales de la Marine*, janvier 1858.)

dans la constitution des malades, une explication suffisante. Les principales complications qui entravent la marche des plaies sont : le tétanos, l'érysipèle et l'angioleucite. J'ai remarqué que, dans presque tous les cas de plaies, d'ulcères ou de furoncles sur les membres, les vaisseaux lymphatiques correspondants s'engorgent ou s'enflamment et que les ganglions participent à cet engorgement. Tous ces engorgements, quelle que soit leur cause, ne se dissipent que lentement (1).

Quelque variées que soient les lésions chirurgicales, auxquelles les marins sont exposés, il y a certaines règles de traitement qui sont applicables à presque toutes.

Le repos physique et moral étant une des meilleures conditions de succès après les lésions traumatiques, on isolera, autant que possible, les blessés du reste de l'équipage. S'il y a un hôpital à bord, on y fera observer le plus grand silence et on empêchera les hommes non malades d'y entrer. S'il n'en existe pas, on fera placer les blessés à l'arrière du faux-pont et on leur fera construire un poste en toile, si leur état est assez grave pour exiger l'isolement. On empêchera aussi les malades qui ont eu des lésions chirurgicales sérieuses de monter sur le pont avant que leur guérison soit assez avancée ; on comprend sans peine les motifs d'une pareille défense, cependant il ne faudrait pas tomber dans l'excès contraire, une séquestration trop prolongée amenant soit le scorbut à un degré plus ou moins prononcé, soit un état anémique qui serait très-préjudiciable. Si le poste du blessé ne peut être facilement aéré, il faudra, avec toutes les précautions convenables, le faire porter sur le pont, les jours de beau temps, et l'y laisser séjourner quelques heures.

Tous les hommes ayant subi des lésions d'une certaine gravité doivent tout d'abord être mis au régime, à l'usage de boissons rafraîchissantes. La diète doit se régler sur l'alimentation ordinaire du matelot, et la sévérité du régime ne sera pas trop prolongée. Aussitôt que la réaction est tombée, ou si elle a fait défaut, il convient de donner de la nourriture dans une certaine mesure. On l'augmentera plus tard selon l'état du malade, et enfin, si les

(1) *Essai d'une climatologie médicale de Montévideo et la république orientale de l'Uruguay* (Amérique du Sud), par L. J. Saurel. Thèse de doctorat, Montpellier, 1851, p. 159.

choses se passent tout à fait bien, on donnera la ration entière. En agissant ainsi, on évite d'une manière presque assurée les excès auxquels se livreraient les malades, si on persistait à les tenir à la diète : la surveillance la plus active ne saurait, en effet, empêcher des camarades complaisants de leur fournir du lard et du biscuit; il faut, d'ailleurs, avoir égard aux habitudes de ces hommes en général grands mangeurs et qu'une abstinence prolongée débiliterait rapidement.

La privation du vin est très-pénible pour les matelots, même malades. On ne doit le leur retrancher que dans le cas d'indication formelle. Dans le principe, on le coupera avec de l'eau. Plus tard, on le leur laissera boire pur. C'est un très-bon tonique, auquel ils attachent un grand prix.

Les émissions sanguines ne doivent être employées qu'après les lésions d'une certaine gravité et lorsqu'une réaction exagérée l'exige.

Dans le cours des maladies chirurgicales, même légères, il est très-avantageux d'employer la méthode évacuante. Les purgatifs, à moins d'indication spéciale, seront généralement préférés aux vomitifs; c'est au sulfate de soude, administré à la dose de 30 ou 40 grammes, en deux fois, que l'on donnera la préférence. Un des grands avantages de ce purgatif, c'est qu'en même temps qu'il exerce sur le tube digestif une révulsion salutaire, il procure aussi une perte séreuse dont l'action antiphlogistique est très-marquée. L'emploi des évacuants, habituellement utile chez les marins, est plus fortement indiqué dans les pays chauds où l'influence du système bilieux devient prédominante: il faut alors être très-sobre de saignées et les remplacer par des évacuations séreuses ou biliaires.

Chez les sujets d'une faible constitution, débilités par des maladies antérieures ou atteints de scorbut ou de nostalgie, il faudra, de bonne heure, avoir recours à la médication tonique; autrement, les plaies prendront un vilain aspect, la suppuration sera de mauvaise nature. Le quinquina, les ferrugineux, le vin à large dose, une bonne nourriture deviennent nécessaires chez les scorbutiques; les fractures ne se consolident pas ; il faut donc faire tous ses efforts pour combattre cette fâcheuse complication par les végétaux frais, le jus de citron et les soins hygiéniques.

Le chirurgien de marine ne doit pas oublier qu'il possède dans l'eau froide le moyen le plus puissant de prévenir et de combattre les accidents inflammatoires qui suivent les contusions, les plaies contuses, celles par armes à feu, les phlegmons, les entorses, etc. L'application des irrigations continues sur un bâtiment ne présente en général aucune difficulté. L'introduction des cuisines distillatoires, à bord de la plupart, la facilité de se procurer de l'eau douce sur les navires à vapeur, ne permettent plus de faire une objection sérieuse de la parcimonie avec laquelle ce liquide doit être dispensé à bord. D'ailleurs, l'adaptation d'un siphon à l'appareil irrigateur régularise la dépense de l'eau; enfin, après les premiers jours, dans les cas de plaies, et dès le principe, dans ceux où il n'y a pas de tissus dénudés, on peut employer l'eau de mer. Il suffit d'avoir à sa disposition une toile imperméable avec deux bailles, dont l'une, percée à son fond d'un trou traversé par une bande en toile, ou quelques brins de balai, se suspend à un barreau du pont supérieur, et l'autre est placée sous le lit du malade. Pour être plus sûr de la régularité et de la continuité de l'irrigation, un siphon qui fera communiquer les deux bailles est une installation très-utile.

Cependant, quand le navire est sous voiles, cette manière de faire ne permet pas toujours de diriger convenablement le courant sur la partie blessée, et elle expose surtout à mouiller le lit du malade. On peut alors se servir d'un tube irrigateur long et flexible auquel on laisse assez de mou pour neutraliser les mouvements du roulis. On peut le faire passer dans le lit même du blessé, si l'on y trouve avantage. Dans une salle d'hôpital à terre, l'appareil le plus simple et en même temps le plus commode est celui dont M. le chirurgien en chef, M. Duval, aujourd'hui directeur du service de santé à Toulon, faisait usage dans son service de clinique chirurgicale à Brest. Il représente une sorte de potence, les deux montants verticaux embrassent les côtés du lit; à la traverse supérieure qui réunit les deux montants, se suspend la baille remplie d'eau.

La question d'efficacité des irrigations froides est aujourd'hui jugée. C'est le meilleur moyen antiphlogistique et en même temps le sédatif le plus sûr que l'on puisse employer dans le traitement des blessures.

Les irrigations continues sont aisément applicables dans les cas de lésion des membres et de leurs deux dernières sections surtout. Mais leur emploi s'accorde difficilement avec la position élevée que les chirurgiens recommandent, avec tant de raison, de donner aux parties blessées. Il faut faire un choix entre les deux

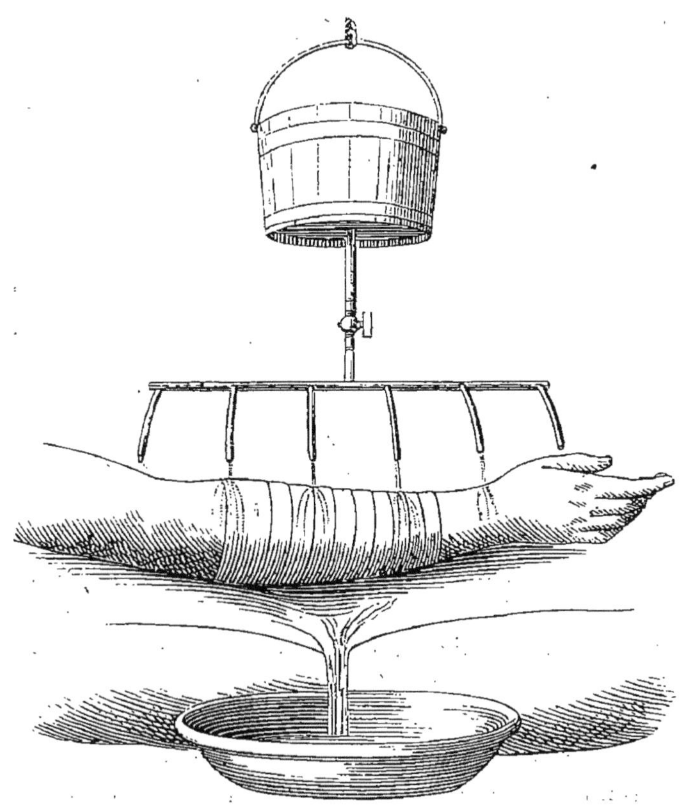

Fig. 1. — Appareil de M. Velpeau pour l'irrigation continue.

moyens. Nous n'hésiterons pas à faire le premier, dans les cas un peu graves. On donne au membre une position très-légèrement déclive, ou tout au plus horizontale ; de cette manière, le lit n'est pas mouillé, et le malade peut y être aussi à l'aise que possible, pendant la durée des irrigations.

Les irrigations ne doivent être commencées qu'après la cessation des phénomènes de stupeur qui accompagnent généralement les lésions traumatiques graves ; autrement, on s'expose à favoriser la mortification des tissus qui n'ont déjà que trop de tendance à cesser de vivre. Il faut s'occuper, avant tout, de rappeler la chaleur dans le membre, et il y a souvent avantage à ne commencer qu'avec de l'eau tiède, qu'on laisse ensuite refroidir peu à peu.

Si, malgré ces précautions, des plaques gangréneuses viennent ultérieurement à se manifester, il ne faut pas, ainsi qu'on le fait parfois, s'en prendre aux irrigations, mais bien à l'attrition et à la désorganisation produites par la cause vulnérante dans les tissus.

Le temps écoulé depuis l'accident et la manifestation des phénomènes inflammatoires ne constituent pas des contre-indications à l'emploi des irrigations; nous pensons, au contraire, que ces circonstances sont un motif de plus d'y recourir immédiatement; mais il faut agir avec prudence et commencer avec de l'eau tiède, pour ménager la transition.

La pratique qui consiste à faire couler l'eau goutte à goutte sur la partie blessée, est tout au plus suffisante quand il ne s'agit que de combattre ou de prévenir une inflammation légère. Dans les autres cas, il est nécessaire, pour obtenir tout l'effet désirable, d'établir un vrai courant, et celui-ci doit toujours être proportionné à la violence des accidents. On arrive ainsi plus promptement et bien plus sûrement à réprimer la poussée qui s'opère, à modérer les douleurs et la chaleur.

Dans les cas de quelque gravité, les compresses imbibées d'eau froide, quelque soin que l'on apporte à l'abaissement de leur température, ne sauraient remplacer avantageusement les irrigations continues.

L'action des deux moyens est complétement différente : les compresses mouillées ne produisent d'autre effet que celui des fomentations émollientes. Par leur emploi, on se prive gratuitement de l'avantage que l'on peut retirer de l'action éminemment sédative et antiphlogistique du froid.

Les bains froids proposés pour le traitement des entorses ont aussi des inconvénients qui doivent leur faire préférer l'irrigation continue : ils forcent les malades à garder une position beaucoup plus gênante; ils se réchauffent, pour peu qu'on les prolonge, ou exposent à une série de réactions successives, si on les renouvelle souvent; ils favorisent enfin l'engorgement du membre, par suite de la position forcément déclive dans laquelle il est placé.

Les irrigations doivent être continuées tant qu'il existe ou que l'on peut craindre encore quelques accidents inflammatoires. Dans les cas graves, il n'y a jamais d'inconvénient à retarder leur suppression. Les plaies, en général, se détergent fort bien, et leur cicatrisation marche sous le courant d'eau froide. Dans beaucoup de circonstances on n'a eu qu'à se féliciter de les avoir continuées 30, 40 et même 60 jours (1).

M. Quémar, chirurgien distingué de 1re classe de la marine, s'exprime ainsi, au sujet des irrigations froides, comme moyen de traitement des lésions traumatiques, dans le courant de son remarquable rapport sur la campagne de la frégate *l'Alceste*, qui a fourni, pendant la durée de trente-trois mois d'absence du port, un millier de cas de chirurgie, dont plusieurs très-graves :

« Dans tous les cas de fracture, de même que dans ceux de « plaies des membres avec attrition de tissus, contusions violentes, « dilacérations, on s'est servi des irrigations froides pour com- « battre les premiers accidents inflammatoires, et *toujours* on n'a « eu qu'à se louer de leur emploi. Si Percy a pu dire, en Europe, « que : *sans l'eau froide il faudrait renoncer à l'exercice véritable de* « *la chirurgie*, qu'eût-il dit s'il se fût trouvé à pratiquer dans les « climats intertropicaux? Je n'ai jamais vu, en Europe, les irri- « gations remplir autant d'indications que sous la zone torride; « dans tous les cas, pour ainsi dire, on trouve à les employer (2). »

D'ordinaire on n'a pas à pratiquer à bord, en temps de paix, de grandes opérations; toutefois les nombreuses lésions traumatiques que j'ai étudiées avec détail, peuvent obliger le chirurgien à lier des artères, à amputer des membres, etc. Cette possibilité m'engage à exposer sommairement les règles des opérations à bord des navires. « Le précepte le plus général, dit M. Forget, qui découle de la situation du chirurgien et du malade à bord des navires, c'est de ne pratiquer une opération, quelque légère qu'elle soit, que dans les cas de nécessité actuelle et absolue. »

(1) Le passage relatif à l'emploi chirurgical de l'eau froide est extrait presque textuellement de l'excellente thèse de M. A. Le Bozec. (*Relation médicale de la campagne du vaisseau* l'Alger *dans la mer Noire*. Thèse de Montpellier, 8 janvier 1858.) Ce chirurgien de 1re classe a eu occasion d'acquérir dans ses campagnes de la Plata, de la Baltique, de Crimée, une grande expérience chirurgicale.

(2) Rapports de campagnes, Collect. de Brest. — Frégate *l'Alceste*, océan Pacifique, 1851, 1854, 1856. M. Quémar, chirurgien-major.

Si l'on doit relâcher prochainement et que l'opération ne soit pas urgente, il faut attendre; si la mer est très-mauvaise et qu'il n'y ait pas nécessité d'opérer immédiatement, on peut différer jusqu'à ce qu'elle soit calmée. Cependant, il est des cas impérieux qui exigent l'opération même dans les circonstances les plus défavorables.

Dans les cas de lésions traumatiques graves, faut-il opérer immédiatement ou attendre les chances possibles de guérison? Cette question ne peut être résolue d'une manière générale. Supposons le cas d'un membre emporté par un coup de canon, ou arraché par un cordage ; l'indication est positive, il faut amputer immédiatement; mais s'il ne s'agit que d'une fracture compliquée de plaie ou même comminutive, il faut bien se garder d'opérer. La guérison est possible, si l'on applique un bandage convenable et un traitement approprié. Ainsi, c'est d'après les circonstances de la blessure et aussi d'après les conditions dans lesquelles se trouve le blessé que l'on se prononcera pour ou contre l'opération.

Les marins sont doués d'une grande énergie; ils se décident assez facilement à se laisser opérer, si on leur en démontre la nécessité et surtout s'ils ont confiance dans le *major*. Les raisonnements ne sont pas nécessaires; ils sont habitués à se soumettre ; cependant il faut les prévenir des opérations graves qu'ils doivent subir. La seule chose qu'ils redoutent, c'est une mutilation. A bord des navires de guerre, la pension que le gouvernement accorde aux hommes blessés au service, est un argument d'une grande valeur et qui aide beaucoup l'opérateur à triompher des dernières hésitations.

Le malade doit être privé d'aliments solides le jour de l'opération ; l'infraction à cette règle pourrait entraîner de graves accidents. Les préparations locales consistent à nettoyer, raser la partie, vider les réservoirs naturels, etc.

Le chirurgien de la marine se trouve, pour les opérations qu'il a à faire à bord, dans les conditions les plus fâcheuses, surtout s'il n'a point d'aides. Pendant le combat, il est obligé de se tenir dans la cale ou le faux pont, localités sans doute très-défectueuses, mais elles sont de nécessité. Dans ces circonstances exceptionnelles le chirurgien ne pratique que les opérations tout à fait urgentes et se borne à faire un premier pansement aux blessés, à mesure qu'ils arrivent. Après le combat, sur les grands bâtiments, c'est dans l'hôpital qu'il opérera. Sur les petits bâtiments qui en sont dépourvus, c'est ordinairement le carré des officiers qui est mis à sa disposition ; c'est également dans cette partie de ces navires qu'il opère, lorsque, dans le cours d'une navigation, il survient une blessure grave. (*Voir*, pour tout ce qui est relatif au service chirurgical à bord des bâtiments de l'État, l'appendice placé à la fin de ce volume.)

Lorsque le chirurgien est isolé, il lui faut des aides ; c'est parmi les officiers qu'il les trouvera. C'est en eux qu'il rencontrera l'intelligence, l'adresse et le sang-froid nécessaires. Ils sont les amis du chirurgien qui vit avec eux et qui est leur égal ; par conséquent ils se prêteront à ses désirs et exécuteront, de leur mieux, ses indications. La vue du sang a souvent quelque chose de pénible, quand on n'y est pas habitué ; aussi des officiers, très-braves d'ailleurs, sont-ils impressionnés désagréablement ; mais la philanthropie donne du cœur. Le chirurgien distribuera à chacun son emploi particulier, après avoir indiqué les principaux temps de l'opération. La compression des vaisseaux sera faite au moyen du tourniquet ou du garrot, suivant le volume du membre. L'opérateur pourra confier à un aide le soin de maintenir l'instrument compresseur dans l'immobilité. C'est lui seul qui doit préparer son appareil ; il doit s'assurer que les instruments dont il a à se servir sont en bon état.

Tout étant disposé, les aides ayant pris leur place, un jour convenable ayant été ménagé, ce qui est facile dans le carré des officiers, on fait apporter le malade. La position de l'opérateur et celle du malade sont déterminées par le lieu sur lequel on opère. Si c'est à la main, à l'avant-bras ou au bras, il sera assis sur une chaise ou un pliant. Pour une ligature d'artère, cette position serait peu commode, il faudrait coucher le malade sur une table ou un caisson. Cette situation allongée est la seule qui convienne pour les opérations à pratiquer sur le membre inférieur. D'après M. Forget, lorsque le navire est sous voiles, par une forte brise et une mer houleuse, il convient de faire asseoir le malade sur un caisson, ou tout simplement sur le pont, et dans une encoignure, pour assurer son immobilité, et l'on se place soi-même devant lui en croisant les jambes avec les siennes ; on emploie, du reste, les aides nécessaires, pour maintenir l'opéré et seconder le chirurgien.

Si le malade doit rester étendu, on l'enlèvera avec précaution de son hamac ou de son cadre et on le posera sur un caisson, un cadre à pied ou une table; celle-ci doit être convenablement assujettie par des taquets et des liens. Si l'on avait à pratiquer une amputation de jambe ou de cuisse, la position sur un caisson serait peu commode; le cadre, à pied solidement fixé ou une table conviendrait beaucoup mieux. Si les mouvements du navire étaient trop étendus, il faudrait attacher le blessé; l'opérateur se ferait également retenir par des liens lui permettant d'agir sans avoir à maintenir son équilibre.

Lorsque tout est prêt, on procède à l'opération. « Car il n'y a pas de mauvais temps qui tienne : lorsqu'une artère est ouverte, il faut la lier ; lorsqu'une partie d'un membre est écrasée, il faut la retrancher; mais si vous êtes anatomiste et rompu à la manœuvre des opérations, vous *trancherez à la volée* et souvent *à tâtons*, sans que, pour cela, l'instrument se fourvoie (1). »

J'ignore si M. Forget a fait beaucoup d'opérations dans les diverses positions qu'il indique. Ainsi, comment serait-il possible d'amputer d'un bras ou même d'un avant-bras, un individu placé sur le pont et dans une encoignure? où donc se logeraient les aides? J'admets qu'un très-habile chirurgien tranche à la volée et souvent à tâtons; mais de cette façon il est impossible de faire une amputation régulière. Après l'écrasement d'un membre, il est rare qu'il y ait hémorrhagie; par conséquent, on peut attendre que la mer soit un peu plus calme, pour opérer méthodiquement et sûrement. Quant à l'ouverture d'une artère, j'admets qu'il faille la lier, si elle peut être facilement découverte dans la plaie; mais ce serait une souveraine imprudence que de vouloir découvrir, dans les temps que décrit M. Forget, une artère dans sa continuité. On s'exposerait à joindre une nouvelle lésion à la première. En pareil cas, le blessé étant placé dans un cadre suspendu, il faut avoir recours à la compression exercée par le tourniquet ou le garrot.

Il est cependant des cas où le chirurgien est forcé d'opérer, même par un gros temps, sous peine de voir le patient succomber

(1) C. Forget, *Médecine navale*, t. II, p. 318.

avant que l'état de la mer se soit amélioré. Ainsi, par exemple, l'étranglement d'une hernie exige, à un moment donné, l'intervention du bistouri. Si les mouvements du navire sont violents, l'opération, déjà fort délicate par elle-même, devient d'une extrême difficulté. A bord de la frégate *l'Érigone* (campagne des mers de Chine), son chirurgien-major, M. Ragot, pendant la traversée de Brest à Rio, pratiqua, le 14 mai 1841, le débridement d'une hernie étranglée, chez le chef des missionnaires jésuites passagers pour la Chine. Un mois juste après l'opération, le jour de l'arrivée de la frégate à Rio, la plaie était sur le point de se fermer quand une imprudence du malade détermina, sous la cicatrice faible encore, la formation d'un abcès. Le 14 août, la guérison était complète. Une circonstance semblable s'est présentée à bord du brick de guerre *le Victor*, en 1852 ; son chirurgien-major, M. Béguin, s'en est admirablement tiré et son opéré était en pleine voie de guérison lors du mouillage du bâtiment en rade de Saint-Denis (île de la Réunion). Il est bien entendu que, dans ces cas, le chirurgien devra prier le commandant de prendre, momentanément, si faire se peut, l'allure qui rendra plus douces les oscillations du navire.

Les accidents que l'on observe après les opérations sont les mêmes qui compliquent les plaies. On trouvera leur description et leur traitement dans le chapitre *Des plaies*. La ligature des vaisseaux doit être faite avec soin, pour se mettre à l'abri de l'hémorrhagie consécutive. Lorsque la plaie est nettoyée, et que la première émotion a disparu, il faut procéder au pansement ; le temps qui doit s'écouler entre ces deux parties ne peut être fixé, il variera de dix minutes à une demi-heure et plus. Il est avantageux d'attendre que la réaction se fasse un peu avant de recouvrir la plaie. On sera ainsi bien plus certain de n'avoir point négligé la ligature d'une artère susceptible, plus tard, de donner lieu à une hémorrhagie qui nécessiterait la levée de l'appareil, et des recherches pénibles, longues, toujours préjudiciables à la cicatrisation. La réunion immédiate sera toujours tentée; si l'adhésion ne se faisait pas, au fond de la plaie, il faudrait avoir soin de laisser une issue facile au pus. On la panserait comme une plaie qui suppure, et dès que les bourgeons se seraient formés, on la réunirait.

Le pansement après les opérations doit être toujours fait par le chirurgien. Il se fera aider par son infirmier et un homme de bonne volonté.

Quant aux procédés opératoires, on doit donner le plus souvent la préférence à ceux qui sont les plus simples et d'une exécution facile, au moins à la mer. Il faut viser à un résultat prompt, sans négliger aucune des conditions qui peuvent en assurer le succès. A la mer, les amputations seront préférées aux résections, tandis qu'à un mouillage prolongé cette opération pourrait être tentée. Dans une lésion du pied, ayant laissé intacts les os du tarse, l'amputation tarso-métatarsienne ou médio-tarsienne serait indiquée ; mais un mauvais temps pourrait s'y opposer : on en serait alors réduit à faire l'amputation sus-malléolaire.

Si l'on n'a pas près de soi un collègue à qui on puisse confier l'administration du chloroforme, il ne faudra pas pour cela se priver de cette ressource précieuse pendant les opérations importantes. On commencera par insensibiliser le blessé, puis, dès que l'anesthésie sera obtenue, on opérera. On sera, il est vrai, privé de revenir au chloroforme dans le courant de l'opération, mais on aura évité au moins une grande partie de la douleur, sinon la totalité.

Les officiers de santé de la Marine impériale ont exclusivement adopté, pour la chloroformisation, le cornet de M. Reynaud, inspecteur général du service, et aucun accident n'a été signalé à la suite de l'anesthésie, pratiquée à l'aide de cet appareil, depuis l'introduction du chloroforme dans la thérapeutique chirurgicale. Nous terminerons ce chapitre par le relevé des cas de chirurgie observés à bord d'une frégate à voiles, en temps de paix, pendant une campagne de trois ans. Ce tableau fera de suite saisir l'ordre de fréquence des lésions, suivant leur nature et leur siége, et viendra à l'appui de ce que nous aurons à dire, à ce sujet, dans les autres chapitres.

ÉNUMÉRATION DES AFFECTIONS CHIRURGICALES QUI SE SONT PRÉSENTÉES A BORD DE LA FRÉGATE *L'ALCESTE*, MONTÉE PAR 460 HOMMES, DU 1er MARS 1854 AU 15 NOVEMBRE 1856, PENDANT SA CAMPAGNE DANS L'OCÉAN PACIFIQUE.

Affection	Nombre
Plaies à la tête	12
— à la paupière	1
— à la sclérotique (corps étrangers)	2
— à la cornée	2
— au nez	3
— à la lèvre supérieure	8
— au bras	7
— à l'avant-bras	2
— à la main	59
— — avec plaie d'artère	1
— aux doigts	74
— — par écrasement avec fracture des phalanges	4
— au pouce	12
— au genou	3
— à la jambe	63
— de l'articulation tibio-tarsienne	1
— au pied	153
— au talon	1
— au gros orteil, par écrasement	8
— de la tibiale postérieure	1
— à la langue	1
— au scrotum	1
— d'herminette	1
— contuses	21
— — au gros orteil	6
Contusions	157
— à la région lombaire	1
Rupture de fibres musculaires lombaires	1
Ulcères à la jambe	3
Brûlures	12
Engelures ulcérées	4
Abcès à la paupière	3
— à la joue	8
— à la bouche	5
— au menton	4
— à l'oreille	4
A reporter	649

Affection	Nombre
Report	649
Abcès au cou	3
— à l'amygdale	1
— à la glande mammaire	1
— à l'aisselle	5
— au bras	5
— à l'avant-bras	4
— à la main	20
— aux parois abdominales et aux fesses	1
— au scrotum	1
— au périnée	2
— à la marge de l'anus	3
— à la cuisse	2
— au genou	32
— à la jambe	19
— au pied	86
— au talon	9
— au gros orteil	7
— à la lèvre	1
— aux gencives	5
— dans le conduit auditif	4
— fluxions dentaires	5
— à l'aine	1
— furoncles	118
— orgelets	6
— anthrax	25
— panaris	72
Adénites sous-maxillaires	2
— axillaires	10
— cervicales	4
— inguinales	6
Phlegmons	17
Érysipèles phlegmoneux	6
— par cause externe	5
— compliqué de symptômes typhiques	1
Ostéite de la crête iliaque	1
— du tibia	1
— de l'os iliaque	1
— de la 1re phalange du pouce	1
A reporter	1142

Report	1142
Carie des vertèbres lombaires	1
Fracture de côtes (contusion du poumon et tétanos)	1
— de la clavicule	4
— de l'acromion	1
— de l'olécrâne	1
— du radius	2
— de l'épitrochlée	1
— du maxillaire inférieur	1
— du maxillaire supérieur	1
— du 1er métacarpien	1
— du 5e id	1
— du péroné	1
— de l'astragale et du calcaneum	1
Diastasis de l'articulation carpo-méta-carpienne (1re)	1
— tarso-métatarsienne (1 orteil)	1
A reporter	1161
Report	1161
Diastasis tibio-tarsiennes	3
Entorses	7
Luxations scapulo-humérales	3
Arthrite	1
Fistules à l'anus (borgne externe)	1
Hydarthroses	2
Hygroma	1
Hydrocèles	2
Angéioleucites	9
Orchites (traumatiques)	12
Épididymites	3
Hernies inguinales simples	17
— irréductibles	2
Varicocèle	1
Rétention d'urine, suite de rétrécissement	1
Onyxis	1
Cataracte	1
TOTAL	1228

Sur ce total de 1228 cas chirurgicaux, deux seulement se sont terminés par la mort : un érysipèle phlegmoneux, compliqué de symptômes typhiques, et le cas de fracture de côtes compliquée de tétanos.

ÉNUMÉRATION DES CAS D'AFFECTIONS VÉNÉRIENNES, OBSERVÉS SUR LA MÊME FRÉGATE, PENDANT LA MÊME PÉRIODE DE TEMPS.

Balanite	1
Orchite	1
Uréthrites	15
— et orchite	1
— et chancres	4
Chancres	13
— et bubons	6
Uréthrite et bubons	1
Bubons d'emblée	6
A reporter	48
Report	48
Végétations à la verge	5
— à l'anus	1
Pustules plates à l'anus	2
— et au scrotum	1
Roséoles syphilitiques	2
Ecthyma —	1
Eczéma —	1
Douleurs ostéocopes	2
TOTAL	63

CHAPITRE II.

DES CONTUSIONS.

Les contusions constituent certainement les plus communes de toutes les lésions traumatiques que l'on observe à bord des bâtiments ; il est peu de blessures qui ne s'y accompagnent d'un degré plus ou moins marqué de contusion. Ces lésions sont de tous les jours et presque de tous les instants ; on les rencontre à tous les degrés et on les voit siéger dans toutes les parties. Le plus souvent, il est vrai, elles ont peu de gravité et disparaissent sans laisser de traces ; mais, dans quelques circonstances, elles peuvent, immédiatement ou consécutivement, entraîner des conséquences fâcheuses. On sait qu'une contusion négligée devient quelquefois l'origine d'une maladie sérieuse ; nous dirons donc avec Vidal de Cassis (1) qu'il faut traiter convenablement les contusions en apparence les plus legères et être très-réservé sur le pronostic, surtout quand elles siégent dans des organes glanduleux ou dans des viscères.

En étudiant les causes générales des blessures à bord des navires, j'ai fait connaître la plupart des circonstances dans lesquelles se produisent les contusions ; je crois inutile d'y revenir. Il me paraît nécessaire, cependant, d'établir une distinction dans les modes divers suivant lesquels elles s'effectuent, parce que la nature de la cause vulnérante exerce souvent une influence directe sur les phénomènes pathologiques observés.

D'une manière générale, on peut diviser les causes contondantes en celles qui exercent leur action sur une ou plusieurs parties limitées du corps, quel que soit d'ailleurs l'instrument ou le moyen, par lequel ait eu lieu la contusion ; et en celles qui

(1) *Traité de Pathologie externe*, 5e édit. Paris, 1861.

agissent sur la totalité de l'individu, soit qu'elles résultent d'une chute d'un lieu élevé ou qu'elles proviennent d'une percussion exercée sur tout le corps.

A cette distinction étiologique répond une distinction pathologique des plus importantes. Dans le premier cas, celui où l'action de la cause contondante s'est exercée sur une ou plusieurs parties limitées du corps, on n'observe guère, au moins dans le principe, que des phénomènes morbides locaux ; au lieu que, dans le second cas, les désordres pathologiques affectent le plus souvent, et tout d'abord, l'ensemble de l'organisme. Les différences qui existent entre ces deux ordres de faits nous obligent à les étudier séparément.

ART. 1er. — DES CONTUSIONS EN GÉNÉRAL ET DE LEUR TRAITEMENT.

On désigne ordinairement sous le nom de *contusion*, l'effet d'une pression brusque, plus ou moins forte, exercée par un instrument vulnérant, sur une partie quelconque du corps, sans solution de continuité à la peau. Les blessures de cet ordre consistent essentiellement dans un écrasement plus ou moins complet des parties molles sous-cutanées.

Depuis la simple ecchymose, jusqu'à l'attrition complète des tissus, il existe des gradations nombreuses ; et une cause, la même en apparence, peut, suivant les circonstances, donner lieu à des lésions fort variées. Quand la contusion a été légère, la blessure consiste en une déchirure des vaisseaux et des lamelles organiques, si ténue, qu'on ne s'apercevrait pas de leur division, sans la présence du sang infiltré qui constitue les *ecchymoses*. Lorsque la cause traumatique a agi avec plus de force, il y a déchirure de vaisseaux plus considérable et infiltration sanguine plus abondante, formant quelquefois des *bosses sanguines* ou des *épanchements*. A un degré plus élevé, il y a déchirure des tissus cellulaire et musculaire, rupture des divers organes et infiltration sanguine étendue. Enfin, la contusion peut être portée jusqu'à l'écrasement et à la désorganisation des tissus qui ne tardent pas à se mortifier.

Cette division, qui constitue les *quatre degrés* de la contusion admise par Dupuytren, renferme certainement tous les cas, et elle peut être utile pour le traitement et le pronostic ; mais elle ne saurait toujours fournir des indications bien précises. Ainsi, il arrive assez souvent qu'une contusion qui semblait devoir être rapportée tout au plus au premier ou au deuxième degré, parce qu'elle ne s'accompagnait que d'une légère excoriation de la peau ou d'une ecchymose peu étendue, est cependant fort grave, parce que la puissance physique qui l'a produite a porté son action sur des organes profonds ou sur les viscères contenus dans les grandes cavités. Des ruptures intérieures, fort graves et même mortelles, peuvent exister sans que la peau et les tissus superficiels portent des traces de la contusion. Le siége des contusions a donc une très-haute importance pour leur pronostic.

Les effets locaux de la contusion consistent, avons-nous dit, en un écrasement plus ou moins complet des parties molles sous-cutanées. Les symptômes auxquels elle peut donner lieu, sont la douleur, la tuméfaction, et dans quelques cas, une réaction inflammatoire, qui peut être suivie de suppuration ou de gangrène. Ces terminaisons sont rares dans les contusions bornées à un ou plusieurs points des membres ou du tronc, lorsque aucun organe essentiel n'a été atteint et quand la peau a conservé son intégrité. En pareil cas, la résolution est la terminaison habituelle, chez des hommes qui, comme nos marins, sont le plus souvent doués d'un bon tempérament et d'une vigoureuse constitution.

Les contusions des os et des articulations, celles de la tête, de la poitrine et de l'abdomen, etc., étant communes à bord des navires et pouvant donner lieu à de fâcheux accidents, nous croyons devoir nous en occuper avec quelques détails. Mais auparavant, et pour n'avoir pas à y revenir, nous devons donner les règles générales du traitement des contusions.

La résorption du sang épanché et la réparation des tissus divisés étant le but que l'on se propose dans le *traitement* des contusions, le repos de la partie blessée et l'emploi des agents résolutifs doivent précéder tous les autres moyens. Dans les contusions légères, les frictions avec l'alcool camphré, et les applications de compresses imbibées d'eau de mer, ou d'une solution d'extrait de Saturne, additionnée de quelques gouttes d'alcool camphré, sont les moyens qu'il faut mettre immédiatement en usage et qui suffisent presque toujours. Quand il existe des bosses sanguines ou des épanchements sanguins plus ou moins étendus, on aura recours aux irrigations froides continues, en ayant égard aux préceptes que nous avons consignés dans le premier chapitre. (Voyez page 17.)

La saignée générale ne convient que dans les cas où il s'est déclaré une forte réaction, ou quand il y a des menaces d'inflammation dans un organe essentiel. Elle est aussi indiquée dans les cas de ruptures de viscères, et lorsqu'on a lieu de soupçonner une hémorrhagie intérieure. Elle est, au contraire, formellement contre-indiquée, quand il y a eu un fort ébranlement du système nerveux, dont les symptômes ne sont pas encore dissipés, ou lorsqu'on observe des signes de stupeur.

Les saignées locales sont plus souvent nécessaires que les générales. Elles offrent l'avantage de dégorger immédiatement les vaisseaux de la partie contusionnée et peuvent prévenir le développement de l'inflammation. Elles sont aussi indiquées quand cet accident s'est déclaré : en pareil cas, si elles n'empêchent pas toujours la suppuration, elles offrent au moins l'avantage d'en limiter le foyer.

Les émissions sanguines locales peuvent être obtenues par les sangsues ou les ventouses scarifiées. Les difficultés que présente à la mer la conservation des sangsues et le nombre toujours restreint de ces annélides dans la pharmacie du bord, ont, depuis longtemps, porté les chirurgiens de la marine à leur préférer les ventouses scarifiées, toutes les fois que celles-ci peuvent être facilement appliquées. On peut, en faisant des scarifications un peu profondes, et en appliquant plusieurs fois la ventouse, tirer à peu près autant de sang qu'on le désire. Cette soustraction de sang est prompte, elle n'est que peu douloureuse, et elle peut être faite dans toutes les circonstances de la navigation. Ce moyen, il est vrai, dans beaucoup de cas, ne remplace que fort imparfaitement les sangsues ; heureusement, pour une foule de lésions chirurgicales, les irrigations froides dispensent de l'emploi des émissions sanguines.

Dans les rares circonstances où les moyens précédemment indiqués seraient insuffisants et où, par suite d'une forte contusion, un épanchement sanguin considérable occuperait toute la longueur d'un membre, on pourrait avoir recours soit à des incisions, soit à des ponctions, pour donner issue au sang épanché. Les incisions doivent être rarement mises en usage, car elles exposent à la suppuration ; elles ne conviennent que lorsque celle-ci est imminente. Les ponctions, et surtout les ponctions multiples et capillaires n'ont pas les mêmes dangers et elles peuvent offrir de grands avantages en vidant complétement le foyer et en permettant à ses parois d'adhérer immédiatement. Dans tous les cas, il faut s'opposer à la pénétration de l'air et faire suivre l'évacuation du foyer d'une compression modérée et régulière.

Lorsque, par l'emploi de ces divers moyens, on a obtenu la résorption du sang épanché, et prévenu l'inflammation, on doit, pour faire disparaître les dernières traces de la contusion, conseiller des frictions avec des substances résolutives : l'huile et l'alcool camphrés, les liniments dans lesquels entre l'ammoniaque ou l'essence de térébenthine conviennent parfaitement.

Dans la contusion suivie de gangrène immédiate ou secondaire, le traitement consiste à favoriser la chute des escarres et à faire cicatriser les plaies qui leur succèdent. Enfin, il est des circonstances où les dégâts occasionnés par la contusion d'un membre sont tellement profonds que l'amputation peut devenir indispensable : les circonstances diverses dans lesquelles se trouve le blessé doivent seules dicter au chirurgien la conduite à tenir dans chacun de ces cas.

ART. II. — DES CONTUSIONS A BORD DES BATIMENTS A VAPEUR, EN PARTICULIER.

Il est à bord des bâtiments à vapeur à roues, une opération difficile et dangereuse dans laquelle les hommes sont fréquemment blessés, c'est celle du démontage des pales qui s'opère chaque fois que l'on veut aller à la voile en éteignant tous les feux : on est alors obligé de faire tourner les roues sur leur axe, à l'aide d'un palan et, il arrive un moment où la demi-circonférence chargée seule de ses pales, et parvenue à la partie supérieure, tend à se précipiter dans l'eau ; si ce travail se fait par une grosse mer, il n'est pas rare de voir le palan manquer ou ses chaînes casser : la roue s'élance alors avec tant de force et de rapidité qu'elle entraîne et brise tout ce qui se trouve sur son passage. Un des chauffeurs noirs du *Phoque* (campagne du Sénégal 1847, 1848) a failli avoir le crâne brisé dans une semblable échappée qui ne lui coûta, en résumé, qu'une violente contusion et un lambeau de cuir chevelu. Le chirurgien doit toujours être sur le pont quand on exécute cette manœuvre; pendant que l'officier (ordinairement le second) chargé de diriger cette manœuvre doit modérer l'ardeur imprudente de certains hommes, il doit se tenir prêt à porter secours immédiatement à ceux qui peuvent être atteints. M. Leconte, chirurgien-major du *Phoque*, dans un excellent rapport de campagne, a appelé l'attention sur une contusion de nature particulière produite par le charbon de terre et suivie d'ulcères atoniques. « Ce genre de lésion est très-fréquent à bord des bâtiments à vapeur, surtout aux mains et aux pieds. En chargeant et déchargeant les chalans remplis de charbon de terre, en poussant celui-ci dans les soutes et des soutes dans les fourneaux, les hommes, ou laissent tomber de grosses pierres de charbon sur les jambes ou les pieds, ou s'enfoncent les arêtes de fragments plus petits dans les pieds ou les mains. On ne saurait croire combien d'individus sont mis temporairement hors de service par une semblable cause. Ils se présentent au poste, ne réclamant d'abord qu'un peu de repos parce que la marche est douloureuse. Un examen attentif de la plante du pied ou du talon fait néanmoins reconnaître une excoriation superficielle de la peau, remarquable par sa coloration noire qu'un défaut d'expérience fait presque toujours attribuer à la poussière du charbon, tandis qu'elle est véritablement due à un petit épanchement sanguin, ce dont il est facile de s'assurer, soit en donnant un pédiluve d'eau douce tiède qui enlève la poussière noire et laisse subsister la tache, soit en enfonçant la pointe d'une lancette dans ce petit foyer ecchymotique qui laisse échapper aussitôt la partie non coagulée du sang qu'il contient. La déchirure des couches cutanées est profonde, le tissu cellulaire sous-jacent est meurtri, les vaisseaux le traversent et ceux qui nourrissent le derme, contus, froissés, dilacérés, ont fourni le suintement sanguinolent que je viens de signaler. L'épiderme n'est pas toujours entièrement enlevé, le plus souvent, il n'est qu'irrégulièrement déchiré; il forme alors une foule de petites écailles qui tiennent à la couche muqueuse de la peau par un de leurs bords et donnent à la partie excoriée, l'apparence d'une mâchure. La douleur qui accompagne ces blessures est ordinairement très-vive. La suppuration est inévitable, les tissus sont trop meurtris, il faut un travail éliminatoire. Malheureusement, il ne se fait pas franchement et il a besoin d'être surveillé, surtout aux pieds où le pus tend à se répandre entre l'aponévrose plantaire et le derme si épais de cette région. Ce n'est que vers le sixième ou le septième jour qu'un suintement séro-purulent commence à apparaître au centre de la mâchure, mais le foyer ne se vide jamais complétement de lui-même et il ne faut pas hésiter à l'ouvrir et à emporter avec de forts ciseaux toute la peau décollée qui forme pont au-dessus de lui. On convertit ainsi l'abcès en un ulcère qui marchera désormais comme celui qu'on désigne sous le nom d'atonique. Blafard, déprimé et rugueux comme lui, il est aussi lent à se cicatriser, car le bourgeonnement qui doit favoriser la cicatrice exige un long travail de suppuration. Le traitement qui nous a paru le plus convenable est le suivant : pédiluve et cataplasme émollient le premier jour. Calasmapet laudanisé les jours suivants, ouverture hâtive de l'abcès ; section de la peau dans tout le pourtour de l'anfractuosité, pansement avec linge cératé, fenêtré et plumasseau, tant que l'ulcère conserve un certain degré d'animation. Pansement avec styrax ou poudre de camphre et sucre, etc., dès qu'il devient pâle et violacé ; répression des bourgeons charnus avec le nitrate d'argent, puis avec le chlorure de soude pour hâter la formation d'une cicatrice solide. Il est important que les jeunes chirurgiens qui n'ont pas encore navigué sur des bâtiments à vapeur sachent que ces sortes de lésions ont une durée assez grande pour se prémunir contre les réclamations fréquentes des autorités disciplinaires du bord qui ne peuvent pas comprendre qu'une plaie de si peu d'étendue mette pour si longtemps un homme exempt de service. » (Extrait du rapport de M. Leconte, chirurgien-major du *Phoque*, 1847, 1848.)

ART. III. — DE LA COMMOTION GÉNÉRALE ET DE SON TRAITEMENT.

Lorsque l'action des corps contondants s'est bornée à une ou plusieurs parties du corps, il n'en résulte, le plus souvent, que des désordres locaux, dont l'intensité est proportionnée à celle de leur cause; ce sont les contusions proprement dites, dont nous venons de nous occuper. Des phénomènes pathologiques bien différents, affectant tout d'abord l'ensemble de l'organisme, se montrent dans les circonstances, heureusement plus rares, où la cause vulnérante a agi sur la totalité du corps. C'est ce que l'on observe, dans les chutes d'une hauteur considérable, auxquelles les matelots sont si souvent exposés, ou lors d'une percussion exercée sur toute la surface ou sur une partie importante du tronc, par un corps volumineux et lancé avec force. Il peut se faire, en pareil cas, que l'on n'observe chez les blessés aucune lésion physique appréciable, et cependant la secousse éprouvée par le système nerveux a été tellement violente, qu'il en est résulté cet état morbide désigné sous le nom de *commotion générale*.

Il est peu de chirurgiens de la marine qui n'aient eu occasion d'observer ce malheureux accident, qui survient à la mer, durant les mauvais temps, ou en rade pendant les exercices des voiles. D'habitude, la commotion existe en même temps que d'autres lésions non moins graves, telles que des contusions, des fractures du crâne ou des membres, etc.; mais on l'observe aussi quelquefois seule, et on peut très-bien étudier ses symptômes propres.

Cette commotion générale, résultat de chutes d'un lieu élevé, ou de percussions exercées sur tout le corps, est distincte de la commotion cérébrale, quoiqu'elle affecte avec elle la plus grande ressemblance et qu'il soit souvent difficile de les distinguer l'une de l'autre. Ici, les effets de la commotion ne se sont pas transmis plus particulièrement au cerveau qu'aux autres parties du corps; le système nerveux tout entier a éprouvé un ébranlement tel, qu'il y a eu instantanément résolution complète des forces. Le sujet est pâle et défiguré; ses yeux sont ternes et abattus, son nez effilé; son pouls est petit, faible et fréquent; la respiration est ralentie; la peau est froide et couverte d'une sueur visqueuse; il y a des déjections involontaires. Tantôt il y a conservation de l'intelligence, mais avec un état d'insouciance et de stupeur plus ou moins prononcé; d'autres fois, on observe des syncopes, de la somnolence ou de l'insensibilité, mais sans paralysie; phénomènes dont la durée est extrêmement variable.

Lorsque la commotion est le résultat d'une chute, dans laquelle la tête a frappé sur le pont, il n'est pas toujours aisé de reconnaître si l'on a affaire à une fracture de la base du crâne suivie de compression, ou à une simple commotion du système nerveux. Cependant, comme dans la plupart des fractures du crâne, il y a, dans les commencements, commotion cérébrale plus ou moins forte, le traitement sera toujours, dans le principe, celui de ce dernier accident; plus tard, il sera facile de distinguer la compression du cerveau de la commotion et de modifier le traitement en conséquence.

Voici un fait dont j'ai été témoin et où les accidents éprouvés par le blessé ne pouvaient être attribués à une autre cause qu'à une commotion générale.

Observation III. — Le 31 décembre 1848, le brick *l'Alcibiade*, dont j'étais le chirurgien-major, se trouvait dans le golfe de Gascogne, par un fort mauvais temps; l'équipage était occupé à serrer le petit hunier, lorsqu'un homme se laissa tomber de la vergue de ce nom, sur le nommé P..., chef de timonerie, au moment où celui-ci sortait de dessous le gaillard d'avant. La commotion fut tellement violente, que P... fut renversé sans connaissance. Lorsqu'on le descendit dans le faux-pont, la face était pâle, la respiration suspendue et le pouls petit; les membres exécutaient des mouvements automatiques. Des aspersions d'eau froide sur la face et quelques inspirations d'éther et d'ammoniaque suffirent pour ramener la connaissance et le sentiment. Le malade accusa immédiatement une violente douleur dans la poitrine et à la région des lombes, ainsi que de la céphalalgie avec sentiment de stupeur. Cet état persista pendant plusieurs jours et finit par se dissiper, sous l'influeuce d'un traitement approprié. Le septième jour après l'accident, le malade put reprendre son service.

Chez ce malade, bien que la commotion ait été légère et que ses symptômes aient eu peu de durée, on ne peut conserver aucun doute sur leur nature. Les personnes qui ont assisté à l'accident m'ont affirmé que le corps contondant n'avait porté que sur les épaules et la région lombaire; la perte de connaissance ne peut donc être attribuée à une action directe sur la tête. Cependant la céphalalgie, le sentiment d'hébétude ou de stupeur, et ensuite les *étourdissements* qu'a accusés le blessé, indiquent d'une manière positive que le système nerveux a subi un ébranlement occasionné par le mouvement violent imprimé au tronc. Il y a eu ce que Charles Bell appelle un *choc général*.

Les symptômes de la commotion ne se dissipent pas toujours aussi vite que chez le blessé dont il vient d'être question; la perte de connaissance et de sensibilité persiste quelquefois pendant un temps très-long. M. Santy raconte que le maître d'équipage de *l'Alceste*, grand trois-mâts baleinier, fit une chute du pont dans la cale. On l'emporta aussitôt à terre, sans connaissance et dans un état d'insensibilité complète; il n'y avait aucune lésion extérieure. On employa de suite tous les moyens usités pour combattre la commotion, qu'on ne pouvait méconnaître à tous ses symptômes; mais ce fut inutilement. Pendant vingt jours entiers, le malade resta dans cet état, et on commençait à désespérer de lui, quand un tremblement de terre lui rendit ses facultés, et fit ce que n'avaient pu faire tous les moyens employés. « Il était deux heures du matin, dit M. Santy, j'étais près de lui avec son docteur, lorsqu'une première secousse très-forte lui fit poussèr un soupir. Le temps changea aussitôt : la pluie, un vent très-froid succédèrent à une obscurité muette. Une seconde secousse, qui ébranla tout, le fit asseoir sur son lit. Il ouvrit les yeux ; mais il reprit immédiatement sa première position. Enfin, à une troisième secousse, il reprit toutes ses facultés, et, depuis ce moment, il a été convalescent. Un léger régime et quelques soins le rendirent à l'état de santé. (Il est vrai que le tremblement était assez fort pour retirer de l'assoupissement le plus profond) (1).

Le *traitement* de la commotion est plutôt médical que chirurgical. L'indication essentielle à remplir consiste à faire cesser le plus promptement possible l'état de stupeur ainsi que la perte de connaissance et de sensibilité. Pour cela, on doit avoir recours aux excitants diffusibles, tels que l'éther et l'ammoniaque, dont on fait respirer les vapeurs. En même temps, on fait faire des lotions froides sur la face et des frictions sèches ou stimulantes sur les membres. A l'intérieur, on peut prescrire des infusions chaudes et aromatiques, telles que celles de tilleul ou de sauge, ou donner, par cuillerées, une potion stimulante et antispasmodique. Si ces moyens ne suffisent pas pour réveiller la sensibilité, on devra appliquer des sinapismes ou même exercer une rubéfaction instantanée avec des compresses trempées dans l'eau chaude, ou avec le marteau de Mayor.

Lorsque la réaction commence à se développer, il faut suspendre toute espèce d'excitation et s'opposer à ce qu'il se forme des congestions dans les organes ébranlés. Les émissions sanguines locales et surtout les ventouses scarifiées, dans les parties sur lesquelles a agi la cause contondante, peuvent convenir dans certains cas. La saignée générale peut même être nécessaire, quand il existe une réaction vasculaire marquée ; mais il faut n'user de ce moyen qu'avec une grande prudence, car, après une forte commotion, ce qui domine surtout, c'est la faiblesse; si, alors, l'on tirait du sang mal à propos, on pourrait être fort nuisible au malade. Il faut être encore averti que la convalescence, après de pareils accidents, est souvent fort longue, et on doit s'attacher pendant longtemps à surveiller le blessé, pour l'empêcher de se livrer à des excès qui pourraient lui devenir funestes.

(1) *Des maladies les plus fréquentes à bord des navires baleiniers et de leur traitement*, par Justin Santy. Thèse de Montpellier, 1838, nº 135, p. 24.

ART. IV. — DES CONTUSIONS DE LA TÊTE.

La tête est peut-être la partie du corps sur laquelle on observe le plus souvent des contusions, surtout à bord des petits navires. Cela ne doit pas étonner, quand on sait que sur ces bâtiments les hommes d'une taille moyenne ne peuvent circuler dans l'entre-pont qu'en se tenant fortement courbés. Pour peu que l'on soit distrait en marchant, ou que le roulis soit fort, on éprouve au crâne ou à la face des contusions plus ou moins violentes. De plus, il est rare que, dans une chute à bord, la tête ne participe pas aux contusions éprouvées par d'autres parties du corps.

Ce qui constitue le danger de ces blessures, c'est beaucoup moins la lésion des parties molles extérieures que celle de la cavité crâninne et des organes essentiels qu'elle contient.

La contusion, la compression et la commotion du cerveau sont des complications ordinaires des fractures du crâne et nous aurons à nous en occuper à propos de ces lésions. Nous ne voulons envisager ici les contusions du crâne qu'au point de vue des désordres subis par les parties molles.

Les contusions du crâne donnent lieu assez souvent à des tumeurs dures et arrondies, connues sous le nom de *bosses sanguines*. Leur volume et leur étendue sont variables suivant diverses circonstances, et leur diagnostic n'offre aucune difficulté. Leur *traitement*, dans les cas ordinaires, ne présente d'autres indications à remplir que celles que réclament toutes les contusions. Cependant, comme le sang extravasé est en rapport avec un tissu cellulaire dense et serré et que sa résorption spontanée pourrait être fort lente, on est dans l'habitude pour faire disparaître ces bosses, d'exercer sur elles une compression avec les doigts ou avec une pièce de monnaie. Ce moyen est très-efficace ; seulement, pour en retirer tout le bénéfice qu'il peut donner, il faut continuer la compression après que la bosse a disparu; sans cela elle pourrait se reformer. Une compresse en plusieurs doubles, imbibée d'un liquide résolutif ou d'eau de mer et maintenue par un mouchoir ou une bande, suffit pour cela.

Si ces bosses étaient trop considérables pour que la compression pût les faire disparaître, ou si celle-ci était trop douloureuse, on pourrait avoir recours aux émissions sanguines locales et de préférence aux sangsues. L'incision de la tumeur conseillée par certains auteurs ne convient que fort rarement. Si le décollement était étendu et l'épanchement sanguin considérable et que les autres moyens eussent échoué, on devrait préférer des ponctions étroites et multiples à une large incision.

Les contusions du crâne n'ont pas la même gravité dans tous les points de sa superficie. Cette gravité augmente notablement dans les régions où les communications vasculaires entre l'intérieur et l'extérieur sont plus nombreuses et plus faciles. Les régions sourcilière, mastoïdienne, etc., sont dans ce cas. Des symptômes de congestion cérébrale peuvent se montrer, par suite de l'inflammation développée dans la partie blessée et d'un appel fluxionnaire exercé vers le cerveau. Il faut en pareille circonstance recourir, selon les indications, aux émissions sanguines générales ou locales, mais agir principalement par des révulsifs, pour dégager la tête. Des sangsues à l'anus, des sinapismes aux pieds, ou un purgatif avec le calomel ou l'aloès conviennent très-bien dans ce cas.

Les rixes qui surviennent entre les matelots, soit à bord, soit à terre, donnent souvent lieu à des contusions de la *face* qui, pour la plupart, n'ont aucune gravité. Les ecchymoses des paupières, les saignements du nez et des gencives, par suite de coups de poing, sont chose commune et pour laquelle on ne consulte guère le chirurgien. Les conséquences possibles de ces lésions doivent cependant engager celui-ci à les surveiller attentivement.

ART. V. — DES CONTUSIONS A LA POITRINE.

Les contusions des parois thoraciques ont pour résultat ordinaire, lors même que l'ébranlement ne s'est pas propagé jusqu'aux organes contenus dans leur cavité, et qu'il n'existe aucune fracture des côtes, de déterminer des douleurs vives, qui se développent surtout pendant les mouvements inspiratoires, et qui peuvent apporter des obstacles à l'exercice des membres supérieurs. Cette douleur aiguë et pongitive n'est pas toujours accompagnée d'ecchymose; sa durée est variable et se prolonge quelquefois longtemps; la toux et la parole l'exaspèrent. Cette lésion ne réclame pas d'autres moyens que les contusions ordinaires; l'immobilisation de la poitrine au moyen d'un bandage du corps, des ventouses scarifiées et des applications résolutives suffisent pour calmer tous les accidents.

Il n'en est pas de même, lorsque l'action des corps vulnérants a été plus profonde. Il peut se faire, en pareil cas, qu'il n'existe aucune fracture des côtes et que cependant le cœur et surtout les poumons aient été violemment contusionnés. Des épanchements intra-thoraciques, des hémoptysies et des pneumonies fort graves peuvent succéder à de pareils traumatismes. On a vu, dans certains cas, les poumons et le cœur lui-même déchirés, sans qu'il existât de fractures. On conçoit sans peine le danger de pareils accidents et la nécessité d'un traitement énergique et bien conduit. Malheureusement, il est difficile de déterminer *à priori* le degré de la lésion éprouvée par les organes, et de prévoir les réactions qu'elle pourra susciter. Aussi faut-il exercer sur le blessé une surveillance attentive, afin de mettre de suite en usage les moyens propres à combattre l'inflammation des organes thoraciques. Les saignées locales, mais surtout les émissions sanguines générales, sont presque toujours alors de rigueur, et il faut y insister jusqu'à ce que l'on se soit rendu complétement maître de l'inflammation.

M. Santy rapporte une observation de contusion du thorax, fort intéressante, dont nous allons donner les circonstances principales.

Un novice vigoureux et intrépide reçut, dans une embarcation, un coup d'aviron à la partie latérale gauche du thorax, un pouce environ au-dessous du sein. Il ne voulut pas se plaindre et continua son travail. Le septième jour, il vint à la visite, déclarant qu'il pouvait à peine respirer, et que, depuis deux jours, il ne pouvait rien prendre, tant il était tourmenté par une douleur aiguë et une suffocation pénible, partant du sein lui-même. La partie où il avait reçu le coup était d'une couleur noirâtre; le cercle violacé s'étendait fort loin; le malade ne pouvait pas supporter seulement sa chemise de laine. On le fit coucher aussitôt et on lui appliqua trois ventouses scarifiées recouvertes ensuite d'un cataplasme.

Dans la nuit, la douleur et la suffocation devinrent très-fortes; à deux heures, M. Santy trouva son malade très-souffrant et fort inquiet; la suffocation l'avait mis dans un état affreux. A l'instant, il pratiqua une large saignée, appliqua six ventouses et recouvrit tout le côté gauche de la poitrine d'un cataplasme émollient. Le malade fut soulagé; mais le lendemain la douleur persistait encore. On renouvela la saignée, mais moins copieuse, et, à la place des ventouses on posa un vésicatoire. Depuis ce moment l'amélioration devint très-sensible, et le dixième jour après la première visite, le novice reprit son quart.

ART. VI. — DES CONTUSIONS A L'ABDOMEN.

La souplesse et le peu de résistance des parois de l'abdomen font qu'elles cèdent assez facilement devant l'action des corps contondants, et qu'elles n'éprouvent le plus souvent aucune lésion importante. Mais, par cela même, ces parois laissent presque sans défense les nombreux et importants viscères contenus dans leur cavité. Cette lésion des organes intérieurs est ce qui constitue le danger des contusions de l'abdomen.

Les corps contondants, en agissant sur les viscères du bas-ventre, bornent rarement leur action à un seul de ces viscères; presque toujours ils l'étendent à plusieurs en même temps. Les lésions qu'ils produisent sont tantôt de simples contusions suivies ou non d'inflammation, tantôt de véritables ruptures. Le foie, la rate, l'estomac, les intestins ou la vessie, ont quelquefois été trouvés rompus et déchirés. On conçoit tout ce qu'un pareil accident a de fâcheux; le plus souvent la mort en est la suite immédiate ou prochaine. Parmi les observations de ce genre que je pourrais rapporter, je me contenterai de transcrire la suivante qui me paraît digne d'être mentionnée.

OBSERVATION IV. — Le nommé X..., quartier-maître à bord de la frégate *la Pomone*, fut apporté à l'hôpital maritime de Cherbourg, le 27 février 1848. Ce marin, âgé d'environ 30 ans et jouissant d'une bonne santé, avait glissé sur le pont de son bâtiment, pendant la nuit précédente, et s'était laissé tomber sur un corps anguleux et saillant. Le coup porta sur le flanc gauche, et la douleur fut tellement vive que le blessé tomba en syncope. Revenu à lui, il accusa une forte douleur dans le côté, avec sentiment de faiblesse et gêne dans la respiration, symptômes qui ne firent qu'augmenter malgré tous les moyens employés.

Lorsque je vis le blessé, il était pâle, sa face était grippée : il accusait une douleur atroce dans l'hypochondre gauche; il était couché en supination, les jambes à demi fléchies; le pouls était lent et faible, il y avait souvent menace de syncope.

Le ventre, douloureux à la pression, était légèrement tuméfié; il fallait cependant le presser avec une certaine force pour que cette douleur fût exaspérée. L'affaiblissement et les autres symptômes allèrent toujours en augmentant, et le malade s'éteignit dans une syncope, vingt heures environ après l'accident.

A l'autopsie, on ne constata sur les parois abdominales aucune lésion appréciable; mais à peine celles-ci eurent-elles été incisées, qu'un flot de sang noirâtre s'échappa par l'ouverture que venait de faire le scalpel. La cavité du péritoine était remplie par du sang liquide et en caillots, dont la quantité peut être évaluée à deux litres. Ce sang provenait d'une déchirure verticale, longue d'environ un pouce et demi, et occupant la face antérieure et externe de la rate. Le volume de cet organe était sensiblement moindre que d'habitude. Les autres viscères abdominaux examinés avec soin ne présentèrent aucune trace de contusion.

Il est évident que, chez ce blessé, la mort a été amenée par la rupture de la rate et l'hémorrhagie qui lui a succédé. Cette blessure était nécessairement mortelle; car, lors même que le malade aurait échappé aux premiers accidents, il aurait certainement succombé à la péritonite. Malgré la gravité des accidents, on n'a pu, durant la vie, établir qu'un diagnostic douteux sur la nature de la lésion; car, à part les symptômes qui dénotaient une hémorrhagie intérieure, on ne pouvait savoir d'une manière précise quel était l'organe blessé. Le siége de la contusion et de la douleur pouvait seul faire soupçonner une rupture de la rate.

Les ruptures des autres viscères abdominaux s'annoncent par des symptômes analogues à ceux que nous venons d'indiquer pour la déchirure de la rate. Mais quand cette lésion siége sur des organes membraneux, destinés à contenir des liquides, comme l'urine, la bile, ou les matières fécales, il ne tarde pas à s'y joindre des symptômes d'une péritonite qui, presque toujours, enlève les malades avec rapidité.

Dans les circonstances plus heureuses, où la cause vulnérante s'est bornée à contondre légèrement les viscères abdominaux, on observe soit une inflammation plus ou moins étendue du péritoine, soit des symptômes réactionnels en rapport avec les fonctions des organes lésés. Je crois inutile de m'étendre davantage à ce sujet, mais je dois dire quelques mots des accidents particuliers qui succèdent parfois aux contusions de la *région épigastrique*.

Le danger de ces contusions est devenu proverbial, et l'on sait que des accidents graves, tels que la syncope, des convulsions et la mort même, peuvent en être les conséquences. Les organes importants qui se trouvent dans la région épigastrique ou qui la circonscrivent suffiraient, par leur présence, pour expliquer tous les désordres fonctionnels qui peuvent succéder à un simple coup donné sur le creux de l'estomac. Ce n'est cependant pas à leur lésion qu'il faut attribuer la véritable cause des phénomènes observés en pareil cas; elle réside dans le froissement et la compression des nombreux cordons et ganglions nerveux qui constituent le plexus solaire.

Chez un enfant, qui s'était laissé tomber à plat ventre contre une grosse pierre, laquelle heurta la région épigastrique, j'ai vu survenir une syncope prolongée suivie de convulsions générales, qui ne cédèrent qu'à l'application d'une large ventouse scarifiée au creux de l'estomac.

Les contusions de l'abdomen réclament un *traitement* d'autant plus énergique, que l'on a lieu de soupçonner une lésion profonde de quelqu'un des viscères de cette cavité. Aussitôt que la commotion et la stupeur qui compliquent souvent ces blessures se sont dissipées, il faut s'empresser de recourir aux émissions sanguines locales, par le moyen des ventouses scarifiées qui seront appliquées en grand nombre. Si des signes d'inflammation apparaissent, il faut revenir au même moyen, combiné avec les onctions mercurielles ou anodines et avec les cataplasmes émollients. La saignée générale sera pratiquée s'il existe une réaction fébrile évidente; le repos absolu, la diète, les boissons délayantes ou légèrement laxatives seront conseillés. Si les symptômes nerveux prédominent, les révulsifs et surtout les ventouses scarifiées conviennent encore; on devra seulement leur associer les antispasmodiques.

ART. VII. — DES CONTUSIONS AU PÉRINÉE.

La région du périnée est souvent le siége de contusions chez les marins. C'est ordinairement en montant dans les enfléchures, ou en courant sur les vergues, qu'ils éprouvent cet accident, qui peut amener des lésions fâcheuses du côté des organes génitaux et urinaires.

Souvent, dans une chute, les gabiers rencontrent une manœuvre tendue sur laquelle ils tombent à cheval, d'où rupture du canal, épanchement sanguin, infiltration, abcès urineux, fistules persistantes. Les mêmes lésions se produisent parfois en tombant à cheval sur la fargue d'une embarcation. M. J. Rochard a eu occation, en 1859, à l'hôpital de Brest, de pratiquer, dans un cas semblable, une opération d'urétroplastie. En 1831, à bord de la gabarre *la Durance*, un matelot étant à prendre un ris sur la vergue du grand hunier, tomba sur le pont ; la chute eut lieu sur les fesses, et de manière qu'une portion d'un taquet froissa, avec une extrême violence, le périnée. Le scrotum devint très-volumineux et violacé, l'ecchymose s'étendit aux régions inguinales et pubienne. L'hématurie qui survint fit de suite craindre au chirurgien-major de ce bâtiment, M. Tourtelot, une rupture dans un point quelconque de l'étendue des voies urinaires. Le blessé succomba dans la soirée du second jour de sa chute. A l'autopsie, la cavité abdominale était inondée de sang, la vessie offrait plusieurs ruptures, et les testicules étaient dilacérés (1).

La présence d'un tissu cellulaire abondant, séparé par de nombreux feuillets aponévrotiques, favorise la formation d'ecchymoses étendues et profondes à la suite des contusions du périnée. Le gonflement qui résulte de cette extravasation sanguine, peut apporter des obstacles mécaniques à l'excrétion de l'urine et même des matières fécales; enfin, ces contusions sont remarquables par la facilité avec laquelle elles provoquent la formation d'abcès vastes et profonds. La suppuration est surtout à craindre dans les cas où la cause vulnérante a amené une rupture du canal de l'urètre, la peau étant restée intacte.

Lorsque l'urètre a été rompu ou déchiré, par suite d'une contusion exercée sur le périnée, on est averti ordinairement de cette lésion, parce qu'il s'écoule de la verge une certaine quantité de sang, et que le blessé ne tarde pas à éprouver de la gêne et même de l'impossibilité à uriner. L'extravasation sanguine et le gonflement inflammatoire empêchant l'excrétion de l'urine, celle-ci tend à s'infiltrer dans le tissu cellulaire de la région, où elle occasionne la formation d'abcès gangréneux plus ou moins étendus.

Quand il y a division de la peau, c'est-à-dire plaie contuse du périnée, la rétention d'urine peut manquer, car ce liquide s'écoule par la plaie extérieure ; l'inflammation et les abcès peuvent égale-

(1) Rapports de campagnes. — Collect. de Brest, vol. III.

ment faire défaut. Dans ce cas, la lésion est relativement moins grave. Par contre, il peut se faire que, la déchirure de l'urètre étant peu étendue et le gonflement médiocre, l'urine continue à passer facilement par ce canal, sans qu'il se forme d'infiltration. La cicatrisation de cette blessure, si légère en apparence, paraît s'effectuer sans trouble et le malade se croit guéri ; mais un rétrécissement de l'urètre qui survient quelques semaines ou plusieurs mois après l'accident prouve qu'il méritait d'être pris en sérieuse considération.

Ces courtes remarques sur le danger des contusions du périnée me paraissent plus que suffisantes pour faire comprendre la nécessité d'un *traitement* énergique. La première chose dont le chirurgien ait à s'informer, c'est de savoir si le malade rend ou a rendu du sang par la verge, et si l'excrétion des urines est facile et non douloureuse; car le pronostic et le traitement devront varier, suivant qu'il y aura ou non rupture de l'urètre.

Si la contusion est simple, c'est-à-dire sans lésion de l'urètre, le traitement ne différera pas de celui des contusions ordinaires; seulement, il devra être conduit avec beaucoup d'énergie, afin d'arrêter les infiltrations sanguines et de prévenir ou combattre l'inflammation phlegmoneuse, si facile dans cette région.

Quand il existe une rupture de l'urètre, les indications à remplir sont multiples : il faut, tout d'abord, chercher à prévenir l'infiltration d'urine, combattre la rétention et favoriser la réunion de la plaie en prévenant les rétrécissements consécutifs. La sonde à demeure peut permettre de remplir toutes ces indications, pour ainsi dire primitives ; mais il faut pour cela qu'elle soit introduite de très-bonne heure, c'est-à-dire avant que le gonflement inflammatoire et l'infiltration d'urine aient eu lieu. Plus tard, ce moyen est encore utile et même indispensable pour assurer le libre passage de l'urine et la perméabilité du canal; mais son rôle n'est plus le même.

Si l'on n'a pas été assez heureux pour prévenir l'infiltration urinaire, de nouvelles indications se présentent. Il faut, pour limiter les dégâts que ne pourrait manquer d'entraîner l'inflammation, se hâter d'inciser largement la peau et les tissus sous-jacents, afin de donner une libre issue au liquide. Plusieurs incisions sont quelquefois nécessaires; leurs limites doivent toujours dépasser celles de l'infiltration.

Que la rupture de l'urètre soit simple ou compliquée de plaie de la peau; qu'il y ait ou non infiltration d'urine et inflammation, la présence d'une sonde à demeure est toujours indispensable dans le traitement de cette lésion. Son usage prolongé est nécessaire non-seulement pour assurer la cicatrisation de la plaie, mais surtout pour prévenir un rétrécissement de l'urètre, conséquence malheureusement habituelle de ces sortes de blessures.

Les organes génitaux et particulièrement les testicules peuvent, comme les autres organes, être soumis à des contusions suivies de l'inflammation connue sous le nom d'*orchite.* Les gabiers sont plus particulièrement exposés à ces orchites, par suite du froissement des testicules sur les vergues. Les violentes détonations d'artillerie dans les batteries de vaisseaux donnent également lieu, assez souvent, au gonflement des testicules. On prévient cet accident par l'usage d'un suspensoir bien fait. Les symptômes et le traitement de cet orchite traumatique, ne différant pas beaucoup de l'orchite blennorrhagique, nous renvoyons à plus tard ce que nous avons à en dire.

Observation —V. *Contusion du périnée.*— A bord de la frégate *la Reine-Blanche* (campagne de l'Océanie), au mois d'août 1843, pendant une traversée du Callao aux Marquises, le nommé Lamond, convalescent d'une dysentérie grave, fit une chute sur le périnée à la suite de laquelle il se forma un abcès urineux vers la portion prostatique du canal de l'urètre. La compression déterminée par la tumeur étant un obstacle au passage de l'urine, il fallut ouvrir promptement cet abcès pour prévenir l'infiltration urineuse du tissu cellulaire des bourses. Une incision, pratiquée sur les parties latérales du raphé, laissa sortir un liquide séro-purulent d'une odeur urineuse bien caractérisée, et les accidents cessèrent aussitôt. Mais les parties contuses du canal de l'urètre s'opposèrent de nouveau au passage de l'urine, qui ne sortait plus que par l'ouverture du périnée. Il existait, vers la région prostatique, un commencement d'obstruction que M. Saillour, chirurgien-major de la frégate, ne put franchir avec la sonde. La dilatation permanente fut employée pendant plusieurs mois sans aucun résultat. La douleur causée par les manœuvres journalières de la sonde détermina quelques accès de fièvre intermittente que le sulfate de quinine fit disparaître. Enfin M. Saillour ayant perdu l'espoir de voir Lamond se rétablir pendant la campagne, ce marin fut renvoyé en France sur la frégate *la Danaé*, au mois de janvier 1844 (1).

(1) Rapports de campagnes. — Collect. de Brest, vol. III.

ART. VIII.— DES CONTUSIONS DES OS ET DES ARTICULATIONS.

Avant de terminer ce qui est relatif aux contusions dans les diverses parties du corps, je crois devoir dire quelques mots sur les contusions des os et des articulations.

Les contusions des *os* ne peuvent exister absolument seules. Toujours les parties molles qui les recouvrent participent plus ou moins à cette lésion. C'est seulement dans les régions où les os sont superficiellement placés et sous-jacents aux téguments, comme à la jambe et au crâne, que les agents contondants peuvent les léser d'une manière presque directe. Les conséquences immédiates de la contusion des os sont de la douleur et un gonflement plus ou moins appréciables, siégeant dans les parties molles. Plus tard, des résultats divers peuvent subvenir ; c'est tantôt une inflammation bornée au périoste et suivie d'exostose, ce qui est le cas le plus simple ; d'autres fois il y a décollement du périoste suivi d'abcès et compliqué de carie ou de nécrose, etc.

La possibilité de pareilles conséquences doit être connue des chirurgiens, afin que, par un *traitement* approprié, ils tâchent d'en prévenir l'apparition. Les seuls moyens qui puissent être conseillés sont ceux que l'on emploie dans la contusion des parties molles ; on pourra y ajouter les vésicatoires, les onctions mercurielles et iodurées. Le repos sera surtout indispensable.

De même que les os, les *articulations* peuvent être blessées par des corps contondants (1). Ces lésions s'observent de préference aux membres inférieurs, et surtout à l'articulation fémoro-tibiale. C'est ordinairement à la suite d'une chute sur le genou, ou après un choc violent sur cette partie, que l'on observe les effets de la contusion. De la douleur, de la gêne dans les mouvements et un gonflement accompagné ou non d'ecchymoses à la peau, tels sont les symptômes que l'on ne tarde pas à constater. En pressant sur les côtés du genou, on sent une fluctuation d'autant plus facile à percevoir que le gonflement est plus considérable. Tous ces caractères servent à diagnostiquer l'*hydarthrose*, maladie consti-

(1) Voyez A. Bonnet, *Traité des maladies des articulations*. Paris, 1845, T. I, pag. 247. — *Traité de thérapeutique des maladies articulaires*. Paris, 1853, pag. 91.

tuée par un épanchement de synovie dans l'intérieur de l'articulation, et qui peut survenir sous l'influence d'une affection rhumatismale, aussi bien qu'après une contusion.

Le *traitement* des hydarthroses du genou, suites de contusions, est sinon difficile, du moins assez long. Les antiphlogistiques, rendus souvent nécessaires par l'intensité de la lésion, n'ont qu'un effet fort lent. S'ils font disparaître l'inflammation, ils n'amènent pas d'ordinaire la résorption du liquide épanché. Les pommades résolutives ou irritantes, avec le mercure, l'iode, l'ammoniaque, la térébenthine, peuvent avoir une certaine utilité; mais les vésicatoires appliqués autour de l'articulation, méritent d'être préférés à tous les autres moyens. On peut employer de petits vésicatoires qu'on applique successivement en divers points de l'articulation, ou, ce qui est peut-être préférable, envelopper l'articulation tout entière avec un seul grand vésicatoire. Quelques chirurgiens ont conseillé, contre l'hydarthrose, des frictions avec une pommade au nitrate d'argent : j'ai essayé ce moyen qui ne m'a pas paru très-avantageux. Sur la fin du traitement, ou même simultanément avec l'emploi des autres moyens, on se trouvera bien de recourir à une compression méthodique de l'articulation au moyen de bandes de flanelle. Cette compression a le double avantage d'immobiliser en partie l'articulation et de favoriser la résorption du liquide.

Chez les sujets placés sous l'influence de la diathèse scrofuleuse ou rhumatismale, les contusions des articulations peuvent devenir l'occasion de *tumeurs blanches*.

CHAPITRE III

DES PLAIES.

Les plaies, à bord des navires, ne le cèdent guère en fréquence aux contusions. On y observe, en effet, des plaies par incision et par piqûre, des plaies contuses et par arrachement, des plaies par armes à feu, des plaies envenimées, etc. Elles peuvent affecter les diverses régions du corps : la tête, le cou, la poitrine, l'abdomen, les membres, et se présenter à l'état de simplicité ou de complication. Nous étudierons avec soin les causes, les symptômes et le traitement de ces diverses blessures; mais auparavant il est nécessaire de faire l'histoire des plaies en général.

ART. 1er. — DES PLAIES EN GÉNÉRAL ET DE LEUR TRAITEMENT.

On donne le nom de *plaies* aux solutions de continuité apparente des tissus, qui sont produites par des causes agissant mécaniquement.

La plupart des causes traumatiques précédemment étudiées peuvent donner naissance aux plaies qui, à bord des navires, s'accompagnent en général d'un certain degré de contusion.

Les phénomènes locaux qui se passent dans une plaie ont été divisés en primitifs et en consécutifs. Les phénomènes primitifs sont : 1° l'*effusion du sang;* 2° la *douleur;* 3° l'*écartement des bords de la plaie.*

L'*effusion du sang* accompagne toutes les plaies. Si les vaisseaux lésés sont peu considérables ou si la plaie est étroite, le sang sort en quantité médiocre ; il en sort davantage quand ils sont d'un plus grand calibre; enfin quand une artère ou une veine importante a été ouverte, l'effusion sanguine devient un accident et prend le nom d'*hémorrhagie.*

La *douleur* est aussi constante que l'écoulement sanguin ; seulement elle varie d'intensité suivant la nature de l'instrument, l'étendue et la profondeur de l'incision, la sensibilité de la partie et celle du sujet, et surtout, suivant que celui-ci s'attendait ou non à la blessure.

L'*écartement des bords de la plaie* varie suivant diverses circonstances. La forme et le volume de l'instrument vulnérant ont une influence marquée; car un instrument tranchant écarte les parties entre lesquelles il pénètre, beaucoup plus qu'un instrument piquant. L'élasticité des parties divisées contribue aussi à l'écartement, qui est beaucoup plus considérable dans les régions où la peau est tendue et soulevée par de la graisse ou par une extrémité osseuse, que dans les autres régions. La rétractilité des divers tissus compris dans une plaie influe également sur son écartement. Les muscles sont les tissus qui se rétractent avec le plus de force, mais les autres, et particulièrement la peau, ne sont pas privés de rétractilité et cette propriété contribue à l'écartement qui, par cela même, peut avoir lieu d'une manière inégale dans les divers points de la profondeur de la plaie. Enfin la direction des plaies influe aussi sur leur écartement : les plaies transversales s'écartent plus que les plaies longitudinales.

La vue fait facilement reconnaître l'existence d'une plaie ; mais cette connaissance ne suffit pas ; il faut s'informer de la nature et de la forme de l'instrument qui l'a occasionnée et de la situation du sujet au moment où il a été blessé. L'examen de ces diverses circonstances conduira à distinguer les plaies par incision ou par piqûre, les plaies contuses, les plaies par arrachement, par armes à feu, les plaies envenimées, les plaies à lambeaux ou avec perte de substance. La situation de la blessure et la profondeur à laquelle a pénétré l'instrument feront reconnaître les plaies des artères, des nerfs, des conduits excréteurs ou des viscères contenus dans les cavités splanchniques. L'exploration par le toucher, soit avec le doigt, soit avec la sonde ; la vue, qui fait reconnaître les qualités physiques d'un liquide qui s'écoule par la plaie ; l'odeur et même la saveur de ces matières, sont autant de circonstances qui doivent éclairer le diagnostic. Il sera complété par l'examen attentif des désordres fonctionnels provoqués par la blessure. Ce n'est que par la connaissance de ces diverses particularités que l'on peut établir un pronostic assuré.

Après avoir étudié les phénomènes qui se passent dans une plaie, aussitôt après qu'elle a été produite, il est nécessaire d'examiner ceux qui s'y produisent consécutivement. Ces phénomènes, dits *consécutifs*, diffèrent selon que les bords de la plaie, que nous supposerons produite par incision, ont été maintenus rapprochés ou qu'on les a laissés écartés. Dans le premier cas, si la plaie a été bien nettoyée, si l'on a employé un pansement convenable et si le sujet se trouve dans de bonnes conditions, les bords de la plaie se gonflent légèrement, sans douleur ni rougeur, sécrètent un liquide particulier, appelé *lymphe plastique*, qui, se coagulant, fait adhérer les tissus divisés et donne lieu à ce mode de guérison appelé *adhésion immédiate* ou *réunion par première intention*. Ces phénomènes, quand ils ont lieu d'une manière régulière, se produisent avec rapidité, et la guérison d'une plaie simple, par instrument tranchant, peut avoir lieu en trois ou quatre jours.

Si, au lieu d'être une simple incision, la plaie a été avec perte de substance, ou si la réunion immédiate n'a pas réussi, d'autres phénomènes bien différents se produisent. Après que l'écoulement de sang a cessé, la plaie se dessèche et il se forme une sorte de croûte. La douleur, qui avait disparu ou diminué, reparaît avec plus d'intensité ; elle est tensive ; la plaie se gonfle et se couvre d'une sérosité trouble et sanguinolente. Peu à peu, ce liquide s'épaissit, devient d'un blanc jaunâtre et prend tous les caractère du *pus* de bonne nature. En même temps, la plaie offre l'aspect d'une membrane rouge, comme veloutée, formée par une agglomération de bourgeons charnus. Lorsque la suppuration est bien établie, le gonflement disparaît, la douleur cesse et la plaie, diminuant chaque jour d'étendue, finit par se dessécher, en se recouvrant d'une membrane rougeâtre, fortement rétractile, qui constitue la *cicatrice*. La durée de cette cicatrisation varie nécessairement suivant l'étendue de la plaie, le siége qu'elle occupe et l'état de la constitution du malade.

Des deux modes de guérison que nous venons d'exposer, le premier exige que les lèvres de la plaie soient nettement divisées et maintenues dans un rapport exact ; on l'observe non-seulement dans les plaies par incision, mais aussi dans les plaies par piqûre et par arrachement. Les plaies à lambeaux, lors même qu'elles sont très-étendues, peuvent encore se réunir par première intention, pourvu que ces lambeaux ne soient pas trop mâchés. Cette adhésion immédiate a été observée dans des circonstances où elle semblait impossible; ainsi des doigts, une main, un bras, un nez, une langue, ne tenant plus au reste du corps que par une étroite languette de peau et de chair, ont pu être réunis avec succès. Une condition indispensable à la guérison, c'est que le pédicule contienne dans son épaisseur des artères assez volumineuses pour entretenir dans le lambeau la circulation et la vie. Enfin les plaies contuses, pansées d'une manière convenable, peuvent aussi éprouver les bénéfices de la réunion immédiate, dans toutes les parties qui n'ont pas été trop désorganisées.

Pendant longtemps, on a considéré comme impossible, la réunion immédiate des parties entièrement séparées du corps; il est certain cependant que ce mode de guérison peut avoir lieu, et l'on a vu des nez, des oreilles, des extrémités de doigts, un lambeau de la région palmaire de la main, totalement séparés par des instruments tranchants, se réunir et reprendre vie parfaitement.

Lorsque la réunion immédiate d'une plaie par incision, à lambeau ou contuse a échoué, et que la suppuration s'est établie, tout espoir d'adhésion des lèvres de la plaie n'est pas perdu. Quand la membrane des bourgeons charnus est bien développée et donne un pus de bonne nature, il suffit souvent de rapprocher exactement les lambeaux ou les lèvres de la plaie, pour voir de la lymphe plastique remplacer le pus et devenir la base d'une cicatrice prompte et solide. Ce mode de réunion est appelé *réunion immédiate secondaire*.

Les plaies simples, étroites, peu profondes, et qui n'intéressent aucun organe important, parcourent le plus souvent toutes leurs périodes et arrivent à la guérison sans que le blessé ait présenté aucun phénomène de *réaction générale*. Lorsque cette réaction existe, elle est caractérisée par l'accélération et la force du pouls, la chaleur et la sécheresse de la peau, de la céphalalgie, un peu d'injection de la face, de la soif, de l'agitation et de l'insomnie.

Cet état, dont la durée varie de quelques heures à deux ou trois jours, disparaît ordinairement d'une manière spontanée ou par les secours de l'art et sans entraîner de suites fâcheuses. Mais il peut ne pas se borner à une simple réaction traumatique et prendre les caractères d'une véritable fièvre. Habituellement, chez des hommes jeunes et vigoureux, comme nos marins, cette fièvre offre le caractère franchement *inflammatoire* et nécessite le traitement antiphlogistique. D'autres fois, au contraire, cette réaction fébrile se présente avec les caractères *gastrique*, *bilieux* ou *nerveux*. Les conditions individuelles dans lesquelles se trouvent les blessés et diverses circonstances relatives surtout aux climats, aux saisons, au régime, etc., sont les causes de ces différences dans la nature des phénomènes généraux qui peuvent survenir chez les blessés.

Le *traitement* des plaies comprend des moyens généraux et des moyens locaux.

Le traitement *local* doit avoir pour but de favoriser l'adhésion immédiate, c'est-à-dire, ce mode de guérison dans lequel les lèvres de la plaie, maintenues dans un rapprochement exact, contractent ensemble des adhérences intimes, sans passer par la suppuration. Tous les efforts du chirurgien doivent tendre vers ce but.

La première chose à faire, c'est de nettoyer parfaitement la plaie, d'extraire soigneusement tous les corps étrangers qui pourraient s'y être logés, et d'arrêter l'écoulement sanguin; on procède ensuite au pansement.

Les moyens que l'art emploie pour réunir les lèvres des plaies simples sont : la *situation*, les *bandages unissants*, les *emplâtres agglutinatifs*, les *serres-fines*, les *pinces à pression graduée* de M. Duval et la *suture*.

1° Il est de règle, dans toute plaie, de mettre la partie où elle siége dans la *situation* qui permet ou qui favorise le mieux le rapprochement de ses lèvres. Lorsque la peau seule est divisée, la position la plus convenable est celle où cette membrane est relâchée ; ce sera, suivant les cas, l'extension ou la flexion du membre. Quand la plaie intéresse un muscle en travers, on doit placer le membre dans la position que ce muscle lui donnerait dans sa plus forte contraction, c'est-à-dire dans l'extension, la flexion, l'adduction ou l'abduction. Ce précepte a moins d'importance quand la plaie du muscle est longitudinale; nous pensons néanmoins qu'il faut toujours le relâcher et non le tendre comme le veut Boyer.

2° Les *bandages unissants*, autrefois fort employés, sont aujourd'hui moins souvent mis en usage; il est cependant utile de les connaître, car divers appareils, que nous aurons à décrire plus tard, sont construits d'après les principes du bandage unissant. On distingue deux variétés de ce bandage, suivant que les plaies sont longitudinales ou transversales.

Pour construire le *bandage unissant des plaies longitudinales*, on prend une bande dont la largeur excède un peu la longueur de la plaie et soit assez longue pour faire trois ou quatre fois le tour du membre. Cette bande doit être fendue, à une de ses extrémités, dans l'étendue de dix-huit pouces environ, en autant de chefs qu'elle a de pouces de largeur. A une distance plus ou moins éloignée, suivant la grosseur du membre, on pratique, dans le sens de la longueur de la bande, autant de fentes ou de boutonnières que son extrémité présente de chefs; elles doivent avoir trois ou quatre pouces de longueur. Le bandage étant ainsi disposé, on applique, sur chaque bord de la plaie, une compresse graduée, qui est plus ou moins rapprochée selon la profondeur de la blessure. Ce membre, placé dans une direction convenable, est tenu par des aides; le chirurgien porte alors, sur le point de ce membre diamétralement opposé à la plaie, l'endroit de la bande intermédiaire aux chefs et aux boutonnières et conduit la bande, de chaque côté, vers la division. Les chefs sont passés dans les boutonnières correspondantes et l'on serre le bandage, en tirant en sens contraire les chefs et le corps de la bande. Les chefs sont conduits autour du membre et on en fixe les extrémités dans un tour de bande, dont le reste est employé à faire d'autres circulaires.

Le *bandage unissant des plaies en travers* est construit de la manière suivante : On prépare deux bandelettes, dont chacune est aussi longue que le membre blessé et aussi large que la plaie; sur l'une, on taille des chefs, et sur l'autre on coupe des boutonnières, comme précédemment. Les chefs doivent avoir le tiers ou même la moitié de la longueur de la bandelette. Deux bandes roulées à un seul globe et de longueur proportionnée au volume du membre sont préparées. Le membre étant situé convenablement, la bandelette fendue est couchée longitudinalement sur lui, de manière à ce que les fentes correspondent à la plaie. On la fixe, au-dessous de cette dernière, à l'aide de quelques circulaires; puis, le reste de la bandelette est engagé sous d'autres circulaires, en le renversant alternativement du haut en bas et de bas en haut. On en fait de même pour la bandelette à chef, qui est fixée au-dessus de la plaie. On passe ensuite les chefs dans les boutonnières, et on tire les bandelettes en sens inverse, jusqu'à ce qu'on ait obtenu le rapprochement de la plaie. De nouveaux tours de bande servent alors à les fixer en haut et en bas, et des doloires, régulièrement appliquées, couvrent le membre et le compriment légèrement (*fig.* 2).

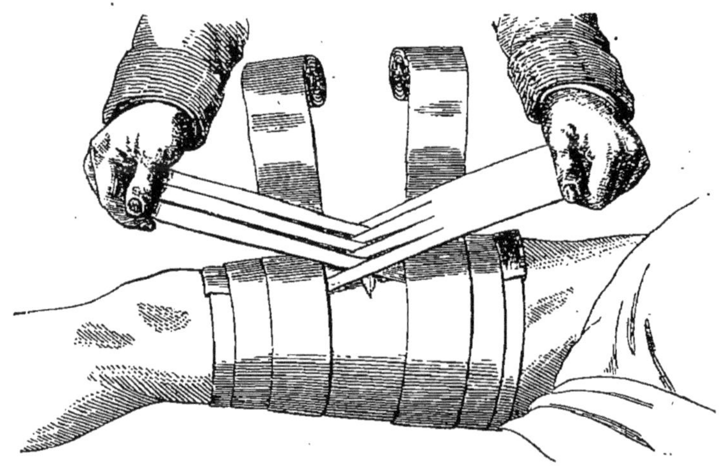

Fig. 2. — Bandage unissant. Le chirurgien, passant les lanières dans les boutonnières, tire les deux compresses en sens opposé.

Les bandages unissants ne sont jamais employés seuls dans le traitement des plaies simples ; on ne s'en sert que dans les plaies profondes, ayant intéressé des muscles ou des tendons, et pour seconder l'action de la suture et des agglutinatifs.

3° Les *emplâtres agglutinatifs* sont d'un usage très-fréquent. Le sparadrap de diachylon et le taffetas d'Angleterre sont les seuls que l'on emploie aujourd'hui ; on s'en sert sous forme de *bandelettes*, dont la largeur et la longueur sont proportionnées aux dimensions de la plaie, et en rapport avec la région où elle siége. Pour les appliquer, on commence par coller une moitié de leur longueur sur un des côtés de la plaie ; puis, pendant qu'un aide ou le chirurgien lui-même rapproche exactement les lèvres de celle-ci, l'autre moitié de la bandelette est appliquée sur le côté opposé de la division. Il est quelquefois nécessaire de les faire chauffer pour faciliter leur adhésion. Le nombre des bandelettes doit être en rapport avec la largeur de la plaie. La première est appliquée au milieu, les autres sont successivement placées en avançant vers les extrémités et en se recouvrant dans le tiers de leur largeur. Lorsqu'il s'agit de les enlever, on commence par les dernières appliquées, qui sont d'abord décollées par leurs deux extrémités, puis détachées dans le sens de la longueur de la plaie, en soutenant les lèvres de celle-ci.

4° La *suture* est un moyen de réunion, qui consiste à passer dans les lèvres d'une plaie un ou plusieurs fils, ou bien des aiguilles droites ou des épingles, que l'on y laisse à demeure, pour maintenir ces lèvres en contact. On distingue plusieurs espèces de suture, dont les principales sont la suture *entrecoupée*, la suture *à points passés*, la suture *enchevillée* et la suture *entortillée*. Je ne décrirai que la suture entrecoupée et la suture entortillée, qui peuvent suffire à toutes les exigences de la pratique à bord.

La *suture entrecoupée* ou *à points séparés* se pratique avec des aiguilles droites, courbes ou demi-courbes ; celles-ci méritent presque toujours la préférence. Elles sont enfilées de fils cirés simples ou doubles, suivant la profondeur de la plaie et l'épaisseur de la peau. L'aiguille est saisie de la main droite, le pouce appliqué sur sa concavité, l'index et le médius posés sur sa convexité. De la main gauche, le chirurgien soulève la lèvre droite de la plaie et la traverse avec l'aiguille, de la face épidermique à la face saignante ; l'autre lèvre, saisie de la même manière, est

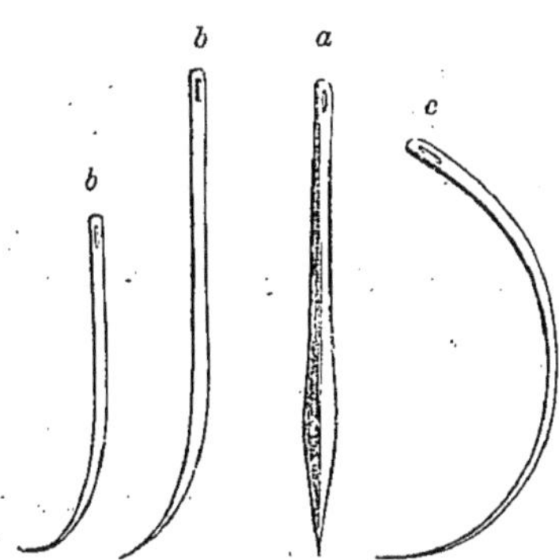

Fig. 3. — *a* aiguille droite, *b b* demi-courbes, *c* courbe.

également traversée, mais cette fois de la face saignante à la face épidermique.

Le nombre des points de suture à appliquer sur une plaie varie suivant sa longueur ; généralement on laisse entre ces points un intervalle d'un centimètre à un centimètre et demi. L'anse du fil doit embrasser une suffisante quantité de tissus, pour favoriser le contact du fond de la plaie et ne pas exposer à la section de la peau. On peut employer autant d'aiguilles enfilées chacune d'un fil qu'il y a de points de suture à appliquer ; mais il est préférable et plus expéditif de se servir d'une seule aiguille avec un long fil, qui permet d'appliquer plusieurs points.

Lorsque tous les fils sont passés, et on doit avoir soin qu'ils se correspondent exactement, il faut les nouer. Pour cela, les lèvres de la plaie étant maintenues exactement rapprochées par un aide, le chirurgien saisit les deux extrémités de chaque fil, en commençant par le centre de la plaie, et les fixe par un double nœud, dont le premier n'est serré qu'au degré nécessaire pour maintenir un rapprochement exact. Les fils sont ensuite coupés près des nœuds.

Au bout de quelques jours, lorsqu'on suppose que la réunion de la plaie s'est opérée, il faut enlever les points de suture, ce que l'on fait en saisissant chacun d'eux, sur un côté de la plaie, avec des pinces à disséquer, et le coupant au ras du nœud, avec des ciseaux fins. Généralement, on n'enlève, le premier jour, que les sutures les moins importantes, celles qui sont vers les extrémités de la plaie. Les autres ne sont coupées que plus tard, quand la réunion est complète.

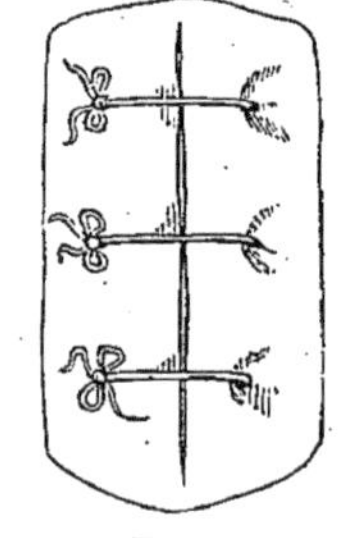

Fig. 4.
Suture à points séparés ou entrecoupés.

La *suture entortillée* se fait avec des aiguilles droites ou des épingles de forme et de nature variables, qui traversent les deux lèvres de la plaie où elles sont maintenues à demeure, par des fils entortillés autour d'elles.

Voici comment on procède : le chirurgien, tenant une des lèvres de la plaie avec la main gauche, et la tendant, la traverse avec l'épingle, de dehors en dedans ; puis, saisissant l'autre lèvre, il y enfonce l'épingle, de dedans en dehors, en ayant grand soin que les deux piqûres soient exactement à la même hauteur. Pour pousser l'épingle, on peut tout simplement se servir de ses doigts ou, ce qui est plus commode, employer l'espèce de *porte-épingle*, qui est creusé entre les mors des pinces à torsion, qui se trouvent dans la caisse d'instruments de la marine.

L'épingle étant appliquée, on passe, tout de suite, au-dessous de ses deux extrémités, une anse de fil, dont les deux chefs sont confiés à un aide ; puis, le chirurgien place les autres épingles, en se conformant aux mêmes règles. Quand toutes les épingles ont été appliquées, le chirurgien, saisissant entre le pouce et l'indicateur de chaque main, les chefs d'une ligature, en porte le plein au-dessus de la première épingle ; ensuite, engageant sous la pointe, le chef qui répond à cette extrémité, il le porte au-dessus de la tête, pendant que le chef qui répondait à cette tête est porté au-dessus de la pointe. Il en résulte un entre-croisement en X des deux chefs, à qui on fait suivre de nouveau le même trajet : celui qui vient de passer sous la pointe étant porté au-dessus de la tête, et ainsi de suite. Pour passer d'une épingle à une autre, les deux chefs du fil sont croisés en X sur la partie de la plaie intermédiaire aux deux épingles et l'on renouvelle sur la seconde les entre-croisements faits sur la première. On arrête la suture par un double nœud ou par une rosette. Une bandelette de linge fin ou un petit rouleau de sparadrap est ensuite passé sous les extrémités des épingles, dont on peut couper la pointe avec de forts ciseaux, pendant qu'on soutient leur tête.

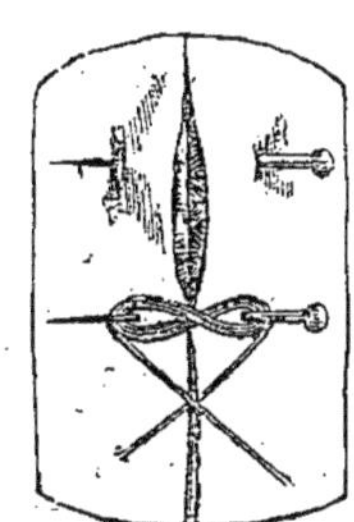

Fig. 5. — Suture entortillée, proprement dite.

5° Les *serres-fines* sont de petites pinces, inventées par Vidal (de Cassis) (1), dont les mors se rapprochent dès qu'on cesse de presser la partie moyenne des branches, qui sont entre-croisées comme une sorte de ressort. Pour les appliquer, un aide rapproche les lèvres de la plaie, soit avec des pinces à disséquer, soit avec ses doigts, de manière à ce que le chirurgien puisse les saisir toutes deux avec l'instrument.

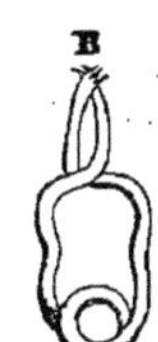

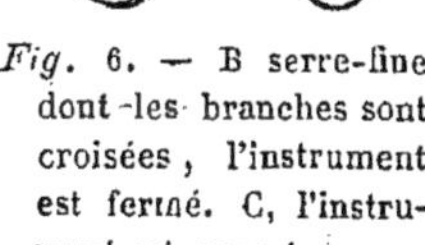

Fig. 6. — B serre-fine dont les branches sont croisées, l'instrument est fermé. C, l'instrument est ouvert.

(1) *Traité de pathologie externe et de médecine opératoire*, 5e édit., t. I, p. 172

Quand elles sont bien engagées, on cesse de comprimer le milieu de la serre-fine, dont les mors les maintiennent rapprochées en se refermant sur elles. On construit des serres-fines de volume et de force variables, suivant les diverses espèces de plaies. On laisse entre elles un intervalle d'un à deux centimètres. La durée de leur application doit être rarement de plus de vingt-quatre heures.

6° M. le docteur M. Duval, directeur du service de santé à Toulon, a inventé des *pinces à pression graduée* et à branches croisées, qui sont utiles pour maintenir le rapprochement des lèvres d'une plaie, principalement à la suite des amputations. Elles sont faites en fil de fer galvanisé ou en fil d'acier, de laiton, d'argent, etc.; une vis sert à graduer la pression en rapprochant les mors au gré de l'opérateur, elles s'appliquent sur des morceaux d'agaric placés parallèlement aux lèvres de la plaie, qu'elles maintiennent affrontées dans une certaine étendue en hauteur. M. Duval a fait construire ces pinces d'après plusieurs modèles, ce qui permet de les appliquer à la réunion de toute sorte de plaies.

Tels sont les divers moyens qui peuvent être employés pour favoriser la réunion des plaies; mais il ne suffit pas de les connaître, il faut encore les mettre en usage avec discernement. Nous savons déjà quel est le degré d'utilité de la position et des bandages. Les bandelettes agglutinatives sont, de tous les moyens de réunion, celui dont on se sert le plus souvent et qui est le plus utile, surtout à bord. Elles conviennent dans toutes les plaies simples par incision ou piqûre qui n'intéressent que la peau et qui siégent dans des parties où cette membrane est souple et se réunit facilement. On les emploie aussi fort souvent comme auxiliaires de la suture. Celle-ci doit êre mise en usage dans les plaies étendues, profondes, intéressant une cavité intérieure ou un canal excréteur, ou bien situées dans des régions où il est indispensable d'obtenir une réunion exacte, comme à la face, au cou, à la main, etc. Les serres-fines sont un précieux moyen pour rapprocher sans douleur et d'une manière très-exacte les lèvres d'une plaie. On les emploie surtout après les plaies et les opérations qui se pratiquent à la face, à la verge, etc. Les plaies ainsi réunies restent à découvert, et on se contente de les panser avec une simple compresse imbibée d'eau fraîche. Les pinces à pression graduée de M. Duval, d'une application nullement douloureuse, agissant à peu près de la même manière que les serres-fines, conviennent dans les mêmes cas.

Lorsque, par la position, la suture et les bandelettes agglutinatives, on a obtenu et assuré le rapprochement exact des lèvres de la plaie, le pansement est pour ainsi dire terminé ; il suffit, pour le compléter, de recouvrir la blessure d'un linge fenêtré cératé, de quelques gâteaux de charpie sèche, de compresses, et de fixer le tout par des tours de bande modérément serrés.

Le traitement des plaies n'est pas seulement local, il comprend aussi des moyens généraux. Le *traitement général* est surtout hygiénique ; il a pour but de maintenir le blessé dans le repos de corps et d'esprit qui lui est nécessaire, et d'éloigner de lui toutes les causes susceptibles d'entraver la guérison. Une diète légère et des boissons délayantes doivent être conseillées dans les plaies d'une certaine gravité et qui s'accompagnent de réaction traumatique. Les émissions sanguines générales sont alors souvent nécessaires, surtout si la réaction prend le caractère d'une fièvre *inflammatoire*. Le nombre et la quantité des saignées seront proportionnées à la gravité des accidents et aux forces du sujet. Si, au lieu d'être inflammatoire, la fièvre traumatique offre le caractère *gastrique* ou *bilieux*, on aura recours, suivant les cas, aux émétiques ou aux purgatifs. L'état *nerveux* réclamera les antispasmodiques et les opiacés. En un mot, on se conformera aux indications fournies par l'état général du blessé.

Le régime des blessés réclame toute l'attention du chirurgien. Une diète légère doit toujours être imposée, après les blessures d'une certaine gravité, mais elle ne doit pas être trop sévère et surtout maintenue pendant trop longtemps ; car les matelots, qui tolèrent sans peine les pertes de sang, supportent difficilement une privation prolongée d'aliments. Le vin pourra être permis, mais il devra, pendant les premiers jours, être coupé avec une certaine quantité d'eau. Quant aux boissons alcooliques et aux aliments excitants, ils seront absolument interdits.

Lorsque une plaie n'a pas été réunie, ou lorsque cette réunion n'a pu avoir lieu, ainsi qu'on le voit si souvent dans les plaies contuses, par arrachement, par armes à feu ou à lambeaux, les indications à remplir sont différentes des précédentes. La première chose à faire, c'est de préserver la plaie du contact de l'air, dont l'impression est douloureuse et pourrait causer de l'inflammation. On se sert pour cela d'un linge fin fenêtré et cératé, que l'on recouvre de charpie sèche, soutenue par des compresses et un bandage simplement contentif. Dans les plaies contuses et douloureuses, il est avantageux d'imbiber de temps en temps l'appareil avec de l'eau fraîche, de manière à le maintenir dans un état d'humidité constante, qui soulage le malade et contribue à prévenir l'inflammation. Ce premier appareil devra être laissé en place jusqu'à ce que la suppuration se soit formée, c'est-à-dire pendant trois ou quatre jours. Cependant, si, avant cette époque, il exhalait une odeur fétide, on devrait le renouveler, en prenant la précaution de ramollir les pièces dont il se compose avec de l'eau tiède. On évitera les tractions brusques pour prévenir la douleur et un écoulement sanguin, qui sont peu à craindre quand on se sert d'un linge cératé, mais qui pourraient survenir si on négligeait cette précaution.

Après que la plaie a été bien abstergée et nettoyée, il faut renouveler le pansement, qui est fait à l'aide de plumasseaux de charpie enduits de cérat ou mieux encore, comme précédemment, avec un linge fenêtré et de la charpie sèche. Ces pansements ne doivent pas être trop souvent renouvelés; ils doivent être faits tous les jours ou seulement tous les deux jours, suivant l'abondance de la suppuration. Dans les pays chauds, il faut y revenir plus souvent que dans les pays froids. Dans tous les cas, il ne faut les renouveler que le moins possible.

Ce mode de pansement, qui doit être adopté d'une manière générale, peut cependant quelquefois subir des modifications réclamées par l'état de la plaie. Ainsi, dans quelques cas, on voit sa surface se sécher, les bords rougir et se gonfler, la suppuration devenir rare et sanieuse. Des cataplasmes émollients sont alors nécessaires, jusqu'à ce que la plaie ait repris son aspect normal. D'autres fois, au contraire, les chairs deviennent blafardes, les bourgeons charnus sont mous et sans consistance, la suppuration est séreuse, la cicatrisation ne fait pas de progrès; alors on applique de l'onguent de styrax, ou bien encore on panse la plaie avec de la charpie trempée dans du vin aromatique ou du vin sucré. Des cautérisations légères avec le crayon de nitrate d'argent, souvent renouvelées, sont aussi très-utiles. Ces cautérisations conviennent également lorsque les bourgeons charnus sont exubérants et tendent à dépasser le niveau de la plaie, sans que la cicatrisation fasse des progrès. Dans les cas de ce genre, on se trouve bien de panser la plaie avec des bandelettes agglutinatives, qui la recouvrent, dans toute son étendue. Le pansement par occlusion avec les bandelettes de diachylon est une des ressources les plus précieuses pour obtenir la cicatrisation des plaies, des ulcères et surtout de ceux des jambes et des pieds. Il les met à l'abri de l'air, du contact de l'eau de mer, des chocs contre les corps durs, etc. Il agit par sa compression et par la substance emplastique qui recouvre le tissu des bandelettes.

Diverses causes peuvent retarder la cicatrisation des plaies. Ce sont tantôt des excès de régime, une alimentation trop abondante ou l'usage de boissons alcooliques; d'autres fois, au contraire, c'est une nourriture insuffisante ou de mauvaise nature, un appauvrissement de la constitution ou l'existence d'une affection scrofuleuse, scorbutique, dartreuse, vénérienne; enfin certaines circonstances particulières de la blessure, telles qu'une grande perte de substance, sa situation dans une partie où la peau ne prête pas, peuvent s'opposer à sa cicatrisation complète. C'est au chirurgien qu'il appartient de découvrir ces causes souvent cachées, pour les écarter ou les combattre et compléter la guérison.

Ce que nous avons dit du traitement général des plaies s'applique de tous points à celles qui doivent suppurer, avec cette différence que dès que la suppuration est établie et que la plaie est en bon état, on peut permettre au malade de prendre des aliments en quantité suffisante, et que même, dans certain cas, on doit prescrire les toniques et les analeptiques.

ART. II. — DES ACCIDENTS QUI COMPLIQUENT LES PLAIES.

La marche naturelle des plaies vers la guérison peut être interrompue et troublée par divers accidents, que l'époque de leur apparition a fait distinguer en primitifs et en consécutifs.

Les accidents primitifs sont : 1° l'hémorrhagie; 2° la douleur;

3° la syncope; 4° les convulsions; 5° la paralysie; 6° l'inflammation; 7° le tétanos.

Les accidents consécutifs sont : 1° le croupissement du pus et l'infection putride; 2° la diathèse purulente; 3° la pourriture d'hôpital.

Nous allons les passer successivement en revue, en insistant de préférence sur les plus graves et les plus importants.

§ 1. — Hémorrhagie.

On donne le nom d'*hémorrhagie* à l'effusion d'une quantité notable de sang. Cet écoulement sanguin, considéré comme un accident des plaies, peut provenir de l'ouverture d'une artère, d'une veine ou simplement des vaisseaux capillaires. Il est assez rare que les vaisseaux *capillaires* donnent lieu à une hémorrhagie abondante; cependant il arrive quelquefois, à la suite de plaies ou d'opérations, que le sang coule abondamment et en nappe, sans qu'on puisse reconnaître le vaisseau qui le fournit et sans qu'on puisse l'atteindre. Il provient, sans doute, alors des capillaires et il faut agir, pour s'en rendre maître, avec autant de soin que s'il provenait d'une artère ou d'une veine.

L'ouverture d'une *artère* donne presque toujours lieu à une hémorrhagie, qui se produit ordinairement au moment où la plaie est faite, mais qui, parfois, ne survient qu'au bout de quelques heures ou même après plusieurs jours. Les hémorrhagies qui surviennent à l'instant même de la blessure ou peu de temps après, sont dites *primitives;* celles qui ne se produisent qu'au bout de deux ou trois jours, sont appelées *consécutives;* enfin on pourrait nommer *tardives* celles qui ont lieu à une époque plus reculée et par suite de circonstances imprévues.

Les causes qui font ainsi varier l'époque des hémorrhagies artérielles sont utiles à connaître. Il est très-commun de voir les blessés ou les opérés, en proie à un état de spasme, qui s'oppose à l'écoulement sanguin pendant quelques heures; mais, quand survient la réaction, le cœur, reprenant toute son énergie, pousse le sang vers la plaie et l'hémorrhagie a lieu. Il peut se faire cependant que, durant cet état de concentration, un caillot obturateur se soit formé et prévienne une hémorrhagie primitive;

mais au bout de trois ou quatre jours, quand la suppuration commence, le caillot peut être détaché et le sang s'échapper librement. La même chose survient, quand une ligature mal appliquée n'a pas complétement obturé le vaisseau. D'autres hémorrhagies ont lieu quelquefois, après la chute de la ligature, parce que celle-ci a été placée auprès d'une collatérale ou parce que le caillot n'était pas organisé. Enfin, des corps étrangers logés dans la plaie, un état ulcéreux de celle-ci ou la pourriture d'hôpital, peuvent causer des hémorrhagies tardives.

L'hémorrhagie artérielle se reconnaît facilement à la couleur du sang et à la manière dont il s'écoule. Le sang artériel est d'un rouge vermeil ou écarlate, il sort par un jet fort et saccadé, isochrone aux battements du cœur et aux pulsations des artères; il se coagule très-rapidement. Le sang veineux possède des caractères opposés; il est d'une couleur rouge foncé ou noirâtre, sort par un jet continu et moins fort et se coagule plus lentement. La position de la plaie peut aider audiagnostic, en faisant connaître qu'elle se trouve en rapport avec une artère d'un certain calibre. Dans les hémorrhagies des membres, la compression des artères et des veinss principales pourra aider à reconnaître d'où vient le sang. Si c'est d'une artère, la compression de ce vaisseau au-dessus de la plaie arrêtera ou diminuera notablement l'hémorrhagie, ce qui n'aura pas lieu dans l'hémorrhagie veineuse. Au contraire, la compression de la veine entre la plaie et le cœur augmentera l'hémorrhagie, qui sera diminuée ou arrêtée en comprimant entre la plaie et l'extrémité du membre. Il faut savoir, toutefois, que ces règles n'ont rien d'absolu, car une artère et une veine importante peuvent être ouvertes à la fois. En pareil cas, si l'on y regarde de près, on apercevra une sorte de combinaison des caractères des hémorrhagies artérielles et veineuses, et même deux teintes différentes, l'une rouge, l'autre noirâtre, dans la couleur du sang.

L'hémorrhagie artérielle est toujours dangereuse. Elle l'est d'autant plus que le vaisseau ouvert est plus considérable et situé plus profondément, elle l'est extrêmement quand le vaisseau est situé à l'intérieur d'une cavité et ne peut être lié; la mort en est très-souvent alors la conséquence. Les hémorrhagies qui surviennent pendant les opérations sont nécessairement moins graves que celles qui ont lieu accidentellement; car, dans le premier cas, le chirurgien doit avoir prévu l'ouverture du vaisseau et préparé tout ce qui est nécessaire pour arrêter l'hémorrhagie.

Les symptômes auxquels donne lieu une abondante hémorrhagie artérielle sont : un sentiment de faiblesse, un trouble de la vue, une sueur froide, accompagnée de frissons et de refroidissement des extrémités, des nausées, la syncope, des convulsions et enfin la mort, si l'hémorrhagie ne s'arrête pas. Cette terminaison est presque constante dans les plaies de l'aorte, des carotides, des sous-clavières, des axillaires, des iliaques et des crurales, abandonnées à elles-mêmes. Elle peut également avoir lieu après des blessures d'artères d'un moindre calibre, mais cela est beaucoup plus rare. Habituellement, l'hémorrhagie diminue peu à peu, puis se supprime d'une manière tantôt momentanée, tantôt définitive. Quelquefois, c'est pendant une syncope qu'a lieu cet arrêt du sang. Les moyens qu'emploie la nature pour arriver à ce but sont nombreux et variés, mais le principal est la formation d'un caillot sanguin, qui obture l'ouverture de l'artère. Ce caillot, dont la forme a été comparée à celle d'un clou, a une base plus ou moins large, extérieure à l'artère et adhérente à sa tunique externe, et un sommet qui pénètre plus ou moins dans le canal artériel. Pour que la guérison définitive ait lieu, il faut que le calibre de l'artère soit oblitéré sur le lieu de la blessure et jusqu'à la première collatérale et qu'une sécrétion de lymphe plastique fasse adhérer le caillot à la tunique interne de l'artère, qui finit par s'atrophier en ce point.

Les blessures artérielles ne donnent pas toujours lieu à des hémorrhagies extérieures ; bien souvent le sang s'épanche dans une cavité intérieure ou se répand dans l'interstice de nos tissus.

Les hémorrhagies *intérieures* ont lieu dans le cerveau ou ses membranes, dans la poitrine et dans l'abdomen, par suite de lésions des organes contenus dans ces cavités ou simplement après une blessure des vaisseaux qui rampent dans leurs parois. Elles sont toujours extrêmement graves et demandent un traitement énergique. On trouvera dans les articles consacrés aux blessures de ces diverses cavités, ce que nous avons à dire sur leurs hémorrhagies.

Lorsque le sang, au lieu de s'écouler au dehors ou de se répandre dans une cavité intérieure, s'échappe dans l'interstice des tissus voisins, il se forme une tumeur plus ou moins considérable, à laquelle on donne le nom d'*anévrisme faux, primitif* et qu'il vaudrait mieux appeler *hémorrhagie interstitielle*. Cet accident se produit principalement à la suite de blessures étroites, telles que des piqûres, où il existe un défaut de parallélisme entre la plaie de l'artère et celle des parties extérieures. Le gonflement qui indique l'existence de l'hémorrhagie commence ordinairement de suite après la blessure; il fait des progrès d'autant plus rapides que l'artère lésée est plus volumineuse, et peut envahir un membre tout entier. La tumeur est, dans le principe, sans changement de couleur à la peau. D'abord molle, sur le point correspondant à la blessure artérielle, elle prend bientôt de la dureté. Les pressions exercées par la main font sentir des battements profonds mais réguliers ou un frémissement produit par l'ondulation sanguine. Lorsque le gonflement est devenu considérable, la peau prend une teinte bleuâtre plus ou moins prononcée. Il paraît que, dans quelques cas, les choses ne se passent pas ainsi, et que l'hémorrhagie interstitielle n'a lieu que plusieurs jours après la blessure. Il arrive aussi que, cette maladie se développe sans qu'il y ait eu de plaie et par une rupture artérielle, suite d'une contusion ou d'un effort.

L'anévrisme faux primitif est une maladie grave, qui peut provoquer la gangrène du membre ou donner lieu à des inflammations diffuses et à une suppuration abondante, accompagnée d'hémorrhagies souvent renouvelées, lesquelles peuvent être suivies de mort. Toutefois, sa terminaison n'est pas toujours aussi malheureuse et, quand l'hémorrhagie a été peu abondante, on voit le sang infiltré disparaître peu à peu, la tumeur durcir et la guérison définitive avoir lieu avec oblitération de l'artère. Dans quelques cas, un abcès, dont l'ouverture doit être confiée à la nature, se forme aux environs de la blessure et guérit sans accident.

Les blessures artérielles, convenablement traitées ou guéries, en apparence, d'une manière spontanée, sont parfois suivies de la formation de tumeurs sanguines, paraissant au bout d'un certain temps, sur le trajet de l'artère, et dues à ce que le caillot obturateur s'est détaché et à ce que le sang, distendant la gaîne extérieure de l'artère, a provoqué la formation d'un kyste ou sac anévrismal. La tumeur ainsi formée porte le nom d'*anévrisme faux consécutif*, et possède les caractères des anévrismes en général. Je renvoie ce que j'ai à en dire à l'article des *Anévrismes*.

L'*hémorrhagie veineuse* est bien loin d'avoir la gravité de l'hémorrhagie artérielle. Ordinairement, elle s'arrête d'elle-même ou par une légère compression. On la reconnaît à l'écoulement en jet continu ou en nappe d'un sang violet ou noir, qui sort avec plus de force pendant les efforts d'expiration, par la compression exercée entre la plaie et le cœur et par les contractions des muscles de la partie blessée ; tandis que l'hémorrhagie est suspendue quand on comprime entre la plaie et l'extrémité du membre. Lorsque la guérison doit s'opérer, un caillot se forme à l'extrémité ou à l'ouverture du vaisseau; il contracte des adhérences avec la veine et les parties voisines. Si la plaie a été latérale, la veine peut redevenir perméable au sang ; la chose est plus difficile, mais non impossible, quand la veine a été totalement coupée en travers.

Ordinairement, ainsi que je l'ai dit, l'hémorrhagie veineuse s'arrête avec facilité. Cependant, il en est quelquefois autrement. C'est ce que l'on observe, surtout, lorsqu'une tumeur développée sur le trajet d'une veine s'oppose au retour du sang. Les maladies du cœur et toutes celles qui portent obstacle à la respiration favorisent aussi les hémorrhagies veineuses. Celles qui proviennent des veines principales, telles que la jugulaire interne, la sous-clavière, l'axillaire, la fémorale, offrent une gravité toute particulière, à cause de l'abondance du sang qui sort du vaisseau et de la difficulté de s'en rendre maître. Enfin, quand l'hémorrhagie s'opère dans une grande cavité, elle se termine presque toujours d'une manière fatale.

Moyens hémostatiques.

On donne le nom d'*hémostasie* à l'art d'arrêter le sang qui coule d'une plaie ou d'une solution de continuité quelconque, et on appelle *hémostatiques*, les divers moyens dont on se sert pour y parvenir.

Les moyens hémostatiques sont nombreux, mais je me garderai de les décrire tous, car il en est d'inefficaces et d'autres qui sont réellement inexécutables ; je me bornerai à parler des plus utiles et des plus faciles à employer.

Les agents hémostatiques peuvent être divisés en deux classes : 1° celle des moyens légers, le plus souvent insuffisants, auxquels on a recours dans les hémorrhagies capillaires ou veineuses et dans celles qui résultent de la lésion de très-petites artères ; et 2° celle des moyens que l'on pourrait appeler héroïques et qui doivent être seuls employés dans les blessures artérielles et dans le traitement des anévrismes.

Les moyens du premier ordre sont les réfrigérants, les astringents, les styptiques, les absorbants, le froissement, les mâchures, les bouchons mécaniques, la cautérisation, etc., etc.

Les moyens du second ordre sont moins nombreux mais plus puissants ; ce sont la compression, la torsion des artères et la ligature. Je vais dire quelques mots sur les premiers, puis je m'étendrai plus longuement sur les autres.

1° *Réfrigérants.* — L'exposition à l'air froid d'une plaie qui fournit un écoulement sanguin, provenant des capillaires, l'arrête fort souvent. Des lotions avec de l'eau fraîche agissent d'une manière encore plus rapide et plus avantageuse. La glace peut être très-utile dans les cas de plaies artérielles profondes et sur lesquelles on n'a pu porter une ligature. On en retire aussi des bénéfices dans celles de la main ou du pied. Enfin, on peut l'employer avec avantage dans le traitement des anévrismes, en l'associant à la compression. Mais il est le plus ordinairement impossible de s'en procurer à la mer.

2° *Astringents.* — Ils agissent en favorisant la rétraction des vaisseaux et conviennent dans les mêmes circonstances que les réfrigérants. Parmi les substances employées dans ce but, on signale l'eau albumineuse, l'eau acidulée avec les acides minéraux, une dissolution de sulfate de fer, etc.

3° *Styptiques.* — Ils ne diffèrent des astringents que parce qu'ils sont plus actifs. L'alcool rectifié, l'eau de Rabel ou une solution de perchlorure de fer étendue sont ceux qui sont le plus employés. On les applique à l'aide de bourdonnets de charpie imbibés de ces liquides et dont l'action est aidée par une légère compression.

4° *Absorbants.* — Ils ont pour but de favoriser la formation d'un caillot à la surface de la plaie et de s'opposer ainsi à l'hémorrhagie. Ils peuvent être solides et spongieux ou pulvérulents. La charpie, une éponge fine et sèche et surtout l'agaric sont les absorbants solides les plus usités ; on aide leur action par de la poudre de colophane préalablement répandue sur eux. Il est nécessaire de leur associer la compression.

5° *Froissement.* — Il consiste, comme son nom l'indique, à froisser l'artère avec les doigts, ou mieux avec des pinces, pour rompre les tuniques et favoriser la formation d'un caillot. C'est un mauvais procédé.

6° *Mâchures.* — Elles agissent de la même manière et sont tout aussi peu sûres ; on les pratique avec des pinces à baguettes.

7° *Bouchons mécaniques.* — Ils consistent dans l'introduction dans l'ouverture de l'artère de substances destinées à porter un obstacle mécanique à l'écoulement du sang. On a conseillé, dans ce but, la corde à boyau, un fragment de bougie emplastique, la cire, un petit bouchon de bois, etc. Ce moyen peut être utile pour obturer les artères des conduits nourriciers des os, celles des alvéoles et celles qui sont ossifiées. Les anciens introduisaient dans les artères, des cônes d'alun, de sulfate de cuivre, etc., pour prévenir l'hémorrhagie. On a renoncé depuis longtemps à cette pratique inutile et dangereuse.

8° *Cautérisation.* — Elle se pratique avec des caustiques, tels que l'azotate d'argent, le nitrate acide de mercure, ou avec le fer rouge. Les *caustiques* sont peu employés ; cependant le nitrate d'argent appliqué sur une plaie étroite ou en un point qui donne une hémorrhagie peu abondante, mais persistante, est souvent utile.

Le perchlorure de fer est fort avantageux et constitue un puissant hémostatique. Son mode d'application varie suivant que la plaie est superficielle ou profonde. Dans le premier cas, on se sert de bourdonnets de charpie imbibés de sa solution, tandis que dans le deuxième on l'emploie sous forme d'injections.

Pour pratiquer la cautérisation au *fer rouge,* on doit se servir d'un cautère médiocrement chauffé et appliqué seulement sur le lieu d'où provient le sang. Cette application doit être courte, mais se faire plusieurs fois de suite et à intervalles très-rapprochés. Le cautère actuel ne doit être employé que dans les hémorrhagies provenant d'une artère très-petite, située dans une partie où la ligature et la compression sont impossibles ou ont échoué et où, par conséquent, tous les autres moyens seraient impuissants.

Je ne dirai rien de l'*arrachement*, du *renversement*, de l'*enclavement*, du *refoulement* et autres procédés tout aussi absurdes. Je m'empresse de passer à l'étude des hémostatiques véritablement actifs.

1° Compression.

La *compression*, considérée comme moyen hémostatique, consiste en une pression méthodique exercée à l'aide de la main, de bandages ou d'instruments, pour arrêter ou modérer le cours du sang, dans le traitement des plaies artérielles ou des anévrismes.

La compression peut s'exercer de diverses manières. Elle est *immédiate*, lorsqu'elle est appliquée sur l'artère elle-même ; elle est, au contraire, *médiate*, quand elle n'agit sur le vaisseau qu'à travers les téguments et les parties molles qui le recouvrent.

La compression immédiate est appelée *directe*, quand elle est exercée à l'extrémité ou à l'embouchure d'une artère ouverte, et qu'on la dirige suivant l'axe même de cette artère. Elle est dite *latérale*, toutes les fois qu'elle agit sur un des côtés de l'artère et perpendiculairement à sa longueur, en aplatissant ses parois. Enfin, on appelle compression *circulaire* celle qui s'exerce avec un lien qui étrangle le vaisseau, par l'intermédiaire d'un autre objet. Ce n'est qu'une variété de ligature.

La compression médiate est toujours latérale. Elle se subdivise en *directe* ou *indirecte*. La compression directe est pratiquée sur la plaie qui a donné lieu à l'hémorrhagie ou sur la tumeur anévrismale que l'on veut combattre. La compression indirecte s'applique sur une portion saine de l'artère à une distance plus ou moins éloignée de la lésion et sur des points variables : 1° entre le cœur et la lésion ; 2° entre la lésion et les capillaires ; 3° tout à la fois sur la tumeur et au-dessus d'elle vers le cœur. La compression au-dessous de la lésion artérielle est aujourd'hui tout à fait abandonnée ; il n'en sera donc pas question.

La compression doit encore être distinguée en *préventive* et en *curative*. La première a pour but de suspendre momentanément le cours du sang pendant une opération, ou après une blessure d'artère, en attendant que l'on applique un hémostatique plus direct et définitif, tel que la ligature. Par la deuxième, on se propose de déterminer une oblitération du vaisseau par la formation de caillots obturateurs.

Les moyens de compression usités pour prévenir une hémorrhagie étant également employés pour la guérir ou pour traiter un anévrisme, nous allons commencer par eux. Ces moyens sont les doigts, le cachet ou la pelote, le garrot, le tourniquet.

1° *Compression avec les doigts.* — La première chose à faire, c'est de bien reconnaître le trajet du vaisseau à comprimer et de choisir un lieu dans lequel il repose sur un point d'appui solide. Des efforts doivent être dirigés perpendiculairement au plan

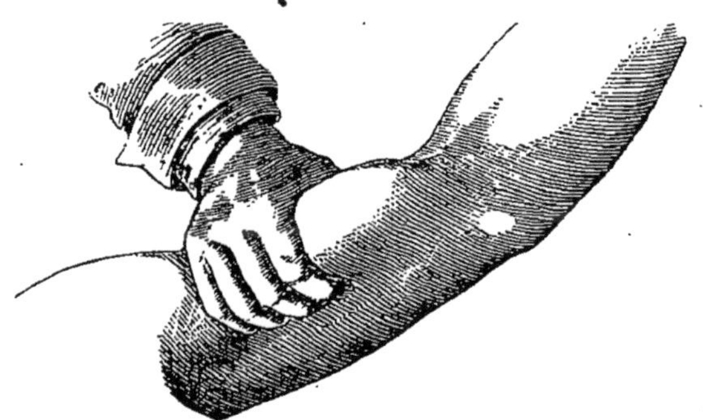

Fig. 7. — Compression de l'artère brachiale par les quatre doigts qui suivent le pouce, pendant que l'artère longe le bord interne du biceps.

osseux; ils doivent être modérés et seulement suffisants pour effacer le calibre du vaisseau. Une compression trop forte est pénible pour le malade et fatigue bientôt celui qui l'exécute. On peut se servir du pouce ou des quatre autres doigts. Si c'est avec le pouce qu'on comprime, il doit croiser la direction du vaisseau; si c'est avec les quatre derniers doigts, il faut les appliquer sur l'artère, parallèlement à sa longueur, pendant que le pouce repose sur une partie voisine. Si la compression doit être continuée pendant longtemps, on peut appliquer sur les doigts compresseurs ceux de la main restée libre ou même avoir recours aux doigts d'un autre aide qui comprimera ceux du premier.

2° *Avec le cachet ou la pelote.* — On donne le nom de cachet chirurgical à une pelote matelassée et montée sur un manche, dont on se sert pour comprimer les artères profondément situées, telles que la sous-clavière ; à part ces exceptions, le cachet ne

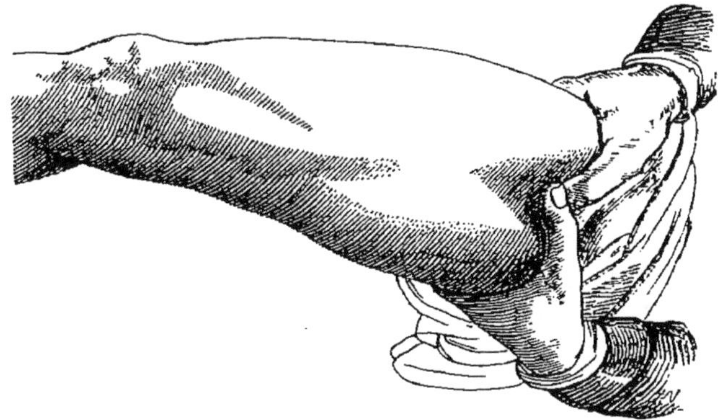

Fig. 8. — Artère crurale comprimée avec le pouce d'une main sur lequel le pouce de l'autre main est appliqué.

doit pas être employé, car il est très-sujet à se déranger et est de beaucoup inférieur aux doigts.

3° *Avec le garrot.* — Le garrot dans son état de simplicité est un lien circulaire que l'on applique autour d'un membre et que l'on serre à l'aide d'un petit bâtonnet auquel on imprime des mouvements de torsion. Aujourd'hui cet instrument se compose : 1° d'une pelote que l'on applique sur l'artère ; 2° d'une plaque de corne qui est placée du côté opposé ; 3° d'un lacs en tissu de laine dont on entoure le membre et dont on noue les bouts ; 4° d'un bâtonnet ou garrot qui, glissé entre la plaque et la bande, sert à tordre celle-ci par des mouvements de moulinet et à comprimer l'artère par l'intermédiaire de la pelote qui appuie sur elle. Quand l'hémorrhagie a cessé ou que les battements de l'artère sont suspendus, on confie le bâtonnet à un aide, ce qui permet d'augmenter ou de diminuer à vo-

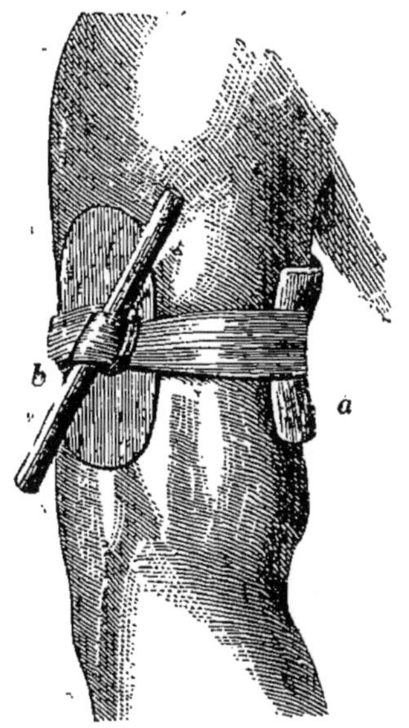

Fig. 9. — Garrot appliqué sur le bras. *a* trajet de l'artère, *b* point opposé sur lequel est une compresse recouverte d'une plaque de corne ou de cuir.

lonté la compression. Si la compression devait être continuée pendant un certain temps, on devrait fixer le bâtonnet au lacs par un lien. Le garrot est un moyen de compression que l'on peut improviser en un instant et qui peut rendre de grands services, lorsqu'on manque d'aides instruits; il peut être également utile pour supprimer une hémorrhagie et pendant une opération; seulement, son action ne saurait être longtemps continuée sans inconvénients.

4° *Avec le tourniquet.* — Le tourniquet de J. L. Petit, modifié, est celui que l'on emploie généralement. Il se trouve dans la caisse des chirurgiens de la marine. Cet instrument est composé de deux parties distinctes. L'une, résultant de l'assemblage de deux plaques métalliques, qui peuvent être éloignées ou rapprochées l'une de l'autre par une vis de pression, porte, sur la surface qui doit s'appliquer sur l'artère, une pelote convexe garnie en drap. La seconde partie du tourniquet est une autre pelote montée sur une plaque métallique et qui doit s'appliquer sur le côté du membre opposé à l'artère. Un lacs passant dans des coulisses qui existent sur les deux parties de l'appareil sert à les relier l'une à l'autre. Pour faire usage du tourniquet, on rapproche l'une de l'autre les deux plaques qui portent la pelote compressive; celle-

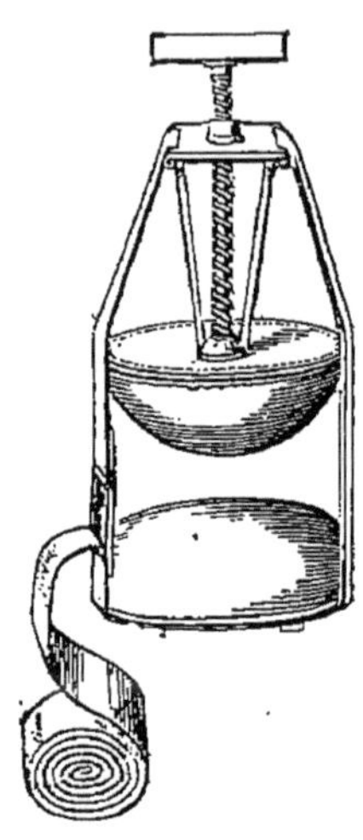

Fig. 10. — Tourniquet de J. L. Petit, modifié par M. Charrière.

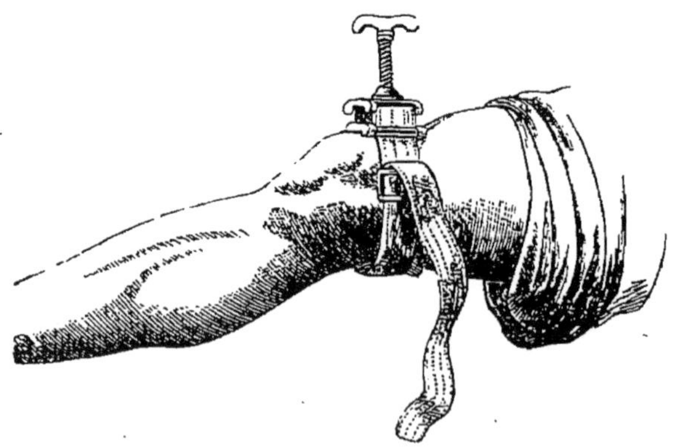

Fig. 11. — Compresseur appliqué sur le creux du jarret.

ci est posée sur l'artère; l'autre appuie sur la face postérieure du membre, le lacs décrit un circulaire autour de celui-ci et son chef est solidement bouclé. On fait alors agir la vis qui, éloignant l'une de l'autre les plaques supérieures, abaisse la pelote et exerce ainsi sur l'artère la compression désirée.

Le tourniquet est très-utile, non-seulement pour exercer une compression momentanée sur l'artère principale d'un membre, pendant une opération; mais aussi pour agir d'une manière durable et permanente après des blessures artérielles graves, à la suite de certaines opérations, ou même dans le traitement des anévrismes. Il est de beaucoup préférable au garrot, qui agit peut-être d'une manière plus énergique et plus facile, mais dont l'action ne pourrait être continuée pendant très-longtemps, parc qu'il entraînerait l'engorgement du membre.

A part le tourniquet, dont nous venons d'indiquer la forme et les usages, la caisse d'instruments de la marine en renferme un autre désigné sous le titre de « tourniquet à pression, à ardillon». C'est un instrument imparfait, inférieur de beaucoup au tourniquet à vis et même au garrot et sur lequel on ne devrait guère compter.

La compression indirecte, exercée à l'aide des divers moyens signalés ci-dessus, est la plus généralement employée dans le traitement des hémorrhagies; mais il est des cas où cette compression doit être directement portée sur la lésion artérielle, soit d'une manière immédiate, soit à travers l'épaisseur des parties molles qui recouvrent le vaisseau. Ainsi les hémorrhagies qui succèdent à l'opération de la taille ou à l'extirpation du globe oculaire ne peuvent souvent être arrêtées que par le tamponnement, qui est une compression directe. Il peut en être de même à la suite de plaies artérielles, où l'on ne peut ni poser une ligature ni comprimer entre la plaie et le cœur. Les plaies de la paume de la main ou de la plante du pied compliquées de lésion artérielle réclament aussi le plus souvent la compression.

La compression exercée tout à la fois sur la blessure et sur l'artère entre la plaie et le cœur, peut aussi être utile dans les cas d'anévrisme faux primitif et d'anévrisme faux consécutif. On peut la mettre en usage d'après le procédé conseillé par Guattani pour le traitement des anévrismes. Il consiste à couvrir la plaie préalablement pansée ou la tumeur, s'il s'agit d'un anévrisme, de gâteaux de charpie au-dessus desquels on place des compresses longues et épaisses disposées en X. Une autre compresse longuette est appliquée dans la direction de l'artère, entre la plaie et le cœur. Le tout est fixé par un bandage roulé, médiocrement serré, partant de l'extrémité inférieure du membre pour remonter jusqu'à sa racine.

2° Torsion.

Elle consiste à imprimer à l'artère ouverte un mouvement de torsion sur son axe, de manière à produire son oblitération. Cette opération peut être faite avec deux pinces ou avec une seule. Lorsque l'on se sert d'une seule pince, dont on peut fixer les mors, ou pince à torsion (*fig.* 12) on commence par faire saillir l'artère en la dégageant et la soutenant avec le doigt index de la main gauche ; puis on fait exécuter des tours à la pince, pour déterminer la torsion.

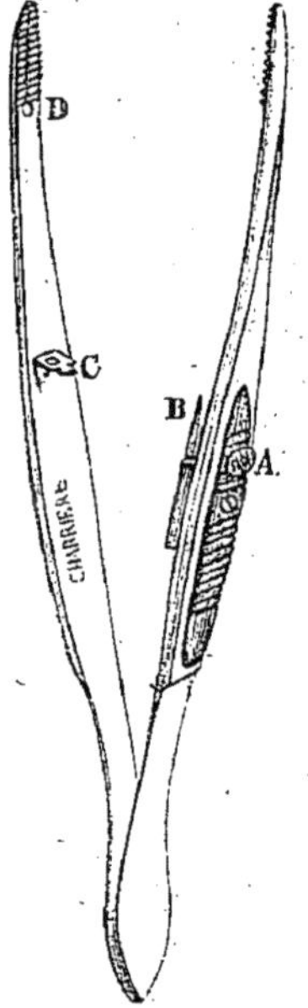

Fig. 12. — Pince à torsion.

Le procédé avec deux pinces est plus sûr. L'artère, saisie au niveau de la plaie, est rendue saillante comme dans le cas précédent ; la seconde pince tenue de la main gauche saisit l'artère transversalement à sa direction et détermine la rupture de ses membranes internes. La torsion est alors très-facile et elle forme au bout du vaisseau une espèce d'étranglement qui s'oppose d'une manière efficace à l'écoulement du sang.

La figure 13 montre un *tournillon* formé par la membrane externe ou celluleuse. Les deux membranes les plus internes étant rompues sous la pression de l'autre pince se sont recoquillées en se portant dans l'intérieur de l'artère et contribuent à fournir un obstacle au cours du sang (*fig.* 13).

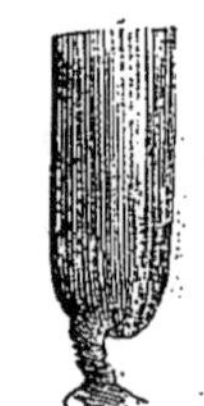
Fig. 13. — Résultat de la torsion d'une artère.

3° Ligature.

On donne le nom de ligature à l'opération par laquelle on lie un vaisseau pour s'opposer à l'issue ou au passage du sang. Ce terme de ligature est aussi appliqué par extension au fil qui sert à l'opération. Ce fil peut être de soie, de coton, de chanvre, etc. Le fil de chanvre écru, simple ou double, suivant les cas, est généralement employé.

L'opération de la ligature comprend plusieurs variétés. Elle est dite *immédiate* lorsque le fil est appliqué sur l'artère sans aucun intermédiaire. Elle est au contraire *médiate*, quand on place entre le fil et l'artère un corps étranger, tel qu'un petit morceau de sparadrap. Quelquefois il est impossible d'isoler complétement l'artère et l'on embrasse dans la ligature une certaine quantité de parties molles; c'est une ligature médiate, mais naturelle et qui ne contrarie en rien l'oblitération du vaisseau, contrairement à ce qui a lieu quand on applique un corps étranger.

On a renoncé aux ligatures *d'attente* que les anciens appliquaient, après l'opération de l'anévrisme, pour prévenir une hémorrhagie qu'elles favorisaient au contraire trop souvent, en déterminant l'ulcération de l'artère. Les ligatures, quelles que soient les circonstances où on les applique, doivent être *permanents*, c'est-à-dire abandonnées à elles-mêmes jusqu'à ce qu'elles se détachent.

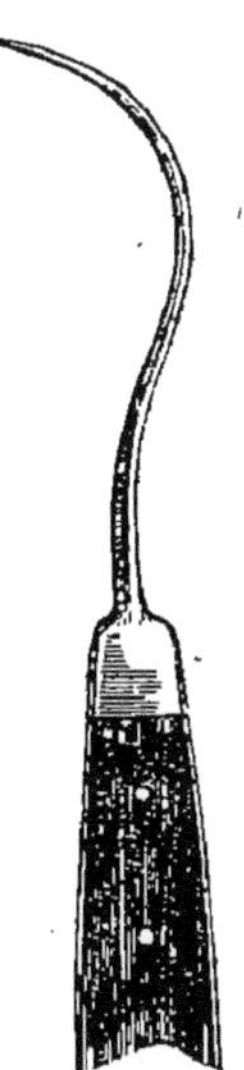

Fig. 14.

Les procédés de ligature sont essentiellement différents suivant qu'on la pratique à l'extrémité d'une artère ouverte par accident ou pendant une opération; ou bien qu'on l'applique dans la continuité du vaisseau.

Pour faire la ligature d'une *artère ouverte*, le chirurgien doit saisir son extrémité béante avec une pince à disséquer ou mieux avec la pince à ligature. Il tire un peu sur elle pour la faire saillir en dehors. Le *tenaculum* de Bronfield que je représente ici (*fig.* 14) de grandeur naturelle, moins une partie du manche, peut aussi être employé avec avantage; il est surtout préférable quand le sang provient d'une petite artère, profondément située et que les pinces ne pourraient convenablement saisir.

L'extrémité de l'artère étant dégagée, un aide passe au-dessous d'elle un fil ciré qu'il serre, en ayant soin de ne pas embrasser les mors des pinces et en dirigeant en dehors les chefs du fil appliqués sur la face palmaire des pouces. Un second nœud est fait de la même manière et on coupe une des extrémités du fil en conservant l'autre à l'extérieur.

Lorsque l'artère est d'un certain calibre, il est facile de l'isoler; mais il n'en est pas de même quand elle est très-petite : on doit alors, ainsi que nous l'avons dit plus haut, comprendre dans la ligature les parties qui l'entourent.

La ligature des artères *dans la continuité* est le plus souvent mise en usage dans le traitement des anévrismes; elle peut néanmoins être nécessitée par la lésion d'une artère principale ou d'une de ses branches dont on ne peut aller chercher les bouts, comme on le verra dans l'observation suivante, ou par une hémorrhagie violente succédant à la chute de la ligature après l'amputation d'un membre. Je renvoie à l'article des *Anévrismes* la description des diverses méthodes de ligature des artères dans la continuité.

OBSERVATION VI. *Ligature de la carotide primitive par suite d'une plaie compliquée d'hémorrhagie.* — Un noir du Gabon, âgé de vingt à vingt-quatre ans, tomba, le 26 août 1847, à quatre heures du soir, d'une hauteur de huit à dix pieds sur une des branches d'un croissant de nage en fer : plaie de la dimension d'une boutonnière, au-dessous de l'oreille droite, derrière le bord maxillaire inférieur, un peu au-dessus de l'angle de la mâchoire : écoulement de sang abondant. A sept heures du soir, le blessé, dont la perte de sang continue, est conduit de l'*Antilope* à bord de la frégate *le Caraïbe* dans l'état suivant : hémorrhagie artérielle abondante, en nappe, par la petite plaie, située parallèlement au bord postérieur du maxillaire; tumeur considérable occupant la région cervicale supérieure se prolongeant sur la joue et débordant un peu en bas du larynx; mouvements de la mâchoire très-difficiles; pas de sang dans la cavité buccale. La temporale bat fortement au-dessus de la plaie, et la compression de cette artère diminue, pour un moment seulement, l'hémorrhagie. En dégageant un peu la plaie, un jet de sang fin partit de l'angle supérieur. M. Raoul, chirurgien-major du *Caraïbe*, crut apercevoir l'orifice d'un petit vaisseau; en le recherchant, il reconnut un canal creusé dans l'épaisseur des caillots. Un jet de sang plus fort sortit bientôt de la partie moyenne de la plaie, puis cessa et l'hémorrhagie continua en nappe. La compression exercée fortement sur la plaie modérait à peine la perte de sang. Pendant ces manœuvres qui déterminèrent la rupture de la superficie des caillots, un flot de sang jaillit, tout à coup, alimenté par un jet de la grosseur d'une petite plume d'oie et n'arrivant pas, heureusement, directement à l'extérieur. Toute manœuvre fut aussitôt remplacée par une compression aussi exacte que possible avec les doigts sur la plaie. M. Raoul pensa que si une des carotides, l'interne ou l'externe, n'était pas blessée, les branches de terminaison de l'externe devaient être ouvertes, l'instrument vulnérant ayant pénétré dans la région ptérygoïdienne en s'enfonçant vers la paroi latérale du pharynx. Il ne crut pas devoir entreprendre dans cette région la recherche des deux bouts d'une artère ouverte, plongés dans un anévrisme faux déjà considérable : les dimensions du dernier jet de sang aperçu faisaient craindre une hémorrhagie foudroyante au moment où on viendrait à dégager le fond de la plaie. Cette pratique d'ailleurs n'offrant qu'incertitude quant aux résultats et difficultés probablement insurmontables sous le rapport de l'exécution, M. Raoul se détermina de suite à lier la carotide primitive entre son origine et les limites de la tumeur sanguine.

L'opération, entreprise à la lumière artificielle et à l'improviste, fut longue et pénible par suite de la position un peu en dehors de l'incision de la peau, de la déformation du col et de la section de deux petites artères qu'il fallut lier. Au moment où le fil fut serré, la perte de sang cessa. Le blessé, très-affaibli, prit un peu de vin, se retourna et s'endormit immédiatement.

Après vingt minutes, le sang reparaît encore abondamment et semble venir de l'angle supérieur de la plaie. Après avoir pansé simplement, à plat, la plaie de la ligature, un morceau d'agaric est appliqué sur la blessure, et, à l'aide de compresses graduées, on établit une forte compression agissant sur toute la région cervicale supérieure : tout l'appareil est arrosé de vinaigre, des ventouses sont posées au ventre et aux cuisses. L'effort hémorrhagique cessa définitivement après une demi-heure et le blessé s'endormit de nouveau, le pouls étant à 84, petit, dépressible, mais régulier.

Le 27. Pas de sang : l'appareil est dur et bien solide, sommeil pendant une partie de la nuit, chaleur à la peau, pouls à 96, régulier, sueur abondante pendant le sommeil, intelligence intacte, rien de particulier aux membres.

Prescr. Bouillon, limonade, vin.

Le 28. Sommeil, bon visage, pas de chaleur fébrile, pouls à 88, appétit, constipation.

Prescr. Bouillon, limonade, vin, lavement.

Le 29. Pouls à 100, 104. Le malade s'assied et fume avec plaisir.

Prescr. Soupes, vin, eau nitrée 4 grammes.

Le 20, Pouls à 108, état satisfaisant. Pansement de la plaie de la ligature, suppuration régulière.

Prescr. Idem.

Le 21. Pouls à 104, id.

Le 1er septembre. Pouls à 104, pansement de la blessure. L'agaric, qui supporte tout l'appareil, se détache librement de la plaie qui est rose et suppure. La tumeur sanguine a diminué de volume et est aplatie ; aucun signe de phlegmon profond. Pansement simple.

Le 5 septembre, la plaie supérieure est en partie cicatrisée, il ne s'est pas formé d'abcès. La plaie de la ligature est régulièrement ovalaire, plane, rosée et se cicatrise rapidement.

Le 23 septembre. Chute de la ligature. Guérison (1).

§ 2. — Douleur.

La douleur n'est un accident des plaies qu'autant qu'elle est excessive et cause de l'agitation, de l'inquiétude, de la chaleur, de la soif, de l'insomnie, de la fièvre ou des accidents spasmodiques. Lorsque cet accident se produit, il faut s'empresser d'en rechercher la cause. Parmi les circonstances qui peuvent lui donner

(1) *Rapports de campagnes.* Frégate à vapeur *le Caraïbe*, 1846. Collect. de Brest, vol. II.

lieu, on signale : la piqûre ou la section incomplète d'un nerf, la présence d'un corps étranger ou de sang épanché, une inflammation violente, enfin un pansement mal fait.

La section et la piqûre des nerfs sont assez rares. Si on avait lieu d'y croire, on aurait d'abord recours à des applications opiacées et à l'opium à l'intérieur. Si ces moyens suffisamment prolongés étaient insuffisants, on devrait pratiquer le débridement de la plaie.

Un corps étranger méconnu ou oublié au fond d'une plaie peut faire naître de vives douleurs, qui cessent par son extraction : il en est de même du sang accumulé au fond d'une plaie, auquel il faut donner issue, par des pressions ménagées, par des injections d'eau tiède ou même en débridant les lèvres de la solution de continuité.

L'inflammation, si elle devient cause de douleurs excessives, doit être combattue par les moyens qui seront indiqués dans un autre article.

Un pansement mal fait, une bande trop serrée ou faisant des plis, sont des causes fréquentes de douleur, que l'on fait cesser par un pansement plus méthodique.

Dans tous les cas de douleur excessive, dont la cause est inconnue ou ne peut être enlevée, il est avantageux de prescrire de l'opium à l'intérieur, en même temps que l'on applique sur la plaie des compresses imbibées d'eau froide ou de la glace.

§ 3. — **Syncope.**

La syncope consiste en une suspension subite et momentanée de l'action du cœur, avec interruption de la respiration, des sensations et des mouvements volontaires. Le cerveau ne recevant plus le sang en quantité suffisante, son action diminue, les yeux se voilent, la face pâlit, l'air ne pénètre plus en aussi grande quantité dans les poumons, la voix s'éteint et la perte de connaissance peut être complète.

La syncope, à la suite des plaies, peut reconnaître deux causes bien distinctes. Tantôt elle est le résultat d'une perte excessive de sang, due à la lésion d'une artère ou d'une veine considérable ; d'autres fois, au contraire, elle est due à une sensibilité exagérée mise en jeu par la douleur ou la crainte du danger.

Le pronostic et le traitement de ces deux sortes de syncopes sont singulièrement différents. Dans la syncope *nerveuse*, il suffit de coucher le malade horizontalement, de lui faire sur la face quelques aspersions d'eau froide, d'irriter les narines avec les barbes d'une plume ou de faire inspirer de l'éther, de l'ammoniaque ou du vinaigre, pour voir tous les phénomènes morbides se dissiper avec plus ou moins de rapidité. Il n'en est pas de même dans la syncope *hémorrhagique*. Plus la perte de sang a été considérable, plus l'accident est grave; il peut même être mortel. Tous les moyens indiqués pour la syncope nerveuse sont indispensables; mais il faut surtout arrêter l'hémorrhagie ou prévenir son retour par tous les moyens dont l'art dispose. Dans les cas graves, il ne faudrait pas hésiter à appliquer l'eau bouillante et même le fer rouge, pour rappeler l'action ralentie du cœur.

§ 4. — Convulsions.

Les personnes nerveuses et délicates sont quelquefois atteintes, de suite ou peu après des blessures souvent très-légères, de mouvements convulsifs dans la face ou dans les membres. Ces convulsions peuvent exister seules, le malade conservant sa connaissance, ou se montrer pendant la syncope. Ce dernier cas est le plus ordinaire. Cet accident réclame l'emploi des antispasmodiques à l'intérieur associé à quelques inhalations d'éther. S'il prenait de la gravité, on devrait appliquer des sinapismes sur les extrémités inférieures et prolonger les inhalations d'éther, de manière à produire un commencement d'anesthésie.

§ 5. — Paralysie.

La paralysie, qui succède aux plaies, est causée toujours par la section d'un ou de plusieurs nerfs. Ses symptômes varient suivant que le nerf coupé est sensitif, moteur ou mixte. Le siége de la blessure et sa profondeur joints à ces symptômes feront facilement reconnaître quelle est la branche nerveuse atteinte. Pendant longtemps, on a considéré ces paralysies traumatiques comme absolument incurables. Cette conclusion est beaucoup trop absolue et l'on possède un assez grand nombre d'exemples dans lesquels la sensibilité ou la mobilité sont revenues après des plaies de branches nerveuses. Il faut donc mettre les extrémités nerveuses dans les conditions les plus favorables à leur réunion, par un rapprochement exact des lèvres de la plaie. Plus tard, on pourra employer l'électricité.

§ 6. — **Inflammation**.

L'inflammation est un accident fâcheux, lorsqu'elle se déclare à la suite des plaies par incision, par piqûres ou à lambeaux, parce qu'elle s'oppose absolument à la réunion immédiate. Au contraire, cette inflammation, maintenue dans de justes limites, est utile et même nécessaire pour la cicatrisation des plaies avec perte de substance qui doivent suppurer.

La complication inflammatoire, c'est-à-dire l'inflammation élevée au degré morbide, se manifeste par le gonflement, la rougeur, la chaleur et la douleur dans les lèvres de la plaie et ses environs. De l'agitation, de la fièvre, de l'insomnie et parfois du délire peuvent se déclarer. Ces accidents sont moins prononcés dans les plaies par coupures que dans les plaies contuses et par armes à feu. Dans ces derniers cas, l'engorgement s'étend au loin, devient profond et peut envahir tout un membre. La suppuration lui succède et son abondance peut être excessive.

Les causes de l'inflammation des plaies sont très-variables. Tantôt elle est due à l'exposition prolongée à l'air, à un pansement mal fait, à un bandage trop serré ou à l'application sur la plaie de substances âcres. Mais, fort souvent, l'inflammation se déclare sans cause connue ; elle peut alors être attribuée à un mauvais état de la constitution.

Le traitement à mettre en usage diffère un peu suivant que l'inflammation a envahi une plaie réunie par première intention ou une plaie contuse ou par arme à feu. Dans le premier cas, il faut enlever les points de suture et les bandelettes et panser à plat. Lorsque la suppuration aura dégorgé les lèvres de la plaie et que des bourgeons charnus de bonne nature se seront formés, on rapprochera de nouveau ses lèvres à l'aide de bandelettes agglutinatives. Si l'inflammation envahit une plaie contuse ou par arme à feu, on doit, si on ne donne pas la préférence aux irrigations continues, la couvrir de larges cataplasmes émollients ; des débridements peuvent être nécessaires dans ce dernier cas. Des émissions sanguines générales plus ou moins nombreuses et abondantes, aidées de la diète et de boissons émollientes, compléteront le traitement.

§ 7. — Tétanos.

Le tétanos est une maladie qui consiste dans la contraction involontaire, ordinairement douloureuse et le plus souvent permanente de quelques-uns ou de la totalité des muscles soumis à la volonté, et quelquefois aussi de ceux de la vie organique. Cette contraction est du reste susceptible de présenter des alternatives de relâchement et d'exacerbation.

On distingue deux espèces de tétanos : le *tétanos spontané*, qui apparaît sans cause connue ou sous l'influence de variations atmosphériques ; et le *tétanos traumatique*, qui peut succéder aux blessures ou aux opérations même les plus légères. Ce n'est guère qu'au point de vue de leurs causes que ces deux espèces de tétanos diffèrent, car leurs symptômes sont les mêmes et elles réclament les mêmes moyens de traitement.

Le tétanos a reçu des dénominations diverses suivant les parties qu'il a envahies.

Il prend le nom de *trismus*, lorsque la contraction spasmodique est bornée aux muscles qui meuvent la mâchoire inférieure. Dans ce cas, les arcades dentaires sont fortement serrées et le malade ne peut les écarter, si ce n'est quelquefois à de courts intervalles. C'est le plus souvent par le trismus que commence le tétanos.

Lorsque la contraction affecte spécialement les muscles de la partie postérieure du cou et du tronc et que ces parties sont courbées en arc, de sorte que l'individu repose sur la tête, les fesses et les talons, on dit qu'il y a *opisthotonos*.

L'*emprosthotonos* est cette variété dans laquelle les muscles de la partie antérieure du cou et du tronc sont contractés et courbent le tronc en avant. Les extrémités supérieures sont raides et rapprochées l'une de l'autre ; les inférieures sont tendues.

On nomme *prosthotonos* ou *pleurosthotonos* l'inflexion latérale du corps à droite ou à gauche.

Enfin, le tétanos *tonique*, *général* ou *vrai* est celui qui affecte tous les muscles. Dans ce cas, le corps, depuis la tête jusqu'aux pieds, est droit et raide, et l'on ne peut soulever une partie sans imprimer un mouvement de totalité au malade. Le ventre est aplati et la poitrine resserrée.

Toutes les blessures, plaies, piqûres, contusions, luxations, corps étrangers, brûlures, etc., peuvent occasionner le tétanos. Il en est de même des diverses opérations chirurgicales. Mais ces lésions ne font en quelque sorte que prédisposer à cette maladie; des variations subites de température, l'exposition à un air froid, un orage violent provoquent son apparition. Quelquefois cependant il se déclare presque immédiatement après la blessure, c'est ce qui a lieu surtout dans les pays chauds, où le tétanos est très-fréquent. Certains vents le font apparaître ; ainsi le *pampero* occasionne fréquemment le tétanos chez les blessés et les opérés de l'hôpital de Montévideo et de la ville. Plusieurs blessés succombèrent au tétanos à la suite du combat d'Obligado (20 novembre 1845). Un officier du plus grand avenir, Jules Hello, fils d'un chirurgien de 1re classe qui a laissé dans le corps des officiers de santé de la marine, les meilleurs souvenirs, fut de ce nombre. Il avait été atteint par un biscaïen à deux pouces au-dessous du genou gauche et le tibia avait été brisé en éclats. Amputé de la cuisse le 30 novembre par M. Petit, alors chirurgien-major de l'*Érigone*, il mourut du tétanos le 4 décembre.

Cette terrible complication des plaies est plus fréquente encore à la Guyane et surtout dans l'Inde. A la côte de Coromandel, il règne d'une manière épidémique dans les saisons les plus opposées. Il est certaines années où les blessures les plus graves guérissent avec une merveilleuse promptitude; il en est d'autres où la plupart des opérations, où les blessures les plus légères, où de simples érosions de la peau sont suivies de tétanos. C'est le plus souvent, à l'occasion d'un refroidissement qu'on le voit éclater. (Docteur Collas, médecin en chef des établissements français dans l'Inde.)

L'apparition du tétanos s'annonce quelquefois par des symptômes prodromiques, tels que la suppression de la suppuration de la plaie, un malaise général, des douleurs vagues, de l'agitation, de l'insomnie, des idées noires, etc. Le plus souvent ces prodromes manquent, et la maladie commence par une raideur à la nuque ou aux mâchoires. Les contractions spasmodiques s'étendent avec plus ou moins de rapidité au tronc et aux membres, en affectant les diverses variétés que nous avons indiquées

La physionomie des tétaniques offre un aspect caractéristique: les yeux n'ont plus leur mobilité ordinaire, ils sont enfoncés dan les orbites et deviennent larmoyants; le nez s'étire et s'amincit la bouche se contourne. La face se colore et la tête s'incline diffé remment, selon l'espèce de tétanos.

Ces contractions ne persistent pas toujours au même degré elles laissent aux malades des intervalles de repos plus ou moin complet. Toutefois, les accès deviennent de plus en plus forts e fréquents, à mesure qu'ils se répètent et ils surviennent par le causes les plus légères, telles qu'un mouvement, l'action de par ler ou d'avaler, une émotion, etc. Le degré de la contraction es aussi fort variable; dans certains cas elle est tellement forte qu'ell provoque des ruptures musculaires ou tendineuses.

L'énergie et la persistance de la contraction musculaire, su tout dans le tétanos tonique ou général, ne tardent pas à amene des troubles graves dans les fonctions les plus essentielles. Le mouvements du diaphragme étant bornés et la poitrine rétréci la respiration est courte, laborieuse et fréquente; l'asphyxie d vient imminente pendant les accès. Les contractions du cœ étant accélérées et irrégulières, la circulation s'en ressent et l pouls est petit, accéléré. La contraction des muscles élévateurs d la mâchoire et du pharynx s'opposent d'une manière presque a solue à la déglutition, si l'on n'a pas eu, dès le début, la préca tion d'introduire entre les mâchoires un morceau de liége ou bois. Du reste, le malade éprouve presque toujours le désir boire et même de manger.

La fièvre manque le plus souvent. Ce n'est que dans quelqu cas exceptionnels qu'elle se montre le soir; elle est alors suivie sueurs plus ou moins copieuses. Les digestions sont assez facile mais il existe presque toujours de la constipation. L'émission d urines est parfois difficile; dans certain cas leur sécrétion est bea coup diminuée. L'insomnie est presque constante et quand le m lade s'assoupit, il fait des rêves sinistres. L'intelligence est toujou conservée et le malade a conscience de la gravité de sa positio

La marche du tétanos est toujours rapide, sa durée peut êt seulement de quelques heures. Généralement, elle est de trois huit jours. Rarement, dépasse-t-elle vingt jours. La terminaison plus ordinaire est la mort. Elle arrive quelquefois par suffocation, pendant un accès; le plus souvent par asphyxie lente. Quand la guérison a lieu, elle s'opère par une diminution graduelle des accidents. Quelquefois il y a des sueurs critiques. Une faiblesse prolongée, avec raideur des muscles, succède toujours à cette guérison.

Le tétanos est une affection essentiellement dynamique. Les autopsies n'ont jamais démontré l'existence d'aucune lésion caractéristique.

Le diagnostic ne peut être difficile qu'au début. Le pronostic est toujours fort grave. Il varie d'ailleurs suivant l'intensité des contractions, la fréquence des accès et la rapidité du développement du tétanos. Ce pronostic devient d'autant plus favorable, que la maladie se prolonge plus longtemps. Des sueurs abondantes et chaudes sur l'abdomen et la poitrine constituent un signe favorable.

Le *traitement* du tétanos est prophylactique ou curatif. Le traitement *prophylactique* n'est autre chose que le traitement rationnel des plaies, en mettant les malades à l'abri de refroidissements et calmant la douleur. La première chose à faire aussitôt qu'on est appelé auprès d'un tétanique, c'est d'introduire entre ses mâchoires, sur un côté, un coin de liége ou de bois tendre, destiné à les tenir écartées pendant toute la durée de la maladie, pour permettre l'introduction des aliments, des boissons et des remèdes.

Le traitement *curatif* comprend des moyens locaux et généraux. Les *applications locales* émollientes, calmantes, excitantes et même la cautérisation de la plaie sont fort peu utiles; on peut donc les négliger. Les moyens *généraux* sont les seuls qui puissent être véritablement efficaces. Ils doivent avoir pour but de combattre l'état spasmodique qui constitue essentiellement le tétanos. La saignée générale peut y contribuer, chez les individus pléthoriques ou atteints d'une fièvre intense; mais je ne crois pas qu'il faille toujours y recourir. Encore moins faudrait-il suivre l'exemple de Pelletier, qui tira en peu de jours, 14 à 15 livres de sang à un malade; ni de Lisfranc qui, à un autre, fit 8 saignées et appliqua 792 sangsues. Ce sont là des exagérations que répudie la saine médecine; la saignée, dans le tétanos, ne doit être pratiquée que quand il y a indication formelle.

Le moyen le plus puissant de rompre le spasme, c'est de provoquer une diaphorèse abondante. Les bains de vapeur, l'enveloppement dans un drap mouillé et des couvertures de laine, des bains chauds prolongés, sont des moyens puissants, dont l'action doit être aidée par des infusions chaudes de sureau additionnées d'ammoniaque liquide ou d'acétate d'ammoniaque. Pour traiter cette terrible maladie, les *Gauchos* de la Plata réussissent souvent en renfermant le malade dans une peau de mouton nouvellement écorché. Dans la campagne de Montévideo, on emploie un autre moyen réputé héroïque : lorsqu'un blessé est atteint de tétanos, on s'empresse de lui faire prendre une infusion concentrée et aussi chaude que possible de fenouil ordinaire. Si le trismus est tellement prononcé, que le malade ne puisse ouvrir la bouche, on écarte les mâchoires au moyen d'un levier en fer, et après avoir introduit un coin de bois, on fait avaler au malade d'énormes quantités de liquide. En même temps, on lui donne des lavements chauds et on le met dans un bain très-chaud de l'infusion de la même plante. Ces moyens, par leur continuation, amènent, dit-on, une diaphorèse des plus abondantes, suivie du relâchement des muscles et de la guérison du malade.

De tous les remèdes, l'opium est celui qui réussit le mieux dans le tétanos. Il faut commencer son administration dès les débuts du mal, le donner à doses élevées et sans discontinuer son emploi, jusqu'à ce que l'effet désiré soit obtenu. On commence par la dose de 10 ou 15 centigrammes que l'on réitère toutes les trois heures. Cette quantité peut être augmentée sans inconvénient ; car, chose singulière, les malades atteints de tétanos supportent des doses énormes d'opium, sans éprouver d'autre effet qu'une rémission dans les spasmes et la douleur. Il est avantageux de le donner en solution dans de l'eau ; des pilules seraient difficilement avalées.

Le musc et le camphre sont considérés comme pouvant être utiles. On peut les associer avec l'opium ou les administrer alternativement avec ce dernier. Le musc n'agissant qu'à une forte dose, le camphre doit lui être préféré, l'extrait de belladone pourrait être essayé ; son action éminemment sédative aurait peut-être un résultat favorable.

Le mercure a été présenté comme ayant réussi dans un certain nombre de cas où les autres remèdes avaient échoué. C'est aux frictions mercurielles sur les parties supérieures du corps et à l'administration à l'intérieur qu'on aurait recours. Il serait nécessaire de provoquer la salivation, jusqu'à guérison. Ce mode de traitement doit agir d'une manière trop lente pour qu'on doive l'employer.

Dans l'état actuel de la science, les inhalations anesthésiques avec le chloroforme constituent le meilleur, le plus prompt et le plus sûr des moyens de traitement du tétanos. Sans doute, cette médication ne réussit pas toujours, mais le nombre des succès connus est tellement considérable, que l'on ne doit pas hésiter à y recourir dès le principe du mal. L'expérience a démontré que, pour obtenir une prompte guérison, il faut maintenir pendant longtemps le malade sous l'influence du chloroforme. Dès que la résolution musculaire est obtenue, on diminue la quantité de l'anesthésique et on éloigne l'appareil. Si les convulsions reprennent, il faut augmenter la quantité de chloroforme, puis la diminuer; mais sans jamais laisser le malade se réveiller complétement. On continue ainsi jusqu'à ce que la résolution musculaire soit permanente. Il faut avoir bien soin de ne pas pousser l'anesthésie au delà de la résolution musculaire.

Observation VII. — *Tétanos traumatique.* Le 16 juillet 1841, le nommé Quéré, matelot âgé de 24 ans, embarqué sur le *Nisus*, alors au mouillage de Saint-Vincent (îles du Cap-Vert) reçoit sur le pied, le marteau du stoppeur qui lui écrase le petit orteil. La dernière phalange est entièrement détachée, l'orteil est fortement contus. Cependant, la réunion est tentée à l'aide de bandelettes agglutinatives. Le 17, l'état général du sujet est très-bon, la douleur très-vive, la veille, a disparu. Le 18, les bandelettes enlevées laissent voir un commencement de réunion, elles sont réappliquées. Dans la nuit du 21 au 22, le blessé éprouve un resserrement spasmodique des mâchoires. Le chirurgien-major du bâtiment reconnaît le trismus et administre immédiatement l'opium à haute dose.

Le 22 au matin, le tétanos est confirmé. Douleur très-vive à la partie inférieure du sternum, respiration anxieuse. Les mains et les pieds sont les seules parties exemptes de contracture. La plaie est sèche, la réunion qui commençait à s'opérer, n'a plus lieu. Une sueur froide, visqueuse, couvre le corps. L'administration de l'opium est continuée. A une heure de l'après-midi, une réaction assez franche s'établit et donne un moment d'espoir. On ajoute aux préparations opiacées des frictions sur la colonne vertébrale, avec un liniment composé, à parties égales, d'ammoniaque et d'essence de térébenthine. A 4 heures du soir, la mâchoire inférieure peut exécuter quelques mouvements très-limités: mais la douleur et les contractures existent dans toutes les autres parties du corps; la face est grippée, le pouls est très-petit, la soif ardente; la respiration devient de plus en plus anxieuse, le malheureux blessé expire à une heure et demie du matin (1).

Observation VIII. *Tétanos traumatique.* — Le 14 décembre 1841, le nommé Le

(1) *Rapports de campagnes.* Collect., de Brest, n° 9. Brick *le Nisus* 1841.

Brouster, matelot du brick *le Nisus*, âgé de 22 ans, d'un tempérament sanguin, se trouvait au débarcadère de Gorée, dans sa chaloupe, occupé à recevoir des vivres, lorsqu'il reçut sur la jambe gauche un quart de salaison. Transporté immédiatement à l'hôpital, il présentait une plaie à lambeaux s'étendant depuis deux travers de doigt au-dessus du condyle du fémur jusque au-dessous du genou, en contournant la face externe de l'articulation. La peau est détachée dans toute son épaisseur, l'aponévrose d'enveloppe est mise à nu, le genou est fortement contus.

Prescr. : 60 sangsues, saignée générale. Le lambeau est maintenu en place par quelques points de suture.

Le 18, le blessé est dans un état assez satisfaisant pour que le chirurgien-major du brick croie pouvoir le conserver à bord, bien que le bâtiment dût prendre la mer. Les fils sont coupés, la plaie est en assez bon état, à part un peu de décollement de la lèvre inférieure. Le pansement consiste en application de bandelettes agglutinatives et plumasseaux de charpie imprégnés de vin aromatique. Le membre est placé dans la demi flexion.

Le 23 au matin, après avoir passé la journée du 22 au milieu d'une fumée épaisse qui provenait des cuisines et remplissait le faux-pont, la température étant à 29° centigrades, Le Brouster accuse une douleur à la nuque, de la difficulté à se mouvoir. On reconnaît qu'il existe du trismus, la plaie est sèche, enflammée, douloureuse.

Prescr. : 70 centigrammes d'extrait gommeux d'opium par doses rapprochées. Deux heures après l'administration de l'opium, une sueur abondante apparaît, la journée se passe sans aggravation sensible des symptômes.

Pendant la nuit du 23 au 24, le trismus augmente ; le 24 au matin, le tétanos est complétement manifeste. La plaie offre toujours le même sécheresse, la déglutition est extrêmement difficile. Pendant le pansement, le blessé fait un mouvement brusque et expire (1).

§ 8. — Croupissement du pus. — Infection putride.

Lorsque le pus, s'accumulant au fond d'une plaie, ne peut s'écouler facilement en dehors, on dit qu'il y a croupissement du pus. Cet accident peut se montrer dans des conditions différentes. Lorsque la plaie est large, profonde et que son fond est plus bas que son entrée, si la suppuration est abondante, elle s'accumule pendant l'intervalle d'un pansement à l'autre et sa présence contrarie la cicatrisation, sans qu'il en résulte d'autres inconvenients. Au contraire, lorsque l'ouverture de la plaie est étroite, qu'il existe des fusées purulentes ou des décollements étendus, le pus ne s'écoulant qu'avec difficulté, s'altère, se corrompt, et, s'il est absorbé, peut donner lieu aux symptômes de l'infection putride.

Les moyens propres à combattre le croupissement du pus consistent à donner à la plaie la position la plus favorable à l'écoulement de ce liquide ; à faire des pansements fréquents en absor-

(1) *Rapports de campagnes*. Collect. de Brest, n° 2. Brick *le Nisus*, 1841, chirurgien-major M. Fournier.

bant le pus avec de la charpie; à pousser des injections légèrement détersives. Lorsque la suppuration diminue, on éloigne les pansements qu'on ne fait plus qu'une fois par jour ou même tous les deux jours.

Les moyens ci-dessus sont insuffisants, lorsque le pus s'amasse dans des foyers plus ou moins éloignés, communiquant au dehors par une ouverture étroite. Pour reconnaître la direction du foyer, on y introduit une sonde, qui fait découvrir son étendue, sa profondeur et sa direction. S'il est peu profond, on peut se contenter d'agrandir l'ouverture, par une incision suffisante, pour donner au pus une issue facile. Dans les cas où le foyer est éloigné, on doit pratiquer une *contre-ouverture* destinée à faire écouler le pus, par la partie où son poids l'entraîne. Pour maintenir ouverte l'ouverture qui vient d'être faite et pour favoriser l'écoulement du pus, on introduit dans le trajet une bandelette de linge effilé, que l'on renouvelle à chaque pansement. Des injections détersives et une compression méthodique sur les trajets purulents peuvent aider à la guérison.

Il arrive quelquefois que, malgré toutes les précautions et tous les soins apportés au pansement, le pus séjourne dans des foyers cachés qui ne se vident jamais complétement. L'air pénétrant dans ces cavités amène la putréfaction du pus, dont les produits peuvent être absorbés et agir sur l'économie comme de véritables poisons. Cette absorption donne lieu à une série de phénomènes connus sous le nom d'*infection putride.*

Les symptômes de cette infection consistent dans une fièvre brûlante, accompagnée de soif vive et de sécheresse de la bouche et spécialement de la langue, qui prend une teinte noirâtre. Une diarrhée colliquative et d'une fétidité extrême se déclare bientôt. Des sueurs froides et visqueuses surviennent; la faiblesse augmente et une véritable fièvre hectique, avec tendance à la gangrène et à la putridité des humeurs, conduit le malade à la mort.

L'infection putride diffère de la diathèse purulente, en ce qu'elle ne s'accompagne point d'abcès métastatiques. Toutefois, la résorption putride s'opposant à la guérison des plaies favorise par cela même, la diathèse purulente. Son pronostic est moins grave et sa guérison est possible par des moyens locaux et généraux.

Les indications à remplir consistent : 1° à prévenir et à combattre l'absorption des matières putrides; 2° à combattre l'empoisonnement général.

Les moyens propres à prévenir l'infection putride sont les mêmes qui ont été indiqués ci-dessus contre le croupissement du pus. Une fois l'infection reconnue, on doit employer des moyens plus énergiques. Des incisions larges et profondes doivent être faites pour découvrir les foyers cachés. Des injections avec la teinture d'iode pure ou avec le chlorure de soude (liqueur de Labarraque) seront employées avec avantage, pour modifier les surfaces du foyer. La préférence doit toujours être donnée dans ces circonstances à la teinture d'iode à cause de son innocuité et de sa propriété antiputride, par excellence. Enfin la cautérisation au fer rouge sera pratiquée, si elle est possible et si les autres moyens ont échoué.

Le traitement de l'intoxication putride comprend deux séries d'agents. Les premiers ont pour but de favoriser l'élimination des produits absorbés; ce sont les sudorifiques excitants (ammoniaque ou acétate d'ammoniaque), les diurétiques légers (acétate ou azotate de potasse), enfin les purgatifs salins donnés à petite dose. Les toniques et les antiseptiques appartiennent à la seconde série. Une limonade vineuse (composée d'eau sucrée, d'un peu d'acide sulfurique et d'une suffisante quantité de bon vin) constituera pour les malades une boisson agréable et tonique. En même temps, on doit prescrire le quinquina, sous la double forme d'extrait et de sulfate de quinine. La formule suivante employée chez un militaire, qui était atteint d'infection putride, après une amputation de jambe exigée par un coup de feu au pied, donna un merveilleux résultat et amena la guérison.

Infusion de serpentaire de Virginie (1)	200 gram.
Acétate d'ammoniaque	4 —
Extrait aqueux de quinquina	6 —
Sulfate de quinine	50 centigr.
Alcool sulfurique	Q. S.
Éther sulfurique	20 gouttes.
Sirop simple	50 gram.

à prendre par cuillerée d'heure en heure.

(1) Cette racine n'existe pas dans la pharmacie du bord. On pourrait la remplacer par l'alcoolat de menthe et de cannelle.

Du vin, de bons bouillons, et aussitôt que ce sera possible, une alimentation tonique, voilà des auxiliaires puissants du traitement de l'infection putride.

Dans les cas où, malgré tous les moyens employés, l'infection putride persisterait sans amélioration et même en s'aggravant, conviendrait-il de pratiquer l'amputation? Cette question est difficile à résoudre, car elle entraîne une grande responsabilité. Néanmoins, comme la mort est certaine si le malade est abandonné à lui-même et que, au contraire, l'ablation du foyer d'infection ferait cesser la plupart des symptômes qui caractérisent celle-ci, je suis porté à croire que l'amputation devrait être pratiquée.

§ 9. — Diathèse purulente (1).

La diathèse purulente, à laquelle on a donné aussi les noms de *résorption*, d'*infection purulente*, de *métastase purulente*, de *pyohémie*, etc., est le plus terrible des accidents des plaies. Ses conséquences sont presque toujours funestes. On peut la définir :

Une affection générale, quelquefois spontanée, survenant le plus souvent pendant la suppuration d'une plaie récente; caractérisée par une intoxication profonde avec altération du sang, faiblesse radicale, tendance à l'anéantissement et donnant lieu à la formation d'un ou de plusieurs foyers purulents dans diverses parties du corps.

La diathèse purulente peut survenir à la suite des grandes comme des petites blessures, des grandes comme des petites opérations. Le plus souvent, elle est due à une sorte de refroidissement, un orage, un changement dans l'état de l'atmosphère. Les plaies de tête, celles des os et des veines y prédisposent d'une manière spéciale.

Le début de la maladie a généralement lieu du huitième au quinzième jour. Elle s'annonce par un frisson caractéristique, qui se répète plusieurs fois par jour, ou une seule fois les jours suivants, généralement le soir. Ce frisson est ordinairement suivi d'un accès de fièvre, qui simule quelquefois, par sa régularité, une fièvre intermittente.

(1) On lira avec intérêt sur cette question le travail de M. Sédillot, *De l'infection purulente ou pyohémie*. Paris, 1849, in-8 avec 3 pl. col.

La respiration est profonde, accélérée, difficile. L'auscultation ne fait reconnaître, dans le principe, aucune lésion pulmonaire. Plus tard, on constate une fluxion plus ou moins prononcée.

La peau présente une teinte ictérique particulière; elle est tantôt sèche, tantôt couverte d'une sueur froide. La teinte de la face est plombée, les traits sont grippés et indiquent une altération profonde de l'organisme. Des éruptions variées, mais qui n'ont rien de constant, apparaissent parfois sur la surface cutanée.

Par les progrès du mal, la faiblesse devient de plus en plus profonde; le malade a conscience de son anéantissement, mais il n'éprouve que peu de douleurs. Un état de stupeur accompagné d'un délire tranquille se montre par moments. L'intelligence est conservée et quand on interroge le malade, il répond assez juste.

Dans les derniers temps de la maladie, l'amaigrissement est extrême; les yeux sont caves et chassieux; le nez tiré; la peau est collée aux parties sous-jacentes. Les malades exhalent nne odeur spéciale, purulente. Le pouls est mou, irrégulier, très-fréquent. La soif est tantôt vive, tantôt nulle. Des douleurs variables en intensité se déclarent dans diverses parties du corps : la poitrine, les articulations, l'épaisseur des membres, etc. Une diarrhée abondante et des sueurs colliquatives entraînent la mort du malade.

La plaie subit certains changements qui, tantôt précèdent la diathèse, tantôt apparaissent après elle. Ces changements consistent en une diminution plus ou moins complète de la suppuration, qui peut même cesser. Une matière sanieuse s'écoule, d'autres fois, de la plaie qui est blafarde. La cicatrice commencée se détruit; les chairs fongueuses et grisâtres se décollent de la peau et des os.

La marche de la diathèse purulente est tantôt rapide et foudroyante, d'autres fois plus lente et de longue durée. Elle est souvent irrégulière et présente des accès séparés par des intervalles de calme et de rémission. La durée est, daas les cas les plus graves, de quelques heures seulement; d'habitude elle est de dix à quinze jours et davantage. La terminaison est le plus souvent mortelle; cependant, il est possible, si l'on emploie dès le début les moyens les plus énergiques, d'enrayer le mal.

Le diagnostic de cette affection est rarement douteux; peut-être pourrait-elle être confondue avec l'érysipèle traumatique; mais l'apparition de la rougeur érysipélateuse viendra bientôt lever tous les doutes. A bord des bâtiments qui stationnent près des points du littoral des pays intertropicaux, surtout pendant l'hivernage, le début de la diathèse purulente peut très-bien faire croire à un accès de fièvre pernicieuse et réciproquement, surtout si la blessure dont le malade est atteint est de peu d'étendue. L'erreur ne dure pas longtemps; en tout cas, elle ne peut être préjudiciable au traitement, puisque pour combattre l'une et l'autre affection on emploie le sulfate de quinine à haute dose.

Observation IX. — M. Le Roy de Méricourt s'est trouvé en présence de cette difficulté de diagnostic au mois de janvier 1851, lorsqu'il était chirurgien-major de la corvette à vapeur *l'Archimède*, alors en station à Nossi-Bé (Madagascar).

Un jeune matelot, vigoureux et en parfaite santé depuis le commencement de la campagne, fit une chute dans l'échelle du grand panneau. Il en résulta une contusion de la région lombaire assez peu grave pour ne pas interrompre son service pendant plusieurs jours. Lorsque ce jeune homme se présenta à la visite, il n'accusait que les symptômes ordinaires des accès de fièvre, alors très-nombreux à bord, pendant cet hivernage; il ne parla même pas de la chute qu'il avait faite. Il fut soumis au traitement des fièvres rémittentes (ipéca, puis sulfate de quinine). La persistance et l'intensité des douleurs à la région lombaire, qui existent très-souvent dans les accès de fièvre intenses, éveillèrent cependant l'attention. M. de Méricourt reconnut alors un vaste abcès profondément situé dans cette région qui ne se manifestait que par un gonflement très-étendu, mais mal circonscrit et une fluctuation fort obscure. Une incision pratiquée immédiatement donna issue à une grande quantité de pus. Les accidents généraux ne cessèrent pas; dans *l'espace d'une nuit*, il se forma un autre abcès aussi vaste autour du coude, et soulevant presque tous les téguments de l'avant-bras; en même temps, tous les symptômes de la *diathèse purulente spontanée* se dessinèrent et le malade succomba après un violent délire. A l'autopsie, on put reconnaître qu'il n'y avait aucune lésion de la colonne vertébrale, mais qu'il existait de nombreux et vastes foyers dans les masses musculaires, et quelques foyers, plus petits, disséminés dans le foie (1).

A l'autopsie, on trouve un grand nombre d'abcès disséminés dans les diverses parties du corps. Leur volume est très-variable, mais généralement, ils sont très-petits. On les rencontre par ordre de fréquence : dans les poumons, le foie, la rate, les centres nerveux, les reins, le cœur, le tissu cellulaire, les muscles, les articulations et les gaînes synoviales. Le sang ne présente pas tou-

(1) *Rapports de campagnes*. Collect. de Rochefort, *Archimède*, 1850-1852. M. A. Le Roy de Méricourt.

jours des altérations apparentes; quelquefois il offre un état de dissolution bien marqué.

Le *traitement* de la diathèse purulente est à peu près le même que celui de l'infection putride. Seulement, il doit être, si c'est possible, conduit avec encore plus d'énergie. M. Bonnet (de Lyon) conseille de cautériser énergiquement, avec le fer rouge, les plaies des individus atteints de diathèse purulente (1). Cette cautérisation ne doit pas être faite seulement au début du mal, mais aussi pendant sa durée, lorsque une rémission s'est opérée dans la marche des symptômes. Par ce moyen il cherche à s'opposer à la pénétration du pus et à mettre le blessé dans les conditions les plus favorables pour la guérison.

Il n'est peut être pas d'affection contre laquelle on ait employé une médication plus variée : les saignées, l'émétique à hautes doses, les sudorifiques, le quinquina, le sulfate de quinine, le camphre, les diurétiques, l'opium, l'éther, etc., ont été tour à tour employés et presque toujours sans résultat. C'est à l'alcoolature d'aconit et au sulfate de quinine que nous aurions recours de préférence. L'alcoolature d'aconit se donne à la dose de 6 à 8 grammes par jour dans un julep gommeux ; le sulfate de quinine doit être prescrit à très-haute dose, 1, 2, 3 et 4 grammes par jour.

§ 10. — De la pourriture d'hôpital.

La pourriture d'hôpital est une des plus fâcheuses complications des plaies. C'est une maladie à la fois ulcéreuse et gangréneuse, qui naît le plus souvent sous l'influence d'un air vicié et corrompu, et qui donne elle-même naissance à un poison septique ou virus susceptible de la transmettre d'un individu malade à un individu sain. Ses causes ordinaires sont : un air impur, vicié, confiné et corrompu, principalement par des émanations d'origine animale; l'agglomération dans un espace resserré d'un grand nombre de malades ou de blessés; le voisinage de malades atteints de typhus surtout; un mauvais régime et une alimentation insuf-

(1) Philippeaux, *Traité pratique de la cautérisation*, d'après l'enseignement clinique de M. Bonnet. Paris, 1856, page 297.

fisante; la malpropreté; des pansements négligés, ou faits avec du linge sale ou de la charpie vieille et malpropre. Toutes ces circonstances peuvent contribuer à faire naître la pourriture d'hôpital, et leur action est d'autant plus énergique qu'elles sont réunies en plus grand nombre.

Les bâtiments de guerre, où la propreté la plus exacte et les précautions hygiéniques les mieux entendues sont constamment mises en usage, offrent assez rarement, dans les circonstances ordinaires de la navigation, des cas de pourriture d'hôpital. On peut en dire autant pour les bâtiments du commerce bien tenus, et dont les équipages ne sont pas soumis à des travaux dangereux. Mais il n'en est pas de même pour les navires où ces conditions de propreté exacte font défaut, et où, par suite de négligence ou d'une impossibilité réelle, des blessés, en plus ou moins grand nombre, sont soumis aux miasmes et aux exhalaisons qui s'échappent des parties basses du navire, et surtout à l'action d'un air non renouvelé. On voit alors la pourriture d'hôpital se développer et sévir avec une grande intensité. Pendant la guerre de Crimée, cette maladie a fait de grands ravages à bord de la plupart des bâtiments de guerre ou du commerce, qui étaient habituellement employés au transport des blessés de Constantinople en France. On observe aussi quelquefois la pourriture d'hôpital à bord des navires baleiniers; sa production y est favorisée par la fréquence des blessures, par la malpropreté due au contact incessant de l'huile de baleine, par la continuation du travail et par l'influence délétère qu'exercent les émanations qui s'exhalent de la cale, où une quantité considérable de matières animales sont continuellement en fermentation. Cette maladie est évidemment contagieuse; il faut donc avoir soin d'isoler, autant que possible, les hommes qui en sont atteints, pour préserver les autres blessés.

Les phénomènes caractéristiques de la pourriture d'hôpital sont des plus tranchés, et il est bien difficile de ne pas les reconnaître, quand une fois on les a observés. On a distingué deux formes principales de pourriture d'hôpital. Dans la première, appelée *ulcéreuse*, la maladie commence par de petits ulcères douloureux, s'étendant en profondeur et en largeur, donnant un ichor brunâtre et détruisant les parties sur lesquelles ils siégent.

Dans la seconde forme, désignée sous le nom de *pulpeuse*, la plaie est envahie d'emblée par une altération d'aspect pseudo-membraneux, qui résulte de la fonte putrilagineuse des tissus. Il y a production d'une escarre qui tombe du huitième au quinzième jour, et laisse un ulcère qui creuse et s'étend en tous sens. Ces formes, principales ne sont pas les seules; cette maladie peut encore prendre l'aspect *pustuleux*, *phlycténoïde*, *hémorrhagique*, *gangréneux*, etc. Ces différences apparentes dans l'aspect des plaies atteintes de pourriture d'hôpital ne changent rien à la nature de cette maladie, qui est toujours identique et finit, si elle est abandonnée à elle-même, par entraîner la destruction du tissu cellulaire des muscles, des nerfs, des vaisseaux, etc.

La pourriture d'hôpital est toujours, dans le principe, une maladie locale; plus tard, elle provoque des phénomènes généraux, qui sont dus à une réaction sympathique du reste de l'organisme. Cette réaction n'a pas toujours les mêmes caractères; dans certains cas, elle offre l'apparence inflammatoire, plus souvent elle revêt les caractères gastrique ou typhique. D'ordinaire, la fièvre, l'insomnie, la perte de l'appétit entraînent un état ataxique ou adynamique, suivi d'une cachexie véritable et enfin de la mort si le mal n'a pu être surmonté.

La pourriture d'hôpital est constamment une maladie grave, qui fait courir des dangers sérieux aux blessés qui en sont atteints, parce que l'on n'est pas sûr de pouvoir en arrêter les progrès. Il faut donc tout mettre en usage pour empêcher son développement. Les objets destinés aux pansements devront être d'une propreté extrême; on ne se servira ni de linge sale ni de charpie imprégnée d'humidité ou altérée par la vétusté; les pansements eux-mêmes seront faits avec soin et renouvelés aussi souvent que ce sera nécessaire. Le poste des blessés sera également tenu très-propre : on procurera un renouvellement de l'air aussi incessant que possible. Les blessés, s'ils sont nombreux, ne devront pas séjourner dans les parties basses du navire; on fera monter sur le pont, pendant le jour, tous ceux dont l'état le permettra.

Le *traitement* de la maladie qui nous occupe doit avoir pour but de transformer l'ulcère gangréneux en une plaie simple susceptible de se cicatriser. On ne peut y arriver qu'en modifiant ou détruisant les parties atteintes par le mal, de manière à exciter une réaction salutaire. Les cataplasmes de toute nature, les pommades diverses, les poudres de charbon, de quinquina et autres sont des moyens inefficaces et qui ont le grand inconvénient de faire perdre un temps précieux.

Dans les cas légers, ou au début du mal, on s'est quelquefois bien trouvé de pansements avec le vinaigre simple ou camphré, le suc de citron, les acides nitrique ou hydrochlorique étendus, la poudre d'alun, etc., mais surtout la teinture d'iode caustique. Ces moyens sont ordinairement insuffisants lorsque le mal offre une certaine gravité ; il faut alors recourir à une véritable *cautérisation* que l'on peut faire, soit au moyen des acides nitrique, hydrochlorique ou sulfurique concentrés, soit en saupoudrant la plaie de poudre de Vienne, soit, enfin, en suivant le procédé de Delpech, qui consiste à introduire dans la plaie des fragments de potasse caustique.

La teinture d'iode offre, dans le traitement de la pourriture d'hôpital, une ressource précieuse. J'ai employé ce moyen, à Montpellier, chez des militaires blessés récemment arrivés de Crimée, et je m'en suis très-bien trouvé. On peut appliquer la teinture d'iode *pure*, sur les plaies, au moyen de charpie imbibée de ce liquide ; mais comme elle est sujette à couler et à irriter les parties voisines, il est préférable de se servir d'un pinceau de charpie, à l'aide duquel on dépose sur la plaie la quantité de teinture d'iode nécessaire pour modifier les parties altérées. On peut ensuite faire un pansement avec du cérat iodé, préparé extemporanément par l'addition, au cérat simple, d'une certaine quantité de teinture d'iode.

Un autre moyen qui m'a donné de bons résultats, ce sont les lotions et les pansements avec la liqueur de Labarraque qui est, on le sait, une solution concentrée de chlorure d'oxyde de sodium. Sous l'influence de ce liquide qui agit à la fois chimiquement et vitalement, les plaies se modifiaient bientôt, et ne tardaient pas à prendre un bon aspect.

Mais de tous les moyens propres à combattre la pourriture d'hôpital, il n'en est certainement aucun qui offre autant d'avantages que le fer rouge. C'est, on peut le dire, son remède par excellence ; il réussit là où tous les autres ont échoué. Avant d'appliquer le fer rouge sur une plaie atteinte de pourriture, il faut commencer par la bien nettoyer et la sécher le plus possible. Les cautères devront être rougis à blanc ; il faudra détruire profondément tous les tissus atteints en arrivant jusqu'aux parties saines; la cautérisation sera jugée suffisante, lorsque la plaie, ayant pris une teinte noirâtre, sera parfaitement sèche et comme cornée. Si le mal récidive, après une première cautérisation, il ne faut pas craindre d'y revenir, car, ainsi que nous l'avons dit en commençant, la destruction de toutes les parties altérées est la condition essentielle de la guérison.

Les saignées générales ou locales conseillées par certains chirurgiens me paraissent ne devoir être jamais employées. On n'oubliera pas que la pourriture d'hôpital est une maladie qui entraîne fatalement un état de faiblesse et d'adynamie, et il faut être avare du sang, c'est-à-dire des forces des malades. Les émétiques conviennent bien plus souvent, car la pourriture s'accompagne, dans certains cas, d'embarras gastrique primitif ou consécutif. L'ipécacuanha doit, dans ces cas, avoir la préférence sur le tartre stibié. Le musc et le camphre conviennent dans les cas d'ataxie ou d'état nerveux ; mais la faiblesse et l'adynamie étant les conséquences ordinaires de la pourriture d'hôpital, on devra surtout s'attacher à soutenir les forces, par un emploi sagement ordonné des toniques et des reconstituants. Des aliments nourrissants en même temps que faciles à digérer, aidés de l'usage d'un vin généreux, constitueront la base du régime auquel on soumettra les malades.

ART. III. — DES DIVERSES ESPÈCES DE PLAIES.

Les espèces de plaies dont nous allons nous occuper sont : 1° les piqûres ou plaies par perforation ; 2° les plaies par instruments tranchants ; 3° les plaies contuses et par arrachement ; 4° les plaies par armes à feu ; 5° les piqûres et morsures d'animaux vénimeux.

§ 1. — Piqûres ou plaies par perforation.

Les piqûres ou plaies par perforation ont pour caractère essentiel que leur profondeur l'emporte de beaucoup sur leur largeur. Cette circonstance entièrement physique amène quelques particularités dans leur symptomatologie. Ainsi, l'écartement des bords n'est jamais considérable ; il peut même être presque nul. L'effusion de sang est très-faible, si le corps vulnérant n'a pas atteint un vaisseau artériel ou veineux. La douleur est également variable ; très-vive, lorsque la blessure est compliquée de la lésion d'un nerf suivie d'inflammation, elle est d'autres fois à peu près nulle. Le diagnostic de ces plaies ne présente de difficultés que pour connaître exactement leur profondeur et pour savoir quels sont les organes lésés, dans les cas où l'instrument vulnérant a pénétré dans une grande cavité. La lésion de vaisseaux ou de nerfs d'un certain volume, celle d'organes importants et la présence de corps étrangers, sont les seules circonstances capables de donner aux piqûres une certaine gravité. Si ces conditions n'existent pas, elles guérissent facilement et avec rapidité.

Ces blessures ne sont pas rares chez les marins, et certaines professions y sont plus particulièrement exposées : tels sont surtout les *voiliers*. Elles siégent d'ordinaire, chez ces derniers, à la face palmaire de la main et affectent surtout les chairs de l'éminence thénar. Les aiguilles qui les produisent étant de forme triangulaire et d'un calibre assez fort, les tissus peuvent être profondément divisés ; mais l'ouverture de la plaie étant assez grande pour permettre une issue facile au sang extravasé, ces piqûres sont rarement suivies d'inflammation ou d'accidents spasmodiques.

Observation X. — Mais si le corps piquant est de petite dimension et assez fragile pour se briser et laisser un fragment profondément engagé dans les tissus, il peut en résulter des accidents formidables comme cela s'est présenté au mois de septembre 1849, à bord de la frégate *la Gloire* (station du Brésil et de la Plata).

Un matelot cherchant à mettre son paletot avec précipitation, pour remplir un service commandé, enfonça avec violence une aiguille à coudre, un peu rouillée, dans l'épaisseur de l'éminence thénar de la main gauche. L'aiguille fixée au paletot fut introduite par le chas. Le blessé chercha à l'arracher avec les dents et la cassa à quelques millimètres de profondeur. Il ne se présente que le lendemain à la visite du chirurgien-major. Déjà il existe une vive douleur et beaucoup de gonflement ; malgré une incision profonde sur le point où le corps étranger est présumé être engagé, on ne peut le trouver. Le septième jour de l'accident, la gangrène se montre sur plusieurs points, toute la masse musculaire de l'éminence thénar est frappée de mort ; la main, l'avant-bras, le bras lui-même sont le siége d'un gonflement considérable, de nombreux et profonds débridements sont pratiqués. Néanmoins une suppuration abondante s'établit. Les désordres de la main sont très-graves et paraissent s'étendre aux articulations du pouce. Le 14e jour le fragment d'aiguille est trouvé profondément engagé, dans une portion de tissus gangrenés. Il est rouillé et présente une longueur de 20 millimètres. La suppuration devient de plus en plus abondante et de mauvaise nature. Le 21e jour, M. Néboux, chirurgien-major de la *Gloire*, assisté de M. Mairet, chirurgien-major de l'*Atalante*, pratique l'amputation circulaire de l'avant-bras, au tiers inférieur. Pendant les 6 premiers jours après l'opération, tout se passa régulièrement, mais, dans la nuit du 7e, qui avait été très-orageuse, le blessé est pris d'un violent frisson, suivi d'un accès de fièvre intense. Ces accidents se reproduisent les jours suivants malgré l'administration de fortes doses de sulfate de quinine. La plaie prend un mauvais aspect, la conicité du moignon se manifeste rapidement. L'état du blessé s'aggrave sous l'influence d'un temps très-orageux et d'une mer très-houleuse. La suppuration est tarie, le délire apparaît et l'opéré succombe le 21e jour de l'opération, à la suite de tous les accidents de la résorption purulente.

Observation XI. — Quelque temps après, un autre matelot de la même frégate se présenta au poste pour une blessure entièrement semblable, seulement l'aiguille était engagée dans l'articulation métacarpo-phalangienne du pouce. Peu d'heures après l'accident, il y avait déjà un gonflement considérable. Une incision aussi profonde que les parties le permettaient fut pratiquée. Ce ne fut qu'après une demi-heure de recherches très-attentives que l'extrémité du corps étranger pût être saisie avec une pince à ligature. Il était tellement fixé qu'il fallut plusieurs tentatives exécutées avec force pour l'extraire. Il avait 15 millimètres de longueur. Il n'y eut pas de suites fâcheuses.

Ces deux exemples montrent que ce genre d'accidents demande beaucoup d'attention (1).

Certains travaux du bord, tels que le *grattage* ou le *briguage* du pont, exposent les matelots à se blesser les pieds ou les mains avec des échardes, dont la présence souvent méconnue peut occasionner des inflammations et surtout des panaris. Plus souvent encore, ils se piquent les pieds, dans leurs promenades à terre ou sur la plage, avec des fragments de verre, des pointes de corail, etc.

Il arrive quelquefois qu'en se baignant dans des lieux parsemés d'*oursins*, les marins ont les pieds piqués par les pointes de ces animaux qui restent fixées dans la peau. M. Laiguillon, cité par M. Forget, rapporte avoir appris d'un Arabe, la manière d'extraire les pointes d'oursins ; il s'agit d'étendre deux lignes de graisse sur la partie, d'y appliquer à plat la lame d'un couteau chauffée au feu ; puis on ratisse et les pointes sortent d'elles-mêmes.

Ces différentes blessures n'offrent généralement aucune gravité, et il suffit d'extraire les corps étrangers qui peuvent s'y être logés, pour assurer leur guérison. Il en est d'autres, au contraire, qui paraissent devoir leurs dangers à la nature des corps qui les ont produites. Ainsi les piqûres faites par les piquants de la raie

(1) *Rapports de campagnes*. Collect. de Brest, n° 3.

et de quelques autres *poissons*, outre la douleur vive qu'elles causent toujours, sont souvent suivies d'inflammation et d'accidents spasmodiques. Dans quelques cas, ces corps étrangers restent dans les tissus, d'autres fois ils n'ont fait qu'entrer et sortir; mais, soit à cause de l'étroitesse de l'ouverture produite, soit par des propriétés vénéneuses particulières, ces piqûres saignent très-peu et ont une grande tendance à s'enflammer.

J'ai observé maintes fois de ces blessures, chez les matelots qui, au mouillage, s'amusent à pêcher à la ligne. Parmi les poissons qu'ils prennent, surtout dans les régions intertropicales, il en est quelques espèces qui ont aux nageoires ou à la queue des piquants si aigus, qu'ils peuvent traverser la main ou le pied de l'homme qui ne les saisit pas avec précaution. Les habitants des contrées équatoriales connaissent toute la gravité de ces blessures, qui occasionnent parfois un tétanos mortel. Cette funeste conséquence n'est pas la seule qui soit à craindre après ces sortes de piqûres; l'inflammation des vaisseaux lymphatiques peut avoir des conséquences presque aussi graves. M. Lesson parle d'un matelot qui, cherchant des coquilles sur les récifs, fut blessé par les épines acérées d'une scorpène : les douleurs devinrent très-aiguës et le gonflement se propagea jusqu'à la partie supérieure du bras. J'ai rapporté ailleurs l'observation d'un matelot de la frégate *Constitution*, qui fut emporté, en quatre jours, par une angioleucite accompagnée de symptômes adynamiques, survenue à la suite d'une piqûre de l'espèce de celles dont je m'occupe.

Cette terminaison fâcheuse est rare; néanmoins, sa possibilité doit engager le chirurgien à employer contre ces piqûres un traitement actif. Si l'on a lieu de croire qu'il reste dans la plaie une partie du corps qui l'a produite, il faut débrider les tissus, pour aller à sa recherche. Lors même qu'il n'en serait pas ainsi, si la piqûre ne saigne pas, si elle est douloureuse, si la peau prend dans ses environs une teinte violacée, nous conseillons encore le débridement de la piqûre. Cette petite opération, en amenant une perte de sang et le dégorgement des tissus, aura l'avantage de prévenir les accidents si fort à redouter, dont il vient d'être question. Si l'on ne jugeait pas à propos d'avoir recours à ce moyen, ou si les malades s'y refusaient, il conviendrait de faire tremper la partie blessée dans de l'eau de mer froide, pendant tout le temps nécessaire à faire cesser la douleur. On pratiquerait ensuite aux environs de la piqûre des onctions avec une pommade mercurielle et opiacée ou belladonée, dont l'usage serait continué jusqu'à guérison complète.

Les *pêcheurs à la ligne* sont encore exposés à un accident d'une nature peu sérieuse, mais capable quelquefois d'embarrasser le praticien. Il n'est pas rare de les voir, au moment où ils lancent leur ligne à l'eau, ou bien lorsqu'ils veulent retirer *l'hameçon* de la bouche du poisson qu'ils viennent de prendre, s'introduire la pointe de cet instrument dans la main ou dans toute autre partie du corps.

Si cette pointe a pénétré un peu profondément, il est difficile de l'extraire sans le secours du chirurgien. Plusieurs procédés peuvent être mis en usage pour y parvenir. Le premier et le moins avantageux de tous, c'est l'incision des tissus qui se trouvent compris dans l'anse formée par le crochet, qui est à l'extrémité de l'hameçon; mais outre qu'en suivant ce procédé, on peut être obligé de diviser une grande épaisseur de tissus, il a aussi l'inconvénient de laisser à sa suite des cicatrices disgracieuses. J'ai connu un mousse qui, je ne sais comment, s'était introduit un hameçon au travers de la lèvre supérieure. Après diverses tentatives pour extraire ce corps étranger, les matelots témoins de l'accident, ne trouvèrent rien de plus simple, pour en venir à bout, que de fendre avec un couteau la lèvre du malheureux mousse qui, depuis lors, a conservé une cicatrice fort irrégulière.

Ces piqûres offrant une grande ressemblance avec celles que produisent les *crochets* dont se servent les dames, leurs moyens d'extraction peuvent être analogues. M. Lucas Championnière, dans un article consacré à ces dernières blessures, a conseillé d'arracher brusquement le crochet, sans s'inquiéter des déchirures fort insignifiantes qu'il peut produire. Mais ce qui convient pour des crochets aussi fins que ceux qui servent à tisser la soie, ne saurait, sauf de rares exceptions, être applicable aux crochets bien plus forts et très-résistants, qui se trouvent à l'extrémité des hameçons.

Le procédé conseillé par M. Boinet me paraît, au contraire, convenir sous tous les rapports. Il consiste à faire perforer à l'hameçon, de dedans en dehors, la peau de la partie dans laquelle il a été introduit, de manière à ce que sa pointe fasse saillie au dehors. Alors, au moyen de fortes pinces, ou de cisailles on coupe ou on brise le crochet de cet instrument, de sorte qu'il est facile de le retirer par le même trajet qu'il a parcouru en entrant. Il serait peut-être encore plus simple, si l'extrémité par laquelle on attache l'hameçon n'était pas trop large, de l'extraire comme une aiguille courbe, dont toutes les parties traversent nos tissus. Ce dernier procédé serait le plus convenable, si l'on manquait des instruments nécessaires pour briser le crochet de l'hameçon.

Les règles générales du *traitement* des plaies par perforation ou piqûres peuvent être résumées en peu de mots. Dans les cas simples, il n'y a rien autre chose à faire que de pratiquer la réunion immédiate. S'il existe des corps étrangers, il faut procéder à leur extraction ; le débridement de la plaie est souvent nécessaire pour cela. Ce débridement peut encore être réclamé par des douleurs excessives qui ne seraient calmées ni par la compression ni par les réfrigérants, ou par une hémorrhagie due à la lésion d'un vaisseau important, dont la ligature paraîtrait indispensable.

§ 2. — **Des plaies par instruments tranchants.**

La plupart des considérations que nous avons émises, relativement aux plaies en général, se rapportent surtout aux plaies par instruments tranchants, nous n'avons pas à y revenir. Nous devons nous borner à indiquer les particularités que ces plaies peuvent offrir à bord des navires.

Les matelots se servent, dans la plupart de leurs travaux, d'un couteau pointu, sans ressort, qu'ils portent toujours attaché à la ceinture, par un cordon qui a de 60 à 80 centimètres de long. Ce cordon est passé dans un trou percé à l'extrémité du manche du couteau, de sorte que, lorsque celui-ci est ouvert, sa pointe est en bas. Les marins sont dans l'habitude, lorsqu'ils réparent leurs effets, de s'asseoir ou de s'accroupir sur le pont, et comme leur couteau sert à toutes sortes d'usages, ils l'ont toujours ouvert à côté d'eux. Si, comme cela arrive fréquemment, ils sont obligés de se lever brusquement, leur couteau se trouvant placé sous le pied ou sous la jambe, il pourra leur faire, dans l'une ou l'autre de ces parties, des incisions plus ou moins profondes. J'ai vu plusieurs fois des plaies à la plante du pied, qui avaient été produites par ce mécanisme.

A bord de la *Bonite*, pendant un voyage de circumnavigation (1836-1837), M. Eydoux eut occasion de faire la ligature des deux bouts de l'artère plantaire interne divisée dans une plaie transversale et profonde qui se fit à la partie antérieure et interne du pied, du maître coq, en tombant, par un fort coup de roulis sur un fragment de verre. L'opération pratiquée immédiatement fut rendue fort difficile par les brusques mouvements du navire. L'hémorrhagie ne se renouvela pas et la plaie marcha vers une guérison rapide.

Les gabiers qui sont obligés, quand ils travaillent dans le gréement, d'avoir presque toujours leur couteau ouvert, peuvent alors se blesser soit aux membres, soit au tronc.

Observation XII. — A bord de la frégate *l'Alceste*, 25 septembre 1855, le nommé Cliquet, novice, fut renversé dans la batterie, par un fort coup de roulis, tenant de la main gauche, son couteau, dans sa chute, la lame de l'instrument rencontra la main droite au sommet de l'éminence thénar, traversa obliquement la région métacarpienne et vint sortir à la face dorsale, au niveau du quatrième espace interosseux.

Le blessé est immédiatement transporté à l'hôpital de la frégate, la lame est retirée de la plaie avec précaution, sans qu'il y ait d'écoulement considérable de sang. Le pansement est fait avec de la charpie et un bandage contentif; une fois le blessé couché, on soumet le membre à un courant d'eau froide. Une demi-heure après, un jet de sang de la grosseur d'une plume de poulet se manifeste, à la suite d'une modification de pansement. On comprime l'humérale au milieu du bras, à l'aide d'un tourniquet. Aucune recherche sérieuse dans la plaie ne peut être faite à cause du danger de renouveler l'hémorrhagie; la direction seule de la plaie indiquant une lésion probable des arcades palmaires et des rameaux moteurs et sensitifs du médius et du radial. — Diète, repos absolu, irrigations froides. Potion calmante, application du tourniquet au milieu du bras.

26 septembre. Insomnie, agitation pendant la nuit. Le blessé fort indocile se plaint continuellement de la pression exercée au bras par le tourniquet : gonflement considérable du membre. Ni selle ni urines depuis l'accident. Perte de sensibilité au bout des doigts médius et indicateur droits. Pas d'hémorrhagie, on relâche considérablement le tourniquet.

27. Même agitation; évacuations; pas d'hémorrhagie. Pas de réaction fébrile. On desserre complétement le tourniquet qui est laissé en place, en cas d'accident. Les plaies sont en bon état. Bouillons.

Au bout de 7 jours, les irrigations froides sont supprimées. Le membre, quoique tuméfié dans toute sa longueur, n'est pas douloureux. Quelques plaques ecchymotiques se remarquent à la main et à l'avant-bras. L'hémorrhagie n'a pas reparu. On applique un bandage roulé légèrement compressif. Les deux plaies sont cicatrisées le 1er novembre. A ce moment le bras et l'avant-bras ont repris à peu près leur volume normal. Les mouvements de l'avant-bras sur le bras s'exécutent librement ; la main est pendante et comme paralysée; le pouce fléchi assez fortement ne peut s'étendre. Le médius et l'index sont dans une flexion continue, l'annulaire et le petit doigt jouissent seuls de leurs mouvements. M. Quémar, chirurgien-major de la frégate, par suite d'un traitement parfaitement entendu et très-persévérant, dirigé contre la paralysie suite de la section des branches nerveuses, eut la satisfaction, vers les premiers mois de 1856, de voir Cliquet reprendre l'usage entier du membre supérieur droit. La main est restée toujours un peu déformée, mais tous les mouvements sont intacts et le blessé peut s'en servir pour écrire (1).

J'ai déjà dit que les matelots attachés aux embarcations étaient fréquemment atteints de plaies aux extrémités inférieures qu'ils se font en allant courir nu-pieds dans les rues ou sur les rochers de la plage. Ces plaies, souvent en contact avec l'eau de mer et remplies de sable, s'enflamment et obligent quelquefois à exempter de tout service les hommes qui en sont porteurs.

Les combats à coups de couteau ou les duels à l'arme blanche sont extrêmement rares dans la marine française. Cependant il arrive assez souvent d'observer, chez les marins, des plaies par instruments tranchants ; mais elles ont été d'ordinaire reçues à terre dans des disputes de cabaret ou dans de mauvais lieux. Dans certains pays, comme en Espagne, aux Antilles, dans la plupart des États de l'Amérique du Sud, on rencontre plus fréquemment ces sortes de blessures, ce qui provient des habitudes locales. On pourrait faire une étude qui ne manquerait pas d'intérêt, en décrivant la forme et la profondeur des plaies, selon les pays où on les observe. Chaque nation, en effet, se sert de certaines armes qui lui sont plus ou moins particulières, et souvent même elle s'en sert suivant un procédé à part. Une blessure faite par la flèche d'un Indien ne ressemble en rien à celle produite par le couteau d'un Espagnol; de même la plaie causée par le *cuchillo* d'un Argentin ne pourra être confondue avec celle qu'aura faite la sagaie d'un habitant de Madagascar. Ce n'est pas ici le lieu de faire cette étude que j'ai esquissée dans un précédent travail.

A bord des navires, comme dans les conditions de la vie ordinaire, ce sont les individus qui manient habituellement des instruments tranchants qui sont les plus exposés aux plaies par incision; de ce nombre sont les cuisiniers et les charpentiers. Les

(1) *Rapports de campagnes.* Collect. de Brest, n° 9, *Alceste*, océan Pacifique.

ouvriers de cette dernière profession sont particulièrement sujets à des plaies aux membres inférieurs, causées par l'outil appelé *herminette*. La fréquence et la gravité de ces plaies, soit à bord des bâtiments, soit dans les arsenaux de la marine, exigent qu'elles soient étudiées avec soin; c'est ce que nous ferons dans un article spécial.

§ 3. — Des plaies contuses et par arrachement.

Si l'on se rappelle ce qui a été dit en parlant des contusions, on comprendra que les plaies contuses doivent être, à bord des navires, les plus fréquentes de toutes les plaies. Il suffit en effet que le corps contondant ait une forme anguleuse, qu'il ait reçu une impulsion un peu forte, ou qu'il agisse sur des parties où la peau est immédiatement appliquée sur des surfaces osseuses, pour que la peau soit divisée ou écrasée d'une manière plus ou moins complète. Les auteurs rapportent de nombreuses observations de corps contondants de forme arrondie, qui ont produit des plaies, dont les bords étaient divisés aussi nettement que si elles eussent été causées par un instrument tranchant. J'ai observé des faits de ce genre.

Le plus souvent, les bords de ces plaies sont mâchés et irréguliers au point que l'on ne peut reconnaître la cause qui les a produites. C'est ainsi que, dans un cas dont j'ai été témoin, une plaie contuse siégeant sur le dos du nez et causée par une chute sur la face, a pu être considérée comme le résultat d'une morsure.

Je dois à l'obligeance de M. Barthélemy, chirurgien de première classe de la marine, quelques détails sur un accident que l'on observe exclusivement chez les artilleurs et qu'il a vu se produire très-souvent à bord du vaisseau-école des canonniers dont il était le chirurgien-major. Pendant les exercices du canon, les coins en bois qui servent à soulever la culasse, pendant le pointage, glissent de dessous la pièce et tombent sur les orteils des chargeurs placés à droite ou à gauche. Il en résulte une plaie contuse du gros orteil qui entraîne l'ébranlement de l'ongle et sa chute après une inflammation et une suppuration de plusieurs jours de durée.

Parmi les causes de blessures que nous avons mentionnées, en étudiant les lésions traumatiques en général, il en est une qui amène dans les membres des désordres extrêmement sérieux et qui peut même occasionner la dénudation complète des os. On sait que la plupart des manœuvres, à bord des bâtiments de guerre ou des navires du commerce, s'exécutent à l'aide de cordes qui, glissant dans des poulies ou des palans, servent à hisser les vergues, à amarrer les voiles, etc. Il n'est pas rare de voir des hommes, soit par distraction, soit en conduisant une corde dans la gorge d'une poulie, se laisser prendre les doigts, la main entière ou l'avant-bras, entre la corde et la poulie. On conçoit quelles doivent être les conséquences d'une pareille pression : les os peuvent être brisés ou dénudés ; dans presque tous les cas, on observe des plaies contuses graves à lambeaux ou avec arrachement.

J'ai observé, en moins d'un an, deux faits de ce genre, à bord du brick *l'Alcibiade*. Dans le premier cas, l'épiderme des faces dorsale et palmaire de la plupart des doigts était enlevé ; l'ongle et la pulpe du doigt indicateur manquaient, la phalangette de ce doigt était à nu, et les chairs qui la recouvraient en partie étaient mâchées. Les ongles des doigts médius et annulaire ne tenaient presque plus ; toutes les chairs de la face palmaire de ce dernier doigt étaient détachées de l'os auquel elles adhéraient à peine. La perte de sang fut peu considérable, mais la douleur était des plus aiguës. Les parties ayant été nettoyées, j'enlevai avec des ciseaux les ongles et des portions d'épiderme à demi détachées qui recouvraient les doigts ; ensuite je rapprochai, avec des bandelettes, les chairs de l'index et la peau à moitié détachée de l'annulaire. Le pansement ayant été achevé, la main blessée fut plongée dans de l'eau fraîche, où elle fut maintenue jusqu'à ce que la douleur eût diminué. Huit jours après, les lambeaux du doigt indicateur s'étaient réunis, mais ceux de l'annulaire étaient mortifiés. La guérison ne tarda pas à être complète. Dans un second cas, je pus obtenir la réunion immédiate, quoique la peau et toutes les chairs de la face palmaire du médius eussent été presque entièrement détachées.

Les blessures qui nous occupent se rencontrent aussi quelquefois aux membres inférieurs ; elles se produisent principalement au moment du mouillage et par le mécanisme que nous avons décrit. En pareil cas, les plaies et les excoriations ne sont pas toujours les lésions les plus importantes. La compression des membres et l'attraction de tissus sous-cutanés sont quelquefois portées à un tel degré, que la gangrène ou des suppurations interminables peuvent en résulter. Le fait suivant en est un exemple remarquable.

Le jour où la corvette de charge *l'Aube* arrivait sur rade de Gorée, au mois de février 1846, un gabier de beaupré eut le malheur, au moment où l'on mouillait une des ancres, de laisser entortiller autour de sa jambe droite la corde qui sert à retenir la bouée. Le membre soumis à une pression des plus fortes, augmentée par le frottement rapide de la corde sur la jambe, fut excorié et grièvement déchiré en plusieurs points. Les désordres produits dans l'épaisseur du membre avaient dû être bien considérables, car, quelques minutes à peine s'étaient écoulées depuis l'accident, que déjà un gonflement énorme s'était déclaré. La compression, les antiphlogistiques, les résolutifs et tous les moyens rationnels mis en usage, ne purent empêcher la formation d'un abcès diffus, accompagné de gangrène partielle, qui mit le malade dans le plus grand danger. Il guérit, mais avec une atrophie de la jambe et une ankylose du cou-de-pied.

Dans quelques cas, les lésions observées sont encore plus graves. M. Forget a vu un matelot avoir la jambe broyée et comme sciée par le passage d'un câble, au moment où l'ancre gagnait le fond. Enfin on conçoit que les mêmes causes puissent entraîner l'arrachement complet d'une portion ou de la totalité d'un membre.

Le *traitement* des plaies contuses doit remplir une double indication : il faut d'abord chercher à obtenir la résorption des liquides épanchés et prévenir l'inflammation ; ensuite on doit favoriser la cicatrisation de la plaie. Les irrigations continues offrent le moyen le plus puissant d'arriver à ces résultats, comme on peut s'en convaincre en lisant l'observation suivante.

Observation XIII. — Le nommé Lhostis, matelot du vaisseau *l'Alger*, employé comme canotier à la direction du port de Kamiesch (Crimée), était occupé, le 25 août 1855, par une mer houleuse, à débarquer des chevaux d'un navire de commerce ; il eut le bras gauche saisi entre un chaland et la muraille du bâtiment. Il en résulta, à la région du coude, une vaste plaie, avec arrachement complet des téguments de la demi-circonférence externe et attrition considérable de toutes les parties molles qui entourent l'articulation. Celle-ci n'était pas ouverte ; les os paraissaient intacts; il survint consécutivement une arthrite inflammatoire des plus intenses. Tout ce qui restait encore de téguments autour du coude, le tissu cellulaire sous-cutané et quelques parties fibreuses superficielles furent envahis par la mortification. Cet homme est resté soumis pendant 34 jours à des irrigations froides d'eau de mer. La suppuration a été relativement minime. Le 1er novembre, au moment de l'évacuation sur les hôpitaux du Bosphore, la guérison était à peu de chose près complète; il existait seulement une demi-ankylose du coude, résultat fort heureux, relativement aux accidents formidables déterminés par la violence de la cause traumatique et la structure anatomique de la région compromise (1).

§ 4. — Des plaies par armes à feu.

La nature de ce travail et les limites que je me suis tracées, s'opposent à ce que j'entreprenne ici l'histoire des plaies par armes à feu (2). Ces blessures, à bord des navires, ne diffèrent pas de ce qu'elles sont ailleurs. En temps de guerre, elles peuvent se présenter en très-grand nombre et sous les formes les plus variées. Je renvoie le lecteur, pour tout ce qui concerne leur description, aux divers traités classiques de pathologie externe; je me contenterai d'exposer d'une manière très-sommaire les règles générales du traitement des plaies par armes à feu et d'énumérer les circonstances spéciales qui déterminent assez fréquemment, en temps de paix, ces sortes de plaies sur les bâtiments.

Les caractères des plaies par armes à feu sont d'être avec contusion et écrasement des tissus et de présenter, à leur partie centrale, une couche noirâtre, et comme brûlée, résultant du broiement des chairs. L'effusion du sang est généralement faible, les vaisseaux sont comme froncés et oblitérés ; la douleur est gravative, parfois nulle au début, cuisante plus tard. La partie blessée est souvent frappée de torpeur et d'engourdissement, qui peut, dans quelques cas, s'accompagner de commotion générale. Les environs de la blessure offrent une teinte jaunâtre ; on y remarque des ecchymoses plus ou moins étendues et des taches violacées. Un gonflement œdémateux dans le principe, inflammatoire plus tard, se montre le plus souvent. Enfin ces plaies sont très-souvent compliquées de la présence de corps étrangers.

(1) M. Le Bozec, *Thèse*, Montpellier, janvier 1858.

(2) On consultera avec intérêt sur cette question : *Des plaies d'armes à feu.* Communications faites à l'Académie nationale de médecine, par MM. Baudens, Roux, Malgaigne, Amussat, Blandin, Huguier, Velpeau, Jobert, Bégin, Piorry, Rochoux, Devergie. Paris, 1849, in-8. 248 p.

Les phénomènes consécutifs des plaies par armes à feu sont très-variables. Dans les cas simples, la plaie s'enflamme légèrement, suppure; les escarres sont éliminées et la cicatrisation ne tarde pas à avoir lieu. Quand la blessure a été plus sérieuse, surtout si elle a été compliquée de lésion des os ou des articulations, des conséquences beaucoup plus graves peuvent avoir lieu. L'inflammation phlegmoneuse et la gangrène s'emparent parfois du membre et la mort peut même en résulter.

L'indication principale à remplir dans le *traitement* des plaies par armes à feu, c'est de les ramener, autant que possible, aux conditions d'une plaie ordinaire qui doit suppurer. Il est des cas où, la blessure étant superficielle et n'intéressant aucun organe essentiel, la marche à suivre est toute tracée d'avance, et l'on doit se borner à employer le traitement des plaies contuses ordinaires. Il n'en est pas habituellement ainsi, et, lorsque une balle a frappé perpendiculairement une partie du corps, elle se creuse un trajet étroit, en cul-de-sac ou avec perforation, dont le traitement comprend l'emploi de plusieurs ordres de moyens. Ces moyens sont : les débridements, les hémostatiques, l'extraction des corps étrangers et enfin les pansements et soins consécutifs nécessaires pour prévenir et combattre l'inflammation.

Les chirurgiens qui conseillent le *débridement*, dans le traitement des plaies par armes à feu, prétendent qu'il offre les avantages de faciliter l'extraction des corps étrangers ; de donner issue aux liquides extravasés ; de transformer une plaie tubuleuse en une plaie ouverte, et de prévenir l'étranglement. On est aujourd'hui d'accord, pour reconnaître l'inutilité du débridement *préventif*. En effet, cette opération, faite indistinctement dans tous les cas, peut augmenter l'inflammation et exposer à des hémorrhagies. D'ailleurs, l'observation a prouvé que les plaies qui n'ont pas été débridées guérissent plus promptement que les autres, et qu'après la chute des escarres la plaie est toujours suffisamment large. Le débridement ne doit donc être pratiqué, à la suite des plaies par armes à feu, que lorsqu'il est nécessaire, pour faciliter l'extraction d'un corps étranger ou la ligature d'un vaisseau important, ou bien pour combattre une inflammation avec étranglement.

Les plaies par armes à feu, spécialement celles qui sont produites par des balles, saignent généralement peu. Si une *hémorrhagie* inquiétante se manifestait, il ne faudrait pas, comme le font certains chirurgiens, tamponner la plaie ; il serait préférable de débrider celle-ci, et d'aller lier l'artère. Si le vaisseau lésé était trop profondément situé, et que les dégâts fussent considérables, mieux vaudrait encore lier l'artère au-dessus de la plaie.

Les *corps étrangers,* qui compliquent les plaies par armes à feu, doivent être extraits toutes les fois que cela est possible, parce que leur présence peut entraîner des accidents. Il faut se rappeler cependant que certains de ces corps, spécialement les balles de plomb, ont pu être souvent abandonnés impunément au sein de nos tissus. On ménagera donc les explorations qui, en certaines régions, pourraient être dangereuses ; et si, après des recherches suffisamment renouvelées, on ne trouvait pas le corps étranger, on pourrait abandonner à la nature le soin de l'expulser ou de l'enkyster. Les corps étrangers peuvent être extraits par la plaie ou par une contre-ouverture. Les *contre-ouvertures* ne doivent être pratiquées que dans les cas où la balle est située superficiellement ou lorsqu'elle est d'une extraction plus facile ou moins dangereuse que par la plaie d'entrée. L'*extraction* par la plaie peut se pratiquer à l'aide d'instruments variés : des *pinces* à pansement ordinaires ou des pinces plus longues (*fig.* 15) suffisent la plupart du temps. On peut aussi se servir d'une *curette* avec laquelle on ramasse le corps étranger au milieu des parties molles ou d'un *tire-fond* (*fig.* 16 et 17) que l'on implante dans l'épaisseur de la balle lorsque celle-ci est appuyée contre un plan résistant.

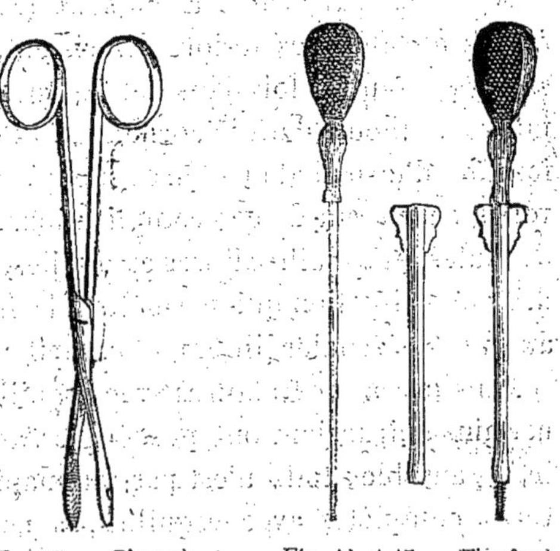

Fig. 15. — Pince à pansement. *Fig.* 16 et 17. — Tire-fond.

Les pinces et le tire-fond se trouvent dans la caisse du chirurgien de la marine. Je me dispense de décrire le manuel opératoire du débridement, des contre-ouvertures et de l'extraction des corps étrangers; on les trouvera dans tous les traités de chirurgie.

Les plaies par armes à feu ne réclament l'emploi ni de la cautérisation, ni des mèches, ni des substances excitantes. Leur pansement, dans les cas ordinaires, après l'extraction des corps étrangers, doit être, à peu de chose près, celui des plaies contuses. Un linge cératé, des plumasseaux de charpie et des compresses imbibées d'un liquide résolutif, constitueront tout le pansement. On se trouvera bien, lorsque la réaction inflammatoire se sera déclarée, de remplacer les cataplasmes émollients, fort sujets à couler ou à se sécher, par un simple pansement à l'eau commune, préférable dans bien des cas aux irrigations froides.

La *stupeur* et la *commotion* étant des complications fréquentes des plaies par armes à feu, on devra les combattre par les stimulants et les antispasmodiques. Plus tard, quand la réaction se sera déclarée, on prescrira la diète, les boissons délayantes, etc. Contre l'*inflammation*, on conseillera les saignées générales proportionnées aux forces du sujet, mais plus souvent des saignées locales. Quand cette inflammation sera tombée, on surveillera attentivement la chute des escarres, pour prévenir et combattre les hémorrhagies consécutives qui pourraient avoir lieu.

Les plaies par armes à feu sont très-souvent compliquées de *lésions osseuses*. Ces lésions consistent, tantôt dans des fractures simples, d'autres fois dans des fractures avec esquilles ou comminutives; ailleurs dans l'écornement d'un os saillant, dans la perforation d'un os plat ou d'un os spongieux, etc. Des indications nouvelles surgissent de ces complications. Il faut aller à la recherche de toutes les esquilles libres et mobiles, et placer le membre blessé dans une situation qui permette à la fracture de se consolider et au pus de s'écouler librement et facilement au dehors.

Dans les cas de fractures avec esquilles des os et des membres, certains chirurgiens ont pensé que l'amputation immédiate était indispensable; telle n'est pas ma manière de voir. Dans les fractures complètes avec esquilles, la conservation du membre est possible, quand ces esquilles sont peu volumineuses et la lésion des parties environnantes peu étendue. L'extraction immédiate de toutes les esquilles mobiles est de rigueur. Les fractures vraiment comminutives du fémur sont les seules où l'amputation immédiate puisse être posée en règle générale. Dans tous les autres cas, cette opération ne peut être motivée que sur les circonstances spéciales de la blessure. L'extraction de toutes les esquilles libres ou mobiles, et la résection des fragments irréguliers, sont des moyens qui doivent être mis en usage, le plus tôt possible, quand on se décide à tenter la conservation du membre.

Dans les cas où l'*amputation* d'un membre est jugée indispensable, faut-il la pratiquer immédiatement ou consécutivement? Cette question a beaucoup préoccupé les chirurgiens, et sa solution paraît cependant bien simple. Si on le peut, il n'y a pas de doute, il faut opérer de suite; mais si on a temporisé jusqu'à ce que les accidents inflammatoires se soient développés, il convient d'attendre, pour opérer, qu'ils se soient dissipés.

Les boulets, les éclats de bombes et d'obus, les pièces de mitraille et les éclats de bois qu'ils enlèvent à bord des vaisseaux, dans les batailles navales, peuvent donner lieu aux blessures les plus variées. Je n'ai ni à faire leur description, ni à entrer dans le détail de leur traitement; il me suffira de dire que les blessures causées par les boulets sont de celles qui exigent le plus souvent l'amputation, surtout lorsque ces projectiles ont enlevé une partie ou la totalité d'un membre.

Les plaies par armes à feu, à bord des navires, en temps de paix, sont toujours le résultat d'une maladresse ou d'une imprudence. Il est des blessures, ayant avec celles dont nous venons de parler en dernier lieu, la plus grande analogie; elles se produisent dans les exercices à feu ou pendant les saluts, surtout à bord des bâtiments qui ont peu de canons, ce qui entraîne une précipitation dangereuse dans la manœuvre des pièces. Nous allons entrer dans quelques détails à ce sujet.

La poudre de guerre qui sert à charger les canons est renfermée dans des sacs ou enveloppes appelées *gargousses*, qui sont faites soit en parchemin, soit en étoffe forte de laine. La poudre est en gros grains, et comme elle est quelquefois humide, il peut arriver que, même après l'explosion, toute la charge n'ait pas brûlé. S'il est resté dans le fond de la pièce quelques débris de gargousse enflammés, le feu peut se communiquer à la poudre qui restait, et une seconde explosion avoir ainsi lieu. Si, comme cela se fait d'ordinaire, on écouvillonne la pièce, aussitôt après que le coup de canon a été tiré, et que la seconde explosion arrive au moment où les chargeurs introduisent l'écouvillon, leurs avant-bras pourront être blessés ou même enlevés. Dans d'autres circonstances, c'est la gargousse nouvellement introduite qui prend feu, au contact de culots enflammés restés dans la culasse.

C'est afin d'éviter de pareils accidents, que l'on recommande aux chefs de pièce d'appuyer le pouce de la main gauche sur la lumière, afin d'intercepter le passage de l'air, aussi longtemps que les chargeurs sont devant la bouche du canon. Mais lorsque une pièce a tiré plusieurs coups, elle acquiert une température élevée, qui peut aller jusqu'à brûler le pouce du chef de pièce, qui sera instinctivement porté à le retirer. Pour obvier à cet inconvénient, on a imaginé de garnir le pouce du chef de pièce d'un doigt de gant en peau épaisse, destiné à le mettre à l'abri des brûlures. On tombe alors dans un autre inconvénient, car le passage de l'air est intercepté d'une manière beaucoup moins sûre que le pouce appliqué à nu. Quoi qu'il en soit, si le coup part, pendant que les chargeurs se trouvent au-devant de la pièce, ils auront un seul ou les deux bras emportés, suivant que la pièce est un canon ou une caronade.

Les blessures de cette espèce ne sont malheureusement pas rares. Pendant la durée de mon service dans la marine, il s'en est produit sept ou huit cas, sur les rades où je me trouvais ou dans les stations dont je faisais partie ; j'ai donc été à même de voir de près ces sortes de blessures. D'ordinaire, l'avant-bras est enlevé vers son tiers supérieur; quelquefois plus haut ; rarement plus bas. Les os sont brisés en éclats ; les chairs déchirées en lambeaux sont noircies par la poudre et comme brûlées. La peau du bras et quelquefois de la poitrine est le siége des brûlures plus ou moins profondes. L'hémorrhagie, quand elle existe, est toujours très-peu abondante. La douleur qui accompagne ces sortes de mutilations est médiocre, durant les premiers instants, à cause de l'état de stupeur locale dans lequel se trouvent les parties blessées. Il est rare que cette stupeur soit générale, de manière à donner des craintes pour la vie du malade.

Le pronostic de ces blessures, fâcheux quant à la perte du membre, est ordinairement favorable pour ce qui a trait à la conservation de la vie. En effet, dans presque tous les cas qui sont venus à ma connaissance, la guérison a eu lieu après l'amputation. Si la vie des blessés a été quelquefois en danger, cela tenait moins à la perte du membre qu'aux circonstances qui l'accompagnaient.

J'ai encore présent à la mémoire le fait suivant observé à la fin de l'année 1847.

Observation XIII. — Un soldat noir appartenant à la garnison de Clockhouse eut le bras droit enlevé, pendant un salut que faisait le fort. L'avant-bras et la partie inférieure du bras droit furent arrachés, et toute la portion restante de ce membre, de même qu'une grande partie de la poitrine, furent le siége d'une forte brûlure. Mon ami Masson, chirurgien de deuxième classe, mort depuis au Sénégal, pratiqua immédiatement l'amputation du bras. Les désordres produits par l'explosion étaient tellement étendus, les lambeaux étaient si inégalement déchirés et si profondément brûlés que l'on dut amputer au-dessous de la tête de l'humérus ; et encore ne resta-t-il pas assez de peau saine pour recouvrir complétement la plaie. Le blessé supporta l'opération avec cette impassibilité courageuse qui est si commune chez les noirs : mais, peu après, il accusa des douleurs très-vives dans les parties blessées. Bientôt, la fièvre accompagnée d'une irritation gastrique, résultat évident des brûlures étendues du blessé, mit ses jours en danger ; le délire se déclara et il fallut recourir aux antiphlogistiques les plus énergiques. Néanmoins, la plaie résultant de l'amputation avait conservé un bon aspect, et l'amélioration de l'état général coïncida avec la guérison des brûlures. Le blessé guérit très-bien, mais non sans avoir couru de grands dangers, attribués avec raison, plutôt à l'étendue de la brulûre qu'à l'enlèvement du membre.

Le relevé des rapports de campagnes des chirurgiens de la marine fournirait une liste assez longue de semblables accidents, nous en avons recueilli un certain nombre.

Observation XIV.— A bord de la *Moselle*, le nommé Lescoualet, homme d'une complexion athlétique, était employé en qualité de chargeur, dans un exercice à feu qui se fit à bord, le 19 août 1830, lorsqu'il fut blessé à la main droite par l'explosion d'une gargousse, qui eut lieu au moment où il achevait de l'enfoncer dans la pièce, et tenant encore le refouloir à la main. Le sang s'échappait de la plaie avec violence. Les parties molles des éminences thénar et hypothénar étaient entièrement détruites ; les articulations phalangiennes du pouce, ainsi que son articulation carpo-métacarpienne, ouvertes et leurs ligaments déchirés ; les deux dernières phalanges des doigts médius et annulaire enlevées ; la première phalange du petit doigt dénudée ; l'arcade palmaire superficielle ouverte en plusieurs endroits ; toutes ces surfaces, ainsi que la partie antérieure de l'avant-bras, brûlées et noircies par la poudre.

Amputation du poignet, quatre heures après l'accident. Guérison (1).

Observation XV.— Le 30 juillet 1838, le nommé Guérin, matelot du trois-mâts *l'Edmond* du Hâvre, en faisant une salve, eut trois doigts de la main droite emportés. Opération faite immédiatement par le chirurgien du navire, mais suivie de mauvais résultat. Le blessé sort de l'hôpital de Valparaiso, épuisé par une suppuration excessive, pour être soigné à bord de l'*Ariane* (2). Le chirurgien-major

(1) Collect. de Brest, n° 3, *Moselle*, M. Letourneur.
(2) Collect. de Brest, n° 9, *Ariane*, M. Pesron.

de ce bâtiment, M. Pesron, pratique l'amputation des trois doigts dans l'articulation métacarpo-phalangienne. Guérison rapide, résultat satisfaisant, le blessé pouvant utiliser la mobilité des deux doigts qui lui restent, le pouce et l'index.

Observation XVI. — Le nommé Bidau J. F., âgé de 21 ans, matelot de la frégate *la Gloire* (station du Brésil et de la Plata, 1841-1844) était occupé à taper une caronade qui venait d'être chargée après un salut, lorsque l'explosion subite de la pièce le blessa gravement. Il présenta les lésions suivantes : à la face, légères excoriations de la joue gauche ; au membre thoracique gauche : plaies aux cinq doigts offrant peu de gravité, à l'exception du médius dont la phalangette est à nu ; au membre thoracique droit : engorgement considérable de l'avant-bras, fracture des os cubitus et radius vers le tiers inférieur, plaie contuse occupant toute la paume de la main et s'étendant au-dessus du poignet ; fracture simple ou comminutive des cinq os du métacarpe ; ablation des doigts auriculaire et annulaire, dissection complète du doigt médius ; fracture de la 1re phalange du pouce. M. Neboux, chirurgien-major de la frégate, pratique l'amputation immédiate dans l'articulation radio-carpienne. A cause de l'engorgement de l'avant-bras et surtout de la fracture, pansement à plat. Tentative de réunion le 10e jour, après la cessation des accidents inflammatoires ; consolidation de la fracture de l'avant-bras ; cicatrice belle et solide (1).

Observation XVII. — Leclerc, matelot de la *Gloire* (24 juin 1843), refoulait la gargousse dans une caronade de tribord, lorsqu'il fut jeté à la mer, par l'explosion de la pièce. Apporté à l'hôpital du bord, on le réchauffe et l'on constate les lésions suivantes : contusion à l'oreille droite et au côté droit du thorax, plaies contuses ou déchirures profondes à la face antérieure de la région carpienne et de la face palmaire de la main droite (une de ces déchirures, très-profondes, dirigée de haut en bas, forme un canal étendu de la base de l'éminence thénar jusqu'à la tête des troisième et quatrième os métacarpiens). Elle contient des morceaux de la serge qui avait servi à confectionner la gargousse. Destruction totale de la masse musculaire de l'éminence thénar réduite en bouillie, dénudation des deux phalanges du pouce avec fracture du corps de la première ; dénudation de l'os métacarpien correspondant.

M. Neboux pratique l'amputation deux heures après l'accident, dans l'articulation corpo-métacarpienne. Guérison (2).

Observation XVIII. — L'*Adour*, en arrivant au mouillage de Gorée (1846), a eu un de ses chargeurs lancé à la mer par l'explosion d'une pièce qui a fait feu inopinément. Le blessé a pu se soutenir sur l'eau avec un avant-bras emporté et celui du côté opposé fracturé. M. Raoul, chirurgien centralisateur de la station des côtes occidentales d'Afrique, pratiqua immédiatement l'amputation du bras. Guérison rapide (3).

Observation XIX. — Le 5 août 1856, le nommé Dasset, matelot de la frégate *la Poursuivante*, pendant un salut de 21 coups, en rechargeant la seizième caronade qui venait de tirer, avait à peine introduit la gargousse, qu'elle prenait feu. L'explosion lui causa une grave brûlure (2e et 3e degré) de la main et de l'avant-bras droit. La cicatrisation des brûlures se compliqua 18 jours après l'accident, du tétanos (opisthotonos). Cette grave complication fut combattue, trois fois par jour,

(1) Collect. de Brest, no 9, la *Gloire*, M. Neboux.
(2) *Idem.*
(3) Collect. de Brest, no 2, *Caraïbe*, M. Raoul.

par le sommeil anesthésique, puis entre chaque chloroformisation par le laudanum à haute dose, administré d'heure en heure. Cet homme fut évacué, le 28 juin, sur la *Thisbé*, pour effectuer son retour en France.

OBSERVATION XX. — Le 26 août 1857, le matelot Gallois, de la même frégate, dans les mêmes circonstances, rechargeait sa pièce, quand la lumière mal bouchée (puisque le chef de pièce eut la pulpe du pouce brûlée au 1er degré) favorisa l'ignition de quelques flammèches demeurées dans la chambre de la pièce. La gargousse prit feu, fit explosion, chassant devant elle le refouloir et jetant à la mer le chargeur. Malgré sa projection, la commotion, la perte de la main droite, il peut se soutenir assez longtemps sur l'eau pour qu'on pût le recueillir.

M. Gautier, chirurgien-major de cette frégate, constata : 1° Perte totale par arrachement, de toute la région métacarpo-phalangienne centrale, avec les doigts correspondants. Les articulations du pouce, de l'annulaire, et toutes les articulations carpiennes étaient ouvertes. 2° Les deux os de l'avant-bras étaient fracturés, en plusieurs pièces, à leur partie moyenne. Épanchement sanguin considérable ; sensation d'un sac de noix. 3° Brûlure au 2e degré de la face palmaire et des doigts de la main gauche, avulsion totale de la 2e et 3e phalanges de l'auriculaire de cette main. Brûlure au 2e degré de toute la surface radiale de l'avant-bras.

Amputation immédiate de l'avant-bras droit, au tiers supérieur, désarticulation de l'auriculaire de la main gauche. La plaie de l'amputation et la brûlure guérirent à peu près en même temps, sans aucune complication consécutive (1).

Bien que le grave accident qui fait le sujet de l'observation suivante n'ait pas eu lieu à bord d'un bâtiment, nous croyons devoir le rapporter ici à cause de l'intérêt que présentent les graves et singuliers désordres produits par la déflagration de la poudre.

OBSERVATION XXI (2). — Le 14 avril 1860, on faisait à Gavres des expériences sur le mortier à plaque, à grandes charges. Quatre canonniers d'artillerie de marine servaient la pièce ; la charge de poudre venait d'être introduite dans le mortier, et trois hommes présentaient la bombe, à l'aide d'un levier, lorsque par suite de l'introduction d'une flammèche dans la pièce, le coup fit explosion.

Les hommes furent renversés et la bombe tomba sous la volée du mortier. L'un des artilleurs fut relevé ayant la moitié de la tête enlevée, et une cuisse presque entièrement séparée de l'articulation coxo-fémorale. Un deuxième qui ne présentait pas de plaie, était pour ainsi dire broyé; il y avait fractures comminutives des bras et des jambes, enfoncement du thorax, fractures multiples des côtes.

Le nommé Damnancher fut ramassé à 30 mètres de la pièce, la tête avait disparu, les deux avant-bras qui tenaient le levier avaient été coupés.

Au moment de l'explosion, il était entièrement vêtu, le cadavre fut relevé entièrement nu. On ne trouva pas de vestiges de ses vêtements. Une moitié de la face, reconnaissable à ses moustaches, fut ramassée à 200 mètres et le couteau qu'il portait, à 250 mètres environ.

Le canonnier Jourdan, qui eut également la tête enlevée et la cuisse séparée, avait la partie supérieure du corps nue, le pantalon avait résisté.

Le corps du troisième avait conservé ses vêtements.

(1) *Rapports de campagnes*, Collect. de Brest, vol. 9 IX, frégate *la Poursuivante*, 1855, 1857, M. Gautier.

(2) Observation due à l'obligeance de M. Moras, chirurgien-major de l'artillerie de marine à Lorient.

On remarquait sur la peau de ces malheureux quelques brûlures, au 2e degré ou à peine au 3e.

Le quatrième servant éprouva une commotion violente. La face fut brûlée et les deux membranes du tympan rompues. Il a été réformé pour surdité complète.

Le seul traitement rationnel des blessures que nous venons d'étudier, c'est l'amputation. On ne saurait songer à régulariser la plaie, en réséquant l'extrémité des os, car il est à craindre qu'il n'existe des fractures longitudinales s'étendant au-dessus de la blessure ; d'ailleurs les chairs sont brûlées plus ou moins profondément. Il est donc nécessaire, si l'avant-bras a seul été enlevé, de remonter au-dessus du coude, pour amputer à la partie inférieure de l'humérus ; si la plaie comprend l'extrémité inférieure de cet os, il faudra s'en éloigner, pour amputer à la partie moyenne ou à la partie supérieure du bras.

Dans le cas où il existerait quelques symptômes de commotion ou de stupeur locale, quelle devrait être la conduite du chirurgien? Devrait-il amputer tout de suite, ou attendre que cette commotion se fût dissipée? Il ne saurait être douteux que si tout le membre était frappé d'insensibilité, et qu'en même temps l'état général ne fût pas satisfaisant, l'expectation serait de rigueur. Mais si l'état des forces était normal, si le moral n'était pas affecté, il semble qu'un peu d'engourdissement du membre ne serait pas un obstacle à l'amputation immédiate. Seulement, dans ce cas, on devrait s'abstenir d'avoir recours à la méthode anesthésique; d'abord parce que cet état d'engourdissement rendrait l'opération moins douloureuse, et ensuite parce que l'expérience a démontré les pernicieux effets de l'anesthésie, lorsqu'il a existé des symptômes de stupeur. Je ne rappellerai pas ici les règles relatives au pansement après les amputations ; je dirai seulement que, comme condition du succès, il est nécessaire de lier tous les vaisseaux ouverts, de bien sécher la plaie et de réunir exactement ses lèvres par la suture, les bandelettes agglutinatives et le bandage; et qu'enfin il faut renouveler les pansements le moins qu'il sera possible.

§ 5. — Des piqûres et morsures d'animaux venimeux.

Les piqûres ou morsures d'animaux venimeux sont peu communes à bord des bâtiments qui naviguent dans les régions froides ou tempérées ; mais elles le deviennent beaucoup plus sur les navires qui stationnent dans les contrées chaudes, comme aux Antilles, dans le golfe du Mexique, à la Guyane, sur les côtes occidentales d'Afrique, etc. Dans les divers pays que je viens de nommer, les marins sont exposés à ces blessures, non-seulement dans leurs courses à terre, mais à bord même des navires, où l'on trouve fréquemment des scorpions, des mille-pieds et autres animaux, dont les blessures sont plus ou moins dangereuses. Le plus souvent, ces animaux sont apportés à bord par mégarde, lorsqu'on embarque des vivres et surtout du bois d'approvisionnement; mais dans quelques circonstances, aux Antilles spécialement, on voit des serpents venimeux s'introduire à bord par les écubiers, lorsque les navires sont au mouillage dans des rivières.

J'ai vu, au Gabon, une goëlette prise sur des négriers, que l'on employait à aller, dans le haut de la rivière, chercher du bois et de l'eau, être infectée de scorpions énormes, de mille-pieds et d'insectes qui avaient tellement pris droit de domicile à bord, que les matelots n'osaient presque plus coucher dans l'entre-pont. Ces hôtes incommodes étaient passés de ce navire sur plusieurs autres, appartenant à la station des côtes occidentales d'Afrique, de sorte qu'il y eut plusieurs hommes présentant des piqûres de scorpion ou des morsures de mille-pieds.

1° Un des plus grands tourments auxquels soient exposés les marins, dont les navires sont mouillés près de terre, spécialement dans les pays chauds, et dans quelques pays froids, ce sont les piqûres des insectes du genre *culex*, comprenant les *cousins* et leurs diverses variétés si bien décrites et représentées (*fig.* 18) par M. Moquin-Tandon (1).

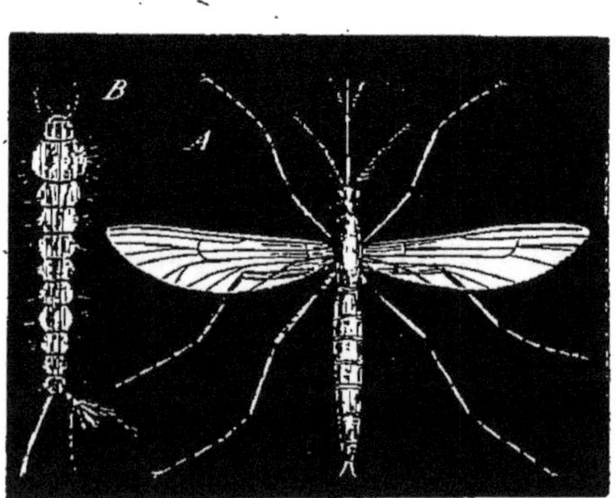

Fig. 18. — *A* Cousin commun. — *B* La larve.

Les personnes qui ont séjourné sur les côtes occidentales d'A-

(1) *Éléments de zoologie médicale*. Paris, 1860, in-18, p. 203 et suivantes.

frique, ou dans certaines parties de l'Amérique, peuvent seules savoir le supplice auquel on peut être soumis par les piqûres des *mosquitos*, *cousins*, *maringouins* et autres insectes pourvus d'un appareil suceur dont M. Moquin-Tandon a figuré le détail. M. Carron du Villards, à qui j'emprunte les quelques détails qui vont suivre, assure s'être convaincu, par un examen attentif, que les cousins instillent un liquide excessivement irritant, analogue à celui des abeilles et des guêpes. Le fait est que les piqûres de ces insectes sont suivies le plus souvent, surtout chez les personnes à peau délicate, d'une éruption ombiliquée, élevée, occasionnant un prurit insupportable, analogue à celui de l'urticaire, et déterminant souvent, comme celle-ci, une fièvre ardente. Les vêtements les plus serrés et les plus forts ne peuvent toujours garantir de leurs piqûres; mais ce sont surtout les parties découvertes, comme la face et les mains, qui sont leur siége principal. Quelquefois, les piqûres sont si fortes, qu'il se manifeste autour d'elles une éruption furonculeuse, qui accomplit toutes ses périodes, y compris l'expulsion du bourbillon. Cet accident arrive surtout chez les personnes à peau fine. D'autres fois le gonflement occasionné par les piqûres est tellement intense, qu'il met dans l'impossibilité d'ouvrir les paupières et rend presque aveugle. Que d'Européens, dit Carron du Villards, chassant sur les bords de la Gambie ou de la Magdeleine, ne sont pas revenus chez eux à cause du même accident!

Le traitement de ces piqûres n'est pas aussi facile qu'il peut le paraître au premier abord. « J'ai fait préparer, dit Carron du Villards, des enduits, des lotions de toute espèce, sans le moindre résultat. Pour calmer la douleur et la cuisson, je n'ai trouvé que deux moyens. Le premier consiste dans des lotions avec l'acétate d'ammoniaque, contenant une infusion concentrée de tabac chloroformisée; le second est l'exposition de la partie à la chaleur active de la flamme de l'esprit-de-vin ou d'un feu de bois sec. Quand il s'agit de quelques piqûres seulement, un charbon ardent, ou le feu d'un bon cigare suffit. » Lorsque le gonflement de la face et des paupières a pris le caractère érysipélateux, on peut avoir recours avec avantage aux applications d'eau sédative ou à une solution d'acétate de plomb. Souvent, au dire de Carron du Villards, l'œdème des paupières est tel, qu'il faut l'effort du doigt pour les soulever, et que l'on rencontre sur la conjonctive oculaire un chémosis séreux qu'il est urgent d'évacuer au moyen de quelques mouchetures pratiquées avec la pointe d'une lancette ou d'un kératotome. Sans cela, l'on court le risque de voir apparaître une conjonctivite purulente (1).

2° « Les cancrelats, dit M. Fonssagrives, sont l'un des fléaux de la navigation dans les régions torrides; se reproduisant avec une rapidité inouïe, ils envahissent toutes les parties du navire qu'ils imprègnent de l'odeur fétide qui leur est propre, prennent possession des lieux habités et des chambres, sortent le soir des trous où ils sont demeurés cachés et s'abattent par légions nombreuses que l'aiguillon du rut rend encore plus importunes. » Non contents de dévorer les habits, les chaussures, les livres, et toutes les substances d'origine animale ou végétale, ces ignobles bêtes, dont les navires ont pour ainsi dire le monopole, s'attaquent encore à la peau des personnes endormies. Dans bien des cas, j'ai cru pouvoir attribuer à des morsures de cancrelats des éruptions érythémateuses survenues aux lèvres ou aux paupières d'officiers ou de matelots. Le simple contact de cet insecte sur une muqueuse délicate me paraît d'ailleurs suffisant pour y déterminer une fluxion, car il sécrète, à n'en pas douter, un liquide irritant particulier. Malheureusement, il n'y a aucun moyen de s'en préserver, car ce puant parasite dévore impunément tous les poisons comme tous les remèdes.

3° Tous les *scorpions* (*fig.* 19) ne sont pas également vénéneux; ceux des pays chauds, que l'on trouve spécialement à bord des navires, sont les plus à craindre. Dans quelques cas on a vu la mort suivre de près la piqûre de cet insecte; M. Guyon en a rapporté plusieurs cas suivis de mort, observés en Algérie (2).

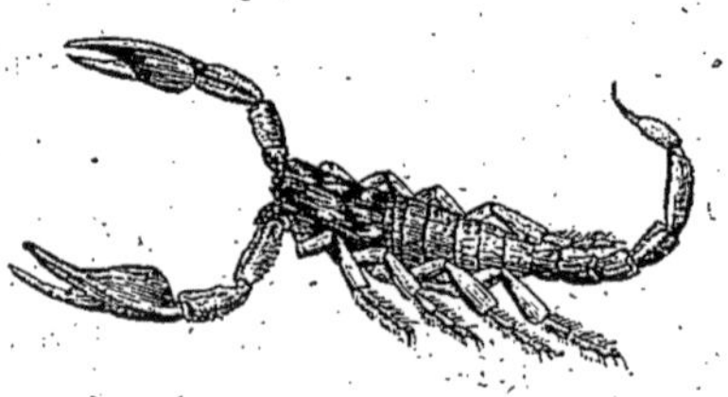

Fig. 19. — Scorpion ordinaire.

Les symptômes caractéristiques de cette piqûre sont une douleur vive, immédiate, bientôt suivie d'une tache rouge, qui s'agrandit et devient noire à sa partie centrale. Un engorge-

(1) *Annales d'oculistique*, 6e série, t. IV, p. 65.

(2) Moquin-Tandon, *Éléments de zoologie médicale*. Paris, 1860, p. 249.

ment œdémateux et brunâtre s'empare des parties voisines et se propage quelquefois au loin. Des phlyctènes se forment autour de la piqûre, qui peut être suivie d'inflammation phlegmoneuse ou de gangrène. Comme symptômes généraux, on note des frissons, le hoquet, des menaces de syncope, une sensation de froid local et général, convulsions, la fièvre, etc. Heureusement, les accidents ne sont pas toujours aussi effrayants; dans bien des cas, tout se borne à une inflammation franche dans les environs de la piqûre.

Le traitement consiste dans des embrocations huileuses et ammoniacales faites sur la partie blessée. Si l'inflammation se déclarait, on aurait recours aux émollients. S'il y avait gonflement considérable et menace de gangrène, on ferait bien de pratiquer une légère incision, pour obtenir un écoulement sanguin, et de cautériser ensuite avec de l'ammoniaque ou un autre caustique liquide. A l'intérieur, on donnerait une solution d'ammoniaque, des infusions chaudes, de la thériaque, du vin, etc.

4° Les piqûres des *abeilles*, des *guêpes*, des *frelons* sont rares à bord des navires : ce n'est que pendant leurs courses à terre que les marins y sont exposés; je n'ai donc pas à les décrire; d'ailleurs leur traitement est à peu de chose près le même que celui des piqûres de scorpions, dont il vient d'être question.

5° Je ne parlerai pas des accidents qui peuvent être occasionnés par les morsures de certaines espèces de *fourmis*, bien que ces insectes élisent quelquefois domicile à bord des navires.

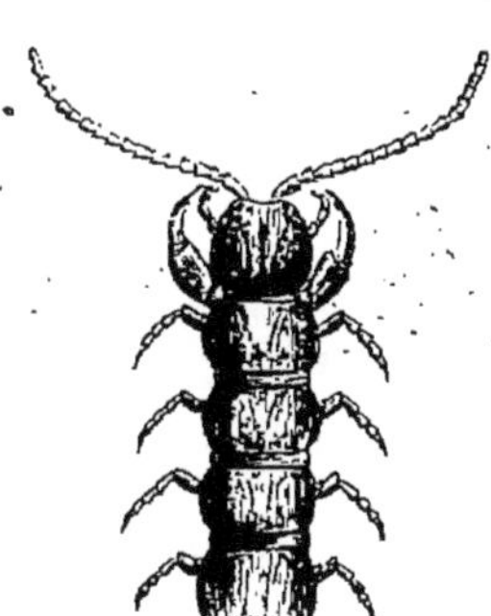

Fig. 20. — Tête et partie antérieure d'un scolopendra scopaliana.

6° Les *scolopendres*, *cent-pieds*, *mille-pieds* (*scolopendros morsicans*) pullulent dans les pays chauds; au Sénégal, à Cayenne (1) on les trouve assez souvent à bord des navires. « Si le mille-pieds d'Europe inspire le dégoût et la crainte, qu'en sera-t-il de ce hideux animal des pays chauds, qui atteint huit à dix pouces de longueur, qui rampe le long de vos rideaux, qui s'insinue dans vos habits et vous mord avec une véhémence expliquée par ses énormes pinces mandibulaires qui entrent profondément

(1) Moquin-Tandon, *Éléments de zoologie médicale*, p. 242.

dans les chairs. Cette morsure est excessivement douloureuse et suivie d'un gonflement intense. »

Carron du Villards, à qui j'emprunte ces détails, dit qu'une fille de couleur à son service faillit perdre le doigt à la suite d'une morsure d'un énorme mille-pieds. « Un Français établi à la Havane fut mordu à la paupière par une scolopendre qui resta un moment suspendue par ses crochets; en moins de dix minutes toute la face fut envahie par un fort érysipèle phlycténoïde dont la gravité me fit pratiquer une saignée d'urgence; puis recouvrant la face de compresses enduites d'onguent napolitain, je me retirai. Il n'y avait pas deux heures que j'avais laissé le malade, que l'on vint me chercher en toute hâte, en me disant que son col enflait extraordinairement, et qu'il avait peine à respirer. Je me rendis aussitôt chez lui et fis pratiquer une nouvelle saignée qui soulagea le malade, auquel je fis prendre de l'eau de Luce étendue.

« Que l'on vienne dire maintenant que les scolopendres ne sont pas venimeuses. Leur mauvaise réputation est depuis longtemps établie..... Je crois que si, au moment de la morsure de la scolopendre, l'on pouvait immédiatement appliquer de l'huile ammoniacale, on neutraliserait les effets du venin (1). »

6° Les *serpents venimeux* produisent des blessures beaucoup plus graves que les précédentes et surtout le durisse de l'Amérique septentrionale (*fig.* 21). La puissance du venin et l'intensité de ses effets varient suivant les différentes espèces, et d'après un grand nombre de circonstances dans le détail desquelles nous n'avons pas à entrer; mais la nature de ses effets est toujours à peu près la même. Ils consistent en une intoxication générale se traduisant par de la pâleur, de la faiblesse, de la dyspnée, des sueurs froides, accompagnées ou suivies de nausées, de vertiges, de céphalalgie, de convulsions, etc. Des vomissements, de la diarrhée, une soif vive, des hémorrhagies de sang noir et fluide,

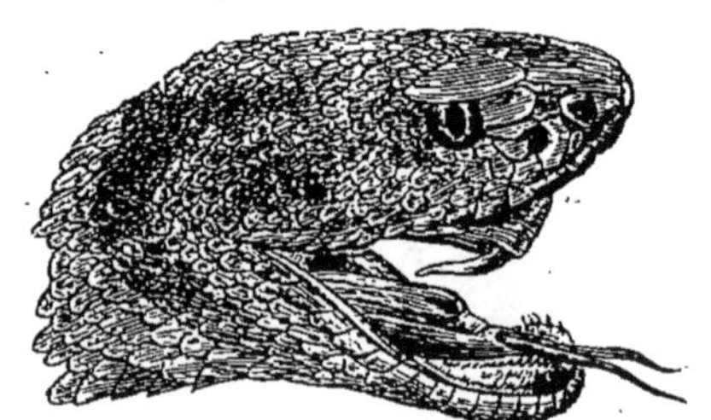

Fig. 21. — Crotale Durisse.

(1) *Annales d'oculistique*, 6e série, t. IV, p. 90.

(2) Moquin-Tandon, p. 230.

avec faiblesse et irrégularité du pouls, peuvent également se produire et persister jusqu'à la mort, qui survient au bout de quelques jours ou quelques heures.

Cette terminaison fatale est celle qui a lieu presque toujours après les morsures du *serpent à sonnettes ;* mais elle est plus rare après celles de la *vipère* ou d'autres espèces analogues. En pareil cas, les symptômes morbides se montrent de préférence dans la partie blessée, où l'on constate une douleur vive, suivie bientôt d'engourdissement; puis apparaît une rougeur violacée ou brune, qui gagne en circonférence, en s'accompagnant d'un gonflement œdémateux ou passif dans le principe, ensuite inflammatoire. Plus tard, l'aspect change, les douleurs se calment, le gonflement diminue, des taches livides se montrent sur le membre et dégénèrent parfois en escarres gangréneuses. Si l'on est parvenu à se rendre maître de l'empoisonnement général, les escarres se détachent, les plaies suppurent et tout rentre dans l'ordre.

Les indications à remplir dans le *traitement* de ces blessures consistent : 1° à s'opposer à l'introduction du venin dans la masse du sang ; 2° à le neutraliser dans la plaie ; 3° à combattre ses effets, s'il a été absorbé.

La ligature pratiquée entre la plaie et le cœur, immédiatement après la blessure, est le meilleur moyen d'empêcher momentanément l'absorption du venin. Il faut ensuite, soit au moyen de succions exercées avec la bouche, soit par l'application réitérée des ventouses, favoriser l'issue de la matière vénéneuse et du sang épanché : un débridement préalable des plaies ne peut qu'être avantageux ; il est d'ailleurs indispensable pour pratiquer la cautérisation. Celle-ci est nécessaire dans tous les cas. Elle doit être faite, soit au moyen d'acides concentrés, tels que les acides nitrique ou sulfurique, soit à l'aide du fer rouge. Elle doit être profonde, et mortifier toutes les parties atteintes et au delà. Si un doigt avait été mordu par un serpent à sonnettes, le plus sûr moyen serait de le couper immédiatement.

Les accidents généraux causés par l'absorption du venin sont difficiles à combattre efficacement. Les excitants diffusibles, tels que l'acétate et le carbonate d'ammoniaque, le camphre, la serpentaire de Virginie, le vin de quinquina, la thériaque sont les moyens dont l'emploi est généralement conseillé ; mais ils sont trop souvent inefficaces. L'ammoniaque liquide donnée à haute dose dans un véhicule approprié est bien préférable, et a donné de bons résultats. Il en est de même de l'alcool donné aussi à haute dose. Enfin on a conseillé les préparations arsenicales dont on assure avoir retiré des succès.

ART. IV. — DES PLAIES RELATIVEMENT AUX PARTIES QU'ELLES AFFECTENT.

Les plaies, avec leurs nombreuses variétés, peuvent siéger dans les diverses régions du corps, où parfois elles donnent lieu à des phénomènes morbides particuliers ; aussi les auteurs ont-ils le soin d'étudier séparément les plaies de tête, du cou, de poitrine, d'abdomen, des membres, etc. La nature du présent travail s'oppose à ce que j'entre à cet égard dans de longs détails. Je me bornerai à indiquer sommairement les particularités offertes par les plaies des principales régions du corps, surtout au point de vue du traitement.

§ 1. — Plaies de tête.

Ces plaies sont fréquentes à bord des navires et elles sont le plus souvent accompagnées de contusion. Elles ne diffèrent de celles des autres régions que par les complications du côté du cerveau qu'elles présentent dans certains cas, surtout lorsqu'il existe en même temps une fracture du crâne. Ces complications sont : la *commotion*, la *contusion*, la *compression*, et l'*inflammation* du cerveau, dont nous renvoyons l'étude à l'article des fractures du crâne. Les plaies de tête sont quelquefois suivies d'érysipèle : cette complication fâcheuse survient sous l'influence d'un état saburral des premières voies, ou par défaut d'un pansement bien fait. Dans certains cas, l'érysipèle prend le caractère phlegmoneux et s'accompagne de symptômes cérébraux qui peuvent être sous la dépendance d'une véritable inflammation de l'encéphale, mais qui le plus souvent sont purement sympathiques.

La première indication que présentent les plaies de tête, surtout celles du crâne, c'est de raser, laver et réunir leurs lèvres avec des bandelettes, rarement avec la suture. Le pansement sera simple; on le soutiendra au moyen d'un mouchoir en triangle. La diète, le repos, les boissons délayantes sont nécessaires après ces plaies, quand elles ont eu une certaine largeur. L'érysipèle simple sera combattu par les moyens que nous indiquerons plus tard. Quant à l'érysipèle phlegmoneux, son traitement réclame la plus grande attention. Aussitôt qu'il y a indice de suppuration, il faut ne pas craindre de pratiquer des incisions larges et profondes, pour donner issue au pus et empêcher le décollement de l'aponévrose épicrânienne. Le délire et les accidents cérébraux, avec fièvre, indiquant une congestion ou une inflammation manifeste de l'encéphale, seront combattus par des émissions sanguines générales et locales, proportionnées aux forces du sujet et à l'intensité de la réaction. Si ces accidents étaient purement sympathiques, il faudrait s'abstenir de saignées et avoir plutôt recours aux résolutifs et aux dérivatifs, sur les extrémités inférieures et le tube digestif.

Les *plaies de la face* présentent, encore plus que toutes les autres, l'indication spéciale de réunir exactement leurs bords, pour éviter les difformités qui pourraient en résulter. Ce principe s'applique surtout aux plaies des paupières, du nez, des lèvres et des joues, qu'il existe ou non une section du canal de Sténon. La suture entrecoupée ou la suture entortillée, doit être employée toutes les fois que cela paraît nécessaire.

§ 2. — Plaies du cou.

Ces plaies sont trop rares à bord, pour que je doive m'y arrêter. Les indications que présente leur traitement varient suivant la nature et la profondeur des organes lésés. La section des artères carotides et des veines jugulaires internes est presque toujours suivie de mort immédiate. Si, par une heureuse exception, il n'en était rien, on devrait pratiquer immédiatement la ligature de ces vaisseaux. La réunion immédiate des plaies du cou est toujours nécessaire ; on doit y employer la suture, les bandelettes et le bandage unissant. Ces moyens sont surtout indispensables, quand la plaie a intéressé le larynx ou la trachée-artère. Il faut, en pareil cas, maintenir la tête fortement fléchie sur la poitrine, par un bandage approprié.

§ 3. — Plaies de poitrine.

Les plaies qui intéressent la région thoracique sont distinguées en pénétrantes et non pénétrantes. Les plaies *pénétrantes* sont celles qui ont intéressé la plèvre pariétale, ou qui ont lésé un des organes contenus dans le thorax; les plaies *non pénétrantes* sont celles qui ont atteint seulement les parois de la poitrine. Cette distinction est réelle, mais elle est plutôt théorique que pratique, car au lit du malade, il n'est pas toujours possible de l'établir. Dans tous les cas, le traitement est le même : il consiste à réunir la plaie le plus exactement possible, pour obtenir l'adhésion immédiate. Les complications et les accidents de la blessure réclament seuls l'emploi de moyens spéciaux. Nous allons en dire quelques mots.

La *lésion de l'artère intercostale* figure parmi les questions d'un examen du concours pour le grade de chirurgien de deuxième classe de la marine. Ce n'est pas à dire pour cela que cet accident soit commun; bien au contraire, on l'observe très-rarement, et l'on peut dire, avec Vidal (1), qu'il y a certainement, dans la science, plus de moyens proposés pour arrêter les hémorrhagies auxquelles il peut donner lieu, que d'observations authentiques de ces blessures elle-mêmes.

Je ne décrirai pas ces procédés qui sont, pour la plupart, inexécutables ou d'une utilité douteuse : tel est surtout le cas du *jeton d'ivoire* de Quesnay, de la *plaque coudée* de Lotteri, de la *machine* de Bellocq, etc., qui n'ont probablement jamais été mis en usage. On pourrait se servir avec plus d'avantage des divers procédés qui ont pour but de comprimer l'artère contre la côte qu'elle longe : ainsi la *ligature médiate*, pratiquée selon les procédés de Gérard et de Goulard, le *bourdonnet* de charpie de Sabatier et le *linge fin rempli de charpie* de Desault sont susceptibles d'être utilisés à l'occasion, surtout les derniers. Mais la *ligature* immédiate de l'artère est encore le moyen le plus sûr de se rendre maître de l'hémorrhagie, si elle offre une gravité réelle. Toutefois, avant de recourir à ce dernier moyen, on devrait essayer d'un procédé bien simple qui a réussi à M. de Lalibarde, dans un cas de plaie

(1) *Traité de pathologie externe*, t. IV, p. 68.

du poumon compliquée de lésion de l'artère intercostale. A la vue du sang rouge qui s'écoulait de la plaie du blessé, ce chirurgien ne douta pas qu'il n'eût affaire à la lésion d'une artère intercostale. La pensée lui vint d'introduire l'extrémité du petit doigt sur le bord inférieur de la côte. Il le maintint au moins trois quarts d'heure dans cette position, établissant ainsi une forte compression sur le vaisseau divisé. Au bout de ce temps, l'hémorrhagie avait cessé.

La ligature étant jugée nécessaire, on peut la pratiquer, soit dans la plaie elle-même, ce qui est souvent très-difficile à cause de la profondeur du vaisseau, ou entre la plaie et l'origine de l'artère. M. le docteur M. Duval, directeur du service de santé de la marine à Toulon, a décrit un procédé qui peut permettre d'y parvenir (1). Ce procédé est fondé sur ces deux faits anatomiques : 1° que l'artère (branche antérieure) est située, en arrière, au milieu de l'espace intercostal, et qu'elle monte graduellement vers l'angle de la côte supérieure, et arrive à la gouttière ; 2° que le *nerf*, étant *au-dessous* de l'artère et étant facile à reconnaître, doit servir de point essentiel de ralliement. Il suffit, pour découvrir le vaisseau, de pratiquer une incision horizontale de cinq centimètres qui, commençant à trois ou quatre centimètres en dehors des apophyses épineuses, se dirige en dehors, vers le milieu de l'espace intercostal, jusqu'à l'angle de la côte supérieure, puis elle descend graduellement et décrit une légère courbure à convexité supérieure et externe pour longer le bord inférieur de l'os. Après avoir successivement divisé les couches musculaires superficielles, l'intercostal externe et l'aponévrose qui continue l'intercostal interne, on arrive aux vaisseaux et au nerf qui sont appuyés immédiatement sur la plèvre ; le nerf sert de guide, et, pour le trouver, on doit parcourir l'espace intercostal *de bas en haut* ; l'artère est *au-dessus* du nerf. On pousse le fil de haut en bas, entre la veine et l'artère à l'aide d'une petite aiguille de Deschamps.

Si je me suis un peu étendu sur les moyens propres à arrêter les hémorrhagies provenant de la lésion de l'intercostale, ce n'est

(1) Voyez : Marcellin Duval : *Atlas général d'anatomie descriptive, topographique, etc., et de médecine opératoire.* Texte : *Traité de l'hémostasie*, p. 310 et suivantes.

que parce que cette question figure dans le programme des concours de la marine; car cette blessure est tout aussi rare que celle de la *mammaire interne*, contre laquelle on peut employer des moyens analogues.

La *lésion du poumon* est l'accident le plus commun des plaies pénétrantes; elle est annoncée par le crachement de sang, l'issue du sang par la plaie extérieure, ou son épanchement dans la cavité de la plaie. Quand l'hémorrhagie est abondante, elle est accompagnée de pâleur, de froid des extrémités et de tous les symptômes qui accompagnent les pertes de sang considérables. On doit toujours commencer par fermer la plaie, pour arrêter l'hémorrhagie ; plus tard, s'il y a lieu, on donnera issue au sang épanché. Les saignées générales largement répétées sont ici quelquefois indispensables.

Les *corps étrangers* doivent être extraits toutes les fois que cela est possible; mais s'ils ne font point saillie à l'extérieur, et surtout s'ils sont profondément enfoncés dans le poumon, il vaut mieux les abandonner que de se livrer à des recherches dangereuses.

L'*emphysème* est un accident fréquent des plaies de poitrine; généralement il se dissipe tout seul et entraîne peu d'inconvénients. Son existence ne devrait pas empêcher de pratiquer la réunion de la plaie, dans le cas où il y aurait en même temps hémorrhagie.

Enfin la *hernie du poumon* devra être réduite le plus tôt possible; si l'on ne peut y parvenir, on se contentera de faire un pansement simple, en évitant d'irriter la substance herniée; généralement sa réduction s'opère peu à peu. On ne serait autorisé à pratiquer la ligature ou la résection, que dans les cas de gangrène ou d'irréductibilité absolue.

Les plaies pénétrantes de poitrine ne sont pas seulement graves à cause des accidents dont nous venons de parler, et qui en sont les conséquences immédiates. L'*inflammation* du poumon peut aussi en résulter. Les symptômes sont ceux de la pneumonie ordinaire; mais elle se termine plus souvent que celle-ci par suppuration. Son traitement doit être énergique, quand elle s'accompagne de réaction fébrile générale; mais il faut tenir compte des pertes sanguines éprouvées antérieurement par le blessé, afin de proportionner les saignées à l'état actuel de ses forces.

Les *plaies du cœur* ne sont pas seulement rares; elles sont presque toujours mortelles; aussi puis-je me dispenser d'en parler.

§ 4. — Plaies de l'abdomen.

Comme les plaies de poitrine, celles de l'abdomen ont été distinguées en pénétrantes et *non pénétrantes*. Ces dernières, ordinairement très-simples, n'offrent aucune indication spéciale à remplir. Les plaies *pénétrantes* donnent souvent lieu à des accidents, dont quelques-uns sont très-graves. Ce qui caractérise ces plaies, c'est l'ouverture du péritoine ou la lésion des organes contenus dans l'abdomen.

La *pénétration* de la plaie dans la cavité péritonéale, lorsque tous les organes sont restés intacts, n'offre pas par elle-même beaucoup de gravité. Réunir la plaie par la suture et les bandelettes agglutinatives, de manière à obtenir l'adhésion immédiate, c'est ce qu'il faut faire le plus promptement possible; on se met ainsi à l'abri de tous les accidents, et surtout de la péritonite. Il faut seulement avoir soin de ne pas confondre le péritoine dans l'anse du fil des sutures. Ces plaies pénétrantes *simples* peuvent se compliquer de l'issue de portions d'intestins ou d'épiploon; on devra s'empresser de les réduire, quel que soit leur volume, après les avoir nettoyées si elles étaient salies, et de fermer la plaie. Si la réduction était impossible, on ne devrait pas hésiter à recourir au débridement de la plaie.

La *lésion des organes* contenus dans l'abdomen constitue la plus fâcheuse des complications des plaies qui nous occupent. Les plaies de l'estomac, celles du tube digestif, de la vésicule biliaire, de la vessie urinaire, etc., peuvent s'accompagner de l'épanchement dans le ventre des diverses matières que contiennent ces organes. Une péritonite trop souvent mortelle est la conséquence de ces lésions. Les blessures des organes parenchymateux, tels que le foie, la rate, etc., sont relativement moins graves, mais elles s'accompagnent plus souvent d'hémorrhagie.

Je ne crois pas devoir étudier ici en détail ces diverses complications et encore moins entrer dans la description des procédés opératoires inventés pour y remédier. Je me contenterai de dire que, dans les plaies de l'estomac et des intestins, la conduite à tenir doit varier selon que l'ouverture est large ou étroite. Dans ce dernier cas, on devra pratiquer à l'intestin un ou deux points de suture, couper ras les fils et fermer la plaie extérieure, après avoir repoussé l'intestin dans la cavité abdominale. Au contraire, si la plaie est large, et surtout si l'intestin a été presque complétement coupé, il vaut mieux se servir de la suture à anses, pour retenir l'intestin près de la plaie extérieure qui sera incomplétement fermée, afin de faciliter l'issue des matières fécales hors de l'abdomen. Cet anus contre nature sera traité, plus tard, par les moyens appropriés.

Le traitement général des plaies pénétrantes de l'abdomen comprend le repos absolu, la diète la plus sévère, des émissions sanguines locales et générales, proportionnées à l'intensité de la réaction, et aux forces du sujet, etc. Les vésicatoires sur l'abdomen, les onctions mercurielles et belladonées, celles d'huile de croton-tiglium, etc., seront mis en usage, dans les cas de péritonite.

§ 5. — Des plaies par herminette.

Un double motif m'engage à donner quelques développements à l'étude des plaies par herminette : elles sont fréquentes dans les arsenaux de la marine et sur les bâtiments ; de plus elles font l'objet de la question n° 8 du troisième examen du concours, pour le grade de chirurgien de deuxième classe. Il est de mon devoir, avant de commencer, de déclarer que je dois beaucoup, pour la rédaction de cet article, à MM. les docteurs Jules Roux, chirurgien en chef de la marine, et Marcellin Duval, dont les travaux sur ce sujet, renferment des renseignements précieux.

Les charpentiers se servent habituellement, pour façonner les pièces de bois sur lesquelles ils travaillent, d'un outil appelé *herminette*. C'est un instrument composé d'une lame et d'un manche. La lame est large et aplatie, de forme presque quadrilatère, recourbée sur ses faces, de manière à présenter en bas une convexité légère, terminée, d'un côté, par une extrémité obtuse en forme de marteau, et de l'autre, par un bord tranchant à biseau supérieur. Elle est adaptée à un manche, de la longueur d'un mètre, auquel elle est solidement fixée ; mais de telle manière, que le plat de la lame représente une section d'axe de cercle, dont le manche représenterait la corde. Le tranchant de cet instrument est d'ordinaire très-affilé, de sorte que le coup le plus léger suffit pour occasionner des plaies. On comprendrait difficilement le mécanisme de ces blessures, si je n'expliquais de quelle manière l'ouvrier se sert de son outil.

Les charpentiers, lorsqu'ils travaillent avec l'herminette, ont la coutume de placer en avant le pied droit ou le pied gauche, suivant qu'ils sont droitiers ou gauchers, et de fixer avec cette extrémité, la pièce de bois qu'ils doivent façonner. L'autre pied, porté en arrière, la pointe en dehors, et présentant, par conséquent, sa face interne en avant, sert de point d'appui au corps. Par cette situation, la base de sustentation se trouve élargie, et l'ouvrier a une position plus stable.

L'herminette est tenue à l'extrémité du manche, par la main gauche, qui, appuyée sur la région inguinale du même côté, est à peu près immobile ; tandis que la droite, courant sur le manche de l'instrument, lui fait exécuter des mouvements d'élévation et de percussion. Le contraire a lieu chez les individus qui sont gauchers. L'herminette étant destinée à façonner les pièces de bois qui ont été déjà dégrossies par la hache, n'agit qu'en dédolant, c'est-à-dire en enlevant de minces copeaux de bois ; elle ne doit jamais pénétrer profondément.

D'après ce qui précède, on comprendra facilement que si l'ouvrier mesure mal son coup ; si l'instrument a une trop grande force d'impulsion, ou si, au lieu d'attaquer le bois par son tranchant, il ne le heurte que par sa face inférieure qui est convexe, il glissera facilement et son tranchant viendra blesser le membre inférieur de l'ouvrier malhabile.

Les plaies qui nous occupent sont extrêmement fréquentes dans les arsenaux de la marine, on les rencontre aussi quelquefois à bord des bâtiments de guerre. On peut dire sans exagération que le plus grand nombre des charpentiers en ont été atteints, surtout durant leur apprentissage, et j'ai connu des hommes qui portaient aux jambes jusqu'à quatre ou cinq cicatrices, provenant de plaies semblables.

Les plaies produites par l'herminette sont presque toujours transversales, quelquefois un peu obliques, rarement curvilignes.

Elles diffèrent des plaies produites par la hache, en ce que ces dernières sont parallèles à la direction du membre en tendant à le couper sous un angle aigu. Ces plaies sont ordinairement peu profondes et leurs bords sont nettement divisés. Dans quelques cas, elles sont anguleuses et plus profondes; c'est lorsqu'elles ont été déterminées par l'un des angles de l'herminette. Leurs dimensions varient. D'après M. Duval, elles ont assez rarement plus de 3 ou 4 centimètres d'étendue. Sur 127 plaies, une dizaine mesuraient de 5 à 6 centimètres, et 4 seulement avaient de 7 à 8 centimètres.

Les plaies qui nous occupent siégent presque toujours aux membres inférieurs. On les observe très-rarement à la cuisse ou au genou. D'après un tableau statistique dressé par M. M. Duval (1) et portant sur 127 observations, recueillies dans le port de Brest, l'ordre de fréquence, par rapport au siége, est le suivant :

Côté droit, 37; côté gauche, 90.

Région malléolaire interne		69
Cou-de-pied ou face antérieure de la région tibio-tarsienne		5
Région malléolaire externe		2
Bord interne du pied ou du premier métatarsien		11
Face dorsale du pied		3
Bord externe du pied		1
Orteils		7
Jambe.	Cinquième inférieur	10
	Cinquième moyen	6
	Deux cinquièmes supérieurs	4
Genou		3
Cuisse		1
Régions diverses		5
	Total	127

Ces différences de siége déterminent des différences correspondantes dans la nature et l'importance des organes lésés.

La section complète ou incomplète des divers *tendons*, qui se rendent de la jambe au pied, est un des accidents les plus fréquents des plaies par herminette. C'est ainsi que les tendons du tibial antérieur, de l'extenseur propre du gros orteil, de l'extenseur commun, du tibial postérieur et du fléchisseur commun peuvent être atteints. Le *tendon d'Achille* lui-même a été coupé

(1) *Ouvrage cité*, p. 241.

plusieurs fois; M. Jules Roux a observé cette section une fois; elle figure dans cinq observations de M. Marcellin Duval, où elle a été trois fois complète.

Une autre complication des plaies par herminette, c'est la *lésion des artères* de la jambe et du pied. La tibiale antérieure, la pédieuse, la tibiale postérieure et leurs rameaux sont les seuls vaisseaux qui puissent être blessés dans les plaies qui nous occupent. La *péronière*, parfaitement abritée, ne saurait être lésée, et la *tibiale antérieure* elle-même est trop profondément placée, dans la plus grande partie de son trajet, pour pouvoir être atteinte par l'herminette; elle ne pourrait l'être qu'au moment où elle se dégage de dessous le tibial antérieur, pour constituer la pédieuse. Celle-ci est certainement la plus exposée de toutes les artères du membre inférieur; cependant deux observations seulement de M. Duval mentionnent la lésion de ses rameaux.

La lésion de la *tibiale postérieure*, dans les plaies par herminette, n'est ni plus fréquente ni plus facile que celle des autres vaisseaux de la jambe. Protégée par le tibia et les couches musculaires et aponévrotiques dans la plus grande partie de son trajet, elle est logée vers le cou-de-pied dans une gouttière profonde, formée en avant par le bord postérieur de la malléole interne et en arrière par le tendon d'Achille. On comprend dès lors, dit M. Duval, que le vaisseau ne peut guère être atteint par l'herminette, que dans les circonstances suivantes : ou l'outil, agissant par l'un de ses angles, ouvre directement l'artère; ou il commence par couper le tendon d'Achille; ou frappant le bord postérieur de la malléole, il bascule sur ce bord. C'est ce qui eut lieu dans le fait observé par M. Jules Roux, et dont il sera question tout à l'heure.

Ces circonstances expliquent la rareté extrême des lésions de la tibiale postérieure, qui ne figurent pas une seule fois dans les 127 observations de M. Duval. Ce chirurgien déclare, en outre, que depuis 36 ans qu'il fait le service dans les hôpitaux maritimes, il n'a pas observé de lésion de la tibiale postérieure par herminette. Cependant, deux fois il a vu cette artère *battre à nu* au fond de la plaie. Dans une autre circonstance, il a eu l'occasion d'examiner une plaie par herminette, huit ou dix heures après l'accident. Le chirurgien qui avait été appelé au moment même, reconnut ou crut reconnaître une hémorrhagie de la tibiale postérieure, qui cessa après la torsion du bout supérieur du vaisseau. M. Duval pense que, dans ce cas, il s'agissait seulement d'une branche calcanéenne un peu volumineuse. Dans trois cas analogues, il a lié ou fait lier un ou plusieurs rameaux calcanéens, qui étaient la source d'une hémorrhagie abondante; enfin il rappelle que M. Chrestien a été obligé, par suite de la lésion des vaisseaux calcanéens, de lier la fémorale au sommet du triangle inguinal.

Pour en revenir à la tibiale postérieure, tous les observateurs s'accordent à reconnaître que cette artère est très-rarement lésée, dans les plaies par herminette. Au dire de M. le docteur Reynaud, inspecteur du service de santé de la marine, depuis 1830 il n'y a pas eu, dans ce port, un seul cas de lésion de cette artère. Il résulte enfin des recherches de M. Jules Roux et des renseignements qu'il a pris dans les ports militaires, qu'il ne s'est présenté, depuis longues années, que deux ou trois exemples de blessures de la tibiale postérieure par herminette. Le premier et le seul fait authentique que possède la science est dû à M. Jules Roux lui-même, qui en a publié la relation. L'intérêt qui s'attache à cette observation et les circonstances particulières dont elle s'est accompagnée, nous engagent à la rapporter, au moins en résumé. Elle appartient d'ailleurs de droit à l'histoire des plaies par herminette.

Observation XXII. — Un charpentier du port de Cherbourg, jeune et bien portant, se fit, le 28 décembre 1848, avec son herminette, une plaie transversale, occupant la jambe gauche, et s'étendant de la malléole interne, sur laquelle elle empiétait, jusqu'à quelques lignes du tendon d'Achille. Or, cette plaie, dans laquelle on voyait la section des tendons glissant derrière la malléole interne, et qui s'étendait jusqu'à l'artère, n'avait pu évidemment être produite que par la partie du tranchant, voisine de l'un des angles, qui aura basculé sur la malléole. L'ouverture de l'artère fut signalée par une hémorrhagie abondante; mais celle-ci s'étant arrêtée après un premier pansement, le blessé se fit transporter chez lui. Là, l'écoulement sanguin se renouvela à plusieurs reprises et d'une manière inquiétante; il se décida alors à entrer à l'hôpital.

Le 3 janvier 1849, c'est-à-dire sept jours après la blessure, le sang continuant à couler par intervalles, on fit dans la plaie une incision cruciale, qui permit de lier une des extrémités de l'artère : l'hémorrhagie s'arrêta. Des infirmiers furent placés auprès du blessé, avec ordre de ne pas perdre de vue le malade, qui resta découvert. Le 7, les battements artériels étant revenus au fond de la plaie, on appliqua, sur le trajet de la tibiale postérieure, un tourniquet destiné à la comprimer; néanmoins les pulsations persistèrent. Le 11, une hémorrhagie abondante se déclara. On se décida alors à pratiquer la ligature de la tibiale postérieure, à la partie moyenne de la jambe.

Quoiqu'il ne fût pas douteux que l'artère eut été liée, l'hémorrhagie continua; alors, on se détermina à élargir la plaie, et à aller lier les deux bouts du vaisseau divisé. Dès lors, il n'y eut plus d'hémorrhagie, et le malade marcha rapidement vers la guérison. Seulement, et ceci prouve les inconvénients de la compression, deux cônes gangréneux se formèrent sur les points du membre qui avaient été soumis à la pression des pelotes, et, lorsque les escarres se furent détachées, les deux plaies communiquèrent ensemble à travers l'espace interosseux.

On voit, par cette observation, que l'hémorrhagie, provenant de la tibiale postérieure, n'a pu être arrêtée sûrement que par la ligature, dans la plaie, des deux bouts de l'artère. Nous reviendrons sur cette circonstance, à propos du traitement des plaies par herminette.

Une dernière complication de ces sortes de plaies, c'est l'*ouverture* des *articulations*. Le tableau de M. Marcellin Duval en mentionne cinq observations, dont trois appartiennent à l'articulation tibio-tarsienne, une à l'articulation astragalo-scaphoïdienne, et la dernière à l'articulation fémoro-tibiale; celle-ci fut le résultat de la chute d'une herminette sur la partie inférieure de la cuisse.

Nous empruntons à M. le professeur M. Duval (1) le récit d'une observation de plaie pénétrante de l'articulation *tibio-tarsienne*, avec section complète de la malléolaire interne, qui a nécessité la ligature de la tibiale antérieure.

Observation XXIII. — Le sieur Saupin, ouvrier du port de Brest, était occupé à tailler une petite pièce de bois, placée de champ. Le pied droit appuyait sur cette pièce, qui vint à culbuter, au moment où l'ouvrier donnait le coup d'herminette. Le tranchant porta sur la face antérieure de la région tibio-tarsienne, ou sur le cou-de-pied. Il divisa la peau, l'aponévrose, le tendon du jambier antérieur, et ouvrit l'articulation tibio-tarsienne, dans une étendue de 3 centimètres. — La plaie figure un lambeau à base supérieure : son contour est légèrement curviligne, et sa convexité regarde en bas et en avant : son diamètre transversal est de 6 à 7 centimètres. — Une hémorrhagie abondante eut lieu aussitôt, puis s'arrêta. — Lorsque le blessé fut transporté à l'hôpital, M. Duval reconnut que l'artère malléolaire interne était complétement divisée. Il lia immédiatement le bout inférieur, qui battait au fond de la plaie, et enleva de nombreux caillots, pour chercher le bout supérieur, profondément caché dans les tissus infiltrés de sang. Afin de ne pas prolonger les recherches et de prévenir le retour de l'hémorrhagie, il se décida à lier l'artère tibiale antérieure elle-même.

Après avoir modérément rapproché les lèvres de la plaie, on employa les irrigations froides, continues, qui n'empêchèrent pas le développement d'une arthrite traumatique fort grave. On dut les suspendre cinq jours après la blessure,

(1) Voyez *ouvrage cité*, p. 239.

et recourir aux antiphlogistiques, aux émollients, etc. — Après une abondante suppuration fournie par l'articulation tibio-tarsienne et par de nombreux abcès péri-articulaires ; après avoir été atteint d'angioleucite, de varioloïde, de pleuro-pneumonie, le blessé finit par obtenir une guérison chèrement achetée. Cinq mois après l'accident, la cicatrisation de la plaie et des trajets fistuleux était achevée, et la progression s'exécutait assez bien, quoique il y eût ankylose presque complète de l'articulation primitivement ouverte.

M. Duval rapporte encore une observation de plaie pénétrante de l'articulation *astragalo-scaphoïdienne* du pied droit, avec lésion de quelques rameaux internes de la pédieuse, où la guérison a eu lieu, après le développement d'accidents locaux analogues à ceux du malade précédent (1).

Le *traitement* des plaies *simples* par herminette est celui des plaies ordinaires, par instruments tranchants ; la réunion immédiate par des bandelettes agglutinatives et, s'il y a lieu, par la suture, est la première et la seule indication qu'il y ait à remplir. Si des *tendons* ont été compris dans la plaie, on peut se demander s'il faut aussi les réunir par la suture, ou laisser à la nature le soin de cicatriser les bouts divisés, en se contentant seulement de rapprocher les lèvres de la plaie aussi exactement que possible. Les mouvements du pied n'exigeant pas la même précision que ceux de la main, il peut sembler superflu de tenir à une réunion exacte des petits tendons qui se rendent de la jambe au pied ; j'estime cependant qu'il faut la faire, toutes les fois que, les extrémités divisées étant à découvert, leur rapprochement n'exige pas de manœuvres pénibles.

La réunion par la suture est indispensable, lorsque le *tendon d'Achille* a été entièrement divisé. Les fonctions qu'exerce ce tendon sont en effet trop importantes, pour que l'on ne tienne pas à une réunion aussi exacte que possible. Il ne faudrait donc pas hésiter, dans un cas semblable, à pratiquer la suture du tendon d'abord, et ensuite celle de la peau. Cette petite opération a d'ailleurs été plusieurs fois pratiquée avec succès, non-seulement par le tendon d'Achille, mais par d'autres tendons d'un moindre volume. Si la section du tendon d'Achille était incomplète, il faudrait bien se garder de la compléter, ainsi qu'ont cru devoir le faire quelques chirurgiens, tels que Molinelli, Clément d'Avi-

(1) *Ouvrage cité*, p. 238.

gnon, etc., cités par M. Velpeau (1). Cette conduite n'a pu être dictée que par la crainte exagérée que l'on avait des accidents attribués aux blessures des parties fibreuses et tendineuses. Si, comme on prétend en avoir observé des exemples, des accidents graves avaient lieu à la suite d'une blessure de ce genre, ce ne serait qu'après avoir eu recours à tous les autres moyens et s'être assuré qu'il n'y a pas dans la plaie, de nerf incomplétement divisé, que l'on devrait se décider à compléter la section du tendon.

Dans tous les cas de section des tendons, on devra mettre en usage les bandages et la position les plus propres à relâcher les muscles dont les tendons ont été coupés, et à rapprocher les extrémités de ceux-ci. Des attelles et des bandes suffiront toujours à donner au pied une situation convenable, et l'on n'aura pas besoin de recourir aux machines compliquées qui ont été inventées pour la guérison des rétractions tendineuses de cette partie.

Si des branches artérielles ont été ouvertes, la première de toutes les indications, c'est d'arrêter l'*hémorrhagie*. La *compression*, soit sur la plaie elle-même, soit entre la plaie et le cœur, ne réussit pas ordinairement. On a vu d'ailleurs, par ce qui est arrivé dans l'observation rapportée plus haut, les inconvénients de la compression avec le tourniquet : non-seulement elle n'a pas empêché le retour de l'hémorrhagie, mais elle a encore amené la formation d'escarres profondes. Si cependant on voulait essayer de la compression, ou si on ne pouvait recourir à un autre moyen, on devrait l'exercer sur toute la longueur du membre, comme on le fait dans les cas de lésion de l'artère brachiale pendant une saignée malheureuse, c'est-à-dire, en appliquant sur la plaie des compresses graduées, et en ayant le soin de mettre la jambe dans une *flexion* permanente et forcée sur la cuisse. Ce moyen hémostatique, déja indiqué par M. Malgaigne, a été généralisé par M. Bobillier, qui a rapporté plusieurs observations d'hémorrhagies artérielles arrêtées par la flexion des membres.

La *ligature* entre la plaie et le cœur est un moyen sur lequel on doit peu compter, dans les blessures de la région malléolaire interne. Les anastomoses entre la tibiale postérieure d'une part, la péronière et la tibiale antérieure d'autre part, sont si nom-

(1) *Nouveaux Éléments de médecine opératoire*. Paris, 1839.

breuses, que l'on sera toujours exposé à voir revenir l'hémorrhagie par le bout inférieur et même par le bout supérieur de l'artère : c'est ce qui a eu lieu dans l'observation déjà citée de M. Jules Roux. Il est encore moins convenable de lier d'emblée la poplitée ou la fémorale, ainsi que l'a fait, en 1836, le professeur Serre, pour une lésion de l'artère tibiale postérieure. Cependant cette opération et l'amputation du membre elle-même seraient des ressources extrêmes dans le cas où l'on ne pourrait parvenir, par aucun autre moyen, à arrêter la perte de sang.

Le procédé qui mérite presque toujours la préférence, c'est la *ligature dans la plaie*, des deux bouts du vaisseau divisé. Il faut, pour cela, débrider la plaie en haut et en bas, suivant la direction connue du vaisseau ouvert et se livrer, si c'est nécessaire, à une véritable dissection anatomique, pour le découvrir. C'est là le seul moyen hémostatique dont les effets ne soient pas douteux, et qui soit d'une application générale dans les plaies par herminette.

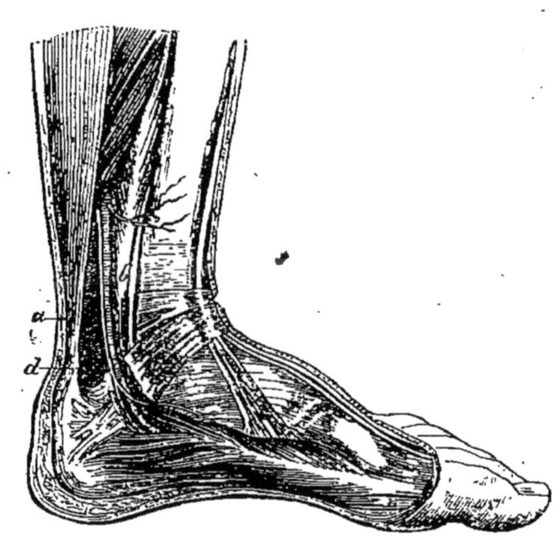

Fig. 22. — Artère tibiale postérieure. *a* tendon d'Achille ; *b* fléchisseur des orteils et jambier postérieur ; *c* ligament annulaire divisé ; *d* artère tibiale postérieure.

L'ouverture accidentelle d'une articulation, principalement de celle du cou-de-pied, donne lieu à des indications spéciales. Il faut s'empresser de fermer le plus exactement possible la plaie, par la suture et les bandelettes agglutinatives, et mettre ensuite en usage les moyens propres à prévenir l'inflammation articulaire. Les irrigations continues d'eau froide, ou si c'est possible, celles de glace doivent être employées jusqu'à ce que la plaie soit réunie. Si l'arthrite se déclare, les émissions sanguines locales, les onctions mercurielles, et les antiphlogistiques généraux seront les moyens auxquels on devra recourir.

CHAPITRE IV

DES CORPS ÉTRANGERS.

ART. 1er. — DES CORPS ÉTRANGERS EN GÉNÉRAL.

On désigne sous le nom de corps étrangers toutes les substances étrangères à l'organisme qui, appliquées à sa surface, ayant pénétré dans son intérieur, ou s'y étant développées, sont susceptibles d'exercer une action nuisible.

Les corps étrangers diffèrent des agents chimiques, des matières vénéneuses et des virus. Ils peuvent provenir du dehors, ce qui est le plus ordinaire, ou s'engendrer accidentellement au dedans de nous. Leur densité est variable, puisqu'ils peuvent être solides, liquides ou gazeux; il en est de même de leur volume, de leur forme, de leur consistance et de la nature des substances qui les composent. Les corps étrangers se comportent différemment, suivant qu'ils sont appliqués à la surface du corps, qu'ils ont pénétré ou se sont formés dans une cavité naturelle, ou qu'ils ont été poussés violemment à travers nos tissus.

Les *corps étrangers appliqués à la surface du corps* sont ordinairement des objets de forme annulaire qui, agissant sur certains organes limités, peuvent déterminer des accidents plus ou moins graves d'étranglement. Ainsi des bagues trop étroites sont susceptibles d'étrangler les doigts, lorsque ceux-ci se sont tuméfiés accidentellement. Plus souvent, des anneaux métalliques ou des liens de substances diverses, appliqués autour de la verge dans l'état de flaccidité, agissent comme corps étrangers, lorsque survient l'érection, et déterminent un étranglement, qui peut être suivi de gangrène et de fistule urinaire. Le *traitement* à opposer à ces accidents consiste à faire cesser la compression, soit en diminuant le volume du corps comprimé, soit en enlevant le corps comprimant. Ces deux procédés sont parfois également difficiles à appliquer ; en effet, par suite du gonflement souvent excessif des parties, le corps étranger, enseveli dans les tissus, s'oppose invinciblement à la réduction de la tumeur, et ne peut être saisi qu'avec grande peine. Les liens de fil sont aisément coupés avec les ciseaux ou un bistouri conduit sur une sonde cannelée ; mais les anneaux métalliques réclament l'action de pinces, de limes ou de cisailles qui exposent à des lésions qu'on ne saurait toujours éviter. Les anneaux d'or ou d'argent seront dissous ou brisés au moyen du mercure.

Les corps solides les plus divers peuvent être introduits *dans l'épaisseur de nos tissus*. Des épines, des morceaux de bois, de verre, de fer, des débris de vêtements, des balles, des éclats de bombe ou d'obus, etc., sont susceptibles d'être enfoncés violemment au travers du corps. Le plus souvent, leur présence détermine des accidents inflammatoires et une suppuration suivie ou non de leur expulsion ; d'autres fois, au contraire, ils restent tout à fait inoffensifs. Le *traitement* consiste à extraire ces corps étrangers, toutes les fois que cette extraction est possible et sans danger. Dans le cas contraire, on doit les abandonner à la nature, surtout si leur présence ne détermine point d'accidents. Les moyens d'extraire les corps étrangers enfoncés dans nos tissus sont nombreux ; j'ai décrit les principaux dans l'article des plaies par armes à feu ; je n'ai donc pas à y revenir.

Parmi les corps étrangers ayant pénétré *dans une cavité naturelle*, on doit distinguer : ceux qui se trouvent dans des cavités n'ayant qu'une seule ouverture, comme le conduit auditif externe, l'urètre, la vessie, les voies aériennes, etc.; ceux qui se sont logés dans des cavités ouvertes à leurs deux extrémités, comme les fosses nasales et le tube digestif ; et ceux qui sont renfermés dans des cavités fermées de toutes parts, comme les articulations, les gaînes synoviales, les kystes, etc. Cette distinction est essentielle pour le traitement. Les symptômes morbides déterminés par ces corps étrangers varient suivant un grand nombre de circonstances, dont les principales sont les fonctions spéciales de la partie où ils siégent et son degré plus ou moins marqué de sensibilité.

Les moyens de *traitement* à mettre en usage, pour l'extraction des corps étrangers introduits dans les cavités naturelles, sont assez variés. L'extraction ou l'expulsion par l'ouverture qui a donné passage au corps étranger est la méthode que l'on doit tout d'abord mettre en usage. L'éternument, la toux, le vomissement, l'émission des urines peuvent chasser des corps introduits dans les fosses nasales, le larynx, l'œsophage ou l'urètre. Si ces moyens ne suffisent pas, il faut aller saisir directement ces corps, au moyen d'instruments construits, en général, sur le principe de la pince ou du crochet, et dont les formes et les dimensions sont appropriées aux organes qu'il faut explorer. Lorsqu'un corps étranger occupe un conduit ayant deux ouvertures, il peut être utile de le refouler vers la seconde, si son extraction par la première est impossible; ainsi un corps étranger des fosses nasales sera repoussé vers l'arrière-gorge, s'il ne peut être extrait par les narines, et on refoulera dans l'estomac un corps étranger de l'œsophage qui ne pourrait être retiré par le pharynx.

Dans certains cas, il est impossible de retirer le corps étranger par l'ouverture unique qui existe à la cavité, comme aux organes urinaires, ou bien on ne peut le refouler plus haut, comme au rectum. En pareil cas, trois méthodes distinctes se présentent et peuvent être mises en usage, suivant les cas spéciaux. Ces méthodes sont : 1° la *dilatation* que l'on pratique dans les fistules, les plaies, à certains orifices naturels, comme l'anus, le méat urinaire, etc., soit à l'aide de corps susceptibles de se gonfler, soit au moyen du bistouri; 2° l'établissement d'une *ouverture artificielle*, faite, à l'aide du bistouri, à l'œsophage, à la trachée-artère, à la vessie, etc., pour extraire directement les corps étrangers que renferment ces conduits ou ces cavités; 3° enfin, le *broiement* ou l'*écrasement* des corps étrangers que leur friabilité permet de réduire en fragments ou en poudre, susceptibles d'être ensuite éliminés par l'ouverture naturelle.

Les corps étrangers des *cavités closes*, spécialement ceux des articulations et des gaînes synoviales, ne peuvent être extraits que par une ouverture artificielle, qui doit être pratiquée selon les principes de la méthode sous-cutanée et en empêchant la pénétration de l'air.

ART. II. — DES CORPS ÉTRANGERS INTRODUITS DANS LES DIVERSES CAVITÉS.

La pratique navale offre d'assez fréquentes occasions d'observer et d'extraire des corps étrangers introduits dans les diverses cavités naturelles. Les accidents qui en résultent sont souvent fort graves et exigent des secours immédiats ; il y a donc nécessité d'avoir continuellement présents à la mémoire les moyens les plus propres à faciliter leur issue. C'est ce qui m'engage à parler d'une manière spéciale des corps étrangers introduits dans les oreilles, les fosses nasales, le pharynx et l'œsophage, le larynx et la trachée-artère, l'urètre et le rectum. Je ne m'occuperai pas des corps étrangers de la vessie, parce que leur extraction exige des opérations graves, difficiles et qu'il ne convient pas de pratiquer à bord des navires ; un calculeux et l'homme qui s'est introduit un corps étranger dans la vessie peuvent d'ailleurs attendre, pour être opérés, qu'on les ait déposés dans un hôpital.

§ 1. — **Corps étrangers dans les oreilles.**

Le conduit auditif peut renfermer de nombreux corps étrangers, dont les uns s'y sont développés et dont les autres y ont été introduits volontairement ou par accident. Chez les matelots, le cérumen accumulé dans le conduit auditif peut s'y endurcir et causer la surdité ou des otorrhées plus ou moins prolongées et rebelles. D'autres corps, tels que des fayols, des pois, etc., y ont été poussés par manière de plaisanterie ou ont pénétré accidentellement, comme certains insectes, perce-oreilles, larves de mouches, etc. Leur présence peut donner lieu à des accidents graves, par inflammation du conduit auditif et des organes voisins ; il faut donc s'empresser de les extraire.

La première chose à faire, c'est de se livrer à une exploration attentive du conduit auditif ; pour cela le malade sera placé au grand jour, on soulèvera le pavillon de l'oreille de manière à redresser le conduit auditif, et on n'agira que quand on aura pu constater le corps. S'il est d'un très-petit volume ou soluble dans l'eau, une injection légère avec ce liquide pourra suffire pour l'entraîner. S'il est dur et offre des aspérités, l'eau sera remplacée par l'huile d'olives ou d'amandes douces, dont on instillera quelques gouttes dans l'oreille. Ce même moyen est utile pour délayer le cérumen endurci et tuer les insectes. Pour l'extraction des corps solides, on peut se servir, selon les cas, de pinces, de curettes, de crochets ou autres instruments. Jamais on ne devra agir en aveugle; et si le corps étranger ne peut être saisi après des tentatives suffisamment prolongées, il faut les suspendre, injecter de nouveau de l'huile et faire coucher le malade sur l'oreille qui renferme le corps étranger. Quand on est parvenu à extraire celui-ci, il est bon de faire quelques injections émollientes pour prévenir et combattre l'inflammation que sa présence peut avoir déterminée.

§ 2. — Corps étrangers dans les fosses nasales.

Les mêmes corps étrangers que l'on rencontre dans le conduit auditif peuvent aussi être introduits dans les fosses nasales. On a vu, dans certains cas, ces corps, après y avoir séjourné un certain temps, devenir le noyau de calculs ou de concrétions comme pierreuses. D'autres fois, ce sont de véritables pierres qui se sont produites, par le dépôt successif des matières salines que renferment les larmes ou les mucosités nasales. Quelle que soit leur origine, ces corps étrangers déterminent certains accidents particuliers, tels que la gêne dans l'inspiration, de la douleur, un écoulement muqueux ou puriforme et sanguinolent, etc. La vue fait parfois découvrir le corps étranger, dont la sonde peut aussi faire constater la présence.

L'expulsion d'un corps étranger récemment introduit est souvent provoquée avec facilité par l'éternument que détermine une pincée de tabac. Si ce moyen échoue, on doit essayer de l'extraire avec des pinces, des curettes, des crochets, etc. Enfin, on peut être dans l'obligation de repousser le corps dans le pharynx, d'où il sera expulsé par un effort de régurgitation.

§ 3. — Corps étrangers dans les voies aériennes.

La suffocation et l'asphyxie par obstacle au passage de l'air sont les accidents que déterminent les corps étrangers accidentellement introduits dans le larynx. Dans quelques cas, ces accidents sont immédiats et le malade est tout de suite suffoqué; d'autres fois, le corps étranger est repoussé et chassé au dehors peu de temps après son entrée; plus souvent, il se montre une série de phénomènes qu'il est essentiel de connaître. Ces phénomènes sont une gêne plus ou moins prononcée de la respiration, avec anxiété, toux violente, rude, convulsive et douleur se localisant parfois en un point des voies aériennes. Dans certains cas, il y a exspuition de mucosités sanguinolentes accompagnée ou non d'envies de vomir. Ces accidents peuvent offrir divers degrés de gravité et durer plus ou moins longtemps; d'ordinaire ils sont suivis d'un état de calme absolu ou relatif, qui fait place à un nouvel accès, sous l'influence de la toux, du rire ou d'un mouvement quelconque. La gêne permanente de la respiration occasionnée par le corps étrangers détermine bientôt une injection de la face qui devient violacée; les veines du cou et des tempes se gonflent, une asphyxie lente s'établit et le malade succombe s'il n'est promptement secouru.

L'expulsion du corps étranger, tel est le but que doit poursuivre le chirurgien. — Avant de songer à lui donner issue par une ouverture artificielle, on doit essayer de le faire sortir par celle qui lui a donné passage; dans ce but, on déterminera des efforts d'éternument au moyen d'une prise de tabac; on fera tousser le malade; enfin on lui administrera un vomitif, ou, ce qui est plus simple et plus prompt, on déterminera des efforts de vomissement par des titillations exercées sur la luette. Ces moyens suffisent bien souvent pour faire rendre le corps étranger; s'il n'en était pas ainsi, on devrait placer le malade la tête en bas et exercer en même temps des percussions sur la région dorsale de la colonne vertébrale; ce procédé a réussi dans des cas où tous les autres et la *trachéotomie* elle-même avaient échoué.

Cette dernière opération est la seule ancre de salut qui reste, lorsque les autres moyens ayant été sans effet, la mort par asphyxie est devenue imminente. Sans doute, on a vu des corps étrangers séjourner dans les voies aériennes pendant des mois et des années; mais ce sont des exceptions sur lesquelles il faut d'autant moins compter que, dans ces cas, il est survenu souvent des accidents consécutifs mortels. La trachéotomie est donc indiquée toutes les fois qu'un corps étranger introduit dans le larynx ou la trachée détermine des accidents graves de suffocation et d'asphyxie.

Plusieurs méthodes et procédés peuvent être mis en usage pour ouvrir les voies aériennes; je n'en indiquerai qu'un seul qui est à la fois le plus simple et le plus généralement adopté. J'emprunte quelques détails de la description à M. Alphonse Guérin (1).

« Le malade couché sur le dos, son cou appuyé sur un oreiller plié en deux, sa tête portée dans le sens de l'extension, mais pas assez renversée en arrière pour augmenter la difficulté de respirer, le chirurgien se place à la gauche du malade qui doit tourner le dos à la fenêtre de manière, que la lumière l'éclaire, de la tête vers la poitrine. L'opéré étant maintenu dans cette position par les aides, l'opérateur fixe la trachée entre le pouce et l'indicateur de la main gauche, et, portant la pointe d'un bistouri légèrement convexe, à un travers de doigt du bord supérieur du sternum, il incise de bas en haut jusque auprès du cartilage cricoïde. La peau, le tissu cellulaire et le muscle peaucier ayant été divisés, le chirurgien cherche la ligne blanche, et soulevant les muscles sterno-thyroïdiens qui se touchent presque en ce point, il les écarte l'un de l'autre. C'est alors qu'on découvre de nombreux et gros rameaux veineux qui se répandent dans le tissu cellulaire sous-jacent aux muscles. S'ils formaient un plexus inextricable, il faudrait à l'exemple de M. Trousseau se décider à les diviser, en les liant avec soin, sinon on les écarte. Alors le chirurgien, tenant son bistouri comme une plume à écrire, en porte la pointe sur la trachée, dans le point le plus bas de l'incision, et, appuyant la pulpe de l'indicateur gauche sur le dos de l'instrument il divise la trachée dans une étendue qui varie suivant la cause pour laquelle on pratique l'opération. »

Pour donner passage à l'air et faciliter l'extraction du corps étranger, il faut maintenir écartées les lèvres de l'incision. A défaut des instruments spéciaux, on peut très-bien se servir dans ce but du dilatateur qui se trouve dans la caisse des chirurgiens de la marine.

Lorsque le corps étranger, pour lequel on a pratiqué l'opéra-

(1) *Éléments de chirurgie opératoire*, etc., 2e édition. Paris, 1858, p. 441.

tion, est libre et flottant dans la trachée, il est assez ordinaire qu'il se présente de lui-même entre les lèvres de la plaie; on n'a plus qu'à le saisir. S'il ne se montre pas, il faut le chercher au-dessus et au-dessous de la plaie, mais on doit se garder d'insister sur des explorations pénibles et dangereuses. En pareil cas, on se contente de maintenir l'ouverture béante, à l'aide du dilatateur déjà cité ou par tout autre moyen en recouvrant la plaie d'un linge très-fin; généralement le corps étranger est spontanément expulsé. Une fois ce résultat obtenu, la plaie doit être réunie avec des bandelettes agglutinatives, de manière à en procurer l'adhésion immédiate.

Dans un cas imminent de suffocation, on pourrait recourir au procédé de M. Chassaignac que voici : « Fixant, avec l'indicateur de la main gauche, le bord inférieur du cartilage cricoïde, le chirurgien passe au-dessous de ce cartilage, la pointe d'un ténaculum dont la convexité, alors tournée vers le sternum, est creusée d'une cannelure. La main gauche saisissant cet instrument et le fixant d'une manière solide, l'opérateur plonge dans sa cannelure un bistouri droit avec lequel il pénètre dans la trachée et divise quatre anneaux de cet organe (1). » Un ténaculum ordinaire pourrait au besoin remplacer le ténaculum cannelé. Une fois la trachée ouverte, on se conduit comme précédemment.

§ 4. — Corps étrangers du pharynx et de l'œsophage.

La gloutonnerie des matelots les expose souvent à avaler des corps étrangers plus ou moins volumineux; ce sont des morceaux de viande trop gros, des arêtes de poisson, ou des fragments d'os qui se trouvent dans leur soupe, etc. D'autres fois c'est par forfanterie ou par mégarde que ces corps sont avalés. Il est rare qu'ils séjournent dans le pharynx; il faudrait pour cela qu'ils fussent très-volumineux ou présentant des inégalités; presque toujours ils s'arrêtent dans le point où cet organe se continue avec l'œsophage.

Les symptômes déterminés par les corps étrangers de l'œsophage sont : une douleur continuelle ou revenant par intervalles

(1) A. Guérin, *Chirurgie opératoire*, p. 444.

et fixée en un point limité, des efforts de vomissement, de la difficulté ou de l'impossibilité pour ingérer les aliments solides et quelquefois les liquides. Si le corps siége dans le pharynx, de nouveaux symptômes viennent se joindre aux précédents; il y a sentiment de strangulation, impossibilité de la déglutition et gêne plus ou moins marquée de la respiration; on a même vu des sujets être asphyxiés par des corps étrangers qui avaient oblitéré l'ouverture du larynx. Ceux qui sont logés au cou peuvent produire le même résultat, par une compression latérale ou antéro-postérieure de la trachée. Les gros vaisseaux de la région cervicale sont aussi parfois comprimés, d'où résulte une rougeur et une tuméfaction plus ou moins marquées du visage.

Le diagnostic est confirmé assez souvent par la vue ou le toucher qui fait constater la présence des corps étrangers occupant le pharynx. Pour ceux de l'œsophage, on peut reconnaître le lieu où ils sont fixés à une tumeur dure existant sur un point du cou où le malade rapporte une sensation pénible. Le cathétérisme œsophagien est un autre moyen qui, joint aux précédents, lève d'ordinaire tous les doutes.

Les corps étrangers du pharynx doivent toujours être extraits par la bouche; la vue plongeant par cette cavité les fait découvrir et on les saisit avec des pinces droites ou courbes, ou tout simplement avec le doigt recourbé en crochet. Quant à ceux de l'œsophage, trois procédés peuvent être employés pour leur élimination; ce sont l'extraction par la bouche, la propulsion dans l'estomac et l'œsophagotomie. Les deux premiers sont seuls d'un usage ordinaire; pour le dernier, on ne doit y recourir que dans des cas très-exceptionnels.

Lorsque le corps étranger siége à l'orifice supérieur de l'œsophage, c'est-à-dire au point où il se continue avec le pharynx, il est quelquefois possible d'aller le saisir avec des pinces droites ou courbes. A bord des navires, où les chirurgiens ne sont pourvus que d'un petit nombre d'instruments, leurs ressources sont bien plus limitées que dans les hôpitaux; ils doivent donc suppléer par leur habileté au peu de moyens dont ils disposent. La sonde à double crochet de Græfe (*fig.* 23), qui se trouve dans la caisse des chirurgiens de la marine, remplace, avec avantage, la plupart des autres instruments. Elle consiste en une tige de baleine quatre fois plus longue que cette figure. A l'extrémité *a*, est une éponge que peut servir à la propulsion ; à l'extrémité *b*, est une double anse métallique qui est mobile ; on voit *c*, cette anse grandeur naturelle. La forme de cette extrémité *b* est très-favorable à l'introduction de l'instrument, entre le corps étranger et les parois de l'œsophage et, quand on retire la sonde, elle accroche le corps étranger qu'elle fait rétrograder vers le pharynx et la bouche. Certaines particularités dans la forme ou la disposition du corps étranger peuvent faire qu'il ne soit pas saisi par le crochet; on doit alors essayer de le retirer au moyen de l'éponge fixée à l'autre extrémité de la baleine qui porte le crochet de Græfe. On l'introduit sèche, après l'avoir enduite d'huile pour la faire glisser plus facilement ; une fois derrière le corps étranger, elle se gonfle en absorbant les mucosités de l'œsophage ou par de l'eau que l'on fait avaler au malade, et en la retirant on entraîne tout ce qui est devant elle.

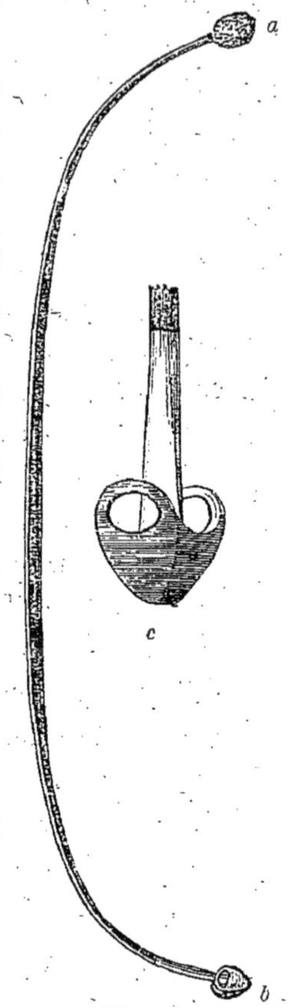

Fig. 23.

Au lieu de chercher à extraire les corps étrangers mous et digestibles, tels que les morceaux de pain, de viande, de cartilages, etc., il est plus simple de les repousser vers l'estomac. On y parvient, soit avec la sonde œsophagienne, soit au moyen de l'éponge dont il vient d'être parlé. La propulsion convient encore, lorsque, après des efforts d'extraction nombreux et multipliés, on reconnaît que le corps a beaucoup plus de tendance à descendre qu'à remonter, ou encore lorsqu'il siége vers le cardia.

Dans certains cas, où les autres moyens avaient échoué, on s'est bien trouvé de provoquer des efforts de vomissement, à l'aide d'un émétique ; les contractions de l'œsophage ont ainsi fait ce qu'on n'avait pu obtenir par les instruments.

Il est des circonstances malheureuses où, le corps étranger

étant placé à la région cervicale, comprime la trachée au point de causer l'asphyxie d'une manière rapide; l'indication la plus urgente consiste, en pareil cas, à rétablir la respiration au moyen de la trachéotomie. Dans d'autres cas, presque aussi fâcheux, tous les efforts d'extraction ou de propulsion ont été inutiles, et le corps étranger, solidement fixé dans les parois de l'œsophage, détermine de la gêne dans la respiration et met un obstacle plus ou moins complet au passage des aliments. Quelle conduite faut-il alors tenir? Pour certains chirurgiens l'ouverture de l'œsophage doit être pratiquée sans délai, autant du moins que l'on a la certitude que le corps étranger répond à la portion cervicale de ce conduit. D'autres, moins pressés et plus prudents, conseillent d'attendre le plus longtemps possible, pour se décider à cette opération; car on a vu assez souvent des corps étrangers qui avaient résisté d'abord à toutes les tentatives faites pour les extraire ou les repousser, céder ensuite facilement aux mêmes moyens ou être éliminés spontanément. En pareil cas, il faut conseiller les boissons mucilagineuses et huileuses, une alimentation liquide, user des antiphlogistiques nécessités par l'inflammation et surveiller le malade pour prendre un parti décisif si c'est nécessaire.

L'opération de l'*œsophagotomie* devant, à mon avis, être pratiquée fort rarement à bord des navires, je ne crois pas devoir la décrire.

§ 5. — Corps étrangers du rectum.

Les corps étrangers peuvent parvenir dans le rectum de deux manières distinctes, c'est-à-dire du dedans et du dehors. Ceux de la première catégorie se sont formés dans l'intérieur du corps, comme des calculs biliaires, des matières fécales endurcies, ou ont été avalés par la bouche et ne sont arrivés au rectum qu'après avoir parcouru tout le canal intestinal; ceux de la deuxième catégorie, au contraire, ont été directement introduits dans le rectum, soit par accident, soit à la suite de manœuvres illicites. Quelle que soit leur origine, ces corps déterminent bientôt des accidents particuliers, parmi lesquels il faut signaler une douleur locale plus ou moins prononcée, de la difficulté ou même l'impossibilité d'expulser les matières fécales, un sentiment de pesanteur, de la gêne dans l'émission des urines, des inflammations, des abcès, des fistules, des gangrènes, etc.

Les moyens d'extraction sont multipliés, mais leur choix doit être dirigé d'après les circonstances particulières à chaque fait. Les pinces et la curette suffisent pour les corps d'un petit volume; les doigts et la main elle-même conviennent pour ceux qui sont d'un plus gros calibre. Le volume excessif du corps étranger peut exiger des débridements qu'on aura le soin de faire multiplis; si ce corps est d'une substance friable, mais non susceptible de blesser, on pourra le briser avec précaution et l'extraire par fragments. Dans tous les cas, il faut se rappeler que l'anus est excessivement dilatable et qu'avec des soins et de la patience, il est peu de corps qui ne puissent en sortir comme ils y ont pénétré.

§ 6. — Corps étrangers de l'urètre.

Les corps étrangers de l'urètre peuvent provenir de trois sources: ils ont été introduits par la verge, se sont formés dans l'urètre, ou viennent de la vessie. Les calculs urinaires sont les seuls corps étrangers provenant de la vessie ou formés sur place, que l'on trouve dans le canal de l'urètre; ceux qui y ont été introduits accidentellement ou avec intention sont nombreux et variés ; je n'ai pas à en faire l'énumération.

Les symptômes provoqués par les corps étrangers de l'urètre sont une douleur plus ou moins intense, la difficulté ou l'impossibilité d'émettre les urines et l'écoulement d'une certaine quantité de sang. Ces symptômes, fort variables d'ailleurs, ne suffisent pas pour établir le diagnostic ; il faut constater la présence du corps étranger et déterminer la portion de l'urètre où il est logé. La vue montre quelquefois ceux du prépuce ou de la fosse naviculaire. Le toucher fait reconnaître ceux qui occupent la portion spongieuse et quelquefois ceux des portions bulbeuse et membraneuse. Il faut souvent introduire le doigt dans le rectum pour toucher ceux de cette dernière portion et de la région prostatique. L'introduction d'une sonde métallique dans l'urètre complète le diagnostic lorsqu'il existe encore quelques doutes.

Des moyens fort nombreux ont été proposés pour extraire les corps étrangers de l'urètre; mais la plupart l'ont été en vue des calculs de l'urètre, spécialement de ceux qui sont logés dans les portions membraneuse et prostatique de ce canal. Dans ce qui va suivre, il sera surtout question des corps étrangers introduits par la verge.

La première chose à faire, lorsqu'on est consulté pour un accident de ce genre, c'est, après avoir constaté la présence du corps étranger, de faire exercer une compression sur l'urètre, en arrière du point où il est logé, afin d'empêcher sa progression vers la vessie. On s'efforcera ensuite, par des pressions modérées exercées d'arrière en avant, de faire rétrograder le corps pour le faire sortir par le méat urinaire. On peut aussi engager le malade à garder longtemps ses urines et à pousser fortement; le corps est parfois ainsi entraîné. Si, comme cela n'arrive que trop souvent, ces moyens restent sans résultat, il faut procéder à l'extraction directe du corps étranger. L'instrument le plus souvent employé, c'est la pince de Hales, dite de Hunter, qui se trouve dans la caisse d'instruments des chirurgiens de la marine. C'est une tige creuse renfermée dans une canule en argent, tige dont l'extrémité libre a deux branches qui s'écartent par leur élasticité et que maintient écartées, au besoin, le bouton terminal d'une deuxième tige, laquelle parcourt la première et peut servir aussi à constater si le corps étranger est bien embrassé par la pince. Pour se servir de cet instrument, il faut l'introduire fermé, comme une sonde ordinaire; quand on est arrivé au corps étranger, on tire à soi la canule, les branches s'écartent alors, dilatent l'urètre au-devant du corps, qui est saisi d'un côté à l'autre et retiré au dehors.

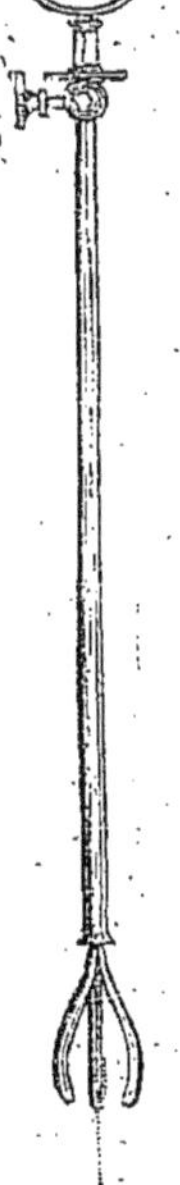
Fig. 24. *

D'autres instruments, en très-grand nombre, ont été inventés pour satisfaire à certaines indications spéciales; je ne les décrirai pas; je me contenterai de dire que, pour faciliter l'extraction des épingles et des aiguilles logées dans l'urètre, on peut leur faire perforer ce canal de dedans en dehors; saisissant et tirant à soi la pointe, on tourne la tête vers le gland par l'orifice duquel on la retire.

* Pince de Hunter pour extraire les calculs de l'urètre : pince à trois branches ouvertes.

L'*incision* de l'urètre, qui constitue l'opération de la *boutonnière*, ne doit être mise en usage que lorsque, tous les autres moyens ayant été inefficaces, il y a nécessité d'extraire le corps étranger dont la présence entraînerait des accidents. La région périnéale est à peu près la seule sur laquelle on doive pratiquer cette opération. Lorsqu'on se décide à y avoir recours, le malade est placé comme pour l'opération de la taille, les bourses relevées par un aide. Si le corps étranger est volumineux et fait saillie sous les téguments, on pratique sur lui une incision pénétrant jusqu'à l'urètre, et avec des pinces on en fait l'extraction. Lorsqu'il offre peu de volume et que l'on craint qu'il ne glisse dans la vessie, il faut, en introduisant le doigt dans le rectum, s'opposer à son passage; un cathéter introduit dans l'urètre, et maintenu fixe par un aide, sert ensuite à guider le bistouri, au moyen duquel on incise, couche par couche, les tissus jusqu'à l'urètre. Une fois le corps étranger extrait, il faut laisser une sonde à demeure, pour empêcher le passage de l'urine à travers la plaie; celle-ci étant maintenue rapprochée par la position et au moyen de bandelettes agglutinatives, sa guérison ne tarde pas à avoir lieu.

§ 7. — Corps étrangers des articulations.

Ces corps nécessitant des opérations graves et délicates, je ne crois pas qu'on doive les entreprendre à bord des navires, et cela avec d'autant plus de raison que les malades peuvent attendre longtemps sans courir aucun danger. Je ne dirai donc rien des opérations à pratiquer en pareil cas; la seule chose qu'il convienne de faire, si ces corps sont mobiles et se présentent au-dessous des parties molles, c'est de s'efforcer, à l'aide d'un bandage approprié, de les fixer, en dehors des surfaces articulaires, en un point où ils puissent contracter des adhérences et rester inoffensifs.

CHAPITRE V

DE LA BRULURE ET DE LA CONGÉLATION.

Les auteurs classiques rapprochent généralement, dans une étude commune, les effets de la brûlure et ceux de la congélation. Je me conformerai à l'usage, et j'étudierai dans deux articles distincts les conséquences et le traitement de ces deux ordres de lésions.

ART. 1er. — DE LA BRULURE.

La brûlure peut être définie : une lésion produite par l'action du calorique concentré, ou par le contact d'un composé chimique capable d'altérer ou de désorganiser nos tissus.

Les effets du calorique varient. On distingue à cet égard le *calorique rayonnant*, la *flamme* et les *corps comburants*, lesquels peuvent être *gazeux*, *liquides* ou *solides*. Les résultats observés à la suite de l'application du calorique sous ces diverses formes présentent des différences qu'il est utile de connaître, mais que je ne puis exposer en détail.

Il en est de même de l'action diverse exercée par les *caustiques*, suivant leur état *gazeux*, *liquide* ou *solide* et selon qu'ils sont de nature *alcaline*, *acide* ou *métallique*.

Je me bornerai à signaler les circonstances spéciales dans lesquelles les marins sont exposés à l'action du calorique concentré, les effets de cette application et le traitement qu'il faut leur opposer.

Les équipages des bâtiments qui naviguent ou stationnent dans les régions torrides, exposés chaque jour à l'action directe des rayons d'un soleil brûlant, sont fréquemment atteints d'une fluxion érythémateuse de la peau, désignée sous le nom de *coup de soleil* ou d'*insolation*.

Cette lésion, qui constitue une véritable brûlure ordinairement au premier degré, quelquefois au second, peut occuper des surfaces plus ou moins grandes du corps. Assez souvent, elle est étendue à la région dorsale tout entière, chez les matelots qui, se baignant en plein midi, restent quelque temps hors de l'eau. M. A. Le Roy de Méricourt, alors chirurgien en second de la corvette *la Boussole* (campagne des Antilles et de Terre-Neuve, 1848), a été témoin d'un fait remarquable de brûlure au second degré par insolation. Dans la journée qui suivit le naufrage de la corvette sur le Petit-Curaçao, un aspirant volontaire, qui n'avait le buste garanti que par la chemise, se présente, le soir, avec une phlyctène énorme occupant presque toute la partie postérieure du tronc. Cette insolation donna lieu à une fièvre très-violente.

Chez d'autres, elle est bornée aux pieds et aux jambes, ou bien elle occupe la face et le cou. La fluxion qui succède à cette action directe et prolongée des rayons solaires offre divers degrés d'intensité. Tantôt, elle est constituée par une simple rougeur érythémateuse de la peau, qui disparaît au bout de quelques heures, sans avoir provoqué d'autres symptômes qu'un peu de chaleur. Plus souvent, la rougeur offre les caractères de l'érysipèle; elle s'accompagne de douleurs plus ou moins vives, de gonflement, et ne disparaît qu'au bout de quelques jours, en amenant une exfoliation de l'épiderme. Dans quelques cas, les symptômes locaux sont encore plus intenses et la rougeur est accompagnée de phlyctènes. De la céphalalgie, de la fièvre et de l'assoupissement compliquent parfois cet érysipèle, surtout quand il siége à la face et au crâne. Enfin, on a vu, dans quelques circonstances, l'insolation être suivie d'asphyxie, de congestion cérébrale et même d'apoplexie mortelle.

Les moyens à mettre en usage contre les effets de l'insolation varient suivant leur intensité. Dans le degré le plus faible, quelques lotions avec l'eau acidulée ou alumineuse suffisent ordinairement. S'il existe une inflammation érysipélateuse avec ou sans phlyctènes, il faut recouvrir les parties atteintes de compresses imbibées de liniment oléocalcaire, d'eau végéto-minérale ou simplement d'eau froide et fréquemment renouvelées. Lorsque l'insolation a porté son action sur la tête, et qu'il existe en même temps des menaces de congestion cérébrale, il faut agir sur les extrémités inférieures par des applications révulsives, telles que des pédiluves, des sinapismes, etc. Quelques sangsues appliquées à l'anus peuvent rendre service dans ces cas. Ces mêmes moyens, employés avec plus d'énergie et de constance et aidés, au besoin, de la saignée générale, seraient nécessaires, s'il y avait menace d'inflammation cérébrale ou d'apoplexie.

Les *brûlures* proprement dites sont assez fréquentes à bord des navires à voiles. Certaines professions y sont plus particulièrement exposées; telles sont celles de coq, de cuisinier, de boulanger, de forgeron, de calfat. Cependant d'autres hommes de l'équipage peuvent en être accidentellement atteints, soit par la maladresse du coq, soit que le roulis renverse les gamelles ou les marmites et en répande le contenu sur les personnes placées aux environs.

De tous les individus du bord, habituellement exposés à une température élevée, le *coq* est peut-être celui qui en ressent le plus vivement les effets généraux et locaux. « Nous avons eu à soigner, dit M. Fonssagrives (1), à bord de l'*Eldorado*, chez un coq, une maladie parfaitement semblable à celle que Parent-Duchâtelet a décrite (2) comme propre aux débardeurs, sous le nom de *grenouille*. L'épiderme de la paume des mains avait acquis une énorme épaisseur, et des crevasses profondes, rouges et douloureuses, la sillonnaient dans tous les sens; la flexion des doigts était devenue à peu près impossible, et plusieurs fois cet homme dût abandonner son travail. Nous attribuons d'autant plus volontiers cette sorte de psoriasis à l'immersion répétée dans l'eau très-chaude, que la main gauche n'en présentait aucune trace. » Le coq de l'*Alcibiade* eut, en peu de temps, deux panaris, suites de brûlures et un phlegmon à la face dorsale du pied, sans compter de petites suppurations aux doigts, pour des coupures et des écorchures insignifiantes.

Les *calfats*, en chauffant le brai et en le transportant dans les divers endroits du navire, sont sujets à se brûler. Les travaux de la forge et ceux du four y exposent également ceux qui les exécutent.

Lorsque, par suite d'un accident ou de l'explosion d'un pro-

(1) *Histoire médicale de la frégate à vapeur* l'Eldorado. Paris, Thèse, 1852, in-4°.

(2) *Annales d'hygiène publique*. Paris, 1830, t. III, p. 281 et suiv.

jectile ennemi, le feu se déclare à bord, l'empressement avec lequel chacun essaie d'étouffer l'incendie, occasionne alors des brûlures profondes. M. Forget a vu un marin de l'*Africaine* succomber rapidement, aux Antilles, à la suite d'un tétanos général, occasionné par une brûlure qu'il s'était faite, en s'efforçant d'étouffer un incendie qui menaçait d'embraser le navire.

Il est à peine besoin de le dire, à bord des bâtiments à vapeur, les brûlures sont nombreuses et parfois de la dernière gravité. Il est important de les distinguer en trois classes, selon l'état du corps qui les produit : 1° les brûlures dues à des *corps solides* chargés de calorique, ne sont profondes que dans le cas où l'application a été très-prolongée ; mais comme, le plus souvent, ils ne peuvent ni s'adapter à la forme du corps, ni lui adhérer, il est facile de se soustraire rapidement à leur action. Il ne faut pas oublier que le premier effet de ces corps à capacité considérable pour le calorique est la production d'une escarre solide qui protége les tissus sous-jacents. Les métaux portés à une haute température, comme le fer que l'on travaille si souvent à bord des navires qui nous occupent, sont à peu près les seuls qui déterminent des désordres vraiment sérieux. 2° Les *liquides* occasionnent les plus nombreuses et les plus graves ; l'eau bouillante qui s'échappe des robinets, des fentes et des crevasses des chaudières, retient une grande somme de calorique qu'elle applique immédiatement sur les surfaces des corps sur lesquels elle s'étale. Ces brûlures sont étendues et profondes. 3° La *vapeur d'eau* a une action plus rapide, mais plus superficielle ; ce n'est que dans l'explosion des chaudières que, projetée au loin, dans toutes les directions, elle va produire des lésions parfois profondes et toujours très-étendues. Les observations des événements arrivés sur le *Comte d'Eu*, en 1847, et le *Roland*, en 1858, que nous consignons ici donneront une idée très-complète des affreux désordres que peut produire la vapeur d'eau faisant irruption dans la chambre de chauffe et dans celle de la machine.

OBSERVATION XXIV. — *Brûlures produites par l'explosion de la chaudière du yacht royal* le Comte d'Eu. — « Le 2 août 1847, le yacht royal *le Comte d'Eu*, commandé par M. le capitaine de vaisseau Paris, quittait les jetées du Havre, à 2 heures de l'après-midi, se rendant à Cherbourg, pour aller ensuite au Tréport, se mettre à la disposition du roi.

Favorisé par un temps magnifique, nous étions arrivés à 6 heures 1/2 en vue du phare de Barfleur, lorsque l'on vit, tout à coup, s'échapper de la machine des torrents de vapeur mêlée de suie et de cendres qui nous enveloppèrent sur le pont, comme d'un nuage compacte.

L'on vit bientôt apparaître sur les gaillards, errants, éperdus, quelques hommes affreusement défigurés qui s'agitaient en appelant au secours. Une horrible catastrophe venait d'arriver, la chaudière s'était rompue au-dessus des feux; une fissure d'un mètre de long sur trois centimètres de large s'était produite, et la vapeur faisait irruption par cette issue, envahissant la chambre des machines et causant, sur son passage, d'horribles lésions.

Il était impossible de songer à pénétrer dans cette fournaise humide; on se hâta de jeter des masses d'eau, par toutes les ouvertures, pour condenser la vapeur et abaisser la température; lorsque l'accès de la machine fut praticable, on put juger de toute l'étendue du sinistre : des corps étaient étendus sur le parquet, les uns privés de vie, les autres se tordant au milieu d'atroces souffrances.

Au moment où l'accident survint, on venait d'appeler au quart, et 22 hommes se trouvaient réunis dans la machine, les uns changeant de vêtements, d'autres, à peu près nus, se reposant de la fatigue du service qu'ils allaient quitter.

Une seule issue conduit à la machine et son échelle est justement placée devant les feux. A l'instant du sinistre, tous se précipitent vers cette fatale ouverture, où la vapeur les enveloppant les frappe mortellement, pour la plupart.

La vapeur circule en tourbillon autour de la chambre de machines, elle atteint aussi bien ceux qui occupent les parties les plus reculées, surtout les hommes placés sur les galeries supérieures. Deux ou trois hommes ont la présence d'esprit de se jeter à plat ventre et de ramper, sous les cylindres oscillants au risque d'être broyés, jusqu'à une soute où ils restent couchés dans le charbon ; ils sont préservés. Trois cadavres et seize hommes, plus ou moins gravement blessés sont retirés et portés sur le pont ; presque tous endurent des douleurs atroces : les uns veulent se précipiter à la mer, les autres s'affaissent épuisés de souffrance.

Notre premier soin est de les faire arroser d'eau froide et nous les faisons transporter et descendre dans le logement destiné au commandant et aux officiers.

Là, nous procédons à l'examen des lésions, elles sont horribles : plusieurs de ces malheureux sont entièrement dépouillés d'épiderme, les ongles des pieds et des mains pendent à l'extrémité des lambeaux. A la place où le cadavre d'un des chauffeurs a été relevé du parquet de la machine, se trouve un vaste lambeau représentant la surface de toute la partie postérieure du corps de cet homme qui était nu au moment de l'accident.

En déshabillant les brûlés, on entraîne avec leurs vêtements, des portions de peau, et il apparaît de vastes surfaces dénudées. Chez l'un deux entièrement dépouillé, une ceinture de cuir a préservé la zone qu'elle recouvrait.

La plupart ont perdu l'épiderme du visage et sont méconnaissables; dans cet état, quelques-uns ont conservé l'intégrité de leurs facultés et la conscience du devoir. Le maître Groguenec est conduit sur le pont; c'est un des plus maltraités; il refuse de se laisser descendre avant d'avoir parlé au commandant, pour le prévenir qu'un tuyau est ouvert et que l'eau s'introduit dans le navire. Il vit 4 heures dans d'affreuses tortures et succombe en encourageant ses camarades et en les engageant à modérer leurs cris.

D'autres, moins généralement atteints, sont littéralement couverts de nombreuses phlyctènes. Ils paraissent endurer les plus vives souffrances.

Les brûlures au 3e et au 4e degré sont rares, plusieurs hommes cependant en présentent, et nous les attribuons au contact plus prolongé du parquet ou des pièces de la machine qui avaient acquis une telle élévation de température que 2 heures après l'accident, il était presque impossible d'en supporter le contact. Il fallait soulager promptement ces infortunés qui nous imploraient d'alléger leurs tourments. Quelques pièces de coton, un peu d'acétate de plomb, de l'eau, du linge, voilà quelles étaient nos seules ressources.

Songer à un pansement régulier pour chaque homme était chose impossible. Seul, au milieu de 16 agonisants, il fallait une résolution prompte et efficace.

Abriter du contact de l'air ces vastes dénudations, telle fut notre première pensée. Nous fîmes immédiatement apporter une des caisses d'huile destinées à la machine ; nous réunîmes tous les draps fins de nos lits que nous trempâmes dans l'huile et nous procédâmes à un véritable ensevelissement pour les malheureux dont le corps n'était qu'une plaie.

Il importait de gagner un point où des soins plus réguliers seraient donnés aux blessés. On établit les voiles, le cap fut remis sur le Havre et à 4 heures du matin, nous mouillâmes sous les falaises de la Hève. A 5 heures, ils furent transportés à l'hospice civil du Havre.

Dans cette période de temps, 6 de nos blessés succombèrent à des accidents de nature diverse : deux s'éteignirent dans le coma, deux autres des plus gravement atteints, complétement écorchés, moururent de douleur avec des symptômes d'ataxie et un délire furieux.

Deux enfin périrent en présentant des accidents que je ne puis mieux comparer qu'aux accès d'une véritable laryngite diphthéritique.

Tous, plongés dans cette atmosphère brûlante, avaient respiré la vapeur qui avait pénétré dans les ramifications bronchiques. Tous se plaignaient, à des degrés différents, d'une ardeur insupportable au larynx et de suffocation, plusieurs étaient pris de toux convulsive.

Ces phénomènes, portés, au plus haut point, chez un monteur et chez un matelot chauffeur nommé Wreswitch, donnaient lieu à d'affreux accès de suffocation que l'ingestion d'huile d'olives soulagèrent d'abord, mais dont les crises se rapprochèrent et amenèrent, au bout de quelques heures, l'asphyxie au milieu d'une lutte effrayante.

Plusieurs de nos blessés qui ont guéri ont ressenti longtemps les effets pernicieux de l'inspiration de la vapeur. Cinq mois après l'événement, l'un d'eux succombait à l'hôpital de Cherbourg, après avoir présenté une toux continuelle et la série des phénomènes qui caractérisent la phthisie pulmonaire.

Un contre-maître, nommé Dory qui se dévoua pour retirer les malheureux de la machine et qui y pénétra, alors qu'elle était encore remplie de vapeur, toussa continuellement depuis cette époque et présentait dix ans après, une laryngo-bronchite chronique. Deux de nos blessés succombèrent à l'hospice du Havre des suites de résorption purulente.

Ainsi, sur 19 hommes atteints, 9 périrent presque immédiatement, 3 succombèrent dans une période assez rapprochée, 7 seulement guérirent plus ou moins complétement (1). »

---

(1) Nous devons cette remarquable observation à l'obligeance de M. le docteur Moras, aujourd'hui chirurgien-major du régiment d'artillerie de la marine à Lorient. Sa modestie ne lui a pas permis de la publier à l'époque de l'accident, et nous avons cru devoir la reproduire en entier, telle qu'elle a été rédigée,

OBSERVATION XXV. — *Brûlures produites par l'explosion de la chaudière du* Roland (24 *septembre* 1858) (1). — Le *Roland*, corvette à vapeur de 400 chevaux, à chaudières tubulaires, reçut l'ordre d'armer à la fin de septembre 1858.

Le vendredi 24, à onze heures et demie du matin, dans la première expérience sur place, la pression étant à 0m,75, la température de l'eau et de la vapeur se trouvant, par conséquent, à 120 degrés centigrades environ, la machine ayant stoppé et la communication étant établie entre les quatre chaudières, la première de bâbord fit explosion; ce fut le fond du cendrier, sous lequel existe encore une hauteur de 0m,12 d'eau qui céda; la tôle se déchira au niveau de la ligne des rivets du fond, et se gondola dans sa longueur; il s'est formé une ouverture en triangle de 0m,25 de hauteur sur 0m,60 de base, dirigée vers le fond du cendrier; la plus grande partie de l'eau de cette chaudière (qui contient ordinairement 10 tonneaux) et ensuite la vapeur des quatre générateurs qui communiquaient en ce moment, furent donc projetées avec force contre les briques du fond du cendrier, au-dessus des grilles rouges d'où cette eau et cette vapeur surchauffée revinrent en arrière, ouvrant violemment les portes du fourneau pour se répandre dans la machine, entraînant les charbons et les cendres encore brûlantes.

Cette expérience se faisait à ciel ouvert, mais la chaudière était si largement rompue et s'est vidée si rapidement que la machine a été instantanément remplie par ce nuage brûlant, et que ceux qui s'y trouvaient n'ont pu en éviter la funeste atteinte, quoique, après trente secondes tout au plus, on pût pénétrer sans danger dans ce lieu.

Par un concours fâcheux de circonstances, beaucoup de personnes se trouvaient en ce moment à portée d'être atteintes par la vapeur : les unes étaient là pour diriger ou suivre les expériences, les autres pour divers travaux de menuiserie et de charpentage que l'on poussait activement. Voici quelle est l'idée que l'on peut se faire des lieux et de la position des hommes au moment de l'accident.

La machine présente dans son ensemble trois étages ou trois plans superposés. Le premier, dont la moitié sert de chambre de chauffe, est formé par le parquet de fer inférieur; le second plan est constitué par une plate-forme qui repose sur les cylindres à 2 mètres environ au-dessus du parquet, une échelle de fer longue et droite conduit du bas à cette plate-forme, et une autre petite échelle conduit de là au troisième plan formé par une galerie en bois à garde-corps en fer qui règne tout à fait en haut sur les deux côtés du bâtiment, à 3 mètres environ au-dessus du fond.

Au moment de l'accident, six hommes se trouvaient au premier plan dans la

---

encore sous l'impression du sinistre événement dont elle fait connaître les incidents dramatiques.

C'est une preuve nouvelle des difficultés en face desquelles le chirurgien de la marine peut se trouver placé, dans le cours de la navigation, du sang-froid qui lui est alors nécessaire et dont le docteur Moras a fourni en cette circonstance un si bel exemple.

(1) *Sur les brûlures produites par l'explosion de la chaudière du* Roland (24 *septembre* 1858), *et traitées à l'hôpital principal de la marine de Toulon*, salle de clinique chirurgicale, service de M. Reynaud, directeur du service de santé de la marine (aujourd'hui inspecteur général); notice par M. LALLUYEAUX D'ORMAY, D. M. P., chef de clinique chirurgicale, chirurgien de première classe de la marine. (*Gazette médicale*, 1859, 3e série, t. XIV, p. 26.)

chambre de chauffe, à bâbord, un chaudronnier et le chauffeur qui conduisait le feu de la chaudière qui a éclaté; à tribord, le maître mécanicien du *Roland*, le contre-maître et deux chauffeurs dont l'un se dirigeait sur l'avant dans la coursive qui sépare les chaudières.

Sur la plate-forme centrale, l'ingénieur, M. Montély, un maître entretenu du port et trois pompiers.

Enfin, sur les galeries, le commandant, un enseigne de vaisseau et 12 menuisiers ou perceurs.

En tout 25 personnes, dont 24 ont été atteintes.

Les issues étaient étroites, peu nombreuses et difficiles à atteindre, surtout pour des hommes presque tous étrangers au bâtiment; aussi n'en est-il qu'un très-petit nombre qui aient pu s'arracher assez tôt de ce lieu pour échapper à la mort.

Un seul a été tout à fait épargné, c'est le chaudronnier de bâbord, qui, aussitôt qu'il entendit l'explosion, eut la présence d'esprit de se jeter dans la soute à charbon, où il n'a éprouvé qu'une forte chaleur et un peu de suffocation.

Un autre a été si faiblement atteint qu'il sera inutile d'en faire mention plus tard; vingt-trois seulement doivent donc nous occuper.

Le chauffeur de tribord, qui était déjà engagé dans la coursive, s'est dirigé vers la chambre de chauffe de l'avant, où la vapeur n'arrivait qu'indirectement; mais cet homme, étranger au bâtiment, est resté quelques instants sans retrouver son chemin, aveuglé et suffoqué par la vapeur et les cendres. Il reçut en passant un jet d'eau bouillante, sortant d'un robinet mal fermé, et il n'a ouvert les yeux et respiré que lorsqu'il s'est trouvé sur le pont.

Le chauffeur qui conduisait les feux devant la chaudière qui a éclaté, reçut, au moment de l'accident, sur le bras droit, un choc violent de la porte du fourneau, et sur le membre inférieur un jet d'eau et de vapeur sortant du cendrier. Cet homme a pris rapidement la fuite par la coursive; il n'est donc pas resté un seul instant dans l'atmosphère de vapeur; aussi est-il, de tous les blessés, le seul qui n'ait pas eu de brûlures à la face et aux mains.

Quelques autres personnes qui étaient près des ouvertures supérieures ont pu s'échapper à temps pour ne pas succomber, mais non pour éviter des brûlures profondes et étendues.

De tous ceux qui se trouvaient plus profondément placés, un seul, l'ingénieur, a échappé à la mort, mais c'est au prix de brûlures, au troisième et quatrième degré.

Ceux qui ne pouvaient retrouver leur chemin, aveuglés par la fumée, la cendre et la vapeur, poussaient des cris de détresse et appelaient au secours. Cette scène n'a pas été longue, mais elle a été déchirante.

Quand ils arrivaient à l'air en s'échappant de cette fournaise ardente, ils apparaissaient hâves et effrayants comme s'ils étaient sortis du tombeau. Les uns se roulaient sur le pont en jetant des cris perçants; d'autres fuyaient hors du bâtiment, comme si les flammes les poursuivaient encore : c'était l'image d'un grand martyre, me disait une des victimes de cet horrible accident. La forme tout entière des mains restait aux vêtements de ceux qui se déshabillaient à bord; quelques-uns couraient par les quais, les mains élevées, et se précipitaient vers l'asile de la marine; plusieurs marchèrent jusqu'à l'hôpital, parlèrent encore à leur arrivée, sans se douter de la gravité de leurs blessures, qui devaient leur faire perdre la vie quelques heures plus tard.

Vingt-trois hommes, dont plusieurs pères de famille, avaient été atteints grièvement; c'était plus qu'un malheur ordinaire, c'était un vrai désastre et une consternation générale.

Quatre de ces blessés se firent transporter à leur domicile : le maître entretenu du port, qui succomba le soir même, et trois employés de la direction des constructions navales, qui ont survécu.

Dix-neuf furent donc conduits à l'hôpital de la marine, presque tous ayant reçu les premiers secours à l'ambulance du port.

Quand ils parurent à l'hôpital, où arrivèrent presque aussitôt M. le préfet maritime et les chefs des différents services du port, ils furent reçus par les chirurgiens de la marine, qui étaient déjà en assez grand nombre pour que M. le directeur du service de santé pût confier chaque malade à un médecin d'un grade élevé, se réservant seulement d'établir les bases d'un traitement dont les détails pouvaient être exécutés par des hommes exercés, et cela sans précipitation, puisque chaque médecin n'avait qu'un malade à soigner, et pourtant sans perte de temps, puisque tous étaient pansés à la fois. Les chirurgiens-majors chargés des différents blessés ne les abandonnèrent qu'à la mort, ou quand ils entrèrent en convalescence.

M. le préfet maritime a, par un ordre du jour, témoigné aux officiers de santé de la marine sa satisfaction pour l'empressement qu'ils ont montré dans cette circonstance.

Il est difficile de se faire l'idée d'un spectacle plus affreux que celui qu'offrait la salle des blessés de notre hôpital, au moment de l'arrivée de ces malheureux.

La peau de la face était chez presque tous blanche, sans ressort, comme bouillie, et sur ces visages décolorés les yeux seuls paraissaient vivants et animés de l'expression de la douleur et du désespoir. Chez quelques-uns, la brûlure était générale, toute la peau humide et grisâtre perdait son épiderme comme un cadavre de plusieurs semaines ; les ongles pendaient au bout des doigts avec l'épiderme détaché en gantelets, et cette peau froide et décolorée, qu'on aurait pu croire insensible, recevait du contact de l'air une si vive impression de douleur que les blessés poussaient des hurlements affreux et appelaient la mort à grands cris.

D'autres, d'une voix rauque et entrecoupée, faisaient entendre de sourds gémissements : c'étaient ceux chez lesquels les voies aériennes étaient profondément atteintes et qui rendaient avec effort l'épiderme de la langue, des parois de la bouche et même de l'épiglotte ; d'autres enfin restaient sans mouvement et sans chaleur, dans un état de stupeur qui finissait rapidement par la mort.

La plupart de ceux qui succombèrent si rapidement avaient respiré de la vapeur ; on voyait au fond du gosier l'épithélium roulé en faisceaux blanchâtres. Les fonctions de l'appareil respiratoire étaient abolies sans retour.

Huit de ces malheureux succombèrent dans les six premières heures, quelques-uns dans un éréthisme effrayant, la plupart dans un état de stupeur qui s'opposait à toute réaction ; c'étaient : le commandant du *Roland* ; le maître mécanicien et le contre-maître du bord, quatre menuisiers et un pompier.

A ces huit cadavres est venu se joindre celui du maître du port, mort le soir même à son domicile, et le lendemain (25) un immense cortége, formé de toutes les autorités civiles et militaires, des parents et des amis des victimes, accompagnait cette longue file de bières entourées de tout le lugubre appareil des pompes funèbres.

Le deuxième jour deux hommes (un charpentier et un pompier) succombèrent encore sans avoir eu de réaction franche.

Le troisième jour (26) un pompier succomba avec une réaction incertaine, et le 27, trois menuisiers périrent, sans avoir eu même encore une complète réaction.

Ce n'est que le 9 octobre, seizième jour de l'accident, que succomba le dernier menuisier, dans la période d'élimination, aggravée par une gastro-entérite grave et un érysipèle phlegmoneux très-étendu.

Bien que la réaction générale ait été lente et même nulle chez beaucoup de blessés, la réaction locale n'en a pas été moins manifeste et moins prompte; presque aussitôt qu'ils sont arrivés au contact de l'air, la face s'est tuméfiée prodigieusement; les lèvres, le nez et les oreilles étaient roides et tendus comme dans l'érysipèle; peu de temps après leur entrée à l'hôpital, les paupières se gonflèrent tellement qu'il était impossible de les écarter; le volume de la tête a encore continué à augmenter, même après, chez le commandant et chez plusieurs de ses compagnons d'infortune.

Chez tous, les yeux ont été épargnés et les parties les plus douloureuses étaient les mains. Cette douleur a persisté longtemps chez ceux qui ont survécu, masquant la douleur produite par la brûlure du visage et des autres parties du corps.

Il est impossible de savoir au juste quelle était la profondeur des brûlures chez les quatorze hommes qui ont succombé, dans les trois premiers jours, le travail d'élimination n'ayant pas encore commencé; mais on peut affirmer qu'elles étaient toutes au moins du deuxième degré de Dupuytren (vésication), puisque l'épiderme était soulevé et même entièrement arraché; la brûlure au premier degré n'existait pas, ou du moins elle ne faisait que servir de liséré aux brûlures plus profondes.

Voici quel a été le traitement prescrit par M. Reynaud :

Les parties qui ne présentaient que des phlyctènes sans arrachement de l'épiderme, étaient simplement couvertes de coton cardé, après qu'on avait vidé la sérosité; sur la partie où le derme était complétement décapé, une couche épaisse de liniment oléo-calcaire était tendue pour remplacer l'épiderme enlevé, et une couche de coton appliqué par-dessus. Chez quelques-uns de ces malheureux, la brûlure était tellement étendue qu'on dut recouvrir le lit en entier de coton cardé, et rouler le malade dans cette nouvelle enveloppe pour être sûr que rien n'échappait au pansement.

Dès le troisième jour, les pièces de pansement par trop souillées furent enlevées sans arrachement pour être renouvelées : on put alors reconnaître, sur les cinq qui survivaient, quel était le degré de la brûlure.

L'enseigne de vaisseau, provenant des maîtres mécaniciens de la marine, n'avait que des brûlures au deuxième degré aux mains et au visage; ce jeune officier qui se trouvait, ainsi que je l'ai dit, sur la galerie supérieure, se disposait déjà à sortir au moment de l'explosion; il n'a donc eu que quelques pas à faire pour gagner la porte qui était devant lui; la sensation de chaleur qu'il a éprouvée n'a pas été très-vive; habitué dès sa jeunesse à suivre les machines, il dit avoir reçu fréquemment les jets de vapeur sur le visage et prétend n'avoir pas éprouvé cette fois une chaleur plus forte que dans bien d'autres occasions où il n'a pas été brûlé; seulement, dès qu'il a été à l'air, il a ressenti une cuisson horrible aux mains, et il s'est aperçu qu'il avait la figure *cuite*, c'est son expression; le nez et les oreilles se sont gonflées immédiatement, mais la douleur n'est venue que plus tard au visage.

Chez cet officier, tout s'est passé dans l'ordre, la réaction a été franche, et la cicatrisation s'est faite rapidement sans laisser de difformité ni de gêne dans les mouvements; seulement, quand il sortit de sa chambre pour la première fois au bout de vingt-huit jours, il éprouva de la tension et un peu de gonflement de la face; il resta à l'hôpital jusqu'au 9 novembre, quarante-septième jour, et quand il sortit définitivement, il ressentait encore le soir un peu de roideur de la peau du visage. Pendant toute la convalescence, la transpiration est devenue très-abondante, surtout la nuit, excepté sur les parties brûlées, qui n'ont commencé que très-tard à se couvrir d'un peu de moiteur.

Le chauffeur, qui a reçu le jet d'eau et de vapeur sortant du fourneau, n'a éprouvé sur le moment même aucune sensation. Arrivé sur le pont du navire, il s'est seulement aperçu que l'épiderme de son pied et de sa jambe s'enlevait; il est allé plonger son pied dans la mer, et au bout de quelques instants il a éprouvé une très-vive douleur et s'est rendu à l'hôpital. Il présentait une brûlure du deuxième degré depuis le pied jusqu'au-dessus du genou et quelques points du troisième degré.

La réaction s'est faite franchement; la cicatrisation a marché d'une manière régulière, il est sorti guéri le 18 novembre.

Le chauffeur de tribord qui se trouvait déjà dans les coursives au moment de l'accident, et qui reçut dans la chambre de chauffe de l'avant un jet d'eau bouillante du robinet d'alimentation, présentait des brûlures du deuxième degré aux mains, à la face et au cou, quelques points seulement du troisième degré.

Il déclare avoir éprouvé une brûlure assez vive au milieu de la vapeur; c'est probablement quand il a reçu la pluie d'eau bouillante sortant de la chaudière; il affirme d'ailleurs que, pendant tout le temps qu'il est resté dans la vapeur, il lui était impossible d'ouvrir les yeux et de respirer; ce n'est que quand il est arrivé sur le pont, sans savoir trop comment, qu'il a pu se reconnaître et respirer l'air frais.

La sensation de brûlure est devenue alors très-intense à la face, au cou et surtout aux mains. Sa vie a été gravement compromise pendant quelques jours, mais il a traversé heureusement tous les accidents et a guéri sans difformités; il est encore à l'hôpital pour achever de cicatriser les deux ou trois points où la suppuration a été le plus profonde.

Le menuisier qui a succombé le seizième jour présentait des brûlures étendues au deuxième et au troisième degré, aux mains et au visage, et sur le côté droit du tronc.

L'ingénieur, M. Montety, était, de tous ceux qui ont survécu, le plus profondément atteint, puisqu'il présentait des brûlures au deuxième degré aux genoux, à la cuisse et au mollet gauche, et des brûlures au troisième et au quatrième degré au visage, au cou et aux mains.

Cet officier supérieur du génie se trouvait, comme je l'ai dit en commençant, sur la plate-forme centrale, faisant face au fourneau qui a éclaté; il a donc dû recevoir sur le visage, le jet direct de la vapeur mêlée de cendres et d'escarbilles; pour gagner la porte de sortie qui était à la hauteur des galeries supérieures, il lui fallait descendre deux ou trois marches, pour remonter un autre petit escalier de huit à dix marches; il se dirigea vers cette porte, aveuglé par la vapeur, les cendres et la fumée, et arrivé à la cloison, il cherchait en tâtonnant avec les mains l'issue qu'il ne trouvait pas; il est resté ainsi pendant tout le temps que la machine a été envahie par la vapeur (30 secondes à peu près), et il n'est sorti que lorsqu'on pénétrait déjà pour porter secours. Pendant tout ce temps, il a tenu les yeux fermés et n'a pas respiré. Il est important de noter pour expliquer ce fait que M. Montety est très-habile plongeur, et qu'il a pris depuis son enfance l'habitude de rester longtemps sous l'eau; c'est probablement à cela qu'il doit la vie. Il déclare n'avoir éprouvé sur le moment aucune sensation douloureuse, mais seulement une chaleur assez intense ; arrivé à l'hôpital, il ne souffrait pas encore considérablement, si ce n'est aux mains qui étaient extrêmement douloureuses.

La peau de la face était pâle et déjà épaissie par la tuméfaction ; les lèvres gonflées et légèrement excoriées. Les paupières étaient si tuméfiées qu'on ne pouvait les écarter, mais chez lui comme chez tous les blessés, les yeux étaient intacts. Dès le soir du premier jour, la peau du visage se couvrit de petits points grisâtres qui ressemblaient à des taches de rousseur ; le lendemain la peau de la face et du cou était d'un brun foncé, et finit par passer au noir ; cette teinte noire du visage, la tuméfaction des lèvres et l'augmentation de volume du nez lui donnaient exactement l'aspect d'un nègre ; une ligne de démarcation très-nette séparait le haut du front qui, protégé par la casquette, avait gardé ses tons clairs et rosés. Il y avait un peu de dépression et de mobilité de la zone brune ; c'était une escarre superficielle du derme (indiquant une brûlure au troisième degré) qui, plus tard, s'est détachée à la manière d'un voile.

Les oreilles, qui étaient d'abord froides et grisâtres, prirent aussi la teinte foncée du reste du visage ; le haut du pavillon resta froid et insensible à la piqûre.

Le lobe du nez paraissait peu solide ; il ne s'en est pourtant détaché qu'une escarre superficielle.

La face dorsale des mains, les doigts et les poignets étaient profondément brûlés ; les ongles du médius et de l'annulaire de la main droite et celui de l'index de la main gauche étaient suspendus à l'épiderme qui avait glissé de plus de deux centimètres et formait doigts de gants ; la paume des mains n'était pas brûlée.

Une couche épaisse de liniment oléo-calcaire fut étendue sur toutes les surfaces dénudées et du coton en rame appliqué par-dessus.

La réaction fut lente à s'établir et peu franche dans les premiers jours ; un état de somnolence voisin de la stupeur fit craindre d'abord pour la vie du malade, puis la réaction se fit peu à peu, sans violence et sans fièvre ; le moral était aussi calme qu'on pouvait le désirer. Au bout de quelques jours, il y eut un peu d'agitation et même du délire pendant la nuit, puis le calme revint encore ; mais le dix-huitième jour, on constata au fond de la bouche et sur le pharynx une couche blanche pseudo-membraneuse qui gênait la déglutition ; un peu plus tard, le vingt-cinquième jour, une abondante éruption de sudamina sur les parties latérales du cou et sur le haut de la poitrine ; c'est à peine si toutes ces complications déterminèrent un peu de fièvre, et troublèrent le sommeil du malade ; l'appétit demeura toujours excellent ; peu à peu tout rentra dans l'ordre, et l'on n'eut plus à s'occuper que des lésions locales.

Quand vint la période d'élimination, une portion du pavillon de l'oreille droite, de plus d'un centimètre de large sur quatre de long, s'est racornie et détachée à la manière d'une escarre ordinaire ; à gauche, la perte de substance n'a été que d'un centimètre carré tout au plus, et une petite échancrure s'est faite à l'aile droite du nez. En même temps, la face dorsale des mains se dépouillait de ses escarres ; une suppuration abondante s'échappait de toutes ces parties et répandait une odeur tellement fétide que l'hôpital en était littéralement infecté ; les mouches, accourant de toutes parts, semaient de leurs larves les plaies et les pièces d'appareil ; cette déplaisante complication s'est montrée le neuvième et le dixième jour avec une abondance peu commune. Les veines dorsales de la main et des doigts apparaissaient à nu sous les escarres et donnaient au moindre mouvement des hémorrhagies que la faiblesse du malade rendait inquiétantes quoiqu'on s'en rendît maître facilement au moyen de la compression, de l'agaric et du perchlorure de fer. Enfin, les tendons extenseurs des doigts indicateurs, médius et annulaire des deux mains se montrèrent dans une partie plus ou moins étendue, au niveau des articulations métacarpo-phalangiennes; le tendon du médius de la main droite s'est en partie exfolié; les autres ont été enveloppés dans les bourgeons charnus, fongueux et saignants qui s'élevaient de toutes parts, et qu'il fallut réprimer au moyen de la compression par les bandelettes agglutinatives suivant la méthode de M. Velpeau; le collodion n'a paru utile que pour mettre à l'abri du contact de l'air les parties déjà cicatrisées.

Les brûlures étaient donc au quatrième degré aux mains et aux oreilles; aussi, après 50 jours, ces parties suppurent-elles encore et ne peut-on savoir quel sera le degré de gêne dans les mouvements des doigts; il y a aussi une roideur de la peau du visage qui occasionne une tendance à l'ectropion double, contre laquelle il est très-difficile de lutter, quoique la brûlure n'ait été là qu'au troisième degré et que la cicatrice y soit très-uniforme.

Ce que l'on peut remarquer aujourd'hui chez cet officier, c'est l'abondance de la transpiration sur les parties qui n'ont pas été brûlées contrastant avec la sécheresse du tissu cicatriciel.

On peut, du reste, le considérer comme entrant en convalescence, quoique la suppuration des mains soit encore abondante.

Telle est l'histoire succincte de l'événement malheureux du 24 septembre et de ses suites.

Les remarques générales auxquelles ont donné lieu ces cas trop nombreux de brûlure sont les suivantes :

1° Le peu de douleur produite par l'action immédiate de la vapeur. En réfléchissant à la douleur si vive et si prompte que produit l'eau, même au-dessous de 100 degrés, on ne peut s'empêcher d'être frappé de l'effet de la vapeur à une température voisine de 120 degrés, et l'on ne saurait rapporter le peu de douleur qu'elle produit qu'à l'instantanéité de son action qui saisit pour ainsi dire les tissus, et se rapproche en cela de l'action déjà signalée par M. Bégin des métaux en fusion sur nos parties.

2° La profondeur des brûlures est encore un fait digne de remarque, et le triste accident du *Roland* a donné la preuve qu'en peu d'instants la vapeur à une haute température peut produire la désorganisation complète du derme et occasionner des brûlures au quatrième degré.

3° La rapidité avec laquelle ont succombé ceux qui ont respiré dans cette atmosphère a été effrayante; les autopsies nous en donneront la raison.

4° L'immunité complète dont ont joui les yeux de tous les blessés est un fait qui n'a rien d'étonnant quand il s'agit de ceux qui ne sont restés qu'un instant dans la vapeur, puisqu'on sait que l'occlusion des paupières est tellement prompte que les brûlures par déflagration de la poudre n'atteignent pas ordinairement le globe oculaire; mais on sait aussi qu'après cette occlusion instinctive, un autre mouvement presque aussi rapide ramène l'ouverture des paupières; il y a donc ici quelque chose de particulier qui a empêché ces pauvres gens d'ouvrir les yeux pendant qu'ils étaient en marche pour s'échapper, à savoir : l'impression douloureuse de la vapeur et de la fumée sur la surface si sensible de la conjonctive.

5° L'intensité toute particulière de la douleur des mains est un fait à noter comme général dans l'accident du *Roland*. Ce qui peut expliquer cette particularité, c'est, d'une part, l'extrême sensibilité naturelle de ces parties, et de l'autre la desquamation qui était là beaucoup plus complète qu'au visage, par exemple, par suite de ce que ces parties se trouvaient plongées en entier et à nu dans ce bain de vapeur surchauffée.

6° L'influence des orages a paru manifeste.

Le 25 (deuxième jour) à six heures du soir, un orage passa sur la ville de Toulon; à cette heure, tous les brûlés, alors au nombre de neuf, eurent un peu de délire, même ceux qui étaient le plus faiblement atteints, tels que le chauffeur qui n'avait de brûlures qu'à la jambe droite, et l'enseigne qui n'avait que des brûlures au deuxième degré. Cet état pourrait, il est vrai, s'expliquer par la fièvre de réaction ; mais il se présenta même chez ceux qui n'avaient pas de fièvre, dura à peine plus que l'orage, et le lendemain, à la même heure, un second orage s'étant élevé à l'horizon, le même phénomène reparut. Trois jours plus tard, un violent orage éclata sur la ville; l'enseigne de vaisseau, qui était déjà bien, éprouva des secousses nerveuses tant qu'il dura, et l'ingénieur fut aussi très-agité pendant toute la durée du météore.

7° Nous avons noté l'abondance de la transpiration sur les parties non brûlées contrastant avec l'aridité des cicatrices.

Enfin je dirai pour terminer qu'on a cru remarquer dans des accidents du même genre que celui dont nous retraçons les détails, que la vapeur, et par conséquent la chaleur, tendant toujours à monter, il y aurait plus de danger à se trouver dans les parties élevées du lieu où se fait l'explosion que dans le bas ; on dit même que lors de l'explosion qui eut lieu à bord de la *Reine Hortense*, en 1848, les chauffeurs qui se sont collé le visage contre la fonte du parquet n'ont pas été brûlés, tandis que quatorze personnes qui étaient dans les hauts ont été grièvement atteintes.

Pour ce qui est du *Roland*, il est bien certain que le commandant et plusieurs des menuisiers qui étaient sur la galerie supérieure ont succombé ; mais ceux qui étaient en bas sont morts aussi, et la différence dans la profondeur des blessures paraissait tenir au temps pendant lequel les hommes sont restés dans la vapeur, et non à leur position dans le lieu du sinistre.

Autopsie du nommé Merle, pompier, faite vingt-cinq heures après la mort par M. le docteur Guillabert, chirurgien de première classe de la marine, chef des travaux anatomiques :

« Le nommé Merle, pompier, âgé de 42 ans, né à Cabris (Var), entré à l'hô-« pital le 24 septembre 1858, atteint de brûlure des parties profondes des voies « aériennes, ainsi que d'une brûlure du second degré, qui recouvre presque toute « la surface du corps, a succombé une heure après son entrée au n° 7 de la salle « de clinique chirurgicale.

« Autopsie. — N'ayant voulu constater que l'étendue et la profondeur de l'ac-« tion de la vapeur d'eau sur la surface des voies aériennes, ainsi que sur la « partie supérieure du tube digestif, on a dû se borner à l'examen de ces organes.

« *Partie supérieure du tube digestif.* — La muqueuse des lèvres est pâle, « comme macérée, quoique assez résistante ; il est très-facile de la détacher des « tissus sous-muqueux et glanduleux.

« La langue, complétement dépouillée, est rouge et saignante. On distingue « assez facilement la direction des fibres du génio-glosse mis à nu.

« La voûte et le voile du palais, également privés de muqueuse, ont cepen-« dant une teinte pâle et paraissent moins atteints que la langue.

« La surface interne des joues offre des érosions profondes au niveau des ar-« cades dentaires. Rien de semblable n'apparaît dans le sillon dento-labial, où la « muqueuse paraîtrait saine si elle ne se laissait détacher par lambeaux avec « facilité.

« Examinée dans la partie la plus reculée de l'entonnoir pharyngien, la mu-
« queuse est pâle, plissée, soulevée partiellement, ou réduite en une espèce de
« pulpe blanchâtre, mêlée à du mucus gluant. Ces lésions diminuent et s'effacent
« peu à peu, à mesure qu'on s'approche de l'orifice inférieur de cette cavité.

« Extérieurement, l'œsophage n'offre aucun changement dans sa forme et sa
« coloration ; sa cavité est saine et a évidemment échappé à l'action de la cause
« vulnérante.

« *Voies aériennes.* — La muqueuse de l'épiglotte, boursouflée surtout vers sa
« surface supérieure, semble avoir disparu sur les bords de ce fibro-cartilage, qui
« aurait été ainsi mis à nu.

« La cavité du larynx est rouge brun. Quelques plis longitudinaux et obliques,
« assez prononcés, font soupçonner que la muqueuse est profondément altérée ;
« elle se détache, en effet, avec la plus grande facilité, même au simple contact
« du doigt.

« Les mêmes désordres se rencontrent dans la trachée et dans les bronches,
« mais à un degré moindre. Vers les dernières ramifications membraneuses, la
« coloration anormale a disparu ; la muqueuse a repris sa consistance ; elle
« paraît, en un mot, complétement saine.

« Il semble que l'action de la vapeur, s'étant épuisée pendant sa course, n'a
« pas pu déterminer l'ustion des parties les plus profondes de l'arbre aérien.

« La surface extérieure des poumons, parsemée de larges plaques ardoisées,
« présente une teinte générale d'un rouge sombre (lie de vin). Ces organes, ra-
« petissés, occupent les parties latérales du thorax ; ils laissent à découvert une
« notable portion du péricarde et du médiastin antérieur. Complétement dépourvus
« de tubercules ainsi que d'adhérences pleurales, ils crépitent partout, excepté
« dans leur bord postérieur. Leur parenchyme, coloré comme la rate, est gorgé
« de sang noir, surtout en arrière. Ils résistent aux tractions comme les pou-
« mons sains. Comprimés ou non, ils surnagent, et la pression en exprime un
« mucus spumeux. »

Quelles que soient les formes sous lesquelles le calorique a été appliqué sur le corps vivant, ses effets nuisibles sont toujours à peu près les mêmes ; ils ne diffèrent, au point de vue pathologique, que par l'intensité des désordres produits. On admet généralement, d'après Dupuytren, six *degrés* de la brûlure qui sont constitués par la *rubéfaction*, la *vésication*, l'*escarre du corps muqueux*, celle *de toute l'épaisseur de la peau*, la mortification des *parties molles sous-cutanées* et la *combustion totale* d'un membre. Les phénomènes locaux qui succèdent à la brûlure sont multiples ; ils varient selon le degré des altérations subies par la partie. La *douleur* est constante ; elle est excessive, sur-tout dans les brûlures superficielles et étendues. L'*inflammation* débute presque immédiatement après les brûlures du premier et du deuxième degré ; elle commence plus tardivement, c'est-à-dire vers le quatrième jour dans celles des autres degrés. Son intensité est variable ; elle est fréquemment cause de *gangrène*. Celle-ci est constante dans les brûlures qui dépassent le deuxième degré ; la mortification est tantôt immédiate, tantôt consécutive à l'inflammation.

L'*élimination des escarres* à la suite des brûlures, où il y a eu mortification des tissus, est nécessairement suivie de *suppuration* dont la durée et l'intensité sont fort variables. La *cicatrisation* vient ensuite ; elle a souvent de la peine à s'établir et peut être très-lente à se terminer. On connaît la rétractilité excessive des *cicatrices* qui succèdent aux brûlures et qui peuvent entraîner des difformités irrécusables. C'est au chirurgien qu'il appartient de surveiller leur formation.

Les phénomènes *généraux* ne se montrent qu'après les brûlures profondes ou étendues en surface. Ils consistent dans la douleur qui peut être assez violente pour entraîner une mort rapide ; dans la sidération des forces, la stupeur, les convulsions, etc. Plus tard, il se déclare une *fièvre* de réaction compliquée de phénomènes morbides sympathiques du côté du tube digestif. Enfin la suppuration excessive peut entraîner la fièvre hectique et la mort.

Le *traitement* de la brûlure diffère selon ses degrés et surtout selon ses époques. Au début, il faut calmer et prévenir la douleur. Il n'y a pas, pour cela, de meilleurs moyens que les réfrigérants. Si la brûlure siége à un membre, il faut s'empresser de le plonger dans l'eau douce ou de mer froide, où on le maintiendra jusqu'à ce que la réaction ne soit plus à craindre. Si cette immersion n'est pas possible, on appliquera des compresses imbibées d'eau froide qui seront fréquemment renouvelées. En règle générale, les réfrigérants doivent être continués jusqu'à ce qu'il n'y ait plus de douleur ; leur emploi convient encore, lors même qu'il s'est développé de l'inflammation ; il est nécessaire seulement de surveiller avec soin leur application. Les liqueurs astringentes, telles que l'eau acidulée, les solutions de sulfate de fer ou de cuivre, d'acétate de plomb, etc., peuvent rendre des services dans quelques cas particuliers, mais ces moyens sont inférieurs à l'eau froide.

Dans les cas où l'inflammation se serait déclarée, malgré l'emploi des réfrigérants, est-il nécessaire de recourir aux antiphlogistiques? M. J. Cloquet insiste fortement pour l'affirmative ; il conseille des sangsues et même des saignées générales et en nombre proportionné à l'intensité de l'inflammation. Je ne partage pas cet avis, et je pense que, par l'usage des émollients, et surtout par les pansements au coton, dont je parlerai tout à l'heure, on peut presque toujours s'en dispenser. Des applications émollientes ou stimulantes, selon les cas, seront mises en usage pour favoriser la séparation des escarres. On s'opposera autant que possible au croupissement du pus et on apportera les plus grands soins à diriger la marche de la cicatrisation, de manière à empêcher la rétraction consécutive des cicatrices.

Depuis un certain nombre d'années, on se sert, avec le plus grand succès, dans le traitement des brûlures, d'un pansement avec le coton cardé. Cette substance peut être appliquée sur les parties brûlées, immédiatement après l'accident ou, ce qui est préférable, après que, par l'emploi des réfrigérants, on est parvenu à calmer la douleur. Le coton doit être employé en feuilles minces, recouvrant et au delà toutes les parties atteintes, et superposées en nombre suffisant pour bien garantir la brûlure du contact de l'air. Ce moyen convient, non-seulement dans les brûlures superficielles, mais encore dans celles qui sont compliquées d'escarres et qui doivent nécessairement suppurer. Lorsque la suppuration a commencé, il faut renouveler les feuilles de coton, à mesure qu'elles sont envahies par le pus qu'elles absorbent assez bien. Par ce simple pansement, on peut conduire à parfaite guérison des brûlures profondes et étendues.

Le liniment oléo-calcaire, facile à préparer à bord où l'huile et la chaux se trouvent sous la main, est un excellent topique. Appliqué avec un pinceau de charpie sur les surfaces intéressées, lorsque l'épiderme est enlevé, il facilite le décollement du coton et s'oppose au croupissement du pus. C'est le mode de pansement adopté à l'hôpital de la marine, à Brest.

Le *traitement général* à mettre en usage dans les brûlures est variable comme les phénomènes divers qui peuvent se présenter. Dans le cas de brûlures très-étendues, avec dépression du pouls, les opiacés peuvent être indiqués pour calmer la douleur. Une réaction inflammatoire énergique prolongée nécessitera les toniques.

ART. II. — DE LA CONGÉLATION.

Les effets nuisibles du froid ne s'observent guère à bord des navires, dans les conditions ordinaires de la navigation. Ils ne se montrent avec une certaine gravité que dans des circonstances exceptionnelles, telles que des campagnes dans les mers polaires ou sous des latitudes élevées. C'est ainsi que M. Cavalier, de Toulon, a rapporté des faits de congélation observés, chez des marins, au passage du cap Horn, et que ces accidents se renouvellent fréquemment à bord des navires qui sont obligés de séjourner dans les mers glaciales.

L'abaissement excessif de la température, surtout lorsqu'il est accompagné d'agitation de l'air, peut occasionner des congélations locales et des congélations générales. Nous allons d'abord nous occuper de ces dernières.

Lorsque l'on a été soumis, pendant un certain temps, à l'action d'un froid intense, l'organisme ne tarde pas à éprouver des modifications indiquant un abaissement de la vitalité. La chaleur animale diminue; le sang repoussé de la périphérie du corps se porte vers les organes intérieurs qu'il congestionne, la circulation elle-même se ralentit, la sensibilité générale s'émousse ; un engourdissement plus ou moins prononcé s'empare de toutes les parties exposées au froid et se transmet au reste du corps. Quelquefois il existe des douleurs vives, mais plus souvent elles font défaut; les mouvements deviennent difficiles et lourds; une tendance au sommeil, souvent irrésistible, s'empare des personnes soumises au froid. Si elles y cèdent, elles ne tardent pas à tomber dans un état d'asphyxie ou de mort apparente bientôt suivie de mort réelle par congestion cérébrale ou apoplexie.

Les accidents locaux produits par le froid varient selon l'énergie et la durée de son application, et selon les parties qui y ont été soumises. Ces congélations locales ou *gelures* siégent sur les parties qui restent habituellement découvertes, comme le nez, les oreilles, les doigts, les orteils. On a distingué dans la gelure trois *degrés* analogues aux trois degrés de la brûlure de Fabrice de Hilden et caractérisés par la *rubéfaction*, la *vésication* et la *gangrène*. L'analogie, quoique apparente, n'est pas réelle, car dans la congélation locale on ne peut savoir à quoi s'en tenir sur la profondeur ou le degré des altérations subies par les organes, que lorsque la réaction a eu lieu. Au moment même où s'opère la congélation, on éprouve une sensation de fourmillement et de cuisson suivie d'engourdissement des tissus. Ceux-ci, d'abord rouges, prennent ensuite une teinte violacée par arrêt de la circulation locale, ou bien ils pâlissent subitement, comme si le sang s'en retirait. Ce signe indique ordinairement que l'action du froid s'est étendue profondément. La main, le pied et des membres entiers peuvent ainsi être gelés.

Ce qui détermine la gravité et la profondeur de la gelure, ce n'est pas tant l'action plus ou moins intense ou prolongée exercée par le froid, que l'existence ou l'absence d'une réaction consécutive et la violence de celle-ci. Dans l'*engelure* proprement dite, qui constitue le degré le plus simple de la congélation, l'action du froid ayant été superficielle, la réaction ne consiste qu'en une inflammation érythémateuse, qui disparaîtrait bientôt, si la répétition de sa cause ne l'entretenait sans cesse. Cette tuméfaction, l'engorgement profond, les phlyctènes et les ulcérations qui surviennent, chez certains individus, dépendent plutôt de l'état de leur constitution que du froid lui-même, qui, à ce degré, est sans action sur les hommes vigoureux.

Les *escarres* qui suivent l'application d'un froid intense sont fort rarement dues à une gangrène primitive, c'est-à-dire résultant d'une action physico-chimique analogue à celle qu'exerce le calorique en excès; presque toujours elles succèdent à la réaction inflammatoire qui s'est emparée des parties gelées. Cela est tellement vrai que, par un traitement convenable, ayant pour but de ramener graduellement la circulation et la chaleur vitale dans les parties congelées, on peut presque toujours obtenir leur conservation ; tandis qu'en brusquant la réaction, par le passage rapide à une température élevée, on détermine plus sûrement la gangrène. La profondeur et l'étendue de ces escarres varient ; elles peuvent, comme dans la brûlure, occuper une partie ou toute l'épaisseur de la peau, les parties molles sous-jacentes et même un membre tout entier. Les accidents consécutifs de suppuration, d'élimination des escarres et de cicatrisation sont fort semblables à ceux qui suivent les brûlures profondes.

Nous avons dit qu'un des premiers effets d'un froid intense, agissant sur la totalité du corps, c'était de produire une diminution de la vitalité avec tendance irrésistible au sommeil, prélude d'une asphyxie qui est alors presque inévitable. L'exercice et le mouvement sont les seuls moyens d'échapper à cet accident si souvent fatal. Lorsqu'il s'est réalisé, et que l'*asphyxie générale* est devenue complète, il faut s'empresser de faire porter le malade dans un lieu où il puisse recevoir des secours efficaces. On commencera à administrer ceux-ci à l'air libre, ou dans un lieu dont les fenêtres soient ouvertes et dont la température ne soit pas sensiblement plus élevée que celle de l'extérieur. Le corps étant dépouillé de ses vêtements et posé sur un matelas, on doit de suite exercer des frictions générales avec de la glace, de la neige, ou des linges imbibés d'eau froide. Les affusions de même nature sont également utiles. Enfin on pourra, si on en a les moyens, plonger l'asphyxié dans une baignoire contenant de l'eau très-froide. Ces moyens seront continués avec persévérance, jusqu'à ce que l'asphyxié donne quelques signes de vie et commence à se réchauffer. On peut alors augmenter peu à peu la température de l'eau dont on se servait ; puis on essuie le malade avec soin et on le place dans un lit, qui ne soit pas plus chaud que le corps lui-même. Aussitôt que le malade peut avaler, on lui administre un peu d'eau froide additionnée d'une substance légèrement stimulante; plus tard on a recours aux cordiaux. Dans quelques cas on s'est bien trouvé d'injections pratiquées dans le rectum, soit avec le vin chaud, soit avec des substances excitantes telles que l'eau salée ou de savon.

L'*asphyxie locale* par congélation réclame des moyens analogues. Il faut commencer par frictionner l'organe gelé avec de la neige ou de la glace, puis de l'eau froide et de l'eau tiède. On doit éviter un accroissement trop rapide de température, qui pourrait devenir cause de gangrène. Lorsque la sensibilité est revenue, on a recours aux frictions avec l'alcool ou d'autres substances stimulantes. Si la mortification est un fait accompli, lorsqu'on est appelé auprès du malade, il faut s'attacher à maintenir l'inflammation dans de justes limites, favoriser la chute des escarres et la cicatrisation des plaies qui en résultent.

Les *engelures*, que nous avons dit constituer le degré le plus simple de la congélation, résistent opiniatrément aux divers moyens de l'art, lorsqu'il n'est pas possible de soustraire les parties qui en sont atteintes à l'action prolongée et répétée du froid. Les diverses substances que l'on peut mettre en usage lorsqu'elles ne sont pas ulcérées, sont le vinaigre, l'alcool camphré, l'eau végéto-minérale, le vin aromatique, le vin chaud, l'eau de savon, une dissolution d'alun, l'eau de Cologne, et une foule de pommades composées de substances plus ou moins astringentes. Quand il existe du gonflement et de l'inflammation accompagnés de douleurs vives, on doit avoir recours aux émollients et aux narcotiques. Les ulcérations doivent être pansées avec du cérat simple ou opiacé. Dès qu'on le pourra, on se servira du vin aromatique comme topique donnant d'excellents résultats. Ces végétations exubérantes qui se développent chez certains individus doivent être réprimées par le nitrate d'argent ou par des pansements avec des liqueurs stimulantes. Enfin, chez les individus d'une constitution débilitée ou se trouvant sous l'influence de l'affection scorbutique, on doit mettre en usage un régime fortifiant et des médicaments toniques.

CHAPITRE VI

DES PHLEGMONS, DES ABCÈS ET DES PANARIS.

L'inflammation du tissu cellulaire, qui constitue le *phlegmon*, est une maladie fréquente chez les marins. Il en est de même des *abcès chauds* ou *phlegmoneux*, qui succèdent si souvent à cette inflammation. Les *abcès froids* et surtout les *abcès par congestion* sont moins fréquemment observés, à bord des bâtiments de guerre surtout, parce que les hommes atteints de manifestations scrofuleuses sont laissés dans les hôpitaux.

La jeunesse de nos marins, la vigoureuse constitution dont la plupart sont doués, leur vie en plein air et toujours active, expliquent en partie la fréquence, chez eux, des inflammations phlegmoneuses. A ces causes, qui méritent le nom de prédisposantes, il faut en ajouter d'autres, qui agissent comme provocatrices et auxquelles les marins sont sans cesse exposés : ce sont toutes celles que nous avons signalées, en parlant des lésions traumatiques en général ; ainsi les plaies, les piqûres, les corps étrangers, etc. Mais aucune de ces causes n'agit aussi souvent et aussi efficacement que la contusion ; la plupart des phlegmons et des abcès que l'on observe à bord reconnaissent cette origine.

Les inflammations phlegmoneuses ne se présentent pas toujours avec les mêmes caractères. Dans certains cas, qui sont heureusement les plus nombreux, l'inflammation est limitée, elle se développe et finit dans la partie même où elle a commencé et sur laquelle a agi la cause provocatrice. C'est ce que l'on appelle le *phlegmon simple* ou *circonscrit*, qui est généralement suivi d'un abcès également circonscrit. Dans d'autres circonstances bien plus graves, l'inflammation, au lieu de rester limitée aux environs de la partie où elle a débuté, s'étend rapidement en surface et en profondeur, et peut, en quelques jours, envahir un membre tout entier : c'est le *phlegmon diffus*, que ne tarde pas à suivre une suppuration diffuse, trop souvent accompagnée de destruction du tissu cellulaire et même de gangrène de la peau.

Des causes identiques peuvent donner naissance à ces deux maladies, constituées par une inflammation aiguë du tissu cellulaire, et cependant si différentes dans leur marche et dans leurs terminaisons. On a remarqué, il est vrai, que le phlegmon diffus succédait plus souvent aux piqûres, principalement à celles qui étaient produites par des instruments malpropres, ou étaient compliquées du séjour de corps étrangers ; on a aussi signalé les écorchures et certaines excoriations de la peau ; enfin on a surtout accusé avec raison l'insertion de matières putrides, dans des plaies ou des piqûres. Tout en reconnaissant la vérité de ces observations, on ne peut admettre que ces causes physiques suffisent, à elles seules, pour déterminer la nature de l'inflammation. L'expérience de tous les jours montre en effet que, bien souvent, ces mêmes causes provoquent seulement une inflammation de bonne nature et même qu'elles peuvent rester sans action sur l'organisme. Il faut donc faire, en outre, la part d'une prédisposition individuelle, souvent temporaire, que nous ne pouvons pénétrer et encore moins prévoir.

Les différences tranchées qui existent entre les phlegmons et les abcès circonscrits d'une part, et les plegmons et les abcès diffus d'autre part, nous obligent à les étudier séparément. Un article spécial sera de plus consacré au panaris.

ART. 1er. — DU PHLEGMON ET DES ABCÈS CIRCONSCRITS.

Le phlegmon simple ou circonscrit peut siéger dans toutes les parties du corps pourvues de tissu cellulaire, mais il se déclare surtout là où ce tissu existe en plus grande abondance, de même que dans les régions les plus exposées aux causes vulnérantes. Chez les marins, on le trouve d'ordinaire dans l'épaisseur des membres, à la région périnéale, au pourtour de l'anus, aux pieds et aux mains.

Lorsque le phlegmon est superficiel, il débute par une tension douloureuse, suivie d'un gonflement à base dure et profonde, rénitente, qui augmente progressivement. Il existe une rougeur, d'abord légère, devenant ensuite plus foncée, et se perdant peu à peu dans la teinte normale des parties environnantes. La douleur est aiguë, lancinante et pulsative; elle s'accompagne d'un sentiment de pesanteur. Il existe une chaleur vive, halitueuse, rarement mordicante. Les cataplasmes posés sur la partie malade se sèchent avec rapidité. Le phlegmon profond présente des symptômes à peu près semblables; seulement, certains d'entre eux, tels que la rougeur et le gonflement, sont moins prononcés. La gêne des mouvements de la partie malade, qui est constante, existe surtout dans cette dernière variété.

Les phénomènes de réaction générale peuvent faire défaut lorsque le phlegmon est très-borné et situé dans une partie peu sensible. Cette réaction est au contraire très-vive, quand la maladie siége à la main, à l'aisselle ou dans des régions pourvues de nerfs nombreux. En pareil cas, on observe l'accélération du pouls qui prend de la force et de la plénitude; la peau est chaude; il y a perte de l'appétit, soif vive, céphalalgie, insomnie, etc.

La marche d'un phlegmon aigu est toujours rapide; en peu de jours, il parcourt toutes ses périodes. Ses terminaisons ordinaires sont la résolution et la suppuration. Quelquefois la maladie se termine par *gangrène*. Cet accident n'arrive guère que quand l'inflammation a été excessive ou avec étranglement, ou bien lorsqu'elle est accompagnée de faiblesse générale ou locale, ou enfin, lorsqu'elle a été causée par l'infiltration ou l'épanchement d'une substance irritante comme l'urine, les matières fécales, etc. La *résolution* est la terminaison la plus heureuse des phlegmons; c'est celle que l'on doit chercher à obtenir. Quand elle doit avoir lieu, tous les symptômes généraux et locaux disparaissent peu à peu et la partie revient enfin à son état normal.

La *suppuration* est la terminaison la plus habituelle des phlegmons. On reconnaît qu'elle doit avoir lieu à un accroissement de l'inflammation, accompagné de frissons irréguliers, et suivi bientôt d'une diminution dans la dureté, la tension, la douleur et la chaleur de la partie qui paraît plus pesante. Lorsque le pus est tout à fait formé, c'est-à-dire, lorsque le phlegmon s'est transformé en *abcès*, on s'en aperçoit aux signes suivants : la tumeur devient de plus en plus élevée à sa partie centrale; elle présente à son sommet une couleur d'un rouge bleuâtre, qui disparaît vers la circonférence. La peau est plus tendue au centre, tandis qu'à la circonférence, il existe une sorte d'empâtement. Dans quelques abcès profonds, la présence du pus est annoncée par un œdème circonscrit et superficiel. Enfin, c'est surtout en provoquant la fluctuation que l'on peut diagnostiquer la présence du pus.

Le *traitement* doit avoir pour but de faire avorter l'inflammation ou, si ce résultat ne peut être obtenu, de modifier son intensité de telle sorte qu'elle se termine par la formation d'un abcès circonscrit. C'est au moyen des antiphlogistiques que l'on peut espérer obtenir ce résultat. Les émissions sanguines locales, sangsues ou ventouses scariées, suffisent le plus souvent; on les répétera aussi souvent que ce sera nécessaire. Leur emploi sera combiné avec celui des fomentations émollientes et des cataplasmes. Si la douleur est très-intense, on ajoutera à ces derniers quelques gouttes de laudanum. Les onctions mercurielles, combinées avec les moyens précédents, peuvent êtreutiles dans certaines circonstances. On devra prescrire la diète, le repos absolu, les boissons rafraîchissantes et légèrement laxatives, comme la limonade à la crème de tartre, qui est d'une grande ressource à bord des navires.

Lorsque la suppuration a eu lieu et que le phlegmon s'est transformé en *abcès*, la médication antiphlogistique doit être abandonnée. Les efforts du chirurgien doivent tendre alors à faire disparaître le pus. L'évacuation directe du pus, au moyen d'un bistouri, est à la fois la manière la plus simple et la plus prompte de le faire disparaître. Sans doute, un abcès, abandonné à lui-même, finit toujours par se vider tout seul. Les motifs qui peuvent faire hésiter dans l'emploi de l'instrument tranchant quand il s'agit d'une femme ou d'un homme du monde, n'existent pas pour les matelots, qui redoutent peu une incision et ne s'inquiètent guère de l'existence d'une petite cicatrice. L'ouverture chirurgicale des abcès offre, d'ailleurs, l'avantage d'abréger la durée de la cure, en prévenant des décollements ou des fusées; enfin, elle permet de rendre plus promptement les hommes à leur service.

De tous les procédés opératoires conseillés pour l'ouverture des abcès, un seul me paraît applicable aux abcès phlegmoneux : c'est l'ouverture avec la lancette ou le bistouri. Aussitôt que le pus est bien formé, ce que l'on reconnaît aux caractères indiqués ci-dessus, et surtout à la fluctuation, il faut donner issue au pus. Une incision ou une ponction unique suffira le plus souvent; elle devra être pratiquée au sommet de la tumeur, et elle sera suffisamment large pour que le pus sorte facilement. Plus tard, si c'est nécessaire, on fera des contre-ouvertures.

Les pansements, après l'ouverture d'un abcès, doivent consister dans l'introduction d'une bandelette de linge fin, enduite de cérat, et dans l'application de cataplasmes émollients qui seront renouvelés au moins deux fois par jour. Chaque fois, on favorisera, par des pressions ménagées, la sortie du pus amassé, en évitant tout ce qui pourrait irriter la poche purulente et s'opposer à sa cicatrisation. Une position convenable, la compression et les injections des liquides émollients ou détersifs, aidées de contre-ouvertures, seraient employées, si le pus avait de la tendance à stagner dans l'abcès.

Le siége des abcès et les particularités des régions anatomiques, dans lesquelles ils sont formés, peuvent exiger quelques modifications aux règles exposées ci-dessus, en ce qui concerne l'époque où il convient de les ouvrir. C'est ainsi que, loin d'attendre que le pus soit amassé en foyer, il faut ouvrir le plus tôt possible les abcès de la marge de l'anus, de l'aisselle, de la main et généralement de toutes les régions où il existe une grande quantité de tissu cellulaire ou des tissus fibreux, qui s'opposeraient au libre développement de l'inflammation et feraient craindre la gangrène.

ART. II. — DU PHLEGMON ET DES ABCÈS DIFFUS.

Le phlegmon diffus est, avons-nous dit, l'inflammation aiguë, non circonscrite, du tissu cellulaire. Il diffère de l'érysipèle phlegmoneux et du phlegmon érysipélateux, en ce que la peau n'est pas enflammée. A part cette différence, les plus grandes relations existent entre ces trois maladies, qui sont également constituées par des inflammations diffuses et qui ont été confondues en une seule par Dupuytren.

Nous connaissons les causes du phlegmon diffus. Ce sont toutes celles du phlegmon ordinaire, plus une prédisposition générale, originelle ou acquise, dont la nature nous échappe.

Cette maladie est constituée par une inflammation de mauvais caractère, s'étendant rapidement en surface, non limitée par une organisation de lymphe plastique, comme dans le phlegmon circonscrit, et passant rapidement à la suppuration. Elle débute souvent par un embarras des voies digestives; d'autres fois sans symptômes précurseurs.

Les premiers symptômes que l'on observe sur la partie lésée sont une rougeur serpentante, œdémateuse, sur laquelle le doigt laisse son impression, qui ne s'efface que lentement. Il existe du prurit, un sentiment de pesanteur et une douleur comme contusive profonde. Bientôt la rougeur augmente, elle devient plus foncée; la peau est rénitente, tendue; la chaleur brûlante, pongitive; il se forme des phlyctènes; la fièvre s'allume. Ces symptômes sont ceux qui appartiennent au *premier* degré de la maladie.

Le *deuxième* degré est caractérisé par la formation du pus. L'inflammation a fait des progrès; le gonflement est devenu considérable; les douleurs sont vives; il y a de la tension dans les parties atteintes et une sensation d'étranglement. Des frissons prolongés, bientôt suivis de rémission, se font sentir à intervalles plus ou moins rapprochés. La tuméfaction devient œdémateuse, ce qui est un indice que le pus est formé; cependant il n'y a point encore de fluctuation, car ce pus n'est pas réuni en foyer.

Dans le *troisième* degré, il existe des collections purulentes manifestes; la peau est amincie, décollée, quelquefois mortifiée. En touchant les parties malades, on perçoit de la fluctuation, mais en même temps des nodosités inégales, dues à des lambeaux de tissu cellulaire mortifié. Il existe une crépitation comme emphysémateuse. A cette époque de la maladie, on observe assez souvent des symptômes généraux graves, caractérisés par une ataxie ou une adynamie profondes.

Le pus qui s'écoule des ouvertures faites spontanément ou par le bistouri, est d'une abondance extrême; il offre l'aspect dit phlegmoneux; des détritus organiques provenant des tissus cellulaires et fibreux sont expulsés ou retirés des plaies; ils offrent en certains cas une longueur extraordinaire. Cette suppuration, étendue quelquefois à toute la longueur d'un membre, est toujours suivie de délabrements considérables et de décollements étendus. Dans les cas où la guérison a lieu, le membre malade après être resté assez longtemps amaigri et comme atrophié, reprend, presque toujours, mais graduellement ses fonctions.

La marche de cette maladie est d'une rapidité extrême. La suppuration et la destruction des tissus arrivent en peu de jours. La guérison spontanée est rare; l'art ne l'obtient, le plus souvent, qu'avec peine. Quand la mort survient, elle peut avoir lieu pendant la période d'ataxie, ou être causée par une suppuration excessive. Le diagnostic du phlegmon diffus n'est difficile qu'au début; la sensation d'empâtement œdémateux que nous avons signalée est caractéristique. On a vu que son pronostic est toujours grave.

En traitant avec soin les plaies et les contusions, en les mettant à l'abri de toutes les irritations extérieures, en débridant et cautérisant celles qui ont été souillées par des matières putrides ou septiques, on peut concevoir l'espérance de prévenir souvent cette maladie. L'embarras gastrique qui précède parfois le mal, devra servir d'avertissement : on le combattra au moyen des émétiques.

Le phlegmon diffus étant déclaré, quels sont les moyens que l'on doit mettre en usage? Disons tout d'abord que les *antiphlogistiques* conviennent fort rarement; leur emploi est entouré des plus grands dangers. La saignée générale, surtout, doit être proscrite. Quant aux sangsues et aux ventouses scarifiées, elles sont incapables, même appliquées en grand nombre, de faire avorter le mal; tout ce qu'on peut obtenir de leur emploi, c'est de limiter l'inflammation, et de favoriser la formation des foyers purulents plus circonscrits. Les *incisions* larges et profondes pratiquées le plus tôt possible, avant même que le pus soit formé ou amassé en collection, sont ici le moyen héroïque. Il faut manier hardiment le bistouri et poursuivre le pus, partout où il tend à se rassembler. On a obtenu de beaux succès par l'application d'un large *vésicatoire* sur le centre du mal; c'est un moyen puissant qui réussit au début de la maladie, quand le pus n'est pas encore formé. Il peut alors, ou faire avorter l'inflammation, ou la transformer en un phlegmon circonscrit. Les *cautères* multiples obtenus avec la potasse caustique ou la poudre de Vienne, et appliqués au centre des foyers de suppuration, agissent de la même manière que les vésicatoires; mais ils ont l'avantage de pouvoir être appliqués à presque toutes les périodes de la maladie. Ils réussissent encore après que l'inflammation a cessé, pour favoriser l'adhésion des lambeaux de peau décollés. Le *fer rouge* lui-même, appliqué sur le centre du mal, et à l'époque la plus rapprochée possible de son début, s'est montré utile dans un grand nombre de circonstances. L'emploi de ce puissant agent mériterait d'être généralisé. Enfin on a conseillé de combattre le phlegmon diffus par la *compression*. C'est là un moyen dangereux que je préfère rejeter de la pratique navale.

Lorsque des collections purulentes se sont formées, soit que les autres moyens aient été inefficaces, soit que l'on ait été appelé tardivement, il faut s'empresser de les ouvrir largement avec le bistouri. On leur appliquera ensuite le pansement des plaies qui suppurent. Quant au traitement général, il variera aux diverses époques du mal et selon la nature des phénomènes morbides observés. Les agents médicamenteux auxquels il conviendra de recourir appartiendront dans le principe aux évacuants; plus tard aux toniques, aux antiseptiques, et aux reconstituants.

ART. III. — DU PANARIS.

On donne le nom de panaris à l'inflammation phlegmoneuse des doigts ou de la main. Les causes ordinaires de cette maladie sont les mêmes que celles du phlegmon circonscrit; mais ce sont les contusions, les piqûres et les brûlures qui l'occasionnent le plus souvent. Il faut remarquer cependant que ces causes extérieures manquent dans un certain nombre de circonstances, de sorte que le panaris paraît se développer spontanément. Une observation attentive démontre que l'influence atmosphérique est loin d'être étrangère à la production des panaris; ainsi on a remarqué qu'ils sont plus communs en hiver qu'en été, dans les pays froids que dans les contrées chaudes. M. le docteur Dechange rapporte qu'il a eu occasion d'en voir éclore plusieurs, chez des matelots, au passage du cap de Bonne-Espérance (1), et mes propres observations prouvent l'influence nuisible d'une basse température. M. Ramonet, chirurgien-major de la *Sarcelle* (1853-56, mers du Sud) signale également, qu'en approchant des zones froides, de-

(1) Dechange, *Du panaris, de ses complications et de son traitement.* (*Archives belges de médecine militaire*, t. VIII, p. 414.)

puis la Plata jusqu'à Valparaiso, une épidémie de panaris a sévi à bord. Vingt-quatre heures après la plus petite piqûre au doigt, la moindre contusion, l'inflammation avait fait des progrès rapides. Certaines constitutions médicales prédisposent au panaris; ainsi il est des pays où cette maladie est comme endémique, l'Algérie par exemple; plus souvent elle se montre à l'état épidémique. Ces épidémies de panaris s'observent quelquefois à bord des navires; elles coïncident, parfois, avec des épidémies de furoncles; un grand nombre de rapports de campagnes mentionnent cette particularité. Dans ce cas on remarque habituellement qu'il existe, en même temps que le panaris, un état saburral des premières voies. L'administration d'un éméto-cathartique, en modifiant cet état, améliore presque toujours la phlegmasie locale.

Les panaris sont extrêmement fréquents chez les marins; cette remarque a été faite par tous les médecins navigateurs. C'est l'affection dominante pendant les campagnes de Terre-Neuve et d'Islande, surtout chez les matelots du commerce. Quand on connaît la nature des travaux auxquels ils sont soumis, on le comprend sans peine. Il est donc indispensable de bien connaître les symptômes et le traitement de cette maladie.

Les symptômes du panaris ne sont pas toujours identiques; ils varient suivant certaines circonstances et principalement suivant les tissus de la main ou des doigts dans lesquels l'inflammation se développe. Les auteurs ont admis quatre espèces ou variétés distinctes de panaris qui sont :

1° Celui qui siége entre la peau et l'épiderme;

2° Celui du tissu cellulaire sous-dermique;

3° Celui des gaînes tendineuses;

4° Celui qui occupe le périoste.

Cette division n'est pas seulement anatomique; elle est aussi fondée sur des observations cliniques nombreuses. La différence du siége peut imprimer une marche et des conséquences diverses à la maladie; c'est ainsi que les deux premières variétés restent ordinairement bornées à la partie qu'elles ont envahie tout d'abord, et n'entraînent pas des dangers immédiats; au lieu que la troisième peut se propager, en suivant les gaînes tendineuses, à la main et même à l'avant-bras, et que le panaris périostique peut être suivi de la carie ou de la nécrose des phalanges digitales. Reconnaissons toutefois que cette distinction du panaris en plusieurs variétés est loin d'être absolue, car l'inflammation du périoste et celle des gaînes synoviales ne peuvent exister sans qu'il existe en même temps une phlegmasie du tissu cellulaire. Les variétés les plus simples sont donc les seules qui puissent se montrer à l'état d'isolement.

Chez les charpentiers, les forgerons, et tous les ouvriers qui, comme les matelots, s'occupent de rudes travaux manuels, l'épiderme des mains acquiert, avec le temps, une épaisseur anormale, qui peut aller, en certaines parties, jusqu'à un ou deux millimètres. Sa dureté est en rapport avec son épaisseur, de sorte que les doigts et la paume de la main sont enveloppés dans un étui corné à peu près inextensible. La sensibilité tactile de la peau est sans doute notablement diminuée ; mais cette épaisseur excessive et l'épiderme qui garantit d'un certain nombre de causes vulnérantes, devient une cause de douleur et une complication quand la main est le siége d'une inflammation. Alors, la douleur est d'autant plus forte, que l'épaisseur de l'épiderme s'oppose plus puissamment à l'expansion inflammatoire. J'ai constaté dans bien des circonstances, que ces élancements atroces caractéristiques cessent ou diminuent notablement, aussitôt que cet épiderme a été aminci ou divisé.

On donne le nom de *tourniole* ou *panaris érysipélateux* à celui qui se développe au-dessous de l'épiderme, à la surface de la peau. Il consiste en une rougeur avec tuméfaction légère de la partie du derme qui entoure la racine des ongles, avec douleur pulsative et formation rapide, en quelques heures, d'une certaine quantité de pus ou de sérosité purulente, qui s'amasse entre la peau et l'épiderme. Il suffit habituellement d'exciser l'épiderme et d'appliquer un cataplasme émollient, pour obtenir une guérison rapide, suivie quelquefois de la perte de l'ongle.

Les symptômes que nous venons d'indiquer, comme appartenant à la tourniole, sont légers dans le plus grand nombre des cas; mais ils ne le sont plus autant chez les individus à épiderme épais, dont il a été question tout à l'heure. Chez eux, il est souvent difficile de reconnaître de prime abord si l'on a affaire à un panaris érysipélateux ou à un panaris phlegmoneux. En effet, l'inflammation érysipélateuse n'est pas toujours bornée au pourtour de l'ongle. Elle peut commencer par un tout autre point des doigts, ou, après avoir débuté autour de l'ongle, s'étendre à toute la surface du doigt et même jusqu'à la main. Alors on observe un gonflement plus ou moins marqué ; le malade accuse des douleurs pulsatives très-fortes ; il a de l'insomnie et de l'agitation, absolument comme dans le panaris phlegmoneux. Au début du mal, il est difficile, sinon impossible, de reconnaître de la fluctuation, alors que cependant il existe déjà du liquide. Une incision arrivant jusqu'à la peau met un terme à ces désordres ; il s'écoule du pus ou de la sérosité purulente, et la douleur cesse comme par enchantement, sans que le derme ait été divisé. Mais l'inflammation ne se borne pas dans tous les cas à une partie de la peau ; elle envahit souvent tout le pourtour d'un ou de plusieurs doigts. Si l'on se contente alors de faire une seule incision, on n'obtient qu'un soulagement momentané. Il faut, pour obtenir la guérison, détacher, avec les ciseaux ou le bistouri, tout l'épiderme décollé, et l'amincir partout où le malade éprouve de la douleur. Cette pratique m'a toujours donné les plus heureux résultats.

Le panaris érysipélateux dont il vient d'être question est la plus commune des variétés que l'on observe à bord ; le *panaris phlegmoneux* l'est un peu moins. Ces deux variétés existent souvent isolées, mais elles peuvent aussi se rencontrer réunies. Tantôt l'inflammation a commencé par la peau et s'est portée de là au tissu cellulaire ; tandis que c'est l'inverse qui a lieu d'autres fois. Cette maladie se manifeste par des symptômes semblables à ceux que nous avons indiqués seulement ils sont plus intenses. Une tension douloureuse apparaît à la pulpe ou à la région palmaire des doigts, et s'étend quelquefois de là à leur face dorsale ; la rougeur vive d'abord prend une teinte plus foncée ; la douleur est aiguë, souvent excessive ; les collatérales présentent de fortes pulsations. Bientôt du pus se forme : on le reconnaît à un accroissement des douleurs et à un changement de coloration de la partie, qui est moins dure et présente quelquefois de la fluctuation.

Aussi longtemps que le mal reste borné au tissu cellulaire, les symptômes locaux et généraux offrent une intensité modérée ; mais si l'inflammation envahit les gaînes tendineuses, les phénomènes morbides acquièrent plus de gravité. Alors la tension est extrême, les douleurs deviennent lancinantes, intolérables; le gonflement gagne rapidement les parties voisines; la paume de la main, le poignet, l'avant-bras et même les bras sont quelquefois atteints. L'engorgement des ganglions axillaires est constant. Des symptômes généraux inquiétants peuvent alors se manifester; au malaise, à l'agitation, à l'insomnie, se joignent la fièvre, les vomissements, le délire, les convulsions. Puis des abcès se forment dans toutes les parties atteintes; ils entraînent des dégâts considérables et sont parfois suivis de gangrène, d'exfoliation des tendons, etc. Enfin, la carie et la nécrose peuvent survenir, lorsque l'inflammation s'est étendue jusqu'au périoste.

Le panaris n'a pas son siége exclusif aux doigts; car on comprend sous la même dénomination le phlegmon de la main. Beaucoup moins commun que celui des doigts, mais aussi bien plus grave, le panaris de la main n'affecte guère que sa face palmaire. Lorsque du pus se forme à la région dorsale, c'est presque toujours par propagation d'un panaris siégeant dans une autre partie. Ce panaris est tantôt primitif, tantôt consécutif, comme celui des doigts; il peut être érysipélateux, phlegmoneux, fibreux ou périostique, mais il offre presque toujours les caractères du phlegmon proprement dit. Dans ce cas, le pus se forme rapidement, mais il a une grande tendance à se faire jour au dehors. C'est à la commissure des doigts, vers la face dorsale, qu'il fait sa route, parce qu'il y est conduit par les plans fibreux, et parce que la peau y offre moins de résistance. Lorsque le phlegmon de la paume de la main envahit les gaînes tendineuses et les tissus profonds, il devient bien plus grave que dans le cas précédent, car on peut voir survenir, en peu de temps, toutes les conséquences fâcheuses que nous avons signalées à propos du panaris des doigts.

Le *traitement* du panaris a été divisé en préventif et en curatif. Ce serait sans doute un résultat bien favorable que de pouvoir sûrement prévenir le développement des panaris ou de les faire avorter, quand une fois ils ont commencé; mais on ne peut se dissimuler qu'on a pris plus d'une fois des illusions pour des réalités, quand on a cru avoir trouvé des moyens propres à donner ce dernier résultat. S'il était possible de commencer le traitement du panaris, tout à fait à son début, on pourrait peut-être prévenir la suppuration et faire résoudre l'inflammation. Malheureusement le chirurgien n'est consulté que lorsque les douleurs sont devenues intolérables et lorsque la suppuration a déjà commencé. La maladie a alors un cours, pour ainsi dire fatal, et il faut ou que le pus se fasse de lui-même jour au dehors, ou que le chirurgien favorise son issue, au moyen d'incisions plus ou moins profondes, plus ou moins multipliées.

Je laisserai de côté tous ces moyens prétendus abortifs (1), presque toujours sans utilité et qui offrent l'inconvénient de faire perdre un temps précieux. Les seuls dans lesquels on puisse avoir quelque confiance, ce sont les antiphlogistiques locaux et les *cataplasmes* d'onguent mercuriel double. Si, par leur usage, on ne parvient pas à faire avorter l'inflammation, on aura toujours l'avantage de modérer celle-ci et de limiter la suppuration. Le seul moyen véritablement abortif, celui qui, mieux qu'aucun autre, arrête les

(1) Voici le traitement préventif que M. Lacroix, chirurgien-major de la corvette *la Sérieuse* (1857), a vu mettre en pratique, avec succès, par M. Carpon, officier de santé du commerce, réellement expérimenté, qui vient, depuis de longues années suivre les travaux des pêches, à Terre-Neuve.

Dans les pêcheries, le panaris se produit, le plus souvent, à la suite d'une piqûre faite par un hameçon, une arête, ou un rayon de nageoire. Il faut d'abord rechercher s'il ne reste pas dans la petite plaie un débris du corps étranger, le reconnaître et l'extraire. Pour cela on élargit l'ouverture, ce qui amène une petite saignée locale qui a une influence favorable sur la marche future de la maladie, qu'elle peut arrêter parfois, dès le début.

Le lendemain, si la tuméfaction et la rougeur se montrent, on pratique sur la partie affectée un grand nombre de mouchetures à l'aide d'une lancette, et on favorise l'écoulement du sang par l'immersion de la main dans l'eau chaude. On recouvre toute la partie affectée, d'un cataplasme à peine tiède qu'on laisse jusqu'au soir. Pendant la nuit, on remplace ce pansement par des compresses imbibées d'eau froide, en recommandant au blessé de plonger toute la main dans un vase d'eau froide, disposé près de lui à cet effet, dès que le moindre élancement se fait sentir.

Il peut arriver que le jour suivant le développement du panaris soit enrayé; alors on continue les compresses froides jusqu'à ce qu'il n'y ait plus de douleur. Si cet heureux résultat n'a pas été obtenu, il faut renouveler de suite les mouchetures, en les faisant un peu plus profondes et recourir aux moyens déjà indiqués. D'après M. Carpon, par cette méthode, on préviendrait, dans la grande majorité des cas, la formation du pus. On abrége ainsi de beaucoup le temps du repos imposé au malade, considération très-importante, sans parler des douleurs épargnées, pour les hommes du commerce. Le traitement d'un panaris arrivé à la période de suppuration exige, en effet, rarement moins d'un mois et souvent plus. (*Rapports de campagnes, Collect. de Brest*, vol. IX. — *La Sérieuse* (Terre-Neuve), M. Lacroix).

progrès du mal et en abrége la durée, c'est l'incision du panaris pratiquée le plus tôt possible. Cette incision, très-douloureuse, doit être faite dans le point où les élancements se font le plus sentir, c'est ordinairement à la partie moyenne de la face palmaire du doigt. Elle doit s'étendre dans toute la longueur des parties enflammées et être d'autant plus profonde, que le panaris s'annonce comme plus grave. On a de la peine à comprendre comment des chirurgiens, dont le nom fait autorité, ont pu se déclarer les adversaires des incisions pratiquées de bonne heure. Malgré tout son talent, Roux n'a pu parvenir à faire partager son opinion, à ce sujet, qu'à un très-petit nombre de personnes, et les incisions avec le bistouri restent encore comme le meilleur moyen abortif du panaris. Par des débridements pratiqués de bonne heure, on a l'avantage de faire cesser la douleur presque instantanément, on empêche l'extension de l'inflammation, qui reste localisée dans les parties primitivement atteintes, et on garantit les tissus fibreux des altérations résultant du contact prolongé du pus.

Si on est consulté seulement à une époque où la suppuration est déjà formée, l'incision est encore indispensable ; on la pratique alors dans l'endroit où la fluctuation est constatée. On plonge le bistouri jusqu'au pus et on fend la tumeur dans toute sa longueur. Quand le pus a envahi les gaînes tendineuses et le périoste, l'incision doit arriver jusqu'à eux, pour éviter les exfoliations des tendons et les altérations osseuses qui succèdent si souvent aux panaris profonds. Une seule incision suffit ordinairement, mais si la douleur revient, si les élancements persistent, il faut poursuivre ces symptômes, avec le bistouri, partout où ils se montrent.

A la suite des incisions, on doit favoriser l'écoulement du sang et du pus et le dégorgement de la plaie, en plongeant, pendant longtemps, la main dans l'eau tiède ou dans une décoction émolliente. La plaie est ensuite pansée avec de la charpie enduite de cérat, et recouverte d'un cataplasme émollient. Ces moyens seront continués jusqu'à ce que toute trace d'inflammation ait disparu, et on pansera la solution de continuité comme une plaie ordinaire, en rapprochant ses bords et réprimant le bourgeonnement des chairs.

Les phénomènes généraux développés sous l'influence du panaris seront combattus par la diète, les boissons émollientes; on devra recourir à un émétique ou à un purgatif, selon qu'il existera des symptômes d'embarras gastrique ou intestinal. Ce sera d'ailleurs une utile révulsion.

Les complications et les conséquences des panaris, telles que les abcès consécutifs, les exfoliations tendineuses, la carie ou la nécrose des phalanges, seront combattues par des moyens appropriés, dans le détail desquels je n'ai pas à entrer.

ART. IV. — DU PHLEGMON ET DES ABCÈS DE LA PAUME DE LA MAIN.

La nature des travaux des marins déterminant, plus qu'aucune autre profession, la formation de nombreux et volumineux durillons dans la paume de la main froissée continuellement par des corps durs, tels que les cordages, on comprend sans peine que, chez eux, cette région devienne très-fréquemment le siége d'abcès et de phlegmons. Leur gravité mérite toute l'attention du chirurgien de navire, aussi ne croyons-nous pouvoir mieux faire que de reproduire textuellement l'excellent article que M. Fano a écrit sur ce sujet (1).

« On peut en admettre trois variétés, d'après le siége de la maladie. Cette division est analogue à celle qui est généralement admise pour le panaris ou le phlegmon du doigt. On trouve effectivement, à la paume de la main, des couches organiques semblables à celles qui constituent les doigts; on comprend donc qu'il doive y avoir une grande ressemblance entre des affections de même ordre qui se montrent sur les deux régions d'un même organe.

« Il y a donc trois sortes de phlegmons et d'abcès : le phlegmon *sous-épidermique*, le *sous-cutané*, le *sous-aponévrotique*.

« A. *Inflammation sous-épidermique.* — Elle se développe plus particulièrement chez les individus qui, par le fait de leur profession, ont la peau des mains calleuses. Sous l'influence du frottement répété, il se forme des épaississements de l'épiderme que l'on appelle *durillons*. Ces callosités occupent le plus souvent la racine des doigts, quelquefois le creux de la main. Lorsque les du-

(1) *Traité de pathologie externe* de Vidal (de Cassis), 5e édition, avec des additions et des notes par le docteur Fano, t. V, p. 685.

rillons sont irrités, soit par une plaie superficielle, soit par des frottements, il en résulte une inflammation du derme subjacent et une sécrétion de sérosité ou même de pus. De là formation d'une phlyctène de couleur variable, suivant la nature du liquide qui s'accumule sous l'épiderme. Si le malade cesse ses travaux, le liquide placé en petite quantité sous l'épiderme peut se résorber, ou bien, si on lui donne issue par une incision, les phénomènes inflammatoires se calment, la guérison survient rapidement. Si, au contraire, le sujet, comme il arrive le plus souvent, n'interrompt pas ses occupations pénibles, l'inflammation de la surface du derme augmente; une nouvelle quantité de pus ou de liquide séro-purulent est sécrétée et s'accumule sous l'épiderme qui donne naissance à une phlyctène volumineuse. Bientôt le contact permanent du liquide avec la surface du derme altère cette membrane, et, sous l'influence de ce contact, l'inflammation se propage à travers l'épaisseur de la peau jusqu'au tissu cellulaire sous-cutané. Les malades accusent alors de vives douleurs; la phlyctène s'ouvre spontanément ou est ouverte, soit par le malade, soit par le chirurgien. La surface du derme ainsi mise à découvert présente une teinte rouge foncé ou noirâtre; parfois on découvre des perforations multiples par lesquelles on fait sourdre du pus, en exerçant une pression sur les parties environnantes. La peau est criblée d'ouvertures qui lui donnent l'aspect d'un arrosoir; quelquefois des lambeaux de tissu cellulaire mortifié font saillie à travers ces perforations. Que si, enfin, l'affection continue à faire des progrès, l'inflammation peut envahir une grande partie de la main et de l'avant-bras; mais ce mode de terminaison s'observe surtout dans les phlegmasies profondes de la main.

« Le pronostic de l'inflammation sous-épidermique n'est pas grave, surtout quand elle est combattue de bonne heure par les moyens suivants :

« Il convient, dès le début de la phlegmasie, d'arrêter toute espèce de travail manuel pour ne pas augmenter l'irritation du derme. Dès que le pus est formé sous l'épiderme, il faut ouvrir la phlyctène avec des ciseaux et retrancher l'épiderme soulevé. On appliquera sur la partie malade un linge troué enduit de cérat, et mieux encore, pour peu que l'inflammation soit intense, un cataplasme émollient.

« Si l'inflammation s'est propagée à une grande partie ou à la totalité de la peau, qu'il existe de la douleur, on aura recours aux cataplasmes émollients, à des manuluves prolongés ; que si, enfin, la suppuration s'est déjà formée dans le tissu cellulaire sous-cutané, on se conduira comme nous le dirons dans le paragraphe suivant.

« B. *Inflammation sous-cutanée.*— Cette variété se développe encore le plus souvent sous l'influence des mêmes causes que la précédente, c'est-à-dire chez les individus qui portent des durillons à la face palmaire de la main. Tantôt ces durillons sont excoriés par le malade; tantôt ils sont soumis à des frottements répétés ; de là résultent des inflammations qui, d'abord superficielles, se propagent bientôt au-dessous de la peau. D'autres fois ce sont des plaies de diverses sortes, avec des instruments piquants, tranchants ou contondants. Ailleurs, ce sont des morsures d'animaux; quelquefois une simple écorchure que le malade irrite par le frottement; enfin, dans quelques cas il est impossible de saisir la cause de la maladie.

« Le phlegmon sous-cutané peut occuper tous les points de la paume de la main ; le plus souvent, il a son siége près de la racine des doigts; quelquefois il occupe le creux proprement dit de la main; plus rarement l'éminence thénar. Il est caractérisé par une douleur très-vive, une rougeur peu intense, un gonflement peu marqué. La tuméfaction se propage rapidement vers la face dorsale de la main, vers les doigts, quelquefois aussi à l'avant-bras; mais cette tuméfaction des parties voisines est plutôt *œdémateuse* qu'inflammatoire. Les mouvements des doigts sont gênés, mais non douloureux. Il y a souvent des symptômes généraux : le pouls est accéléré, les malades se plaignent de céphalalgie, d'insomnie, de soif, d'anorexie.

« La résolution est une terminaison très-rare; la suppuration peut être considérée comme la règle. Le pus se comporte différemment, suivant les cas; ce liquide peut se frayer une issue à travers une perforation spontanée de la peau, ou bien le pus s'accumule entre la face profonde du derme et l'aponévrose, et, dans ce cas, il peut se faire que le liquide passe au-dessous de l'aponévrose elle-même par les trous que présente cette membrane ; l'abcès de sous-cutané devient sous-aponévrotique; nous en reparlerons plus loin.

« Enfin, chez les sujets à épiderme dur, il arrive souvent que le pus perfore le derme sur un ou plusieurs points, et s'insinue ensuite sous l'épiderme qu'il décolle dans une plus ou moins grande étendue. La collection purulente présente alors la forme d'un bissac, ou, suivant la comparaison de Velpeau, celle d'un *bouton de chemise*. Elle est formée de deux petites poches, l'une sous-cutanée, l'autre sous-épidermique, et ces deux poches communiquent par un trajet creusé dans l'épaisseur du derme; ce trajet est tantôt unique, tantôt multiple, suivant que le derme est perforé sur un ou plusieurs points.

« Lorsque les abcès sous-cutanés sont ouverts tardivement, ou bien encore lorsque le pus perfore le derme sur plusieurs points pour s'insinuer sous l'épiderme, le derme lui-même est en général plus ou moins altéré dans sa texture; il est aminci, parfois en partie mortifié; de là des pertes de substance de la peau plus ou moins étendues, des ouvertures fistuleuses consécutives produites par le décollement de la peau, des suppurations plus ou moins longues, des cicatrices difformes.

« Le diagnostic du phlegmon sous-cutané est fondé sur la douleur locale réveillée par la pression, sur le gonflement, les symptômes généraux. Il n'est pas toujours facile d'y reconnaître la présence du pus, en raison de l'épaisseur de la peau qui ne permet pas de percevoir nettement la fluctuation.

« Le traitement est préservatif ou curatif.

« Il a été déjà question des règles de conduite à suivre pour prévenir l'extension en profondeur d'une inflammation de la surface du derme. Quand l'inflammation est déjà développée, il est très-difficile de prévenir la formation du pus, et le chirurgien doit s'attacher surtout à ne pas laisser séjourner ce liquide au-dessous de la peau. Il est donc urgent de pratiquer de bonne heure l'ouverture de ces abcès. Il suffit de plonger un bistouri droit dans le point de la tumeur qui est le plus douloureux à la pression.

« Lorsque l'affection est à une période plus avancée, qu'on a affaire à un abcès en *bouton de chemise*, il faut commencer par ouvrir la phlyctène et exciser toute la portion de l'épiderme décollé. On recherchera ensuite l'ouverture de communication entre la collection superficielle et la profonde. Si l'on n'apercevait pas de prime abord cette ouverture, on la découvrirait en exerçant une pression sur les points voisins, pour faire sourdre le pus de la profondeur vers la surface. Par cette ouverture on introduit une sonde cannelée qu'on fait pénétrer au-dessous de la peau, et on conduit sur la cannelure de la sonde un bistouri avec lequel on agrandit la voie de communication.

« Si le derme est criblé d'un grand nombre d'ouvertures, si la texture en paraît altérée, il vaut mieux l'inciser en croix et même en retrancher les parties ramollies ou mortifiées.

« Le pansement consécutif se composera d'un linge troué enduit de cérat, de charpie pour absorber le pus, de compresses et d'un bandage approprié.

« *Inflammation sous-aponévrotique.* — Les causes sont généralement de nature traumatique. Très-souvent, les plaies profondes de la paume de la main, soit accidentelles, soit volontaires, sont suivies d'une inflammation plus ou moins grave. C'est surtout quand la blessure intéresse l'une des bourses synoviales de la paume de la main qu'on observe cette complication. Les opérations pratiquées sur la main, amputations, désarticulations, résections, ont souvent les mêmes conséquences. Dans quelques cas, la cause nous échappe; le phlegmon sous-aponévrotique semble se développer spontanément. Citons pour mémoire les phlegmons profonds de la main qui succèdent à un panaris : leur histoire appartient à celle de cette dernière maladie. « Dans le panaris de la gaîne, dit Roux (1), souvent la main, l'avant-bras et même le bras deviennent le siége d'un gonflement considérable, à la suite duquel il se forme des collections purulentes communiquant ou non avec celles des doigts. »

« Quelle que soit la cause qui a donné lieu au développement du phlegmon profond ou sous-aponévrotique de la main, ce phlegmon est caractérisé par une douleur très-intense, sans que le gonflement concomitant soit en rapport avec elle; ce gonflement se propage rapidement à la face dorsale du poignet, à l'avant-bras, et même au bras. Les doigts sont immobiles et légèrement fléchis; les mouvements en sont douloureux. En même temps, on observe des phénomènes généraux, de la fièvre, de la chaleur à la peau, parfois du délire.

(1) *Dictionnaire de médecine* en 30 vol., 2e édition, article PANARIS.

« Cette variété de phlegmon se termine très-rarement par résolution. Tantôt la suppuration, qui en est la conséquence, reste limitée; d'autres fois elle occupe un espace plus ou moins étendu et prend les caractères d'un phlegmon diffus des plus graves. Alors même que la maladie ne se termine pas d'une manière aussi fâcheuse, elle donne souvent lieu à une mortification du tissu cellulaire, elle met à nu les tendons qui s'exfolient, d'où résulte une gêne ou une abolition des mouvements des doigts; ou bien encore la phlegmasie s'étend aux articulations des os du carpe, et donne lieu à des désordres fort graves qui peuvent nécessiter plus tard l'amputation du membre.

« Le diagnostic du phlegmon profond appelle toute l'attention du chirurgien, qui ne doit pas oublier que cette affection est rarement accompagnée d'un gonflement proportionné à l'intensité de la phlegmasie. Cette observation est surtout applicable au phlegmon profond de la partie moyenne de la paume de la main; la présence de l'aponévrose palmaire explique cette particularité. Au niveau des éminences thénar et hypothénar, où il n'existe qu'un feuillet aponévrotique très-mince, le gonflement est plus apparent.

« Le traitement est préventif ou curatif.

« Dans le but de prévenir le développement de cette terrible complication, après les opérations de diverses sortes pratiquées sur la main, A. Bérard (1) conseille de soumettre la main à des irrigations continues d'eau froide. D'un autre côté, M. Velpeau (2), après avoir appelé l'attention sur les accidents consécutifs à la désarticulation des doigts, et les avoir rapportés à l'inflammation qui, par l'intermédiaire des coulisses tendineuses, se propage du côté du poignet, en envahissant tout à la fois les parties molles, les articulations et la surface des os, s'exprime ainsi : « Débrider la gaîne fibreuse de chaque doigt qu'on ampute, ne préviendrait en aucune manière le développement de ces redoutables phlegmasies. M. Champion a conjuré deux fois les accidents inflammatoires qui surviennent après l'amputation des doigts par l'application de la potasse caustique dans la paume de la main; mais

(1) *Dictionnaire de médecine* en 30 vol., 2e édition, article MAIN.
(2) *Nouveaux Éléments de médecine opératoire*, 2e édition, t. II, p. 409.

quand des cataplasmes ou une forte application de sangsues n'en arrêtent pas les progrès dès le début, il n'y a que de nombreuses et profondes incisions qui en triomphent. Le remède est pénible sans doute, mais il s'agit de la vie ou de la mort, et tout homme qui s'est trouvé à même d'en apprécier les effets parfois miraculeux, n'hésitera pas un instant.

« Les *saignées* et les applications de *sangsues* sont la plupart du temps insuffisantes pour enrayer la marche de la maladie. Néanmoins, il convient de les mettre en usage, ne fût-ce que dans le but de mettre une barrière à l'extension de la phlegmasie vers l'avant-bras. Les *onctions mercurielles* pratiquées plusieurs fois par jour, ont donné de meilleurs résultats. Les cataplasmes et les bains émollients ne sont que des adjuvants. Velpeau et A. Bérard ont préconisé la *compression* : pour obtenir de ce mode de traitement de bons résultats, il faut que la compression soit faite d'une manière méthodique. Il convient d'envelopper chaque doigt séparément au moyen d'une bande étroite, puis de matelasser la paume de la main avec de la charpie. Si l'on ne prenait pas cette dernière précaution, la compression serait insuffisante ou mal faite.

« Dès que le pus est formé, il faut pratiquer une ouverture suffisamment large pour procurer l'issue à ce liquide. La connaissance des artères de la région, et notamment celle de la situation de l'arcade palmaire, guideront le chirurgien pour ne pas intéresser dans ces incisions des vaisseaux importants. Il sera préférable de pratiquer l'incision couche par couche, dans les cas où la collection purulente occupera le milieu de la paume de la main. L'incision faite, il faut encore donner à la main une position favorable à l'écoulement du pus. Très-souvent, une seule incision est insuffisante; il ne faut pas craindre de pratiquer un nombre suffisant de contre-ouvertures, pour empêcher le pus de stagner dans la profondeur de la paume de la main, et pour prévenir des accidents de résorption putride. Enfin, lorsque les désordres sont étendus, que les tendons fléchisseurs sont mis à découvert, que l'inflammation s'est propagée aux articulations du carpe, que la suppuration est très-abondante et affaiblit le malade, on est contraint de faire le sacrifice du membre et de pratiquer une amputation de l'avant-bras. Alors même que le malade échappe aux accidents locaux et aux phénomènes généraux que nous venons de rapporter, il reste souvent, après la guérison, une roideur dans les articulations des doigts ; parfois même les mouvements de ces appendices se trouvent en grande partie perdus par les altérations dont les tendons fléchisseurs ont été le siége. »

CHAPITRE VII

DES ULCÈRES ET DES FISTULES.

Les ulcères et les fistules n'offrent en chirurgie navale qu'un petit nombre de particularités qui les distinguent de ceux que l'on observe dans les conditions habituelles de la pratique. Nous n'avons à signaler que la rareté de certains d'entre eux, mise en regard de la fréquence plus grande de quelques autres; l'influence de la vie de bord sur la production de ces derniers et la nécessité de quelques précautions spéciales dans leur traitement. Les ulcères et les fistules ne constituant en réalité que deux formes distinctes d'une lésion morbide souvent identique, on pourrait à la rigueur les rapprocher dans une étude commune; je pense toutefois qu'il y a avantage à les étudier séparément, à cause surtout des indications particulières offertes par le traitement; c'est ce que nous allons faire.

ART. Ier. — DES ULCÈRES.

Les ulcères peuvent être définis : des solutions de continuité des parties molles, formées spontanément, accompagnées de perte de substance, et entretenues indéfiniment par une cause locale ou générale. L'ulcère est ainsi différencié de la plaie, qui est ordinairement produite par une cause physique, qui s'accompagne du développement des bourgeons charnus et qui a une tendance marquée vers la cicatrisation. Un ulcère ne peut guérir qu'à la condition de perdre ses caractères propres, pour se transformer en plaie.

Les ulcères peuvent être divisés, au point de vue des causes et du traitement en deux ordres distincts, qui sont : les ulcères *locaux* ordinaires et les ulcères *diathésiques*. Les ulcères locaux nous occuperont seuls ici ; en effet l'étude des ulcères *scrofuleux*, *cancéreux* et *dartreux* se rattache à celle des diathèses dont elles ne sont que des manifestations. Quant aux ulcères *scorbutiques* et *syphilitiques*, il en sera question à propos de ces deux maladies.

Le groupe des ulcères locaux renferme deux espèces principales qui sont les ulcères *atoniques* et les ulcères *variqueux;* les ulcères *calleux*, *gangréneux*, *inflammatoires*, *phagédéniques*, *fongueux*, *carieux* et *vermineux* ne sont que des variétés ou des transformations de l'une ou l'autre de ces espèces, spécialement de la première.

A. *Ulcères atoniques.* — Les ulcères de cet ordre affectent presque toujours les membres inférieurs, et occupent d'ordinaire la moitié inférieure de la jambe. Quelquefois on les observe au pied; assez rarement à la cuisse. Ce sont les plus communs, chez les marins; ce qui s'explique, en partie, par la nature de leurs occupations qui les obligent à rester debout une grande partie de la journée. Une cause peut-être plus réelle c'est le froid et l'humidité auxquels les matelots sont exposés tous les jours pendant le lavage du pont durant lequel ils ont, presque en toute saison, les jambes et les pieds mouillés par l'eau de mer. Sous l'influence de ces causes que l'on peut appeler prédisposantes et auxquelles il faut joindre la malpropreté, les frottements exercés par les vêtements, les contusions fréquentes des pieds nus contre les taquets, les anneaux de fer fixés sur le pont, les marches des échelles, etc., on voit de simples écorchures, des plaies insignifiantes se transformer en ulcères dont la guérison est souvent difficile à obtenir.

L'aspect de ces ulcères est ordinairement livide et pâle; ils fournissent du pus sans consistance; les bords en sont décollés, la peau environnante est brune, sèche ou plus ou moins tendue et luisante. L'*inflammation* s'en empare quelquefois ; alors une rougeur érysipélateuse entoure l'ulcère, qui creuse rapidement en largeur et en profondeur, en occasionnant des douleurs aiguës et donnant lieu à un suintement sanguin. Parfois, cette inflammation est assez intense, pour occasionner la *gangrène* de quelques fragments de peau ou de tissu cellulaire. Plus souvent, l'inflammation étant modérée et stationnaire, il se forme une induration des bords de l'ulcère, de sa surface et du tissu cellulaire environnant, qui constitue ce que l'on appelle des *callosités*. Celles-ci, d'abord superficielles, deviennent avec le temps dures et profondes et peuvent s'étendre à presque toute la longueur du membre et même jusqu'aux os. Lorsque l'inflammation chronique porte sur la surface de l'ulcère, et quand surtout celle-ci existe chez un individu faible, cachectique et d'une mauvaise constitution, on peut voir se former des *fongosités* qui ne sont autre chose qu'un développement morbide de bourgeons charnus pâles, mous, saignant facilement et sans consistance. Les ulcères atoniques anciens et profonds peuvent s'accompagner de *carie* des os de la jambe. Enfin l'extrême malpropreté et la négligence des malades peuvent permettre, comme sur toute plaie mal soignée, l'éclosion, dans l'ulcère, de *vers* ou *larves d'insectes*.

Ces différences dans la forme et l'aspect des ulcères des jambes ne constituent pas des espèces distinctes; ce sont de simples variétés de l'ulcère atonique, qui réclament seulement des modifications peu importantes au traitement nécessité par ce dernier. A bord des navires, il faut s'attacher avec soin à prévenir leur formation, en appliquant un pansement méthodique sur toutes les blessures des extrémités inférieures, même les plus légères, et en exemptant du lavage les hommes qui en sont porteurs.

Le *traitement* des ulcères atoniques simples a pour base le repos et la compression. Le *repos* absolu ne doit être ordonné à bord des navires, que pour les ulcères très-étendus en surface et en profondeur ou qui sont accidentellement enflammés. Le service du bord réclamant tous les bras, on ne doit pas, sans nécessité, exempter de service les hommes qui peuvent encore se rendre utiles. Au moyen de pansements méthodiques, on peut permettre aux malades, sans inconvénients sérieux, la marche et certains travaux. Mais il faudra, dans tous les cas, les exempter du lavage du pont, de monter sur les vergues et des exercices qui exigent une station prolongée, comme ceux du fusil et du canon. Le traitement proprement dit doit presque toujours commencer par l'application de cataplasmes émollients, destinés à ramollir les callosités et à faire tomber l'inflammation qui peut compliquer l'ulcère. Une fois ce résultat obtenu, il faut employer un mode de pansement qui, mettant l'ulcère à l'abri de toutes les causes extérieures d'irritation, favorise le développement des bourgeons charnus de bonne nature et la formation d'une cicatrice solide. La *compression* est le moyen qui aide le mieux à obtenir ce résultat. Après avoir posé sur l'ulcère des topiques émollients ou stimulants, ou tout simplement un plumasseau de charpie cératée, on applique le bandage connu sous le nom de *bandage de Théden* et qui consiste en une bande étendue depuis la base des orteils jusqu'au-dessous du genou. Ce bandage, qui doit comprimer le membre d'une manière uniforme et douce, demande à être appliqué avec soin et fréquemment renouvelé, car il se relâche très-facilement.

Ces inconvénients n'existent pas avec la méthode de pansement qui consiste à comprimer l'ulcère, au moyen de *bandelettes de diachylon.* Dans cette méthode on se sert de bandelettes agglutinatives, larges de deux à trois centimètres et assez longues pour faire une fois et demie le tour du membre. On les applique, par leur partie moyenne, sur le côté opposé à l'ulcère et on les entre-croise sur lui, par leur extrémité. Ou bien encore, ce qui me paraît préférable, on applique le plein de la bandelette sur l'ulcère lui-même, et on entre-croise son extrémité en arrière. On commence par la bandelette inférieure, qui doit empiéter un peu sur la partie saine ; on place ensuite successivement les autres, de manière à ce qu'elles se recouvrent mutuellement, dans le tiers de leur largeur ; la dernière doit aussi empiéter sur les tissus intacts. On place par-dessus un gâteau de charpie et des compresses fines pliées en plusieurs doubles, et l'on assujettit le tout par une bande roulée. Le bandage de Théden serait sans doute très-convenable, mais à bord on peut s'en dispenser, pourvu que les bandelettes et la bande qui les recouvre ne soient pas trop serrées. Ce pansement doit être renouvelé le moins possible. Tous les jours on changera la charpie, on essuiera le pus qui pourrait s'être amassé sous les bandelettes, et on réappliquera la bande.

Quant aux bandelettes elles-mêmes, elles seront remplacées

dès qu'elles se seront relâchées ou qu'elles se seront altérées. Il n'est pas toujours indispensable que les bandelettes fassent le tour du membre, de manière à le comprimer circulairement; dans les ulcères peu étendus, il suffit que les bandelettes soient assez longues pour prendre un point d'appui solide sur les parties saines de la peau et recouvrir exactement la solution de continuité.

Je me suis étendu peut-être un peu longuement sur le pansement des ulcères au moyen des bandelettes agglutinatives, parce que cette méthode, certainement supérieure à toutes les autres, me paraît devoir être employée d'une manière générale à bord des navires. Toutefois certaines des complications ou des variétés que nous avons indiquées peuvent réclamer des modifications à ce traitement. Ainsi, dans les ulcères compliqués d'un *décollement de la peau* qui n'a pu céder à la compression ou à l'emploi des stimulants et des caustiques, on devra exciser la peau décollée à l'aide de ciseaux courbes ou d'un bistouri portés sur elle, de manière à la couper obliquement de dehors en dedans. Dans l'ulcère de nature inflammatoire ou accidentellement enflammé, le repos absolu est nécessaire; on prescrira en même temps des cataplasmes émollients ou laudanisés, s'il existe une vive douleur. Les callosités cèdent presque toujours rapidement à la compression avec les bandelettes; il n'y a donc rien à changer au traitement. Quant aux fongosités qui se développent sur certains ulcères, de manière à empêcher leur cicatrisation, il faut les réprimer par des cautérisations au nitrate d'argent, par des applications de substances stimulantes, et même parfois les exciser. Dans l'atonie locale portée au plus haut degré, lorsque l'ulcère résiste à tous les moyens employés, il peut être nécessaire de le cautériser avec le fer rougi à blanc.

Lorsqu'à l'atonie locale est jointe la faiblesse générale, quand la constitution est délabrée et usée, il faut mettre en usage un régime tonique et fortifiant, aidé de l'administration à l'intérieur du fer, du quinquina, des boissons amères et du vin en quantité supplémentaire.

Nous croyons devoir consacrer un article spécial à la forme d'ulcères si fréquente et si rebelle que les médecins navigateurs ont occasion de traiter à la Nouvelle-Calédonie. Nous empruntons les renseignements suivants aux rapports de MM. Pénard et Vinson (1).

On observe, en Nouvelle-Calédonie, mais plus particulièrement à Doumbea, tant chez les marins que chez les soldats d'infanterie de marine résidant à terre, une tendance des moindres plaies, des plus petites piqûres, à revêtir la forme ulcéreuse. Que les hommes soient nouveaux venus ou qu'ils aient un an et plus de séjour, les lésions de la peau produites par une cause quelconque, par les coraux, par les moustiques, subissent le plus ordinairement un travail ulcératif qui s'étend superficiellement. Souvent aussi, si on interroge les malades sur l'origine de leur ulcère, ils répondent qu'ils ont vu survenir une petite vésicule qu'ils ont vidée en l'entamant avec l'ongle et à la place de laquelle s'est formée l'ulcération.

Le siége de ces ulcères est aux extrémités des membres supérieurs et inférieurs, à la face dorsale des mains et des pieds, mais le siége de prédilection est aux environs des malléoles.

Comme nous l'avons dit, ils peuvent débuter de deux manières, soit par une plaie qui s'étend superficiellement en soulevant peu à peu l'épiderme, soit par une pustule qui paraît d'abord comme un point rouge ressemblant à une piqûre de puce. Du jour au lendemain, le sommet de la petite pustule blanchit, tandis que sa base forme une aréole rouge qui s'étend bientôt. Si on laisse la pustule intacte, sans crever la couche épidermique, elle peut prendre jusqu'à deux centimètres et demi de diamètre. Quel que soit le mode de début, on voit une surface ulcérée, saillante, molle, boursouflée, grisâtre, saignante, limitée par des bords relevés, fournissant un pus ichoreux sans fétidité. Les tissus qui l'environnent sont le plus souvent violacés, luisants et durs. Ces ulcères sont fort douloureux au début, et tant qu'ils sont dans la période d'accroissement; indolents, au contraire, depuis la période d'état jusqu'à leur guérison. Ils n'amènent pas de réaction générale. M. Pénard a vu ces ulcères durer de deux à quatre mois,

(1) Voyez *Rapports de campagne, collect. de Brest*, vol. IX. *Rapport médical de la corvette* l'Aventure, (1854-55), chirurgien-major M. Pénard, médecin principal. — *Éléments d'une topographie médicale de la Nouvelle-Calédonie et de l'île des Pins*, par M. E. Vinson, ex-chirurgien-major de la *Prévoyante*. Thèse de Paris, 1858. — *Rapports de campagne, collection de Brest*, vol. VI. Corvette *le Phoque*, 1851-54. Océanie, M. Muller.

mais jamais moins de deux. Au moment du départ du Fort de France, des naufragés de l'*Aventure* sur le trois-mâts anglais *la Sultana*, il y avait encore au port trente-trois hommes atteints d'ulcères, et une vingtaine d'entre eux n'ont commencé à guérir qu'à dater de la relâche à Timor. Quinze jours après cette relâche, qui avait été très-favorable sous le rapport de l'alimentation, tous ces hommes étaient guéris.

Les cicatrices qui en résultent sont toujours plus ou moins déprimées. Il semble parfois qu'on ait enlevé la peau dans une partie de son épaisseur avec un emporte-pièce.

M. Pénard, frappé des analogies que présente la dermatose de la Nouvelle-Calédonie avec l'ulcère de Biskra, serait disposé à rapprocher ces deux affections et même à les regarder comme identiques, s'il n'existait cette différence : le bouton de Biskra siége aussi bien au visage qu'aux membres, tandis que les ulcères de la Nouvelle-Calédonie ne s'observent qu'aux extrémités. M. Vinson n'hésite pas à caractériser cette maladie pustuleuse et à lui donner la dénomination d'*ecthyma rodens;* mais cette opinion ne nous paraîtrait soutenable que si l'ulcération succédait toujours à une pustule. Or, dans un grand nombre de cas, c'est une petite plaie qui en est le point de départ. Il faut donc reconnaître que sous l'influence de causes complexes qui modifient l'organisme, il s'établit une sorte de diathèse ulcéreuse qui, d'ailleurs, a été signalée par tous les observateurs, dans les pays chauds et humides, lorsque surtout une alimentation mal appropriée et principalement des eaux potables de mauvaise qualité viennent ajouter à l'influence débilitante du climat. Cette diathèse ulcéreuse se retrouve à Madagascar, à la côte Mozambique, aux îles Viti, à l'archipel des Amis, tandis qu'elle ne se montre pas dans les îles de l'Océanie qui sont abondamment pourvues de légumes et de fruits ainsi que de bonnes eaux. Un autre argument vient encore à l'appui de cette explication étiologique, c'est la guérison rapide opérée par le changement de lieu, comme MM. Pénard et Vinson s'accordent à le reconnaître, tandis que tous leurs efforts pour modifier les surfaces ulcérées par les topiques les plus variés restaient sans résultat tant que le blessé demeurait soumis aux mêmes influences.

Ils ont vainement employé, tour à tour, les émollients, les caustiques, l'écorce et les feuilles de palitarius, l'infusion de feuilles de cajeputier, le melaleuca leucodendron, le chlorure de chaux, la térébenthine, le goudron, le styrax, le vin de quinquina, les bandelettes de diachylon, les pommades au calomel, au verdet, au camphre, etc. M. Pénard croit cependant pouvoir recommander les pansements avec le plomb laminé qu'il a employés à bord de la *Sultana, alors il est vrai que par le seul fait du changement d'air ou d'une modification dans l'alimentation, le mal tendait peut-être à une guérison spontanée*. Mais, dit-il, on ne saurait refuser une efficacité réelle à un moyen qui, en quatre ou cinq jours au plus, changeait un ulcère de deux centimètres de diamètre, élevé et fongueux, en une cicatrice lisse et solide.

B. L'histoire chirurgicale des *ulcères variqueux* est intimement liée avec celle des *varices* qui les ont causés ou qui les compliquent; on fera donc bien de consulter l'article qui leur est consacré dans le chapitre des *Tumeurs*.

Ces ulcères débutent parfois par des ruptures accidentelles ou spontanées des veines variqueuses, suivies d'inflammation et d'ulcération. Plus souvent, les veines étant remplies de caillots sanguins altérés, ceux-ci deviennent corps étrangers et provoquent l'inflammation du vaisseau qui s'ulcère, en entraînant dans sa destruction la peau à laquelle il adhère. Dans d'autres circonstances, l'ulcération commence par la peau et s'étend ensuite à la veine, ou bien c'est un ulcère atonique qui prend le caractère variqueux.

Quoi qu'il en soit de leur origine, les ulcères variqueux offrent un aspect livide et violacé; ils fournissent une matière sanguinolente et séreuse et sont entourés d'un engorgement pâteux avec coloration brunâtre, au milieu duquel on aperçoit des veines variqueuses plus ou moins dilatées. Leurs bords sont fréquemment calleux et renversés et parfois enflammés. Ces ulcères saignent souvent et peuvent fournir une suppuration abondante. Ils durent indéfiniment si l'on n'a recours à un traitement méthodique.

Ce *traitement* est le même que nous avons conseillé pour les ulcères atoniques; il consiste dans la compression au moyen de bandelettes de diachylon, aidées de la compression générale du membre, comme dans les varices simples. Le repos absolu est ici plus souvent indispensable que dans les ulcères atoniques; il convient surtout dans les ulcères larges, enflammés, saignant facilement ou devenus le siége d'une sécrétion abondante. En plaçant le membre dans la position horizontale, on ne tarde pas à obtenir la disparition de l'engorgement et de l'inflammation; alors, par l'usage des bandelettes associées à la compression générale du membre, on obtient des guérisons souvent fort rapides. Malheureusement ces guérisons seraient de courte durée, si l'on ne continuait à l'avenir l'usage de la compression nécessitée par les varices, à l'aide d'un bas élastique bien fait. D'ailleurs ces ulcères et les varices qui les entretiennent, lorsqu'elles sont volumineuses, sont un cas de réforme prévu par les règlements.

ART. II. — DES FISTULES.

Les fistules sont des ulcères plus profonds que larges, constituant des trajets accidentels, en forme de canal, entretenus par une altération permanente des tissus vivants et donnant passage à du pus, à des produits de sécrétion ou à d'autres matières. On peut distinguer deux ordres de fistules : les unes s'ouvrent à la surface de la peau ou d'une membrane muqueuse, sans communiquer avec aucune cavité naturelle, tandis que d'autres, ouvertes sur la peau, aboutissent soit à une cavité intérieure tapissée d'une membrane séreuse ou synoviale, soit à un conduit revêtu d'une membrane muqueuse. Les fistules sont encore divisées en *complètes*, qui s'ouvrent à la fois en dedans et en dehors, et en *incomplètes*, qui ne s'ouvrent que d'un seul côté; celles-ci sont également appelées *borgnes* et sont internes ou externes.

Les variétés de fistules sont en nombre extrêmement considérable, et leur étude complète exigerait un temps et un espace que je ne puis ni ne dois leur consacrer. Je me bornerai à exposer brièvement les caractères et le traitement des fistules que l'on peut avoir à traiter à bord des navires.

Les causes locales qui donnent naissance aux fistules et qui les entretiennent sont fort multipliées. Les unes, en effet, sont causées par la destruction du tissu cellulaire ou par le décollement de la peau; elles succèdent à des abcès ou à des plaies, dont la réunion a été contrariée par le défaut de pansements convenables ou par des mouvements prématurés. D'autres sont sous la dépendance d'altérations des os, des cartilages, des tendons, des ligaments, etc.

Il en est qui sont entretenues par la présence de corps étrangers. Enfin, il y en a un très-grand nombre qui reconnaissent pour cause la lésion accidentelle ou morbide d'une glande, d'un canal excréteur ou autre, d'une cavité splanchnique ou de quelque viscère profond. Les unes se sont formées spontanément, c'est-à-dire à la suite d'un travail ulcératif ou d'un abcès, tandis que d'autres ont succédé à des violences extérieures.

Quelles que soient leur forme, leur origine et leur nature, les fistules sont tapissées d'une membrane molle, rougeâtre, ayant de l'analogie avec les muqueuses. Les tissus au milieu desquels elles marchent sont entourés, surtout vers leur orifice extérieur, d'engorgements durs plus ou moins profonds, que constituent des *callosités*.

On s'est demandé avec raison s'il était toujours convenable de chercher à guérir les fistules, ou s'il n'y en avait pas, au contraire, que l'on dût respecter. Cette question, qui nous paraît devoir être résolue dans le dernier sens, au moins pour certaines circonstances spéciales, ne saurait être agitée en chirurgie navale, où l'on a généralement affaire à des hommes jeunes et doués d'une bonne constitution. Il faut donc, à moins de contre-indication formelle, chercher dans tous les cas, à guérir les fistules dont peuvent être atteints les marins.

L'indication essentielle à remplir dans le traitement consiste à supprimer la fistule. On peut y parvenir, soit par l'accollement de ses parois, soit en déterminant une cicatrisation du fond vers l'orifice, après avoir pratiqué des incisions ou une excision.

Les *fistules simples*, entretenues, par le décollement de la peau ou par la destruction du tissu cellulaire graisseux, dans les parties qui en sont abondamment pourvues, doivent être traitées par la compression, les injections de substances irritantes, l'incision ou l'excision des portions de peau décollées. Cette excision doit être mise en usage aussitôt que l'on s'est assuré que la peau est trop amincie, pour se recoller aux tissus sous-jacents, et que les autres moyens sont restés sans résultat. La compression unie au repos et à un régime tonique, convient de préférence dans les fistules consécutives aux grands abcès, où il y a eu fonte de tissu cellulaire et décollements étendus de la peau. L'extraction des corps étrangers est la première chose à faire, dans le traitement des fistules entretenues par cette cause. Les fistules symptomatiques de lésions des os, des articulations, des cartilages ou des parties fibreuses, réclament avant tout le traitement de la lésion dont elles dépendent. Enfin, dans celles qui sont occasionnées par la perforation ou la destruction de certains réservoirs ou conduits naturels, tels que ceux des larmes, de la salive, de l'urine, des matières alimentaires ou fécales, il faut tâcher d'obtenir l'occlusion du trajet ou de l'ouverture anormale. Plusieurs procédés peuvent être employés dans ce but; ainsi, on peut chercher à tarir, pour un temps plus ou moins long, la source du liquide dont le passage entretient la fistule; ou bien on s'efforce de détourner celui-ci de la voie nouvelle qu'il s'est créée, en rétablissant le canal normal rétréci ou oblitéré; enfin, on peut encore obtenir le même résultat, en créant un nouveau canal moins incommode que la fistule que l'on veut guérir.

Les principales espèces de fistules dont s'occupe la chirurgie sont les fistules lacrymales, salivaires, urinaires et stercorales; elles ne sont pas toutes également fréquentes chez les marins.

Les fistules *lacrymales* sont assez rares; aussi ne m'en occuperai-je point. Je dirai quelques mots des fistules *salivaires* à propos des plaies de la joue. Quant aux fistules *urinaires*, il en a été question dans l'article relatif aux contusions du périnée. Il ne me reste donc plus qu'à parler des fistules *stercorales*, c'est ce que je ferai dans l'article consacré aux maladies de l'anus.

CHAPITRE VIII

DES TUMEURS.

On désigne sous le nom de *tumeurs*, des productions pathologiques de formation nouvelle, persistantes, caractérisées par une tuméfaction limitée et qui, pour la plupart, ont de la tendance à s'accroître, en refoulant les parties au milieu desquelles elles se sont développées, ou en se substituant à leur propre tissu.

Les chirurgiens reconnaissent un très-grand nombre d'espèces et de genres de tumeurs qui peuvent se développer dans les diverses régions du corps, et dans les divers tissus. Je n'entreprendrai pas même leur énumération ; je me bornerai à indiquer les caractères et le traitement de celles que le chirurgien de la marine doit bien connaître à cause de leur fréquence et de leur gravité.

ART. I. — DES LIPÔMES.

Les *lipômes* sont des tumeurs formées par une hypertrophie locale du tissu adipeux. Elles offrent absolument l'aspect et la consistance de la graisse. D'autres fois, la graisse est entremêlée de tissu cellulaire en grande quantité ; la tumeur acquiert, en ce cas, plus de consistance et finit par présenter l'aspect du lard ; on lui donne alors le nom de tumeur lardacée ou *stéatôme*.

Ces tumeurs débutent généralement sans cause connue et peuvent rester longtemps ignorées des personnes qui les portent. Elles sont indolentes, circonscrites, de volume variable et pouvant devenir très-volumineuses ; elles sont parfois multiples. La peau qui les recouvre est mobile et elles-mêmes peuvent être facilement déplacées par des mouvements de latéralité. On les rencontre dans toutes les régions du corps, mais surtout dans celles où la graisse est le plus abondante. Les caractères du *lipôme* sont d'être mou, flasque, élastique et de se laisser, en quelque sorte, pétrir sous les doigts. Le *stéatôme*, au contraire, est plus dur et inégal, quelquefois formé de plusieurs lobes. Dans certains cas, ces tumeurs sont pédiculées ; d'autres fois elles sont aplaties. Leur marche, ordinairement très-lente, fait parfois de rapides progrès ; mais il n'est pas exact de dire que ces tumeurs peuvent dégénérer en cancer. Il est possible que certaines tumeurs ayant l'apparence du lipôme ou du stéatôme s'ulcèrent et se comportent comme le cancer ; mais cette terminaison fâcheuse est due, non à une dégénérescence impossible, mais à la présence au milieu des cellules adipeuses d'éléments de nature cancéreuse.

Les caractères des tumeurs qui nous occupent, sont assez

tranchés pour qu'il soit difficile de les confondre avec d'autres. Les kystes du tissu cellulaire sont les seules tumeurs qui puissent se trouver dans ce cas; mais on observera que les kystes sont plus durs, résistants et présentent une surface unie; quand ils sont volumineux, on y constate de plus de la fluctuation. Certains abcès froids pourraient être pris pour des lipômes; mais en questionnant le malade, on apprendra que le développement de la tumeur a été précédé et accompagné de quelques phénomènes morbides locaux, et que sa marche a été plus rapide que ne l'est celle des tumeurs graisseuses; enfin, la fluctuation doit lever tous les doutes.

Les lipômes et les stéatômes sont des tumeurs absolument bénignes; elles n'offrent aucun danger; mais elles peuvent, par la compression qu'elles exercent sur les organes environnants, apporter du trouble dans certaines fonctions. D'une autre part, les frottements répétés et les contusions auxquels elles sont souvent exposées peuvent les rendre douloureuses, et amener leur inflammation. Il est donc utile d'en débarrasser les malades, toutes les fois qu'ils le désirent. L'extirpation à l'aide du bistouri mérite la préférence. Une simple incision suffit pour les lipômes d'un petit volume; pour ceux qui sont plus gros, on pratique, selon les cas, des incisions en T ou en X; puis on dissèque les lambeaux, et la tumeur est enlevée sans peine. Lorsque la tumeur est très-considérable et recouverte d'une peau amincie ou altérée, il faut en retrancher une partie au moyen d'une incision ovalaire; les lèvres de la plaie sont ensuite exactement rapprochées par la suture et les bandelettes agglutinatives, afin d'en obtenir la réunion immédiate.

ART. II. — DES LOUPES.

Le terme de *loupe* était pris, autrefois, dans un sens très-général; il s'appliquait à toutes les tumeurs placées sous la peau, indolentes, circonscrites, mobiles et susceptibles, pour la plupart, d'acquérir un volume considérable. Les tumeurs graisseuses et les kystes dermoïdes étaient ainsi compris sous une commune dénomination. Aujourd'hui, on réserve ce nom à des tumeurs enkystées, situées immédiatement sous la peau, et qui renferment tantôt une substance blanche ou jaunâtre, consistante comme du suif, tantôt une matière plus ou moins jaune, onctueuse, liquide comme la synovie; les termes d'*athérôme* et de *méliceris* consacrent ces différences dans le contenu des loupes. Le microscope a démontré la véritable origine de ces tumeurs, qui sont dues à un développement morbide des follicules sébacés.

C'est principalement au crâne que l'on rencontre les loupes; elles sont situées immédiatement au-dessous du cuir chevelu. D'abord d'un petit volume, et logées dans l'épaisseur de la peau, ces tumeurs s'accroissent peu à peu, de manière à faire à la surface du crâne une saillie disgracieuse. Il est rare toutefois qu'elles deviennent très-volumineuses, la résistance du cuir chevelu et des os sur lesquels elles reposent y apportant des obstacles. La forme de ces tumeurs est arrondie, mais avec un certain degré d'aplatissement; elles sont très-souvent multiples et leur hérédité est incontestable. Par suite de l'augmentation continuelle de volume qu'elles subissent, les loupes du crâne amènent l'amincissement de la peau qui ne tarde pas à perdre ses cheveux; dans certains cas, on a vu les os du crâne amincis et même détruits dans les points sur lesquels reposaient ces tumeurs. Généralement indolentes, les loupes occasionnent parfois des douleurs intolérables; j'ai observé un fait de ce genre chez une femme qui, après avoir refusé l'ablation de deux loupes volumineuses qu'elle portait depuis longtemps, supporta sans se plaindre leur extirpation, pratiquée dans des paroxysmes de douleur.

Après avoir acquis un volume plus ou moins considérable, les loupes, irritées continuellement par le passage du peigne et la pression de la coiffure, peuvent s'enflammer et se ramollir. Elles s'ouvrent alors au dehors, et il s'établit souvent une fistule intarissable; ou bien, le kyste se vide et s'affaisse, pour se reformer à mesure que la nouvelle matière s'y accumule.

Les loupes du crâne ne constituent pas une maladie dangereuse; mais comme elles sont fort incommodes et parfois douloureuses, il peut être nécessaire d'en débarrasser les malades. Ces tumeurs, étant entourées d'un kyste résistant et peu adhérent aux parties voisines, il est généralement très-facile de les énucléer. Le procédé opératoire est le même que pour l'ablation des lipômes, c'est-à-dire qu'après avoir pratiqué, selon les cas, une incision droite, cruciale, en T ou ovalaire, on dissèque les lambeaux et on enlève la tumeur. Mais il est un autre procédé plus expéditif, désigné par M. Nélaton sous le nom de procédé par *embrochement*, et qui me paraît mériter la préférence pour les loupes d'un volume ordinaire. On prend un bistouri droit à lame étroite, et tournant son tranchant en haut, on le plonge dans la tumeur, qui est traversée de part en part. Élevant alors la main, le chirurgien divise la tumeur et la peau de la partie profonde vers la superficie. Le mouvement de transfixion et celui d'élévation sont simultanés; la peau se rétracte aussitôt, laissant à découvert une partie de la paroi inférieure du kyste, que l'on saisit et soulève d'avant en arrière, et que l'on arrache avec des pinces à disséquer. Après avoir lavé la plaie avec soin et fait les ligatures des vaisseaux, si elles sont nécessaires, on doit réunir par première intention. Les bandelettes agglutinatives et une compression régulière et modérée suffisent le plus souvent pour favoriser l'agglutination.

La fréquence de l'érysipèle à la suite de l'ablation des loupes du crâne, par l'instrument tranchant, a porté certains chirurgiens à conseiller de préférence la cautérisation. Si l'on veut recourir à cette méthode, il convient de se servir du caustique de Vienne appliqué linéairement, à travers la fente d'un morceau de sparadrap, de façon à produire une escarre étroite, mais occupant tout le diamètre de la tumeur et assez profonde pour atteindre le kyste. Une fois la suppuration établie, l'énucléation de celui-ci serait très-facile. Ce procédé est excellent et généralement usité aujourd'hui.

ART. III. — DES KYSTES SÉREUX.

Les kystes séreux sont des tumeurs formées par un développement anormal du tissu cellulaire qui, se condensant sous forme de kyste d'enveloppe ou de sac membraneux, renferme un liquide plus ou moins séreux, quelquefois gluant et d'une consistance fibreuse. On les rencontre dans toutes les parties du corps, profondes et superficielles ; mais ils se montrent de préférence dans les régions où le tissu cellulaire est lâche et séreux, comme au cou, aux paupières, etc. Leur volume varie depuis celui d'un grain de millet, jusqu'à la grosseur d'une tête d'adulte. Leur forme est généralement arrondie.

Leurs causes sont le plus souvent inconnues ; quelquefois cependant ces kystes ont paru se former à la suite de contusions ou de froissements répétés. Ils débutent ordinairement par une petite tumeur mobile, sans changement de couleur à la peau et complétement indolente ; ils sont alors absolument incompressibles et ne présentent point de fluctuation. Leur accroissement s'opère généralement avec lenteur, et quand ils sont superficiellement placés, ils soulèvent la peau et refoulent les organes environnants. Lorsqu'ils ont pris un certain volume, il est rare que l'on ne constate pas dans toute leur étendue ou dans quelque point de leur surface, soit une sensation de fluctuation franche, soit une élasticité marquée. Dans les cas où la tumeur très-superficielle contient un liquide clair, il est possible de constater, en même temps que la fluctuation, une transparence plus ou moins parfaite. Ces caractères suffisent pour établir le diagnostic, dans les cas de kystes superficiels; mais les difficultés augmentent à mesure que ces tumeurs sont situées plus profondément ; on peut alors les confondre avec des tumeurs fibreuses, cancéreuses ou avec des abcès. Les commémoratifs et l'état de la constitution peuvent éclairer le diagnostic ; mais il est souvent nécessaire, pour le compléter, de recourir à une ponction exploratrice avec une aiguille à cataracte ou un trois-quarts capillaire.

Les kystes séreux ne constituent pas des maladies graves ; ils n'offrent aucune malignité et ne récidivent pas quand ils ont été complétement détruits. Cependant, comme ils ont de la tendance à augmenter incessamment de volume, et comme, d'une autre part, la saillie qu'ils forment les expose à s'enflammer, à s'excorier ou même à se rompre, il est nécessaire d'employer contre eux les ressources de l'art.

Les applications des liquides, pommades ou emplâtres résolutifs sont absolument sans action contre les kystes séreux; il est donc inutile d'y avoir recours. Leur traitement est exclusivement chirurgical. Il compte plusieurs méthodes et procédés. La *ponction* suivie de l'*injection* d'un liquide irritant, tel que le vin rouge chaud, une solution saturée d'alun ou mieux la teinture d'iode, étendue d'eau, figure en première ligne. Cette opération a pour résultat de déterminer le retrait graduel ou l'oblitération de la poche membraneuse ; elle convient dans les kystes séreux rétractiles et qui ne sont pas encore trop volumineux. L'*incision*, la *cautérisation* et le *séton* peuvent aussi être employés pour détruire les kystes par la suppuration ; les deux derniers de ces procédés ne conviennent que dans des cas exceptionnels ; quant à l'incision, on ne doit la mettre en usage que dans les kystes d'un petit volume, ou dont l'extirpation présenterait de trop grandes difficultés. Après avoir largement divisé la paroi intérieure du kyste, on remplit sa cavité de bourdonnets de charpie pour la faire suppurer et amener sa cicatrisation. L'*extirpation partielle* ou le *rasement* de la tumeur, qui consiste à emporter avec le bistouri toute la partie saillante du kyste, est une opération défectueuse qui laisse une large plaie et une cicatrice profonde. Le mieux est d'*extirper complétement* le kyste, en suivant les procédés décrits à l'occasion des lipômes et des loupes.

ART. IV. — DES GANGLIONS.

On donne le nom de ganglions à de petites tumeurs globuleuses, dures, indolentes, sans changement de couleur à la peau, développées sur le trajet des tendons ou au voisinage des articulations. Ces tumeurs sont formées par un fluide albumineux renfermé dans un kyste solide. Les unes sont closes de toutes parts et développées dans le tissu cellulaire environnant la synoviale. Le plus grand nombre, communiquant avec l'intérieur de la gaîne tendineuse, sont de véritables hydropisies des membranes synoviales. Enfin, certaines d'entre elles communiquent avec les articulations les plus voisines, dont elles sont une dépendance.

Les ganglions se rencontrent surtout au dos de la main, à la face antérieure du poignet et aux environs du cou-de-pied. Leur volume est variable, mais il dépasse rarement celui d'une noisette ou d'une noix. Leur forme est arrondie, ovalaire ou cylindroïde; ils ne sont jamais pédiculés, mais quelquefois ils offrent des bosselures. Les parois du kyste offrent une résistance variable ; le liquide qu'ils renferment est tantôt clair et filant, d'autres fois épais et gélatineux. Certaines de ces tumeurs renferment des concrétions fibreuses blanches, de forme allongée et d'un très-petit volume, appelées hordéiformes, qui nagent au milieu du liquide et donnent lieu, quand on les presse, à une sensation particulière comparée à celle que l'on perçoit, quand on froisse de l'amidon ou du riz à moitié cuit. Les ganglions proprement dits sont durs, irréductibles et légèrement mobiles; au lieu que les tumeurs qui sont en communication avec une cavité articulaire sont réductibles en totalité ou en partie et immobiles. Cette distinction est importante au point de vue du traitement.

Les causes de ces tumeurs sont variables. Les unes, en effet, apparaissent à la suite d'une contusion, d'un effort, ou d'une tension excessive d'un tendon, tandis que d'autres paraissent liées à une affection rhumatismale ou arthritique ; enfin, il y en a beaucoup dont les causes sont inconnues. Les ganglions sont des tumeurs qui ont une grande tendance à rester stationnaires lorsqu'elles ont acquis un certain volume. Toutefois, ils disparaissent assez souvent, spontanément, surtout chez les jeunes filles qui y sont beaucoup plus exposées que les matelots. Chez ces derniers, leur présence, à part la difformité qu'ils produisent, peut gêner la marche ou apporter des obstacles aux mouvements du poignet.

Le *traitement* des ganglions doit avoir pour but de provoquer la résorption ou l'évacuation du liquide et la destruction des parois qui le renferment. Si le ganglion est encore récent et exempt d'inflammation, si la matière contenue donne la sensation d'un liquide peu consistant, doux au toucher, sans inégalités, sans crépitation, le chirurgien devra essayer d'abord l'écrasement suivi d'une compression méthodique combinée avec les résolutifs. Pour pratiquer l'*écrasement*, on appuie le membre où siége la tumeur, sur un plan résistant, et, à l'aide des pouces, du cachet chirurgical, d'une pièce de monnaie garnie de linge ou de tout autre instrument, on s'efforce de rompre la tumeur. Lorsque l'on y est parvenu, on exerce une *compression* permanente à l'aide d'une lame de plomb soutenue par un bandage convenable, afin de prévenir une nouvelle production de liquide. Cette compression continuée pendant longtemps peut même suffire pour amener la guérison des ganglions que l'on n'a pu écraser. Si ce traitement est infructueux et qu'en outre le kyste soit uniloculaire et ait une tension et un volume suffisants, on pourra pratiquer une *ponction sous-cutanée* avec un trois-quarts fin ou un bistouri étroit; on se conduira ensuite comme après l'écrasement; ou bien l'on pourra pratiquer une *injection iodée*. Les kystes anciens, multiloculaires, à parois dures et résistantes et ceux qui renferment ces corps hordéiformes dont il a été question, réclament l'*incision* suivie de pansements ayant pour but de provoquer doucement la suppuration de leurs parois. Quant aux autres moyens de traitement proposés contre ces tumeurs, tels que l'extirpation, le séton, la cautérisation, etc., ils doivent être rejetés comme exposant les malades à trop de dangers.

ART. V. — DE L'HYGROMA.

On désigne sous le nom d'hygroma, l'hydropisie des bourses muqueuses sous-cutanées. Cette maladie peut siéger dans toutes les régions du corps où existent normalement des bourses muqueuses sous-cutanées; mais elle se montre de préférence au coude, aux malléoles et au genou. C'est dans cette dernière région, qu'on l'observe à peu près constamment chez les marins; presque tout ce que j'aurai à en dire se rapportera donc à l'hygroma du genou.

Le volume de l'hygroma varie entre celui d'une noix et celui d'une orange; sa forme est celle d'un sphéroïde aplati d'avant en arrière et quelquefois irrégulièrement bosselé. Il est formé par un kyste ou membrane d'enveloppe, dont les parois sont tantôt menues et souples, tantôt épaisses et cartilaginiformes. Lorsqu'il est à son début et n'a pas encore subi d'inflammation, son contenu est liquide, jaune ou verdâtre, onctueux, filant, semblable à la synovie, ou de la sérosité claire ou sanguinolente; dans le cas contraire, il renferme des concrétions albumineuses, dures et irrégulières. Quelquefois, la tumeur est divisée à l'intérieur par des cloisons qui forment des loges distinctes. Dans presque tous les cas, la membrane kystique est indépendante du tissu cellulaire environnant, dont on peut la séparer par la dissection.

L'hygroma du genou est situé au-devant de la rotule; il forme une tumeur indolente, sans changement de couleur à la peau, fluctuante et offrant quelquefois une demi-transparence. Abandonné à lui-même, il finit par devenir stationnaire, après avoir acquis un volume plus ou moins considérable. Son accroissement est ordinairement lent, quelquefois il s'opère par saccades, à la suite de certaines irritations. La situation de cette tumeur l'expose à des contusions et à des froissements qui peuvent avoir pour conséquence sa rupture ou son inflammation. La rupture a presque toujours lieu dans le tissu cellulaire ambiant; elle peut être suivie de guérison, bien que cela soit rare. Quant à l'inflammation, elle offre ordinairement le caractère phlegmoneux; la suppuration qui se produit à sa suite est plus souvent suivie de la cure radicale. Cet heureux résultat peut aussi être obtenu par un travail d'adhésion entre les parois du kyste.

L'hygroma résulte le plus ordinairement de pressions ou de froissements habituels exercés sur la bourse muqueuse; il se développe alors peu à peu et il s'écoule quelquefois plusieurs années avant qu'il ait acquis un volume considérable. Il peut également être la suite d'une contusion forte et instantanée. Dans ce dernier cas, il se produit d'abord un épanchement sanguin dont la matière subit plus tard des altérations diverses; on donne aux hygromas qui ont cette origine, le nom d'*hygromas hématiques*. Cette maladie peut aussi être la conséquence d'une inflammation spontanée ou provoquée. Enfin, il n'est pas douteux qu'elle puisse être produite par une cause interne rhumatismale ou goutteuse.

Les moyens de *traitement* que l'on oppose à l'hygroma sont analogues à ceux que nous avons déjà indiqués pour les kystes séreux et les ganglions, avec cette différence qu'il est possible, dans certains cas, d'obtenir la résolution de la tumeur par l'emploi local de substances résolutives. Le chlorhydrate d'ammoniaque employé à la dose de 30 grammes pour un litre d'eau, en applications topiques aidées d'une compression permanente, réussit quelquefois. Les pommades iodurées, mercurielles ou au nitrate d'argent, enfin des vésicatoires volants promenés sur divers points de la surface de la tumeur peuvent aussi offrir quelques avantages, lorsque l'hygroma est récent ou le résultat d'une violence extérieure. Parmi les procédés opératoires, l'*écrasement* peut être essayé tout d'abord, mais il offre peu de chances de succès. La *ponction* simple et la ponction suivie d'*injection iodée* sont indiquées quand la poche est unique, a des parois souples et contient un liquide séreux. Si le kyste est multiloculaire, s'il a des parois épaisses et contient un liquide demi-concret, il est préférable de recourir à l'*incision*. Enfin, c'est l'*extirpation* complète qui sera préférée, quand la tumeur sera ancienne et que ses parois seront dures, épaisses et cartilaginiformes.

CHAPITRE IX

DES ANÉVRISMES ET DES VARICES.

ART. Ier. — DES ANÉVRISMES.

L'*anévrisme* est une tumeur produite sur le trajet d'une artère, par la dilatation de ses tuniques ou par du sang épanché à la suite d'une blessure artérielle et contenu dans une poche qui communique avec le vaisseau.

Suivant leur origine et leur structure, les anévrismes sont divisés en *spontanés* et en *traumatiques*. Parmi les anévrismes spontanés, on en distingue de *vrais* dans lesquels il existe une dilatation de toutes les tuniques artérielles, et de *mixtes*, qui sont appelés *internes* et *externes*, suivant que c'est la tunique interne ou externe qui s'est seule dilatée, les autres étant rompues. Ces distinctions importantes, au point de vue de l'anatomie pathologique, sont absolument sans utilité pratique ; nous pouvons donc les négliger. Les anévrismes spontanés sont ordinairement uniques, mais parfois multiples; il existe parfois une diathèse anévrismale.

Quant aux anévrismes traumatiques, on les distingue en primitifs et en consécutifs. L'anévrisme *faux-primitif* n'est véritablement pas un anévrisme ; c'est une tumeur irrégulière, non limitée, tendant à s'accroître avec rapidité et qui est formée par l'infiltration du sang dans le tissu cellulaire, à la suite d'une blessure artérielle. Elle doit être désignée avec plus de raison sous le nom d'*hémorrhagie interstitielle* et son traitement est celui des hémorrhagies. Au contraire, l'anévrisme *faux-consécutif*, qui n'apparaît d'ordinaire qu'un certain temps après la blessure qui lui a donné naissance, est parfaitement circonscrit, possède une poche distincte et offre tous les caractères cliniques de l'anévrisme proprement dit.

L'anévrisme faux consécutif reconnaît souvent pour cause une saignée malheureuse qui a lésé l'artère en même temps que la veine. Si le sang, au lieu de former une tumeur en communication seulement avec l'artère, passe d'une manière permanente de celle-ci dans la veine, par le trajet créé par l'instrument vulnérant, il se forme ce que l'on appelle une *varice anévrismale.* Mais il peut aussi se faire que cette communication contre nature s'accompagne de la production d'une véritable tumeur anévrismale qui existe entre l'artère et la veine, ou d'un côté de ces vaisseaux ou même derrière l'artère; on donne à cette espèce de tumeur le nom d'*anévrisme variqueux.* Nous en dirons plus tard quelques mots.

Les anévrismes sont distingués, par rapport à leur situation en *internes* et *externes*. Ces derniers sont les seuls dont nous ayons à nous occuper. Ils siégent sur les membres ou à leurs racines; et leurs caractères sont assez faciles à saisir. Ils se présentent sous la forme d'une tumeur arrondie ou ovoïde, située sur le trajet d'une artère; leur volume est variable depuis celui d'une noisette jusqu'à celui des deux poings et même davantage. Au début, et dans les premiers temps de la maladie, la tumeur est souple quoique rénitente; elle offre des pulsations isochrones, avec celles du cœur et du pouls, qui se font sentir d'une manière égale sur tous les points de sa surface accessibles au toucher, lors même qu'on cherche à la déplacer. La tumeur disparaît quand on la comprime et reparaît aussitôt qu'on cesse la compression. Elle cesse de battre quand on comprime l'artère au-dessus de la tumeur, c'est-à-dire entre celle-ci et le cœur, et bat au contraire avec plus de force lorsque la compression est exercée au-dessus. La peau qui recouvre l'anévrisme offre sa couleur normale; la tumeur, habituellement indolente, donne parfois lieu à des douleurs qui siégent dans les nerfs environnants et qui s'irradient sur le trajet. Le diagnostic présente des difficultés, lorsque l'anévrisme est déjà ancien et qu'il a acquis un volume considérable ; alors les pulsations ne se perçoivent plus avec la même facilité ; la compression sur la tumeur ou sur l'artère ne diminue que peu son volume, ou même tous ces signes font complétement défaut. Restent alors les commémoratifs qui indiquent la marche de la tumeur qui s'est formée peu à peu et s'est développée lentement, soit qu'elle ait été ou non précédée d'une blessure artérielle. Mais les cas les plus difficiles sont ceux où l'anévrisme s'est formé brusquement par rupture d'une artère, parce que la plupart des signes de cette maladie font alors défaut.

Diverses tumeurs peuvent être prises pour des anévrismes et réciproquement; mais c'est surtout avec des abcès que l'on peut confondre ces tumeurs. Cette erreur, des plus graves, et qui, au premier abord, semble facile à éviter, a cependant été commise par les chirurgiens les plus habiles. Diverses circonstances peuvent lui donner lieu ; ainsi, un abcès peut se former entre la tumeur et la peau, ou bien les caractères de l'anévrisme font entièrement défaut, et ceux que l'on observe se rapportent parfaitement à un abcès froid. Dans d'autres cas, au contraire, c'est une tumeur traversée par une artère ou placée sur son trajet qui offre les caractères de l'anévrisme. Pour établir le diagnostic, on recommande, dans ces circonstances, d'éloigner la tumeur du trajet ou du voisinage de l'artère, ce qui permettra de distinguer si les mouvements dépendent de la tumeur ou s'ils sont seulement communiqués. Enfin, il faut se souvenir que dans l'anévrisme on observe des mouvements d'expansion, tandis que ce sont de simples soulèvements qui existent dans les autres tumeurs.

Les caractères qui viennent d'être exposés se rapportent également à l'anévrisme spontané et à l'anévrisme traumatique circonscrit. Il serait absolument impossible de les distinguer l'une de l'autre, si les signes commémoratifs faisaient défaut; on a cependant signalé, et j'ai constaté par moi-même, dans certains cas, l'existence d'un bruissement particulier, semblable à un bruit de rape, qui existe dans l'anévrisme traumatique à son début et que l'on suppose produit par le passage du sang de l'artère dans la poche, par l'ouverture étroite qui les fait communiquer. Mais d'autres chirurgiens assurent avoir constaté le même bruit dans des anévrismes spontanés. Ce signe n'a donc pas plus de valeur que les autres.

Je n'ai rien dit des causes de l'anévrisme spontané, parce que l'on en sait réellement peu de chose; dans certains cas, il a paru succéder à un effort, à un coup ou à un mouvement brusque; mais on peut supposer qu'il existait déjà antérieurement une lésion organique de l'artère. Quant à l'anévrisme traumatique, ses causes nous sont déjà connues, et il est inutile d'y insister.

La marche des anévrismes est assez variable; quelquefois la tumeur reste stationnaire pendant plusieurs années sans occasionner beaucoup d'incommodités aux malades. Plus souvent, la maladie suit une marche progressive et devient de plus en plus grave. La distension des nerfs voisins de la tumeur occasionne des douleurs parfois intolérables; les veines et les vaisseaux lymphatiques se trouvant comprimés, il en résulte de l'œdème, de l'empâtement et de l'engourdissement du membre, dont la température s'abaisse. La peau distendue rougit et s'enflamme; enfin les organes voisins sont refoulés et amincis, et les os eux-mêmes sont en partie détruits. L'accroissement de la tumeur anévrismale s'opère quelquefois peu à peu; mais, dans le plus grand nombre des cas, il a lieu en plusieurs fois et instantanément, par suite de la rupture des membranes de l'artère ou du sac. Lorsque l'anévrisme a acquis un volume très-considérable, les caractères changent; de circonscrite qu'elle était, la tumeur devient diffuse, dure, inégale, bosselée. La compression ne la fait plus disparaître; ses battements diminuent, deviennent obscurs ou même cessent tout à fait. L'engorgement du membre et son refroidissement augmentent de plus en plus, et il peut se former des fusées purulentes et des escarres gangréneuses.

La terminaison des anévrismes abandonnés à eux-mêmes ou de ceux qui ne peuvent être opérés est presque toujours fatale. Par suite d'une augmentation excessive de la tumeur, celle-ci peut se rompre et le malade périr sur le coup; plus souvent, la mort n'arrive qu'après une seconde ou une troisième hémorrhagie. Ce n'est pas toujours par rupture de la tumeur que s'opère la perte du sang : quand le sac fait saillie au dehors, il s'enflamme avec la peau qui le recouvre, et il en résulte soit une suppuration suivie d'ulcération, soit une gangrène des téguments et de la tumeur, qui a pour conséquence la production d'une ouverture par laquelle a lieu l'hémorrhagie. Dans quelques cas, malheureusement trop rares, la guérison survient spontanément. Elle peut se produire par gangrène du sac, par suppuration, par solidification du sang contenu dans la tumeur, par oblitération de l'artère, ou par formation d'un canal au centre des caillots qui remplissent l'anévrisme.

On comprend, d'après ce qui précède, que le pronostic des anévrismes est toujours grave. Il l'est d'autant plus que la tumeur est plus volumineuse, plus ancienne, située sur une artère plus importante et plus rapprochée du tronc. Leur durée peut varier de quelques semaines à plusieurs années ; la moyenne est d'environ un an.

Si je me suis étendu sur les symptômes et la marche des anévrismes, c'est afin de prémunir mes lecteurs contre des erreurs de diagnostic qui pourraient avoir les plus fâcheuses conséquences, car ces tumeurs ne sont heureusement pas communes chez les marins, et on a rarement occasion de les opérer à bord. C'est pourquoi je dirai peu de choses sur leur traitement.

Les indications à remplir dans le *traitement* des anévrismes externes consistent à obtenir l'oblitération du sac anévrismal et de la portion d'artère, sur laquelle il s'est développé. Diverses méthodes, comptant presque toutes plusieurs procédés, ont été conseillées dans ce but. Je me bornerai à en indiquer les plus efficaces et les plus sûres.

La *compression* employée depuis longtemps dans le traitement des anévrismes a donné de beaux succès et doit être employée, quand cela est possible, avant toute opération. Elle peut être exercée sur la tumeur, au-dessus ou au-dessous. La compression *sur la tumeur* se pratique de la manière suivante : on couvre l'anévrisme de charpie ; on place au-dessus des compresses épaisses disposées en X ; une autre compresse ayant la même forme est appliquée sur la direction de l'artère, entre la tumeur et le cœur. On fixe le tout par un bandage roulé, médiocrement serré, qui s'étend de la partie inférieure à la partie supérieure du membre. Ce bandage, renouvelé tous les vingt jours environ, est humecté avec un liquide astringent et réfrigérant. Son usage doit être aidé du repos le plus absolu, d'un régime sévère et de quelques saignées générales. Il a donné quelques succès.

La compression *entre la tumeur et le cœur* est une méthode de traitement encore plus avantageuse que la précédente, et qui est bien préférable à la ligature toutes les fois qu'elle est exécutable. On se sert pour l'exercer soit du tourniquet de J. L. Petit, soit du compresseur de Dupuytren, soit de compresseurs spéciaux pour chacune des principales artères. Le compresseur de M. Marcellin Duval est bien préférable aux instruments précédents : son élasticité, la possibilité de graduer la pression à volonté, tout en n'agissant que sur les deux extrémités opposées du diamètre du membre, son peu de volume, lui assurent une incontestable supériorité sur celui de Dupuytren. Enfin le compresseur de M. Broca (1), permettant d'agir successivement sur deux points différents, sans déplacer l'appareil, peut aussi rendre de grands services, principalement dans l'anévrisme poplité, mais il n'existe pas actuellement dans la composition des caisses des chirurgiens de la marine impériale. Cette compression doit être limitée autant que possible à l'artère et laisser libres toutes les autres parties du membre ; elle ne doit pas porter sur une surface trop étroite. Le lieu de son application peut varier ; il est cependant préférable de s'éloigner de la tumeur, en laissant entre elle et le cœur les principales collatérales. Quant à sa durée, la compression peut être intermittente, c'est-à-dire n'être employée que pendant quelques heures chaque jour, ou rendue permanente. Dans ce dernier cas il est avantageux de changer souvent le lieu de la compression, afin d'éviter la douleur, l'inflammation et les escarres. Cette méthode soumise aujourd'hui à des règles précises a fourni de beaux succès, surtout dans les anévrismes datant de quelque temps, mais encore peu développés. Quant à la compression *entre la tumeur et l'extrémité* du membre, elle n'a été conseillée que pour les cas où l'autre était inexécutable, et je ne sache pas qu'elle ait jamais été avantageuse.

La *ligature* est plus souvent employée que la compression et c'est à elle qu'il faut avoir recours lorsque celle-ci a été inefficace. On la pratique par deux méthodes distinctes, distinguées sous les noms de méthode ancienne et de méthode de Hunter. La *méthode ancienne* consiste à fendre largement la tumeur, à la

(1) *Des anévrismes et de leur traitement.* Paris, 1856.

débarrasser de tous les caillots, à l'absterger parfaitement, à chercher l'artère malade au fond de la plaie, à la lier au-dessus et au-dessous de l'ouverture anévrismale ; puis à panser la plaie pour la faire suppurer et à la conduire jusqu'à la guérison. Il serait trop long et sans utilité réelle de décrire les divers temps d'une opération qui est aujourd'hui fort rarement pratiquée et qui ne convient que dans des cas exceptionnels ; je me bornerai donc à avoir établi les principes sur lesquels elle repose.

La *deuxième méthode*, connue sous les noms d'Anel et de Hunter, est basée sur ce principe que la simple diminution de la force de la circulation dans l'anévrisme suffit pour en obtenir l'oblitération, ainsi que celle de la portion d'artère malade. Elle consiste à pratiquer la ligature de l'artère entre le cœur et la tumeur, assez loin de celle-ci pour ne pas tomber sur une portion d'artère altérée, et dans le point où le vaisseau est le plus facile à découvrir, à isoler et à lier. Quant à la tumeur, elle est abandonnée à elle-même. Le sang, n'arrivant plus dans la cavité anévrismale ou y arrivant en moindre quantité et d'une autre manière, s'y coagule ainsi que dans l'artère jusqu'aux premières branches collatérales. Plus tard ces parties subissent un travail de contraction successive et de résorption qui amène la guérison définitive, la circulation se faisant au moyen des anastomoses.

Pour pratiquer l'opération de la ligature des artères, d'après la méthode de Hunter (1), le malade doit être toujours couché, dans un lieu bien éclairé, et maintenu par des aides en nombre suffisant. Les instruments nécessaires sont : un bistouri droit à tranchant convexe, un bistouri droit boutonné, des pinces à disséquer, des ciseaux à pointes mousses, courbes et droits, des sondes cannelées, des stylets aiguillés, plusieurs ligatures de grosseurs et longueurs différentes, des éponges et de l'eau froide. L'opération comprend trois temps qui consistent : 1° à découvrir le vaisseau ; 2° à le dénuder ; 3° à l'entourer d'une ligature.

L'anatomie topographique indique, pour la plupart des artères, des rapports précis qui permettent d'aller à leur recherche presque avec certitude. La direction à donner à l'incision est fixée par les parties saillantes de la région où l'on opère ; elle

(1) *Œuvres complètes*, traduites par Richelot, t. III.

doit être, autant que possible, parallèle au vaisseau qu'il faut découvrir. Les doigts de la main gauche dont les extrémités servent de règle au bistouri indiquent cette direction. La peau est d'abord incisée seule si l'artère est superficielle ou s'il y a en dehors de l'aponévrose quelque partie importante à ménager. Dans le cas contraire, l'incision doit arriver jusqu'à l'aponévrose. Celle-ci étant saisie par une pince, on fait, avec le tranchant d'un bistouri, une boutonnière dans laquelle on passe une sonde cannelée qui soulève l'aponévrose seule. Un bistouri droit est glissé ensuite dans la cannelure de la sonde et divise le feuillet aponévrotique dans toute la longueur de la plaie.

L'artère étant mise à découvert, il est nécessaire de la dénuder, en ouvrant sa gaîne et la séparant des veines et des nerfs qui l'accompagnent. Dans ce but, on saisit avec une pince à disséquer, le feuillet aponévrotique qui constitue la gaîne de l'artère et on y fait une boutonnière, en le coupant en dédolant. Portant ensuite le bec de la sonde cannelée dans la gaîne, le chirurgien isole complétement l'artère d'un côté à l'autre, en s'aidant toujours de la pince.

Quand l'artère est dénudée, saisissant avec la pince un des bords de l'ouverture faite à sa gaîne, on glisse entre le bord et le vaisseau, l'aiguille de Deschamps, ou celle de Foullioy, qui se trouve dans les caisses de chirurgie ; elle entraîne un double fil ciré, avec lequel on fait successivement deux nœuds qui étreignent l'artère en rompant ses deux tuniques internes.

L'opération étant terminée, on conduit les extrémités du fil qui a servi à faire la ligature dans un des angles de la plaie, et l'on s'occupe de réunir immédiatement les lèvres de celle-ci. Des bandelettes agglutinatives, de la charpie mollette, des compresses et des bandes sont les seuls objets nécessaires au pansement qui sera rarement renouvelé. Il va sans dire que le malade doit rester couché et immobile pendant un temps qui varie de quinze à trente jours. Lorsqu'on a pratiqué la ligature de l'artère principale d'un membre, on doit s'efforcer de maintenir la chaleur dans toutes les parties qui recevaient le sang du vaisseau lié. Des linges chauds et des bouteilles remplies d'eau chaude rempliront ce but. On devra cesser l'emploi de ces moyens aussitôt que le membre aura recouvré sa chaleur naturelle. Les pansements et les soins consécutifs, de même que les moyens de traitement général à mettre en usage varieront suivant l'état de la plaie et de l'organisme.

Je ne dirai rien de la ligature de l'artère *entre la tumeur et les capillaires*, dans les cas où la proximité du tronc rend toute autre opération inexécutable. Je ne connais point de fait qui prouve qu'elle ait été plus utile que la compression médiate pratiquée dans les mêmes conditions (1). Il n'en est pas de même de la méthode des *injections coagulantes* avec le perchlorure de fer, et de celle de la *cautérisation* des anévrismes au moyen du chlorure de zinc qui ont donné de beaux succès que je dois me contenter de mentionner sans les décrire.

J'ai mentionné précédemment l'*anévrisme variqueux* et fait connaître la lésion qui le constitue ; je dois avant de finir cet article, indiquer ses caractères principaux et son traitement. Cette maladie succède le plus souvent à une saignée malheureuse, mais on peut aussi l'observer dans d'autres régions que le pli du bras. Il se montre sous la forme d'une tumeur oblongue d'abord du volume d'une noisette et augmentant ensuite. Cette tumeur molle est constituée par une dilatation de la veine basilique (pour le pli du bras), mais s'étend bientôt à toutes les autres veines environnantes, au-dessus et au-dessous. Cette dilatation augmente quand le bras est pendant ou que l'on comprime l'aisselle ; elle diminue ou disparaît quand le malade tient le bras relevé. La tumeur présente des pulsations isochrones à celles du pouls, mais qui vont en s'affaiblissant à mesure que l'on s'éloigne du centre de la tumeur. Elles s'accompagnent d'un bruissement particulier analogue à un sifflement qui fatigue beaucoup le malade. En comprimant l'artère au-dessus de la tumeur, les battements et le bruit disparaissent. Il n'en est pas de même si la compression est exercée au-dessous de la tumeur, car tous les phénomènes persistent. A tous ces symptômes, qui appartiennent spécialement à la *varice anévrismale*,

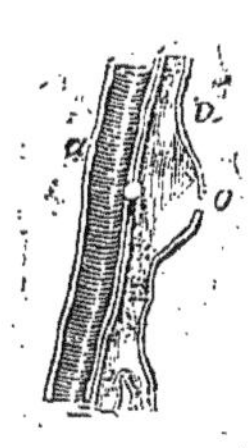

Fig. 25 *.

(1) Cette méthode n'a jamais donné que des succès contestables.

* *Fig.* 25. — *Varice anévrismale.* *a*, — artère. — *v*, veine. — *o*, point où la lancette a d'abord piqué, le point blanc qui est au-dessous de la lettre *o* est l'ouverture de communication des deux vaisseaux.

viennent s'ajouter ceux de l'anévrisme proprement dit, lorsque cette complication existe. Un examen attentif des parties et des phénomènes morbides qui s'y passent suffira pour établir le diagnostic de l'*anévrisme variqueux*.

Cette variété d'anévrisme est généralement moins grave que les autres, et elle peut rester stationnaire pendant toute la vie. Cependant, comme elle est fort incommode pour les malades et comme, d'une autre part, elle peut occasionner divers accidents,

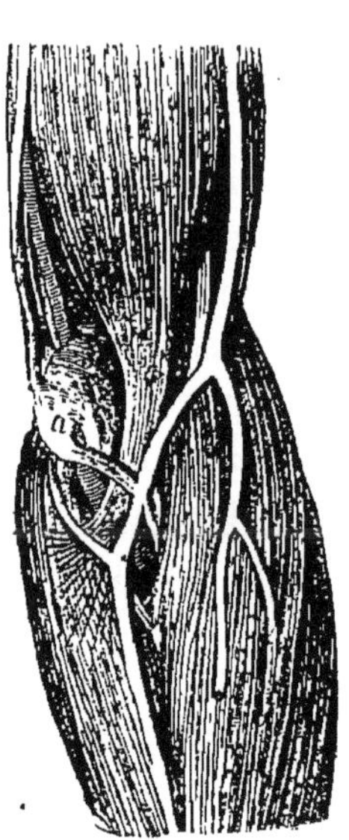

Fig. 26 *.

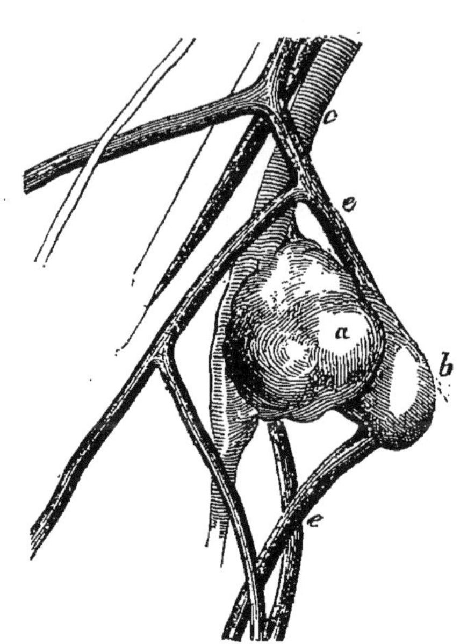

Fig. 27 *.

nous devons indiquer son traitement. La *compression* serait ici sans utilité réelle, elle ne pourrait être utile que comme un palliatif et il faudrait pour cela la faire porter sur toute la longueur du membre. La ligature d'après la méthode de Hunter ne convient pas davantage, car elle ne s'opposerait pas au retour du

* *Fig.* 26. — *Anévrisme variqueux enkysté intermédiaire.* On voit (*fig.* 26) que la tumeur est formée par la veine, par l'artère et par une portion du tissu cellulaire qui sépare les deux vaisseaux. *a* est le sommet de la tumeur correspondant au point piqué.

* *Fig.* 27. — Le même anévrisme vu de profil et de grandeur réelle; *a* est le sac formé aux dépens de l'artère et du tissu cellulaire qui sépare ce vaisseau de la veine; *b* est la dilatation de la portion de la veine basilique piquée par la lancette dans le cas d'une saignée malheureuse; *ee* est la continuation en haut et en bas de la même veine; *c* et l'artère brachiale.

sang par le bout inférieur de l'artère et à son passage dans les veines. La méthode ancienne est préférable, car elle supprime la communication qui existe entre la veine et l'artère et oblitère celle-ci ; mais on peut la remplacer par la double ligature de l'artère au-dessus et au-dessous de la tumeur. C'est ce procédé que nous conseillons de préférence.

ART. II. — DES VARICES.

On donne le nom de varices à des tumeurs formées par une dilatation permanente des veines, avec accumulation du sang dans leur intérieur. Elles sont fréquentes chez les vieux marins et siégent presque toujours aux membres inférieurs, surtout aux jambes. Les veines superficielles ou voisines de la peau sont le plus souvent atteintes. Leur dilatation est variable ; quelquefois leur volume est tel qu'elles incommodent dans la marche et qu'elles occasionnent un œdème des pieds. A mesure qu'elles se dilatent, les veines variqueuses deviennent de plus en plus superficielles ; elles compriment la peau à laquelleelles adhèrent ; celle-ci prend une teinte rougeâtre ou violacée, s'amincit et finit par se rompre ou par s'ulcérer en donnant lieu à des hémorrhagies. Les varices des veines profondes présentent des symptômes moins tranchés que les autres ; comme elles ne donnent lieu ni à des ulcères ni à des hémorrhagies, elles offrent aussi moins de gravité.

Les varices peu développées ou encore à leur début ne réclament aucun *traitement*. On devra seulement écarter avec soin toutes les causes qui pourraient favoriser la dilatation des veines, telles que des vêtements trop étroits, des jarretières trop serrées, etc. Contre les varices confirmées, on a inventé une foule de procédés opératoires tous plus dangereux les uns que les autres et dont un chirurgien prudent se dispensera de faire usage. Le seul moyen qui n'offre aucun danger et qui soulage dans tous les cas, lorsqu'il est bien appliqué, c'est la compression exercée sur toute la longueur du membre. Le bandage de Théden, que nous connaissons déjà, conviendrait très-bien s'il n'était fort sujet à se relâcher. On le remplace avec avantage, soit par un bas lacé en peau ou en coutil, soit par un bas élastique, soit enfin par une guêtre en peau de chien. A bord des navires, on peut suppléer, à la rigueur, ces divers bandages par une guêtre en toile à voile, dont la confection est confiée au voilier.

Lorsque les varices sont anciennes et ont acquis un développement considérable, elles peuvent, ainsi que nous l'avons dit, s'ulcérer ou se rompre et donner lieu à des *ulcères variqueux* ou à des *hémorrhagies*. Il a déjà été question des ulcères variqueux ; quant aux hémorrhagies des veines variqueuses, elles n'offrent généralement pas beaucoup de gravité. D'ordinaire, elles cèdent promptement à une compression exercée sur la veine elle-même au moyen de plaques d'agaric saupoudrées de colophane pulvérisée. Cette compression locale est avantageusement aidée par une compression établie sur toute la longueur du membre. Il convient de recourir de bonne heure à ces moyens, car on a vu des hémorrhagies très-graves et même mortelles succéder à des ruptures veineuses.

CHAPITRE X.

DES FRACTURES.

Après les contusions et les plaies, les fractures sont, sans contredit, les plus fréquentes de toutes les lésions traumatiques observées chez les marins. On fera bien, pour se rendre raison de leur fréquence et de leur gravité, de relire le chapitre de cet ouvrage consacré aux lésions traumatiques en général ; on y verra que, si les fractures peuvent se produire dans des circonstances très-diverses, leurs causes immédiates ou efficientes consistent presque toujours en une chute d'un lieu élevé ou dans une contusion violente.

Le traitement des fractures, à bord des navires, est la partie la plus importante de leur histoire, car les conditions spéciales de la navigation lui impriment des modifications essentielles ; aussi l'exposerons-nous avec soin, après avoir résumé brièvement les caractères et les symptômes des fractures en général. Nous nous occuperons ensuite des principales fractures en particulier.

ART. Ier. — DES FRACTURES EN GÉNÉRAL ET DE LEUR TRAITEMENT.

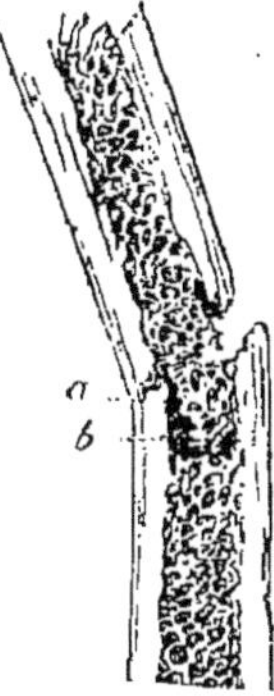

Fig. 28 *.

La fracture est une solution de continuité d'un ou de plusieurs os, produite le plus ordinairement par une violence extérieure, et quelquefois par la contraction musculaire.

Les fractures peuvent être distinguées en *complètes*, *incomplètes* (*fig.* 28) et *partielles*, suivant que la solution de continuité a intéressé la totalité ou une partie de l'épaisseur de l'os, ou qu'elle a séparé une portion osseuse limitée, l'os lésé conservant sa continuité et presque toute sa solidité.

La fracture est dite *simple*, lorsqu'elle n'est accompagnée d'aucune autre lésion et que les fragments osseux sont nettement séparés ; on l'appelle *composée* (*fig.* 29), lorsque le même os est rompu en plusieurs points de sa longueur ; on lui donne le nom de *comminutive*, quand l'os est brisé en un grand nombre de fragments ; enfin elle est *compliquée*, lorsque, en même temps que la lésion osseuse, il existe une plaie, une luxation, etc. D'après leur direction, les fractures sont encore distinguées en *transversales*,

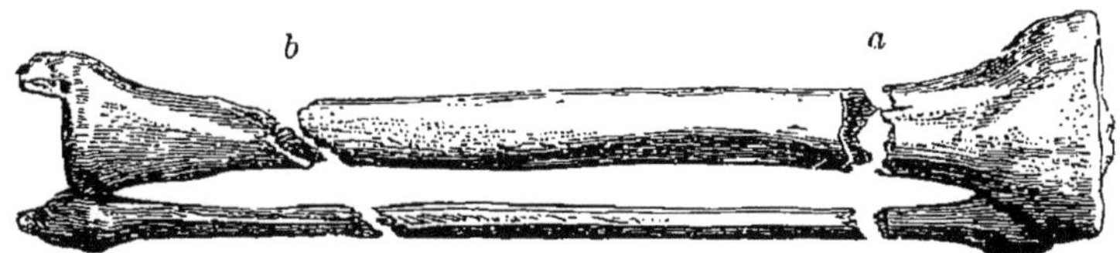

Fig. 29. — Elle représente une double fracture des os de la jambe; la supérieure *a* est transversale et dentelée; l'inférieure est oblique *b*.

* Fracture incomplète du radius chez un enfant de douze ans.

obliques et *longitudinales* (*fig.* 30) : ces dernières sont très-rares ; les obliques sont de beaucoup les plus communes.

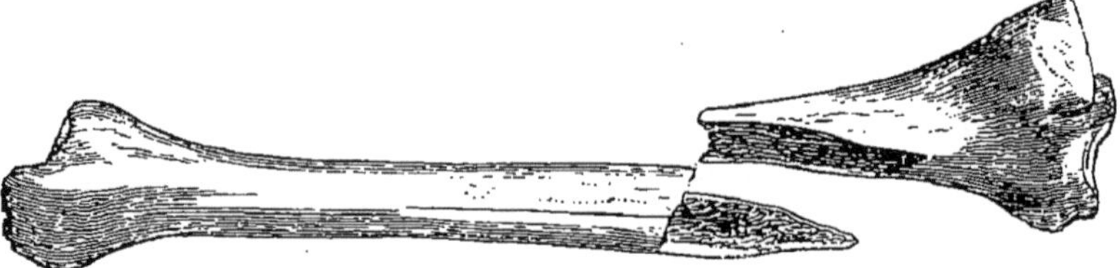

Fig. 30. — Fracture transversale du tibia compliquée d'une fracture longitudinale et d'une fissure.

Au point de vue de leurs causes les plus immédiates, on distingue les fractures en celles qui sont dues à la *contraction musculaire* et en celles qui résultent de violences extérieures ou *traumatiques*. Ces dernières peuvent agir directement ou indirectement. Les causes *directes* sont des coups violents, des compressions, des écrasements, etc. ; elles agissent sur le lieu même de leur application. Ces fractures par cause *indirecte* s'effectuent, au contraire, dans un point de l'os plus ou moins éloigné de celui qui a reçu le choc ; elles ont lieu par contre-coup.

Les signes qui dénotent la production d'une fracture sont : une douleur plus ou moins vive, survenue au moment de l'accident, et augmentant d'intensité par la pression et les mouvements imprimés au membre ; un engourdissement se répandant quelquefois dans les parties situées au-dessous de la fracture ; l'impossibilité des mouvements, surtout pour les membres inférieurs ; et un craquement perçu par le malade, au moment de l'accident. Ces signes, dont le chirurgien ne peut avoir connaissance que par le rapport du blessé, sont certainement utiles ; mais, à eux seuls, ils ne sauraient suffire pour l'établissement d'un diagnostic certain ; ils doivent être corroborés par ceux que fournit l'examen direct de la partie, savoir : les changements survenus dans la conformation du membre, la mobilité des fragments, et la crépitation. Disons quelques mots sur chacun de ces derniers, qui sont les seuls vraiment importants.

A la suite d'une fracture, les fragments peuvent conserver leurs rapports naturels ou se déplacer. Dans le premier cas, il n'existe aucune difformité ; celle-ci devient, au contraire, d'autant plus prononcée que le déplacement des fragments est plus considérable. Les pathologistes distinguent plusieurs espèces de *déplacements* qui ont lieu : 1° suivant la direction ; les deux fragments forment un angle plus ou moins saillant et la direction naturelle du membre est changée ; 2° suivant l'*épaisseur*, ou en travers ; le membre a conservé sa longueur, mais les deux fragments ne sont en rapport que dans une partie de leur épaisseur; 3° suivant la *circonférence;* ce déplacement s'opère par un mouvement de rotation du fragment inférieur et de toute la partie du membre située au-dessous de la fracture ; on l'observe surtout au membre inférieur; 4° suivant la *longueur;* ici, trois cas peuvent se présenter: tantôt les deux fragments, entraînés en sens opposés par les muscles qui s'y insèrent, ont cessé d'être en contact et sont séparés par un intervalle plus ou moins considérable ; c'est ce que l'on observe dans les fractures de la rotule, de l'olécrane, etc. ; on donne à ce déplacement le nom d'*écartement;* d'autres fois les deux fragments ont cessé de se toucher bout à bout, et le plus éloigné est remonté à côté de l'autre ; c'est ce qui constitue le *chevauchement ;* enfin dans certaines fractures d'os spongieux, à écorce dure, l'un des fragments pénètre dans l'autre et empêche tout déplacement ultérieur ; c'est le déplacement par *pénétration*, que l'on trouve au col du fémur, à l'extrémité inférieure du radius, etc. Ces divers déplacements peuvent se combiner entre eux de diverses manières et même se montrer réunis tous ensemble ; ils offrent une grande importance pour le diagnostic. Pour constater leur existence, il faut comparer la forme du membre blessé à celle du membre sain et mesurer avec soin la longueur de l'un et de l'autre.

La *mobilité des fragments* n'est pas toujours perçue ; elle peut manquer dans les os profondément situés, dans ceux qui forment les cavités naturelles et dans ceux qui sont soutenus par des os sains qui leur sont parallèles.

La *crépitation*, considérée comme le signe caractéristique des fractures, résulte du frottement des surfaces inégales de l'os brisé, dans les mouvements que l'on imprime au membre; c'est un bruit sec et rude, qui est parfois perçu plus nettement par la main que par l'oreille. Comme tous les autres, ce signe peut faire défaut ou être obscur ; mais lorsque la crépitation est bien distincte et qu'elle existe en même temps qu'une difformité du membre et une mobilité anormale, il ne peut rester aucun doute sur la nature de la lésion.

Le diagnostic devient difficile ou obscur, lorsque ces signes font défaut, lorsqu'il est survenu du gonflement dans les parties molles et quand l'inflammation et la douleur s'opposent à une exploration convenable du membre. Du reste, dans les cas douteux, on se conduira comme si l'on était certain de l'existence de la fracture.

Le pronostic des fractures, toujours réservé dans les circonstances ordinaires, doit l'être encore plus à bord des navires. Ici, en effet, le repos absolu, condition essentielle pour leur guérison, ne peut, pour ainsi dire, jamais être obtenu et les moyens qui réussissent le mieux à terre sont souvent inapplicables à la mer. Le siége des fractures influe beaucoup sur la gravité du pronostic, celles des membres inférieurs sont plus graves que celles des membres supérieurs, car elles exigent un séjour prolongé au lit et sont plus difficiles à maintenir que les autres ; la fracture du fémur est certainement, à tous les points de vue, la plus grave de toutes celles des membres. Les fortes contusions, les plaies, les lésions artérielles, les luxations, etc., qui compliquent les fractures accroissent de beaucoup la gravité de leur pronostic et nécessitent l'emploi de moyens spéciaux.

Les indications à remplir dans le *traitement* des fractures consistent à les réduire, à assurer l'immobilité absolue des fragments, dans leur position naturelle, pendant tout le temps nécessaire à leur consolidation, enfin à combattre les accidents auxquels elles peuvent donner lieu. C'est vers ce triple but que doivent tendre tous les efforts du chirurgien. Si, dans les circonstances ordinaires, l'art peut presque toujours le faire atteindre sans trop de peine, il n'en est pas de même à bord d'un navire incessamment agité par les flots ; les règles ordinaires du traitement doivent donc subir certaines modifications, nécessitées par les conditions spéciales de la pratique navale.

Lorsque des fractures se produisent à bord d'un navire de guerre, c'est presque toujours pendant un mauvais temps, ou bien durant des exercices ou des travaux de force. Si le chirurgien n'est pas présent à l'accident, il est toujours appelé de suite et avant qu'on ait relevé le blessé. C'est donc à lui que revient le soin : 1° de faire relever et transporter le malade ; 2° de le faire coucher ; 3° de faire le pansement. Suivons-le dans ces diverses circonstances.

Le premier soin du chirurgien, lorsqu'il est appelé auprès d'un homme qui vient de faire une chute ou qui a été renversé par un corps contondant, est de constater la nature de la blessure. La douleur, la déformation du membre, la mobilité insolite et les autres signes que nous avons indiqués précédemment feront presque toujours constater de suite l'existence d'une fracture. Pour mieux s'en assurer, il faut découvrir le membre et, pour cela, il est préférable de couper ou de découdre les vêtements que d'essayer de les retirer. Une fois la fracture constatée, on doit faire transporter le blessé dans le faux-pont ou dans le poste des malades, s'il en existe un à bord. S'il s'agit d'une fracture de membre supérieur, le blessé pourra descendre de lui-même, pourvu qu'on ait le soin de soutenir la partie blessée, au moyen d'une écharpe ou d'un mouchoir en triangle ; mais si la fracture a son siége à la jambe ou à la cuisse, il faut aviser promptement à se servir d'un moyen de transport qui donne le moins de secousses possible. On ne peut ici songer à employer le brancard, comme à terre ; M. Forget conseille, pour le remplacer, de se servir d'un hamac étendu sur le pont, dans lequel on place le blessé ; on réduit la fracture autant que possible, en rapprochant les deux membres que l'on garrotte ensemble avec le raban du hamac ; deux hommes vigoureux transportent le hamac par la tête et par les pieds, tandis que le chirurgien le soutient au milieu, pour prévenir les secousses, et l'on porte ainsi le blessé sur le cadre qu'on a eu soin de faire préparer. Ce moyen de transport me paraît sujet à beaucoup d'inconvénients, et je crois préférable de confier le transport du blessé à un seul homme qui le prendrait à bras-le-corps, pendant que le chirurgien aidé, s'il le fallait, d'une autre personne, soutiendrait le membre fracturé.

Il est indispensable de préparer à l'avance le lit sur lequel doit être couché le blessé, afin de n'avoir pas à y toucher, jusqu'à ce que l'on ait appliqué un appareil assez solide pour permettre certains mouvements, ou même jusqu'à la guérison. Là gît une des premières et des plus grandes difficultés du traitement des fractures à bord des navires ; car on ne peut avoir l'espoir de trouver un mode de couchage permettant de laisser dans un repos complet le malade et le membre fracturé. Le *hamac* doit être proscrit dans la presque totalité des cas : il ne pourrait convenir, tout au plus, que dans les fractures de la main, de l'avant-bras et du pied, et seulement vers la fin du traitement. Les *lits en fer* embarqués pour le service des malades, excellents dans les ports et en rade, ne conviennent pas davange à la mer ; en effet, fixés au bâtiment, ils en suivent toutes les oscillations et les impriment à ceux qui y sont couchés, au point que, lorsque la mer est grosse, il est nécessaire d'y attacher les malades, pour les empêcher de rouler sur le pont. Le *cadre suspendu* est donc, parmi les modes de couchage usités à bord des navires, le plus avantageux, pour les malades atteints de fractures ; toutefois, il serait nécessaire, pour rendre son emploi plus commode, d'apporter à sa construction certains changements dont le besoin a été reconnu par tous les chirurgiens de la marine. Le docteur Villain, cité par M. Forget (1), a conseillé, dans ce but, un cadre dont le fond est en planches, ce qui permet au membre de reposer sur un plan solide. M. Forget, de son côté, désireux d'avoir sous la main un appareil permettant de pratiquer l'extension continue dans les fractures de la cuisse, a imaginé un cadre de forme particulière, dont nous donnerons plus tard la description.

Dès que le cadre sera préparé et garni d'alèzes, on devra y coucher le blessé avec précaution et l'on s'occupera de la réduction de la fracture ; mais on ne devra suspendre le cadre que lorsque l'appareil contentif aura été appliqué. Sans cette précaution, on aurait les plus grandes difficultés pour poser l'appareil ; car, le cadre gardant une immobilité relative, pendant qu'on suivait soi-même les mouvements du navire, on risquerait d'imprimer au malade des secousses extrêmement douloureuses, et on serait dans la presque impossibilité d'agir avec sécurité.

La réduction de la fracture emprunte aux circonstances qui viennent d'être exposées, des difficultés particulières, augmentées encore par le manque d'aides instruits. Pour donner aux manœuvres de réduction l'ensemble et la régularité qui leur sont nécessaires, le chirurgien et les aides devront être accroupis sur le pont, à côté du blessé, dont le cadre sera solidement fixé. Cette réduction se compose, on le sait, de trois temps ou trois parties

(1) *Précis de médecine navale*, Paris 1832.

qui sont : l'extension, la contre-extension et la coaptation. L'*extension* se pratique sur l'extrémité inférieure du membre fracturé; elle doit être confiée à un ou deux aides, à la fois vigoureux et intelligents, et être faite avec ménagement, selon la direction normale du membre. D'autres aides retiennent le tronc ou la partie supérieure du membre, pour faire la *contre-extension*. En même temps, le chirurgien, placé en dehors du membre fracturé, dirige la manœuvre et, par des pressions exercées sur les fragments, s'efforce de les remettre en rapport et pratique la *coaptation*. Il n'est pas toujours aisé d'obtenir la réduction des fractures, parce que les matelots sont en général vigoureux, fortement musclés et ne s'effraient pas facilement. On devra, pour y parvenir, distraire leur attention par des questions ou par des interpellations brusques, et, dans quelques cas, recourir à la chloroformisation.

Lorsque l'on aura rendu au membre fracturé sa forme et sa direction normales, il faudra, sans plus tarder, procéder à l'application de l'appareil contentif. J'adopte, on le voit, une opinion tranchée et qui a trouvé beaucoup de contradicteurs, sur le moment où il convient, *à bord*, de réduire les fractures et de poser les appareils ; c'est qu'en effet on a tout à gagner en agissant ainsi, tandis que la temporisation laisse aux fragments osseux le temps d'irriter les parties environnantes et augmente d'autant les chances d'inflammation. Il faut remarquer, d'ailleurs, qu'à bord des navires, le chirurgien étant appelé de suite après l'accident, il n'existe aucun motif qui puisse contre-indiquer cette manière de faire. Je pense donc qu'en chirurgie navale, la réduction doit toujours être faite immédiatement après la fracture, sauf les cas de complications graves, telles qu'une lésion artérielle, une luxation, etc., où il faut d'abord parer au plus pressé.

La contention immédiate est la conséquence nécessaire de la réduction immédiate; elles sont toutes deux également indispensables à bord des bâtiments à la mer; car à quoi servirait d'avoir remis dans leur position les fragments osseux, si on ne les y maintenait au moyen d'un appareil solide et non susceptible de se déranger? Cette question étant résolue par l'affirmative, on doit encore se demander s'il faut appliquer tout d'abord l'appareil définitif, c'est-à-dire celui qui est destiné à rester en place pendant tout le temps nécessaire à la consolidation, ou s'il est plus convenable de poser, pendant les premiers jours, un appareil provisoire. Nous n'hésitons pas à nous prononcer pour la première opinion; si la fracture est exempte de toute complication, il faut alors, selon nous, aussitôt après la réduction de la fracture, appliquer l'appareil définitif dont on aura fait choix.

La position à donner au membre fracturé est une question importante en chirurgie navale. Le principe qui veut que l'on donne au membre, pendant la consolidation, la position qui a été la plus commode pour obtenir la réduction est parfaitement juste; mais il n'est pas toujours applicable à bord. La demi-flexion, si avantageuse d'une manière générale pour les fractures de la cuisse, par exemple, ne saurait convenir à la mer; car elle exige un repos absolu, impossible à obtenir dans ces circonstances. Nous pensons donc, avec M. Forget, que l'extension est la seule position qui convienne pour les fractures des membres inférieurs; la demi-flexion, au contraire, est préférable dans les fractures des membres supérieurs, comme étant à la fois et la plus commode et la plus naturelle.

Ces questions préalables étant résolues, il reste à savoir à quelle classe d'appareils on doit donner la préférence. On comprend que je ne puis ni ne dois passer en revue tous les appareils à fracture; je me bornerai à décrire d'une manière générale, les appareils amovibles à compression latérale et les appareils amovo-inamovibles, renvoyant pour les détails de leur application à chaque fracture en particulier.

L'appareil ordinaire à compression latérale, connu sous le nom

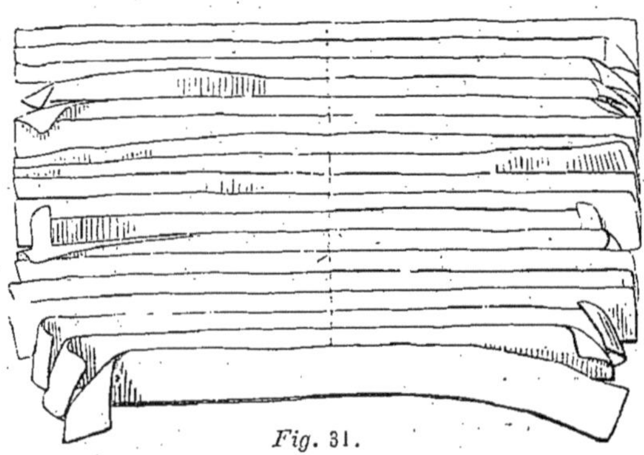

Fig. 31.

de *bandage de Scultet* (*fig.* 31), est encore généralement employé aujourd'hui à bord des bâtiments. Il se compose de bandelettes séparées, d'attelles, d'un drap-fanon, de remplissages et de liens.

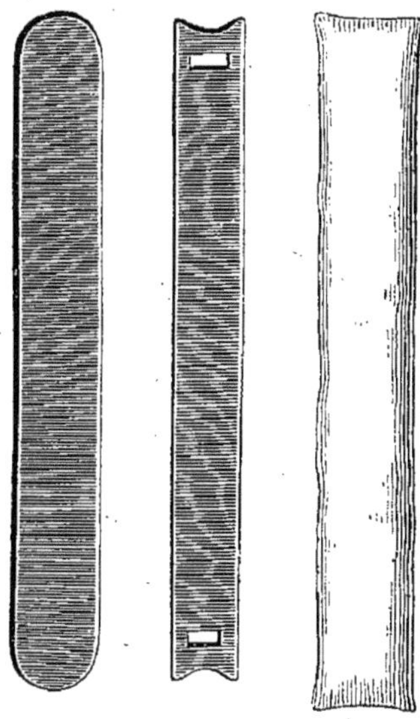

Fig. 32. *Fig.* 33. *Fig.* 34.

Les *bandelettes* sont larges de trois travers de doigts et assez longues pour faire une fois et demie le tour du membre ; elles sont placées transversalement et imbriquées les unes sur les autres, de bas en haut, de manière à se recouvrir, dans les deux tiers de leur largeur. Elles ne sont guère employées que pour les fractures des membres inférieurs; au bras et à l'avant-bras on les remplace par des bandes roulées. Les *attelles* (*fig.* 32, 33, 34) sont généralement en bois mince ou en carton épais; leur largeur et leur longueur sont proportionnées à la région où siége la fracture. Aux membres supérieurs, elles doivent être minces et ne pas empiéter sur les articulations voisines, qu'elles pourraient comprimer douloureusement; au contraire, aux membres inférieurs, il faut qu'elles soient plus épaisses, assez larges pour les préserver de l'action des liens, et assez longues pour dépasser les articulations situées au-dessus et au-dessous de la fracture, où elles doivent prendre un point d'appui, par l'intermédiaire de remplissages.

Les *remplissages* sont destinés à rendre égale et régulière la compression exercée par les attelles; ils consistent généralement en des coussins de balle d'avoine. A bord, on se sert de préférence d'étoupe fine, embarquée à cet effet, et qui pourrait au besoin être remplacée par de l'étoupe goudronnée. On ne se sert guère de remplissages que pour les fractures des membres inférieurs, au bras et à l'avant-bras. Les attelles sont appliquées sur une première bande et maintenu par une seconde. Les fanons (*fig.* 35) dont se servaient les chirurgiens du dernier siècle étaient des cylindres faits

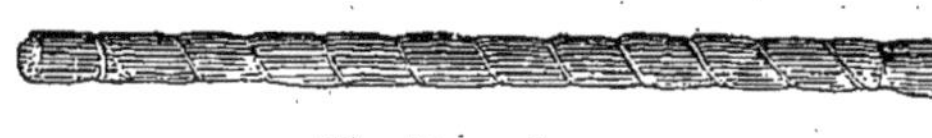

Fig. 35. — Fanon.

avec des brins de paille placés parallèlement et liés ensemble au moyen d'une corde roulée en spirale. Le *drap-fanon* ou *faux-fanon* (*fig.* 36) est une pièce de linge, dont la largeur doit être un peu plus considérable que les attelles et par conséquent que l'os fracturé. Chacune des extrémités de ce drap est enroulée autour de l'attelle correspondante, de telle sorte que celle-ci, rapprochée du membre dans une situation verticale, ne laisse qu'un étroit intervalle, destiné à être comblé par les coussins de balle d'avoine ou l'étoupe. Les faux-fanons ne sont employés que pour les fractures des membres inférieurs. Les liens, destinés à maintenir l'immobilité de l'os fracturé, par l'intermédiaire des attelles, sont généralement en ruban de fil; on peut les remplacer avec un certain avantage par des courroies en cuir, percées de trous et armées d'une boucle.

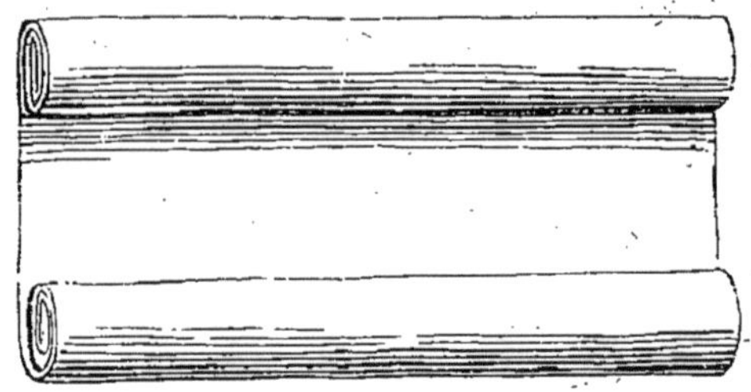

Fig. 36.

Les principes sur lesquels repose la construction du bandage dit de Scultet sont les suivants : 1° compression circulaire, méthodique, exercée, à partir de l'extrémité du membre, jusqu'à l'extrémité supérieure de l'os fracturé, au moyen de bandes roulées, pour le membre supérieur, et de bandelettes imbriquées, pour le membre inférieur ; 2° application d'attelles, destinées à maintenir la rectitude et l'immobilité du membre et appuyées sur lui, au bras et à l'avant-bras, sans autre intermédiaire que la bande et des compresses (avant-bras) ; ou avec l'intermédiaire de remplissages, tels que des coussins, des balles d'avoine ou de l'étoupe, au membre inférieur ; 3° fixation de cet appareil, par un faux-fanon et des liens, à la cuisse et à la jambe, et par une bande aux membres supérieurs. Je bornerai à ces généralités ce que j'avais à dire sur l'appareil de Scultet ; les détails de son application seront exposés à propos de chaque fracture en particulier.

Cet appareil est certainement utile et peut donner de beaux résultats ; mais il est très-sujet à se relâcher et demande à être souvent visité. D'une autre part, la compression ne s'exerçant en réalité que sur deux ou tout au plus sur trois côtés du membre, elle est nécessairement inégale et peut permettre des déplacements. Enfin, cet appareil oblige le malade à rester, pendant tout le temps nécessaire à la consolidation, couché sur le dos et immobile, s'il s'agit d'une fracture de la jambe ou de la cuisse. Ces inconvénients n'existent pas avec la méthode *amovo-inamovible* de M. Seutin qui, à l'avantage d'exercer une compression égale et circulaire sur toute la longueur du membre et de maintenir une immobilité parfaite, joint encore ceux de permettre certains mouvements et de ne pas nécessiter un renouvellement fréquent de l'appareil. Voici de quelle manière procède M. Seutin :

Le membre fracturé est recouvert, depuis son extrémité jusqu'à une hauteur convenable, par une bande roulée qui doit exercer une douce compression. A mesure qu'on applique la bande, en remontant, on garnit les saillies osseuses et tendineuses et les creux, avec du coton, de la ouate ou de l'étoupe, afin de faire un membre en tout égal : on évite ainsi sûrement les excoriations que causent souvent les appareils inamovibles ordinaires. Quelques chirurgiens conseillent même, dans ce but, d'envelopper le membre tout entier d'une couche épaisse de ouate. Si l'on doit faire des incisions, il faut les faire sur la partie la plus charnue du membre. Lorsque cette première bande a été appliquée, on passe un peu d'amidon sur ses tours pour les empêcher de se défaire. Au-dessous de cette bande et immédiatement sur la peau, M. Seutin pose un ruban longitudinal, qu'il appelle *compressimètre*, et qui a pour but d'indiquer, par la facilité, avec laquelle on peut le faire glisser, quel est le degré de compression du bandage.

Cette première partie de l'appareil étant posée, il faut passer à la seconde. Elle consiste dans l'application des attelles. Celles-ci doivent être faites avec un carton résistant et assez épais ; on les façonne, non en coupant le carton, mais en le déchirant, après l'avoir cassé en le pliant; on a ainsi des bords minces et souples. Ces attelles doivent se mouler exactement sur la forme du membre; elles seront donc droites ou coudées, selon la partie où on doit les appliquer. Lorsqu'elles sont préparées, on les mouille pour les rendre flexibles, on les enduit d'amidon et on les renforce aux endroits correspondants aux articulations, en les enveloppant d'une compresse ; ce qui les met hors d'état de pouvoir être cassées.

Les attelles ainsi disposées, on les applique sur le membre au nombre de deux, trois, quatre, selon les cas, de façon qu'il reste entre leurs bords un intervalle d'au moins un travers de doigt ; on garnit encore, si c'est nécessaire, les saillies les plus proéminentes et on passe à l'application des bandes qui doivent les maintenir. On commence leur application sur le lieu de la fracture, pour descendre et remonter ensuite ; un aide serre pendant ce temps, entre ses mains, le membre et les attelles pour favoriser l'application exacte des bandes. Celles-ci doivent être fortement enduites d'amidon, et en nombre suffisant pour que l'appareil acquière de la solidité. Si le déplacement est opiniâtre ou si le malade exécute des mouvements, pour augmenter la résistance de l'appareil jusqu'à ce qu'il soit sec, on applique de nouvelles attelles sèches en carton appelées attelles de précaution, maintenues par de nouvelles bandes fortement serrées.

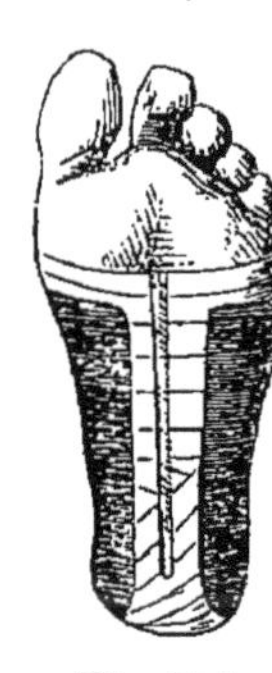

Fig. 37 *.

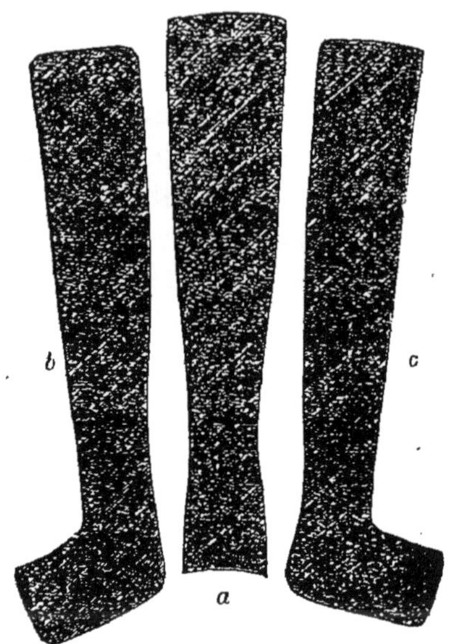

Fig. 38 *.

Cet appareil, appliqué de suite après l'accident, a les mêmes avantages que l'appareil ordinaire ; car comme lui, il s'oppose, par la compression qu'il exerce, à la tuméfaction du membre et à la mobilité des fragments. S'il existe une plaie, cette compression

* *Fig.* 37 et 38. — *Attelles de précaution.* — *a*, attelle postérieure cutanée au talon. — *b*, *c*, attelles latérales interne et externe plus larges supérieurement, se rétrécissant à la partie inférieure, puis s'élargissant de nouveau et se coudant pour s'adapter à la forme du pied et servir de semelle (*fig.* 33).

sera encore salutaire en favorisant sa réunion immédiate; si au contraire, celle-ci devait suppurer, il serait toujours facile, comme le fait M. Seutin, de pratiquer à l'appareil une ouverture ou fenêtre (*fig.* 39) permettant de la panser et d'en suivre la marche. D'ailleurs,

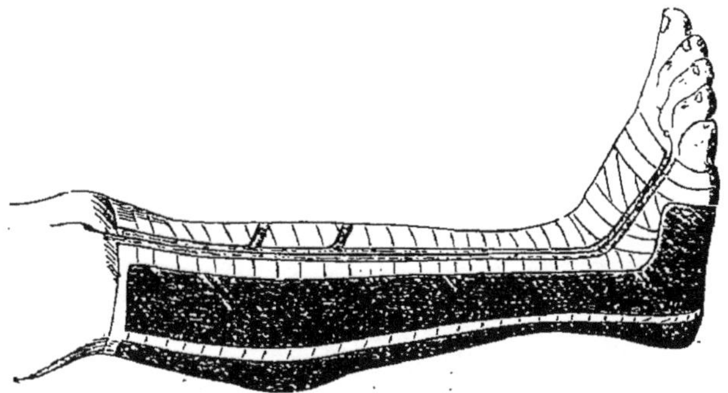

Fig. 39. — *Appareil complet pour racture à la jambe.* — *a* représente une fenêtre destinée au pansement d'une plaie compliquant la fracture. Sur le bord antérieur de l'attelle se voit une gouttière, et au fond, un petit ruban qui est le *compressimètre.*

en rendant son appareil amovible, le chirurgien belge a fait disparaître tous les inconvénients qui s'opposaient à son adoption générale. Lorsque le bandage est sec, ce qui a lieu au bout de trente à quarante heures, on enlève les attelles de précaution et, à l'aide de forts ciseaux, on l'incise longitudinalement, dans l'intervalle de deux attelles. La section achevée, le bandage est devenue bivalve, et on peut facilement visiter le membre en écartant alternativement l'une et l'autre de ces valves (*fig.* 40). Il est alors facile

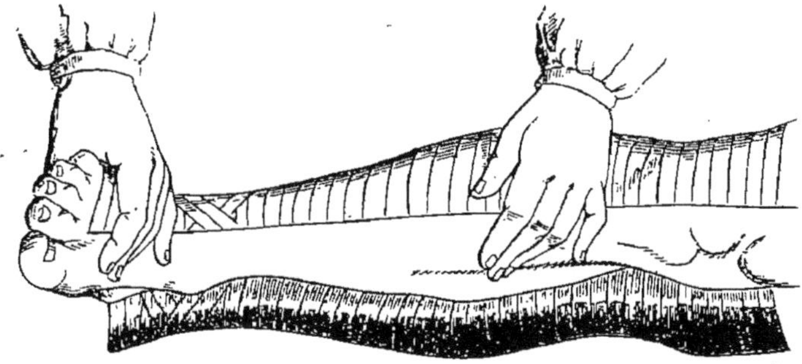

Fig. 40. — Une des valves de l'appareil a été abattue, une partie de la jambe est découverte.

de surveiller l'état de la partie, de mettre des remplissages, s'ils sont nécessaires, de diminuer la compression si elle était trop forte et d'appliquer des topiques médicamenteux. Pour rendre à l'appareil sa solidité première, il suffit de l'entourer d'une bande enduite d'amidon, ou d'appliquer autour de lui deux ou trois liens (*fig.* 41).

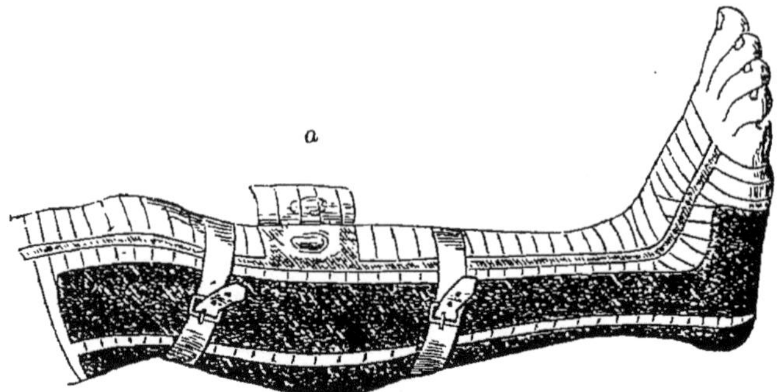

Fig. 41. — Même appareil, avec une fenêtre *a* ouverte pour le pansement de la plaie, e des courroies qui assurent l'immobilité, en tenant les valves rapprochées et fixent les attelles de carton.

Ces considérations nous paraissent plus que suffisantes pour faire adopter, en chirurgie navale, l'appareil amovo-inamovible, comme méthode générale de pansement des fractures. Dans le cas où l'on préférerait l'appareil dextriné inamovible qui est beaucoup plus simple, on ne devra l'appliquer que le huitième ou le dixième jour. En effet, si on l'applique immédiatement, on s'expose à ce que le gonflement qui survient toujours après une fracture amène un véritable étranglement, si l'on attend que le gonflement soit survenu, le bandage deviendra trop large lorsque le membre aura diminué de volume. La consolidation ne commençant à s'effectuer, dans les cas les plus favorables, qu'au bout du nombre de jours que nous avons indiqué, c'est alors seulement qu'une immobilité absolue est nécessaire, c'est aussi l'époque convenable pour entourer le membre d'un bandage inamovible. On le laissera en place jusqu'à ce que la consolidation se soit opérée : on aura ainsi le double avantage d'éviter au malade les douleurs qui accompagnent toujours les pansements avec le bandage de Scultet et l'on sera certain que les mouvements du navire n'entraveront en rien la formation du cal.

Le chirurgien embarqué aura donc toujours à sa disposition les objets nécessaires à la confection de cet appareil ; c'est-à-dire des bandes, des compresses, du coton, du carton et de l'amidon. On pourrait, au besoin, remplacer ce dernier par de la colle de farine. La déambulation ne devra jamais être permise à bord des navires à la suite des fractures des membres inférieurs, avant que le terme nécessaire à la consolidation soit arrivé ; agir autrement, ce serait s'exposer à de graves accidents.

Après l'application de l'appareil, il est nécessaire d'exercer une surveillance attentive sur les blessés, afin de prévenir et de combattre au besoin les accidents qui pourraient survenir. Dans les cas ordinaires, on se bornera à prescrire la diète et des boissons rafraîchissantes. On insistera sur ces moyens s'il y a une douleur et un gonflement prononcés. Il faudra faire attention à la manière dont s'exécutent les grandes fonctions et spécialement la digestion.

Lorsque l'on aura lieu de penser que la fracture est parfaitement consolidée, on enlèvera l'appareil, mais on aura le soin de le remplacer pendant plusieurs jours par une bande roulée. On fera faire, en même temps, des onctions sur le membre avec des huiles ou des pommades légèrement stimulantes. Ce ne sera que graduellement et avec les plus grandes précautions que l'on permettra l'usage du membre fracturé, surtout s'il s'agit de la cuisse ou de la jambe.

ART. II. — DES FRACTURES EN PARTICULIER.

1° *Fractures du crâne.* — Les fractures du crâne s'observent souvent à la mer ; elles sont ordinairement causées par des chutes des parties hautes de la mâture sur le pont, ou de celui-ci dans la cale. Au point de vue du mécanisme suivant lequel elles ont lieu, on peut les diviser en fractures *directes* et en fractures par *contre-coup*.

Les fractures *directes* sont celles qui siégent sur le lieu même où a agi la cause traumatique ; elles se produisent avec d'autant plus de facilité, que les corps vulnérants, agissant sur des parties limitées du crâne, sont plus durs et doués d'une plus grande somme de mouvement. C'est ainsi, que des coups de marteau, de pique, de sabre, peuvent facilement occasionner des fractures directes.

Ces fractures sont fréquemment accompagnées de plaies;

souvent aussi elles sont avec enfoncement ou avec esquilles.

Les fractures par *contre-coup* résultent plus habituellement d'une chute d'un lieu élevé ou de la percussion d'un corps de forme arrondie. Ici, la fracture ne se produit pas sur le lieu même où a agi le corps vulnérant, mais dans un point du crâne plus ou moins éloigné. Ainsi une percussion au sommet du crâne peut occasionner indirectement une fracture de la portion orbitaire du coronal, de la portion pierreuse du temporal ou de la portion basilaire de l'occipital ; de même un coup violent porté sur un pariétal peut donner lieu à une fracture du pariétal du côté opposé. Ces fractures par contre-coup ne s'accompagnent pas ordinairement de plaies, et dans les cas où il en existe, ces blessures, loin d'indiquer le lieu où existe la solution de continuité de l'os, peuvent induire en erreur, en absorbant plus qu'il ne le faudrait l'attention du chirurgien.

Les fractures du crâne doivent être encore divisées en *simples* et en *compliquées*. Ces fractures, a dit Boyer, considérées comme solutions de continuité, ne produisent par elles-mêmes aucun accident primitif, lorsqu'elles sont sans enfoncement et sans lésion de quelque vaisseau considérable, donnant lieu à un épanchement sanguin. C'est ainsi qu'on a vu parfois des personnes qui, après une fracture du crâne constatée plus tard par l'autopsie, ont guéri sans aucun accident, ou ont pu se livrer immédiatement à leurs occupations, jusqu'à ce que, un épanchement sanguin ou purulent s'étant formé dans la cavité crânienne, le cerveau ait subi une compression mortelle. Il existe donc certainement des fractures simples du crâne, qui peuvent guérir spontanément, sans avoir été reconnues pendant la vie. C'est qu'en effet, la fracture, quand elle a lieu par contre-coup et ne s'accompagne d'aucun accident ou d'aucune complication, ne présente pas de signes propres à la faire reconnaître.

Malheureusement, cet état de simplicité des fractures du crâne est extrêmement rare, à cause des circonstances mêmes dans lesquelles elles se produisent : elles sont donc presque toujours *compliquées*. Leurs complications ordinaires sont les contusions et les plaies du crâne; l'enfoncement des os, les plaies et les contusions du cerveau, la commotion de cet organe, sa compression et son inflammation. De ces complications, les unes sont primitives, les autres consécutives.

La *contusion* accompagne presque toutes les fractures du crâne, surtout lorsqu'elles sont par cause directe ; mais cet accident mérite à peine le nom de complication, car il n'offre par lui-même que peu de gravité et ne donne lieu qu'à des indications secondaires ; il doit cependant fixer l'attention du chirurgien parce que le siége de la contusion peut donner des lumières sur celui de la fracture. La coexistence d'une *plaie* plus ou moins étendue, n'implique par elle-même, rien de bien particulier. Excepté dans les cas de fractures par causes directes, où l'on peut voir à nu la solution de continuité de l'os, le diagnostic n'est en rien éclairé par la présence d'une plaie ; le pronostic n'en reçoit pas non plus une grande influence; quant au traitement, il ne doit pas être différent de celui des plaies ordinaires du crâne.

Dans les fractures par cause directe, il arrive quelquefois que les os du crâne, cédant devant la cause vulnérante, subissent un enfoncement plus ou moins marqué avec ou sans fracture de l'os. Les enfoncements du crâne *sans fracture* n'ont lieu en général que chez les très-jeunes enfants ; j'en ai observé un exemple non douteux. Chez les adultes, ils sont toujours accompagnés de fracture et peuvent offrir une gravité particulière, à cause de la contusion exercée sur le cerveau par les fragments osseux enfoncés et de la compression subie par cet organe. Cependant l'enfoncement ou la dépression subie par un point de la voûte crânienne, à la suite d'un coup violent, n'indique pas toujours l'existence d'une fracture complète ou avec esquilles. Il peut se faire que la table externe de l'os soit seule fracturée et enfoncée, l'interne étant restée intacte.

L'enfoncement des fragments, dans les fractures du crâne par cause directe, est heureusement assez rare. Ordinairement, les fragments conservent leur situation naturelle ou subissent à peine un léger écartement et sont par conséquent incapables d'exercer une compression sur le cerveau. Mais comme il y a toujours eu des vaisseaux rompus, il peut se faire que le sang, s'épanchant à la surface du cerveau, devienne consécutivement la cause d'une compression ou d'une inflammation de cet organe.

Quand il existe une plaie du crâne, avec dénudation des os, il est ordinairement facile de reconnaître la fracture, par la simple vue ou par le toucher avec une spatule ou une sonde. Les anciens, dans les cas où l'on était dans le doute sur l'existence d'une fracture au fond d'une plaie, conseillaient d'enduire l'os avec de l'encre, pour rendre plus apparente la fissure ; on néglige aujourd'hui de recourir à ce moyen de diagnostic que l'on remplace, sans motifs bien valables, par la rugination de l'os.

Le *diagnostic* des fractures du crâne est difficile à établir quand il n'existe point de plaie ; il faut alors recourir aux signes dits rationnels et au commémoratif. Je ne parle pas du bruit de pot fêlé entendu par certains blessés au moment de l'accident et que l'on considère comme un signe de fracture du crâne ; car ce prétendu signe n'offre aucune valeur. La forme et le poids du corps contondant, la hauteur de laquelle le blessé s'est laissé tomber, la région du crâne qui a été frappée ; l'apparition, de suite après l'accident, des symptômes de commotion cérébrale sont des circonstances de plus de valeur, mais qui n'offrent aucune certitude, car elles peuvent se présenter sans qu'il y ait fracture.

Une hémorrhagie se faisant par les fosses nasales, par le pharynx ou par le conduit auditif est au contraire un signe imporportant, lorsque l'écoulement sanguin se prolonge pendant longtemps et qu'il est suivi d'un suintement séreux. Un écoulement de sérosité par le conduit auditif, survenu dans ces circonstances, est même regardé comme indiquant l'existence certaine d'une fracture du rocher. Un autre signe, qui a aussi une grande valeur, c'est l'apparition, peu d'instants après la blessure, d'une ecchymose prononcée de la paupière supérieure. Lorsque l'on peut avoir la certitude que le blessé n'est pas tombé sur la face ou que la contusion ne s'est pas exercée sur cette partie, cette ecchymose indique d'une manière presque assurée, la production d'une fracture de la portion orbitaire du coronal. En effet, le sang qui s'écoule de la cavité cérébrale, retenu par l'aponévrose orbito-oculaire, se répand dans le tissu cellulaire adipeux de l'orbite et apparaît sous forme d'ecchymose à travers la paupière supérieure et plus facilement encore à travers la conjonctive palpébrale.

L'existence d'une amaurose d'un seul ou des deux yeux, une paralysie de la face ou de l'ouïe et une contracture temporaire des membres peuvent aussi, dans certains cas, faire soupçonner une fracture de la base du crâne. On compte encore parmi les signes rationnels de ces fractures, une douleur fixée dans un point du crâne, qui serait accusée par le malade, ou qu'il dénoterait en y portant constamment la main ; l'apparition d'une tumeur pâteuse et mal circonscrite, supposée produite par le décollement du périoste ; enfin, dans les cas où il existerait une plaie, la tuméfaction et le renversement de ses bords, le manque de cicatrisation et l'écoulement d'un liquide séreux et terne provenant de la cavité crânienne.

Tels sont les signes qui peuvent faire reconnaître ou soupçonner l'existence d'une fracture du crâne. Aucun d'eux, pris isolément, n'est capable de donner une certitude absolue sur l'existence et le siége de la fracture ; mais lorsque plusieurs d'entre eux se présentent en même temps, le chirurgien peut tirer de leur coexistence des lumières précieuses pour le diagnostic.

Les autres complications des fractures du crâne, dont il nous reste à parler peuvent aussi, par leurs symptômes propres, donner plus de valeur aux signes précédents. Ces complications sont la commotion, la contusion, la compression et l'inflammation du cerveau.

La *commotion* du cerveau complique souvent les fractures du crâne. Elle peut se produire de deux manières, c'est-à-dire, par un ébranlement directement imprimé à cet organe par une contusion sur le crâne, comme dans les fractures directes, ou dans une chute sur les pieds, les genoux ou les fesses, dans lesquelles la secousse est transmise au cerveau par l'intermédiaire de la colonne vertébrale. Les symptômes de la commotion cérébrale diffèrent peu de ceux que nous avons décrits comme appartenant à la commotion générale ; leur intensité variable a fait admettre plusieurs degrés.

Dans le *premier degré*, il y a des éblouissements, des tintements d'oreille, une grande faiblesse, avec difficulté de se tenir debout sans appui ; douleurs générales vagues, sensation de brisement des membres, inappétence et incapacité pour les travaux intellectuels. La durée de ces phénomènes est de trois à quatre jours, au bout desquels ils disparaissent graduellement. Dans le *deuxième degré*, les symptômes sont beaucoup plus graves. Il y a perte subite et absolue de connaissance avec résolution complète des muscles accompagnée parfois d'évacuations involontaires. La circulation et la respiration continuent à se faire, mais avec un ralentissement remarquable. Le malade paraît plongé dans un sommeil profond; il reste dans la situation où on le met; la sensibilité n'est pas entièrement abolie, mais elle est très-obtuse. La face est pâle; les paupières sont fermées et comme paralysées, et la déglutition se fait avec peine. Ces effets de la commotion, très-marqués dans le principe, diminuent peu à peu; le malade recouvre graduellement la sensibilité, la mobilité et l'intelligence; les besoins se font sentir et le malade demande des aliments, puis il retombe dans un sommeil profond de vingt-quatre heures ou davantage, qui peut se renouveler à plusieurs reprises. Une faiblesse profonde, avec impossibilité ou difficulté de se livrer aux travaux d'esprit, persiste toujours pendant un temps variable de plusieurs semaines à quelques mois. La commotion cérébrale au *troisième degré* est presque toujours mortelle. Dans certains cas, la mort survient instantanément; d'autres fois elle a lieu au bout de quelques minutes ou de quelques heures.

La *contusion* du cerveau peut difficilement être reconnue dans le principe, surtout quand il n'existe ni plaie ni enfoncement des os du crâne. Cette lésion consiste en un écrasement plus ou moins profond et étendu de la substance cérébrale, accompagné de suffusion sanguine. Ce n'est guère qu'au bout de quatre ou cinq jours que l'on voit survenir des symptômes alarmants, qui sont ceux de l'inflammation qu'elle a provoquée.

La *compression* cérébrale peut être causée par la présence d'esquilles osseuses dans les fractures avec enfoncement, par des corps étrangers, par des épanchements sanguins survenus primitivement ou consécutivement à la suite de l'ouverture d'un vaisseau artériel ou veineux; enfin, par la matière purulente amassée à la surface ou dans la substance même du cerveau. Les symptômes auxquels on peut reconnaître cette lésion du cerveau sont des paralysies plus ou moins bornées, arrivant un certain temps après l'accident. Lorsque la compression est due à un corps étranger, à des esquilles ou à un épanchement sanguin abondant, on observe un assoupissement profond avec respiration difficile et stertoreuse, dureté et fréquence de pouls, mouvements convulsifs et paralysie d'un ou de plusieurs membres. Ces symptômes survenant tout à coup peuvent simuler ceux de la commotion, mais on les en distinguera en ce que ces derniers tendent à diminuer lorsqu'ils ne tuent pas de suite, au lieu que les autres deviennent de plus en plus graves. La compression occasionnée par l'inflammation du cerveau ou par la suppuration qui en est la suite, se forme lentement et progressivement; elle est d'ailleurs accompagnée des symptômes propres à cette maladie.

Les paralysies causées par une compression du cerveau siégent ordinairement au côté du corps opposé à celui où existe la cause comprimante. Quant à la détermination précise de la partie du cerveau comprimée par l'espèce de paralysie observée, elle est absolument impossible. Du reste, il faut savoir que dans les fractures du crâne, la commotion, la contusion et la compression du cerveau peuvent exister simultanément, de sorte qu'il est difficile de connaître exactement la cause à laquelle doivent être rapportés les symptômes observés. La marche ultérieure des accidents peut seule éclairer le diagnostic.

L'*inflammation* du cerveau est la complication la plus tardive et peut-être la plus grave des fractures du crâne. Elle peut aussi bien succéder à une commotion qu'à une contusion de cet organe; et quand elle ne se termine pas d'une manière favorable, elle amène, par la suppuration qui en est la suite, la compression du cerveau. Elle peut ne survenir que le dixième, le quinzième, le vingtième jour, et quelquefois plus tard, à une époque où le malade se considérait et pouvait être considéré comme guéri. Un écart de régime ou un excès quelconque est souvent la cause déterminante de l'inflammation du cerveau et de ses membranes. Lorsque cette complication doit avoir lieu, le malade commence par ressentir une céphalalgie plus ou moins intense; il survient à la longue de l'abattement, des vertiges, des vomissements. Le pouls, d'abord vif, dur et accéléré, devient parfois large et lent. Le sommeil est rare, agité; il y a de l'animation et de la coloration à la face, qui peut être vultueuse; il existe de la chaleur à la peau. Ces symptômes augmentent bientôt d'intensité; il ne tarde pas à s'y joindre un délire presque continu, interrompu par des plaintes. La lumière, le bruit, les secousses, causent des douleurs et des soubresauts; les vomissements deviennent plus fréquents; l'anxiété et la chaleur sont plus marquées ; la langue se sèche et se fendille. Le malade, étranger à ce qui l'entoure, est plongé dans une insensibilité profonde, s'agite, porte ses mains à la tête, a des grincements de dents et laisse échapper involontairement les matières fécales. Si la mort ne survient pas, on observe bientôt des symptômes de compression et de coma qui ne tardent pas à entraîner le malade au tombeau.

La *phlébite* et les *abcès métastatiques* du foie, l'*embarras gastrique* et l'*érysipèle* simple ou phlegmoneux sont encore des complications des fractures du crâne, principalement lorsqu'elles sont acompagnées de plaies.

Le *pronostic* des fractures du crâne est généralement très-fâcheux, non pas à cause de la solution de continuité osseuse, mais à cause des graves complications que nous venons d'étudier et qui les accompagnent ordinairement. Le siége de la fracture et la manière dont elle a été produite influent aussi sur le pronostic : ainsi les fractures par contre-coup sont plus graves que les fractures directes, et celles de la base sont plus dangereuses que celles de la voûte, sans être cependant incurables, ainsi que le démontrent certains faits.

Le *traitement* des fractures du crâne varie à l'infini, suivant les circonstances dans lesquelles elles ont eu lieu, et selon qu'elles sont simples ou compliquées. La division des os ne présentant par elle-même rien de bien sérieux, n'offre qu'un très-petit nombre d'indications à remplir. Le chirurgien devra examiner attentivement la tête, pour s'assurer s'il existe une contusion, une plaie ou un corps étranger et pour reconnaître le lieu de la fracture. Si les os manifestement brisés présentaient un enfoncement faisant craindre une lésion du cerveau, il serait nécessaire de relever les fragments déprimés ; et pour cela on aurait recours aux élévatoires ou au trépan. L'extraction des esquilles osseuses mobiles et de celles qui seraient susceptibles d'irriter le cerveau ou ses membranes serait de rigueur. Il en serait de même si un corps étranger, ayant lésé les parois crâniennes, avait pénétré dans le cerveau et comprimait cet organe. Ces deux cas sont les seuls où il puisse être nécessaire d'appliquer le trépan dès les commencements ; il ne faudrait pas, dans la crainte de voir survenir la compression, faire comme les anciens qui trépanaient dans tous les cas de fracture.

En ce qui concerne particulièrement les corps étrangers, c'est uniquement dans les cas où on ne pourrait les extraire par aucun autre moyen qu'il faudrait trépaner les os du crâne ; on devrait y renoncer s'ils étaient situés profondément ou si l'on ignorait leur siége.

L'opération du trépan est contre-indiquée dans tous les autres cas de fractures directes des os du crâne, avec ou sans plaie, lors même qu'il existerait une légère dépression ou un écartement des fragments. L'apparition des symptômes indiquant d'une manière manifeste la compression du cerveau, est la seule circonstance qui puisse, alors, autoriser cette opération.

Les plaies par instruments tranchants ou autres qui compliquent si souvent les fractures directes du crâne, doivent toujours être réunies par première intention, lorsque ces dernières sont simples, c'est-à-dire sans enfoncement et sans esquilles. Un pansement avec des bandelettes agglutinatives, soutenues par des compresses et un mouchoir en triangle, suffira le plus souvent. Si la contusion a été violente et si l'on craint l'inflammation, il y aura avantage à laisser la tête découverte et à panser la plaie, préalablement réunie par des bandelettes, avec des compresses imbibées d'eau fraîche. Une précaution à prendre, avant l'emploi de tout autre moyen, c'est de couper les cheveux ou de raser le crâne du blessé ; on sera, de cette façon, à même de surveiller l'apparition des tumeurs qui se montrent quelquefois à la suite de fractures dont on ne soupçonnait pas l'existence. Les fractures elles-mêmes ne demandent aucun appareil ; il faut seulement faire coucher le malade dans un lieu obscur et tranquille, la tête relevée et posée sur un coussin de crin ou de paille. On doit le soumettre à une diète sévère et recourir à l'emploi des antiphlogistiques locaux et généraux. Une ou deux saignées générales, pratiquées aussitôt que le pouls s'est relevé, et des sangsues derrière les oreilles ou au cou, appliquées en grand nombre et fréquemment renouvelées devront faire la base du traitement. On pourra ensuite administrer le tartre stibié en lavage, de manière à exercer une utile révulsion sur le tube digestif, ou le même médicament, à haute dose, s'il y a une tendance prononcée à l'inflammation.

Lorsque la lésion des os du crâne, au lieu d'être une fracture simple, consiste en une sorte d'écrasement avec plaie contuse des parties molles et désorganisation d'une partie du cerveau, la blessure est extrêmement grave et souvent mortelle sur le coup. Si, par bonheur, il n'en était pas ainsi, le traitement consisterait à extraire les esquilles, à relever les pièces osseuses enfoncées, à débrider les plaies, pour rapprocher ensuite leurs bords et à surveiller la réaction inflammatoire après avoir fait revenir le malade de son état de commotion.

Les fractures de la base du crâne, dont nous avons fait connaître les signes, tirant toute leur gravité des autres lésions qui les compliquent si souvent, leur traitement doit avoir pour but de prévenir celles-ci, ou de les combattre lorsqu'elles se sont déclarées.

La *commotion cérébrale* survenant toujours au moment même de l'accident qui a occasionné la fracture, fournit les premières et les plus presssantes indications à remplir. Les stimulants diffusibles, les toniques légers et les excitants de toute sorte, conviennent dans le principe ; plus tard, lorsqu'il existe des symptômes de réaction, il faut recourir aux émissions sanguines, locales ou générales, qu'on fera avec précaution, pour ne pas trop affaiblir le blessé, dont l'état de dépression ne permettrait pas une perte de sang considérable. Lorsque les symptômes de la commotion se prolongent pendant longtemps, sans que la réaction se manifeste, on doit employer des révulsifs à la peau et sur le tube digestif; un moyen très-efficace, dans les cas graves, consiste dans l'application d'un large vésicatoire à la nuque, qu'on entretient jusqu'à la guérison. Les évacuants, et en particulier l'émétique en lavage, peuvent convenir dans ces mêmes circonstances.

Nous avons dit que la *contusion* du cerveau, qui accompagne fréquemment les fractures du crâne, ne pouvait guère être reconnue dans le principe, car elle ne donne pas lieu d'abord à des phénomènes particuliers. Cependant, si l'on avait lieu de soupçonner, d'après les symptômes offerts par le malade ou les circonstances qui ont accompagné la blessure, l'existence d'une contusion du cerveau, il faudrait ne pas rester inactif et s'efforcer, au contraire, d'en prévenir les conséquences par un régime sévère et un traitement antiphlogistique. Ces mêmes moyens seraient employés avec plus d'énergie, si, par suite de la destruction d'une partie des parois crâniennes, le cerveau se trouvait à découvert.

Les moyens du traitement à mettre en usage contre la *compression* cérébrale, varient suivant les causes qui lui ont donné naissance. Nous savons déjà quelle est la conduite à tenir dans les cas où elle est due à des esquilles ou à des corps étranges implantés dans la substance cérébrale ou appliqués à sa surface ; voyons maintenant ce qu'il convient de faire dans les cas d'épanchements sanguins. L'indication essentielle à remplir, c'est de faire disparaître le liquide compresseur ; on peut y arriver en lui donnant directement issue par l'opération du trépan, ou en favorisant sa résorption par un traitement approprié. L'application du trépan, dans les cas de compression du cerveau causée par un épanchement sanguin, demande, avant tout, que l'on connaisse d'une manière très-précise le lieu où il s'est opéré, ce qui est presque toujours impossible ; d'une autre part, cette opération est grave, dangereuse et présente des difficultés dans son exécution, surtout à la mer ; je pense donc qu'elle ne saurait convenir pour le cas qui nous occupe, si ce n'est dans des circonstances tout à fait exceptionnelles. Les seuls moyens que l'on doive mettre en usage, sont donc ceux qui ont pour but d'amener la résorption du sang épanché ; ce sont le repos, la diète et le traitement antiphlogistique. Indépendamment des saignées générales, dont le nombre et l'abondance doivent être proportionnés à l'état des forces du sujet, il convient de recourir aux applications de sangsues en permanence, aux tempes ou aux apophyses mastoïdes, au nombre de dix ou vingt que l'on renouvelle toutes les deux heures. Le tartre stibié à haute dose ou le calomel poussé jusqu'à salivation pourront être également employés ; enfin on aura recours aux lavements purgatifs et aux révulsifs cutanés.

La méthode antiphlogistique énergiquement employée est encore le seul mode de traitement à mettre en usage contre l'*inflammation* du cerveau et des méninges, suite des fractures du crâne. Les larges et abondantes saignées du bras doivent avoir le pas sur les saignées locales qui ne devront cependant pas être négligées, de même que les autres moyens dont il vient d'être question. La diète, les boissons adoucissantes et les applications froides sur la tête compléteront ce traitement. Dans aucun cas d'encéphalite aiguë, il ne conviendra de recourir au trépan.

L'inflammation du cerveau, surtout lorsqu'elle a été chronique, se termine parfois par des *abcès* qui donnent lieu à des symptômes de compression cérébrale et peuvent exiger l'opération du trépan.

Mais pour se déterminer à cette opération, il faudrait, non-seulement être assuré de l'existence d'une collection purulente, mais encore savoir son siége précis, son étendue, sa profondeur, etc., toutes circonstances sur lesquelles nous pouvons bien faire des conjectures plus ou moins fondées, mais que nous ne pouvons jamais connaître d'une manière positive. Je pense donc, malgré la réalité de quelques succès obtenus par des chirurgiens habiles, que l'opération du trépan doit être employée bien rarement dans de pareilles circonstances. Pour résumer en quelques mots mon opinion au sujet de cette opération, je dirai qu'elle ne me paraît devoir être employée, en chirurgie navale, que pour relever ou extraire des pièces d'os enfoncées et des esquilles, et faciliter l'extraction des corps étrangers. Le manuel de l'opération du trépan étant long et délicat, je renvoie le lecteur, pour sa description, aux ouvrages classiques.

2° *Fractures des os de la face.* — Ces fractures sont toujours le résultat d'une action traumatique directe et peuvent siéger sur presque tous les os de cette région ; cependant on les observe de préférence sur ceux qui sont placés superficiellement et font des saillies plus ou moins prononcées. Les os du nez (os propres du nez et apophyses montantes des sus-maxillaires), l'os malaire et l'apophyse zygomatique, le maxillaire supérieur et le maxillaire inférieur sont dans ce cas. Nous parlerons en particulier des fractures du maxillaire inférieur ; quant à celles des autres os, elles ne sont pas toujours facilement reconnaissables, parce que les fragments peuvent ne pas avoir éprouvé de déplacement, et qu'il n'existe alors aucune difformité. Ces fractures *simples*, souvent méconnues, guérissent sans peine et sans que l'intervention du chirurgien soit nécessaire. Il n'en est pas de même, dans les cas tout aussi nombreux où les os fracturés ont subi un certain déplacement ; alors, le diagnostic est généralement facile et le chirurgien est appelé à remédier à la difformité qui s'est produite.

Les *fractures du nez*, lorsqu'elles résultent d'une action violente peuvent être comminutives, compliquées de plaie extérieure, de déchirure de la membrane pituitaire et même de commotion cérébrale. Le chirurgien, après avoir écarté ou combattu ces complications, dont la dernière est la plus grave, doit remédier au déplacement des fragments, s'il a eu lieu. Dans ce but, il repoussera les fragments osseux au moyen d'une pince fermée, d'une sonde ou d'une spatule introduite dans les fosses nasales, pendant que, avec ses doigts placés à l'extérieur, il rétablira la forme normale de l'organe. Si les fragments étaient tellement multipliés qu'ils eussent de la tendance à se déplacer, il faudrait les soutenir, au moyen de bougies ou de tentes portées dans les fosses nasales. La contusion qui accompagne constamment ces fractures doit être combattue par les résolutifs, et les plaies, s'il en existe, doivent être réunies avec le plus grand soin, au moyen de la suture et des agglutinatifs.

Lorsque les fractures de l'*os malaire* et de l'*apophyse zygomatique* existent avec un enfoncement, il est très-difficile d'en obtenir la réduction, à moins qu'il n'y ait une plaie permettant d'agir directement sur les fragments osseux. Les fractures du *maxillaire supérieur* sont au contraire assez facilement réductibles, lorsqu'elles ne sont pas accompagnées de désordres trop considérables. On les reconnaît à la mobilité des fragments, aisée à constater sur le bord alvéolaire et la voûte palatine, dont la symétrie est dérangée. Dans les cas où une partie du rebord alvéolaire a été détachée, il peut être nécessaire, suivant l'étendue de la fracture, d'immobiliser les fragments en liant entre elles les dents voisines avec des fils métalliques, ou en maintenant les deux mâchoires rapprochées par le moyen d'une fronde.

L'observation suivante trouve naturellement sa place à la suite des détails dans lesquels nous venons d'entrer.

Observation XXV. — Le 9 septembre 1854, Touzet, matelot de la frégate *l'Alceste*, étant en corvée à 6 milles de la frégate, fut atteint à la fois de luxation et de fracture du maxillaire supérieur droit, dans les circonstances suivantes. Ce marin, conjointement avec plusieurs de ses camarades, essayait, au moyen de barres d'anspect, de lancer, de la chaloupe à la mer, un radeau composé de tronçons de bas mâts et de vergues; par suite d'un faux mouvement des matelots, ou d'un coup de roulis, le radeau cabana, et imprima un vif mouvement de bascule à une barre d'anspect qui vint heurter avec violence Touzet, au maxillaire droit et amena la fracture de cet os et de quelques dents, en même temps que son glissement de bas en haut, le long de son congénère, en fracturant le vomer et les dentelures qui l'unissent au maxillaire du côté opposé.

Le choc jeta Touzet à la renverse, il perdit sur-le-champ connaissance, en rendant une assez grande quantité de sang par la bouche et les fosses nasales. Ramené à bord, il entra à l'hôpital de la frégate, trois heures après l'accident.

A son arrivée, il présente les symptômes suivants : Stupeur générale, insensibilité, gonflement considérable de toute la partie droite de la face, teinte ecchymotique de toute cette région; excoriations au niveau de l'os malaire;

élévation de l'angle droit de la bouche, tuméfaction énorme de la paupière inférieure droite qui détermine l'occlusion de l'œil correspondant qui est intact. Le nez est aplati, on ne reconnaît cependant aucune fracture, soit de l'apophyse montante du maxillaire, soit des os propres du nez ; les fosses nasales, presque complétement obturées, renferment des caillots sanguins ; une douleur très-vive se remarque au point d'émergence du nerf sous-orbitaire, hors du trou de ce nom. Impossibilité d'examiner l'intérieur des fosses nasales. Les mouvements de la mâchoire inférieure sont possibles, bien que difficiles et douloureux.

Du côté de la bouche, on remarque une différence du niveau de $0^{m},007$ à $0^{m},008$, entre la partie droite et le reste du rebord alvéolaire supérieur. Le doigt, introduit dans la bouche, constate une séparation de la voûte palatine sur la ligne médiane. La portion palatine du maxillaire droit a remonté, en glissant et en suivant un mouvement de bascule de bas en haut, de telle façon que les portions droite et gauche de la voûte, sur le même plan, en arrière, sont, en avant, sur des plans différents. Les tissus n'offrent pas de déchirure. Au lieu de trouver une surface plane, le doigt introduit signale un enfoncement considérable à droite. Il n'y a pas de trace de fracture à la voûte.

L'articulation des mots est gênée, la voix est nasonnée, la respiration, mais surtout la déglutition, sont difficiles. Le sang continue à sortir en petite quantité, par la bouche : les hommes qui ont conduit Touzet à bord, estiment qu'il a perdu, dans le trajet, plus d'un litre de sang ; tous ses vêtements en sont imprégnés.

Le malade est couché, la tête un peu élevée.

Prescr. : Diète, limonade tartrique. — Irrigations froides continues sur la tête et la face. Potion calmante, sinapismes aux extrémités. — Silence absolu.

10 septembre : Insomnie, céphalalgie, douleurs très-vives à la face, gonflement considérable de cette région. Impossibilité de distinguer les traits du malade. Les mouvements de la mâchoire inférieure deviennent de plus en plus difficiles, ceux de la langue sont très-gênés. Le malade rejette, par la bouche, quelques caillots de sang qui paraissent provenir de l'ouverture postérieure des fosses nasales. Constipation, pas de symptômes généraux graves.

Prescr. : *ut suprà ;* orge émétisée, 1 litre.

Le même jour, au soir, on tente la réduction de la luxation qui se fait de la manière suivante : Le doigt indicateur, introduit dans la bouche du blessé, est appliqué sur la portion gauche de la voûte palatine et de l'arcade dentaire du même côté, le pouce de la même main est placé sur la partie antérieure droite du maxillaire déplacé, faisant opposition à l'indicateur, à l'aide d'une forte pression, et par un mouvement de bascule, le maxillaire supérieur droit est ramené en bas et en même temps repoussé un peu en arrière. Par suite de cette manœuvre, la voûte palatine reprend à peu près sa forme primitive, le nez antérieurement aplati, déformé, a repris à peu près sa conformation par suite du redressement du maxillaire.

Le blessé a été très-soulagé par ce changement de position des parties. La tension des tissus de la face a sensiblement diminué presque aussitôt. On peut pénétrer dans les narines, et on constate une fracture du vomer, qui fait saillie dans la fosse nasale gauche et un enfoncement de la paroi externe de la fosse droite. On ne peut faire pénétrer le stylet explorateur dans la partie postérieure de la fosse nasale droite, qu'en suivant le plancher, tout le reste est obturé.

La réaction fébrile est presque nulle. Les irrigations froides sont continuées.

Les jours suivants, l'état local et général du blessé s'améliore. Le vomer est remis en position, au moyen d'une spatule ; la narine droite se dégage un peu. On constate que le cornet inférieur droit fait saillie en dedans et qu'au-dessous de lui, il y a des portions osseuses qui s'avancent dans la fosse nasale de ce côté. On essaie de replacer ces différentes pièces osseuses afin d'établir une communication plus libre de cette ouverture.

Quelques accidents locaux survinrent dans le courant du traitement. Ainsi, on eut à combattre des ulcérations sur le pilier antérieur droit du voile du palais, des accès de névralgie du nerf sous-orbitaire, du nerf palatin inférieur.

Deux mois et demi après son entrée à l'hôpital, Touzet reprenait son service ; la face était redevenue régulière, la respiration se faisait bien par les narines. La mastication seule restait difficile, sans que cette gêne mît d'entraves à la digestion. Au reste, elle ne persista que peu de temps après sa sortie de l'hôpital (1).

L'os *maxillaire inférieur* peut se fracturer dans son corps et dans ses branches ; cette fracture peut être *partielle* ou *complète*. La fracture partielle est celle qui détache seulement une partie du bord alvéolaire, sans interrompre la continuité de l'os. La fracture complète peut être verticale ou oblique; elle est quelquefois double ; en ce cas le fragment médian est entièrement séparé des deux autres.

Les fractures de la mâchoire inférieure sont généralement faciles à reconnaître. La mobilité des fragments, l'inégalité de niveau de l'arcade dentaire et de la base du maxillaire et la douleur pendant les mouvements nécessités de la parole et la mastication, sont les signes des fractures qui siégent sur le corps du maxillaire. Lorsque la solution de continuité est double, le fragment médian entraîné en bas par les muscles qui se fixent sous le menton, détermine un écartement plus ou moins considérable des mâchoires si la fracture siége sur une branche de l'os, elle s'accompagne de peu de mobilité et de déplacement ; au contraire, quand elle occupe le col d'un condyle, celui-ci est porté en avant et en dedans par le ptérygoïdien externe. L'apophyse coronoïde détachée peut être entraînée en haut par le muscle temporal. Les fractures du maxillaire inférieur s'accompagnent parfois de douleurs vives ou de paralysies faciales causées par la distension ou la rupture du nerf dentaire.

La réduction s'obtient avec assez de facilité, en ramenant les fragments dans la position qui leur est naturelle ; mais elle n'est pas toujours facile à maintenir. Le meilleur et le plus simple des procédés à employer consiste, si la fracture occupe le corps de la

(1) *Rapports de campagnes, collect. de Brest*, vol. IX. Frégate *l'Alceste*, campagne de l'Océan Pacifique, 1854-56. M. Quémar, chirurgien-major.

mâchoire, à maintenir fixées par un fil de soie ou un fil métallique, les dents les plus rapprochées de la solution de continuité, puis à appliquer un *bandage en fronde* (*fig.* 42), qui assure le rapprochement des deux mâchoires. Pour mieux favoriser l'action de ce bandage, il faut appliquer sous la mâchoire, ou sur les côtés de cet os, dans la partie correspondante à la fracture, des compresses longuettes, devant agir comme un coussinet pour retenir le fragment qui tend à se déplacer. Ce bandage demande à être renouvelé souvent. Il devra rester appliqué au moins pendant un mois, durant lequel le malade sera nourri avec des aliments liquides ou mous; il ne reviendra que peu à peu à l'usage des aliments durs et surtout du biscuit.

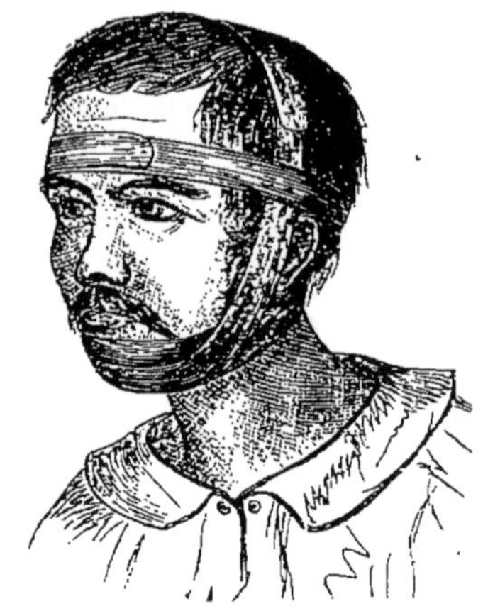

Fig. 42 *.

3° *Fractures de la colonne vertébrale.* — Ces fractures ressemblent à celles du crâne, en ce que, de même que ces dernières, elles tirent toute leur gravité de la lésion de l'organe important contenu dans le canal vertébral, c'est-à-dire de la moelle épinière. Elles sont presque toujours l'effet d'une cause directe, chute ou contusion. Les lésions de la moelle épinière qui les compliquent sont : la *commotion,* la *compression,* la *contusion,* la *déchirure* et l'*inflammation* de cet organe. Je ne décrirai pas les symptômes qui dénotent l'existence de ces graves lésions; je me contenterai de dire que le plus souvent il existe dès l'abord une paralysie plus ou moins complète de toutes ou de quelques-unes des parties dont les nerfs prennent leur origine au-dessous de la portion de la moelle qui a été atteinte. Lorsque cette paralysie est causée

* *Fig.* 42. — Bandage en fronde du menton. On le forme au moyen d'une compresse longue d'un mètre, large de 10 à 12 centimètres, que l'on fend à chacune de ses extrémités jusqu'à 8 centimètres du milieu de la longueur. Pour l'appliquer on engage le menton dans le plein de la compresse ; on porte deux des chefs vers la nuque, on les croise dans ce point, pour les ramener en avant sur les tempes et sur le front, où, après les avoir fait passer l'une sur l'autre, on les fixe avec une épingle, une autre épingle peut servir à les maintenir au niveau de la nuque. Les deux autres chefs de la compresse sont ramenés sur les angles de la mâchoire inférieure, les oreilles, et fixés sur le sommet de la tête au moyen d'une épingle.

par une simple commotion, elle se dissipe ordinairement peu à peu d'une manière complète; elle persiste au contraire quand elle est due à une compression exercée par un fragment osseux ou à une déchirure de la moelle. La paralysie causée par un épanchement sanguin peut avoir lieu subitement ou ne se faire que peu à peu; elle diminue et disparaît à mesure que le liquide compresseur est résorbé. La contusion de la moelle est une cause d'inflammation; celle-ci constitue une maladie fort dangereuse, qui entraîne souvent les malades au tombeau et s'accompagne toujours de paralysie temporaire ou incurable. La paralysie qui succède aux fractures de la colonne vertébrale peut affecter isolément la sensibilité et la motilité ou ces deux facultés à la fois; lorsqu'elle siége à la région lombaire, elle donne lieu à la rétention d'urine et à celle des matières fécales, puis à leur incontinence. La verge est toujours dans un état de demi-érection.

Les fractures de la colonne vertébrale réclament presque toujours l'emploi énergique de la méthode antiphlogistique, les saignées générales et locales, les révulsifs sur le siége du mal et aux extrémités seront largement mis en usage. Le malade couché sur le dos et dans l'immobilité la plus complète, sera sondé régulièrement. La constipation sera combattue au moyen de laxatifs légers. On s'efforcera, par des soins de propreté et au moyen de bourrelets placés sous la région sacrée, de prévenir la gangrène causée par le décubitus dorsal. Si des escarres se forment, on favorisera leur chute et on pansera régulièrement les plaies avec des substances toniques. Mais on se gardera, dans tous les cas, d'entreprendre des manœuvres de réduction, et par-dessus tout de recourir au trépan, ainsi que l'ont fait quelques chirurgiens.

4° *Fractures du thorax.* — Parmi les os qui forment le squelette de la poitrine, les côtes se fracturent souvent, tandis que le sternum est assez rarement le siége de ces solutions de continuité. Une violence très-considérable est toujours nécessaire pour que ce dernier os soit brisé; cependant on assure avoir observé des fractures du sternum par contraction musculaire. Quoi qu'il en soit, elles sont simples ou comminutives, avec ou sans enfoncement, selon la cause qui les a produites. Dans ce dernier cas, elles s'accompagnent en général de lésions des viscères thoraciques, telles que commotion, contusions, déchirures suivies elles-mêmes d'hémorrhagies, d'inflammation ou de gangrène. Cependant on a vu, dans certains cas, des blessures de ce genre, très-graves en apparence, guérir avec facilité et sans accidents.

Le traitement des fractures simples du sternum ne présente rien de particulier; on se contentera d'assurer par une position et un bandage convenables l'immobilité des parois thoraciques. S'il existe un déplacement, on tâchera d'y remédier par des pressions exercées sur les fragments saillants au moyen de compresses graduées. Les plaies seront réunies avec soin. La contusion, l'hémorrhagie et l'inflammation des organes thoraciques exigeront l'emploi des saignées locales et générales.

Les fractures des *côtes* peuvent se produire de deux manières distinctes : tantôt elles sont dues à une cause directe qui tend à diminuer la courbure naturelle de la côte, au lieu que d'autres fois elles résultent d'une pression exercée sur les deux extrémités de l'arc osseux et qui tend à augmenter sa courbure. Les fractures *directes*, qui sont les plus fréquentes, sont aussi appelées *en dedans*, parce que la violence qui y donne lieu tend à enfoncer les fragments vers la cavité thoracique. Elles sont souvent accompagnées de contusions ou de blessures du poumon et d'emphysème du tissu cellulaire. Les fractures *par contre-coup* ou *en dehors* ne donnent pas lieu aux mêmes accidents, à moins qu'il n'existe un chevauchement considérable des fragments; au contraire, les fragments forment souvent au-dessous des parties molles un angle plus ou moins saillant.

Les signes auxquels on reconnaît une fracture des côtes sont une douleur vive et fixe en un ou plusieurs points du thorax, augmentant par la toux, la parole, les fortes inspirations et les pressions exercées sur la poitrine. Le malade sent quelquefois un craquement et le chirurgien peut percevoir de la crépitation accompagnée, suivant les cas, de saillie ou d'enfoncement des fragments. On rend ce dernier signe plus clair en faisant respirer largement le malade et en exerçant des pressions sur les divers points de la côte.

Les fractures simples et sans déplacement n'offrent aucune gravité; les autres peuvent être compliquées d'une contusion du poumon, de déchirure de cet organe, suivie d'épanchement sanguin ou d'hémoptysie, d'emphysème plus ou moins étendu, de contusion du foie ou de la rate, etc., et consécutivement d'inflammation de ces divers organes. Les fractures des côtes supérieures et inférieures sont généralement plus graves que celles des moyennes.

La plupart des fractures des côtes sont incomplètes et, par conséquent, sans déplacement; elles n'exigent par conséquent aucune manœuvre de réduction. Si cependant il y avait un déplacement, on y remédierait, pour les fractures en dehors, par des pressions exercées sur le lieu même de la fracture, et pour les fractures en dedans, en appuyant sur les deux extrémités de l'arc osseux, pour augmenter ou rétablir sa courbure. Lorsque la réduction est opérée, les indications à remplir consistent à s'opposer à un nouveau déplacement et à immobiliser les parois thoraciques pendant le temps nécessaire à la consolidation. On y parvient ordinairement par un bandage de corps modérément serré appliqué à la base de la poitrine, ou, ainsi que le conseille M. Malgaigne, au moyen d'une longue bande de sparadrap faisant une fois et demie le tour de la poitrine. Le malade doit garder en outre un repos aussi absolu que possible et s'abstenir de parler à haute voix, de chanter, de siffler et de faire des efforts de quelque nature qu'ils soient. S'il existe de la tendance au déplacement en dehors, on la combattra par l'application de compresses graduées sur le lieu de la fracture. Dans les fractures compliquées de lésions du poumon, on aura recours aux saignées générales et surtout aux sangsues ou aux ventouses scarifiées sur le lieu de la fracture. Les mêmes moyens devront aussi être employés contre les contusions du foie, de la rate et des autres viscères.

Les *cartilages costaux* sont susceptibles de se fracturer comme les côtes. Les symptômes qui dénotent cette lésion sont à peu près identiques dans les deux cas, sauf la crépitation qui manque dans les fractures des cartilages costaux. Le *traitement* est aussi le même et consiste dans l'immobilisation de la poitrine. M. Forget en a observé un cas sur le coq de la corvette *le Volcan*, en 1827; cet accident était la suite d'une chute.

5° *Fractures du bassin.* — Les fractures du *sacrum* et des *os iliaques* sont trop rares pour qu'il soit nécessaire de les décrire ici. Elles ne peuvent être produites que par une cause très-puissante, et s'accompagnent ordinairement de lésions plus ou moins graves des organes renfermés dans la cavité pelvienne. Aussi le pronostic de ces fractures est-il généralement fâcheux. Leur traitement consiste à réduire le déplacement, à l'aide de manœuvres qui doivent nécessairement différer dans chaque espèce de fracture, et à assurer l'immobilité des os fracturés, en condamnant le malade à garder le lit pendant toute la durée du traitement, qui sera de trente à quarante jours. Le blessé sera placé dans la situation qui assure le mieux les rapports des fragments que l'on devra fixer avec un bandage de corps. Enfin on fera en sorte de prévenir et de combattre les accidents inflammatoires, au moyen d'un traitement antiphlogistique énergique.

6° *Fractures de l'épaule.* — Autant les fractures de l'omoplate sont rares, autant celles de la clavicule sont fréquentes. Cela s'explique par la position et les usages respectifs de ces os, dont l'un recouvert par une couche musculaire épaisse et essentiellement mobile, fuit devant les causes vulnérantes ; tandis que le second, placé superficiellement et servant d'arc-boutant au membre supérieur, n'est garanti que par les téguments. Je me bornerai donc à dire quelques mots des fractures de l'omoplate, pour m'étendre plus longuement sur celles de la clavicule.

L'*omoplate* peut être fracturée dans toutes ses parties, mais l'épine et l'acromion, qui en sont les parties les plus saillantes, sont aussi les plus exposées aux fractures ; l'angle inférieur et le corps viennent ensuite ; enfin, l'apophyse coracoïde et le col. Les fractures du *corps*, souvent méconnues, n'offrent aucune gravité lorsqu'elles sont simples ; elles ne réclament pas d'autre traitement que le repos du membre. Celles de l'*angle inférieur*, facilement reconnaissables à la mobilité et à la crépitation, ne peuvent pas toujours être maintenues réduites, parce que le fragment inférieur est entraîné en bas ; la difformité qui en résulte n'amène pas heureusement de grands inconvénients. Les fractures de l'*épine* de l'omoplate, toujours produites par une cause directe, sont aussi aisément reconnaissables à la vue et au toucher ; on assurera les rapports des fragments au moyen des compresses graduées et d'un bandage en huit de chiffre, embrassant les deux omoplates.

La fracture de l'*acromion* se reconnaît à un abaissement subi par l'omoplate, qui est entraînée en bas par le poids du bras et par l'action du deltoïde. Par le toucher et la vue, on reconnaît un déplacement des fragments suivant leur épaisseur et leur direction; la crépitation peut être provoquée, en relevant le coude et exerçant une pression sur l'acromion. Le traitement consiste à relever les fragments à leur hauteur ordinaire, en agissant sur l'humérus de bas en haut et en fixant le membre dans cette position. Le bandage qui remplit le mieux ces indications est celui des fractures de la clavicule, que nous décrirons bientôt. Le même appareil conviendra aussi dans les fractures du *col de l'omoplate* où il existe un abaissement du membre supérieur, pouvant simuler la luxation du bras, et dans celles de l'*apophyse coracoïde* qui sont fort rares.

Les *fractures de la clavicule* peuvent être causées par une action directe ou par un contre-coup. Ces dernières sont de beaucoup les plus communes; elles sont presque toujours déterminées par une chute sur le moignon de l'épaule; elles sont obliques et siégent en général sur la moitié externe de l'os, le plus souvent vers l'union de son tiers externe avec le tiers moyen. Nous trouvons dans le rapport de campagne de M. Lanaud, chirurgien-major de la corvette *la Boussole* (1840-1841), une observation qui peut servir de type, sous le rapport de la cause, du lieu de la fracture et de l'époque de la guérison.

Observation XXVI. — Le 11 décembre 1840, la corvette étant à la cape, le nommé Dassuet, apprenti marin, se fractura la clavicule droite. Par un fort coup de roulis, il était tombé dans la batterie, sur la chaîne de l'ancre de tribord; le moignon de l'épaule avait porte violemment sur la chaîne; la fracture s'était opérée à l'endroit ordinaire, c'est-à-dire vers la jonction du tiers moyen de l'os avec son tiers externe. La saillie des fragments, la crépitation était évidente. Bandage; au bout de dix-huit jours la consolidation était très-avancée. Le trentième jour, Dassuet, régulièrement guéri, reprit son service.

Les fractures par cause directe peuvent siéger sur tous les points de la longueur de l'os; leurs causes sont des contusions violentes ou des chutes dans lesquelles la clavicule a porté directement sur un corps dur et saillant; elles sont transversales et peuvent être comminutives.

Les signes auxquels on peut reconnaître une fracture de la clavicule sont différents, suivant qu'elle siége en dedans ou en dehors de l'insertion supérieure du ligament coraco-claviculaire. Lorsqu'elle siége en dehors, c'est-à-dire vers l'extrémité externe de la clavicule, les fragments étant retenus en place par les ligaments et l'apophyse coracoïde, il n'existe presque pas de déplacement, et le membre conserve sa conformation naturelle et ses mouvements; mais un examen direct et attentif fait reconnaître de la mobilité dans les fragments et de la crépitation.

Dans les fractures de la clavicule en dedans du ligament coraco-claviculaire, les symptômes sont bien plus tranchés. Le bras du côté blessé, immobile et pendant le long du corps, entraîne en bas le moignon de l'épaule; la tête et le tronc sont inclinés du côté de la fracture. Le malade ne peut ni élever le bras ni le diriger en avant, ni porter la main à la tête. En examinant la clavicule fracturée, on reconnaît une difformité causée par une saillie du fragment interne et par une dépression de l'externe. C'est le contraire qui a lieu dans quelques cas, le fragment externe faisant saillie, tandis que l'interne est abaissé. Enfin, dans les fractures incomplètes ou dont les fragments sont restés engrenés, il peut ne pas y avoir de saillie; mais au toucher et à la vue, on constate toujours des inégalités ou une courbure exagérée de la clavicule. Dans les fractures complètes, il est presque toujours possible d'obtenir la crépitation, en pressant sur les fragments et en soulevant le membre supérieur.

Les fractures simples de la clavicule n'offrent que peu de gravité; abandonnées à elles-mêmes, elles guérissent toujours. La difformité qui en est la conséquence n'entraîne que peu d'inconvénients; aussi quelques chirurgiens, reconnaissant la presque impossibilité d'obtenir une consolidation parfaitement régulière, ont-ils renoncé à se servir des appareils compliqués qu'on emploie généralement et ont-ils mis en usage les bandages les plus simples.

La réduction et la contention des fractures de la clavicule reposent sur les mêmes principes. Pour l'une comme pour l'autre, il faut se servir du bras, comme d'un levier du premier genre, pour porter le moignon de l'épaule en haut, en dehors et en arrière. Le fragment externe de la clavicule est ainsi dégagé et remonte au niveau de l'interne; la réduction exacte est facilitée par des pressions exercées, à travers la peau, sur la fracture elle-même, par les doigts du chirurgien.

Il est généralement facile de réduire ces fractures, mais leur contention exacte présente de grandes difficultés, ainsi que le témoignent les nombreux appareils qui ont été inventés dans ce but. Celui de Desault, adopté par un grand nombre de chirurgiens, mérite la préférence qu'on lui accorde, parce qu'il remplit assez bien toutes les indications du traitement; mais il a l'inconvénient de se relâcher avec facilité et d'exercer sur la poitrine une compression très-incommode. Cependant, en le débarrassant des complications inutiles dont il avait été surchargé par Desault, on peut en retirer de grands avantages. Voici en quoi consiste cet appareil ainsi simplifié.

Le coussin cunéiforme, à base supérieure, est actuellement supprimé par la plupart des chirurgiens comme inutile et fort difficile à supporter. La fracture étant réduite, le coude relevé, rapproché du tronc et porté un peu en avant, le chirurgien applique une première bande, de 6 à 8 mètres, qui, embrassant dans ses circulaires le tronc et les bras, maintient le coude rapproché de la poitrine. Une deuxième bande, entourant obliquement l'épaule du côté sain et le coude du côté fracturé, relève celui-ci et soutient l'avant-bras. Des épingles fixent solidement les croisés de ces deux bandes. La main est soutenue et relevée par une écharpe ou une bande passée autour du poignet et du cou. La fracture reste ainsi à découvert; on peut surveiller les progrès de la consolidation et, au besoin, agir immédiatement sur elle par des attelles ou de nouvelles bandes pour remédier à la difformité si elle était très-persistante. Cet appareil pourrait facilement être rendu inamovible, en imbibant les bandes d'une solution épaisse d'amidon qui, en se desséchant, rendrait l'appareil solide et s'opposerait au relâchement des bandes.

Les indications remplies au moyen des bandes transversales et obliques de l'appareil que nous venons de décrire, peuvent l'être aussi sûrement et avec plus de facilité, par un bandage de corps embrassant le bras et la poitrine et une écharpe qui soulève et soutient le coude, l'avant-bras et la main. Des épingles, fixant l'une à l'autre ces deux pièces du bandage, en assurent la solidité. L'appareil de M. Mayor est encore plus simple (*fig.* 43). Il consiste en un mouchoir ou pièce de linge assez grande pour que, pliée diagonalement, sa base puisse faire et au delà le tour du corps. La fracture étant réduite, on applique le mouchoir, la base tournée en haut, à quelques travers de doigt au-dessus du coude, en embrassant à la fois le tronc et le bras; les bouts sont noués en arrière. Les deux angles restés libres sont alors engagés entre le tronc et l'avant-bras, qui se trouve embrassé dans leur plein. On les allonge en y ajoutant des bouts de bande, qui sont conduits l'un sur l'épaule saine, l'autre sur l'épaule malade et fixés en arrière à la base du mouchoir. Cet appareil, d'une application prompte et simple, est facilement supporté par les malades ; il réussit très-bien toutes les fois que l'on n'exige pas de lui une consolidation sans difformité. Cette dernière considération étant de peu d'importance chez les marins, il y a un avantage réel à se servir, à la mer, du bandage de Mayor, surtout si l'on peut faire coucher les malades dans un cadre suffisamment résistant.

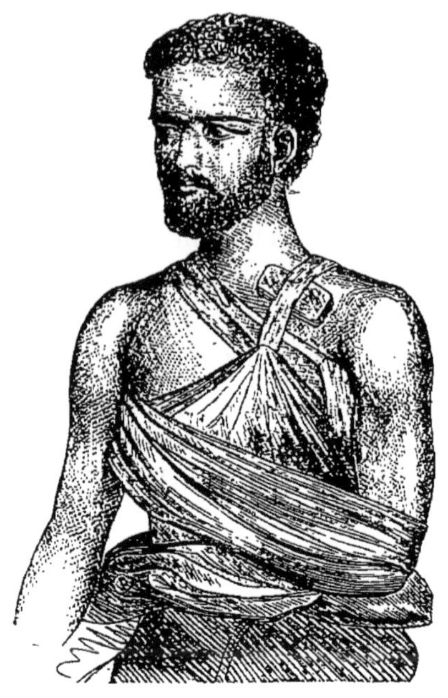

Fig. 43.

L'appareil inamovible de M. Seutin est construit sur les principes de celui de Desault. Les modifications qu'il a apportées à son application consistent à entourer le membre supérieur tout entier d'un bandage roulé et amidonné, à donner au coussin toute la longueur du bras et à remplir avec des coussinets les creux qui existent en avant et en arrière. Une première bande est appliquée autour du tronc comme à la coutume. Une deuxième soutient le poignet et remplit les fonctions d'écharpe. Enfin une dernière bande, embrassant par des tours obliques, le tronc, le coude et la clavicule du côté blessé, agit immédiatement sur cette dernière, par l'intermédiaire de compresses graduées et même de petites attelles. Toutes ces bandes sont enduites, à mesure qu'on les applique, d'une forte solution d'amidon. Cet appareil est certainement celui qui donne les plus belles guérisons ; mais il comprime douloureusement la poitrine et n'est pas supporté par tous les blessés, ce qui est un sérieux inconvénient.

La durée du temps nécessaire à la consolidation de ces fractures est d'environ un mois.

7° *Fractures du bras.* — Les fractures de l'humérus sont distinguées en celles du corps, de l'extrémité supérieure et de l'extrémité inférieure.

Les fractures du *corps* de l'humérus peuvent siéger dans tous les points de sa longueur, mais elles occupent surtout sa partie moyenne et sont produites par des causes directes. Leurs symptômes sont ceux de toutes les autres fractures. Le déplacement des fragments varie selon la situation et la direction de la solution de continuité. Il est peu prononcé au-dessous de l'empreinte deltoïdienne, parce que l'os est entouré de muscles épais qui s'insèrent aux deux fragments. Au-dessus de l'insertion du deltoïde, la fracture s'accompagne d'un plus grand déplacement, le fragment supérieur étant porté en dedans et l'inférieur en dehors. Il est plus considérable quand la fracture est oblique que lorsqu'elle est transversale. Cette fracture est facile à reconnaître et son pronostic est favorable, quand elle existe à l'état de simplicité.

Le traitement de cette fracture est très-simple. Le malade étant assis sur une chaise, on commence par appliquer un bandage roulé, à partir de la base des doigts jusqu'au-dessus du coude, qui est entouré par des 8 de chiffre. L'extension et la contre-extension sont pratiquées par deux aides, dont l'un saisit avec ses deux mains l'épaule du côté de la fracture, et dont l'autre agit sur le coude et l'extrémité supérieure de l'avant-bras demi-fléchi. Le chirurgien, placé derrière le membre, dirige les manœuvres et pratique la coaptation. Lorsque celle-ci est complète, le chirurgien reprenant la bande qu'il avait confiée à un aide, prolonge le bandage roulé sur le bras, jusqu'à l'épaule, en faisant quelques circulaires sur le lieu de la fracture. On applique ensuite trois attelles, une postérieure, une externe et une antérieure, en bois mince ou en fer-blanc, convenablement garnies de compresses. Ces attelles doivent être plus longues que le bras, excepté l'antérieure, qui s'arrête au-dessus du pli du coude; leurs extrémités sont arrondies. Ces attelles sont maintenues par une nouvelle bande roulée, qui s'étend sur toute leur longueur; on soutient l'avant-bras par une écharpe.

L'appareil inamovible ou amovo-inamovible convient très-bien dans les fractures simples du corps de l'humérus; son application ne présente rien de particulier. On doit, comme précédemment, réduire la fracture et appliquer, des doigts à l'épaule, une première bande roulée, dont les tours sont amidonnés; on pose ensuite trois attelles de carton imbibées d'amidon et maintenues par une nouvelle bande. Cet appareil peut être rendu amovible par une section pratiquée sur son côté externe ; mais en général on peut sans inconvénient maintenir l'inamovibilité, en ayant soin de renouveler l'appareil deux ou trois fois pendant la durée du traitement qui est d'un mois à six semaines.

L'*extrémité supérieure* de l'humérus peut être fracturée au-dessous de ses tubérosités, c'est-à-dire dans son col chirurgical, ou au-dessus de ces tubérosités, c'est-à-dire à son col anatomique. Cette dernière variété est assez rare, elle s'accompagne de peu de déplacement et n'est pas toujours facile à reconnaître. Il en est de même de celle qui siége au niveau des tubérosités, dans laquelle les fragments retenus par les insertions tendineuses qui entourent la fracture ne sauraient se déplacer. Quant à la fracture du col chirurgical au-dessous des tubérosités, elle offre des caractères qu'il est essentiel de connaître, à cause de la gravité possible de ses conséquences. A la suite d'une chute, sur le moignon de l'épaule ou sur le coude, le blessé ressent une douleur vive à la partie supérieure du bras, accompagnée d'engourdissement et d'impossibilité de mouvements. En examinant le membre, on reconnaît une difformité très-apparente; l'axe du bras est oblique du haut en bas et de dedans en dehors ; le coude est écarté du tronc ; une dépression marquée existe au moignon de l'épaule, mais à deux ou trois travers de doigt au-dessous de l'acromion. En portant la main sur la fracture, on reconnaît que les fragments ont subi un déplacement, par lequel le supérieur a été entraîné en dehors et en avant, et l'inférieur en dedans et en haut. L'extrémité de celui-ci fait à la partie supérieure de l'aisselle une saillie irrégulière; enfin le bras a subi un raccourcissement.

Les symptômes de cette fracture offrant beaucoup d'analogie avec ceux de la luxation en avant de la tête de l'humérus, il serait possible de confondre ces deux lésions. Nous indiquerons leur diagnostic différentiel, à l'article des luxations du bras ; pour le moment nous nous contenterons de dire que la vraie crépitation n'existe que dans la fracture, et que dans cette dernière, la dépression externe de l'épaule, au lieu d'exister immédiatement au-dessous de l'acromion, comme dans la luxation en avant, se trouve au-dessous du moignon de l'épaule.

Dans les fractures du col anatomique et des tubérosités de l'humérus, où il n'existe ordinairement aucun déplacement, toutes les indications à remplir se bornent à maintenir le membre immobile en soutenant par une écharpe l'avant-bras demi-fléchi. Au contraire, dans les fractures du col chirurgical, il est aussi difficile de réduire exactement le déplacement des fragments que de le maintenir réduit. Le peu de prise qu'offre le fragment supérieur très-court est la cause de cette difficulté ; aussi ces fractures laissent-elles presque toujours à leur suite une difformité plus ou moins marquée. Les appareils qui conviennent le mieux pour la fracture du col de l'humérus sont ceux que nous avons décrits pour les fractures de la clavicule, en apportant toutefois à leur construction certaines modifications indispensables. C'est ainsi que, pour assurer autant que possible, les rapports et l'immobilité des fragments, on applique d'abord sur le bras quatre attelles dont l'antérieure, l'externe et la postérieure remontent au-dessus du moignon de l'épaule et qu'ensuite des bandes circulaires et obliques, disposées comme dans le bandage de Desault, maintiennent fixé contre le tronc le bras qui en est séparé, vers l'aisselle, par un coussin triangulaire.

M. Seutin construit son appareil inamovible de la manière suivante : Un bandage amidonné est d'abord appliqué des doigts à l'épaule, où il se termine par un spica. On met trois attelles, une externe, une postérieure et une antérieure, dont la première est coudée et se recourbe sur l'acromion, pour tenir immobile l'articulation scapulo-humérale ; et on les maintient par un nouveau bandage roulé. Alors un mince coussin axillaire étant placé entre la poitrine et le bras, celui-ci est appliqué contre elle ; l'avant-bras est soutenu par une anse qui embrasse le poignet et s'attache en avant et en arrière au spica. Enfin le membre est maintenu par un bandage de Desault et des circulaires autour du tronc, le tout amidonné.

Les fractures de l'*extrémité inférieure* de l'humérus sont presque toujours dues à une chute sur le coude fléchi ; elles offrent les signes ordinaires aux fractures, mais avec quelques changements suivant que l'extrémité inférieure est séparée tout entière du corps de l'os ou que la solution de continuité n'en comprend qu'une partie (trochlée ou petite tête). Dans la fracture complète, la seule qui nous occupera, on observe à la région du coude une notable difformité; le fragment inférieur étant entraîné en arrière et en haut par le triceps, l'extrémité supérieure de l'avant-bras est déplacée dans le même sens; l'olécrane est plus élevé et plus saillant qu'à l'ordinaire; l'avant-bras est légèrement fléchi; en avant, au-dessus du pli du coude, on sent une saillie transversale formée par l'extrémité inférieure du fragment supérieur; enfin le bras est raccourci. Cette difformité peut simuler une luxation du coude en arrière; on l'en distinguera en se rappelant les caractères propres à cette dernière lésion. Ils consistent en ce qu'elle est l'effet d'une chute sur la main, l'avant-bras fléchi, tandis que la fracture est due à une chute sur le coude. Dans la luxation, l'olécrane a perdu ses rapports avec les tubérosités humérales, tandis qu'il les a conservés dans la fracture. Dans cette dernière on peut faire mouvoir l'avant-bras sur le bras, tandis que cela est impossible dans la luxation. Enfin, dans la fracture, le déplacement se réduit avec facilité, mais se reproduit de même, tandis que la luxation, une fois réduite, n'a plus de tendance à se reproduire.

Dans quelques circonstances, le fragment inférieur de l'humérus est brisé verticalement; ses deux pièces écartées augmentent la largeur du coude et rendent la fracture bien plus grave.

Les fractures de l'extrémité inférieure de l'humérus sont très-souvent suivies de raideurs articulaires et même d'ankylose; elles sont de plus difficiles à contenir d'une manière exacte. Parmi les nombreux appareils proposés par les plus habiles chirurgiens, celui qui semble le mieux remplir toutes les indications, consiste en une attelle postérieure coudée, comprenant le bras et l'avant-bras, et une antérieure qui s'arrête au coude. L'avant-bras et le bras doivent être préalablement entourés d'une bande roulée, et on applique de petits coussins ou des compresses graduées destinées à repousser en arrière le fragment supérieur et en avant le fragment inférieur. Cet appareil peut être facilement rendu inamovible, en se servant d'attelles de carton. Il est bon, pour éviter l'ankylose de l'articulation, de commencer de bonne heure, c'est-à-dire au bout de trois semaines, à faire exécuter au coude quelques légers mouvements.

Observation XXVII. — *Fracture oblique de l'humérus, compliquée d'hémorrhagie artérielle.* — Marion, Thomas, gâbier de misaine, âgé de 22 ans, matelot de la gabarre *la Vigogne* (campagne de Terre-Neuve), d'une vigoureuse constitution, est porté au poste des malades, dans l'après-midi du 20 avril 1831. On venait de prendre un ris au petit hunier, Marion se trouvait à l'empointure de tribord, quand tout à coup, l'ordre de serrer le petit hunier est donné par l'officier de quart; aussitôt, cet homme, qui avait un pied dans les haubans de hune et l'autre sur le marche-pied, s'empresse de saisir dans le *fond*, une garcette, afin de relever la toile; mais en tirant à lui cette garcette avec force, il la casse et tombe sur le gaillard d'avant, le coude éloigné du corps et appuyant sur le pont, les jambes étendues sur l'étai de misaine tribord. Placé sur un coffre, il se plaint surtout de souffrir des jambes; le chirurgien de la *Vigogne*, M. Bazil, examine ces parties avec le plus grand soin et reconnaît qu'une contusion assez forte est la seule lésion qui existe aux membres inférieurs.

Il accuse en même temps une douleur très-violente au bras; une fois les vêtements enlevés avec le plus de soin possible, on voit qu'ils sont souillés de sang, le bras en est couvert, quelques caillots existent à la partie interne. Après avoir lavé le membre, M. Bazil procède à la recherche de la cause de l'hémorrhagie. En portant la main sur la partie moyenne du bras, il constate une forte crépitation et distingue facilement une fracture oblique de l'humérus avec déplacement du fragment inférieur, remontant le long de la partie interne du fragment supérieur, dans l'étendue de 8 centimètres ; à la partie interne et moyenne du bras, se trouve une ouverture très-petite, par laquelle le sang coule goutte à goutte et en abondance (environ 150 grammes de sang en un quart d'heure). Dès qu'on établissait un point de compression entre la plaie et le cœur, le sang ne coulait plus ; en outre le frémissement qui se faisait sentir en saisissant le bras avec une main indiquait la lésion de la brachiale ; d'un autre côté, l'étroitesse de la plaie et les battements distincts de l'humérale au pli du coude, portaient à penser qu'il n'y avait qu'une petite partie du calibre de l'artère entamée et que cette plaie avait été produite par l'extrémité aiguë du fragment déplacé.

Les deux fragments sont mis en rapport, le chirurgien maintient la coaptation à l'aide de ses deux mains appliquées sur le lieu de la fracture, pendant que l'avant-bras est soutenu ; des aides sont désignés pour transporter le blessé dans un lit disposé à son intention. Au moment même où l'on soulève Marion, un violent coup de roulis survient, et les hommes, renversés les uns sur les autres, abandonnent le blessé qui retombe sur le coffre où il était précédemment assis, en poussant des cris aigus. Une seconde tentative fut plus heureuse, et le malheureux fut couché. Dans sa nouvelle chute, les fragments s'étaient de nouveau déplacés, mais en sens contraire, le fragment inférieur remontant le long de la partie externe du supérieur. La coaptation fut de nouveau établie et le blessé éprouva un soulagement très-marqué. Une compression modérée est exercée sur le trajet de l'artère humérale, un bandage de Scultet est appliqué. Dès que la chaleur est rétablie on pratique une saignée au bras gauche. — Pendant la soirée, léger écoulement de sang qui tache l'appareil. Bon sommeil pendant la nuit. — 21 avril, gonflement considérable du bras et de l'avant-bras. — Application de compresses résolutives, l'appareil est remis en place.

22. — L'hémorrhagie n'a point reparu, un caillot a dû fermer l'orifice de la petite plaie de l'artère. La petite plaie extérieure est cicatrisée.

30. — La tuméfaction du bras a beaucoup diminué, les fragments sont parfaitement en rapport. Le blessé se lève.

2 mai. — Marion entre à l'hôpital de Saint-Pierre (Terre-Neuve) dans un état satisfaisant.

Le 8 septembre, ce matelot reprend son service sur le pont (1).

8° *Fractures de l'avant-bras.* — Le radius et le cubitus, qui forment le squelette de l'avant-bras, peuvent être fracturés isolément ou simultanément. Nous allons d'abord exposer les symptômes et le traitement des fractures des deux os, nous nous occuperons ensuite de celles de chacun d'eux en particulier.

La fracture des *deux os de l'avant-bras* est presque toujours produite par des causes directes; elle siége ordinairement vers sa partie moyenne, et les deux os peuvent être cassés à la même hauteur ou à des hauteurs différentes. On la reconnaît facilement à ce que l'avant-bras déformé est recourbé en avant ou en arrière; à ce que ses bords présentent des dépressions correspondantes au lieu de la fracture, qui est arrondi au lieu d'être aplati. La mobilité insolite, l'impossibilité de la pronation et de la supination spontanées et la crépitation complètent le diagnostic, qui présente plus de difficultés à la partie supérieure et à la partie inférieure qu'au milieu de l'avant-bras. Dans cette fracture, les os peuvent subir divers déplacements, mais le principal a lieu suivant la direction, les deux fragments du radius et le fragment inférieur du cubitus étant entraînés vers l'espace interosseux, qui est plus ou moins effacé.

Cette fracture, à l'état de simplicité, n'offre aucune gravité et guérit facilement; l'essentiel, c'est de ramener les fragments à leur direction normale, pour conserver à l'espace inter-osseux toute sa largeur. La réduction s'obtient aisément; on pratique, comme à la coutume, l'extension et la contre-extension; l'avant-bras étant à demi fléchi et en supination, le chirurgien, placé en dehors du membre, profite du moment où les os fracturés ont recouvré leur longueur, pour repousser avec ses mains les chairs dorsales et palmaires dans l'espace inter-osseux qu'il tend à rétablir. L'appareil communément employé est celui de Boyer; il

(1) *Rapports de campagnes*, *Collect. de Brest*, n° 4, gabarre *la Vigogne*, 1834. M. Bazil.

doit être disposé de façon à continuer l'action exercée par le chirurgien et ses aides (*fig.* 44). Il se compose de deux compresses graduées, épaisses et larges à leur base, que l'on applique sur les faces antérieure et postérieure de l'avant-bras, où elles sont

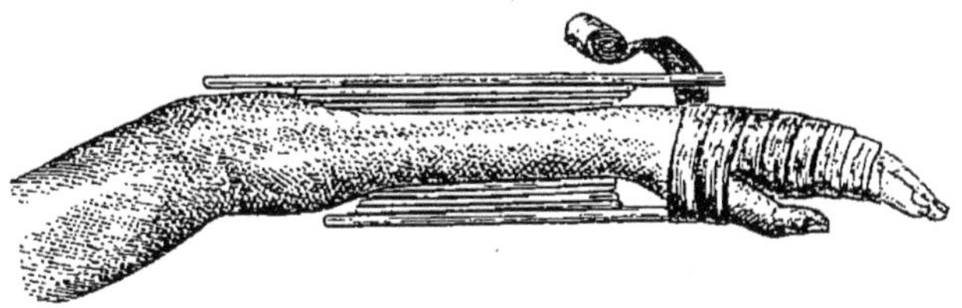

Fig. 44.

maintenues par des attelles de bois mince, un peu moins larges que l'avant-bras. Les compresses et les attelles doivent s'étendre du pli du coude au poignet. Dès que la réduction est opérée, on pose les compresses graduées à nu sur la peau, on applique pardessus les attelles, et on fixe le tout par un bandage roulé, dont l'action s'exerce dans le sens antéro-postérieur. Le membre demi-fléchi et en demi-pronation est soutenu par une écharpe durant le jour et placé sur un oreiller pendant la nuit. Cet appareil demande à être fréquemment renouvelé, car il se relâche avec facilité. La durée du traitement est de trente à quarante jours. Les fractures de l'avant-bras sont avantageusement traitées au moyen de l'appareil inamovible, dont la construction, basée sur les mêmes principes que le précédent, n'offre rien de particulier.

Le radius et le cubitus peuvent être isolément fracturés dans les divers points de leur longueur, mais toutes ces fractures n'offrent ni la même importance ni la même gravité; il est essentiel de distinguer à ce point de vue celles du corps et celles des extrémités.

La fracture du *corps du radius* est presque toujours le résultat de causes directes. Les symptômes auxquels elle donne lieu sont à peu de chose près les mêmes que dans la fracture des deux os, avec cette différence toutefois que la déformation du membre, la dépression et la mobilité n'existent que sur le côté externe; de plus, on remarque un changement dans la direction du poignet qui est dévié en dehors. Cette déviation du poignet est d'autant plus marquée que la fracture siége plus bas. Une douleur fixe, la gêne des mouvements et la crépitation compléteront le diagnostic.

Les fractures isolées du *corps du cubitus* donnent lieu aux mêmes considérations que les précédentes. Elles siégent surtout vers la partie inférieure de l'os qui est la plus mince. Le fragment inférieur seul se déplace et est entraîné vers le radius; les autres signes énumérés ci-dessus complètent le diagnostic.

Le traitement des fractures isolées du corps du radius et du cubitus est le même que celui des fractures des deux os de l'avant-bras. La réduction seule présente quelques particularités, ainsi dans la fracture du radius, l'extension doit être dirigée un peu en dedans, tandis qu'on incline la main vers le bord radial dans la fracture du cubitus. L'appareil est, dans les deux cas, celui des fractures de l'avant-bras.

L'*extrémité supérieure du radius* se fracture rarement; cette lésion n'offrant d'ailleurs rien de particulier dans ses symptômes et dans son traitement, nous pouvons la laisser de côté. Il n'en est pas de même des fractures de l'*extrémité inférieure* du même os qui, au dire de certains chirurgiens, formeraient à peu près le tiers du nombre total des fractures, et qui laissent à leur suite une difformité à peu près constante. Elles sont ordinairement obliques de haut en bas et d'arrière en avant; quelquefois, elles ont une direction opposée; très-souvent, elles sont avec pénétration, c'est-à-dire que les fragments subissent une sorte d'écrasement, par lequel l'un d'eux, presque toujours le supérieur, pénétrant, par sa substance compacte, dans la substance spongieuse de l'autre, il en résulte une déformation et un raccourcissement du membre auxquels il est presque impossible à remédier. Quelle que soit la direction de la fracture, ses conséquences sont un déplacement du fragment inférieur, qui remonte et se porte en dedans vers l'espace interosseux, en décrivant une sorte d'arc de cercle. Ce déplacement donne lieu à une dépression du bord radial de l'avant-bras, située à quelques lignes au-dessus du poignet; à une diminution de la largeur de l'avant-bras sur le même point, et à un changement de direction de la surface articulaire carpienne du radius qui regarde directement en bas. Ce changement de direction entraîne un changement analogue dans le carpe qui devient parallèle à l'axe de l'avant-bras; l'extrémité inférieure du cubitus forme en dedans une saillie très-prononcée, tandis que la main retenue par les muscles et les ligaments internes s'incline vers le côté cubital de l'avant-bras.

Ces symptômes sont un peu différents, selon que la fracture est oblique de haut en bas et d'arrière en avant ou en sens opposé. Dans le premier cas, le fragment inférieur fait une saillie en arrière, tandis que le supérieur se montre en avant et peut simuler une luxation du poignet. Le contraire a lieu dans le second cas. Le diagnostic sera complété par les signes ordinaires des fractures: douleur, craquement perçu par le malade, crépitation, etc., mais il est, d'après Vidal (1), trois signes constants de cette fracture (*fig.* 45 et 46) qui devront, dans tous les cas, suffire pour en établir

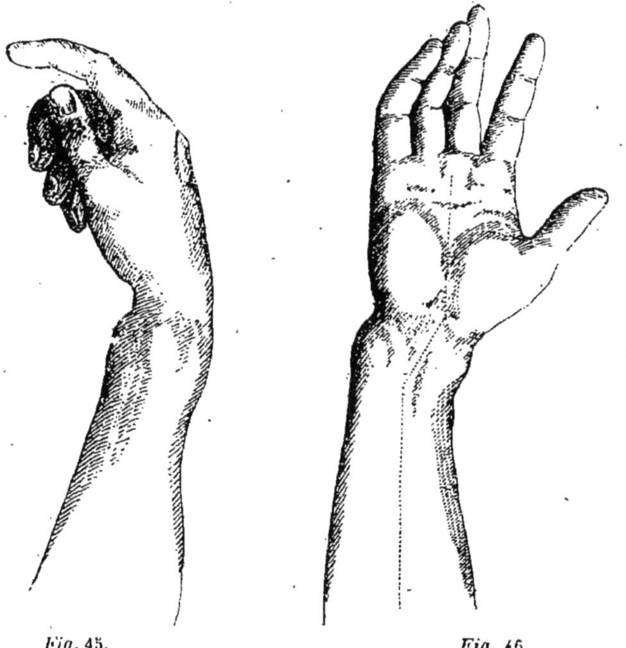

Fig. 45. *Fig.* 46.

Fig. 45. — Face dorsale de la main et du poignet. On aperçoit une saillie qui remonte à un ou deux travers des doigts au delà de l'articulation radio-carpienne; au-dessus de la saillie existe une dépression. — *Fig.* 46. — Face palmaire du membre. La saillie n'existe qu'à un travers de doigt au-dessus du pli cutané qui sépare l'avant-bras de la main, et la dépression se trouve au-dessus de la saillie. La main est déjetée en dehors du côté du radius. La tête du cubitus fait en dedans une saillie plus ou moins prononcée.

le diagnostic; savoir : 1° le changement de direction de l'axe du poignet et de la main; 2° une douleur ayant son siége non dans

(1) *Traité de pathologie externe et de médecine opératoire*, 5e édition. Paris, 1861, t. II, p. 176.

l'articulation du poignet, mais à l'extrémité inférieure du radius et augmentant par la pression ; 3° la saillie insolite de l'extrémité inférieure du cubitus (*fig.* 46). Dans certains cas, la violence du choc entraîne la rupture du ligament de l'articulation radio-cubitale inférieure, ce qui donne lieu à une mobilité insolite qui peut persister après la guérison de la fracture.

La réduction de cette fracture s'opère d'après les principes que nous avons indiqués pour celle du corps du radius ; mais elle est difficile à obtenir complète et surtout à maintenir. On ne saurait y arriver, dans les cas où il y a écrasement ou pénétration. L'appareil à mettre en usage consiste, pour la fracture de haut en bas et d'arrière en avant : 1° en deux compresses interosseuses occupant l'avant-bras, mais n'arrivant que jusqu'à un pouce au-dessus de l'articulation du poignet ; 2° en un coussin carré, épais, faisant suite à la compresse graduée postérieure ; 3° en deux attelles, dont la postérieure doit recouvrir le métacarpe, et l'antérieure ne pas dépasser le talon de la main. Voici comment on l'applique : la fracture étant réduite autant que possible, on applique les compresses graduées en ayant soin que le coussin de la postérieure réponde au fragment inférieur du radius ; les attelles sont ensuite appliquées, avec la précaution de garnir, avec du linge ou de la ouate, l'espace resté libre en avant et en arrière, entre les attelles et la main ; on les fixe solidement au moyen de tours de bande, partant de la main, pour recouvrir toute la longueur de l'avant-bras. Cet appareil a l'avantage d'exercer une action directe sur le fragment inférieur qui est repoussé en avant. Dans les fractures de haut en bas et d'avant en arrière, cet appareil doit être légèrement modifié ; ainsi le coussin carré postérieur sera supprimé et remplacé par un coussin uniforme à base supérieure, devant occuper l'espace qui existe entre le fragment inférieur et l'attelle antérieure ; les deux attelles conserveront la même longueur, mais on garnira, comme il a été dit, l'espace resté libre entre l'extrémité de l'attelle postérieure et la région carpo-métacarpienne. Le voisinage de l'articulation du poignet impose l'obligation de ne pas laisser trop longtemps l'appareil en place et d'imprimer de bonne heure des mouvements à cette articulation. L'appareil sera levé du vingtième au trentième jour. Il serait très-facile de le rendre inamovible.

Contrairement à ce qui a lieu pour le radius, les fractures de l'*extrémité inférieure du cubitus* n'offrent rien de particulier; celles de l'*extrémité supérieure* de cet os sont les seules qui méritent de nous occuper. Des deux apophyses que présente cette extrémité, l'une, l'*apophyse coronoïde*, se fracture, très-rarement, tandis que la seconde, l'*olécrane*, est assez fréquemment rompue. Cette fracture est ordinairement causée par une chute sur le coude ou par un coup porté sur cette partie; dans certains cas, cependant, elle a été produite par la contraction du triceps brachial. Elle peut être simple, comminutive ou compliquée de diverses lésions. Dans la fracture simple, on remarque un écartement plus ou moins prononcé des fragments, dont le supérieur, entraîné en haut par le triceps, est mobile. L'avant-bras demi-fléchi ne peut être étendu ; il y a de la tuméfaction, provenant parfois d'un épanchement articulaire ; la crépitation peut être provoquée en mettant le membre dans l'extension et imprimant à l'olécrane des mouvements transversaux.

Cette fracture, à son état de simplicité, n'est pas grave; ses dangers résultent des complications qu'elle peut offrir. Elle ne se consolide presque jamais par un cal osseux ; la réunion s'effectue au moyen de liens fibreux. Les indications à remplir dans le traitement consistent à obtenir cette réunion aussi exacte que possible. L'extension de l'avant-bras sur le bras serait certainement la position la plus favorable à cette adhésion, mais elle est très-pénible et peut exposer à des roideurs articulaires. La demi-flexion n'a pas ces inconvénients, aussi doit-on la préférer. Pour rapprocher l'olécrane détaché de l'extrémité du cubitus, on peut employer le bandage unissant des plaies en travers, en appliquant d'abord des compresses graduées au-dessus de l'olécrane ; mais il est préférable de suivre l'exemple de Boyer, qui, après avoir appliqué un bandage roulé de la main au coude, plaçait au-dessus de l'olécrane une compresse graduée épaisse et allongée, dont les deux chefs étaient ramenés et croisés sur le pli du coude. Quelques jets de bandes en 8 de chiffre étaient appliqués au-dessus de l'olécrane et autour de la partie supérieure de l'avant-bras ; enfin on continuait l'application du bandage roulé, jusqu'à la partie supérieure du bras.

Pour prévenir une roideur du coude, on devra imprimer des

mouvements à l'articulation, à partir du vingt-cinquième jour.

9° *Fractures de la main.* — Les os du carpe, du métacarpe et des phalanges, dont l'ensemble constitue la main, sont, par suite des usages si nombreux et si importants de cette partie, continuellement exposés à des fractures. Toutefois, ces lésions exigent pour se produire l'action directe de causes puissantes ; ainsi ce sont des contusions ou des pressions violentes, des blessures par armes à feu, etc., qui leur donnent lieu. Elles sont rarement simples ; presque toujours, au contraire, elles sont accompagnées de plaies contuses ou par écrasement. Combattre par des applications résolutives les effets de la contusion, réunir immédiatement les plaies et prévenir l'inflammation, telles sont les premières indications à remplir. On s'occupera ensuite de rétablir les rapports des fragments osseux et d'assurer leur immobilité. Au *carpe* la simple immobilité maintenue au moyen d'attelles, s'étendant de l'avant-bras à la main, sera suffisante. On se conduira de même dans les fractures du *métacarpe*, après avoir réduit exactement la solution de continuité et garni avec des compresses ou du coton, la paume de la main et la partie inférieure de l'avant-bras. Enfin, dans les fractures des *phalanges*, on commence par appliquer une petite bande qui entoure le doigt dans toute sa longueur ; deux petites attelles en bois ou en carton sont ensuite appliquées en avant et en arrière et fixées par la même bande ; enfin on immobilise le doigt malade en comprenant dans de nouveaux tours celui-ci et les deux voisins qui servent d'attelles latérales. Quand la fracture d'un doigt est compliquée de plaie, on doit commencer le pansement par l'application d'une bandelette agglutinative, qui remplace la première bande. La guérison des fractures de la main a lieu dans l'espace de vingt jours à un mois.

10° *Fractures de la cuisse.* — Les fractures du fémur sont les plus graves de toutes et leur traitement présente de très-grandes difficultés, surtout à la mer. Ces considérations sont plus que suffisantes pour justifier les détails dans lesquels j'aurai à entrer, à propos du diagnostic et du traitement. Ces fractures sont divisées en celles du corps, de l'extrémité supérieure et de l'extrémité inférieure.

La *fracture du corps du fémur* est le plus souvent causée par une chute sur les pieds ou les genoux ; cependant elle peut être produite par une cause directe ; c'est ce qui eut lieu chez le matelot du *Caroïbe* dont il a été question (chap. I, p. 3), qui se fractura le fémur gauche en tombant sur le dôme en cuivre du panneau de l'avant. Elle peut siéger sur tous les points de la longueur du fémur, mais on la trouve surtout au-dessus du milieu de cet os. Sa direction est ordinairement oblique, rarement transversale ou en rave.

La fracture du corps du fémur est toujours accompagnée de déplacements des fragments. La direction du membre est changée et on observe une saillie sur le lieu de la fracture, lorsque le membre n'est pas appuyé sur un plan horizontal. Il se produit aussi un déplacement suivant l'épaisseur, qui est d'autant plus prononcé que la fracture est plus oblique. L'action des muscles qui s'insèrent aux deux fragments donne lieu à un déplacement suivant la longueur, ou à un chevauchement plus ou moins marqué. Enfin les fragments ayant perdu leurs rapports, et la partie inférieure du membre étant portée en dehors par son propre poids et par l'action musculaire, il s'opère un déplacement suivant la circonférence. Si, à ces signes, très-importants par eux-mêmes, on ajoute la douleur, l'impossibilité des mouvements spontanés, la saillie et la mobilité des fragments, la crépitation, et le raccourcissement du membre, on aura tous les éléments d'un diagnostic précis et facile. Cette fracture, lorsqu'elle est simple et survenue chez un homme jeune et bien portant, peut guérir avec facilité; mais lorsqu'elle est très-oblique, elle est toujours suivie d'un raccourcissement du membre.

Les *fractures de l'extrémité inférieure du fémur* peuvent siéger sur la partie de cet os qui est immédiatement au-dessus des condyles ou ne détacher qu'un seul de ces condyles. Le premier cas est le moins rare ; alors la fracture est ordinairement oblique du haut en bas et d'arrière en avant et accompagnée d'un chevauchement plus ou moins considérable, avec renversement en arrière du fragment inférieur. La difformité du membre, son raccourcissement, la mobilité, la crépitation, etc., feront reconnaître cette lésion. Il en sera de même pour la fracture isolée d'un des condyles, où les mêmes signes permettront d'établir le diagnostic. Ces fractures, qui peuvent survenir par suite d'une chute sur les genoux, sont plus souvent le résultat d'actions traumatiques directes. Elles sont plus graves que les précédentes, à cause de la violence qui a été nécessaire pour les produire et qui peut avoir occasionné des contusions ou des plaies et à cause surtout du voisinage de l'articulation du genou qui peut s'enflammer. Elles laissent toujours, quand elles siégent au-dessus des condyles, un raccourcissement prononcé.

Les *fractures de l'extrémité supérieure du fémur* peuvent avoir lieu immédiatement au-dessous du petit trochanter, dans l'épaisseur du grand trochanter ou à son col.

La fracture *au-dessous du petit trochanter* présente les signes qui appartiennent aux fractures du corps du fémur ; de plus, elle est caractérisée par une saillie formée, dans la région inguinale, par le fragment supérieur dirigé en avant et par le siége de la mobilité. Elle est plus grave que celle du corps et plus difficile à maintenir réduite.

Dans la fracture du fémur, *dans l'épaisseur du grand trochanter*, l'os est obliquement divisé de la face externe du grand trochanter à la partie inférieure de la base du col. Le fragment supérieur ne subit ici aucun déplacement ; l'inférieur est, au contraire, toujours entraîné en haut et quelquefois en avant ou en arrière. Il peut aussi, en se déplaçant, être porté dans la rotation en dedans ; ce qui explique la déviation du pied en dedans que l'on observe dans certaines fractures de l'extrémité supérieure du fémur. Cette fracture résulte ordinairement d'une chute sur le côté ; elle se consolide comme les autres, avec un peu de raccourcissement.

Le *col du fémur* peut se fracturer en dedans ou en dehors de la capsule articulaire. Cette différence de siége entraîne des différences notables dans les symptômes, le pronostic et même le traitement de cette lésion. Les fractures intra-capsulaires s'observent à peu près exclusivement chez les vieillards ; elles résultent d'une chute sur le grand trochanter, sur les pieds ou les genoux. Les fractures extra-capsulaires se montrent au contraire à tous les âges et sont presque toujours causées par une chute sur la hanche. Les unes et les autres peuvent être simples, comminutives, avec écrasement ou avec pénétration réciproque des fragments, circonstance qui peut masquer les autres signes de la fracture, en s'opposant à la mobilité et à la crépitation.

Les signes auxquels on reconnaît une fracture du col du fémur sont les suivants : Après une chute sur le grand trochanter, les pieds ou les genoux, ou même après un simple faux pas, on éprouve une vive douleur, accompagnée ou non d'un craquement particulier. D'ordinaire, les mouvements du membre blessé deviennent impossibles et le malade ne peut se relever : au contraire, dans quelques cas exceptionnels, alors que les fragments ont subi cette pénétration réciproque dont j'ai parlé, le blessé peut se relever et marcher pendant quelques instants ou même quelques jours, jusqu'à ce que le déplacement se produise tout d'un coup. Presque toujours ce déplacement a lieu au moment même de l'accident. Il consiste dans un raccourcissement du membre, accompagné de la rotation sur son axe. Le *raccourcissement* est constant et varie de quelques lignes à quatre pouces; il est toujours bien plus considérable dans la fracture intra-articulaire que dans la fracture extra-articulaire. La *rotation* du membre s'effectue presque toujours en dehors ; alors, la cuisse et la jambe demi-fléchies sont appuyées sur leur côté externe ; le genou et la pointe du pied regardant directement en dehors, et le talon en dedans. Ce déplacement varie d'étendue et il est facile de le faire cesser, en ramenant le membre à sa rectitude ; mais il ne tarde pas à se reproduire. L'*aspect de la hanche* est changé et l'on remarque que le grand trochanter est rapproché de la crête iliaque. La *crépitation* se produit en imprimant au membre des mouvements de rotation ; elle est plus facilement perçue dans la fracture extra-capsulaire que dans l'autre. Une *douleur* plus vive, dans la première variété que dans la seconde, accompagne les fractures du col du fémur ; elle se fait sentir surtout dans les mouvements et se répand dans la hanche et la partie supérieure de la cuisse. Les fractures intra-articulaires se produisent chez les vieillards, par des causes souvent très-légères ; il n'existe pas ordinairement de trace de *contusion* vers le grand trochanter ; le contraire a lieu dans les fractures extra-articulaires, qui résultent toujours d'une action violente directe. Enfin, dans la fracture intra-articulaire, les *mouvements provoqués* sont médiocrement douloureux, tandis qu'ils le sont à l'excès dans l'autre.

Les seules lésions avec lesquelles la fracture du col du fémur puisse être confondue sont la contusion et la luxation de la hanche. Une observation attentive et prolongée et l'examen de la longueur et des fonctions du membre feront distinguer la contusion de la fracture, sauf les cas où cette dernière existe sans déplacement ou avec pénétration. En cas de doute, il faut se conduire comme s'il y avait fracture. Quant à la luxation du fémur, ses caractères sont assez prononcés pour qu'on ne puisse la confondre avec une fracture du col. On trouvera du reste, à l'article des luxations de cet os, le diagnostic différentiel de ces deux lésions. Les caractères distinctifs des deux espèces des fractures du col du fémur se trouvent suffisamment indiqués dans ce qui précède ; nous nous contenterons donc d'ajouter comme un nouveau signe, que, dans la fracture extra-capsulaire, les mouvements de rotation imprimés au membre ne déterminent dans le grand trochanter qu'une rotation sur son axe ; au lieu que cette apophyse décrit un axe de cercle, moins étendu qu'à l'état normal, quand la fracture est intra-articulaire.

Le *pronostic* des fractures du col du fémur est toujours fâcheux, surtout à la mer, à cause de la nécessité d'un long séjour au lit et de l'impossibilité d'obtenir une consolidation exempte de raccourcissement. Toutefois, les deux variétés de fractures du col ne présentent pas à cet égard des conditions identiques. Celles qui ont lieu en dehors de la capsule déterminent une réaction traumatique plus vive et font courir au malade des dangers immédiats plus grands ; mais elles se réunissent toujours par un cal osseux. Au contraire les fractures intra-articulaires ne se consolident ordinairement que par une substance ligamenteuse ; mais elles existent souvent sans causer de réaction. L'impossibilité reconnue d'obtenir, chez les vieillards, une consolidation osseuse des fractures intra-articulaires a porté les chirurgiens à ne plus condamner ces malades à la position horizontale continuée pendant plusieurs mois. Au bout de quelques jours on les fait lever et, peu à peu, le membre reprend ses usages; on évite ainsi les inconvénients d'un décubitus prolongé, qui peut entraîner tant d'accidents chez les personnes âgées. Une pareille conduite, fort rationnelle à terre, ne saurait être suivie à bord : et, quel que soit le siége de la fracture, le blessé doit être condamné au repos horizontal, jusqu'à ce qu'il puisse être déposé à terre, pour jouir des bienfaits du mouvement.

J'arrive au *traitement* des fractures du fémur, partie la plus importante de leur histoire. J'exposerai d'abord tout ce qui est relatif aux fractures du corps, pour m'occuper ensuite du traitement de celles des extrémités.

Presque tout ce qui a été dit, dans les généralités relatives au traitement des fractures, s'appliquant d'une manière spéciale à celles du fémur, je puis me dispenser de décrire les manœuvres de la réduction. Quant aux appareils, ils sont nombreux et offrent certaines différences suivant qu'ils sont destinés à maintenir une fracture simple du corps, une fracture oblique de ce même corps ou une fracture du col. Je vais décrire les principaux.

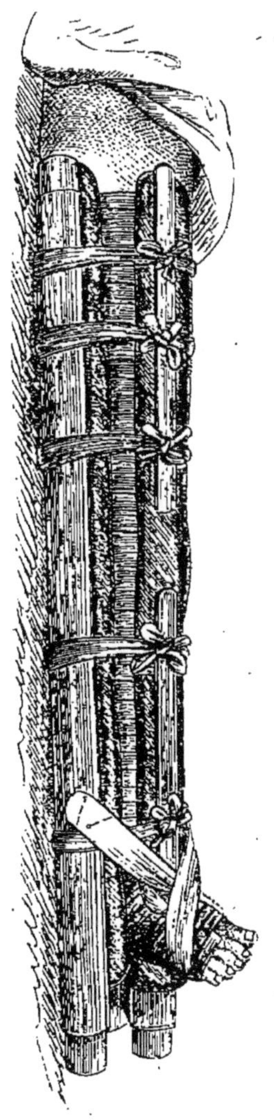

Fig. 47.

C'est l'appareil de Scultet (*fig.* 47) qui est habituellement employé dans les fractures simples de la cuisse : voici comment on le construit : Un premier drap fanon est disposé sur le lit qui doit recevoir le malade; sur ce drap on place successivement : 1° cinq liens en ruban de fil, ou cinq courroies à boucles; 2° un drap porte-attelles, ayant un peu plus de la longueur du membre inférieur; 3° des bandelettes séparées, larges de trois travers de doigt et assez longues pour faire une fois et demie le tour du membre; elles doivent être imbriquées, de manière à se recouvrir en allant de haut en bas. On prépare en outre trois attelles, deux latérales allant, l'une de l'épine iliaque antéro-supérieure, l'autre de l'ischion, jusqu'au delà de la plante du pied; et une antérieure allant du pli de l'aîne au genou ou mieux au cou-de-pied; et, de plus, trois coussins de balle d'avoine ayant les mêmes dimensions que les attelles, ou de l'étoupe pour servir de remplissage.

Tout étant ainsi disposé, le malade est couché sur son lit, le membre reposant sur l'appareil. Après s'être assuré que la réduction de la fracture est parfaite, le chirurgien commence par appliquer autour du pied un bandage roulé ; il confie ensuite cette partie à un aide qui est chargé d'assurer l'immobilité et la direction normale du membre pendant toute la durée de l'opération. Dans ce but, il se place au pied du lit et saisissant avec ses deux mains le pied du blessé, les pouces sous la plante et les autres doigts sur le dos, il exerce une légère extension. Pendant ce temps, on procède à l'application des bandelettes. Pour cela le chirurgien, placé en dehors du membre, saisit chacune d'elles, par son chef externe, en commençant par la plus inférieure ; un aide placé vis-à-vis les tend à mesure par leur chef interne ; on les enroule ainsi obliquement, en faisant croiser la première par la seconde et ainsi de suite. De cette façon le membre est régulièrement comprimé. Lorsqu'on est parvenu au siége de la fracture, on peut, si les fragments ont de la tendance à faire saillie, appliquer soit des compresses longuettes mouillées, soit des attelles immédiates en carton épais. On peut les mettre soit au-dessous des bandelettes, soit au-dessus, ce qui semble préférable. Cela fait, on enroule les attelles latérales dans les bords du drap destiné à les recevoir, en prenant ses mesures de façon à arriver à deux travers de doigt du membre. Alors, on place dans l'intervalle resté libre, les paillassons ou l'étoupe de remplissage, en ayant soin de les adapter parfaitement aux contours du membre, qui est ainsi égalisé dans toute sa longueur. Le coussin et l'attelle antérieurs sont placés à leur tour, et le tout est maintenu appliqué contre le membre au moyen des liens qui doivent être également espacés et qu'on serre en commençant par celui du milieu. Le pied, maintenu fléchi sur la jambe, est fixé dans sa direction normale par une bandelette dont les chefs faisant un tour complet autour du pied, sont entre-croisés sur le cou-de-pied et attachés par des épingles sur les côtés de l'appareil.

Cet appareil demande à être visité tous les huit ou dix jours. Il donne de bons résultats dans les fractures en rave et dans toutes celles où la tendance au déplacement est peu prononcée ; mais dans les fractures très-obliques, où le fragment inférieur est sans cesse entraîné en haut par l'action musculaire, il ne saurait mettre à l'abri d'un raccourcissement qu'aucun appareil ne peut d'ailleurs complétement empêcher.

Cet appareil peut être employé, non-seulement dans les fractures du corps, mais encore dans celles de l'*extrémité inférieure du fémur*. Lorsque ces dernières sont transversales, elles sont très-bien maintenues et la guérison peut avoir lieu sans difformité; ce résultat est plus incertain dans les fractures obliques et surtout dans celles qui ne comprennent qu'un des condyles. Pour rendre la contraction exercée par les grandes attelles plus efficace, on peut agir sur les fragments au moyen de compresses épaisses et d'attelles immédiates en carton mouillé, qui enveloppent l'articulation du genou.

L'impossibilité d'obtenir une guérison exempte de raccourcissement au moyen de l'appareil que je viens de décrire, dans les fractures obliques du corps du fémur, a conduit les chirurgiens à en imaginer un grand nombre d'autres destinés à agir en sens inverse du déplacement qu'elles présentent, c'est-à-dire suivant la longueur de l'os fracturé. La *demi-flexion* est le plus simple et peut-être le plus efficace des moyens proposés dans ce but; malheureusement, ainsi que je l'ai déjà dit, cette situation est tout à fait inapplicable à la mer; elle ne pourrait être essayée que dans les ports ou les rades complétement fermées.

L'*extension continue*, dans les fractures très-obliques de la cuisse, étant jugée nécessaire, on peut la réaliser de deux manières différentes. Dans la première méthode, les puissances extensives, dirigées en sens contraire, sont appliquées sur le bassin et sur le pied ou sur ce dernier seulement, le bassin étant préalablement fixé, et tendant à éloigner l'un de l'autre les deux fragments osseux. Dans la seconde méthode, au contraire, l'extension est maintenue par des attelles inflexibles qui, agissant à la fois sur le pied et le bassin, ne permettent au membre que des mouvements de totalité. Dans l'appareil de M. Forget qui se rapporte au premier système, le malade fait pour ainsi dire corps avec son lit, et son membre ne peut exécuter aucun mouvement. Voici comment ce chirurgien décrit son appareil.

« C'est une espèce de caisse en planches, longue de six pieds et large de deux, composée d'un fond percé d'une ouverture ronde au milieu, ouverture qu'on peut fermer avec une planchette à coulisse. Les côtés sont formés de deux planches de la longueur du fond, d'un pied à quinze pouces de largeur, et articulées à charnières avec celui-ci. Le côté de la tête est également fermé par une planche carrée, articulée avec le fond, emboîtant entre les deux planches de côté, et maintenu relevé au moyen de deux crochets qui, fixés à l'extrémité des planches latérales, s'engagent dans deux petits pitons cloués en dehors du dossier. L'extrémité des pieds est ouverte et présente une traverse composée d'une forte tringle en fer, à deux crochets qui s'engagent dans deux pitons fixés en dedans des planches latérales. Celles-ci sont percées vers le milieu de leur largeur, au point correspondant au bassin du malade, de plusieurs mortaises, par lesquelles doivent passer les courroies dont nous parlerons bientôt, et qui seront fixées à des crochets cloués en dehors près des mortaises. On place dans cette caisse un matelas de crin élastique et solide, les draps, le traversin, etc. Cet appareil est suspendu par deux araignées composées chacune de deux fortes cordes réunies à une cosse, et s'écartant par leurs extrémités, qui sont armées de crochets pour s'engager dans deux paires de pitons fixés à la tête et aux pieds, en dehors et près le bord supérieur de deux planches latérales. La cosse est garnie d'un ruban qui passe dans un taquet, dans la tringle des baux ou mieux dans un crochet à roulis. »

La manière dont M. Forget emploie le cadre dont on vient de lire la description est la suivante : « Le cadre garni est établi sur le pont; les côtés et le dossier renversés; on y couche le blessé; les pièces d'appareil particulières sont : 1° une ceinture en peau ou en forte toile, serrée autour des hanches au moyen de trois courroies et de trois boucles cousues au bandage. Deux sous-cuisses rembourrés empêchent la ceinture de remonter, en passant d'arrière en avant par les aines, pour se fixer en avant à deux autres boucles que porte la ceinture, du bord supérieur de laquelle part, de chaque côté, une forte courroie destinée à passer dans les mortaises latérales du cadre; 2° un brodequin ou une guêtre en peau ou en forte toile appliqué au pied du côté malade, à la semelle duquel est fixée une anse transversale dans laquelle on engage un lien qui doit se nouer sur la tringle transversale des pieds du cadre. Ces pièces appliquées, on relève le dossier, puis les côtés du cadre. On accroche le dossier, on applique la tringle des pieds, puis on fait passer les courroies latérales de la ceinture dans les mortaises et on les fixe aux crochets extérieurs pour maintenir le bassin; enfin, on attache le lien du brodequin autour de la tringle, en le serrant autant que possible pour opérer l'extension qu'on peut augmenter en tordant le lien à l'aide d'un garrot. On empêche les pieds de vaciller, au moyen de l'étrier ou en lui fournissant des appuis latéraux. Cela fait, le blessé forme un tout inamovible avec son cadre; le membre malade est parfaitement assujetti, tandis que l'autre membre et la partie supérieure du corps jouissent de leur liberté. On applique les araignées aux crochets extérieurs de la tête et des pieds, et on hisse le cadre au moyen des rubans à la hauteur que l'on désire. Quand le malade a des besoins, on glisse sous lui un bassin plat, en lui faisant soulever le membre sain; et si cette manœuvre était difficile, on pourrait avoir un matelas percé au niveau du trou pratiqué au fond du cadre; mais cette installation nous paraît superflue. Avec ces dispositions, le membre reste dégagé dans toute sa longueur et donne toutes les facilités possibles pour l'application des pièces d'appareil qui peuvent être nécessaires. »

L'appareil dont nous venons de rapporter la description et les usages, nous paraît, mieux qu'aucun autre, remplir les conditions que l'on se propose en appliquant les appareils à extension permanente. Il offre, en effet, un avantage précieux à la mer, et qui manque dans la plupart des appareils de ce genre, c'est que le bassin est fixé solidement au cadre et à une hauteur égale de l'un et de l'autre côté; la contre-extension ne laisse donc rien à désirer. L'extension est également bien faite, puisqu'elle s'exerce selon l'axe du membre et que l'on peut la graduer à volonté. Enfin, le malade, faisant corps avec le cadre qui est suspendu, est à l'abri des mouvements du navire. Toutefois, à côté de ces avantages très-réels, il existe quelques inconvénients dont le principal est l'immobilité presque absolue à laquelle est condamné le malade et qui peut devenir très-pénible.

Cet inconvénient de l'immobilité n'existe pas à un aussi haut degré dans les appareils où l'extension se fait au moyen d'attelles, la contre-extension restant appliquée sur le bassin. C'est à cette catégorie qu'appartiennent les appareils de Vermandois, de Desault, de Boyer, etc. (*fig.* 48), dont la construction diffère par des détails plus ou moins importants, mais qui ont, à peu de chose près, la même action. Dans tous ces appareils, il existe une longue attelle externe qui, à son extrémité supérieure, est fixée par une ceinture ou par des sous-cuisses au bassin sur lequel elle prend un point d'appui, de manière à assurer la contre-extension, tandis que l'extrémité inférieure de l'attelle qui dépasse le pied et qui est coudée ou recourbée, permet de pratiquer une extension continue aussi forte qu'on le désire.

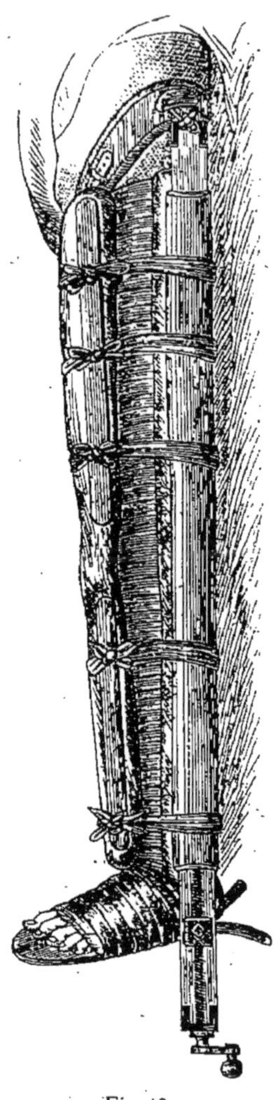
Fig. 48.

Toutes ces attelles peuvent être avantageusement remplacées par celle que l'on emploie dans les hôpitaux de la marine française et qui se trouve à bord de tous les bâtiments de guerre, c'est l'attelle de Rochet. Elle a été décrite pour la première fois par M. le professeur Baud, de Louvain : « Cette attelle, dit M. Crocq, a la dimension de celle de Boyer ; inférieurement, elle se recourbe en une demi-lune dont la concavité embrasse le pied. Cette partie recourbée est percée à sa partie moyenne d'une large mortaise horizontale, carrée ; elle est de plus traversée dans le sens vertical par un trou arrondi, destiné à recevoir une clef ou un pivot, et passant par la mortaise. La clef ressemble à celle d'un robinet; elle offre à sa partie supérieure une poignée qui s'appuie sur l'orifice du trou et qui est munie d'une traverse horizontale. La partie de cette clef qui répond à la mortaise est percée d'une fente. L'attelle s'engage, par son bout supérieur, dans le gousset d'un bandage de corps muni de deux sous-cuisses ; le lacs extensif passe à travers la fente de la clef et y est fixé par un nœud. On exerce l'extension en faisant tourner celle-ci ; on arrête son mouvement de rotation par deux clous perpendiculaires qui appuient contre la traverse de la poignée et qui sont engagés dans deux trous pratiqués de chaque côté dans la partie recourbée de de l'attelle. Cet appareil est plus avantageux que celui de Boyer; il est plus simple, moins coûteux; l'extension peut aussi être augmentée à volonté, et la contre-extension, exercée par le bandage de corps est parallèle à l'axe du membre; le sous-cuisse contre-extenseur appuie bien sur l'ischion et ne peut glisser sur la cuisse. » C'est donc l'appareil le plus parfait qui existe en ce genre; mais son action se borne à conserver la longueur normale du membre; pour en retirer tous les avantages qu'il peut donner, il est nécessaire de le combiner avec l'appareil ordinaire des fractures de la cuisse déjà décrit. On commencera donc par appliquer celui-ci pour remédier aux déplacements suivant la direction et la circonférence, puis on placera l'attelle extensive qui sera fixée par des liens au reste du bandage et qui combattra efficacement le déplacement suivant la longueur.

Tout en reconnaissant les avantages des divers appareils dont il vient d'être question, on ne peut méconnaître qu'ils sont pour la plupart d'une application difficile, pénibles à supporter, et qu'ils condamnent le malade à séjourner au lit dans une immobilité presque absolue. L'appareil amovo-inamovible semble leur être supérieur à certains égards. Il est construit d'après les principes que nous avons déjà fait connaître, mais avec quelques modifications en rapport avec le siége de la fracture. Cet appareil s'étend du pied au bassin, qu'il doit emboîter exactement. Comme son application doit être prolongée et qu'il porte sur de nombreuses saillies osseuses, il faut avoir le soin de les garnir au moyen d'étoupe ou de ouate, afin d'éviter les escarres et les excoriations qui pourraient obliger à l'enlever. Le membre inférieur tout entier est enveloppé d'un bandage roulé qui se prolonge autour du bassin, en formant un spica de l'aine et des circulaires. Les attelles sont au nombre de quatre : la postérieure et les latérales se continuent jusqu'au pied; l'antérieure ne dépasse pas le genou. En haut, l'externe et la postérieure emboîtent la fesse; l'antérieure remonte jusqu'au pli de l'aine et l'interne jusqu'au pli de la fesse.

Dans les fractures obliques où le déplacement est opiniâtre, on peut exercer une pression sur les fragments au moyen de compresses graduées renforcées d'attelles immédiates en carton. Dans celles du col du fémur, les attelles externe et postérieure doivent se prolonger jusqu'à la crête iliaque.

Tout étant ainsi disposé et la fracture convenablement réduite on recouvre tout le membre, depuis la racine des orteils jusqu'au bassin, par des bandes amidonnées en nombre suffisant pour que l'appareil offre une grande solidité. Pendant sa dessiccation, il sera nécessaire de pratiquer l'extension continue, pour que le membre conserve la forme et la position qu'on lui aura données ; cette extension deviendra inutile dès que le bandage sera tout à fait sec. Pour rendre l'appareil amovible, on pratique la section sur le côté externe du membre, entre les attelles externe et antérieure. Cette section peut ne comprendre que la partie qui correspond à la cuisse.

L'appareil amovo-inamovible, dans la fracture de la cuisse, ne donne pas d'aussi bons résultats que pour celles de la jambe, en raison du volume des parties molles et du petit volume de l'os. M. Marcellin Duval a fait exécuter un double plan incliné à pupitre pouvant s'appliquer sur un cadre, et dont la figure 49 ne donne qu'une idée fort imparfaite. Cet appareil, en service depuis

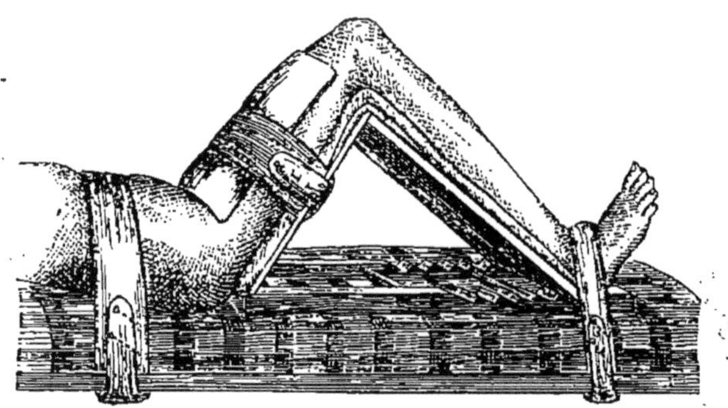

Fig. 49.

plusieurs années à l'hôpital de la maison de Brest, donne d'excellents résultats et mérite la préférence sur les appareils précédents.

La plupart des appareils employés dans les fractures obliques du corps du fémur sont également applicables contre celles de l'*extrémité supérieure* de cet os; toutefois diverses circonstances et spécialement le siége de la solution de continuité osseuse impriment au traitement des modifications que nous devons indiquer.

Nous avons vu que, dans la fracture *au-dessous du petit trochanter*, le fragment supérieur faisait une saillie prononcée dans la région inguinale; la méthode de la flexion est la seule qui permette de remédier d'une manière efficace à ce déplacement; mais, nous savons qu'elle est rarement applicable à bord; on devra donc s'efforcer d'agir sur ce fragment, au moyen de compresses et d'attelles immédiates en carton, ajoutées à l'appareil ordinaire.

Les fractures *dans l'épaisseur du grand trochanter* doivent être traitées avec l'appareil ordinaire; on aura recours à l'extension permanente s'il existe une grande tendance au raccourcissement. Si le fragment inférieur tend à se déplacer en arrière, on combattra cette disposition au moyen d'un coussin appliqué en arrière de son extrémité supérieure et maintenu par les autres parties du bandage.

Le traitement des fractures du *col* du fémur présente des différences suivant qu'elles sont *intra* (*fig.* 50) ou *extra-capsulaires* (*fig.* 51).

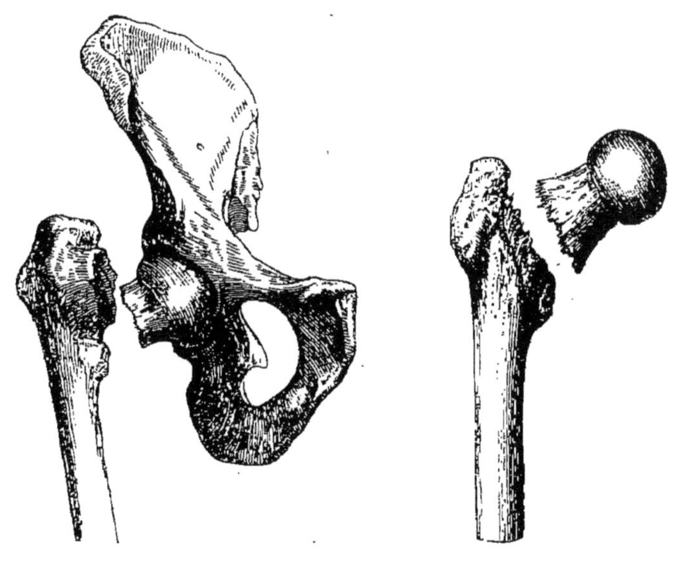

Fig. 50. *Fig.* 51.

La consolidation des fractures *intra-capsulaires* étant reconnue impossible chez les vieillards, il n'y aurait aucune utilité à recourir chez eux à l'extension permanente. Si pareille chose arrivait à bord, on devrait se contenter d'appliquer le bandage ordinaire des fractures de la cuisse, en fixant au bassin, par le moyen d'une ceinture, l'extrémité supérieure de l'attelle externe préalablement matelassée. On devrait aussi, pour s'opposer au déplacement suivant la circonférence, lier ensemble les deux genoux et les deux pieds. Cet appareil serait supprimé au bout de trois semaines à un mois, et on permettrait au malade d'exercer des mouvements graduellement augmentés, mais sans le laisser sortir de son lit, au moins à la mer, jusqu'à l'époque où il pourrait être débarqué.

On se conduirait différemment si la fracture intra-capsulaire existait chez un homme encore jeune. La consolidation osseuse étant possible à cette époque, on doit tout faire pour l'obtenir. Mais comme le raccourcissement du membre est toujours considérable, on se trouve dans l'obligation de recourir à l'extension continue, qui est pratiquée à l'aide des divers appareils déjà décrits.

La fracture *extra-capsulaire* peut se présenter dans deux conditions différentes qui impriment au traitement certaines modifications d'une grande importance. Je veux parler de l'existence ou de l'absence de la pénétration des fragments.

Lorsque cette pénétration existe (*fig.* 52), il n'y a ni crépitation ni mobilité, et le raccourcissement produit au moment de l'accident n'a aucune tendance à augmenter, pourvu que l'on ne détruise pas le contact des fragments. Le mieux, en pareil cas, est de se résigner à laisser subsister la difformité qui n'est jamais très-considérable et à mettre le membre dans les conditions les plus favorables à sa consolidation. L'appareil ordinaire, ou mieux l'appareil inamovible longtemps prolongé, convient très-bien pour obtenir ce résultat. Dans tous les cas où il n'y a pas eu pénétration des fragments, ou lorsque cette pénétration a été détruite par des manœuvres intempestives, il se produit un raccourcissement plus ou moins prononcé du membre

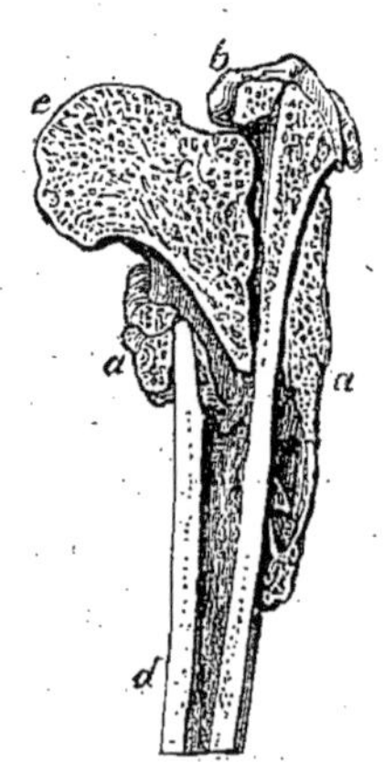

Fig. 52. *

* *Fig.* 52. — Fracture extra-capsulaire du col du fémur avec pénétration des fragments.

avec rotation en dehors qui réclame l'extension continue.

L'appareil amovo-inamovible, aidé pendant les premiers temps de l'attelle extensive et de liens fixant ensemble les deux membres, semble devoir remplir les indications les plus essentielles, mais le plan incliné vaut encore mieux.

Les fractures du fémur étant presque toujours, chez les marins, le résultat de violences extérieures considérables, s'accompagnent d'une réaction traumatique plus ou moins forte, qui peut nécessiter quelquefois l'emploi d'une émission sanguine. La diète et les boissons tempérantes suffiront le plus ordinairement. Au bout d'un temps, qui variera suivant l'âge des malades, le siége et les autres circonstances de la fracture, il conviendra de visiter celle-ci. Si l'on a cru devoir revenir à l'appareil amovo-inamovible, il faudra en faire la section avant la fin de la première semaine, pour s'assurer de la position des fragments et y remédier si elle n'était pas convenable. Dans aucun cas, la déambulation ne sera permise à bord avant que la guérison soit parfaite; le malade devra donc rester couché jusqu'à la fin du traitement, dont la durée est de soixante jours à trois mois, suivant les cas.

11° *Fractures de la rotule.* — Elles peuvent être transversales, verticales ou obliques ; elles sont simples, multiples, compliquées ou avec écrasement. Elles sont causées tantôt par un coup ou une chute sur le genou, plus souvent par l'action musculaire. Dans certains cas, il est difficile de déterminer quelle est la véritable cause de la fracture, celle-ci s'étant produite dans une chute précédée de la contraction violente des muscles extenseurs de la jambe. Les fractures par contraction musculaire sont presque toujours simples, ordinairement transversales ; celles qui succèdent à des violences extérieures sont plus souvent multiples et compliquées. Ces complications consistent dans la rupture du ligament rotulien; dans une contusion accompagnée d'épanchement dans la bourse séreuse pré-rotulienne ou dans l'articulation du genou ; enfin dans des plaies pouvant pénétrer dans cette articulation. Cette dernière complication est la plus grave de toutes et peut amener les plus fâcheuses conséquences.

Les caractères de cette fracture sont les suivants : A la suite d'une chute sur le genou ou après un effort musculaire violent, le malade éprouve une douleur vers la rotule et se trouve dans l'impossibilité de marcher, en s'appuyant sur son membre ; toutefois, il peut se tenir debout. L'examen du genou par la vue et le toucher montre un écartement des fragments, qui augmente par la flexion et diminue dans l'extension; on peut, par des pressions en sens contraire, ramener les fragments au contact. Cet écartement n'est pas constant, mais alors la mobilité des fragments en sens inverse suffit pour assurer le diagnostic. On peut aussi quelquefois produire la crépitation ; celle-ci est surtout facile, quand la fracture est comminutive. Le diagnostic de cette lésion ne présente pas de difficultés lorsqu'elle est récente ; il n'en est pas de même lorsqu'un certain temps s'est écoulé depuis l'accident ; car alors, le gonflement et l'inflammation peuvent s'opposer à ce que l'on reconnaisse l'état véritable des parties.

La fracture de la rotule n'offre par elle-même aucune gravité, quand elle est simple ou résulte de l'action musculaire ; seulement, il faut être averti qu'elle se consolide rarement par un cal osseux. D'une autre part, le repos prolongé nécessaire à la guérison peut amener une raideur persistante dans l'articulation du genou ; ce résultat se produit surtout lorsque la fracture est compliquée de contusion violente, de plaie ou d'inflammation.

Les indications à remplir dans le *traitement* des fractures de la rotule consistent d'abord à prévenir ou à combattre l'inflammation et l'épanchement dans l'articulation du genou qui leur succèdent si souvent. Les applications résolutives, réfrigérantes et, au besoin, les émissions sanguines locales remplissent ce but ; on s'occupera ensuite de mettre les parties dans les conditions les plus favorables à la consolidation. La position qui met dans le relâchement les muscles extenseurs de la jambe est celle qui favorise le mieux le rapprochement des fragments ; à bord, on ne peut qu'approcher du but, en plaçant les malades dans la position horizontale. Quant aux bandages dont l'action est plus immédiate, ils doivent agir en maintenant les fragments osseux dans un contact permanent. De tous les appareils proposés contre la fracture de la rotule et qui sont plus ou moins compliqués, je me contenterai d'en décrire deux, celui de Dupuytren et l'appareil inamovible de M. Seutin.

L'appareil de Dupuytren n'est autre chose que le bandage unissant des plaies en travers légèrement modifié. Pour l'appliquer, on prépare deux bandelettes longitudinales, ayant quatre centimètres de largeur et longues comme tout le membre. La supérieure, fendue à deux chefs, est couchée sur la face antérieure de la cuisse, où elle est fixée par une bande roulée; la bandelette inférieure, présentant deux boutonnières, qui correspondent à la rotule, est fixée sur la partie antérieure de la jambe, par une autre bande roulée. Deux compresses longuettes, étroites et épaisses sont placées l'une au-dessus du fragment supérieur, l'autre au-dessus de l'inférieur; leurs chefs dirigés obliquement en arrière sont croisés dans le jarret. Les deux bandelettes étant tirées en sens opposé produisent un rapprochement des fragments, que l'on assure par de nouveaux tours de bande recouvrant régulièrement le membre inférieur dans toute sa longueur. On pourrait, pour assurer l'immobilité et la rectitude du membre, le fixer sur une longue attelle garnie d'un coussin, placée à sa face postérieure, ainsi que le faisait Desault.

Pour construire son appareil inamovible, M. Seutin commence, la jambe étant étendue, par rapprocher les fragments à l'aide des compresses graduées sus et sous-rotuliennes, fixées par un 8 de chiffre. Alors, il applique le bandage roulé, puis un large carton postérieur, dont les côtés sont repliés en gouttière et qu'un autre bandage roulé maintient. Cet appareil pourrait être rendu amovible, mais il n'y aurait aucun avantage à le faire; le mieux est de le renouveler chaque fois que l'on veut examiner l'os fracturé.

Le traitement des fractures longitudinales est plus simple; le repos, la position allongée du membre et un simple bandage roulé suffiraient pour obtenir le rapprochement des fragments. Les diverses complications que nous avons mentionnées seront activement combattues par les moyens appropriés. Le temps nécessaire à la consolidation varie de deux à trois mois. M. M. Duval, directeur du service de santé au port de Toulon, laisse l'appareil trois mois en place; il permet au bout de ce temps au malade de marcher, mais il lui interdit, pendant plusieurs mois encore, les mouvements de flexion étendus.

12° *Fractures de la jambe.* — Les os de la jambe peuvent se fracturer isolément ou simultanément. La fracture des deux os est la plus commune; c'est par elle que nous allons commencer; nous parlerons ensuite de celles du tibia et du péroné.

La fracture des *deux os de la jambe* peut siéger dans tous les points de leur longueur; mais on la rencontre le plus souvent vers l'union du tiers inférieur avec le tiers moyen. Sa direction est assez rarement transversale; ordinairement elle est oblique de haut en bas et de dehors en dedans. Les deux os sont fracturés à la même hauteur ou à des hauteurs différentes. Cette fracture, simple dans le plus grand nombre des cas, peut être compliquée ou comminutive. Elle résulte d'une violence directe ou d'une chute sur les pieds. On la reconnaît aux signes ordinaires des fractures. Le déplacement, peu prononcé dans la fracture transversale, l'est davantage dans celle qui est oblique; en parcourant la crête du tibia, on sent une interruption brusque et une saillie qui indiquent le siége de la solution de continuité; le fragment inférieur porté en arrière est déplacé suivant son épaisseur et sa direction. Dans les fractures très-obliques, résultant d'une chute d'un lieu élevé, il se produit un chevauchement qui a pour résultat une forte saillie du fragment supérieur au-dessous de la peau, qui peut même être perforée. La mobilité de l'extrémité inférieure de la jambe, le raccourcissement du membre et la crépitation, toujours facile à constater, complètent le diagnostic.

Lorsque la fracture siége vers *l'extrémité inférieure* de la jambe, le déplacement du fragment inférieur et du pied en arrière est quelquefois considérable. On observe alors une difformité, consistant en une forte saillie du fragment supérieur en avant, une dépression au-dessus de la malléole externe et un abaissement de la totalité du pied, qui paraît raccourci et dont la face plantaire est inclinée en dehors. Si la fracture siége sur les malléoles, le pied peut se luxer en arrière.

La fracture simple des deux os de la jambe n'offre que peu de gravité; convenablement traitée, elle se consolide sans apporter de gène dans les fonctions du membre. Celle qui occupe l'extrémité inférieure est plus grave, à cause du voisinage de l'articulation, dont les mouvements peuvent rester entravés. Enfin les diverses complications que peut présenter cette fracture augmentent singulièrement ses dangers.

La réduction des fractures de la jambe est facile; elle s'opère le malade étant couché sur le dos et la jambe étendue ou demi-fléchie. La contre-extension est faite sur le genou ou le bas de la cuisse, et l'extension s'exerce sur le pied. On reconnaît que la réduction est parfaite, quand le membre a repris sa longueur et sa direction normales et qu'en promenant les doigts sur la crête du tibia, on ne sent plus les inégalités qui existaient précédemment. L'appareil contentif le plus souvent employé est celui de Scultet (*fig.* 53). Il se compose de trois liens, d'un drap porte-

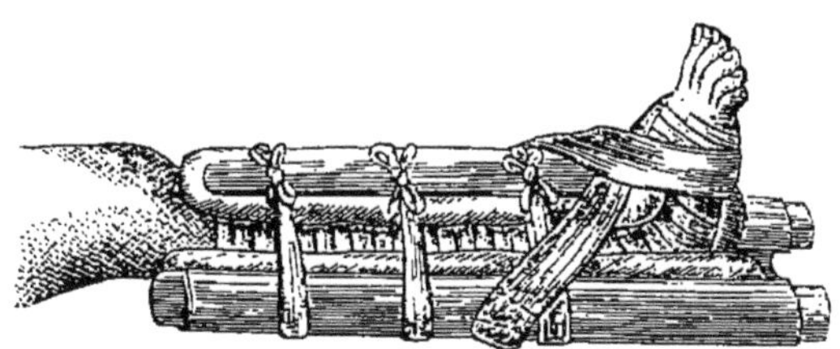

Fig. 53.

attelles, de bandelettes séparées, de trois attelles dont les deux latérales s'étendent du genou au delà du pied et dont l'antérieure va seulement jusqu'au cou-de-pied, et de paillassons de balle d'avoine ayant la même longueur que les attelles. Les règles de sa construction et de son application étant à peu près les mêmes que pour la fracture du fémur, je crois inutile d'y revenir. Je ferai seulement observer qu'il est de la plus haute importance de donner au membre sa direction normale; ce que l'on reconnaît lorsque le gros orteil se trouve sur la ligne du bord interne de la rotule.

C'est dans les fractures de la jambe que la méthode amovo-inamovible trouve une de ses applications les plus avantageuses. La construction de l'appareil n'offre rien de particulier, si ce n'est l'attention qu'il faut avoir de garnir avec de la ouate les saillies osseuses et tendineuses, telles que la crête du tibia, les malléoles, le tendon d'Achille, etc., et de ne faire de renversés que sur la partie la plus saillante du mollet. Les attelles sont au nombre de deux latérales.

Cet appareil et le précédent peuvent suffire pour le traitement du plus grand nombre des fractures de la jambe; cependant quelques circonstances exigent des modifications spéciales. C'est ainsi qu'une très-grande obliquité de la fracture amène parfois une tendance au chevauchement, qui ne peut être combattue que par l'extension continue. Les divers moyens conseillés contre la fracture oblique du fémur peuvent convenir ici; mais le mieux est de ne recourir à l'extension que pendant le temps nécessaire à la dessiccation de l'appareil inamovible qui continuerait lui-même l'action extensive. Dans les fractures de l'extrémité inférieure de la jambe, où le fragment inférieur et le pied tendent sans cesse à se renverser en arrière, l'appareil ordinaire peut être insuffisant; on le remplace alors avec avantage par une attelle garnie d'un paillasson épais inférieurement dépassant le talon et placée à la face postérieure du membre. L'extrémité supérieure de l'appareil est fixée par une bande. Une seconde bande est appliquée circulairement de manière à repousser en arrière l'extrémité inférieure du fragment supérieur. Le pied est ainsi repoussé d'arrière en avant par l'attelle.

Nous avons dit que les fractures de la jambe étaient parfois compliquées. Les plaies sont les plus graves et les plus fréquentes de ces complications; elles résultent soit de l'action traumatique qui a produit la fracture, soit de la déchirure du tégument opérée par le fragment supérieur. Rapprocher les plaies et favoriser leur réunion immédiate lorsqu'elles sont sans perte de substance, assurer leur cicatrisation par des pansements convenables, dans le cas contraire, telles sont les indications à remplir, quand le fragment supérieur ne fait pas saillie au dehors. Lorsque ce déplacement s'est produit, on doit s'empresser de le réduire, et, pour cela, des débridements sont souvent nécessaires; parfois même la réduction étant impossible, on se trouve dans la nécessité de réséquer l'extrémité du fragment qui fait saillie. Une fois la réduction opérée, il faut se conduire comme dans les cas de fracture compliquée de plaie. La contusion des téguments et des parties molles de la jambe complique souvent les fractures par cause directe; les applications résolutives et réfrigérantes et au besoin les émissions sanguines locales seront mises en usage, pour ramener la lésion à l'état de fracture simple. Enfin l'écrasement des os avec ou sans plaie réclamera l'emploi des irrigations continues. Comme exemple de l'efficacité des irrigations continues dans les cas de fracture compliquée de la jambe, nous consignerons l'observation suivante. Bien que la cause de la fracture ne soit pas de la nature de celles qui appartiennent spécialement à la profession du marin, cette observation, à plusieurs titres, intéresse le chirurgien de la marine. Elle est empruntée à la thèse de M. L. A Petit, aujourd'hui médecin en chef à l'île de la Réunion.

Observation XXVIII. — (Avril 1846.) Dans une excursion à la Esquina (village de l'embouchure du *Rio Corrientes*), le sieur Cauvin, âgé de vingt-six ans, matelot du *San-Martin*, ayant voulu suivre les *gauchos* à la poursuite des bœufs que notre chaloupe devait ramener à bord, a été renversé de cheval et s'est fracturé la jambe gauche. Il nous a été rapporté, quelques heures après l'accident, par un canot du vapeur anglais *le Harpy*. Le chirurgien de ce bâtiment se trouvait à la chasse dans le voisinage, il fut prié d'assister le blessé. Quand il arriva près de lui, les gauchos l'avaient déjà secouru à leur manière et avaient entouré le membre d'un appareil qui parut à mon collègue assez solide pour ne devoir pas y toucher. Cauvin m'apprit que, lorsqu'on l'avait relevé, son pied se trouvait engagé sous sa cuisse, et que l'os faisait saillie hors de la peau. Deux plaques de cuir vert, rapprochées en gouttières et maintenues par plusieurs lanières de même substance, entouraient la jambe; en les détachant, nous avons trouvé pour remplissage des tranches de chair de bœuf. La fracture avait été bien réduite ; une plaie presque transversale, de 4 centimètres environ d'étendue, existait au-devant du lieu de cette fracture, à la réunion du tiers inférieur avec les deux tiers supérieurs de la jambe. Elle avait donné, pendant le trajet, une assez grande quantité de sang, et on y sentait avec le doigt, une esquille mobile. Un autre fragment du tibia, d'environ 15 centimètres de hauteur, et intéressant dans toute sa largeur la face interne de l'os, paraissait fort adhérent et soulevait seulement la peau. Je demandai au chirurgien anglais son opinion sur ce cas fort grave, et pour lequel j'inclinai à l'amputation immédiate; il me répondit qu'à ma place, il chercherait à conserver la jambe. En examinant attentivement la blessure, nous reconnûmes que l'hémorrhagie était due seulement à la lésion de la saphène interne, qui, en ce point, n'a pas encore grande importance ; puis je fis l'extraction de l'esquille saillante. Cette esquille, mince et longue d'environ 3 centimètres, s'était détachée de l'angle antérieur du tibia, et se trouvait horizontalement interposée entre le fragment inférieur et les fragments supérieurs de l'os. Le péroné était également fracturé, mais en un seul point et n'avait pas fait saillie au dehors. En résultat, nous décidâmes, malgré notre crainte du tétanos et des accidents consécutifs presque inévitables en pareils cas, de tenter la conservation du membre; d'ailleurs le blessé se trouvait dans les meilleures conditions physiques, et je comptais qu'il se soumettrait, pour éviter l'opération, à tout ce que j'exigerais de lui. Dans ce cas difficile, j'ai eu recours, avec un plein succès, aux irrigations froides, continuées pendant 20 jours, sans la moindre interruption. Au bout de ce temps, la peau, immédiatement soumise au courant d'eau, est devenue rouge et douloureuse, et j'ai dû recourir à l'application de cataplasmes arrosés d'une solution d'extrait de belladone. Un travail inflammatoire local, exempt de réaction générale, s'est aussi prononcé dans la profondeur de la plaie : une petite esquille a été entraînée par le pus, et à l'extrémité supérieure du fragment interne et adhérent du tibia, une contre-ouverture s'est naturellement produite. Par cette seconde solution de continuité, j'ai introduit un stylet jusqu'au foyer principal de la fracture, mais sans y rencontrer aucun séquestre. A notre retour à Montévideo, le 18 juin, l'état de Cauvin s'était beaucoup amélioré : les plaies étaient presque fermées, et un cas solide s'établissait entre les fragments du tibia. J'ai envoyé mon blessé achever sa guérison à l'hôpital de Montévideo. Quand il en est sorti, pour retourner en France, au commencement de septembre, le fragment de la face interne du tibia, dont j'ai craint quelque temps la nécrose, s'était réuni au reste de l'os, et ne produisait sous la peau qu'une saillie sans inconvénient réel ; le membre était à peine raccourci de quelques millimètres (1).

Les fractures du *tibia seul* présentent les mêmes variétés que celles des deux os de la jambe et reconnaissent les mêmes causes. Leurs symptômes présentent quelques différences, suivant qu'elles siégent dans le corps ou vers les extrémités.

Lorsque le tibia est fracturé dans son *corps*, le fragment inférieur subit un déplacement qui imprime au membre une légère courbure à convexité antérieure ; les autres signes de la fracture de la jambe existent, mais à un plus faible degré. Cependant dans quelques cas de fracture transversale, où il ne s'est produit aucun déplacement, le diagnostic peut être difficile, parce que le malade a pu se relever et même marcher, le péroné supportant seul le poids du corps. Pour reconnaître la fracture, il faut, en pareil cas, explorer avec soin la crête tibiale et imprimer des mouvements en sens inverses à l'extrémité inférieure de la jambe. Cette fracture, plus simple que celle des deux os, doit être traitée par les mêmes moyens.

L'*extrémité supérieure* du tibia peut subir diverses solutions de continuité. Tantôt, cette extrémité tout entière est séparée du corps ; d'autres fois, la fracture n'en comprend qu'une partie et tombe sur la surface articulaire. Cette fracture peut être dirigée obliquement d'avant en arrière, ou d'arrière en avant. Dans certains cas, il n'y a qu'un faible déplacement, tandis que dans d'autres il y a un chevauchement étendu. Ces fractures sont graves, à cause du voisinage de l'articulation qui participe toujours plus ou moins à la violence qui a produit la lésion osseuse. On ne peut établir de règle fixe pour le traitement. La première chose à faire est de prévenir ou de combattre les complications ; la contention de la fracture vient ensuite. Les appareils ordinaires suffisent le plus souvent ; s'il n'en était pas ainsi, on envelopperait le genou préalablement garni de ouate, avec une pièce de carton ramollie fixée par des bandes, qui assurerait les rapports et l'immobilité des fragments.

(1) *Considérations médicales sur la campagne de la frégate* Érigone *dans la rivière de la Plata* (1845-1849). — Thèses de Montpellier, janvier 1850.

Les fractures de l'*extrémité inférieure du tibia* peuvent, comme les précédentes, détacher la totalité ou seulement une partie de la surface articulaire ; elles peuvent même ne comprendre que la malléole interne. Leurs symptômes sont un peu différents suivant la direction qu'elles affectent. Dans la fracture oblique en bas et en dedans, le fragment est entraîné en haut, la malléole interne, dirigée en dedans et en arrière, et le pied obliquement porté en dedans; la malléole externe est rendue plus saillante. En examinant le tibia, on reconnaît le siége de la solution de continuité. Dans la fracture oblique en bas et en dehors, il n'existe qu'un faible déplacement du fragment inférieur. La fracture de la malléole interne peut exister sans aucun déplacement. Presque toutes ces fractures ont lieu par contre-coup, après des chutes sur les pieds. Elles n'offrent de gravité qu'à cause du voisinage de l'articulation du pied. Leur traitement ne diffère en rien de celui des fractures ordinaires de la jambe.

Les fractures du *péroné* sont fréquentes et leur étude offre un intérêt tout particulier. Elles peuvent siéger dans tous les points de la longueur de cet os, mais on les rencontre surtout vers son extrémité inférieure, où elles sont produites par contre-coup. Les fractures du corps et de l'extrémité supérieure du péroné n'offrent rien de particulier, bien que leur diagnostic soit assez souvent difficile. Elles ne réclament pas d'autre traitement que celui des fractures ordinaires de la jambe. Toute l'importance des fractures du péroné se concentre donc sur celles de l'extrémité inférieure. Le mécanisme suivant lequel elles se produisent est essentiel à connaître.

C'est toujours à la suite d'une chute sur les pieds ou d'un faux-pas que se produit cette fracture. Le pied portant à faux sur le sol, le poids du corps tend à se renverser en dedans ou en dehors; il en résulte un écartement des surfaces articulaires du cou-de-pied, qui peut se borner à une simple entorse, mais qui peut aussi causer une fracture du péroné. Si le pied est dévié en dehors, la face externe du calcanéum, arrivant bientôt au contact avec l'extrémité de la malléole externe, la repousse de dedans en dehors et de bas en haut, et, par la flexion exagérée qu'elle tend à déterminer dans la longueur du péroné, entraîne la fracture de cet os dans le point le plus faible, c'est-à-dire au-dessus de la malléole. Si la violence continue, le pied se renverse en dehors, sa face plantaire devenant externe et sa face supérieure interne. Dans ce mouvement, les ligaments internes de l'articulation tibio-tarsienne, violemment tiraillés, peuvent se rompre ou produire l'arrachement de la malléole du tibia. Une luxation du pied en dedans est ainsi produite. Enfin, dans certains cas, la peau fortement distendue se déchire, et la malléole interne ou même la poulie de l'astragale fait saillie au dehors. Les désordres peuvent être portés à un tel degré que le pied paraît être remonté sur la face externe de la jambe.

La déviation du pied en dedans peut aussi donner lieu à la fracture du péroné. En ce cas, la solution de continuité a lieu à la base de la malléole externe, qui est arrachée par les ligaments attachés à son sommet et qui agissent sur elle perpendiculairement. Cette fracture peut, par un mécanisme analogue à celui qui vient d'être indiqué, se compliquer d'une luxation du pied en dehors, avec ou sans déchirure de la peau.

La réduction des fractures de l'extrémité inférieure du péroné ne présente aucune difficulté et il est ordinairement facile de ramener le pied à sa direction normale; mais il n'est pas aussi facile de l'y maintenir. En effet, le pied, n'étant plus retenu à son côté externe par la malléole brisée, cède à l'action des muscles péroniers et se renverse en dehors, en repoussant la malléole dans le même sens. Ce déplacement, plus prononcé dans certains cas, peut devenir très-considérable s'il existe en même temps une rupture des ligaments internes ou de la malléole tibiale. Si un appareil convenable n'est pas alors appliqué, il augmente progressivement et peut aller jusqu'à produire une luxation en dehors et même en arrière. Après la consolidation, le malade marche sur le bord interne du pied et sur la malléole au tibia.

Le renversement du pied en dehors, une saillie formée en dedans par la malléole interne et une dépression au-dessus de la malléole externe, désignés par Dupuytren sous le nom de *coup de hache*, tels sont les signes caractéristiques de la fracture de l'extrémité inférieure du péroné. Mais ces signes ne sont pas toujours aussi prononcés; il est des cas où le déplacement est presque nul et où il n'existe pas de difformité sensible. Le diagnostic peut être éclairé par les circonstances suivantes : en portant fortement le pied en dehors, on cause de vives douleurs et on augmente la difformité; ces deux phénomènes disparaissent en ramenant le pied en dedans. La crépitation peut quelquefois être perçue pendant ces manœuvres. Enfin, on a signalé une ecchymose profonde, apparaissant quelques jours après l'accident, vers la face externe et inférieure de la jambe, comme un dernier signe des fractures du péroné.

La fracture de l'extrémité inférieure du péroné n'est grave que par les difformités qu'elle peut laisser à sa suite si elle est mal traitée. L'arrachement de la malléole interne, la luxation du cou-de-pied et l'ouverture de l'articulation sont des complications très-fâcheuses, qui entraînent le plus souvent l'amputation ou la mort.

Les indications à remplir dans le traitement de cette fracture consistent à réduire le déplacement et à combattre la tendance du pied à se laisser entraîner en dehors et quelquefois en arrière. Pour opérer la réduction, on place le malade horizontalement sur le dos, la cuisse relevée et la jambe fléchie à angle droit. Un aide exerce la contre-extension sur la partie inférieure de la cuisse, pendant qu'un autre, saisissant le pied à deux mains, pratique l'extension d'abord, dans le sens du déplacement, pour ramener ensuite le pied fortement en dedans.

Plusieurs appareils ont été conseillés pour le traitement de ces fractures. Celui des fractures de la jambe, légèrement modifié, peut très-bien convenir dans les cas simples où il n'y a pas une grande tendance au déplacement. Boyer, auteur de cette modification, ne faisait descendre l'attelle et le paillasson internes que jusqu'à la hauteur de la malléole tibiale, tandis que du côté externe, ces pièces d'appareils allaient au-delà de la plante du pied. Il donnait au remplissage externe, sur le côté du pied, une épaisseur considérable, afin de repousser fortement le pied en dedans.

L'appareil le plus généralement employé est celui de Dupuytren. Il se compose d'une attelle, d'un paillasson de balle d'avoine et de deux bandes. L'attelle doit dépasser de trois à quatre pouces la plante du pied; elle est appliquée sur la face interne de la jambe, dont elle est séparée par le paillasson qui s'étend jusqu'à la malléole interne à la hauteur de laquelle il est replié, de manière à donner à son extrémité inférieure une épaisseur de plusieurs pouces. L'attelle et le paillasson sont fixés supérieurement par une bande, dont les circulaires se prolongent jusqu'à la partie moyenne de la jambe. Une deuxième bande est destinée à

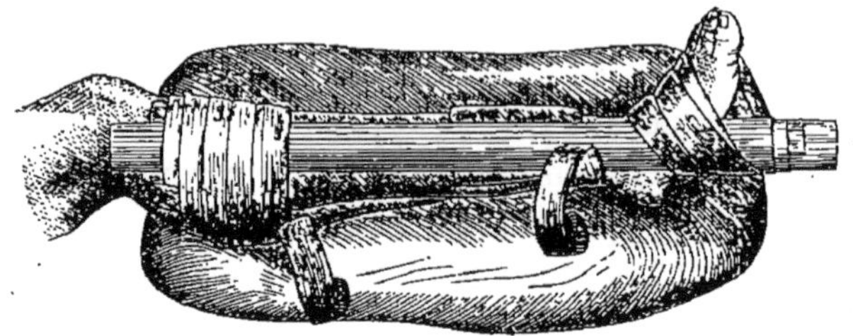

Fig. 54.

maintenir le pied rapproché de la partie inférieure de l'attelle et dans une adduction forcée. Pour cela, le chef de la bande est d'abord fixé à l'attelle par quelques circulaires; puis, on conduit celle-ci sous la plante du pied sur son bord externe, sur le cou-de-pied, sur l'attelle, au-dessus du talon, sur le cou-de-pied, sur l'attelle, sous la plante du pied. Pour prévenir le relâchement de cet appareil, M. Maisonneuve applique un appareil dextriné, puis, par-dessus, un appareil de Dupuytren qu'il enlève, quand l'appareil dextriné est solidifié. Le membre en demi-flexion est ensuite couché sur le côté externe. Dans les cas où la fracture du péroné est compliquée de luxation du pied en arrière, on doit s'opposer au déplacement dans ce sens, en appliquant le paillasson et l'attelle à la face postérieure du membre, ainsi que cela a été dit à propos des fractures de l'extrémité inférieure de la jambe.

Les diverses complications qui accompagnent quelquefois la fracture du péroné et dont il a été question, réclament toute l'attention du chirurgien. Après avoir réduit la fracture et la luxation si elle existe, il faut réunir exactement les plaies et prévenir la réaction inflammatoire par des applications de liquides froids et surtout par les irrigations continues d'eau froide qui donnent de si beaux résultats quand elles sont conduites avec persévérance. La raideur et la gêne de l'articulation du cou-de-pied étant une des conséquences de ces sortes de lésions, on cherchera à les prévenir par des mouvements imprimés avec précaution; mais ce ne sera que longtemps après la consolidation de la fracture, que l'on permettra au malade de se servir librement de son membre; un exercice prématuré pouvant exposer à une difformité consécutive.

13° *Fractures du pied.* — Les considérations que nous avons émises en parlant des fractures de la main s'appliquent de tous points à celles du pied. Presque toujours ces solutions de continuité sont le résultat de violences directes qui ont lésé en même temps la peau et les autres parties molles, d'où résultent des plaies et des contusions qui réclament, tout d'abord, les secours de l'art.

Un seul os du *tarse*, le *calcanéum*, est exposé à une fracture particulière, dont nous devons dire quelques mots. Dans une chute sur le talon ou dans une contraction violente des muscles du mollet, il arrive parfois que cet os se brise au milieu de sa longueur; c'est-à-dire entre l'articulation calcanéo-astragalienne et son extrémité postérieure. Le fragment postérieur seul se déplace, il est entraîné en haut par les muscles qui forment le tendon d'Achille. Un craquement plus ou moins distinct accompagné d'une douleur vive et de l'impossibilité de marcher et de mouvoir le pied, signale la fracture. Le talon est un peu plus relevé que de coutume et on peut quelquefois percevoir la crépitation. La réduction de cette fracture s'obtient en fléchissant le genou et mettant le pied dans une forte extension; elle est difficile à maintenir réduite. Le plus simple et le plus efficace de tous les moyens conseillés, consiste en une attelle flexible, garnie d'un paillasson de balle d'avoine, que l'on place sur la partie antérieure de la jambe et du pied et que l'on fixe au moyen de deux bandes roulées autour du pied et de la jambe. Le membre doit être autant que possible maintenu fléchi.

Les fractures des os du *métatarse*, lorsqu'elles existent à l'état de simplicité, ne demandent d'autres moyens de traitement que le repos aidé de l'application d'une attelle plantaire et, s'il s'agit du premier ou du cinquième métatarsien, d'une attelle interne ou externe convenablement matelassée et maintenue par une bande. Quant aux fractures des *orteils*, elles n'exigent l'application d'un bandage que lorsqu'elles siégent aux premières phalanges et spécialement à celles du gros orteil. On se conduira alors absolument comme pour les fractures des doigts. Les fractures du *gros orteil* ne manquent pas de gravité, surtout lorsqu'elles sont compliquées de plaies. Chez un cuisinier du brick *l'Alcibiade* qui avait éprouvé une lésion de ce genre, occasionnée par la pression d'un canot contre la muraille du bâtiment, au moment où il montait à bord, j'ai vu survenir une gangrène qui exigea l'amputation dans la continuité du premier métatarsien.

Les écrasements du pied sont très-communs à bord, les roues des canons en sont la cause habituelle. Le gonflement, l'épanchement de sang sont considérables. Les fractures des métatarsiens disparaissent sous ces désordres et ne réclament pas des soins spéciaux. Les irrigations froides, dans ces cas, donnent très-souvent d'excellents résultats et épargnent des opérations sanglantes. En voici un exemple :

Observation XXIX. — A bord de la corvette de charge *la Bonite* (1838-1839), en dégréant les perroquets, un homme malhabile placé à la drisse, l'amena en bande beaucoup avant le temps, et la vergue, sous une inclinaison de 36° et d'une hauteur de 2 à 3 mètres, vint frapper le pied du nommé Martin. Porté aussitôt à l'hôpital, le blessé présentait les désordres suivants : rupture des parties molles dorsales, peau, muscles et artères, dans une étendue de 5 centimètres; écoulement abondant d'un sang vermeil; fracture, ou mieux, écrasement des deux métatarsiens externes, sans déplacement marqué des fragments ; douleurs extrêmes dans toute la jambe. M. Guépratte, chirurgien-major de la *Bonite*, qui dans un cas pareil, ne différant que par la cause contondante, avait été témoin peu de temps avant, à l'hôpital de Brest, de l'heureux emploi de l'eau froide, se décida à soumettre le blessé aux irrigations continues. Les premiers moments de l'application du liquide furent très-douloureux ; mais le blessé ne tarda pas à éprouver du calme. La guérison fut assez prompte. La suppuration ne se montra pour ainsi dire pas.

CHAPITRE XI

DES ENTORSES ET DES LUXATIONS.

Les jointures, qui servent à relier entre elles les diverses pièces du squelette, peuvent être le siége de nombreuses maladies : les unes naissent spontanément, ou sous l'influence d'un état général de la constitution; les autres sont le résultat direct de lésions traumatiques. Ces dernières seules sont fréquentes chez les marins; les autres, et spécialement les tumeurs blanches, sont relativement rares en pratique navale; aussi me contenterai-je de renvoyer aux travaux de A. Bonnet (1) et de M. Richet (2), les plus complets et les plus récents sur la matière. Je ne parlerai que de l'*entorse* et de la *luxation*, seules maladies qui, avec la contusion et les plaies, soient directement causées par des lésions traumatiques; je terminerai ce chapitre par quelques courtes considérations sur l'*inflammation des gaînes tendineuses, les plaies et ruptures de tendons*.

ART. 1er. — DE L'ENTORSE.

L'entorse doit être définie : une lésion traumatique, caractérisée par un déplacement momentané de deux ou plusieurs surfaces articulaires, avec distension violente et quelquefois rupture des ligaments et des parties molles qui environnent une articulation.

L'entorse peut être produite, à bord, par toutes les causes dont nous avons présenté le tableau; mais elle est plus spécialement le résultat du mouvement forcé d'une articulation. Elle a lieu d'ordinaire dans une chute, un faux pas ou un effort. Certains vices de conformation, tels que le volume exagéré des surfaces articulaires, la disposition particulière connue sous le nom de *pied plat*, la laxité des ligaments, etc., peuvent être des causes prédisposantes d'entorse. Les sujets qui en ont déjà eu y sont aussi plus exposés que les autres.

Toutes les articulations peuvent être le siége de l'entorse, mais cette lésion s'observe plus souvent dans les articulations dont les mouvements sont peu étendus, ou ne s'exécutent que dans une seule direction. On l'observe au carpe, au tarse, aux doigts et aux orteils; mais les articulations ginglymoïdales, comme celles du coude, du genou, du cou-de-pied, du poignet, sont celles qui l'offrent le plus souvent. On ne la voit que rarement dans les articulations orbiculaires, telles que celles de l'épaule et de la hanche.

L'entorse consistant essentiellement dans une distension des parties molles qui unissent les surfaces articulaires, la nature et la gravité des désordres produits doivent être en proportion de la violence exercée : c'est en effet ce qui a lieu. D'ordinaire, la lésion

(1) *Traité médico-chirurgical des maladies des articulations*, Lyon, 1845, t. I, pag. 200 et suiv. *Traité de thérapeutique des maladies articulaires*, Paris, 1853, pag. 71 et suiv.

(2) *Mémoire sur les tumeurs blanches* (*Mémoires de l'Académie de médecine*, 1853, t. XVII, pag. 37 et suiv.)

consiste en un simple allongement des ligaments; d'autres fois, ceux-ci sont rompus, les vaisseaux sont déchirés, et la peau elle-même a subi une distension assez forte; enfin, dans quelques cas, l'entorse se complique d'arrachement ou de rupture des portions osseuses, avoisinant l'articulation lésée.

Le premier symptôme qui succède à l'entorse est une douleur très-vive, qui se manifeste au moment même de l'accident, et peut s'opposer à la marche, sans qu'il existe pour cela aucun obstacle au jeu régulier des surfaces articulaires. Un gonflement plus ou moins marqué, bientôt suivi de roideur et d'ecchymoses étendues, ne tarde pas à survenir; plus tard arrivent la rougeur, la chaleur et une tension plus marquée, indices de la réaction inflammatoire qui est très-prononcée au bout de vingt-quatre heures.

L'entorse légère se dissipe facilement; mais celle qui a offert une certaine gravité est suivie, pendant longtemps, de douleurs, de gonflement, de gêne dans les mouvements, phénomènes qui, chez les sujets prédisposés, peuvent devenir l'occasion de tumeurs blanches articulaires. Au dire de M. Baudens, l'entorse a une telle gravité, par ses suites, que sur quatre cas d'amputation de la jambe, pratiquées sur des militaires, il y en avait trois causées par des entorses dégénérées. Sur 78 amputations de jambe ou de pied, pratiquées par ce chirurgien, non compris celles qu'il a faites pour blessures de guerre, 60 avaient pour origine une entorse.

En admettant qu'il y ait quelque exagération dans ces chiffres, on n'en sera pas moins forcé de reconnaître que l'entorse est une lésion sérieuse, qui demande à être combattue avec soin, surtout à bord des navires, où l'on y est sans cesse exposé.

Le *traitement* de l'entorse repose sur les indications suivantes : 1° Calmer la douleur; 2° prévenir le gonflement et le combattre lorsqu'on n'a pu l'empêcher; 3° favoriser la cicatrisation des parties fibreuses qui ont été tiraillées ou rompues; 4° surveiller l'état de l'articulation et lui rendre sa force et ses mouvements. Je ne crois pas devoir discuter ici la valeur de toutes les méthodes proposées pour le traitement de l'entorse; dans un ouvrage de la nature de celui-ci, je dois me borner à indiquer, parmi les moyens de traitement, ceux dont l'expérience a démontré la supériorité, et qui offrent le plus d'avantages à bord des navires.

L'eau froide, employée aussitôt après l'accident, est le meilleur de tous les moyens pour calmer la douleur violente qui succède à l'entorse; elle ne borne pas là ses heureux effets, car elle prévient la réaction inflammatoire qui succède habituellement à ces sortes de lésions. On se hâtera donc de plonger l'articulation lésée dans un seau d'eau de mer, que l'on renouvellera aussi souvent qu'elle commencera à s'échauffer. La durée de cette immersion ne peut être fixée d'avance; elle doit être continuée aussi longtemps que le malade éprouve de la douleur, et ne saurait être moindre de huit à dix heures. M. Baudens conseille de la continuer jusqu'à ce que le pied ait repris son volume naturel, et que toute trace de gonflement ait disparu, c'est-à-dire pendant six, huit ou quinze jours.

Lorsque, par l'emploi de l'eau froide, on a calmé la douleur et prévenu la fluxion inflammatoire de l'articulation, il faut s'attacher à mettre celle-ci dans les conditions les plus favorables à la restauration des parties distendues ou déchirées. La plupart des auteurs conseillent, dans ce but, de recourir aux applications de liquides résolutifs, tels que l'eau blanche, ou l'eau additionnée d'alcool camphré, et d'exercer une compression légère au moyen d'une bande roulée autour de l'articulation. Ces moyens ne remplissent que d'une manière très-incomplète le but que l'on doit se proposer dans le traitement de l'entorse; l'immobilisation de l'articulation blessée n'est pas suffisante, et la compression exercée par la bande est inégale et sujette à se relâcher. Ce double résultat est facilement atteint par la méthode inamovible de M. Seutin. Aussitôt que l'on s'est décidé à supprimer les applications d'eau froide, il faut procéder à l'application du bandage qui, pour le cou-de-pied, siége habituel de l'entorse, commencera à la base des orteils, et remontera jusqu'au tiers inférieur de la jambe. Une première bande sèche est appliquée, en prenant la précaution de garnir les côtés du tendon d'Achille avec de la ouate ou avec des compresses de linge fin, et de comprimer l'articulation d'une manière très-régulière. Des attelles en carton mouillé, découpées de façon à se mouler sur les côtés du pied et de la jambe, sont ensuite appliquées au dedans et au dehors; elles sont maintenues par une nouvelle bande imbibée d'une solution d'amidon, assez épaisse pour donner à l'appareil une grande solidité. Le membre blessé sera maintenu dans le plus complet repos et dans la position horizontale; la surveillance la plus attentive sera exercée sur le bandage, afin de le relâcher, s'il paraissait trop serré, et causait une forte douleur. Lorsque, plus tard, par la diminution du gonflement, la compression et l'immobilité auront cessé d'être exactes, il faudra renouveler l'appareil, ou, suivant les principes de M. Seutin, le fendre pour le rendre amovible et le resserrer. Il est impossible de fixer d'avance le temps durant lequel le bandage doit rester appliqué; cela dépend nécessairement de la gravité de la lésion et de l'état des parties blessées; en tout cas, elle ne saurait être moindre d'une quinzaine de jours. Après l'ablation de l'appareil, il faut encore surveiller l'articulation, afin de ramener peu à peu les mouvements à leur état normal, et de lui rendre sa force. Des onctions huileuses et ammoniacales, des frictions avec des liquides stimulants, seront les moyens les plus propres à donner ce résultat.

Si le traitement de l'entorse est commencé seulement à une époque où le gonflement et l'inflammation se sont déjà déclarés avec une certaine intensité, il peut être nécessaire de recourir tout d'abord aux émissions sanguines locales, par les sangsues ou les ventouses scarifiées, et même une saignée générale, s'il existe une réaction fébrile violente. En même temps on fera appliquer, autour de l'articulation, des cataplasmes émollients ou opiacés, que l'on remplacera bientôt par des compresses imbibées de liquides résolutifs. Lorsque l'inflammation aura cessé, il faudra se conduire comme précédemment, c'est-à-dire appliquer un bandage inamovible.

ART. II. — DES LUXATIONS EN GÉNÉRAL.

L'entorse et la luxation ont entre elles de nombreuses analogies; leurs causes sont les mêmes, et dans toutes deux il existe un déplacement des surfaces articulaires; mais elles se distinguent essentiellement, en ce que, dans l'entorse, le déplacement est momentané, tandis qu'il est permanent dans la luxation; de plus, les surfaces osseuses conservent leurs rapports naturels dans l'entorse, tandis qu'ils les perdent et en contractent de nouveaux dans la luxation.

On distingue trois ordres de luxations : les unes sont dites *accidentelles*, elles doivent leur origine à une violence extérieure ou à la contraction musculaire; d'autres, appelées *spontanées*, se produisent sans l'intervention d'aucune cause externe, et sont symptomatiques d'une autre maladie; enfin on donne le nom de *congénitales* aux luxations qui existaient au moment de la naissance.

Les luxations accidentelles sont les seules qui doivent nous occuper; elles sont produites, avons-nous dit, tantôt par des violences extérieures, tantôt par la contraction musculaire. Ces luxations sont dites *complètes*, lorsque les surfaces articulaires se sont abandonnées complétement; elles sont *incomplètes*, quand ces surfaces se touchent encore par quelques points de leur étendue. Cette distinction n'est pas toujours aisée à faire au lit du malade.

Toutes les causes vulnérantes que, plusieurs fois déjà, nous avons signalées, sont susceptibles de produire des luxations chez les marins; aussi ces lésions ne sont-elles guère moins fréquentes que les fractures. Les articulations où on les observe le plus souvent sont celles de l'épaule, de la hanche, du coude, du poignet, des phalanges, etc. Ce n'est que très-exceptionnellement qu'elles sont causées par l'action musculaire seule; cependant quelques articulations, celles de la mâchoire en particulier, se luxent ordinairement de cette manière. Le plus souvent, l'action musculaire demande, pour produire une luxation, qu'il s'y joigne une cause traumatique. Ainsi, à bord des navires, c'est dans une chute, ou lorsqu'un membre est dans une position forcée, que la cause qui nous occupe contribue à produire le déplacement osseux. Lorsque les violences traumatiques agissent seules, c'est en imprimant à un membre ou à une section de membre, un mouvement de totalité, et alors les luxations observées sont plus graves que celles qui ont été aidées de l'action musculaire. Si, parfois, dans de pareilles conditions, les désordres sont plus étendus, c'est parce que les muscles qui entourent et maintiennent l'articulation ont été surpris inopinément et n'ont pu, par leur contraction, renforcer l'action des ligaments.

Les symptômes auxquels on peut reconnaître une luxation sont une douleur vive, survenue au moment de l'accident, quelquefois accompagnée d'un bruit particulier, avec impossibilité ou difficulté de mouvoir le membre. L'examen direct fait constater des changements dans la forme, la longueur et la direction de celui-ci. Un mot sur ces divers symptômes.

Le déplacement des extrémités osseuses qui forment les articulations entraîne des changements dans la forme de ces brisures, qui sont surtout rendus évidents en comparant le côté blessé au côté sain. Les saillies et les enfoncements naturels ne sont plus les mêmes; leurs rapports sont changés et la circonférence du membre a également subi des modifications qui augmentent souvent son volume. Ces divers changements dans la forme des membres luxés sont surtout appréciables dans les premiers instants qui suivent l'accident; ils deviennent moins caractérisés, lorsque le gonflement inflammatoire est déjà survenu.

La longueur des membres luxés subit presque toujours des changements. Dans les articulations gingly moïdales, ce changement ne peut être qu'un raccourcissement, proportionné à l'étendue du déplacement, car il y a alors chevauchement des os, comme entre les fragments d'une fracture. Mais dans les articulations orbiculaires, l'os peut être porté, en se déplaçant, au-dessus ou au-dessous de sa cavité de réception, ce qui donne lieu, dans un cas, à un raccourcissement et, dans l'autre, à un allongement. L'appréciation de la longueur du membre luxé varie suivant diverses circonstances; mais ce qu'il y a de remarquable, c'est qu'on ne peut redonner à un membre luxé sa longueur naturelle, qu'en replaçant l'os dans la cavité d'où il est sorti. On n'y arrive que par des efforts pénibles; mais une fois ce résultat obtenu, le déplacement n'a plus de tendance à se reproduire, ainsi que cela a lieu dans les fractures.

Dans les luxations complètes, l'axe du membre est presque toujours changé, il devient oblique; cependant, dans les articulations gyngli-moïdales, le changement de direction peut manquer ou être peu prononcé. Lorsqu'il existe, ce changement est d'ordinaire permanent, ce qui est différent de ce que l'on voit dans les fractures où on peut le faire cesser sur-le-champ et sans effort.

La mobilité du membre luxé se présente parfois dans les conditions les plus opposées; on peut observer l'immobilité absolue d'un membre, la perte de certains mouvements et une mobilité extraordinaire de l'articulation. Le dernier cas a lieu dans certaines luxations latérales du coude, avec de grandes dilacérations. D'autres fois, au contraire, il est absolument impossible, au moins pour le malade, d'exécuter le plus léger mouvement; c'est ce que l'on voit dans les luxations de l'avant-bras en arrière. Enfin, dans les luxations des articulations orbiculaires, on ne peut provoquer de mouvements dans le sens du déplacement; tandis qu'on peut en faire exécuter dans les autres sens.

Les seules maladies avec lesquelles les luxations puissent être confondues sont les contusions, les fractures et les décollements d'épiphyse. Ces derniers ne pourraient être observés à bord que sur des mousses, et cette circonstance seule devrait suffire pour fixer l'attention. Plus d'une fois, des chirurgiens ont pris des contusions des articulations pour des luxations, et, par contre, de vraies luxations ont été prises pour des contusions. De pareilles erreurs ne sont possibles, au moment de l'accident, que par un défaut complet d'attention; plus tard, lorsque les parties se sont tuméfiées, il est plus facile de se tromper; mais, si l'on tient compte de tous les caractères propres aux luxations, on évitera presque sûrement ces méprises. Quant aux fractures, l'absence de crépitation et de tous les autres signes qui leur sont propres empêchera l'erreur.

Les indications à remplir dans toute luxation sont faciles à saisir : il faut d'abord réduire la luxation, c'est-à-dire, faire cesser le déplacement des surfaces articulaires et, ensuite, prévenir ou combattre les suites de ce déplacement.

La *réduction* comporte, comme pour les fractures, trois éléments distincts, l'extension, la contre-extension et la coaptation. L'*extension* s'exerce ordinairement par les mains d'aides; elle doit porter sur le point du membre le plus éloigné de la luxation et se faire au moyen de serviettes ou de lacs fixés au membre. La *contre-extension* s'opère aussi au moyen de lacs; elle porte sur le tronc ou la partie supérieure du membre; elle peut être confiée à des aides, mais, à bord surtout, il est préférable de lui donner un point fixe, tel qu'une épontille ou un des anneaux du plat-bord. La *coaptation* est opérée par le chirurgien; elle consiste à replacer l'os luxé dans sa cavité, lorsque les tractions exercées par les aides l'ont amené à son niveau.

Pour faciliter la réduction des luxations, il faut, autant que possible, placer le blessé dans une position qui ne lui permette pas de prendre un point d'appui; ainsi, suivant les cas, il sera assis sur le pont, sur un pliant, ou couché sur une table, etc. Je décrirai bientôt les procédés propres à réduire le déplacement dans les diverses articulations ; mais il est une règle importante que le chirurgien doit toujours avoir présente à la mémoire, parce qu'il peut, en la suivant, réduire, en un instant, la plupart des luxations. Cette règle consiste à opérer toujours les tractions extensives dans le sens du déplacement. Elles doivent être modérées d'abord, augmentées graduellement et portées sans secousses jusqu'au point où le membre ait repris sa longueur normale. Il suffit alors de le ramener dans sa direction naturelle, par un mouvement rapide, pour que le déplacement cesse. Dans les luxations récentes, il n'est souvent même pas nécessaire de pratiquer la coaptation : une extension méthodique peut suffire pour que la luxation se réduise d'elle-même. S'il n'en est pas ainsi, le chirurgien, qui a suivi et dirigé ces mouvements, pousse l'une vers l'autre les surfaces articulaires et réduit la luxation. Ce résultat est annoncé par un bruit particulier, par la cessation des douleurs, le retour du membre à sa forme normale et le rétablissement de sa mobilité.

Il est d'observation journalière qu'on parvient d'autant plus facilement à réduire une luxation qu'elle est de date plus récente ; aussi est-il de règle de procéder à la réduction dans le plus bref délai. Il ne peut y avoir d'exceptions que dans les cas de graves complications, comme lorsqu'il existe en même temps une fracture ou l'ouverture d'une artère importante, etc. Cependant, même alors, la plupart des chirurgiens sont d'avis qu'il faut avoir recours à la réduction immédiate, comme permettant de combattre avec plus de facilité les lésions qui compliquent la luxation.

En pratique navale, le chirurgien pouvant presque toujours être appelé immédiatement après l'accident, on n'aura guère de difficultés pour réduire les luxations, et le mieux sera toujours de pratiquer la réduction sur le pont, si c'est là qu'a eu lieu la blessure. De cette manière, on évitera les déplacements consécutifs, qui sont souvent le résultat du peu de soins avec lequel on transporte les blessés. En procédant méthodiquement à l'extension et à la contre-extension, il est presque impossible que l'on ne réussisse pas; car les muscles ne sauraient offrir beaucoup de résistance chez un homme qui vient de se luxer un membre et qui est encore sous l'influence de l'impression produite par cet événement.

Si, au contraire, plusieurs heures s'étaient écoulées depuis la luxation, la réduction pourrait offrir des difficultés, à cause du gonflement et de la contraction musculaire, qui se montrent avec rapidité chez des hommes jeunes et vigoureux comme nos matelots. On devrait, alors, recourir à la méthode anesthésique qui mettrait le chirurgien à même de surmonter ces obstacles.

La deuxième indication à remplir après la réduction du déplacement, c'est, avons-nous dit, d'en prévenir ou d'en combattre les suites. Le régime et le repos absolu du membre luxé sont les moyens les plus convenables pour atteindre ce but. Il n'y a pas lieu de pratiquer d'émissions sanguines après les luxations simples, surtout si elles ont été réduites de bonne heure ; mais une diète légère et l'immobilité de l'articulation blessée sont de rigueur. C'est à la méthode inamovible qu'il conviendrait d'avoir recours, si les désordres étaient considérables, ou si l'on avait affaire à des sujets indociles. Un bandage de cette sorte, en maintenant en contact les tissus fibreux qui ont été déchirés, est plus propre qu'aucun autre à amener une adhésion rapide. Dans tous les cas, où l'on ne croirait pas devoir recourir à cette méthode, il est nécessaire d'assurer l'immobilité au moyen de bandes ou d'écharpes s'il s'agit du membre supérieur, et en faisant rester le malade au lit, si la luxation occupe le membre inférieur.

Un repos prolongé de trois semaines à un mois est nécessaire à la suite des déplacements des grandes articulations. Des exercices prématurés pourraient reproduire la luxation ou s'opposer à une cicatrisation solide de la capsule déchirée. Lorsque la douleur et la tuméfaction auront complétement disparu, on commencera à faire exercer quelques mouvements légers, pour s'opposer à l'ankylose; mais on ne donnera au malade la liberté de son membre qu'au bout du temps ci-dessus indiqué.

ART. III. — DES LUXATIONS EN PARTICULIER.

Je dépasserais de beaucoup les bornes que je me suis tracées, tout en restant insuffisant, si j'entreprenais de décrire les symptômes et le traitement de toutes les luxations. Pour rester fidèle à mon plan, je ne dois parler que de celles qui se montrent à bord avec une certaine fréquence. Pour chacune d'elles, j'indiquerai les signes propres à la faire reconnaître et les procédés les plus simples et les plus faciles, pour en obtenir la réduction.

1° *Luxations de la mâchoire inférieure.* — Elles sont presque toujours le résultat de l'action musculaire et surviennent pendant le bâillement ou le vomissement; cependant des contusions dues à des chutes ou à des coups de poing peuvent les causer. Elles sont constituées par le passage du condyle du maxillaire inférieur en avant du condyle de l'os temporal. Elles peuvent avoir lieu d'un seul côté, ce qui n'est pas ordinaire, ou des deux côtés à la fois ce qui est plus commun.

Ces symptômes de la luxation du maxillaire inférieur consistent en un écartement forcé et permanent des mâchoires, accompagné d'écoulement involontaire de la salive, de difficulté dans l'articulation des sons et d'impossibilité de la mastication. L'espace qui sépare les arcades dentaires varie de 1 à 3 centimètres; la mâchoire inférieure est portée en avant de la supérieure; les joues sont aplaties, et il existe une dépression au-devant du conduit auditif, là où était une saillie formée par le côté externe du condyle. Lorsqu'un seul condyle est luxé, ces derniers symptômes ne s'observent que du côté de la luxation. Alors, le menton est incliné du côté opposé, l'écartement des mâchoires est inégal et l'impossibilité de les écarter n'est pas aussi absolue.

Les indications à remplir pour réduire cette luxation, consistent : 1° à abaisser les condyles au-dessous de la racine transverse de l'apophyse zygomatique; 2° à les porter en arrière pour qu'ils rentrent dans la cavité glénoïde. Le malade étant assis par terre ou sur un siége bas, la tête fixée par un aide, le chirurgien applique la face palmaire de ses pouces préalablement garnis de linge, sur les dernières dents molaires inférieures, les autres doigts embrassant la mâchoire jusqu'au menton. Alors, avec les pouces, il presse fortement de haut en bas, pour abaisser la mâchoire; lorsqu'il sent que les condyles sont dégagés, il reporte en arrière la totalité du maxillaire, en relevant légèrement le menton. La réduction s'opère d'une manière brusque par la contraction des muscles élévateurs de la mâchoire, de sorte que le chirurgien peut être mordu, s'il n'a la précaution de porter ses pouces vivement en dehors. Quand la luxation n'existe que d'un seul côté, on n'exerce les manœuvres que nous venons de décrire qu'avec le pouce correspondant; seulement, ici, plus que dans la luxation double, il faut reporter le condyle en arrière après l'avoir abaissé.

Une fois la réduction opérée, il faut, pour prévenir la récidive, appliquer une fronde (*fig.* 55) que le malade portera durant un mois. Il n'usera, pendant ce temps, que d'aliments mous ou n'exigeant pas d'efforts de mastication.

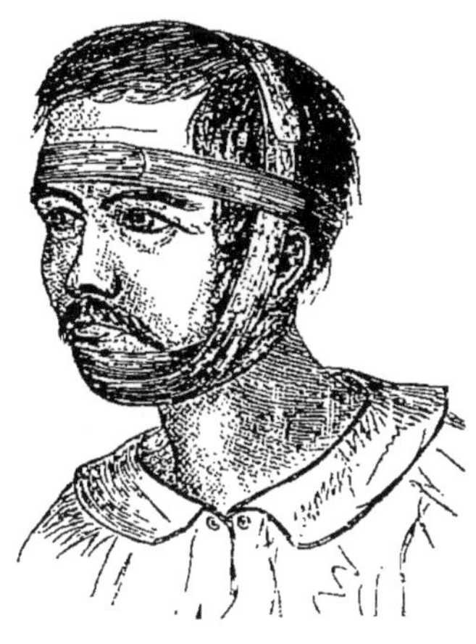

Fig. 55.

2° *Luxations du bras.* — Ce sont les plus fréquentes de toutes les luxations; on prétend même qu'à elles seules, les luxations de la tête de l'humérus sont plus nombreuses que toutes les autres luxations réunies. Elles sont communes à bord des navires. Leurs causes les plus fréquentes sont des chutes dans lesquelles l'épaule heurte directement contre une surface saillante, le bras étant légèrement écarté du corps. D'autres fois, leurs causes sont indirectes et la luxation se produit à la suite d'une chute sur la main ou sur le coude, le bras étant écarté du tronc. Enfin, cette luxation peut aussi avoir lieu pendant une chute sur le coude dirigé en avant et en haut. Des contractions musculaires énergiques pendant une fausse position du bras peuvent aussi produire ce déplacement.

Les luxations de la tête de l'humérus sont distinguées en luxations *en avant* et en luxations *en arrière*, suivant que cette tête s'est échappée par une déchirure de la capsule articulaire vers la partie antérieure ou vers la partie postérieure de la cavité glénoïde de l'omoplate. Les positions diverses que peut prendre la tête humérale en avant, vers l'aisselle, et en arrière, vers la fosse sous-épineuse, ont fait admettre plusieurs variétés qui se distinguent par des caractères propres et qui ont reçu des noms particuliers. Ces distinctions, extrêmement importantes au point de vue pathologique, peuvent, sans grand inconvénient, être négligées dans la pratique ordinaire; aussi les laisserons-nous de côté.

Nous nous contenterons d'établir les caractères généraux des deux ordres bien distincts des luxations de l'humérus en arrière et en avant.

La luxation *en avant*, appelée aussi en dedans, en bas et dans l'aisselle (*fig.* 56), est incomparablement plus fréquente que la luxation en arrière. Ses caractères généraux sont les suivants : Le moignon de l'épaule, au lieu d'être arrondi comme à l'état naturel, est aplati, en pressant sur lui on sent un vide, on remarque au-dessus une saillie formée par l'apophyse acromion. La tête de l'humérus déplacée forme, dans l'aisselle, une tumeur dure et arrondie; cette tumeur peut se trouver en avant, sous le grand pectoral, au-dessous de l'apophyse coracoïde et même sous la clavicule. Le coude est écarté du tronc et ne peut en être rapproché; l'axe du bras ne passe plus par la cavité glénoïde. L'avant-bras est fléchi. Le bras a subi un allongement que l'on reconnaît en mesurant comparativement l'espace qui sépare l'acromion de l'épicondyle de l'humérus du côté malade et du côté sain. Le blessé porte la tête penchée du côté de la luxation et soutient le bras luxé avec la main du côté opposé. Les mouvements volontaires sont abolis; on peut en communiquer en avant, en arrière et en dehors, mais ils sont douloureux et difficiles. La douleur, ordinairement vive au moment de l'accident, se transforme quelquefois en une sensation d'engourdissement par la compression que subissent les nerfs axillaires.

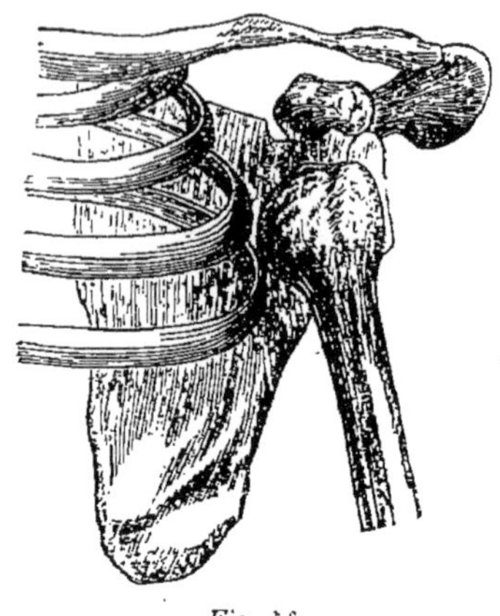

Fig. 56.

Les luxations en *arrière* sont fort rares comparativement aux précédentes; leurs caractères généraux sont les mêmes; elles en diffèrent en ce qu'il n'existe en avant de l'aisselle, ni dans cette cavité aucune tumeur dure, représentant la tête de l'humérus; au contraire, en examinant la région scapulaire, on trouve au-dessous du commencement de l'épine de l'omoplate, une tumeur saillante, arrondie et dure, qui est cette même tête. Le bras est tantôt pendant sur le côté du corps, tantôt dirigé de haut en bas et d'arrière en avant, croisant obliquement la direction verticale du corps; il est fixé dans la pronation et allongé.

La luxation de l'humérus se distingue de la fracture de l'extrémité supérieure de cet os, par l'absence de crépitation qui existe dans cette dernière; de plus, le bras est toujours allongé dans la luxation, tandis qu'il est raccourci dans la fracture; la luxation, une fois réduite, ne se reproduit pas, tandis que le déplacement de la fracture se refait très-promptement.

Les méthodes de réduction sont nombreuses; celle qui est ordinairement employée est basée sur les principes de la traction en deux sens opposés, pratiquée dans la direction du déplacement et suivie de la coaptation. On l'exécute conformément aux règles que nous avons tracées à propos des luxations en général. Mais ce procédé exige le secours de plusieurs aides et un appareil qui effraie le malade; on peut presque toujours lui substituer avec avantage un autre procédé plus simple et au moyen duquel il est possible quelquefois d'exécuter la réduction sans le secours d'aides.

Dans cette méthode, dont le principe appartient à White, mais, qui a été modifiée par Mothe, A. Cooper, M. Malgaigne (1) et plusieurs autres chirurgiens, on pratique l'extension en haut, en relevant le bras le plus possible. Pour cela, le malade est assis sur le sol, un aide, debout derrière lui, ou s'il le faut, monté sur un tabouret, saisit le poignet, le met en pronation et relève le bras jusqu'à ce qu'il soit parallèle à l'axe du corps, en pratiquant une extension graduée. Un autre aide, ou le chirurgien lui-même, applique ses mains sur l'acromion, pour faire la contre-extension. La réduction s'opère ainsi presque toujours seule; si elle ne se fait pas, le chirurgien, repoussant de bas en haut la tête humérale la fait rentrer dans sa cavité, ce qui a lieu ordinairement sans bruit. Le chirurgien peut même réduire, tout seul, la luxation (*fig.* 57), en faisant d'une main l'extension et de l'autre la contre-extension, ou bien, en appuyant un genou sur l'épaule du malade, pendant qu'avec ses deux mains, il pratique l'extension en tirant le bras en haut. Ce procédé réussit surtout lorsque la luxation est très-récente.

Si la méthode de l'élévation ne réussissait pas, on pourrait

(1) *Traité des fractures et des luxations*. Paris, 1855, t. II.

recourir au procédé du *talon* également facile à pratiquer. Ce procédé consiste à faire coucher le malade par terre, en supination. Le chirurgien, assis auprès de lui, du côté de la luxation, les jambes allongées, place son talon dans l'aisselle du malade, puis,

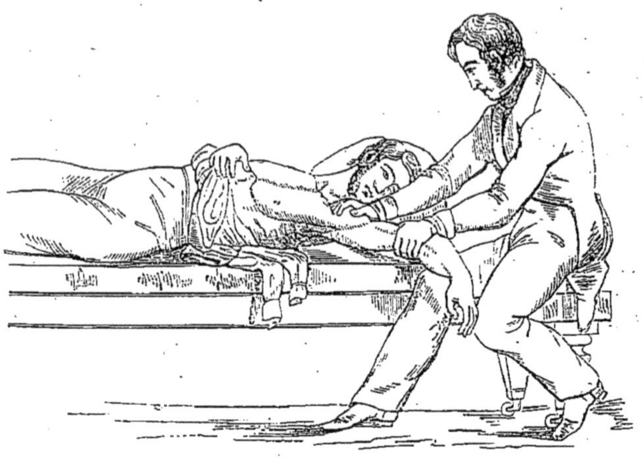

Fig. 57.

écartant le bras du tronc, il le saisit à deux mains au-dessus du coude, soit à nu, soit par l'intermédiaire d'un lac et opère à la fois l'extension, la contre-extension et la coaptation.

Après la réduction, on doit placer un petit coussin sous l'aisselle, soutenir le bras relevé contre le tronc, et l'avant-bras fléchi au moyen d'une écharpe. Le tout sera fixé avec un bandage de corps ou une serviette. Il peut être utile d'appliquer sur l'épaule des compresses imbibées d'un liquide résolutif. La durée du traitement, c'est-à-dire, du repos de l'articulation, doit être d'environ un mois.

3° *Luxations du coude.* — Les os dont l'assemblage constitue l'articulation du coude, c'est-à-dire, l'humérus, le radius et le cubitus peuvent éprouver divers déplacements. La luxation isolée de l'un des os de l'avant-bras sur l'humérus et sur son congénère est assez rare. Le plus souvent, ce sont les extrémités réunies du radius et du cubitus qui, perdant leurs rapports avec la trochlée humérale, constituent la luxation du coude proprement dite. Cette luxation peut avoir lieu en avant, en arrière et sur les côtés. La luxation en avant est extrêmement rare; il en est de même des luxations complètes sur les côtés; la luxation en arrière est au contraire assez fréquente, aussi ne m'occuperai-je que de celle-là.

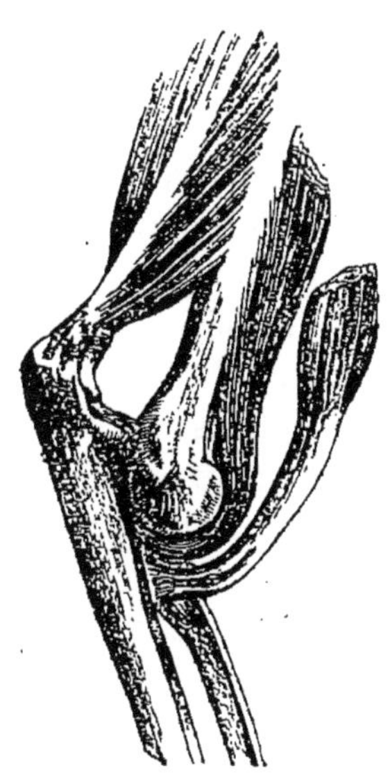

Fig. 58.

Les luxations du coude en arrière (*fig.* 58) sont ordinairement causées par des chutes sur la main, dans lesquelles l'avant-bras étendu ou légèrement fléchi a supporté tout le poids du corps.

Le déplacement est annoncé par une vive douleur à la région du coude avec impossibilité absolue des mouvements et difformité très-marquée. Les extrémités supérieures du radius et du cubitus s'étant portées derrière l'extrémité inférieure de l'humérus, les rapports normaux des saillies formées par ces os sont changés. L'olécrane plus élevé que l'épitrochlée et l'épicondyle forme en arrière une saillie prononcée; le tendon du triceps devenu proéminent, se détache de l'humérus. En dehors de l'olécrâne et un peu au-dessous, est la tête du radius, dont on peut sentir la cupule. L'avant-bras, fléchi sur le bras à angle obtus, est dans une immobilité absolue et présente un raccourcissement d'autant plus prononcé que le chevauchement des os du coude est plus grand. Au lieu de l'enfoncement transversal qui existe au pli du coude, dans l'état normal, on trouve une saillie allongée et inégale, formée par l'extrémité inférieure de l'humérus, recouverte par les divers organes de cette région. La saillie des biceps est effacée.

Le déplacement des os de l'avant-bras, dans cette espèce de luxation, n'a pas toujours lieu directement en arrière; il peut affecter en même temps un certain degré de latéralité. On a ainsi des luxations en arrière et en dehors ou en arrière et en dedans. Dans le premier cas, on observe en dehors une saillie formée par la tête du radius et en dedans une autre saillie due à la trochlée humérale; le contraire a lieu dans le second cas, où la saillie interne est due au cubitus et l'externe à la petite tête de l'humérus. Dans ces deux formes de luxation, il existe toujours une augmentation du diamètre transversal de l'avant-bras.

La luxation du coude en arrière peut être confondue avec une fracture de l'extrémité inférieure de l'humérus; il sera cependant facile de les distinguer si l'on met en regard, comme nous l'avons fait en parlant de cette dernière lésion, les caractères qui les différencient.

La luxation du coude, lorsqu'elle est simple, n'offre pas beaucoup de gravité et sa réduction est ordinairement facile; mais elle peut offrir des complications qui augmentent de beaucoup ses dangers; de ce nombre sont les fractures, la déchirure de la peau, la rupture des vaisseaux et des nerfs du pli du bras, etc. Je n'ai pas à entrer dans la description de ces accidents, ni du traitement qu'ils réclament parce que cela m'entraînerait trop loin; on se conduirait en pareille circonstance, comme il a été dit en parlant de chacune de ces lésions en particulier.

Parmi les procédés de réduction, le plus usité est le suivant : Le malade étant assis sur un pliant, un aide l'assujettit en embrassant sa poitrine ou en saisissant son épaule; un autre exerce l'extension au moyen d'un lacs fixé au poignet. Le chirurgien, placé debout, au côté externe du membre, saisit l'articulation avec ses deux mains, les pouces placés en arrière sur l'olécrane et les autres doigts en avant sur l'extrémité humérale; ils agissent en sens opposés pour aider au mouvement de réduction. Lorsque l'olécrane est arrivé au-dessous des tubérosités, si la réduction ne se fait pas toute seule, il faut fléchir brusquement et fortement l'avant-bras sur le bras et elle a lieu aussitôt. Quand la résistance est énergique, on multiplie les aides, ou l'on a recours aux divers moyens qui ont été indiqués à propos des luxations en général.

Chez un matelot de l'*Élan*, qui venait de se faire une luxation du coude en arrière et en dehors, en tombant dans l'échelle du panneau de l'avant, sur son avant-bras gauche étendu, j'obtins une réduction instantanée, par le procédé suivant : De ma main gauche, je saisis fortement le coude du malade ; de la droite, j'embrassai l'avant-bras à sa partie supérieure ; la main correspondante du malade était immobilisée par mon bras droit, qui la pressait contre ma poitrine. Combinant alors, les mouvements de mes deux mains, je portai fortement en bas, puis en dedans et en avant l'avant-bras du malade, pendant que l'humérus restait à peu près immobile. Cette manœuvre fut suivie d'un plein succès ; un très-léger claquement que le malade et moi pûmes seuls percevoir, la disparition de la difformité et de la douleur et le retour des mouvements, annoncèrent que la luxation était réduite.

Après la réduction des luxations du coude, il faut maintenir l'avant-bras fléchi et soutenu au moyen d'une écharpe ; un bandage en 8 de chiffre devra aussi être appliqué autour de l'articulation, qui sera couverte de compresses résolutives.

4° *Luxations du poignet.* — Ces luxations sont rares et on a souvent pris pour elles des fractures de l'extrémité inférieure du radius. Cependant, M. Lesson en mentionne deux cas observés pendant la campagne de la *Coquille*, et M. Forget rapporte qu'un élève de la *Magicienne* se luxa le poignet en plongeant dans une bonnette immergée le long du bord, pour faire baigner l'équipage. La fréquence des chutes et des contusions, à bord des navires, peut, jusqu'à un certain point, rendre raison de cette fréquence relative des luxations du poignet ; c'est ce qui m'engage à en parler.

On admet que la luxation de la première rangée des os du carpe sur les os de l'avant-bras, peut avoir lieu en quatre sens différents, en avant, en arrière, en dedans et en dehors ; mais l'existence de toutes ces variétés n'est pas bien prouvée. Les luxations *en arrière* et *en avant* sont les seules qui aient été parfaitement constatées. Elles sont causées par des chutes sur la paume ou le dos de la main, par une flexion ou une extension forcée de cet organe ou bien par des tractions violentes sur le poignet.

Dans la luxation *en arrière* (*fig.* 59) on observe les symptômes suivants : La main est légèrement fléchie, de même que les doigts ; comparée à celle du côté opposé, elle paraît raccourcie. Le poignet, considérablement déformé, offre une saillie arrondie, placée transversalement sur la face dorsale. A la partie supérieure, cette saillie donne, à travers les parties molles, la sensation de surfaces lisses, convexes appartenant aux os de la première rangée du carpe. Les tendons extenseurs soulevés se dessinent sur la tumeur. En avant, au niveau des plis du poignet, existe une dépression considérable, bornée en haut par la surface articulaire radio-cubitale, que l'on peut sentir à travers la peau. Les apophyses styloïdes sont senties en avant. Pas de crépitation; les mouvements imprimés sont douloureux.

La luxation du poignet *en avant* (*fig.* 60) offre des caractères

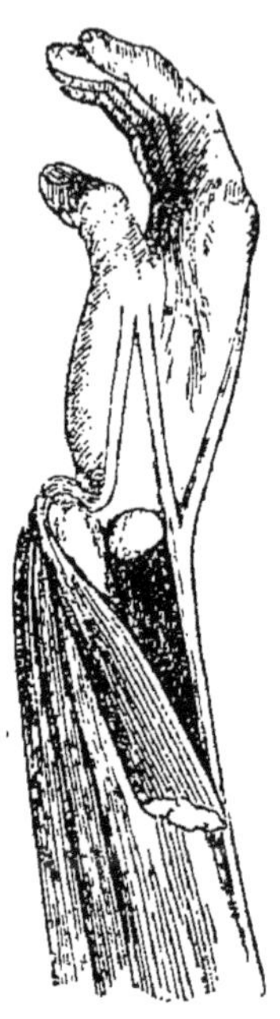

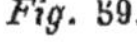

Fig. 59.

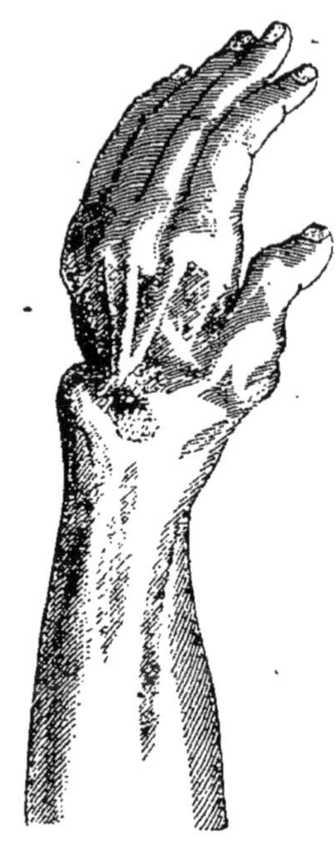

Fig. 60.

opposés aux précédents. En avant de l'articulation, on aperçoit une tumeur arrondie, lisse, convexe, formée par le rebord de la première rangée des os du carpe; en arrière, se voit une gouttière transversale, dans laquelle le doigt peut se loger, et au-dessus de laquelle le rebord du radius et du cubitus forme une saillie brusque. La main paraît raccourcie, surtout du côté de la face dorsale. Les doigts sont légèrement fléchis sur la paume de la main; le métacarpe, au contraire, est un peu incliné en arrière; les mouvements de l'articulation radio-carpienne sont presque entièrement abolis. Les tendons des muscles fléchisseurs sont tendus au-devant du poignet.

La réduction des luxations du poignet est généralement facile; pour l'opérer, on s'y prend de la manière suivante : Le malade étant assis, un aide embrasse l'avant-bras sur lequel il tire pour opérer la contre-extension; un second aide saisit la main sur laquelle il exerce des tractions dans le sens du déplacement. Lorsque l'extension paraît suffisante, il faut porter la main dans le sens opposé au déplacement, c'est-à-dire dans la flexion, pour la luxation en avant, et dans l'extension, pour la luxation en arrière. Le chirurgien aide à la réduction, en pressant avec les doigts sur la saillie formée par les os du carpe. Quand la luxation est réduite, on doit employer les moyens déjà indiqués pour prévenir l'inflammation, et appliquer un bandage convenable.

5° *Luxations des doigts.* — Les os du *carpe* et du *métacarpe* ne se luxent que fort rarement et à la suite de violences considérables. Le *métacarpien du pouce* est plus souvent le siége des luxations, qui n'ont lieu qu'en un sens, c'est-à-dire en arrière. On reconnaît ce déplacement à une tumeur formée, en arrière de l'éminence thénar, par l'extrémité supérieure du premier métacarpien, qui est immobile, dont la direction est changée et qui paraît raccourcie. La réduction de cette luxation est souvent difficile ; pour la pratiquer, il faut faire fixer le poignet par un aide, pendant qu'un autre exerce l'extension sur la paume, dans le sens de déplacement. Le chirurgien, pressant avec ses pouces sur la tête déplacée, tend à la ramener dans sa cavité; cette réduction est rendue plus aisée, en ramenant le pouce en dehors et en arrière, aussitôt que l'extension est suffisante.

Le pouce est le seul doigt, sur lequel les luxations *métacarpo-phalangiennes* s'observent avec quelque fréquence. Cette luxation est même une des plus communes, tandis qu'on ne connaît qu'un petit nombre d'exemples pour les métacarpiens des autres doigts. C'est en arrière qu'elle a été surtout observée et c'est de cette seule variété que je m'occuperai.

Une chute sur la main est la cause ordinaire de la luxation métacarpo-phalangienne du pouce; elle peut aussi être causée par une contusion ou un coup de poing maladroitement donné. Dans tous les cas, le poids du corps ou la pression a porté sur la face dorsale du pouce, pendant que ce doigt se trouvait rapproché de la paume de la main.

Cette luxation peut être incomplète ou complète. Dans la luxation *incomplète* du pouce, ce doigt représente assez bien la forme d'un Z. La deuxième phalange est fortement fléchie sur la première ; celle-ci est dirigée en arrière et en dedans; son extrémité supérieure semble implantée sur la partie interne de la face postérieure du premier os du métacarpe. Envisagé en avant, ce dernier os paraît raccourci et, à la partie antérieure et externe de l'articulation, on voit une tumeur osseuse, arrondie, formée par la tête du métacarpien. Pour réduire cette luxation incomplète, il suffit de presser de bas en haut le bord postérieur de l'extrémité supérieure de la première phalange, qui reprend immédiatement sa place.

La luxation du pouce peut devenir *complète* par suite de l'accident qui l'a occasionnée ou sous l'influence de tentatives de réductions mal dirigées. En pareil cas, la deuxième phalange est parallèle à la première derrière laquelle elle est placée, et il existe entre elles un chevauchement plus ou moins considérable. Pour faire cesser ce déplacement, on conseille de faire, comme pour les autres luxations, des tractions en sens opposés suivies de coaptation. C'est là une méthode vicieuse; car il est rare que l'on réussisse par ce moyen. Le meilleur de tous les procédés, et le seul qui soit vraiment rationnel, est de faire suivre à la phalange luxée le chemin qu'elle a suivi pour se déplacer. Il faut, après avoir fléchi la deuxième phalange, porter l'extrémité inférieure de la première en dedans et en arrière, en renversant le pouce sur le métacarpien ; une légère pression sur la tête de celui-ci, combinée avec une pression de bas en haut sur la tête de la phalange renversée, suffit pour mettre en rapport les surfaces articulaires et pour amener la réduction. Cette réduction peut présenter de grandes difficultés. Dans ce cas, il serait possible de faire confectionner par le maître armurier du bord, un instrument analogue à la pince à fourches inventée par M. Luër, employée pour la première fois par Blandin en 1848 et perfectionnée depuis par M. Charrière.

Les *phalanges* des doigts peuvent se déplacer de diverses manières les unes sur les autres; mais c'est encore au pouce que cette luxation s'observe le plus souvent. Elle a lieu presque toujours en arrière, et résulte d'un coup ou d'une chute sur la main, le pouce étant dans l'extension. Elle est fréquemment compliquée de déchirures de la peau, avec saillie de l'extrémité inférieure de la première phalange. Les symptômes constatés sont un raccourcissement très-marqué du pouce, avec saillie en avant de la tête de la première phalange et en arrière de l'extrémité supérieure de la deuxième. La réduction peut offrir des difficultés, à cause du peu de prise qu'offre la phalange onguéale. Si les tractions faites avec les doigts ne suffisaient pas, on pourrait se servir de l'anneau d'une clef, qui, agissant comme un levier puissant, permettrait d'exercer le mouvement de bascule nécessaire à la réduction.

6° *Luxation du fémur, ou de la hanche.* — Les luxations de l'articulation ilio-fémorale méritent d'être étudiées avec soin, à cause de leur gravité et des difficultés que présente souvent leur réduction; elles sont d'ailleurs loin d'être rares; double motif pour nous engager à en parler avec quelques détails.

La tête du fémur, en abandonnant la cavité cotyloïde, peut se porter *en avant* ou *en arrière* de cette cavité; de là deux espèces principales de luxation : *luxations en avant, luxations en arrière;* mais, après son déplacement dans l'une ou dans l'autre de ces directions, cette tête n'affecte pas toujours les mêmes rapports; ainsi, dans la luxation en arrière, elle peut se loger dans la fosse iliaque, ce qui constitue la variété *en arrière et en haut* ou *iliaque*, ou se placer contre l'échancrure sciatique, ce qui donne lieu à la variété de luxation *en arrière et en bas* ou *sacro-sciatique*. De même, dans son déplacement en avant, la tête fémorale peut se porter vers le trou ovale, où elle constitue la variété *sous-pubienne* ou *en bas et en avant;* ou bien se placer en dedans de l'épine iliaque antérieure et inférieure, à la jonction de l'ilion et de la branche horizontale du pubis. Cette variété porte le nom de *sus-pubienne* ou *ilio-pubienne;* c'est la luxation *en haut et en avant* des auteurs. Enfin on a observé, quoique très-rarement, une luxation directement en bas, sur la base de l'ischion. Il serait trop long de décrire en particulier chacune de ces variétés; je me bornerai donc à établir les caractères essentiels des luxations en avant et en arrière en indiquant les modifications principales qu'ils subissent dans chaque variété.

Les luxations du fémur *en arrière* sont de beaucoup les plus fréquentes; elles ont lieu ordinairement dans la fosse iliaque. Elles se produisent pendant une chute, dans laquelle le poids du corps a porté sur l'articulation ilio-fémorale, le pied ou le genou étant fixé, pendant que le reste du membre est dans l'extension. Leurs caractères sont les suivants (*fig.* 61) : membre raccourci de trois à cinq centimètres; la fesse est plus saillante; son pli est plus élevé. La cuisse est légèrement fléchie, et portée en dedans; il existe

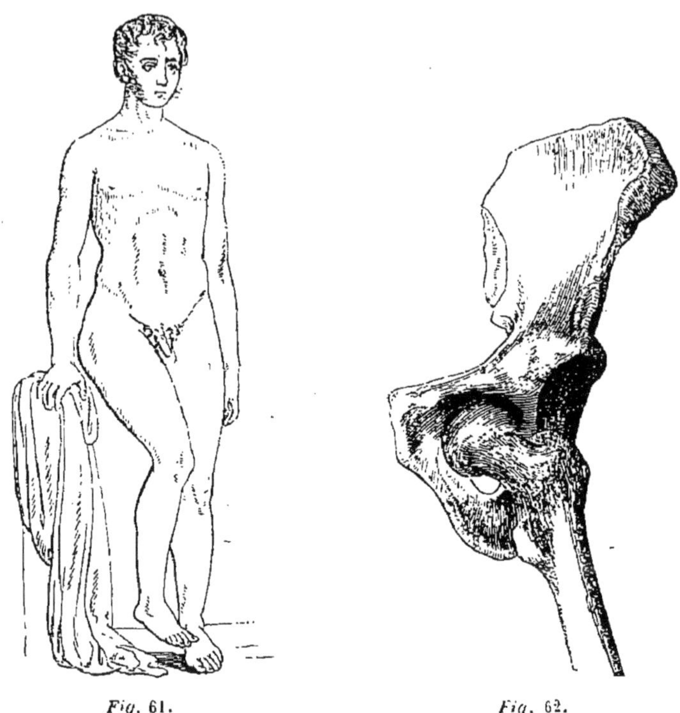

Fig. 61. Fig. 62.

une rotation en dedans du pied et du genou; celui-ci est placé un peu en devant de l'autre, et le gros orteil du membre luxé répond au tarse du pied opposé; le grand trochanter est rapproché de la crête de l'os iliaque. Le membre luxé peut être légèrement porté dans la flexion, l'adduction et la rotation en dedans; mais les mouvements opposés sont impossibles et causent des douleurs.

La luxation *sacro-sciatique* se produit par un mécanisme à peu près semblable à la précédente, mais pendant une flexion et une adduction violentes de la cuisse. Elle est caractérisée par un raccourcissement moins considérable du membre, avec rotation en dedans, et flexions plus prononcées. Le grand trochanter est situé en arrière de la cavité cotyloïde; on ne peut pas sentir la tête du fémur, contrairement à ce qui a lieu dans la variété précédente.

Les luxations *en avant* (*fig.* 62) sont rares, comparativement aux autres. Elles sont occasionnées par des chutes sur les pieds ou les genoux, dans lesquelles la cuisse est écartée plus ou moins de l'axe du corps, c'est-à-dire dans l'abduction. La tête du fémur se porte alors en avant de la cavité cotyloïde. Ce déplacement donne lieu aux symptômes que voici (*fig.* 63). Le membre, porté dans l'abduction, ne peut être rapproché de celui du côté opposé; il est dans la rotation en dehors, et repose sur son côté externe. La jambe est fléchie, et le membre a subi un allongement, par suite de la position nouvelle occupée par la tête du fémur. Celle-ci se trouve à la partie interne et supérieure de la cuisse, où elle forme une tumeur dure. Le pli de la fesse est déformé, et présente un angle légèrement obtus; les muscles adducteurs sont tendus et soulevés. Il y a impossibilité de l'adduction et de la rotation en dedans.

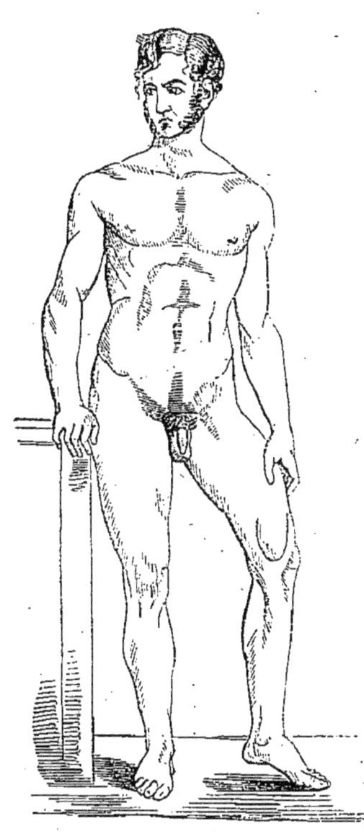

Fig. 63.

Lorsque la tête du fémur est venue se loger sur le pubis, ce qui constitue la variété *pubienne* ou *ilio-pubienne*, le membre, au lieu d'être allongé, comme dans le cas précédent, est plus court de deux à trois centimètres; le grand trochanter est porté plus en avant, la fesse est aplatie, et on trouve, au pli de l'aine, une tumeur dure, formée par la tête de l'os. L'artère crurale bat en dedans d'elle; des douleurs vives existent sur le trajet du nerf crural.

La fracture du col du fémur est la seule lésion avec laquelle on puisse confondre la luxation de cet os. On les distinguera toutefois l'une de l'autre, en ce que, dans la fracture, le membre peut, à peu près indifféremment, être porté dans l'adduction et l'abduction, et dans la rotation en dedans et en dehors, ce qui n'a pas lieu dans la luxation. Dans celle-ci, lorsque la réduction a été obtenue, elle est permanente, et les fonctions du membre se rétablissent, ce qui n'existe pas dans la fracture, où le déplacement tend à se reproduire. La réduction de la luxation une fois opérée, le membre reprend et conserve sa longueur normale, au lieu que le raccourcissement de la fracture persiste ou se reproduit, dès que le membre est abandonné à lui-même.

Pour la réduction des luxations de la cuisse, deux méthodes distinctes peuvent être employées; ce sont l'extension et la flexion, qui peuvent convenir, sauf quelques modifications dans les manœuvres, pour toutes les variétés de luxations.

Dans la méthode de l'*extension*, on fait coucher le malade sur un lit ou sur une table garnie d'un matelas. Un drap plié en cravate est appliqué, par son plein, sur le haut de la cuisse saine, qu'il embrasse obliquement; ses extrémités sont fixées solidement à un anneau ou à une épontille; il exerce la contre-extension. Un autre drap, plié de la même manière, est appliqué transversalement par son plein sur la région iliaque externe du côté malade; il passe en avant et en arrière du tronc, qu'il embrasse, et ses extrémités sont maintenues solidement par des aides; il est destiné à empêcher le bassin de s'incliner dans le sens de l'extension. Un autre lacs, formé par une serviette, est appliqué au-dessus du talon, et croisé autour des malléoles, où il est fixé par une bande; c'est lui qui doit servir à l'extension. Les aides étant disposés en nombre suffisant, le chirurgien, placé au côté externe du membre, dirige les manœuvres, sa main appliquée sur l'articulation. Les tractions extensives doivent toujours être faites dans le sens de l'os déplacé, et tendre à ramener la tête vers l'os cotyloïde. Lorsqu'elle est arrivée à son niveau, les aides ramènent le membre dans sa direction naturelle, pendant que le chirurgien aide ce mouvement, en appuyant fortement sur le grand trochanter ou sur la tête fémorale, pour la faire rentrer dans sa cavité.

Cette méthode, qui permet le déploiement d'une grande puissance, réussit très-bien dans les luxations iliaques et pubiennes, où la tête du fémur étant placée au-dessus de la cavité cotyloïde, il faut la faire redescendre; mais il n'en est plus de même, lorsqu'elle est au-dessous ou en arrière, comme dans les variétés ilio-pubienne et sacro-sciatique. La méthode de la flexion est ici à la fois plus rationnelle et d'un emploi plus facile; elle a d'ailleurs l'avantage de permettre la réduction de toutes les luxations du fémur; aussi pensons-nous que l'on doit toujours l'essayer avant de recourir à l'extension.

Voici en quoi consiste la méthode de la *flexion*. Le malade étant couché sur un lit très-bas, ou sur un simple matelas, le bassin préalablement fixé par des aides, le chirurgien, saisissant la cuisse à deux mains, après avoir fait passer la jambe sous son bras, la fléchit de manière à la rapprocher le plus possible de l'abdomen. Dans ce mouvement, la tête se dégage de la position qu'elle occupait, et tend à se rapprocher de la cavité cotyloïde. Alors, le membre est doucement porté dans l'abduction et la rotation en dehors, s'il s'agit d'une luxation en arrière, ou dans la rotation en dedans, et dans l'adduction, si la luxation est en avant. Ces manœuvres peuvent être confiées à un aide; en pareil cas, le chirurgien placé auprès du malade favorise la coaptation, en repoussant la tête vers sa cavité. La réduction est annoncée par un bruit prononcé, et par le rétablissement des formes normales et du mouvement.

Les luxations de la cuisse s'accompagnant toujours d'une violence plus ou moins considérable exercée sur les parties molles, il est nécessaire de faire garder au malade un repos prolongé, dans la position horizontale. Les deux cuisses seront tenues rapprochées par une bande en 8 de chiffre appliquée autour des genoux, et l'on fera sur l'articulation quelques applications résolutives. Les saignées générales ou locales ne seront nécessaires que tout autant qu'il y aura des signes manifestes de réaction traumatique.

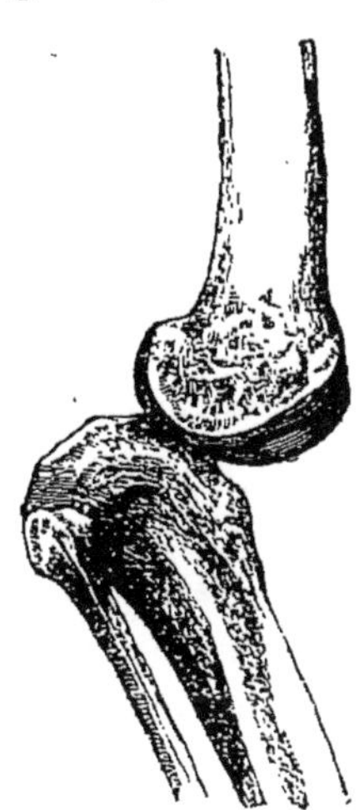
Fig. 64.

7° *Luxation du genou.* — Elles sont heureusement rares, car elles offrent toujours beaucoup de gravité. M. Forget en rapporte un exemple emprunté à la thèse de M. Garnier, et observé sur un matelot de la corvette *la Bayadère*. Cet homme, dans une chute grave, eut une luxation complète du tibia en arrière (*fig.* 64). Le chirurgien-major, M. Faye, opéra la réduction, plaça le membre dans un appareil à fracture et obtint promptement, presque sans accidents, une guérison si solide, que le matelot recouvra bientôt toute son agilité.

Les luxations du tibia sur le fémur peuvent avoir lieu en quatre sens : *en avant* (*fig.* 65), *en arrière*, *en dehors* (*fig.* 66), et *en dedans* (*fig.* 67). Les unes et les autres peuvent être *complètes* ou *incomplètes ;*

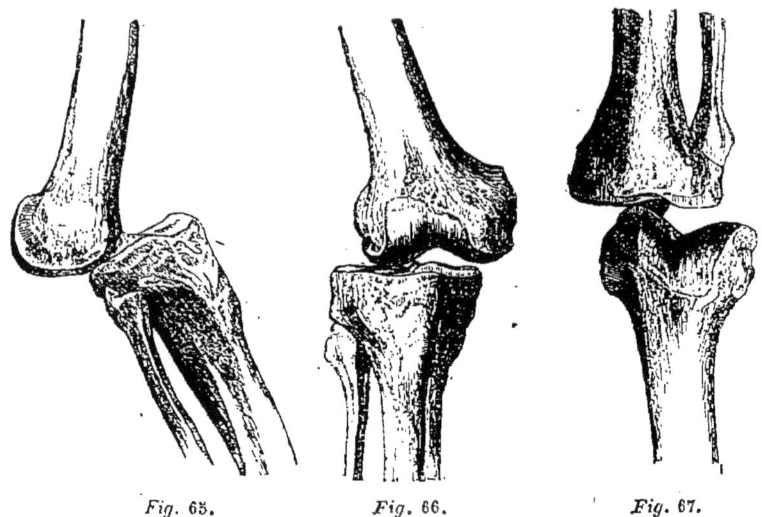

Fig. 65. *Fig.* 66. *Fig.* 67.

cependant il n'existe pas d'observations bien authentiques de luxations complètes sur les côtés. Ces déplacements ne peuvent se produire qu'à l'occasion de violences considérables exercées directement sur une des sections du membre, ou agissant sur les deux en sens opposé; ils sont habituellement accompagnés de désordres plus ou moins considérables.

Les symptômes de ces luxations varient suivant qu'elles sont complètes ou incomplètes, en avant, en arrière ou sur les côtés. Dans les luxations *complètes*, il existe un raccourcissement qui peut aller jusqu'à 10 centimètres; les dimensions antéro-postérieures du genou sont augmentées; la jambe est engourdie, souvent fixe, parfois au contraire très-mobile. Les saillies osseuses en avant ou en arrière sont en rapport avec l'espèce de luxation. Dans les luxations *incomplètes*, il n'existe pas de raccourcissement et les autres symptômes sont moins prononcés; mais il y a toujours une difformité notable de l'articulation tibio-fémorale, avec gêne ou impossibilité des mouvements. Les luxations incomplètes sont, d'ailleurs, moins graves que les complètes.

La réduction des luxations du genou réclame dans tous les cas l'extension et la contre-extension, et le chirurgien doit avoir pour but de repousser les saillies osseuses en sens opposé, pour qu'elles se rejoignent. Je ne crois pas devoir indiquer plus en détail les moyens d'obtenir ce résultat; ils ont été exposés suffisamment à propos d'autres luxations. Je dois dire seulement que dans certaines luxations incomplètes, où la jambe a éprouvé un mouvement de torsion sur la cuisse, le chirurgien doit, pendant la réduction, imprimer au membre un mouvement de rotation en sens opposé au déplacement. J'ai déjà dit que les luxations du genou étaient toujours le résultat de violences considérables; elles sont parfois compliquées de déchirures étendues. Des accidents inflammatoires intenses pourraient donc se produire; on fera bien de surveiller attentivement le malade pour les combattre à propos. Quant au membre luxé, on devra le fixer dans l'extension, soit avec un appareil à fractures, soit au moyen d'un bandage amidonné.

8° *Luxation du pied.* — Les luxations de l'articulation tibio-tarsienne peuvent avoir lieu en quatre sens opposés : en dedans, en dehors, en avant et en arrière.

Les luxations latérales, plus communes que les autres, sont surtout produites par des chutes sur un des bords du pied. Elles sont souvent compliquées d'arrachement des malléoles ou de fracture du péroné; elles s'accompagnent aussi parfois de déchirures de la peau et des parties molles subjacentes, avec issue des malléoles ou de la tête de l'astragale. Dans la luxation *en dedans*, plus fréquente que celle en dehors, la face supérieure de l'astragale, déplacée en dedans, fait saillie au-dessus de la malléole interne; le dos du pied regarde de ce côté, tandis que la plante est dirigée en dehors; le bord interne est en bas, et l'externe est en haut. Cette luxation étant causée par une chute sur le bord interne du pied, la malléole tibiale peut être arrachée et le péroné fracturé par la pres-

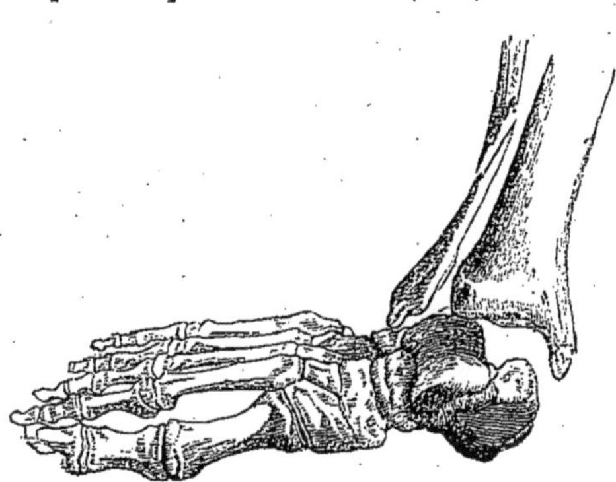

Fig. 68. Luxation de l'astragale en dedans avec fracture du péroné et rupture du sommet de la malléole interne.

sion que le calcanéum exerce sur lui, de bas en haut (*fig.* 68).

Des caractères opposés s'observent dans la luxation *en dehors*. Il existe sous la malléole externe une saillie formée par la poulie de l'astragale; le dos du pied est tourné en dehors et la plante en dedans; le bord interne du pied regarde en haut et l'externe en bas.

La luxation du pied *en arrière* (*fig.* 69) peut être produite par une chute dans laquelle, le pied étant fixé à plat sur le sol, la jambe est très-fortement fléchie sur lui; ou bien encore à la suite d'une chute sur un plan incliné en avant, où la jambe étant portée dans une extension forcée sur le pied, la surface articulaire du tibia glisse sur l'astragale et se porte au-devant de cet os.

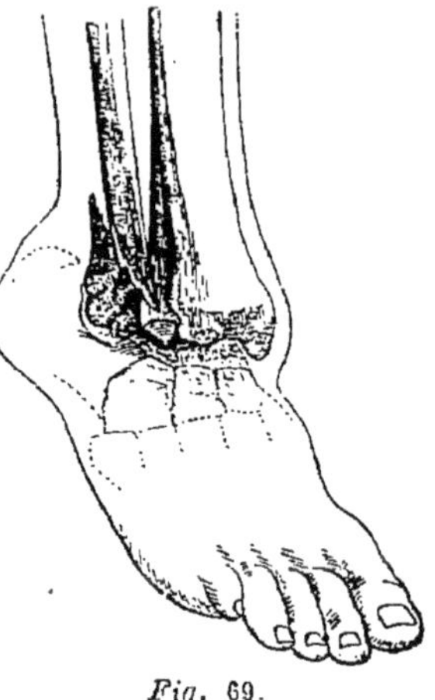

Fig. 69.

Cette luxation est ainsi caractérisée : raccourcissement plus ou moins considérable de la partie antérieure du pied, qui est déformée; le pli du cou-de-pied est effacé. On reconnaît sous la peau le bord tranchant de l'extrémité inférieure du tibia. Le tendon d'Achille est soulevé et présente au-dessus du talon une bosse au lieu d'une dépression. Par le toucher, on constate, en avant de lui, une saillie anormale, dure, immobile et qui est la tête de l'astragale.

La luxation *en avant* paraît assez rare. Elle se produit par un mouvement forcé du pied sur la jambe. Ainsi dans un cas rapporté par R. W. Smith (1), un matelot aidant à hisser sur le pont un tonneau d'un poids énorme, avait la jambe fléchie sur le pied, la cuisse sur la jambe, le genou avancé sous l'extrémité du tonneau, quand celui-ci retomba sur le genou, d'une petite hauteur, et força la flexion de la jambe sur le pied, avec d'autant plus de puissance que le bout du pied se trouvait appuyé et soulevé par une large pierre. Les signes auxquels on peut la reconnaître sont (*fig.* 70) : un allongement marqué de la partie antérieure du

(1) *The Dublin quarter ley journal of medical science.* Mai, 1852, p. 465.

pied, avec effacement du talon. La cavité sus-calcanéenne est effacée et le talon se trouve sur un plan qui prolongerait la face postérieure de la jambe. La forme de la face supérieure de l'astragale se reconnaît à la vue et au toucher au-devant de la partie inférieure du tibia. Les deux malléoles se trouvent en arrière des faces articulaires correspondantes de l'astragale. Le tendon d'Achille est rapproché du tibia et ses deux gouttières latérales sont effacées. Le pied est légèrement étendu sur la jambe.

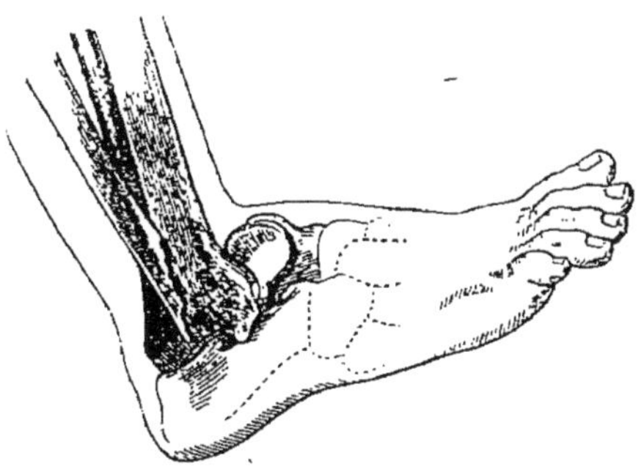

Fig. 70. Luxation du pied en avant, avec fracture de la malléole externe.

Les procédés de réduction varient légèrement suivant la direction du déplacement. Il faut toujours, le malade étant couché sur le dos et la jambe fléchie sur la cuisse, commencer par faire l'extension et la contre-extension suivant les règles établies pour les luxations en général; lorsque l'on sent que la résistance est vaincue, le pied doit être ramené dans sa direction et sa position normales, en lui faisant suivre un trajet opposé à celui qu'il a parcouru pour se déplacer. On applique ensuite un appareil destiné à assurer l'immobilité des surfaces articulaires et on combat par des moyens convenables les accidents qui peuvent survenir.

ART. IV. — INFLAMMATION DES GAINES TENDINEUSES (*Aï*).

Les gaînes des tendons extenseurs ou fléchisseurs du poignet et du pied sont assez souvent le siége d'une inflammation douloureuse dont les symptômes, mal étudiés, ont été, plus d'une fois, rapportés, à tort, au rhumatisme. Ce sont des contusions, ou des efforts soutenus qui lui donnent naissance; tandis qu'au cou-de-pied elle est plus souvent produite par des marches forcées. J'ai eu plus d'une fois occasion d'observer cette maladie chez des matelots.

Elle peut se présenter sous deux formes ou états distincts, quoique reconnaissant les mêmes causes. Tantôt, elle est constituée par une inflammation sèche de la séreuse tendineuse, se manifestant par une douleur sourde, qu'augmentent les mouvements de la partie où se rend le tendon et par de la chaleur accompagnée ou non d'un peu d'empâtement, mais sans rougeur appréciable. En appliquant la main sur le siége de la douleur et en faisant exécuter à la partie des mouvements de flexion et d'extension, on sent une sorte de crépitation ou de craquement comparé au bruit de neige comprimée. On a donné à cette forme de la maladie les noms d'*Aï* ou de *crépitation douloureuse des tendons*. Elle occupe le plus souvent le trajet des radiaux externes, du long abducteur et du court extenseur du pouce des péroniers latéraux et des jambiers antérieur et postérieur.

La deuxième forme de la maladie, qui n'en est peut-être qu'un degré plus aigu et plus avancé, donne lieu à une douleur plus vive, à un gonflement plus considérable et, dans certains cas, à une rougeur plus ou moins prononcée. Les mouvements de la partie sont douloureux et difficiles, surtout quand la maladie siége aux membres inférieurs. Lorsque la gaîne tendineuse est superficielle, on constate qu'elle forme une tumeur arrondie, plus ou moins dure, quelquefois fluctuante, évidemment constituée par une hydropisie de la séreuse. Cette tumeur se distingue des *ganglions* en ce qu'elle a une marche aiguë et qu'elle s'accompagne de symptômes inflammatoires.

La durée de l'inflammation des gaînes tendineuses est variable; généralement la tuméfaction, la douleur, la chaleur et même, dans certains cas, la crépitation augmentent pendant quatre, six ou huit jours. Si le malade a gardé le repos, le mal se maintient au même degré jusqu'au douzième ou quinzième jour, après quoi, il prend la voie de la résolution. Celle-ci est plus lente quand il existe une hydropisie de la gaîne tendineuse. Du reste, cette maladie n'offre aucune gravité.

Le repos, l'immobilité des membres, des applications émollientes d'abord et résolutives ensuite, voilà les moyens de *traitement* qui suffisent dans les cas légers. Mais lorsque l'inflammation est plus intense et que la douleur est vive, il est nécessaire d'appliquer des sangsues. Si le mal résistait à ces divers moyens, il faudrait avoir recours à un vésicatoire de forme et de grandeur appropriées à l'état de la partie. Ce moyen réussit presque toujours, et il est surtout nécessaire dans les cas d'hydropisie tendineuse. Une compression méthodique, à l'aide d'un bandage roulé, continuée pendant quelques jours est utile pour confirmer la guérison.

ART. V. — PLAIES ET RUPTURES DES TENDONS.

Les plaies du poignet, de la main, de l'extrémité inférieure de la jambe et du pied se compliquent souvent de sections complètes ou incomplètes de certains tendons. Lorsque cette section est incomplète, il suffit de rapprocher les lèvres de la plaie comme à l'ordinaire pour voir la guérison s'opérer sans accident. Il faut seulement aider, par une position convenable, au relâchement du tendon lésé. Quand le tendon est entièrement divisé, les fonctions du muscle auquel il appartient ne pouvant plus s'accomplir, la partie à laquelle il s'insère est entraînée par les muscles antagonistes, ou tout au moins elle est comme paralysée. Lorsque les deux bouts du tendon coupé sont en contact immédiat et que les lèvres de la plaie des téguments sont bien réunies, la réunion s'en opère d'une manière immédiate et les fonctions de la partie sont rétablies. Tous les efforts du chirurgien doivent tendre à placer le tendon divisé dans de semblables conditions. La position qui rapproche le mieux les bouts du tendon divisé, aidée de la réunion immédiate, suffit dans un certain nombre de cas. Mais quand les bouts présentent un écartement considérable qui donne lieu de craindre qu'ils se cicatrisent isolément, il faut recourir à la suture du tendon. Cette opération est surtout nécessaire pour les plaies des tendons extenseurs des doigts et abducteurs du pouce. Elle est également indispensable dans la section du tendon d'Achille et de ceux qui s'étendent de la jambe au pied. Cette suture est complétement inoffensive et a presque toujours donné de très-bons résultats.

Pour la pratiquer, il faut se servir d'aiguilles bien acérées; car le tissu fibreux est très-résistant; les piqûres doivent être faites suivant la direction des fibres tendineuses, ce qui évite leur section et rend l'opération plus facile. Les fils doivent être passés à deux ou trois lignes de la division. Après les avoir noués, comme pour la suture simple, on coupe un des bouts et l'on ramène l'autre au dehors de la plaie, qui doit elle-même être réunie le plus exactement possible. Si les bouts du tendon étaient mâchés et inégalement divisés, il serait bon de les aviver. On se conduirait de la même manière, si l'on voulait réunir les extrémités d'un tendon qui se seraient cicatrisées isolément. Après la suture, il faut mettre le membre dans la position la plus favorable au relâchement des muscles dont les tendons ont été divisés : des bandages roulés aidés d'attelles en bois ou de gouttières diversement coudées aideront à atteindre ce but.

Les *ruptures* des tendons sont plus rares que leurs plaies ; elles sont ordinairement dues à une violente contraction musculaire. Quelquefois c'est dans une chute, un saut, ou un simple faux-pas qu'ont lieu celles des membres inférieurs. Le tendon d'Achille et celui du plantaire grêle sont les seuls dont la rupture ait lieu avec quelque fréquence.

On a désigné sous le nom de *coup de fouet* une maladie de la jambe, qui est regardée comme étant la rupture du tendon du muscle plantaire grêle. C'est toujours dans une contraction violente des muscles du mollet qu'a lieu l'accident. Au moment où la rupture s'opère, le malade entend un bruit, un claquement semblable à celui d'un fouet, accompagné d'une douleur vive et subite dans le mollet. La progression devient aussitôt douloureuse et difficile, la jambe se tuméfie et le malade la tient naturellement fléchie. La douleur répond à la partie inférieure et interne du mollet. Au dire de Boyer, cette douleur force le malade à garder le lit pendant un mois ou six semaines, en tenant la jambe fléchie et le pied dans une extension modérée. J'ignore si cet accident est souvent aussi grave que l'indique Boyer ; mais j'ai été témoin d'un fait qui me porterait à croire que, tout au moins, il ne l'est pas toujours. M. S..., commandant le brick *l'Alcibiade*, franchissait un fossé, lorsqu'il éprouva les symptômes du *coup de fouet*. Il fut obligé de s'arrêter pendant quelque temps, revint à bord en boitant, boita durant quelques jours, mais guérit sans rien faire et sans être resté un seul jour au lit. Si les accidents signalés par Boyer se présentaient, s'il y avait du gonflement et des ecchymoses, on devrait employer en même temps que la position et le repos, des sangsues et des topiques calmants et émollients d'abord, puis résolutifs.

La rupture du *tendon d'Achille* est l'effet de la contraction forcée et subite des fibres des muscles jumeaux et soléaires auxquels appartient ce tendon. Un bruit de craquement ou de coup de fouet a lieu au moment de la rupture; la douleur est faible chez les uns, vive chez les autres. Le malade, le plus souvent, ne peut se tenir debout sur la jambe blessée; la progression est impossible. Toutefois le malade peut encore étendre ou fléchir le pied par un acte de sa volonté. En promenant les doigts sur le trajet du tendon d'Achille, on sent, au lieu de la rupture, un vide et une dépression sous-cutanée d'autant plus grande que la rupture est plus près du talon. Ce vide provient de l'écartement des bouts du tendon; il augmente lorsqu'on fléchit le pied et diminue lorsqu'on l'étend; il disparaît même quand le pied est porté dans l'extension forcée, la jambe étant fléchie sur la cuisse et les muscles du mollet comprimés de haut en bas. Quelquefois le pied et la jambe se tuméfient et la peau présente des ecchymoses dans le lieu de la rupture et aux environs.

Cette maladie offre peu de gravité et guérit facilement, pourvu que l'on place et que l'on maintienne les bouts divisés dans un rapprochement exact, jusqu'à ce que la nature les ait réunis et consolidés. On y parvient, comme nous venons de le dire, en étendant le pied sur la jambe, en fléchissant la jambe sur la cuisse et en poussant de haut en bas la masse charnue des muscles jumeaux et soléaires. Plusieurs appareils ont été inventés dans ce but. Le plus simple et peut-être le meilleur consiste à appliquer sur le lieu de la rupture des compresses épaisses, imbibées d'un liquide résolutif; à recouvrir toute la jambe d'un bandage compressif méthodiquement appliqué; à maintenir l'extension du pied sur la jambe à l'aide d'une attelle antérieure garnie d'un coussin en balle d'avoine et fixée au pied et à la jambe par des tours de bande; enfin, à assurer la flexion de la jambe sur la cuisse, au moyen du décubitus latéral, pendant la nuit, et d'une bretelle passant autour du cou et soutenant le pied, pendant le jour.

Le temps nécessaire à la consolidation du tendon rompu est assez considérable; il varie de cinquante à soixante jours. Pendant tout ce temps, le malade devra garder son bandage; mais, chaque fois qu'on le renouvellera, il sera bon d'imprimer à l'articulation du cou-de-pied quelques mouvements passifs, afin de prévenir son ankylose. Lorsque l'on aura la certitude que la cicatrice est solide, on permettra au malade de marcher, en se soutenant d'abord avec une béquille ou une canne et avec beaucoup de précautions. Un exercice prématuré exposerait à une nouvelle rupture ou à l'allongement de la portion nouvellement formée.

CHAPITRE XII

DES MALADIES DE LA PEAU.

Les maladies de la peau sont peu fréquentes chez les marins, et le nombre de celles auxquelles ils sont sujets est lui-même assez restreint (1). Toutefois, il est certaines circonstances de la navigation qui tendent à les multiplier. C'est ce qui a lieu principalement quand un navire, quittant les régions froides ou tempérées, vient naviguer dans les climats chauds. La différence de température qui existe entre les latitudes que l'on vient de quitter et celles dans lesquelles on entre, a pour résultat un excès de vitalité de l'enveloppe cutanée, dont les fonctions sont singulièrement activées ; une sueur abondante couvre constamment la peau et la sécrétion des follicules sébacés est elle-même augmentée. La persistance de cet état de la peau, sous l'influence d'une température élevée, fait naître diverses éruptions cutanées, telles que les bourbouilles, l'herpès, l'eczéma, le pemphigus, les furoncles, le prurigo, l'urticaire, etc. Les autres maladies de la peau que l'on observe assez souvent, ce sont l'érythème, l'érysipèle et la gale. La *teigne faveuse* ou *favus*, étant un cas d'exemption ou de réforme, ne s'observe jamais à bord ; quant aux teignes *granulée*, *muqueuse*, *amiantacée* et *furfuracée*, elles sont de simples variétés les premières, de l'impétigo, les autres, de l'eczéma, et ne réclament d'autre traitement que celui qui sera indiqué à propos de ces maladies ; ce sont généralement les mousses et les novices qui en sont seuls atteints.

(1) Pour l'étude complète des maladies de la peau, voyez P. Rayer, *Traité théorique et pratique des maladies de la peau*. Paris, 1835, 3 vol. in-8, avec fig. coloriées. — Chausit, *Traité élémentaire des maladies de la peau*, d'après l'enseignement théorique et les leçons cliniques de M. Cazenave. Paris, 1853, in-8.

ART. 1er. — BOURBOUILLES (*lichen tropicus*).

On donne communément le nom de *bourbouilles* (*lichen tropicus*), à une éruption cutanée, qui attaque les Européens, dès leur arrivée dans les pays chauds et qui persiste d'ordinaire pendant très-longtemps. Elle épargne peu de personnes, mais se rencontre surtout chez les individus à peau fine et blanche. Elle est constituée parfois par de simples papules, mais le plus souvent par une innombrable quantité de vésicules comme miliaires, entremêlées avec des papules et reposant sur une base rouge, tendue et plus ou moins douloureuse. Cette éruption peut se montrer sur toutes les parties du corps; mais on l'observe particulièrement au front, au cou, au dos, à la poitrine, aux poignets, aux aisselles, à la face interne des cuisses, etc. Elle produit des démangeaisons vives, un sentiment d'ardeur insupportable, lorsque les parties atteintes sont baignées par la sueur, et une insomnie souvent désespérante. Ces accidents sont surtout marqués lorsque, les vésicules ayant été déchirées par les frottements ou par l'action de se gratter, la peau est devenue le siége d'une sécrétion humide et comme eczémateuse.

Les bourbouilles peuvent, ainsi que je l'ai dit, persister pendant très-longtemps, quand la température est élevée; mais aussitôt que, celle-ci s'abaissant, les sueurs diminuent, on les voit disparaître avec rapidité, sans qu'il en résulte d'inconvénients appréciables. Elles reviennent et disparaissent ainsi à plusieurs reprises, suivant les différences de température, et aussi selon que la transpiration cutanée est ou non activée par des boissons abondantes. Un seul verre d'eau suffit, d'après M. Fonssagrives, pour les ramener et pour produire cette sensation importune de picotement et de chaleur qui indique leur poussée.

Si le *lichen tropicus* ne constitue pas une maladie grave, c'est tout au moins une incommodité fort pénible, qui peut entraîner des dérangements dans la santé, par le prurit, la douleur, l'excitation nerveuse et la perte du sommeil qu'il occasionne; il faut donc tout faire pour amener sa disparition. La crainte d'accidents qui pourraient être produits par la répercussion de cette éruption n'est appuyée sur rien de sérieux; en effet, les bourbouilles, loin d'avoir un caractère critique ou salutaire, sont le résultat d'une fluxion exagérée sur la peau et aussi de l'action irritante exercée par la sueur.

Les moyens à mettre en usage pour combattre les bourbouilles sont purement hygiéniques : user de vêtements légers en toile; éviter le plus possible de boire en dehors des repas, ou tout au moins se priver de boissons aqueuses abondantes; faire un usage journalier de lotions fraîches sur tout le corps, ou, si c'est possible, de bains froids; voilà toute la thérapeutique de cette maladie. Les lotions et les applications froides conviennent encore quand la peau est enflammée ou dépouillée de son épiderme. M. Fleury, cité par M. Fonssagrives (1), a rapporté un cas où, des bourbouilles confluentes, ayant déterminé chez un officier une véritable suppuration de tout un bras, des lotions avec de l'eau ferrugineuse du fond des caisses tarirent promptement cette sécrétion, au grand avantage du malade.

ART. II. — FURONCLES.

Le *furoncle* est une tumeur inflammatoire circonscrite, s'élevant du tissu cellulaire à la surface de la peau, et offrant au centre une saillie dure, pointue, qui lui a fait donner vulgairement le nom de *clou*.

Les furoncles sont fort communs chez les marins : les changements brusques de climats, la malpropreté, l'usage habituel de vêtements de laine portés directement sur la peau et lavés trop rarement, souvent la mauvaise qualité des vivres, telles sont leurs causes habituelles; mais ils peuvent aussi se présenter d'une manière épidémique.

Ces épidémies de furoncles se montrent, comme l'ont fait remarquer un très-grand nombre de chirurgiens-majors, dans leurs rapports de campagne, lors du passage d'une zone à l'autre. Elles coïncident, fort souvent, avec l'apparition d'un grand nombre de panaris. Ainsi, en lisant l'histoire médicale des bâtiments qui quittent la France pour naviguer au delà des caps, on remarque que les furoncles apparaissent, surtout si les marins ont

(1) *Histoire médicale de l'Eldorado.*

quitté le port pendant les mois d'hiver, vers la latitude de Madère, puis, leur nombre diminue à mesure que le bâtiment prolonge son séjour dans la zone intertropicale. Ils reparaissent de nouveau, à mesure que la température s'abaisse, depuis la latitude de la Plata, jusqu'au delà du cap Horn ou du cap de Bonne-Espérance, etc. M. Bigot, chirurgien-major de la frégate *la Persévérante* (1) (1855-1858, Campagne des mers du Sud et de l'Océanie), par exemple, relate que, pendant la traversée de France à Valparaiso, il a eu à traiter 86 cas de furoncles et 36 cas de panaris. Le brick *l'Alcibiade*, arrivé peu de jours après la frégate à Valparaiso, a eu dans les mêmes proportions, le même nombre d'affections du même genre à traiter. Il en a été ainsi sur les corvettes *la Bayonnaise*, *l'Embuscade*, *l'Eurydice*, en un mot sur tous les navires arrivant de France (2). Dans sa thèse sur la campagne de la corvette à vapeur *l'Archimède*, M. Leroy de Méricourt avait fait la même remarque : « A mesure que nous avancions dans le sud, beaucoup « d'hommes étaient incommodés par de nombreux furoncles : « cette espèce d'épidémie était probablement due au brusque « changement du climat. En effet, le 8 mars, moins d'un mois « après notre départ, la température moyenne était de 28° cen- « tigrades (5° latitude nord), tandis qu'à Brest elle était au-dessous « de 0° (le 16 février) (3). » — A bord du même navire, l'éruption furonculeuse reparaît, en avril, au mouillage de Buenos-Ayres, alors qu'il gelait la nuit. Elle est enfin signalée de nouveau pendant l'hivernage à Madagascar et aux Comores. — On a remarqué également que ces sortes d'épidémies de furoncles se montrent surtout pendant les premiers temps d'une campagne et sont moins fréquentes pendant les traversées du retour.

Le furoncle se montre sous la forme d'une tumeur circonscrite, chaude, douloureuse, d'abord peu saillante à la surface de la peau, où elle n'est marquée que par une légère saillie rouge, mais possédent une base dure sous-cutanée. Bientôt la tumeur augmente, devient plus saillante et présente une couleur rouge vio-

(1) Voyez Collect. de Brest, vol. IX. — Voyez *id.*, *id.*, vol. VII. Corvette *le Phoque* (Océanie), M. Muller, 1851-54.

(2) Le total des cas de furoncles traités pendant la durée de la campagne de la *Persévérante* a été de 431 ! celui des anthrax de 16, celui des panaris de 136.

(3) Voy. *Thèse citée.*

lacée ; la peau qui la recouvre est luisante et, de sa circonférence, partent quelquefois des traînées rouges, indiquant le trajet des vaisseaux lymphatiques irrités. La douleur est brûlante et pulsative, surtout lorsque le furoncle occupe une partie pourvue de nombreux filets nerveux, telle que la main, la joue, etc., ou dans laquelle la peau est épaisse, comme à la nuque, au dos, etc. Dans ces cas, la fièvre peut accompagner les phénomènes locaux. Le sommet de la tumeur s'élevant davantage, présente un point noirâtre surmonté d'une phlyctène, ou une couleur blanchâtre, indiquant la formation du pus ; il s'ouvre et donne issue à un paquet de tissu cellulaire mortifié, que l'on désigne sous le nom de *bourbillon*. Les furoncles volumineux donnent lieu parfois à la mortification de portions de peau et de tissu cellulaire assez considérables pour qu'il en résulte des plaies profondes et des cicatrices fort disgracieuses. Ordinairement, dès que le bourbillon est sorti, la douleur cesse, le gonflement diminue graduellement, la plaie fournit pendant quelques jours un peu de suppuration, ses bords s'affaissent et se rapprochent, et elle finit par se cicatriser.

Il est fort rare qu'il n'y ait à la fois qu'un seul furoncle, et il est plus rare encore qu'un premier ne soit pas suivi de plusieurs autres, soit dans la même région, soit dans des régions différentes. Fort souvent ils se reproduisent ainsi pendant longtemps, chez certains individus, sans qu'on puisse s'opposer à leur reproduction. Toutes les régions du corps peuvent être envahies par les furoncles ; cependant ils se montrent de préférence aux fesses, au dos, à l'aisselle, à la nuque, etc.

Les furoncles ne constituent pas une maladie grave, mais ils sont souvent fort douloureux et causent de la fièvre ; de plus ils peuvent obliger à exempter de service plusieurs hommes à la fois. Leur *traitement* demande donc un certain soin. On a prétendu pouvoir faire avorter les furoncles, en appliquant une sangsue exactement sur leur sommet, dès l'instant qu'ils se montrent. On a également voulu arriver au même résultat, en appliquant sur la tumeur, pendant plusieurs heures de suite, une petite compresse imbibée d'alcool ; mais ces moyens, s'ils sont efficaces, ne sont guère applicables à bord. A mon avis, lorsqu'un furoncle est véritablement formé, il est impossible de le faire avorter et il faut nécessairement qu'il s'ouvre ; mais je crois que l'on peut s'opposer à ce qu'il prenne un développement considérable; et cela, au moyen d'une incision pratiquée de très-bonne heure. En agissant ainsi, on fait cesser l'étranglement inflammatoire qui constitue l'essence du furoncle et, du même coup, on supprime la douleur et on transforme le furoncle en une plaie simple, qui se cicatrise après une suppuration médiocre. Cette incision doit être profonde et diviser la base de la tumeur; sans cela, loin de procurer du soulagement au malade, on ne ferait qu'activer l'inflammation.

Si les furoncles sont petits et peu douloureux, ou si l'on a affaire à des sujets craintifs, on se contentera d'appliquer des cataplasmes émollients souvent renouvelés, jusqu'à ce que la suppuration se soit formée. Alors, par des pressions exercées sur le voisinage de la tumeur, on fera sortir le bourbillon, et on continuera les applications émollientes, de même qu'après l'incision, jusqu'à ce que l'inflammation et le gonflement aient cessé. On pansera ensuite avec un morceau de sparadrap, qui sera renouvelé tous les jours.

Lorsque les furoncles persistent longtemps, chez le même individu, ou quand ils paraissent liés à un embarras gastro-intestinal, il est utile de prescrire un vomitif, à la suite duquel on ordonne des purgatifs salins, répétés à deux ou trois jours d'intervalle, jusqu'à ce que la production des furoncles cesse. En même temps, on doit prescrire des boissons rafraîchissantes et acidules, un régime doux et, si c'est possible, des bains.

ART. III. — PRURIGO.

Le terme de *prurigo* sert à désigner une maladie de la peau, caractérisée par une éruption de papules, ordinairement de la couleur de la peau, occupant surtout les membres dans le sens de l'extension, accompagnées d'une démangeaison quelquefois insupportable, et présentant souvent à leur sommet une tache noirâtre, formée par du sang coagulé et résultant de l'action des ongles.

Le prurigo peut se montrer à tous les âges. Les personnes à peau fine et délicate y sont plus sujettes que les autres. Il est surtout fréquent chez les individus qui vivent dans la malpropreté et qui négligent de changer de linge ou qui portent des vêtements de laine sales. Une mauvaise nourriture, un régime très-excitant, l'usage habituel des salaisons ou de certains poissons de mer peuvent y donner lieu. Il est surtout fréquent dans les saisons et dans les pays chauds, où il se montre en même temps que les bourbouilles. Toutes les régions du corps peuvent en être le siége; mais il se montre surtout aux épaules, à la partie postérieure du cou, à la face dorsale des membres, aux fesses, au pourtour de l'anus, au scrotum, etc. Il occupe généralement d'assez larges surfaces; cependant, il peut être limité à quelques parties restreintes.

Cette éruption est caractérisée par des papules faisant à la surface de la peau une saillie appréciable par la vue et par le toucher, mais qui conservent à peu près la couleur de la peau. Ces papules discrètes et isolées sont tantôt petites, peu saillantes et accompagnées d'un prurit modéré; d'autres fois elles sont plus larges, plus saillantes et causent un prurit intolérable, qui s'exaspère surtout le soir et la nuit et qui force les malades à se gratter et à s'écorcher la peau avec leurs ongles. Les excès du régime, l'ingestion d'aliments excitants ou de boissons alcooliques augmentent les démangeaisons et rendent plus vif le tourment des malades. Quand l'éruption est bénigne et accidentelle, elle peut se terminer en deux ou trois septénaires, par une desquamation insensible. Dans le cas contraire, elle peut s'invétérer et se prolonger pendant des mois ou des années, en donnant lieu à une augmentation de volume des papules, qui deviennent dures, saillantes et provoquent des exacerbations intenses

La forme des papules, les symptômes auxquels elles donnent lieu et les parties qu'elles occupent ont fait admettre plusieurs variétés de prurigo. Leurs caractères généraux et leur traitement étant à peu de chose près les mêmes, je ne crois pas devoir les décrire. Je ne puis cependant me dispenser de dire quelques mots de deux variétés extrêmement pénibles et que j'ai observées chez des marins, savoir : le *prurigo podicis* et le *prurigo scroti*. Le premier occupe le pourtour de l'anus et cet orifice lui-même; le prurit qu'il occasionne est des plus incommodes, augmente surtout le soir et pendant la nuit, ou par le plus léger écart de régime, et jette les malades dans de véritables tortures. Le prurigo du scrotum présente des symptômes semblables à celui de l'anus avec lequel il coexiste souvent; le malade exaspéré par le prurit incommode qu'il éprouve, se déchire la peau du scrotum avec une sorte de volupté.

Le prurigo ne peut guère être confondu qu'avec le lichen et la gale. Les papules du lichen diffèrent de celles du prurigo en ce qu'elles sont rougeâtres et qu'elles sont réunies en groupes et plus nombreuses. Quant à la gale, elle s'en distingue par des caractères encore plus tranchés et que nous exposerons plus tard.

Le prurigo est une maladie qui n'entraîne aucun danger pour la vie, mais qui peut être grave, à cause des tourments qu'elle occasionne. Il est souvent rebelle et sujet aux récidives. Son *traitement* doit consister dans un régime doux, aidé de l'usage des boissons délayantes, tempérantes et rafraîchissantes, telles que l'eau d'orge, la tisane de chiendent, la limonade tartrique, etc. Les bains tièdes et les lotions froides conviennent aussi très-bien. Si la maladie résiste à ces moyens, on doit avoir recours aux purgatifs souvent répétés, surtout au calomel. En même temps, on conseille l'usage des tisanes dépuratives et amères avec le houblon, la gentiane, la patience, etc., dans lesquelles on fait dissoudre une certaine quantité de sous-carbonate de soude (4 ou 8 grammes par litre de tisane). A l'extérieur, on fait faire des lotions savonneuses ou des onctions avec des pommades alcalines ou soufrées, dans lesquelles on fait aussi entrer le camphre et le laudanum.

Les lotions suivant la formule ci-dessous réussissent fort souvent à calmer rapidement le prurit.

℞ Sublimé corrosif....................	1 gramme.
Eau distillée........................	125 grammes.
Alcool...............................	Q. S. pour dissoudre.

Une cuillerée à café, par verre d'eau chaude, pour usage externe.

Si les démangeaisons sont tellement vives qu'elles s'opposent au sommeil, il peut être utile de donner l'opium à l'intérieur. Le fer, les toniques et les analeptiques, devraient être conseillés, si le prurigo était lié à un état de faiblesse et d'épuisement.

ART. IV. — HERPÈS.

L'herpès est une maladie cutanée à forme vésiculeuse, caractérisée par de légères élevures transparentes, rassemblées en groupes sur une base enflammée, de manière à présenter une ou plusieurs surfaces plus ou moins larges, mais bien circonscrites, et séparées par des intervalles plus ou moins grands, dans lesquels la peau est parfaitement saine.

Les causes de l'herpès sont peu connues; cependant on remarque que cette éruption a lieu fréquemment à la suite d'excès de régime, de fatigues et surtout de refroidissement. Elle se montre assez souvent en hiver. Les irritations locales peuvent la produire. Elle attaque de préférence les sujets jeunes et lymphatiques; certaines personnes y sont extrêmement sujettes.

Une douleur légère ou une vive démangeaison sur le lieu où doivent se former les vésicules d'herpès précède souvent leur apparition. De la rougeur et une tuméfaction plus ou moins forte se montrent en même temps que les vésicules. Celles-ci, d'abord fort petites et miliaires, sont réunies en groupes séparés; elles grossissent ensuite avec plus ou moins de rapidité et peuvent acquérir un volume variable depuis celui d'une tête d'épingle, jusqu'à la grosseur d'un pois et plus. Le liquide qu'elles contiennent, d'abord clair et d'une transparence parfaite, devient bientôt trouble et opaque. Alors, les vésicules se rompent et, laissant échapper l'humeur qu'elles contenaient, elles se dessèchent en formant une croûte brune, ou bien elles ne s'ouvrent pas et se convertissent en plaques croûteuses et squammeuses jaunes, verdâtres ou brunâtres, qui, en tombant, laissent des ulcérations superficielles ou sont remplacées par une simple desquammation furfuracée. Chaque groupe de vésicules laisse une teinte rougeâtre de la peau, qui disparaît plus tard, et quelquefois, une douleur persistante.

La durée de l'éruption est en général de huit ou dix jours; mais quand plusieurs éruptions ont eu lieu successivement, la maladie peut se prolonger pendant trois semaines ou un mois. L'herpès, on le voit, a une marche généralement aiguë et une courte durée; sa terminaison est heureuse.

La disposition des vésicules de l'herpès et le siége qu'elles peuvent occuper en ont fait admettre plusieurs variétés. L'herpès *phlycténoïde* est la plus commune ; il est caractérisé par une agglomération de vésicules larges, occupant une surface irrégulière et reposant sur une surface enflammée. L'herpès *circinnatus* est constitué par des vésicules disposées en cercle, dont le centre reste ordinairement intact. L'herpès *iris* est formé par de petits groupes de vésicules disposées en anneaux concentriques, de nuances différentes. Quant à l'herpès *zoster* ou *zona*, il forme une maladie distincte, dont nous traiterons à part. L'herpès *labialis* et l'herpès *præputialis* sont les deux principales variétés, par rapport au siége.

L'*herpes labialis* se forme autour de la bouche, à la partie externe des lèvres au point de réunion de la muqueuse avec la peau et même sur cette dernière. Il est souvent précédé d'un mouvement fébrile, d'une durée de vingt-quatre à quarante-huit heures. Une douleur plus ou moins vive précède son apparition et s'accompagne d'un certain gonflement de la lèvre.

L'*herpes præputialis* est causé fréquemment par les frottements des vêtements de laine, par la malpropreté et l'accumulation de la matière sébacée entre le gland et le prépuce, par le contact du sang des règles ou de la matière de la leucorrhée, quand on pratique le coït avec une femme placée dans ces conditions. Mais, dans un grand nombre de cas aussi, il survient sans cause connue et il est des personnes qui en ont très-souvent. L'éruption se développe sur la peau interne ou externe du prépuce et s'accompagne d'un sentiment de cuisson et de démangeaison vive. La rupture des vésicules donne lieu à des excoriations d'un aspect blanchâtre, qui pourraient être prises pour des ulcères syphilitiques. Mais un examen attentif de la marche du mal et quelques jours d'observation suffiront pour dissiper tous les doutes. Lorsque l'*herpes præputialis* se renouvelle souvent, le prépuce peut devenir rude et se resserrer, de manière à amener une sorte de phimosis qui donne lieu à des gerçures, quand on veut découvrir le gland.

Le *traitement* de l'herpès est très-simple. En général, les applications émollientes, les bains, les boissons délayantes et rafraîchissantes et un régime doux suffisent à la cure. Si l'on a lieu de penser que l'éruption soit liée à un embarras gastro-intestinal, on administrera un émétique ou un purgatif. L'herpès habituel ou fréquent réclamera surtout ce moyen, auquel on ajoutera la tisane de houblon, le vin de gentiane et les dépuratifs. L'*herpes labialis* occasionnant parfois une douleur vive, lors de son apparition, on peut soulager le malade en perçant les vésicules avec une épingle ou une lancette et évacuant le liquide à mesure qu'il se forme. On doit conserver l'épiderme qui permet une guérison prompte. L'*herpes præputialis* exige surtout des soins de propreté. On conseillera des lavages fréquents, des bains locaux émollients, l'interposition entre le gland et le prépuce d'un linge fin ou d'un peu de charpie. Si les ulcérations qui lui succèdent persistaient, une cautérisation légère avec le nitrate d'argent en amènerait bientôt la fin.

ART. V. — ZONA (*herpès zoster*).

Le *zona* est une inflammation vésiculeuse de la peau, appartenant au genre herpès, qui se montre ordinairement sur le tronc et qui forme des groupes de vésicules disposés en une bande demi-circulaire, terminée en avant et en arrière à la ligne médiane du corps, de manière à représenter une demi-ceinture de largeur variable.

Les causes du zona sont peu connues. Il se montre surtout chez les jeunes gens et chez les hommes qui ont la peau fine et délicate. Il n'occupe ordinairement qu'une seule partie du corps; le plus souvent le côté droit. La région thoracique est son siége habituel; mais on peut aussi le rencontrer au cou. Il est rare qu'il forme un tout continu; le plus souvent, il est constitué par des plaques plus ou moins écartées et laissant entre elles des espaces de peau saine.

Le zona est souvent annoncé par des phénomènes précurseurs d'une intensité et d'une durée variables, tels que : malaise, frissons, céphalalgie, anorexie, nausées; puis, chaleur et fièvre, sentiment de fourmillement et douleurs lancinantes dans la région qui doit être le siége de l'éruption. Ces phénomènes prodromiques peuvent manquer; alors l'éruption apparaît d'emblée, caractérisée par des taches rouges, de forme irrégulière, sur lesquelles se montrent les vésicules, qui prennent un développement de plus en plus marqué. Ces vésicules sont généralement isolées, mais elles sont réunies en groupes plus ou moins nombreux. Leur formation continue pendant trois ou quatre jours, et l'éruption prend la forme d'une demi-ceinture. Par les progrès de la maladie, les vésicules deviennent troubles et opaques; elles s'ouvrent, donnent issue au liquide qu'elles contenaient et se recouvrent de croûtes brunâtres ou noirâtres adhérentes, qui se détachent du douzième au quatorzième jour, en laissant quelquefois la peau rouge et sensible. Quelques-unes peuvent s'excorier, s'ulcérer et laisser à leur suite une cicatrice. La durée de la maladie est d'environ trois à quatre semaines; elle peut être plus courte ou plus longue.

Les phénomènes généraux sont peu prononcés pendant la durée de l'éruption; le prurit et la douleur, parfois très-violents, qui l'accompagnent, sont les seuls symptômes qui puissent amener un trouble de la santé. Cette douleur, qui a un caractère névralgique, ne disparaît pas toujours avec l'éruption; elle peut persister pendant fort longtemps et exiger une médication spéciale.

Cette maladie est facile à reconnaître et ne pourrait même être confondue avec un érysipèle phlycténoïde; car celui-ci n'a pas la fixité du zona et ne se limite pas exactement à une partie du corps. C'est une affection généralement peu grave et qui se termine favorablement; sauf les cas où il s'établit des ulcérations et où les douleurs névralgiques persistent.

La diète, le repos, l'usage des boissons délayantes et rafraîchissantes, et les laxatifs, sont les moyens ordinaires de *traitement*. Le meilleur pansement consiste en onctions huileuses et applications consécutives de poudres absorbantes; si la douleur prend le caractère névralgique, on pourra se servir de la poudre suivante :

℞	Poudre d'amidon..................	3 p.
	Oxyde de zinc....................	1 p.

Les applications astringentes ou opiacées ont été conseillées. On a aussi proposé et mis en usage la cautérisation des vésicules avec le crayon de nitrate d'argent; mais c'est un moyen d'une utilité fort douteuse. Lorsque des ulcérations succèdent aux vésicules, il faut les panser avec un linge fenêtré enduit de cérat saturné. Les douleurs névralgiques qui succèdent au zona sont efficacement combattues par les vésicatoires volants pansés avec la morphine, mais surtout par la faradisation cutanée.

ART. VI. — URTICAIRE.

On désigne sous le nom d'*urticaire* une éruption cutanée non contagieuse, caractérisée par des taches proéminentes, plus ou moins étendues, plus pâles ou plus rouges que la peau qui les entoure, rarement persistantes, précédées ou non d'un état fébrile, se reproduisant souvent par accès ou s'aggravant par paroxysmes, et produisant un prurit semblable à celui que causent les piqûres d'ortie (*urtica urens*).

L'urticaire est presque toujours liée à un dérangement des fonctions digestives ou à une affection interne. Elle se montre fréquemment à la suite de l'ingestion de quelques aliments et spécialement après l'usage de divers poissons de mer et coquillages, tels que le chien de mer, la raie, les moules, les huîtres; les écrevisses et les fraises elles-mêmes peuvent produire le même effet. Le plus souvent, dans ces cas, il existe des phénomènes d'indigestion; mais cela n'est pas constant. Il est des individus qui sont assurés de voir survenir l'urticaire, dès qu'ils mangent certaines de ces substances. Les excès de table habituels, les aliments épicés et très-excitants, peuvent provoquer l'urticaire, qui est aussi quelquefois liée à un embarras gastrique spontané ou à un état saburral. L'administration du baume de copahu est parfois suivie d'urticaire. Les émotions morales tristes peuvent la provoquer. Elle peut être symptomatique d'une autre maladie, mais elle complique spécialement la fièvre intermittente, en donnant lieu à l'affection désignée sous le nom de *fièvre intermittente ortiée*. Elle peut également se présenter d'une manière intermittente, mais sans fièvre.

L'urticaire peut se développer d'emblée ou être précédée par quelques troubles dans la santé générale. Les phénomènes précurseurs consistent dans du malaise, des lassitudes, un peu de fièvre, de la céphalalgie, de l'anorexie, des nausées, des douleurs épigastriques, etc. L'éruption est annoncée par de vives démangeaisons, qui se font sentir en divers points de la peau, spécialement aux membres, à la poitrine, au cou. Elles sont presque aussitôt suivies de plaques saillantes, dures, comme tuberculeuses, arrondies ou ovalaires, de grandeur variable, plus blanches que le reste de la peau ou légèrement rosées. Les plaques de l'urticaire se montrent surtout la nuit et le matin, ou le soir, quand le malade se déshabille. Leur durée est très-courte, quand elles ont été causées par l'ingestion d'une substance alimentaire ou par une indigestion. Au bout de quelques heures, elles disparaissent sans desquammation épidermique. Cette variété constitue l'urticaire *éphémère*. L'urticaire spontanée et qui persiste pendant un certain temps a une marche ordinairement *rémittente ;* les plaques surviennent la nuit ou le matin et s'évanouissent pendant le jour; elles peuvent même se montrer d'une manière régulièrement *intermittente*. J'ai publié un fait de ce genre fort intéressant, recueilli chez un quartier-maître de l'*Alcibiade*, qui voyait l'éruption reparaître chaque jour, vers les quatre heures du soir. Un purgatif suivi de l'administration du sulfate de quinine amena bientôt la guérison.

Les auteurs ont admis un assez grand nombre de variétés d'urticaire, qui peuvent se rattacher à deux formes principales : la forme aiguë et la forme chronique.

L'*urticaire aiguë* est précédée d'un mouvement fébrile de quelques jours de durée ; l'éruption est accompagnée de chaleur et de démangeaisons vives ; elle présente les caractères indiqués ci-dessus. C'est l'*urticaire fébrile* ou *fièvre ortiée*, dont la durée est d'un septénaire et qui est suivie d'une légère desquammation. La *fièvre intermittente ortiée* appartient aussi à cette variété, de même que l'urticaire, suite de l'ingestion des substances diverses dont nous avons parlé (moules, poissons, etc.). Cette urticaire *ab ingestis* est parfois accompagnée de pesanteurs à l'épigastre, de vertiges, de nausées, d'un abattement général et même d'un état fébrile, qui peut persister après la disparition de l'éruption. Les symptômes sont à peu près les mêmes que ceux qui ont été décrits plus haut ; seulement ils sont souvent accompagnés de vomissements et de déjections alvines, en un mot d'une véritable indigestion.

L'*urticaire chronique* existe toujours sans fièvre. L'éruption n'est pas plus durable dans cette forme que dans l'aiguë. Elle paraît à des époques tout à fait irrégulières, tantôt dans un point, tantôt dans un autre ; mais souvent elle affecte spécialement une seule région. Elle est ordinairement liée à un dérangement des fonctions digestives.

Les caractères de l'éruption sont tellement tranchés, qu'il est impossible de confondre l'urticaire avec une autre maladie de la peau. C'est une maladie tout à fait bénigne qui, à l'état aigu ou à l'état chronique, est liée à sa cause, de telle manière, qu'il suffit de détruire celle-ci pour guérir la maladie.

L'urticaire accidentelle, qui est liée à une indigestion ou causée par l'ingestion de certaines substances alimentaires, ne réclame d'autres moyens de *traitement* que ceux de l'indigestion elle-même. Ainsi, on prescrira des infusions théiformes chaudes et en assez grande abondance, pour délayer les aliments indigestes, ou favoriser leur expulsion par le vomissement. Les vomitifs proprement dits ne sont nécessaires que lorsqu'il existe une grande anxiété avec des vertiges et des symptômes d'intoxication générale. Après l'évacuation de l'estomac, les accidents disparaissent d'ordinaire avec rapidité; s'il n'en était pas ainsi, et s'il restait une forte congestion cérébrale, avec une éruption confluente et douloureuse sur le visage, il serait utile de pratiquer une saignée du bras. Les boissons acidules sur les parties prurigineuses, avec de l'eau fraîche vinaigrée, sont les moyens qui doivent compléter ce traitement.

Le traitement de l'urticaire fébrile comprend l'emploi de la diète, des boissons émollientes et des bains tièdes. Lorsque la fièvre est tombée, il est presque toujours nécessaire de prescrire un vomitif, destiné à modifier l'état morbide de la muqueuse gastrique, qui existe presque toujours. Si le mal persiste et passe à l'état chronique, il faut examiner avec soin le régime du malade, le priver des aliments que l'on croit pouvoir entretenir l'affection et l'engager à éviter les excès de table et de boisson. On purge les malades avec le séné et la manne ou avec l'huile de ricin; on prescrit les boissons rafraîchissantes, quelquefois la limonade nitrique; si la maladie est invétérée, il faut recourir à la liqueur de Fowler, à la dose de 3 à 12 gouttes, en augmentant d'une goutte par jour, ou à celle de Pearson, à la dose de 1 à 2 grammes par jour. Enfin, si l'urticaire est intermittente, on doit avoir recours au sulfate de quinine.

ART. VII. — PEMPHIGUS.

On désigne sous le nom de *pemphigus*, une maladie de la peau, caractérisée par des bulles remplies de sérosité, qui se forment rapidement sur des taches érythémateuses de la peau, et acquièrent une grosseur variable, depuis celle d'un pois, jusqu'au volume d'un œuf. Ces bulles, laissant bientôt échapper le liquide qu'elles contenaient, se sèchent et forment des squames minces, qui laissent après elles une légère macule.

Les causes du pemphigus sont peu connues. Les excès de table, l'intempérance, l'usage de substances âcres et épicées, une mauvaise nourriture, les chagrins et les affections morales tristes, paraissent avoir de l'influence sur son développement. D'autres fois, il est lié à l'existence d'une maladie générale ou locale, d'une fièvre, d'une phlegmasie, du scorbut; plus souvent encore, ses causes sont inconnues. Les causes générales ne sont pas les seules qui puissent donner lieu au pemphigus, certaines circonstances locales peuvent aussi le provoquer; c'est ainsi que l'immersion répétée des pieds et des jambes dans l'eau froide est suffisante pour le faire naître; on a fréquemment l'occasion de s'en assurer chez les matelots. Comme cette variété de pemphigus diffère à certains égards du pemphigus par cause interne, je vais d'abord indiquer sommairement les caractères et le traitement de celui-ci, puis je m'occuperai de l'autre.

Le pemphigus est quelquefois précédé de symptômes prodromiques, tels que malaise, nausées, fièvre, etc. Les bulles se développent sur des taches érythémateuses, en quelques minutes ou en quelques heures. La sérosité qu'elles contiennent est en général claire et limpide ou de couleur citrine; elles ressemblent aux ampoules produites par la brûlure au second degré. Après deux ou trois jours, elles s'affaissent, se rompent et laissent échapper une grande partie du liquide qu'elles contenaient. Les bulles, une fois rompues, sont remplacées par des croûtes minces, brunâtres, blanches et farineuses sur leurs bords, qui se forment avant que la rougeur ait disparu. Lorsque les croûtes sont tombées, la peau reste maculée de taches d'un rouge obscur.

Telle est la marche du pemphigus aigu simple, dont la durée totale est d'environ huit à douze jours. Mais, dans certains cas, il y a plusieurs éruptions successives, qui peuvent beaucoup prolonger la maladie. Celle-ci peut également se présenter sous la forme *chronique*, qui se montre spécialement chez les sujets âgés, misérables, et usés par la débauche. Le pemphigus chronique offre des prodromes très-peu marqués ; les bulles n'offrent dans leur évolution rien de particulier, si ce n'est, qu'après leur rupture, elles laissent à découvert des surfaces rouges, douloureuses, excoriées ou ulcérées, au pourtour desquelles la peau paraît froncée. De nouvelles bulles s'élèvent auprès des anciennes et parcourent leurs périodes; en sorte que l'on peut en voir, chez le même individu, à tous les degrés de leur évolution. Elles sont tantôt discrètes, tantôt confluentes, et la maladie peut ainsi se prolonger pendant des mois entiers.

Il est très-difficile de confondre le pemphigus avec une autre maladie; mais il pourrait être simulé en appliquant de la poudre de cantharides sur divers points des téguments. Le pemphigus aigu, bénin et exempt de complications, lorsqu'il est borné à certaines parties, est une maladie sans gravité. Mais le pemphigus chronique, surtout quand il est lié à une altération générale de l'organisme, est fort difficile à guérir, et peut, après avoir conduit le malade dans un état cachectique, entraîner sa mort.

Le *traitement* du pemphigus aigu et léger consiste dans les boissons rafraîchissantes ou légèrement laxatives, la diète et le repos; s'il est fébrile, étendu sur une grande surface, chez un sujet robuste, il convient de débuter par une saignée du bras, puis on prescrit des bains tièdes. Il est avantageux d'évacuer la sérosité que renferment les bulles, en les piquant avec une aiguille; puis on applique un linge fin cératé, ou un peu de farine de froment, comme dessiccatif. Quand le pemphigus est chronique, les mêmes moyens peuvent être mis en usage; mais il est surtout nécessaire de relever les forces si souvent abattues, en employant les amers, les toniques et surtout le quinquina. Plus tard, si l'on n'obtient pas d'amélioration dans l'état de la peau, on doit employer les bains alcalins, les préparations sulfureuses, à l'intérieur et à l'extérieur, les lotions astringentes et calmantes, etc.; en un mot, il faut se conduire ainsi que nous l'indiquerons à propos de l'eczéma.

Les matelots, des bâtiments à vapeur surtout (1), sont fréquemment atteints d'une éruption bulleuse, siégeant exclusivement aux pieds et aux jambes, et dont les caractères, quoique différents en certains points secondaires de ceux qui sont propres au pemphi-

(1) Voyez : Thèse citée de M. Leroy de Méricourt, p. 57.

gus de cause interne, se rapprochent cependant d'une manière évidente de cette maladie.

La cause de cette éruption paraît être l'immersion fréquente des pieds et des jambes dans l'eau de mer; car elle n'attaque que les hommes de l'équipage qui sont occupés, tous les matins, au lavage du pont, lequel se fait pieds nus, en été comme en hiver. L'éruption se déclare indifféremment chez les hommes des tempéraments les plus opposés, chez les jeunes gens comme chez ceux d'un âge plus avancé; elle se montre à peu près aussi fréquemment dans les pays chauds que dans les pays froids, en été qu'en hiver. Elle peut s'accompagner d'un état fébrile et de symptômes généraux assez marqués.

Les symptômes de ce pemphigus local sont les suivants : le malade commence par éprouver au pied ou à la jambe des démangeaisons limitées à un ou plusieurs points de la peau; d'autres fois, il ne ressent absolument ni douleur ni prurit, et les bulles apparaissent d'emblée. Elles siégent de préférence au-dessus de la rotule, aux chevilles, au dos du pied, au bas de la jambe. Leur grosseur varie depuis celle d'une lentille jusqu'à celle d'une noisette, et leur nombre n'est jamais considérable. Elles sont toujours aplaties : c'est sans doute cette forme qui a fait donner par les matelots le nom de *punaise* à cette éruption. Le liquide contenu dans les bulles n'est jamais transparent; il s'est toujours présenté à mon observation, même le premier jour, avec une couleur rougeâtre et comme sanguinolente. L'éruption des bulles se fait d'ordinaire en une seule fois, et il cesse de s'en produire aussitôt que les malades sont exemptés du lavage. Leur durée est d'environ deux ou trois jours; puis, spontanément ou à la suite d'un frottement un peu brusque, elles se rompent et laissent à nu des ulcérations superficielles, de couleur grisâtre, reposant sur une base assez large, vivement enflammée, ayant une grande tendance à s'étendre en surface et en profondeur, principalement si la partie n'est pas soustraite à la cause qui a produit le mal. Dans ce cas, une croûte superficielle se forme dans l'intervalle d'un lavage à l'autre; elle est chaque jour ramollie et détachée par l'eau de mer; des grains de sable s'introduisent dans l'ulcère, et contribuent par leur présence à augmenter son état d'irritation; de sorte que les malades sont obligés de venir réclamer les secours du médecin. La guérison spontanée est longue à s'effectuer, et une cicatrice bleuâtre indique le lieu où a existé l'ulcère.

Le diagnostic de la maladie, arrivée à cet état, serait assez embarrassant pour quiconque ne connaîtrait pas les antécédents; car j'ai vu quelquefois des ulcérations assez étendues reconnaissant cette origine; je crois donc que l'on pourrait caractériser parfaitement la variété de pemphigus que je décris, en la désignant sous le nom de *pemphigus ulcéreux*. Je dois ajouter, pour être complet, que, dans certains cas, j'ai vu une inflammation furonculeuse se montrer sur la portion de peau occupée précédemment par la bulle, et après la rupture de cette dernière.

Le pronostic de cette maladie n'offre rien de défavorable, si on peut la traiter dans le commencement; dans le cas contraire, elle peut se prolonger pendant quinze jours ou un mois.

La première chose à faire dans le *traitement* de cette variété de pemphigus, c'est de supprimer la cause qui l'a produite, en exemptant les malades de lavage jusqu'à guérison parfaite. Dans le pemphigus de cause interne, on recommande de percer les bulles, pour faire écouler la sérosité, en laissant la peau recouverte par l'épiderme. Telle n'est pas ma manière de faire, car j'ai reconnu que la guérison était beaucoup plus rapide en suivant un procédé opposé. Lorsque les bulles sont encore intactes, il faut enlever l'épiderme qui les forme, et panser la petite plaie avec un linge fin enduit de cérat saturné. S'il n'existe pas encore d'ulcération, la guérison est rapide et elle peut être obtenue en trois ou quatre jours, pourvu qu'on ait le soin de ne pas laisser se former de croûtes, et que l'on soumette de temps en temps la partie à des lotions émollientes ou astringentes.

Si des croûtes existaient déjà, et si l'ulcère paraissait enflammé, un cataplasme émollient, appliqué durant deux ou trois jours, suffirait pour faire disparaître cette inflammation; on n'aurait plus alors qu'à traiter l'ulcère comme une plaie simple. Un plumasseau de charpie cératée, ou une plaque de diachylon, mettant la plaie à l'abri du contact de l'air et des agents irritants, suffisent pour amener une guérison rapide. Quelques cautérisations au nitrate d'argent, et des pansements avec le vin aromatique, sont utiles pour accélérer la guérison, dans les cas où l'ulcère est atonique. Il faut toujours attendre que la cicatrice soit complète et solide, pour permettre aux malades de remettre les pieds dans l'eau; si cette précaution était négligée, les récidives seraient fréquentes. Quoique ce pemphigus soit une maladie tout à fait locale, il est des cas où la coexistence d'un embarras gastrique ou intestinal fournit l'indication d'un émétique ou d'un laxatif, qui ne peut qu'être utile.

ART. VIII. — ECZÉMA.

L'*eczéma* est une maladie non contagieuse de la peau, caractérisée par une éruption de petites vésicules, rapprochées les unes des autres, occupant des surfaces plus ou moins étendues, et environnées d'une rougeur superficielle. Leur début est annoncé par un sentiment de fourmillement et de cuisson, et elles se terminent par la résorption du liquide, par l'ouverture des vésicules, suivie de la desquammation de l'épiderme, ou par des excoriations très-superficielles, accompagnées d'une exhalation séreuse, à laquelle succèdent des squames ou de nouvelles vésicules.

L'eczéma est une maladie assez commune dans l'enfance et la jeunesse, où elle attaque surtout les individus d'un tempérament lymphatique et d'une mauvaise constitution. La plupart des agents irritants appliqués sur la peau peuvent le provoquer; ainsi l'action d'une vive chaleur, les frottements rudes et répétés, l'application de poudres ou de solutions minérales, la malpropreté, etc., l'occasionnent fréquemment. A bord des navires, ce sont les individus qui sont soumis à ces causes qui en sont ordinairement atteints.

L'eczéma peut siéger dans toutes les régions du corps; mais il affecte surtout les régions où les follicules cutanés sont nombreux et très-apparents. Chez l'homme, on l'observe souvent à la partie interne des cuisses, aux jambes, au scrotum, à la marge de l'anus, aux avant-bras, au milieu et sur la face dorsale des mains, sur le visage et le cuir chevelu.

Cette maladie peut se montrer sous deux formes, aiguë et chronique. L'eczéma chronique est plus rare que l'autre, chez les marins.

I. Eczéma aigu. — Il se montre sporadiquement ou épidémiquement. Il est quelquefois précédé d'un peu de malaise, d'agitation et d'insomnie. L'éruption est précédée par un sentiment de fourmillement accompagné ou non de rougeur. On distingue trois variétés dans l'eczéma aigu.

1° *Eczéma simplex.* — Dans cette forme de la maladie, la peau couverte de vésicules, conserve sa couleur naturelle; ces vésicules sont très-petites, pleines d'une sérosité limpide, et il n'existe point d'inflammation. Tantôt le liquide est résorbé et la vésicule se vide et tombe bientôt; tantôt la vésicule se rompt spontanément ou par les frottements et il en résulte un petit disque squammeux très-mince, qui ne tarde pas à se détacher sans laisser de traces. Quelquefois, on voit se détacher des lamelles d'épiderme plus ou moins étendues. Ces diverses périodes ont lieu d'une manière lente et la maladie peut se prolonger par des éruptions successives, qui lui donnent une durée de deux à trois septénaires et au delà. Cet eczéma peut être général ou occuper de grandes surfaces.

2° *Eczema rubrum.* — Cette variété est remarquable par son intensité et par la teinte rouge qui colore les parties malades. L'*eczema rubrum* est précédé et accompagné de symptômes généraux intenses; les parties où doit se faire l'éruption sont le siége d'une chaleur vive, avec rougeur et gonflement. Un grand nombre de vésicules transparentes apparaissent. Au bout d'un ou deux jours, leur liquide se trouble et devient blanchâtre; elles se déchirent et laissent à nu le derme enflammé. Ce liquide irritant détermine l'excoriation des parties voisines; de nouvelles vésicules se forment pour s'ouvrir à leur tour, et la peau rouge, douloureuse, tuméfiée, fournit un écoulement terne, jaunâtre et d'une odeur désagréable. Des écailles minces et jaunâtres se forment; elles sont décollées par le suintement séreux et se renouvellent pendant un temps variable. Enfin, l'inflammation diminue, le suintement est moins abondant, les squames plus minces et plus sèches, sont aussi plus petites, la peau reprend peu à peu sa teinte normale et la guérison a lieu, en deux ou trois septénaires, à moins que la maladie ne passe à l'état chronique.

3° *Eczema impetiginodes.* — Cette variété est caractérisée par une inflammation plus vive encore que la précédente, et dans laquelle, les vésicules devenant purulentes, la maladie participe à la fois des caractères de l'eczéma et de l'impétigo. La douleur, au moment de l'éruption, est très-vive et prend le caractère d'élancements. La suppuration des vésicules donne lieu à des croûtes verdâtres, lamelleuses, qui tombent bientôt, en laissant à nu des surfaces d'un rouge vif. L'humeur ichoreuse exhalée par ces surfaces est très-abondante et irrite la peau voisine. Des vésicules d'*eczema rubrum* se trouvent souvent à la circonférence de l'*eczema impetiginodes*. Cette variété suit une marche aiguë et peut durer deux, trois ou quatre semaines, en passant d'une partie à une autre. Lorsque la guérison doit avoir lieu, tous les symptômes s'amendent, l'inflammation diminue, les croûtes tombent, l'épiderme se reproduit; mais la peau conserve pendant longtemps une teinte violacée. Elle peut aussi passer à l'état chronique.

II. Eczéma chronique. — L'eczéma peut d'emblée prendre la forme chronique; mais, le plus souvent, il succède à l'*eczema rubrum* ou à l'*eczema impetiginodes*, qui ont perdu de leur acuité. Dans cette forme, l'inflammation se propage aux couches profondes de la peau et même au tissu cellulaire sous-cutané. Après un certain nombre d'éruptions de vésicules, la peau s'épaissit et se fendille, surtout dans les régions où se trouvent des plis naturels; un écoulement abondant de liquide ichoreux a lieu d'une manière constante; ce liquide irrite et excorie les parties voisines. Par la dessiccation, cette matière se convertit en larges squames minces, jaunâtres, irrégulières, qui sont détachées par la suppuration et remplacées par d'autres. Cet état s'accompagne ordinairement de démangeaisons très-vives, surtout dans les eczémas du périnée, du scrotum, de la marge de l'anus, etc. Il peut persister pendant des mois et des années. Quand la guérison doit avoir lieu, l'eczéma change d'aspect; les éruptions des vésicules cessent, la quantité du liquide exhalé diminue, l'état inflammatoire de la peau disparaît, les croûtes deviennent adhérentes, et sont remplacées par des écailles sèches, auxquelles succède une exfoliation épidermique plus ou moins abondante. Cette guérison est souvent très-longue à s'effectuer.

L'eczéma présente quelques différences dans son aspect et dans les symptômes auxquels il donne lieu, suivant les régions où il siége. Au *cuir chevelu*, la sérosité exhalée agglutine les cheveux qui forment une sorte de couverture, au-dessous de laquelle se trouvent des squames ou des croûtes plus ou moins épaisses; plus tard, a lieu une desquamation sèche et comme furfuracée, qui peut persister pendant longtemps. On a souvent appliqué à l'eczéma du cuir chevelu les noms de *teigne amiantacée* et *furfuracée.* L'eczéma des *parties génitales* donne lieu à des cuissons très-vives, à des érections continuelles et très-douloureuses et à un sentiment de brûlure des plus violents pendant la marche. Celui de la *marge de l'anus* produit des phénomènes analogues ; les démangeaisons sont quelquefois portées au point d'obliger les malades à déchirer les parties atteintes par l'éruption.

Le diagnostic de l'eczéma est assez facile quand il existe des excoriations et des squames sur la peau. L'*eczema simplex*, étant constitué par de simples vésicules, pourrait être confondu avec la gale ou l'herpès phlycténoïde. Mais les vésicules de l'herpès sont grosses, arrondies et en petit nombre ; ce qui n'a pas lieu dans l'eczéma. Cette dernière maladie pouvant siéger sur le dos de la main et même dans l'intervalle des doigts, ressemble à certains égards à la gale ; mais dans celle-ci il y existe aussi des pustules et des sillons caractéristiques.

Le traitement de l'eczéma doit varier suivant les périodes de la maladie au début (1), quand il y a prédominance des phénomènes inflammatoires, on ordonnera des boissons émollientes en abondance. On prescrira des topiques également émollients : bains, lotions, avec eau de guimauve ou eau de graine de lin. Quand il y a des vésicules non encore rompues, il faut, autant que possible, respecter leur intégrité et s'abstenir de cataplasmes qui les ramolliraient et hâteraient leur rupture. Mais ce premier degré n'a qu'une durée éphémère. Alors aux moyens précédents on ajoutera les cataplasmes de riz et de fécule qui doivent être préférés à ceux de la farine de lin, souvent irritants, par suite de la fermentation de la pulpe. Aux topiques, il faut joindre des moyens généraux. En première ligne doivent être placés les purgatifs souvent répétés, dans le but de diminuer la sécrétion abondante qui existe à la surface de la peau, en développant une dérivation intestinale. Les purgatifs doivent être prolongés pendant plusieurs semaines, et ils sont indiqués tant que persiste la sécrétion séreuse. La préparation purgative à laquelle M. Hardy donne la préférence con-

(1) Voyez *Leçons sur les maladies de la peau*, par M. Hardy, page 70, 1re partie.

siste dans une infusion de pensée sauvage et de séné d'après la formule suivante :

Pensée sauvage..................	8 à 16 grammes.
Follicules de séné................	4 à 8 grammes.
Eau bouillante....................	3 à 4 verres.

A bord, on pourra remplacer la pensée sauvage, par la salsepareille.

Le malade prend de cet apozème, deux, trois ou quatre verres tous les jours, soit deux ou trois fois par semaine, de manière à avoir trois à quatre selles par jour. On peut d'ailleurs augmenter ou diminuer les doses suivant la susceptibilité du sujet. Cette tisane peut être continuée longtemps sans inconvénient. A l'aide de ces moyens, la maladie peut arriver plus ou moins vite à la résolution complète, mais dans d'autres cas, l'eczéma persiste, reste stationnaire, s'aggrave de temps en temps, par quelques poussées aiguës et peut durer fort longtemps; alors on doit recourir aux modificateurs généraux dont les principaux sont : l'huile de foie de morue, les préparations arsenicales et le soufre. L'huile de foie de morue est particulièrement indiquée chez les individus à tempérament lymphatique et chez les jeunes sujets. Les préparations arsenicales réussiront mieux chez les individus à tempérament nerveux; les plus généralement employées sont les liqueurs de Fowler et de Pearson. Les préparations sulfureuses, à l'intérieur et à l'extérieur doivent être réunies aux cas d'eczéma développé chez les sujets à tempérament lymphatique peu prononcé et chez lesquels la maladie a de la tendance à se perpétuer. On ne doit y recourir qu'à la troisième période. On les emploie aussi avec avantage pendant la convalescence, même après la disparition de toute éruption, pour consolider la guérison.

Les modificateurs, sous forme de topiques, ne peuvent être de quelque utilité qu'à la fin du troisième degré, lorsque les phénomènes inflammatoires sont très-mitigés. M. Hardy place au premier rang les préparations mercurielles, ainsi la pommade au calomel :

Axonge........................	30 grammes.
Calomel.......................	0gr,25 ou 0gr,50

celle au deutochlorure,

Axonge........................	30 grammes.
Deutochlorure d'hydrargyre...	0gr,05 ou 0gr,10

On emploie encore l'onguent citrin, qui n'est que du nitrate de mercure.

Axonge........................	30 grammes.
Onguent citrin..................	2, 3, 4 ou 5 grammes.

Les solutions de sublimé sont souvent très-avantageuses pour calmer les démangeaisons.

Eau........................	100
Sublimé....................	0gr,10 ou 0gr,20

ART. IX. — IMPÉTIGO.

On nomme *impétigo* une affection cutanée, apyrétique, caractérisée par de petites pustules agglomérées ou discrètes, dont l'humeur ne tarde pas à se dessécher en croûtes épaisses, rugueuses et jaunâtres.

Ses causes sont à peu près les mêmes que celles de l'eczéma; il peut, de plus, être lié à quelque affection viscérale, surtout à un dérangement des fonctions digestives. Les sujets lymphatiques et scrofuleux y sont particulièrement prédisposés. Il peut coexister avec d'autres maladies de la peau, notamment avec l'eczéma et le lichen. L'impétigo peut se montrer sur les différentes régions de l'enveloppe cutanée; borné d'abord à un point circonscrit, il s'étend par des éruptions successives. On distingue une forme aiguë et une forme chronique.

L'éruption est quelquefois annoncée par un peu de malaise et d'anorexie. Elle paraît d'abord sous forme de taches rouges, un peu élevées, plus ou moins distinctes, que recouvrent bientôt de petites pustules jaunâtres et assez rapprochées. Elles acquièrent, au plus, le volume d'un grain de millet, et, au bout de trente-six à quarante-huit heures, elles se rompent, en laissant échapper un liquide visqueux et purulent, qui se dessèche bientôt et forme des croûtes verdâtres ou jaunâtres. Ces croûtes, friables et demi-transparentes, augmentent d'épaisseur par exhalation de nouvelles quantités de liquide purulent; plus tard elles se dessèchent, tombent et laissent à nu une surface rouge, quelquefois couverte de gerçures et d'excoriations superficielles, qui donnent lieu à de nouvelles croûtes de plus en plus minces. La durée de cette forme d'impétigo peut être de deux à trois septénaires. Lorsque la maladie passe à l'état chronique, on voit se succéder de nouvelles éruptions qui envahissent de nouvelles surfaces ; le tégument rougit, se gonfle, s'enflamme et se fendille; le liquide sécrété est de plus en plus âcre, les démangeaisons sont très-vives et les croûtes brunes ou noirâtres deviennent très-épaisses.

La disposition, la forme, le siége, etc. des pustules de l'impétigo en ont fait admettre plusieurs variétés, que je me dispense de décrire, car cette maladie n'est pas commune chez les marins. La seule maladie avec laquelle on puisse la confondre est l'*eczema impetiginodes*. Son pronostic varie suivant le siége, la marche, l'état de simplicité ou de complication de la maladie et suivant que sa cause est externe ou interne.

Le *traitement* est le même que celui de l'eczéma. Dans la période d'acuïté, on aura recours aux émollients et aux antiphlogistiques; plus tard, il faut mettre en usage les boissons laxatives et dépuratives, les préparations de soufre, les bains alcalins et sulfureux. Avant d'appliquer des remèdes locaux, il faut nettoyer les surfaces malades des enduits crustacés qui les recouvrent; les lotions émollientes, les cataplasmes de même nature, les bains tièdes locaux ou généraux, permettent d'atteindre ce but. Alors, on applique des pommades au soufre ou à l'iode et les divers topiques dont il a été question à propos de l'eczéma. Dans l'impétigo chronique, il faut surtout insister sur les dépuratifs et les préparations sulfureuses.

ART. X. — ÉRYTHÈME.

On appelle *érythème* un exanthème non contagieux, caractérisé par des taches rouges, de diamètre et de forme très-variables, disséminées sur une ou plusieurs régions du corps, et se terminant par délitescence ou par résolution, avec ou sans desquammation.

Tous les agents irritants peuvent donner lieu à l'érythème: ainsi, l'action du soleil, l'exposition à un feu vif, le froid, les frictions stimulantes, le contact de substances âcres, les piqûres de certains insectes, l'usage de certains poissons et coquillages, comme les moules, l'administration du copahu : voilà tout autant de causes de cette maladie, qui est surtout commune chez les personnes dont la peau est fine et délicate.

L'érythème peut se montrer partout ; mais on le voit sur certaines parties plutôt que sur d'autres ; ainsi le visage, le cou, la poitrine, les bras et les mains y sont plus exposés. Les parties dans lesquelles la peau exerce des frottements contre elle-même, telles que les aisselles, les cuisses et la rainure interfessière y sont très-exposées, surtout après des marches ou des exercices forcés.

L'érythème, quand il est simple, se présente sous l'aspect de taches rouges, plus ou moins étendues, irrégulières, en général vivement colorées et laissant entre elles des espaces où la peau est saine. Elles s'accompagnent ordinairement d'une démangeaison assez vive ou d'une sensation de brûlure. Leur durée est courte. Au bout d'un ou plusieurs jours, les taches pâlissent et disparaissent, en laissant après elles une desquammation souvent insensible. L'érythème peut se présenter sous des formes variées qui ne changent rien à sa nature ; la peau plus vivement irritée peut offrir des papules ou des nodosités comme tuberculeuses, ou même s'excorier. Cette dernière circonstance se présente quelquefois dans l'*erythema intertrigo*, variété que l'on observe seulement là où il y a frottement entre des surfaces cutanées contiguës, et qui donne lieu à des cuissons d'autant plus vives que le derme mis à nu est plus irrité.

Le diagnostic de l'érythème est facile ; il repose sur la permanence des rougeurs, qui ne se retrouve dans aucune autre maladie. Sa gravité est à peu près nulle.

Quand l'érythème est local et de cause externe, il guérit souvent seul, par l'éloignement des causes qui l'ont produit et à l'aide de quelques applications émollientes ou de topiques adoucissants, tels que l'huile d'amandes douces ou d'olives, le cérat saturné, etc. Dans l'intertrigo, on s'opposera aux frottements des parties, en interposant un linge fin et sec, et en appliquant des poudres absorbantes, telle que celle de lycopode ou la farine de froment. Si l'on a lieu de penser que l'érythème soit symptomatique d'un embarras gastrique, il convient de prescrire un émétique ; on doit agir de même si la maladie provient de l'ingestion d'aliments irritants, tels que certains poissons et coquillages. Si l'administration du copahu en est la cause, il faut la suspendre. La diète, les boissons délayantes peuvent être rendues nécessaires par un érythème occupant de grandes surfaces du tégument et s'accompagnant de fièvre ou de congestion vers la tête. Lorsque cette maladie se répète souvent, ou tend à passer à l'état chronique, on peut recourir avec avantage aux acides minéraux, aux laxatifs répétés et quelquefois aux toniques.

Nous devons appeler particulièrement l'attention des médecins de la marine sur la forme particulière d'érythème appelée *érythème noueux*(1). Elle est caractérisée par des taches saillantes, arrondies, dont le volume égale celui d'un pois, d'une noisette et même d'une noix. Ces tumeurs dures sont douloureuses à la pression; elles sont presque constamment accompagnées d'un empâtement plus ou moins étendu du tissu cellulaire périphérique. Elles siégent aux jambes, aux bras, aux avant-bras, mais presque toujours la manifestation la plus forte siége sur le devant des jambes. Souvent on voit de larges plaques saillantes, d'une coloration rouge vif, chaudes, douloureuses, simuler, au premier abord, le début d'un phlegmon de cette région. Ces taches pâlissent sous la pression du doigt, puis elles s'affaissent et s'aplatissent; en même temps la coloration se fonce, puis passe par les différentes teintes de l'ecchymose qui se termine par résolution. Alors il n'y a plus de saillies, une légère desquammation survient et la maladie disparaît complétement sans laisser aucune trace.

L'érythème noueux est précédé habituellement par un malaise général, par un état saburral des premières voies, quelquefois par des douleurs articulaires assez vives. Après une période prodromique qui n'a rien de fixe, et qui varie d'un à quatre jours, les taches apparaissent. Les douleurs arthritiques peuvent se prolonger après l'éruption. L'érythème noueux, avec cette forme rhumatismale, constitue, ainsi que l'*érythème papuleux*, la maladie décrite par M. Duriau, sous le nom de *péliose rhumatismale*. La marche de l'érythème est aiguë et sa durée varie d'un à trois septénaires. Mais cette maladie peut revêtir une allure chronique par suite d'éruptions successives.

(1) Voyez Hardy, *Leçons sur les maladies de la peau*, p. 29, 2e partie.

L'érythème noueux, à bord des bâtiments, sévit presque exclusivement sur les mousses et les jeunes novices. Le tempérament lymphatique paraît une cause prédisposante. Parmi les causes déterminantes nous signalerons la fatigue, le refroidissement. Chaque année la frégate-école des mousses, *la Thétis*, mouillée en rade de Brest, présente une dizaine de cas d'érythème noueux, complétement indépendant de l'élément rhumatismal. Souvent cette éruption peut donner lieu à des erreurs de diagnostic, de la part des médecins qui ne l'ont pas encore observée.

Pendant la période d'acuïté, elle peut être prise pour le début d'un phlegmon; pendant celle de décroissance pour des ecchymoses scorbutiques, etc.

Dans la forme ordinaire que nous avons toujours rencontrée chez les mousses, le traitement est excessivement simple et se compose de boissons rafraîchissantes, de quelques purgatifs, du repos, du séjour au lit et des bains simples.

ART. XI. — ÉRYSIPÈLE.

L'*érysipèle* est une maladie aiguë de la peau, non contagieuse, caractérisée par la rougeur, la tuméfaction et l'aspect luisant d'une partie des téguments, avec tension, douleur et chaleur plus ou moins prononcées, accompagnée ou non de fièvre, se terminant ordinairement par résolution, quelquefois par suppuration, rarement par gangrène.

Les causes de l'érysipèle sont très-nombreuses; on les distingue en externes ou internes. Parmi les causes externes, on signale spécialement l'insolation, l'application de corps chauds ou irritants, les piqûres, surtout les piqûres envenimées, les excoriations de la peau, les plaies contuses et celles qui résultent de certaines opérations chirurgicales, surtout à la tête; en un mot toutes les lésions et toutes les causes d'irritation portées sur la peau. Mais ces causes ne sauraient par elles-mêmes donner naissance à une maladie de la nature de l'érysipèle; il faut de toute nécessité, pour qu'il se développe, qu'il existe une espèce de prédisposition ou une affection interne, qui est simplement provoquée et mise en action par les agents extérieurs. Cette prédisposition à l'érysipèle, qui en est la véritable cause interne, peut donner lieu à des épidémies de cette maladie qui, alors, apparaît spontanément ou sous l'influence des plus légères causes occasionnelles.

L'érysipèle peut aussi être endémique dans certaines localités et dans quelques hôpitaux. Enfin il est des personnes chez lesquelles cette maladie se montre avec une fréquence remarquable. L'affection de l'organisme à laquelle est due la production de l'érysipèle nous est inconnue dans sa nature ; on remarque cependant qu'il s'accompagne fréquemment d'un embarras gastrique ou d'un état bilieux et que certains états de l'atmosphère favorisent son apparition.

L'apparition de l'érysipèle est presque toujours annoncée par des symptômes prodromiques plus ou moins graves et qui peuvent durer plusieurs jours. Ils consistent dans un malaise général, de la lassitude, des frissons passagers, de la céphalalgie, des envies de vomir, de l'agitation. On a noté, comme un signe important, l'engorgement douloureux des ganglions lymphatiques où viennent aboutir les vaisseaux lymphatiques de la région qui doit être affectée.

Au bout de deux, trois ou quatre jours, survient de la tension, suivie de rougeur et de douleur. La rougeur, peu marquée au début et bornée à un petit espace, ne tarde pas à s'étendre par degrés et d'une manière irrégulière sur des surfaces plus ou moins considérables. Elle varie du rose au rouge foncé et est quelquefois nuancée de jaune. Un caractère essentiel de cette rougeur, c'est qu'elle disparaît momentanément sous la pression du doigt, pour se reproduire plus ou moins rapidement, lorsqu'on cesse de presser.

En même temps que la rougeur, il existe dans les parties affectées un gonflement plus facilement reconnaissable par le toucher que par la vue. Il consiste en une sorte de bourrelet, qui détermine la circonscription de l'érysipèle ; l'espace circonscrit par ce bourrelet offre tantôt de la rénitence et de l'élasticité, d'autres fois un empâtement œdémateux ; le plus souvent, la peau y est très-lisse et présente un aspect luisant. Dans un certain nombre de cas, de petites vésicules miliaires apparaissent à la surface de la peau, ou même il se forme des espèces d'ampoules assez larges, analogues à celles des vésicatoires. C'est à cette variété d'érysipèle que l'on a donné le nom d'*érysipèle bulleux* ou *phlycténoïde.*

L'érysipèle s'accompagne d'une douleur qui, parfois, est aiguë, vive, brûlante, d'autres fois sourde et comme prurigineuse et accompagnée d'un sentiment de tension très-incommode. Tantôt continue, tantôt intermittente, elle est toujours exaspérée par le moindre contact et les plus légers mouvements.

La peau est ordinairement sèche au toucher et donne une sensation de chaleur mordicante, très-vivement ressentie par le malade, qui se plaint d'avoir le feu dans les parties atteintes. Les fonctions des parties occupées par l'érysipèle sont toujours plus ou moins troublées; leurs mouvements sont douloureux et difficiles; les orifices naturels peuvent être rétrécis ou momentanément oblitérés, etc.

Les phénomènes généraux observés au début de l'érysipèle ne se dissipent pas toujours au moment de l'éruption; loin de là, quand l'éruption est étendue ou occupe la tête, ces phénomènes persistent et peuvent devenir plus graves. On observe alors, en plus, une fièvre plus ou moins intense, entrecoupée de frissons passagers, de l'anorexie, du dégoût, de la céphalalgie, de l'anxiété, de l'insomnie. La langue est saburrale ou présente une coloration bilieuse; l'épigastre est sensible à la pression; il existe de la constipation. Dans certains cas, et spécialement quand l'érysipèle occupe la tête, on observe du délire ou du coma.

L'érysipèle est une maladie aiguë, dont la marche est toujours rapide. Ordinairement, il parcourt ses périodes en sept ou huit jours; mais sa durée peut être plus considérable, parce que souvent il gagne de proche en proche, s'éteignant dans une partie, à mesure qu'il en envahit une autre, ou même parce qu'il saute de place en place et tout d'une pièce, allant ainsi des membres au tronc, de la tête aux membres, sans que les parties intermédiaires soient affectées. On donne à la première de ces variétés le nom d'*érysipèle vague* ou *serpigineux* et à la seconde celui d'*érysipèle ambulant* ou *erratique;* tandis que l'*érysipèle fixe* est celui qui naît, se développe et finit sur la même portion des téguments.

Lorsque l'érysipèle marche régulièrement, voici ce que l'on observe chez la plupart des sujets. Pendant deux ou trois jours, la rougeur et la tension deviennent de plus en plus marquées; vers le quatrième ou le cinquième, l'érysipèle commence à pâlir ou à prendre une teinte jaunâtre ; la peau n'est plus lisse, elle est ridée ; puis survient une desquammation de l'épiderme. Mais l'éruption ne se faisant pas uniformément sur toutes les parties atteintes, il s'ensuit que la maladie peut être à son déclin en un point, tandis qu'ailleurs elle est encore à son accroissement.

L'érysipèle peut se terminer par résolution, délitescence, suppuration ou gangrène. La terminaison par *résolution* et desquammation est la plus ordinaire et la plus désirable ; c'est celle que nous venons de décrire. La *délitescence* est un signe de mauvais augure, quand l'érysipèle était grave et étendu ; des métastases fâcheuses sur les viscères importants peuvent en résulter. Certains érysipèles, siégeant dans les parties où le tissu cellulaire sous-cutané est lâche et la peau mince, comme aux paupières, se terminent parfois par de la *suppuration*. Ces petits abcès n'ont aucune gravité ; il en est de même de ceux qui se forment dans l'épaisseur du derme. Mais il n'en est plus ainsi, lorsque l'inflammation, débutant par la peau, envahit le tissu cellulaire sous-cutané ; l'*érysipèle phlegmoneux* qui en résulte est une maladie grave, qui présente à la fois les caractères de l'érysipèle et ceux du phlegmon diffus, et qui réclame impérieusement la prompte intervention du chirurgien. Je m'exposerais à des répétitions inutiles, si j'essayais de décrire cette maladie ; je préfère renvoyer le lecteur à l'article de cet ouvrage relatif au *phlegmon diffus*. La *gangrène* est une terminaison rare, qui ne survient que sur les individus extrêmement débilités ou qui sont sous l'influence de quelque cause septique ou infectieuse.

Toutes les régions du corps peuvent être envahies par l'érysipèle ; mais il en est qui sont atteintes plus souvent que d'autres ; c'est ce qui a lieu surtout pour la *tête*. Le cuir chevelu et la face peuvent être affectés isolément ; mais plus fréquemment ces deux régions sont atteintes simultanément ou successivement. Dans l'*érysipèle du cuir chevelu*, la rougeur est peu prononcée, mais il existe un gonflement œdémateux, facile à constater par l'enfoncement que la pression y détermine, et une douleur plus ou moins vive, augmentant par le contact du doigt. L'*érysipèle de la face* présente à un haut degré tous les symptômes de cette maladie ; le nez est dur, rouge et gonflé ; les joues sont lisses et tendues ; les paupières gonflées et œdémateuses restent fermées et s'opposent à la vision; les yeux sont larmoyants; les lèvres boursouflées s'entr'ouvrent difficilement; les oreilles sont rouges et luisantes et le conduit auditif, resserré, porte obstacle à l'audition. Cet érysipèle s'accompagne plus souvent qu'auc un autre de céphalalgie, de fièvre et de délire; dans quelques cas, l'inflammation se propageant aux enveloppes du cerveau, on observe tous les signes d'une violente méningite. Cette fâcheuse complication survient surtout quand, l'érysipèle disparaissant subitement, il y a eu métastase sur les méninges et le cerveau.

L'érysipèle est une de ces maladies dont la marche, pour ainsi dire fatale, ne peut qu'être très-difficilement entravée. Il se rapproche, à ce point de vue, des fièvres éruptives, telles que la variole, la rougeole et la scarlatine, où le médecin doit se contenter d'éloigner les causes internes ou externes qui ont pu donner lieu à la maladie et de combattre les complications qu'elle peut présenter. La diète, le repos absolu et les boissons délayantes sont la base du *traitement* de l'érysipèle. L'usage d'une tisane additionnée de 5 à 10 centigrammes d'émétique et de 30 grammes de sulfate de soude donne d'excellents résultats. Les émissions sanguines sont fort rarement indiquées; ce ne serait que dans un cas de complication inflammatoire évidente, chez un sujet jeune et vigoureux, que l'on serait autorisé à recourir à la saignée générale. Quant aux sangsues, elles peuvent trouver leur application dans l'érysipèle du crâne ou de la face, lorsqu'il existe des symptômes de congestion ou d'inflammation du cerveau ou de ses membranes. Les évacuants sont bien plus souvent indiqués; ils conviennent dans tous les cas où il existe de l'embarras gastrique ou un état bilieux. En pareil cas, on se trouve très-bien d'aministrer, dès le début, un vomitif avec l'ipécacuanha; ensuite on prescrit une purgation avec 5 centigrammes de tartre stibié en lavage, c'est-à-dire, dissous dans un litre de tisane d'orge, que l'on fait prendre par tasse, de demi-heure en demi-heure.

Lorsque l'éruption érysipélateuse suit une marche régulière et naturelle, il faut la respecter, tout en cherchant à calmer les douleurs et la chaleur qu'elle occasionne. Les fomentations émollientes à la guimauve ou au sureau et les divers topiques adoucissants, qui ont été généralement conseillés, n'ont pas la valeur qu'on leur a attribuée et peuvent être plus nuisibles qu'utiles, en exposant les parties malades à des refroidissements ou en augmentant l'inflammation que l'on veut éteindre. Le seul topique qui soit véritablement utile et qui ne puisse donner lieu à aucun inconvénient, c'est le coton cardé ou mieux la ouate. En enveloppant les parties atteintes avec des couches minces de cette substance, on les met à l'abri de l'air et l'on produit un soulagement que les malades savent bien apprécier. Mais la ouate ne doit pas être employée dans le cas d'érysipèle de la face, ou du cuir chevelu, elle détermine une chaleur qui devient insupportable et augmente la congestion. Le meilleur pansement consiste, alors, en onctions huileuses sur les parties envahies et application de poudres absorbantes, fréquemment répétées. Les scarifications, les mouchetures, les onctions mercurielles, la compression, les réfrigérants, les astringents, les cautérisations avec le crayon de nitrate d'argent, etc., sont des moyens dont les uns sont inutiles et dont les autres sont dangereux. Il en est de même des vésicatoires appliqués au centre ou à la circonférence de l'érysipèle, pour en arrêter les progrès. Ce moyen ne doit être employé que dans les cas d'érysipèle phlegmoneux, où l'inflammation qui s'est étendue au tissu cellulaire sous-cutané, a de la tendance à se propager en surface et en profondeur, en amenant la suppuration et la destruction des parties qu'elle atteint. L'application du fer rouge peut même, alors, devenir nécessaire, ainsi que dans les cas d'érysipèle gangréneux.

Lorsque la faiblesse et l'adynamie compliquent l'érysipèle, il est convenable de prescrire l'usage intérieur des amers, des toniques, des préparations de quinquina. La convalescence doit être surveillée avec soin. Pendant quelque temps, le malade devra se vêtir chaudement, éviter le froid et l'humidité, et user des moyens propres à favoriser la transpiration. L'oubli de ces précautions peut favoriser le retour de l'érysipèle ou donner lieu à d'autres maladies, telles que des hydropisies ou des affections pulmonaires.

ART. XII. — GALE.

La *gale* est une maladie contagieuse de la peau, caractérisée par des vésicules légèrement élevées au-dessus de cette membrane, accompagnées de démangeaisons très-vives et de soulèvements épidermiques ou *sillons*, dans lesquels est logé un parasite particulier appartenant au genre *Acarus* (ARACH.).

Les causes de la gale sont très-nombreuses, si l'on entend par là toutes les circonstances dans lesquelles on peut la contracter et toutes les professions qui y exposent ; mais en réalité toutes ces causes se réduisent à une seule qui est la contagion. Cette maladie est très-commune à bord des bâtiments de guerre et du commerce, où elle se propage avec rapidité, dès qu'elle y a été importée. Toutes les conditions s'y réunissent en effet pour favoriser cette propagation. Les matelots couchant dans des hamacs suspendus dans le faux-pont ou les batteries et qui se touchent souvent, les acares peuvent très-facilement passer d'un individu à un autre; à cette cause viennent s'en joindre plusieurs autres; ainsi le linge et les vêtements des matelots, contenus dans des sacs en toile, sont renfermés dans des caissons, qui ne s'ouvrent qu'aux heures où l'équipage doit changer de tenue ; le passage des acares d'un sac à un autre est très-aisé. Enfin les hommes de l'équipage étant, pour ainsi dire, toujours en contact les uns avec les autres dans les repas, les exercices, les jeux, il ne faut pas s'étonner qu'un premier cas de gale soit presque toujours suivi de plusieurs autres.

Les matelots considèrent à peine la gale comme une maladie ; aussi est-il rare qu'ils déclarent spontanément qu'ils en sont atteints ; on en trouve même qui, pour des motifs inexplicables, dissimulent leur mal ou ne veulent pas s'en guérir. C'est pour obvier à cette incurie, et pour empêcher la propagation du parasite, que les règlements prescrivent des visites hebdomadaires, dites *inspection de la gale*, auxquelles sont soumis tous les hommes de l'équipage, hormis les officiers et les sous-officiers.

La gale ne se développe qu'un certain nombre de jours après la contagion ; la durée de cette sorte d'incubation varie chez les adultes de huit à vingt jours et plus ; diverses circonstances accessoires relatives au climat, à la saison, au tempérament, à l'âge du malade, influent sur le développement de l'éruption. Celle-ci débute par une démangeaison assez vive, qui se déclare dans les parties sur lesquelles la contagion s'est opérée, et qui augmente la nuit, de même que sous l'influence de toutes les causes d'excitation. Bientôt apparaissent de petites élevures papuleuses et vésiculeuses, légèrement rosées ou de la couleur de la peau, qui grossissent, se multiplient et se propagent en diverses parties de la peau ; elles peuvent même à la longue couvrir toute la surface du corps. Les lieux où on les rencontre le plus souvent sont d'abord, la main, l'intervalle des doigts et le poignet, puis l'avant-bras, le pli du coude, la poitrine, le ventre, les cuisses, le pli du jarret, etc. Auprès des papules vésiculeuses se trouvent les *sillons* dans lesquels est logé l'*acarus*. Leur disposition est la suivante : près de chaque vésicule ou même à son sommet, on aperçoit un petit point noir, d'où part une ligne ponctuée, blanchâtre ou noirâtre, chez les sujets malpropres ; cette ligne se prolonge sur la peau voisine, dans l'étendue de plusieurs millimètres, et se termine par une petite tache blanche avec un point brunâtre. Cette ligne ponctuée est le sillon dans lequel est logé l'acarus ; toutes les vésicules n'en présentent pas, mais jamais on ne voit partir deux sillons d'une même vésicule. L'action des ongles ou le simple frottement suffit souvent pour détruire les sillons placés dans les parties où l'épiderme est mince.

Les démangeaisons vives qui accompagnent la gale sont un des caractères distinctifs de cette maladie ; elles excitent les malades à se gratter et produisent parfois une sorte de sensation voluptueuse. Plus souvent, elles occasionnent des tourments inexprimables, qui enlèvent tout repos et peuvent même provoquer une réaction fébrile. Elles augmentent par la chaleur du lit, l'usage d'une alimentation excitante, de boissons spiritueuses, etc.

Quand le prurit est violent, le malade écorche, en se grattant, les petites vésicules, dont le liquide se concrète en petites croûtes minces et peu adhérentes. Si les vésicules sont nombreuses, si le sujet est très-irritable et que la maladie soit négligée, il peut se former des inflammations cutanées qui compliquent la gale et en rendent le diagnostic plus difficile, ce sont des taches d'érythème, des vésicules d'eczéma, de papules, de lichen, des pustules d'ecthyma, etc. Quand l'irritation est très-intense, elle peut s'étendre à teute l'épaisseur du derme et donner lieu à des furoncles. Dans quelques cas, on a même vu des abcès sous-cutanés ; mais cela est rare. La gale peut également compliquer d'autres maladies aiguës ou chroniques, spécialement la scrofule, la syphilis et le scorbut. Les vésicules des galeux atteints de scorbut prennent souvent une teinte livide, et lorsqu'elles sont rassemblées en grand nombre, il survient des pustules qui se couvrent bientôt de croûtes brunâtres.

La durée de la gale est pour ainsi dire indéfinie et elle ne se termine jamais spontanément. La contagion de la maladie, l'existence de vésicules acuminées et de sillons et la présence de l'acarus sont les signes pathognomoniques de la gale. Mais la présence de l'acarus ne peut guère être constatée que par la loupe ou le microscope ; d'ailleurs cet animal n'est pas toujours facile à trouver; d'autre part, la contagion ne peut constamment être prouvée; restent les vésicules et les sillons qui peuvent être masqués par d'autres éruptions. Le diagnostic peut donc offrir des difficultés. La gale se distingue du *prurigo* en ce que, dans celui-ci, il n'y a point de vésicules, mais des papules de la couleur de la peau, qui occupent le dos et les faces internes des membres. Il en est de même du *lichen*, dont les papules sont rouges. L'*eczéma rubrum* offre des vésicules réunies en groupes et plus enflammées que celles de la gale ; elles donnent lieu à la formation de squames plus ou moins étendues, et siégent de préférence dans les régions où les follicules cutanés sont abondants. Quant à l'*ecthyma*, qui consiste dans des pustules d'un volume assez considérable, rarement nombreuses, mais s'élevant sur divers points de la surface du corps, à des distances assez considérables les unes des autres, et donnant lieu à la formation de croûtes brunâtres adhérentes, on ne saurait le confondre avec les vésicules de la gale; seulement celle-ci est très-souvent accompagnée de pustules d'ecthyma.

La grande contagiosité de la gale et la rapidité avec laquelle elle peut se propager dans un équipage imposent l'obligation de choisir les moyens de traitement qui agissent avec la plus grande rapidité et avec le moins d'inconvénients possible.

Le mercure et le soufre sont les deux substances que l'on emploie d'une manière à peu près exclusive dans le *traitement* de la gale. Les préparations mercurielles ont joui pendant longtemps d'une grande vogue, car elles agissent sûrement et avec une grande rapidité; mais elles ont l'inconvénient majeur de faire naître des irritations de la peau et de déterminer la fétidité de l'haleine, la salivation et même l'ébranlement des dents. L'onguent citrin, qui est encore employé dans certains hôpitaux, n'est pas exempt de ces inconvénients; aussi est-il de beaucoup préférable de recourir aux préparations sulfureuses.

Le soufre pourrait être considéré comme le spécifique de la

gale, tant son action est énergique et prompte. On l'a employé sous toutes les formes : pommades sulfureuses simples, pommades sulfuro-alcalines, pommades de soufre et de chlorure de sodium, savons, liniments, lotions, fumigations, bains sulfureux, etc. Toutes ces préparations dont le nombre est considérable ont donné des succès et peuvent être mises en usage ; mais celles auxquelles on donne aujourd'hui la préférence sont les pommades ou les solutions dans lesquelles le soufre est associé à des alcalis, comme la chaux, la potasse et la soude. La pommade d'Helmerick qui est la plus répandue est composée de 2 parties de soufre sublimé sur 8 d'axonge et 1 de potasse purifiée. La manière dont Helmerick employait sa pommade est la suivante : il commençait par donner un bain savonneux pour nettoyer la peau et préparer le malade au traitement ; il faisait ensuite faire trois fois par jour, devant le feu, des frictions d'une once, et il terminait par un second bain savonneux ; la guérison avait lieu en deux ou trois jours.

Quoique la durée du traitement de la gale par la pommade d'Helmerick ne soit pas toujours aussi courte que l'indique cet auteur, il n'en est pas moins certain que ce remède est un de ceux dans lesquels on peut avoir le plus de confiance. Néanmoins, quelques médecins ont pensé que la durée de ce traitement pouvait être de beaucoup abrégée et réduite à quelques heures. Voici en quels termes M. Hardy expose sa méthode de traitement de la gale. « Je fais d'abord, dit-il, frictionner le malade avec du savon noir pendant une demi-heure. Cette friction a pour but d'enlever la malpropreté et de rompre les sillons. Immédiatement après, le malade prend un bain simple d'une heure de durée ; puis à sa sortie du bain, on lui pratique une nouvelle friction générale, pendant une demi-heure avec la pommade suivante préparée d'après la formule de M. Gobley :

Axonge..........................	8 parties.
Soufre sublimé..................	2 —
Sous-carbonate de potasse........	1 —

On doit faire dissoudre préalablement le sel de potasse dans une petite quantité d'eau. Immédiatement après cette friction, les malades quittent l'hôpital. »

La méthode qui vient d'être exposée a été présentée par son

auteur comme étant à peu près infaillible; mais il faut comme condition essentielle de guérison, que les sillons soient déchirés et que l'on voie l'épiderme renversé de droite et de gauche; si des sillons sont restés intacts et des acares vivants, ou seulement si leurs œufs n'ont pas été détruits, le traitement est insuffisant et la guérison n'aura pas lieu. Il paraît donc indispensable de revenir aux mêmes moyens, pendant deux ou trois jours de suite, pour être certain que la cause de la gale est entièrement détruite. En se conduisant ainsi et en ne faisant pas des frictions trop fortes, on aura l'avantage d'obtenir une guérison assurée et d'éviter les douleurs et les éruptions qui surviennent quelquefois à la suite des énergiques frictions de M. Hardy.

Cette méthode de traitement me paraît susceptible d'être employée avec avantage à bord des bâtiments. Naguère encore, les galeux relégués dans la cale et soumis à un traitement dont la durée moyenne était de quinze à vingt jours, voyaient leur santé s'altérer pendant cette espèce de réclusion et restaient sans utilité pour la manœuvre du bâtiment. Par l'emploi de la méthode Hardy, les malades n'ont besoin de séjourner au poste que pendant trois ou quatre jours au plus et on peut les rendre bientôt à leur service; mais pour que ce traitement donne réellement tout ce qu'on doit en attendre, il faut qu'il soit rigoureusement exécuté et en présence du chirurgien. L'eau douce ne devant pas être prodiguée à bord, on s'en servira seulement pour les frictions au savon et on donnera un bain d'eau salée. Si l'on n'a pas sous la main les substances nécessaires pour préparer la pommade de M. Gobley, on se servira de celle d'Helmerick qui se trouve dans la pharmacie du bord.

Dans le but de simplifier encore plus le traitement de la gale, M. Vléminkx, inspecteur général du service de santé de l'armée belge, a institué et prescrit le traitement suivant :

1° Friction d'une demi-heure sur tout le corps avec 60 grammes de savon noir;

2° Immédiatement après, bain simple d'une demi-heure dans lequel les frictions sont continuées;

3° Au sortir du bain, frictions *générales*, pendant une demi-heure, avec le *sulfure calcaire;*

4° Lavage de tout le corps à l'eau tiède.

Le sulfure de chaux liquide se prépare ainsi qu'il suit :

Chaux vive........................	14 parties.
Soufre en fleurs..................	36 —
Eau...............................	150 —

On éteint la chaux, on la délaie dans l'eau ; on ajoute le soufre et l'on fait bouillir pendant une heure au moins en remuant continuellement au moyen d'une spatule en bois et remplaçant à mesure l'eau qui s'évapore; on filtre ; la liqueur doit marquer 20°. On conserve dans des bouteilles que l'on bouche hermétiquement.

Au dire de M. Vléminkx, ce traitement qui est mis en usage, exclusivement, dans l'armée belge, depuis trois ans, réussit constamment et a permis de supprimer les services et les infirmeries de galeux. On pourrait l'employer à bord des bâtiments, mais à la condition d'embarquer, au départ, du sulfure calcaire tout préparé.

Après le traitement de deux heures de MM. Hardy et Vléminkx, les acares et leurs œufs étant détruits, la gale est-elle réellement guérie, ainsi que l'affirment ces médecins ? Oui, s'il n'existe aucune complication. La gale est sans doute causée et entretenue par l'acarus, mais les vésicules une fois développées ne disparaissent pas en un instant; elles peuvent persister encore plusieurs jours après la destruction de leur cause et s'accompagner même de démangeaisons. A plus forte raison, doit-il en être ainsi dans les gales anciennes ou compliquées d'ecthyma, de prurigo, d'eczéma, etc., Il faut nécessairement plusieurs jours pour que la peau revienne à son état naturel, et pendant ce temps il est utile de soumettre le malade à un régime rafraîchissant, à des boissons délayantes, à de légers laxatifs.

Quoique les acares soient presque toujours logés sous l'épiderme, il est certain qu'ils se livrent, la nuit surtout, à des migrations fréquentes ; il est donc possible que les vêtements des malades soient contaminés par ces parasites ou par leurs œufs; d'où la nécessité, pour prévenir des récidives, de faire passer à l'eau bouillante les vêtements de fil ou de coton et de désinfecter ceux de laine en les soumettant à des vapeurs d'acide sulfureux produites par la combustion d'une certaine quantité de soufre sur des charbons ardents ou une plaque métallique rougie.

Je ne dois pas terminer ce qui a trait à la gale, sans rappeler ici une circonstance remarquable que j'ai déjà consignée (1); c'est que la gale est presque inconnue dans la république de l'Uruguay et sur les bords du Rio-de-la-Plata. Cette particularité est d'autant plus surprenante que la plupart des indigènes vivent dans la plus grande malpropreté et ne prennent aucune précaution contre cette maladie. Le climat est évidemment la cause qui empêche sa propagation, car tous les médecins m'ont affirmé qu'elle disparaissait spontanément et sans traitement chez les émigrants européens et surtout chez ceux des Canaries, qui en sont atteints à leur arrivée dans ce pays. J'ai pu m'assurer par le relevé des maladies observées chez les marins de la station française dans la Plata, que cette influence s'exerçait aussi sur eux, car le nombre des hommes affectés de gale a été fort au-dessous de ce qu'il est d'ordinaire.

ART. XIII. — PARASITES CUTANÉS.

1° Il est rare qu'au début d'une campagne il n'y ait pas quelques hommes de l'équipage atteints de parasites cutanés du pubis. Cet animal (*Pediculus ferox pubis*) se multiplie avec une prodigieuse facilité et peut rapidement se propager chez un grand nombre d'individus. Assez souvent, il quitte les parties génitales, son domicile habituel, pour gagner toutes les parties du corps où le système pileux est particulièrement développé (*fig.* 71). Des démangeaisons assez vives sont le résultat habituel de la présence de ce parasite (2).

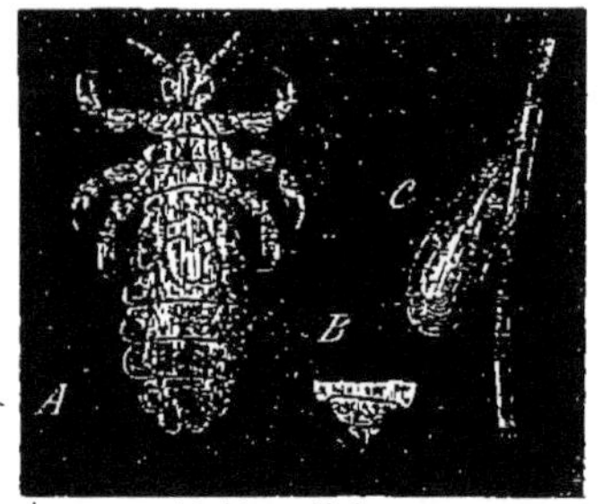

Fig. 71. — *A* Pou du pubis. — *B* son dard. — *C* son œuf attaché à un poil.

Les matelots connaissent tous le moyen de s'en débarrasser; il consiste en de légères onctions avec l'onguent mercuriel, suivies de lotions savonneuses. Si cet onguent venait à faire défaut, on se trouverait dans un certain embarras. C'est ce qui m'arriva en 1849,

(1) *Essai sur la climatologie médicale de Montévideo*, Montpellier, 1851.

(2) *Éléments de zoologie médicale*, par M. Moquin-Tandon, Paris, 1860, p. 272.

à bord du brick *l'Alcibiade*, qui, étant parti brusquement de Brest, se trouva privé de plusieurs médicaments. Cependant les parasites en question s'étant multipliés avec une telle abondance que la moitié de l'équipage en était infestée, je dus aviser au moyen de les détruire. L'officier chargé des montres ayant bien voulu me donner un peu de mercure métallique, je fis préparer de l'onguent napolitain, qui mit fin à cette engeance. Si l'on n'avait pas cette ressource, on pourrait essayer de détruire les *pédiculi pubis*, par des lotions avec l'essence de térébenthine ou avec une décoction de tabac, dans la proportion de 60 grammes pour un litre d'eau.

2° La *chique* (*Pulex penetrans*, *Pigue* (esp.) *Nigua* (mexicain)), est un petit insecte des pays chauds, très-connu aux Antilles et à la côte occidentale d'Afrique, qui pénètre sous la peau ou sous les ongles et y dépose une grande quantité d'œufs, qui donnent naissance à des larves vivant aux dépens des tissus environnants et pouvant occasionner des plaies, des fistules et même la gangrène.

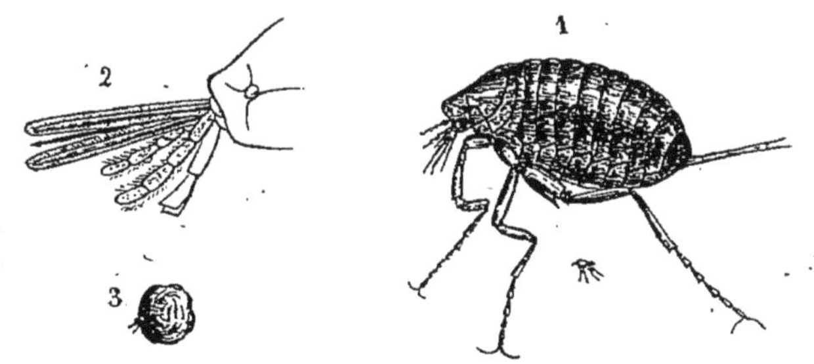

Fig. 72. — La chique (*Pulex penetrans*). — 1-2, mâle et sa bouche très-grossie. — 3, femelle et sa vésicule abdominale.

Cette sorte de puce a le bec si pointu qu'elle perce les chaussures et les vêtements. Elle se fixe alors à la peau et pénètre jusque dans les chairs. Là, cachée dans un petit canal, elle s'enveloppe d'une vésicule blanche sphérique, dans laquelle sont renfermés ses œufs (*fig.* 72). On ne s'aperçoit pas d'abord de ce travail et ce n'est que lorsque l'insecte a préparé sa demeure que l'on éprouve une démangeaison assez vive. Plus l'animal agrandit la sphère de son habitation, plus la démangeaison devient intolérable. La peau qui la recouvre s'enflamme, se boursoufle et le boursouflement est en raison du développement que prend l'insecte (1).

(1) Voyez Moquin-Tandon, p. 277, et *Zoologie médicale*, par MM. Paul Gervais et Van Beneden, Paris, 1859, t. I, p. 388.

L'extraction de la chique peut se pratiquer de la manière suivante : avec une épingle ordinaire légèrement recourbée, on déchausse avec précaution la vésicule qui occupe le centre de la tumeur, puis la traversant de part en part et faisant un mouvement de bascule, on extrait l'animal tout d'une pièce. D'après Carron Duvillars, le meilleur moyen de se débarrasser des chiques partout où elles se trouvent, consiste à ouvrir leurs petites cavernes et à y introduire de l'essence de térébenthine aiguisée avec quelques gouttes d'huile essentielle de tabac (1).

CHAPITRE XIII

DES MALADIES DES OREILLES.

L'organe de l'audition est divisé en trois parties qui sont l'oreille externe, l'oreille moyenne et l'oreille interne (*fig.* 73); cette division, essentielle au point de vue anatomo-physiologique, n'est pas moins importante au point de vue médical, et elle a servi pour

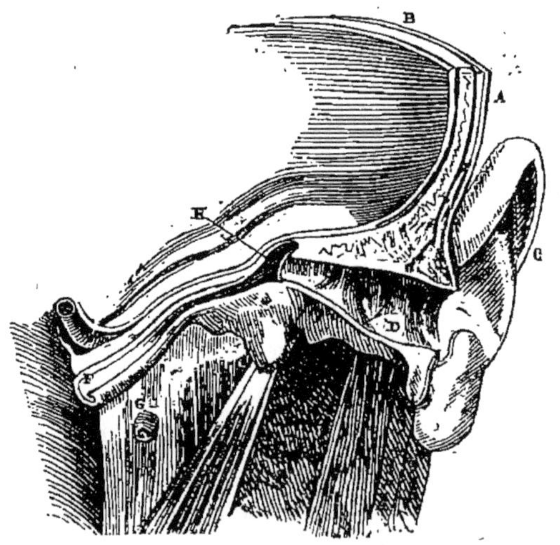

Fig. 73. — *A* Plan d'une section verticale du temporal. — *C* Pavillon de l'oreille. — *D* Conduit auriculaire externe. — *E* Caisse du tympan. — *F* Trompe d'Eustache depuis son orifice à la partie supérieure du pharynx jusqu'à la caisse. Ce conduit est moitié osseux, moitié cartilagineux : ses deux portions se joignent par un angle très-obtus. — *G* Artère carotide.

(1) *Annales d'oculistique*, 6e série, t. IV, p. 77.

classer et étudier les maladies de l'oreille (1). Pour nous, qui avons seulement à parler des maladies les plus communes de cette région, toute classification est inutile; nous allons donc entrer directement en matière, et, après quelques considérations pratiques sur les maladies de l'oreille externe, nous parlerons de l'otite, de l'otorrhée et de la surdité.

Le *pavillon de l'oreille,* par sa position isolée et en quelque sorte détachée sur le côté de la tête, est très-exposé aux lésions traumatiques. Ses *contusions,* fort douloureuses, donnent parfois lieu à des bosses sanguines, analogues à celles du crâne, qui réclament l'emploi soutenu des résolutifs. Les *plaies* attaquent, soit le lobule, soit le pavillon proprement dit, qui a été vu séparé en entier; la vitalité extraordinaire de ces parties fait un devoir de toujours tenter la réunion immédiate par la suture. Enfin, des lésions violentes peuvent produire la *fracture des cartilages* de l'oreille; il n'y a ici rien autre chose à faire que de mettre cet organe à l'abri des pressions et des froissements extérieurs.

Le *conduit auditif externe* est beaucoup moins exposé que le pavillon aux lésions traumatiques, mais on y rencontre souvent des *corps étrangers,* susceptibles de causer de graves accidents. Nous en avons parlé avec détail dans le chapitre relatif aux corps étrangers, auquel nous renvoyons le lecteur.

ART. Ier. — OTITE.

L'inflammation de la membrane muqueuse qui s'étend depuis l'orifice du conduit auditif externe jusqu'à l'extrémité de la trompe d'Eustache, dans l'arrière-gorge, a reçu le nom d'*otite.* On la distingue en otite *externe* et en otite *interne,* suivant que la phlegmasie ne pénètre pas au delà de la membrane du tympan, ou qu'elle occupe la caisse et la trompe d'Eustache. Cette inflammation est aussi divisée en *aiguë* et en *chronique;* l'otite aiguë est celle qui va nous occuper, nous parlerons de l'autre sous le titre d'*otorrhée.*

(1) On lira avec intérêt sur cette question les développements qu'ont donnés les auteurs modernes : Itard, *Traité des maladies de l'oreille et de l'audition.* Deuxième édition, Paris, 1842. — Triquet, *Traité pratique des maladies de l'oreille.* Paris, 1857. — Bonnafont, *Traité pratique des maladies de l'oreille et de l'audition,* Paris, 1860.

L'otite est une maladie fréquente à bord des navires, où elle est souvent compliquée d'angine, de coryza ou d'autres affections catarrhales. Elle se développe ordinairement sous l'influence des causes suivantes : une température froide et humide; l'exposition de la tête nue à un courant d'air rapide, surtout lorsque cette partie est en sueur; le passage brusque de la chaleur étouffante du faux-pont à l'air extérieur, pendant les nuits fraîches; le sommeil sur le pont; la malpropreté, le séjour dans le conduit auditif de cérumen endurci ou d'autres corps étrangers, etc.

Les symptômes de l'otite variant suivant qu'elle est externe ou interne, il convient de les examiner séparément.

L'otite externe s'annonce par une douleur peu intense, ou quelquefois seulement par une sorte de prurit et de démangeaison, qui peut augmenter sous l'influence de toutes les causes d'irritation. A un degré plus avancé, on constate de la chaleur, de la rougeur, du gonflement, des tintements d'oreille, des bourdonnements, des pulsations, et une douleur qui s'étend parfois à toute la tête, et arrache des cris au malade. La rougeur et le gonflement du conduit auditif sont ordinairement érysipélateux; mais d'autres fois on y trouve de petits boutons rouges, nombreux, qui se remplissent d'un liquide séreux et laissent à leur suite de légères ulcérations qui fournissent un écoulement de matière séreuse ou puriforme. Ces phénomènes, après avoir duré quelques jours, diminuent d'intensité, puis disparaissent, et la guérison a lieu, ou bien l'écoulement persiste sous forme d'otorrhée. Le pronostic de cette forme d'otite n'offre aucune gravité, et son *traitement* est des plus simples. Il consiste dans des injections fréquentes de liquides émollients et anodins, tels que l'eau de guimauve ou de graine de lin, additionnée d'un peu de décoction de pavot, l'huile d'amandes douces, etc. On instille ces substances dans le conduit auditif, et on les y retient en plaçant à son entrée un bourdonnet de charpie. La vapeur tiède d'une décoction émolliente ou de l'eau chaude, dirigée avec un entonnoir, et l'application sur l'oreille d'un cataplasme, sont aussi des moyens propres à calmer la douleur et à diminuer le gonflement. Les saignées générales ne sont presque jamais nécessaires; quant aux sangsues ou aux ventouses scarifiées, elles sont indiquées seulement lorsqu'il existe une grande intensité dans les douleurs, avec fièvre et congestion vers la tête; on peut alors les appliquer derrière les oreilles ou à l'anus.

L'*otite interne* donne lieu à des symptômes plus intenses que la précédente, et offre plus de gravité. Les causes de cette différence sont le siége profond de l'inflammation et la délicatesse des organes qu'elle envahit. Elle s'annonce par une douleur tensive dans l'oreille, douleur qui est augmentée par le bruit et par les mouvements de la mâchoire; bientôt surviennent des bourdonnements, des tintements, une céphalalgie violente, avec privation du sommeil et agitation. Fréquemment, le malade se plaint en même temps d'une douleur dans l'arrière-gorge, avec difficulté d'avaler, dureté de l'ouïe, et exspuition de crachats muqueux épais, quelquefois sanguinolents. La réaction fébrile ne tarde pas à se déclarer; le pouls est fréquent et dur, la peau chaude, la tête congestionnée. L'examen du conduit auditif externe ne montre ordinairement ni rougeur ni gonflement. Après un temps variable de trois à huit jours, et à la suite de souffrances épouvantables, quand la maladie ne s'est pas terminée par résolution, du pus, en plus ou moins grande quantité, se fait brusquement jour par le conduit auditif; c'est la rupture ou l'ulcération de la membrane du tympan qui lui a donné passage. En même temps, le malade évacue quelquefois du pus, provenant, comme le précédent, de l'oreille interne, et qui s'est écoulé par la trompe d'Eustache. A la suite de cette évacuation, le malade éprouve un grand soulagement, et les douleurs disparaissent quelquefois sans retour; la quantité de matière excrétée diminuant de jour en jour, comme l'inflammation qui lui a donné naissance, la guérison complète peut avoir lieu en deux ou trois semaines. Malheureusement il n'en est pas toujours ainsi, et l'on a vu des malades perdre la vie, par extension au cerveau de l'inflammation de l'oreille; d'autres, moins malheureux, restent complétement sourds, ou sont affectés d'une otorrhée qui est l'indice d'une inflammation chronique ou d'une altération osseuse.

Le *traitement* de l'otite interne doit être conduit avec beaucoup d'énergie. La saignée générale est quelquefois ici nécessaire et efficace; il faut proportionner le nombre et la quantité des évacuations sanguines à l'intensité de la maladie et à la force du sujet; mais on doit y recourir dès le début du mal, afin de le faire avorter, si c'est possible. Les saignées locales, autour des oreilles, peuvent produire du soulagement après la saignée; mais seules, elles auraient l'inconvénient de faire perdre un temps précieux. Le repos au lit avec la tête élevée, la diète, les boissons diaphorétiques, les pédiluves sinapisés, etc., sont des moyens qui doivent venir en aide au traitement antiphlogistique. Lorsque, par l'usage soutenu de ces moyens, on n'a pu obtenir la résolution de la phlegmasie, tous les efforts du praticien doivent tendre à procurer la prompte issue du liquide purulent amassé dans l'oreille interne. Son évacuation par la trompe d'Eustache étant la terminaison la plus heureuse, on doit faire gargariser le malade, l'engager à faire des efforts de déglutition, ou bien de larges aspirations, le nez et la bouche étant préalablement bouchés. Si ces moyens sont insuffisants, ce qui n'a lieu que trop souvent, il devient nécessaire, pour soulager le malade et prévenir la surdité, ainsi qu'une désorganisation des parties intérieures de l'oreille, de donner une issue au pus par la *perforation de la membrane du tympan*. Voici comment se pratique cette opération.

Le malade étant placé de manière que la lumière arrive au fond de son conduit auditif, un aide lui tenant solidement la tête, et un autre portant le pavillon de l'oreille en haut et en arrière, de façon à effacer la courbure de ce conduit, le chirurgien, armé d'un trocart courbe, dont la pointe, qui ne peut dépasser le bout de la canule que de 2 millimètres environ, est rentrée, introduit son instrument, en faisant glisser sa convexité le long de la paroi inférieure du conduit, appuie le bout de la canule sur la partie antérieure de la membrane du tympan, et quand il reconnaît que l'instrument ne peut être porté ni plus profondément, ni plus en avant, il en fait saillir la pointe qui traverse alors la membrane du tympan.

Après l'évacuation spontanée ou artificielle de la matière purulente, le traitement de l'otite interne doit être modifié; les émissions sanguines doivent être supprimées, sauf les cas où il y aurait encore des signes manifestes de fluxion ou d'inflammation. On prescrira des injections émollientes et mucilagineuses, poussées très-doucement dans le conduit auditif; si l'écoulement persiste, on sera autorisé à recourir à l'application de vésicatoires à la nuque, ou derrière l'oreille malade. Un séton à la nuque pourra même devenir indispensable; en un mot, on se conduira comme nous allons le dire en parlant de l'otorrhée.

ART. II. — OTORRHÉE.

On donne le nom d'*otorrhée* aux écoulements de pus ou de matière puriforme, qui se font par le conduit auditif externe. Cette maladie succède assez souvent à l'otite aiguë; mais elle est plus fréquemment encore causée et entretenue par une inflammation chronique du conduit auditif. Ses causes sont, jusqu'à un certain point, les mêmes que celles de l'otite aiguë; mais leur action est favorisée par un tempérament lymphatique, une constitution scrofuleuse, l'existence d'un vice dartreux, syphilitique, goutteux, etc.

Cet écoulement peut être plus ou moins dangereux, suivant le lieu d'où il provient, les causes qui l'entretiennent, et les parties de l'organe qui sont affectées. Lorsqu'il succède à une otite externe, il est nécessairement moins grave que lorsqu'il est le résultat d'une inflammation interne; celui qui est le produit d'une simple irritation de la muqueuse est bien moins dangereux que celui qui est entretenu par une altération osseuse.

Les symptômes de cette maladie consistent dans un boursouflement fongueux du conduit auditif, accompagné d'un écoulement de matière, dont l'odeur, la couleur, la consistance et la quantité varient suivant le siége et l'étendue de l'inflammation et même aux différentes époques de la maladie. Parfois, cet écoulement s'arrête ou diminue notablement de quantité, par quelque obstacle apporté à son cours; alors surviennent des douleurs vives et d'autres accidents, qui cessent quand le pus reprend son cours. La suppression brusque de la sécrétion purulente du conduit auditif est considérée comme pouvant donner lieu à de graves accidents; ainsi on a vu des ophthalmies, des bouffissures de la face, l'engorgement des ganglions lymphatiques ou même des convulsions, survenir à la suite de cette suppression, et ne cesser que par le rétablissement de l'écoulement ou par l'application d'un vésicatoire à la nuque ou derrière les oreilles. Je ne nie pas la possibilité de pareils accidents; mais ils me semblent ne devoir se produire que lorsque l'otorrhée est sous la dépendance d'un vice scrofuleux, dartreux ou goutteux; dans tous les cas où elle est symptomatique d'ulcérations de la muqueuse ou d'altérations du conduit osseux, pareille métastase me paraît, sinon impossible, du moins bien rare.

L'otorrhée qui provient d'une inflammation chronique du conduit auditif externe n'offre pas beaucoup de gravité; cependant, lorsqu'elle a duré longtemps, elle peut amener un rétrécissement notable du conduit auditif, un épaississement de la membrane du tympan et une surdité consécutive. L'otorrhée entretenue par une lésion de la caisse du tympan ou de l'oreille interne est bien plus grave à tous égards. La destruction de la membrane du tympan, la nécrose des osselets de l'oreille et les diverses altérations subies par le labyrinthe sont trop souvent suivies d'une surdité incurable; il y a plus, car l'inflammation se transmettant, par l'intermédiaire des os cariés, aux membranes cérébrales et au cerveau lui-même, on voit survenir des phénomènes indiquant une compression ou une inflammation de cet organe, qui peuvent avoir la mort pour conséquence. M. le docteur Monestier a rapporté l'observation d'un soldat nommé Morier qui, atteint d'une otorrhée double qu'il avait déterminée lui-même avec du garou, dans le but d'obtenir son licenciement, succomba rapidement à des accidents cérébraux dix jours après la suppression du flux auriculaire (1).

Ce *traitement* de l'otorrhée offre souvent beaucoup de difficultés. Il demande du temps et de la persévérance, pour en venir à bout. La première chose à faire, c'est de combattre les causes générales ou locales qui lui ont donné naissance. Si l'on a lieu de croire à une origine scrofuleuse, dartreuse, goutteuse ou syphilitique, on mettra en usage les moyens généraux propres à combattre ces diverses affections. Si l'otorrhée a succédé à la répercussion d'une dartre, d'une fluxion goutteuse ou rhumatismale, on s'efforcera, par des applications irritantes, de les rappeler à leur siége primitif. Quand l'écoulement provient seulement de l'oreille externe, ce dont on est assuré, lorsque, dans une forte inspiration, le nez et la bouche étant fermés, il ne sort point d'air par l'oreille, on doit conseiller les injections émollientes d'abord, puis légèrement stimulantes et enfin franchement astringentes, telles que

(1) *Quelques considérations sur unecampagne en Océanie*, 1856-1857, par Monestier (Louis-Charles-Émile). Thèses de Montpellier, 1857, n° 106.

celles à l'acétate de plomb, au sulfate de zinc et même à l'azotate d'argent. Afin de se mettre à l'abri des accidents qui pourraient résulter, chez des sujets dartreux ou scrofuleux, de la suppression de cet écoulement, il est convenable d'appliquer un vésicatoire derrière l'oreille, qui sera remplacé, après la guérison, par un vésicatoire au bras, entretenu durant un certain temps. Les injections astringentes ou stimulantes sont contre-indiquées d'une manière formelle dans les otorrhées internes ; les révulsifs combinés avec les remèdes généraux sont à peu près les seuls moyens à mettre en usage. On commence par des vésicatoires derrière l'oreille et à la nuque, puis, si le mal persiste, on appliquera un séton ou des cautères à la nuque. Ce n'est, assez souvent, que par un usage très-prolongé de ces divers moyens que la guérison peut être obtenue. L'inflammation et la compression du cerveau, si elles compliquent l'otorrhée, seront combattues par les moyens qui ont été indiqués ailleurs.

ART. III. — SURDITÉ.

La surdité est une abolition plus ou moins complète du sens de l'ouïe. Lorsqu'elle est complète, on la désigne sous le nom de *cophose;* quand elle est incomplète, on la nomme *dysécée.* Depuis la simple dureté d'oreille, jusqu'à l'abolition absolue de l'audition, il existe une foule de degrés de cette infirmité.

Le nombre et la variété des causes qui lui donnent naissance, la multiplicité des lésions qui peuvent la constituer, les difficultés que présente son traitement sont des motifs plus que suffisants pour nous éloigner d'en entreprendre l'étude. La surdité étant, non pas une maladie, mais une infirmité, il y a peu d'urgence à la traiter à bord et on peut attendre, sans inconvénient, la fin de la campagne ; cette dernière considération justifie notre abstention. Nous renverrons au traité le plus récent et le plus complet sur la pathologie auriculaire (1). L'auteur y a développé avec beaucoup de soin toutes les questions relatives à la surdité et à la surdi-mutité.

Dans ce qui va suivre, il ne sera question que des surdités passagères que l'on observe assez souvent chez les marins.

(1) *Traité théorique et pratique des maladies de l'oreille et des organes de l'audition*, par le docteur Bonnafont, Paris, 1860, p. 563 à 640.

Les causes qui contribuent le plus à produire la dureté de l'ouïe chez les marins, sont les conditions précisément inhérentes à la navigation : le bruit assourdissant que font les boiseries du navire, pendant le roulis et le tangage, le bruissement particulier que présentent les bâtiments à vapeur, les détonations de l'artillerie, etc., tous ces motifs réunis amènent à la longue, chez un grand nombre de marins, une certaine dureté d'ouïe, contre laquelle il n'y a ni nécessité ni possibilité d'employer aucun traitement. D'autres causes agissent d'une manière plus directe ; ce sont les inflammations aiguës ou chroniques du conduit auditif, les otorrhées, les rétrécissements du conduit de l'oreille, l'épaississement ou la rupture de la membrane du tympan, l'oblitération ou l'engorgement de la trompe d'Eustache, l'inflammation du pharynx et des amygdales, etc. Enfin, la sensibilité particulière du nerf acoustique peut être diminuée ou éteinte, ou même il existe une lésion de l'encéphale qui s'oppose à la perception des sons.

Les symptômes, le pronostic et le traitement de la surdité doivent nécessairement varier comme ses causes. C'est donc sur celles-ci que doit se diriger tout d'abord l'attention du chirurgien. L'examen du conduit auditif fournira souvent d'utiles lumières. Les oreilles sont une des parties de leur corps que les matelots négligent le plus ; aussi le cérumen s'y accumule-t-il souvent en assez grande quantité, pour devenir cause de surdité. Un chirurgien attentif reconnaîtra facilement la présence de cette matière, qu'il enlèvera avec la curette, après l'avoir délayée avec de l'eau tiède ou un peu d'huile d'olive. Chez certains sujets, il existe une sorte d'épaississement avec sécheresse de l'épiderme du conduit auditif qui porte obstacle à l'audition ; des injections émollientes et la présence d'une boulette de coton imbibée d'huile d'amandes douces pourront combattre cet état. Les otorrhées qui ont duré longtemps sont fréquemment suivies d'une sorte de boursouflement de la muqueuse, qui rétrécit considérablement le conduit auditif ; contre cette cause de surdité, on aura recours aux mêmes moyens que précédemment, et, de plus, on essayera de dilater le conduit auditif par l'introduction, renouvelée pendant longtemps, de cylindres d'éponge préparée ou de racine de gentiane. Les otorrhées sont des causes fréquentes de surdité. Parfois, c'est le liquide purulent, concrété sous forme de croûtes, qui obture le conduit auditif et produit une surdité momentanée à laquelle on remédie facilement par des soins de propreté et des injections émollientes; mais si l'écoulement provient de l'oreille interne et a succédé à une otite aiguë, la surdité est le plus souvent incurable.

L'examen de l'arrière-gorge donne lieu à des considérations et à des indications analogues aux précédentes. S'il existe une angine, un épaississement de la muqueuse pharyngienne, une inflammation ou un engorgement des amygdales, de la difficulté dans la déglutition, l'exspuition de crachats muqueux épais, un sentiment d'astriction vers la gorge, avec impossibilité de faire pénétrer l'air dans la trompe d'Eustache, au moyen d'une expiration forcée; on sera naturellement conduit à mettre en usage les moyens qui conviennent contre ces diverses lésions, c'est-à-dire des gargarismes émollients ou astringents, des insufflations de poudre d'alun, des cautérisations avec une solution légère d'azotate d'argent, l'excision des amygdales, etc.

La surdité qui résulte d'une altération chronique des parties profondes de l'oreille, dénotée par un écoulement purulent, exige l'emploi énergique des révulsifs dont nous avons parlé à propos de l'otorrhée ; tous les autres moyens ne possèdent qu'une action fort douteuse. Quant à la surdité nerveuse ou survenue sans cause connue, elle est combattue, mais presque toujours sans grand avantage, par des applications répétées de moxas ou de petits cautères appliqués aux tempes, autour de l'oreille ou derrière la mâchoire. Le cathétérisme de la trompe d'Eustache et l'insufflation de vapeurs d'éther dans l'oreille moyenne, sont des moyens auxquels on prétend avoir dû quelques succès. Ce qui est plus important, à mon avis, c'est de rechercher si la surdité ne serait pas l'effet d'une affection constitutionnelle, telle que la goutte, le rhumatisme, etc., et d'instituer un traitement dans ce sens.

Les matelots cherchent assez souvent à simuler la surdité, afin de se faire exempter de service ou de se faire renvoyer en France. Pour reconnaître la supercherie, il faut tout d'abord examiner attentivement le conduit auditif et la région pharyngienne, afin de s'assurer qu'il n'existe aucune cause réelle de surdité. Pendant que l'attention du faux malade sera ainsi fixée, on pourra le faire appeler à l'improviste ou laisser tomber derrière lui une pièce de monnaie, ce qui déterminera presque toujours des mouvements involontaires. On peut aussi, après lui avoir parlé très-haut, baisser insensiblement la voix, jusqu'au ton naturel. Enfin les ressources de la police du bord, en supposant que la surdité fût parfaitement simulée, ne tarderaient pas à dévoiler la tromperie. Sur les bâtiments, où on vit avec ses malades, il est plus facile de reconnaître cette simulation et de prendre les gens en défaut. Le plus souvent il suffit de s'approcher du prétendu sourd pendant le sommeil et de l'appeler par son nom.

CHAPITRE XIV

DES MALADIES DES YEUX ET DES PAUPIÈRES.

Les maladies de l'appareil de la vision sont assez rares chez les marins. L'ophthalmie, l'amaurose et l'héméralopie sont à peu près les seules auxquelles ils soient sujets. Il faut y ajouter, cependant, les lésions traumatiques, telles que les contusions, les plaies et les corps étrangers, quelques petites tumeurs des paupières qui se présentent fort souvent.

Nous décrirons successivement ces diverses maladies ; mais auparavant, il nous paraît nécessaire de dire quelques mots sur l'influence que la navigation exerce sur la fonction visuelle. J'emprunterai à M. Fonssagrives la plupart de ces remarques.

« La transition brusque, en dix ou quinze jours quelquefois, des atmosphères grises et brumeuses de nos côtes aux atmosphères resplendissantes des régions équatoriales ; la réflexion des nappes de lumière sur la surface des eaux ou sur celle des neiges, dans les climats polaires ; le passage brusque et réitéré dans des parties du navire diversement éclairées ; le séjour du pont, où le soleil darde d'ordinaire des rayons dont rien n'affaiblit l'éclat ; l'habitude d'explorer, soit machinalement, soit avec attention, un horizon parfois vivement éclairé, pour y surprendre les lignes vagues d'une terre ou les linéaments d'une voile ; l'usage des instruments amplifiants ; la pratique des observations astronomiques; dans les hautes latitudes, la permanence du soleil au-dessus de l'horizon ou son absence prolongée, etc., telles sont, les principales conditions qui peuvent compromettre la sensibilité de la rétine.

« L'influence de la lumière stellaire et celle de la lune, auxquelles les hommes de quart sont presque toutes les nuits exposés, continue-t-il, ne sont pas moins préjudiciables à la vue ; le scintillement de la première, sa réflexion dans l'eau ; la lueur blanche de la seconde, les teintes blafardes et argentines dont elle couvre la mer, son miroitement par l'agitation des lames, sont autant de circonstances qui fatiguent l'œil et peuvent amener à la longue son affaiblissement (1). »

La navigation dans les régions polaires exerce également une influence nuisible sur les organes de la vue. D'après M. Fonssagrives, les *ophthalmies polaires* sont de deux sortes : 1° les unes résultent des modifications qu'éprouve la lumière dans les latitudes élevées ; 2° les autres sont dues à l'introduction de la neige entre les paupières. « Le *snow-blindness* (2), dit-il, appartient à la première catégorie ; la réflexion de la lumière sur les neiges, le contraste de leur éclat avec la teinte brumeuse de l'atmosphère ou de la ligne noirâtre qui annonce à l'horizon la présence de la mer libre, l'éclat momentané du ciel, la vive lueur des aurores boréales, la présence ou l'absence du soleil prolongées pendant plusieurs mois, les météores lumineux (*halos*, *parhélies*, etc.) dont ils s'entourent parfois, sont autant de causes qui agissent sur la rétine et doivent modifier sa sensibilité. Les blépharites par introduction de la neige entre les paupières sont toutes mécaniques, elles tiennent à ce que les cils agglutinés entre eux par la congélation de la neige se collent, se tiraillent ; elles sont parfois excessivement rebelles (3). »

Certaines conditions de climat ou de localité, tout à fait indépendantes de l'action de la lumière directe ou réfléchie, peuvent donner naissance à diverses maladies des yeux et spécialement à des ophthalmies. Ainsi l'action d'un climat froid et

(1) Fonssagrives, *Traité d'hygiène navale*, Paris, 1856, p. 333 et 354.
(2) *Snow*, neige ; *blindness*, cécité.
(3) Fonssagrives, *loc. cit.*, p. 406.

humide, l'alternative de nuits très-fraîches avec des journées chaudes, etc., occasionnent souvent des ophthalmies catarrhales.

L'action locale d'un sable très-fin introduit entre les paupières peut aussi déterminer des ophthalmies très-douloureuses et tenaces; c'est ce que l'on observe parfois à bord des navires qui, longeant la côte occidentale d'Afrique, pour se rendre au Sénégal, reçoivent, quoique à une grande distance en mer, les parties les plus tenues du sable du désert.

Certaines professions du bord sont plus que d'autres exposées aux ophthalmies ; ainsi les *caliers* sont très-souvent atteints de blépharite chronique. Il en est de même pour le *coq*, les *cuisiniers* et le *boulanger* qu'aveugle incessamment la fumée de leurs fourneaux. Quant aux *mécaniciens* et aux *chauffeurs*, l'action de la vive lumière à laquelle ils sont soumis peut amener un affaiblissement de la vue. « Dans le principe, dit M. Rolland, l'œil habitué à la demi-obscurité de la *chambre de la machine*, ne peut plus percevoir une vive lumière sans être impressionné désagréablement. De là un clignotement très-prononcé. Mais bientôt forcé d'observer les feux qui remplissent les fourneaux, il devient insensiblement moins impressionnable. Néanmoins, le passage brusque à une lumière d'intensité différente, se renouvelant plusieurs fois dans le même jour, diminue la contractilité de la pupille et dispose à l'amaurose. Les hommes se plaignent d'avoir les *yeux brûlés* (1). » Les *gabiers*, presque toujours perchés dans la mâture, reçoivent directement l'action combinée du vent et du soleil, ce qui les expose plus que d'autres aux ophthalmies catarrhales. Les *forgerons* et *armuriers* sont sujets à recevoir dans les yeux des étincelles ou des éclats de fer, qui peuvent causer de graves inflammations. Enfin, les fragments de suie et de charbon qui pleuvent si souvent sur le pont des bateaux à vapeur constituent une cause d'ophthalmie à laquelle tout le monde est exposé.

ART. Ier. — CONTUSIONS.

La contusion consiste, on le sait, en une action traumatique directe sans solution de continuité.

(1) E. Rolland, *Quelques considérations physiologiques et médicales sur la navigation à la vapeur*. Thèses de Montpellier ; 1836, nº 45, p. 5.

Parmi les lésions causées par les contusions, les unes sont externes, les autres internes. Les *lésions externes* consistent dans des *érosions de la cornée* ou de la conjonctive, ou dans des *ecchymoses sous-conjonctivales* sans importance.

Des *lésions internes*, les unes sont *fonctionnelles*, les autres *anatomiques*. Les premières consistent en une altération de la vue variant depuis un simple trouble momentané de cette fonction jusqu'à la production d'une *amaurose* complète. La *mydriase* ou paralysie de l'iris, avec conservation de la vue, succède aussi assez souvent à la contusion de l'œil. Ces lésions se montrent ordinairement de suite après l'accident ; mais elles peuvent aussi n'apparaître qu'au bout d'un certain temps et sous l'influence d'une inflammation de la rétine.

Les *lésions anatomiques* internes causées par la contusion, sont : 1° l'hémophthalmie ; 2° le décollement et la déchirure de l'iris ; 3° les diverses lésions de l'appareil cristallinien.

1° L'*hémophthalmie* ou hémorrhagie de l'intérieur de l'œil résulte de la rupture des vaisseaux de l'iris ou de la choroïde, quelquefois des deux. Elle peut siéger à la partie antérieure de l'œil, en occupant seulement la chambre antérieure ou toutes les deux à la fois. D'autres fois, l'hémorrhagie a lieu profondément, dans le corps vitré ou dans l'espace intermédiaire entre la rétine et la choroïde (*apoplexie oculaire*). Les symptômes et la gravité de cette lésion diffèrent suivant son siége. Si elle occupe les chambres, la couleur rouge du sang est reconnue sans peine et la vue peut être conservée, si une partie de la pupille est restée libre. L'hémophthalmie profonde est très-difficile à constater ; elle s'accompagne toujours de perte de la vue, due tout à la fois à l'épanchement sanguin et à la grave lésion subie par l'œil entier.

2° Le *décollement de l'iris* à sa circonférence se produit surtout à sa partie supérieure. L'ouverture ou pupille nouvelle qui en résulte est plus ou moins large ; elle peut s'oblitérer par un travail de cicatrisation, mais le plus souvent elle persiste. Les *déchirures de l'iris* peuvent avoir lieu en diverses directions, mais elles sont surtout transversales et donnent aussi lieu à de nouvelles pupilles généralement persistantes. Ces deux espèces de lésions s'accompagnent presque toujours d'une hémophthalmie plus ou moins intense.

3° *Lésions de l'appareil cristallinien*. Ce sont des déchirures de la capsule et des déplacements du cristallin.

Les *déchirures de la capsule*, lorsqu'elles sont étroites, ne s'accompagnent pas de déplacement du cristallin ; mais elles sont toujours suivies de la formation d'une cataracte, due à la pénétration de l'humeur aqueuse dans la cavité de la capsule.

Le *déplacement du cristallin* peut être incomplet ou complet. Le déplacement est *incomplet*, quand il conserve des rapports avec la pupille, en se portant en bas, en arrière ou en avant. Quant au déplacement *complet*, il peut s'opérer, en arrière, dans la chambre postérieure, ou sous le corps vitré ; ou en avant, dans la chambre antérieure. Le déplacement en arrière peut permettre la vision, comme à la suite d'une opération de cataracte, pourvu qu'il n'existe aucune autre lésion ; sa résorption, dans ce cas, paraît s'opérer fort rarement. Elle est au contraire habituelle, quand il est passé dans la chambre antérieure ; seulement cette résorption est presque toujours précédée de l'opacité du cristallin.

Lorsque la contusion a été violente et exercée directement sur l'œil, il arrive parfois que ses membranes externes se rompent. Cette *rupture* peut avoir lieu sur la cornée ou la sclérotique et être complète ou incomplète. La rupture de la *cornée* est rare ; elle est toujours complète. Celle qui s'opère en dehors de cette membrane peut être complète, la conjonctive, la sclérotique et la choroïde étant déchirées ; ou incomplète, la conjonctive restant intacte. La rupture de la *sclérotique* a lieu au devant de l'insertion des muscles droits, plutôt du côté interne que de l'externe. Lorsque la cavité de l'œil est ouverte, il y a toujours évacuation d'une partie ou de la totalité des humeurs de cet organe, avec hémorrhagie plus ou moins abondante. Si la conjonctive est restée intacte, l'humeur aqueuse et le cristallin, repoussés de l'intérieur à l'extérieur, viennent s'arrêter au-dessous d'elle, en formant une tumeur transparente. Quand la sclérotique seule est rompue, la choroïde forme au-dessous de la conjonctive une tumeur noirâtre. Cette lésion se complique presque toujours de déchirure ou de décollement de l'iris et d'épanchement sanguin interne et sous-conjonctival.

La marche et les terminaisons des diverses lésions que nous

venons d'indiquer varient, non-seulement d'après leur gravité, mais aussi suivant l'intensité de l'inflammation consécutive.

L'*épanchement sanguin* limité à la chambre antérieure se résorbe toujours; celui qui occupe les deux chambres presque en totalité est plus grave, car il peut donner lieu à une inflammation. L'hémorrhagie profonde l'est beaucoup plus et est presque incurable.

Le *décollement* et la *déchirure de l'iris* guérissent assez facilement, mais en laissant une pupille accidentelle. Le *déplacement du cristallin* n'augmente pas beaucoup les chances d'inflammation, si ce n'est dans quelques cas où il est dans la chambre antérieure. La *rupture* est un des accidents les plus graves; en effet, si elle est complète, l'évacuation des humeurs et l'inflammation qui lui succède entraînent la destruction ou tout au moins l'atrophie de l'œil et la perte de la vue. La rupture incomplète est toujours accompagnée d'une diminution de la vue. Quant à l'*amaurose* et à la *mydriase*, elles peuvent exister seules ou compliquer les autres lésions. Dans le premier cas, elles guérissent d'autant plus facilement qu'elles sont moins prononcées; dans le second, au contraire, elles sont très-souvent incurables.

Le *traitement* des contusions de l'œil doit être éminemment antiphlogistique. La saignée du bras dans les cas graves, les sangsues derrière les oreilles ou au cou, doivent être presque toujours employées, quand il existe quelqu'une des lésions internes, Les applications d'eau froide fréquemment renouvelées doivent aussi être mises en usage. En même temps, le malade sera maintenu à une diète modérée, dans l'obscurité et la tête relevée. On insistera sur ces moyens aussi longtemps que l'on aura à craindre ou à combattre l'inflammation.

Ces diverses complications exigent des modifications spéciales au traitement. L'*amaurose* réclame plus spécialement des applications de sangsues, des purgatifs et le calomel fréquemment répété. Si ces moyens restent sans résultat, il faut appliquer des vésicatoires volants aux tempes, au front ou derrière les oreilles. Des fumigations de vapeurs doivent aussi être conseillées. Si l'*épanchement sanguin* ne se résorbe pas et si sa présence fait craindre une inflammation, on peut lui donner issue par une ponction exercée sur la cornée, avec un couteau ou une aiguille à cataracte. Le *déplacement du cristallin* dans la chambre antérieure ne réclame pas d'indication particulière, à moins qu'il ne donne lieu à une inflammation de la membrane de l'humeur vitrée; en pareil cas, il faut l'extraire en pratiquant une incision sur la cornée, comme pour la cataracte par extraction. L'*opacité* du cristallin peut disparaître par résorption de cet organe; mais si elle persiste trop longtemps, on doit procéder à l'opération de la cataracte. Dans les cas de *rupture* incomplète de l'œil, le cristallin fait souvent saillie sous la conjonctive; il faut attendre un certain temps, pour que la déchirure de la choroïde et celle de la sclérotique cicatrisées, et on l'extrait alors avec facilité au moyen d'une légère incision.

ART. II. — PLAIES.

Les plaies de l'œil peuvent être produites par toute sorte d'instruments piquants, tranchants, contondants, qu'il est inutile d'énumérer. Ces plaies sont distinguées en pénétrantes ou non pénétrantes.

Les *plaies non pénétrantes* sont des éraillures de la cornée ou des incisions et des déchirures de la conjonctive, avec ou sans perte de substance. Ces dernières sont seules suivies d'un écoulement sanguin. Les unes et les autres se cicatrisent généralement avec rapidité et sans donner lieu à des accidents inflammatoires prononcés.

Les *plaies pénétrantes* intéressent des organes différents, suivant qu'elles correspondent à la cornée ou à la sclérotique.

Celles qui correspondent à la cornée peuvent atteindre l'iris, la capsule cristalline, le cristallin, le corps vitré et perforer l'œil en arrière.

Celles de la sclérotique peuvent léser le cercle et les procès ciliaires, la choroïde, la rétine, le corps vitré et traverser l'œil.

Les symptômes, la marche et les terminaisons de ces plaies varient suivant le lieu de leur pénétration.

1° *Plaies pénétrantes de la cornée.* — Lorsque cette membrane est seule atteinte, il y a un écoulement d'humeur aqueuse, variable suivant la grandeur de la plaie. Les piqûres se cicatrisent généralement avec facilité. Il en est de même des plaies étroites; celles qui sont larges exposent à l'évacuation des humeurs de l'œil et plus tard à une adhérence de l'iris à la cornée. Ces plaies peuvent suppurer et amener un ramollissement de la cornée, accompagné ou non d'inflammation de l'œil. Des fistules peuvent s'établir et la vue peut être diminuée ou perdue.

Les accidents qui compliquent les plaies de la cornée sont la hernie de l'iris et les fistules de la cornée.

La *hernie de l'iris* est une tumeur bleuâtre ou noirâtre, de forme arrondie ou allongée et qui est due à la propulsion de cette membrane à travers la plaie de la cornée. Cette hernie se produit, surtout, lorsque la plaie est de grandeur moyenne et avoisine la circonférence de la cornée. La déformation de la pupille accompagne constamment cette lésion. Divers désordres dans l'intérieur de l'œil peuvent aussi coexister avec la hernie de l'iris.

Les *fistules de la cornée* sont dues à la persistance de la plaie ou succèdent à une inflammation avec ramollissement et suppuration de cette membrane. Leur siége et leurs dimensions sont très-variables. L'écoulement de l'humeur aqueuse peut avoir lieu constamment ou par intervalles. Ce dernier cas ne se produit que lorsque, la fistule étant très-étroite, elle s'ouvre et se ferme alternativement. L'œil est le plus souvent humide et ramolli. Cette lésion a une longue durée ; elle est même souvent incurable.

Blessures de l'iris. — Elles sont caractérisées : 1° par un *épanchement de sang* dans les deux chambres, phénomène qui a été étudié à l'article des contusions de l'œil ; 2° par la *déformation de la pupille*, qui présente des variétés suivant l'espèce de la blessure ; ainsi, dans les piqûres, elle se resserre et forme un angle rentrant ; dans les coupures, elle se dilate et se déforme ; les plaies à lambeaux et avec perte de substance donnent lieu à des pupilles accidentelles ; 3° la *hernie de l'iris* peut coïncider avec ses blessures. Les blessures de l'iris sont presque toujours suivies d'une *inflammation* intense qui peut se propager aux autres parties de l'œil ; des adhérences s'établissent entre cette membrane et la cornée ou la capsule du cristallin ; enfin des fausses membranes peuvent se former dans le champ de la pupille.

Blessures de la capsule cristalline. — Si cette membrane n'est que piquée, il est possible que rien ne survienne, et il se forme seulement une petite tache blanche. Dans la plupart des cas, il se forme une cataracte traumatique partielle ou totale, qui peut durer indéfiniment ou disparaître par absorption.

Blessures du cristallin. — Elles peuvent être suivies de son opacité, la lentille cristalline restant en place; ou bien occasionner son déplacement en arrière ou en avant. Le déplacement en avant, lorsque la plaie de la cornée est large, a fort souvent pour résultat l'issue du cristallin. L'humeur vitrée peut aussi s'échapper en partie ou en totalité; l'œil étant ainsi vidé, la vision de ce côté est immédiatement perdue. Une inflammation violente succède très-souvent à ces blessures.

Les blessures qui pénètrent jusqu'à la rétine, et surtout celles qui perforent l'œil, amènent la perte de la vue et une inflammation violente, trop souvent suivie de destruction de l'œil.

Plaies pénétrantes de la sclérotique. — Elles sont peut-être plus graves que celles de la cornée. Les phénomènes qui en résultent sont : 1° une *ecchymose sous-conjonctivale* qui peut être plus ou moins étendue; 2° un *écoulement de sang* abondant; 3° la *hernie de la choroïde.* Cette lésion se reconnaît à une tumeur noire plus ou moins volumineuse, qui se montre entre les lèvres de la plaie. Elle peut persister indéfiniment recouverte par une cicatrice de la conjonctive, ou disparaître peu à peu, en laissant une cicatrice noirâtre de la sclérotique; 4° la *hernie du corps vitré*, constituée par une tumeur en partie transparente, en partie fongueuse, dans laquelle on reconnaît des lambeaux de choroïde et de rétine; 5° l'*issue du cristallin* et d'une partie ou de la totalité du *corps vitré* peut aussi compliquer ces plaies.

L'*inflammation* leur succède ordinairement; elle est très-grave et peut amener la fonte purulente et la destruction de l'œil. Dans quelques cas, l'inflammation ayant été faible, l'œil a pu être conservé, mais la vision a toujours été perdue. La gravité de cette inflammation est généralement en rapport avec la profondeur de la plaie et l'importance des organes lésés. A part ces conditions anatomiques, quelques autres de nature bien différente favorisent l'inflammation; ainsi elle survient surtout dans les temps humides et orageux, chez les sujets scrofuleux, faibles, cachectiques et chez ceux qui possèdent cette fâcheuse disposition connue sous le nom de *vulnérabilité.* L'inflammation se transmet parfois de l'œil malade à l'œil sain, dans lequel elle peut causer de graves désordres.

Le diagnostic est généralement facile, quand l'inflammation ne s'est pas encore déclarée, parce que l'on peut se rendre compte du siége, de la pénétration, de la profondeur et des principales circonstances de la blessure; mais il n'en est plus ainsi quand cette inflammation a envahi l'œil. L'essentiel, alors, c'est de s'assurer du siége, de l'étendue et de l'intensité de la phlogose pour employer les moyens appropriés.

Le pronostic des plaies de l'œil se déduit de toutes les circonstances et des diverses complications qu'elles présentent. Toute blessure de l'œil est grave; mais cette gravité est en raison de la profondeur, du nombre et de l'importance des parties atteintes, ainsi que de l'inflammation qui en résulte. Les conséquences les plus fâcheuses de ces plaies sont relatives aux *altérations de la vision*. Elles peuvent survenir par opacité de la cornée ou du cristallin, déplacement ou expulsion de celui-ci; déformation, déplacement ou oblitération de la pupille; production de fausses membranes; paralysie de la rétine; atrophie ou fonte purulente du globe oculaire.

Traitement. — Il comprend deux ordres d'indications : 1° prévenir et combattre l'inflammation; 2° remédier aux lésions et aux accidents qui compliquent les plaies ou leur succèdent.

Aussitôt après la blessure, le malade sera maintenu au lit, placé dans l'obscurité et mis à la diète. On appliquera sur les paupières des compresses d'eau froide fréquemment renouvelées. Une saignée du bras sera pratiquée, si la lésion est grave et on prescrira de l'opium, si la douleur domine.

Si l'inflammation se déclare, il faut insister sur les mêmes moyens, en y joignant des sangsues aux tempes ou derrière les oreilles, des onctions au pourtour de l'orbite avec l'onguent mercuriel belladoné et des purgatifs plus ou moins répétés. Dans les cas graves, il sera avantageux de prescrire le calomel à dose fractionnée. Si la suppuration se forme, il faut cesser l'emploi des antiphlogistiques et mettre en usage les moyens propres à favoriser la résorption ou l'évacuation du pus.

Parmi les diverses lésions qui compliquent les plaies de l'œil, il en est qui réclament des moyens particuliers de traitement. Nous allons les indiquer d'une manière rapide, mais exacte.

1° *Épanchement sanguin.* — On doit favoriser l'issue du sang épanché, en écartant les lèvres de la plaie. Si un caillot s'est formé, il faut tâcher de l'extraire avec des pinces. On y renoncera, si cette extraction doit présenter trop de difficultés.

2° *Hernie de l'iris.* — C'est la plus grave de toutes les complications. Les moyens de la combattre sont nombreux, mais non tous également efficaces. Il faut d'abord exercer, sur les paupières, des frictions circulaires prolongées suivies d'écartement subit de ces voiles membraneux. L'action de la lumière pénétrant brusquement dans l'œil détermine une contraction de la pupille, qui peut être suivie de la rentrée de la hernie. Si ce moyen échoue, on peut essayer de repousser la hernie à l'aide d'un stylet mousse ; mais il faut agir avec précaution, parce que le tissu de l'iris se déchire très-facilement. L'emploi de la belladone en frictions et en instillations est fortement recommandé. On fait autour de l'orbite des onctions avec l'extrait aqueux; des compresses imbibées d'une solution concentrée sont posées sur les paupières, et on instille, dans l'œil, toutes les deux heures, quelques gouttes de cette même solution. La belladone convient surtout quand la hernie comprend la marge pupillaire de l'iris et que la plaie se rapproche du centre de la cornée. Dans les autres cas, elle pourrait être nuisible en entraînant une plus grande partie de l'iris.

Il peut se faire que, malgré l'emploi de ces divers moyens, la hernie n'ait pu être réduite : on doit alors, suivant le conseil de M. Desmarres, pratiquer, tous les jours, de légères cautérisations au nitrate d'argent sur la cornée ou la sclérotique, au voisinage de la hernie. Les instillations de belladone doivent venir en aide à ce moyen. Enfin, comme dernière ressource, on peut exciser la portion exubérante de l'iris, ou la détruire par de légères cautérisations souvent répétées.

3° *Hernie de la choroïde.* — Moins grave que celle de l'iris, surtout quand elle est simple, elle disparaît peu à peu, mais laisse toujours une cicatrice noirâtre. On peut favoriser sa rentrée par l'usage de collyres légèrement astringents.

4° *Hernie du corps vitré.* — Elle se présente sous la forme d'un fongus qui doit être excisé avec des ciseaux. L'œil est ensuite soumis à une légère compression et condamné au repos. Cette compression, d'ailleurs, convient dans toutes les larges plaies de l'œil, surtout quand il y a eu évacuation des humeurs.

5° *Déplacement du cristallin.* — On doit se comporter de la même manière que pour le déplacement dû à la contraction. Il faut l'extraire de suite s'il se présente à la plaie.

6° *Fistules de la cornée.* — Elles sont très-difficiles à guérir. Ce n'est que par l'usage de collyres légèrement astringents, que l'on peut aider à une guérison, qui se fait souvent attendre pendant des mois ou des années.

ART. III. — CORPS ÉTRANGERS.

Divers corps étrangers s'introduisent entre les paupières et le globe de l'œil ou pénètrent dans cet organe. De là résulte leur distinction en non pénétrants et pénétrants.

1° *Corps étrangers non pénétrants.* — Ce sont généralement des objets légers, poudres végétales ou minérales, des insectes ou des fragments de fer, de cuivre, etc. Ils sont uniques ou multiples, solubles ou insolubles et à formes variables. Ils peuvent être libres à la surface de l'œil ou implantés sur lui. Leur siége est variable; on les rencontre tantôt à la surface de la cornée, d'autres fois sur la conjonctive, vers le bord ou les angles des paupières; mais le plus souvent ils se trouvent entre celles-ci et le globe de l'œil.

Les corps étrangers *libres* déterminent une sensation particulière de picotement et de douleur, qui oblige à fermer les paupières et provoque une abondante sécrétion de larmes, laquelle entraîne fort souvent le corps étranger. Mais il peut aussi se faire que celui-ci persiste ; alors il survient de la rougeur et une inflammation qui peut acquérir de la gravité. Dans la plupart des cas, c'est au-dessous de la paupière supérieure que se trouve le corps étranger.

Les corps étrangers *implantés* déterminent une irritation plus vive que les autres. Ce sont toujours des corps durs, métalliques ou minéraux. Sur la cornée, ils causent de la douleur, de la rougeur, de la photophobie, du larmoiement. Ceux de la conjonctive peuvent s'implanter profondément, au point de ne pouvoir être aperçus. S'ils sont situés sous la paupière supérieure, les mouvements de cet organe occasionnent des frottements continuels sur la cornée, laquelle s'irrite, s'enflamme, s'ulcère et se ramollit.

L'inflammation peut s'étendre à l'intérieur de l'œil et amener sa destruction ou tout au moins causer la perte de la vue.

Il n'est pas toujours aisé de reconnaître la présence d'un corps étranger. Bien souvent, le malade ignore l'accident qui lui est arrivé et il attribue l'inflammation de l'œil à un coup d'air ou à toute autre cause. Pour le découvrir, il faut non-seulement écarter les paupières, pour examiner les bords et les commissures; mais aussi et surtout renverser les paupières, pour explorer leur face interne.

Le *traitement* a pour but l'extraction du corps étranger. Lorsque ce corps est léger, mobile, facile à saisir, on l'enlève avec un papier roulé ou un pinceau. Si c'est une poudre irritante, telle que celle de tabac ou de poivre, ou bien une substance chimique, on doit faire des injections avec une seringue. Le lait de chaux, dont on fait un si grand usage à bord, pour blanchir les batteries et les entreponts, occasionne parfois ce genre d'accidents.

Quand le corps étranger est fixé, on le saisit avec des pinces, s'il fait saillie; sinon, on essaie de l'énucléer avec un cure-dent, une aiguille à cataracte, ou la pointe d'un bistouri. Si il est profondément enchassé dans la cornée ou la sclérotique, il peut être nécessaire de débrider, ce qui se fait avec une aiguille à cataracte ou une lancette. Après l'extraction, il faut employer les réfrigérants et les calmants. Lorsque l'inflammation existe déjà, au moment où l'on est appelé, il faut ne pas trop prolonger les recherches, mais y revenir aussitôt que le mouvement fluxionnaire aura cessé.

2° *Corps étrangers pénétrants*. — Ils consistent principalement dans des projectiles lancés par les armes à feu, tels que des grains de poudre, des fragments de capsule, des grains de plomb, des morceaux de bois, de pierre, de verre ou de métal. Ils peuvent pénétrer par la sclérotique ou par la cornée et s'arrêter à diverses profondeurs.

Les accidents causés par ces corps étrangers sont les uns primitifs, les autres consécutifs. Les accidents *primitifs* sont : l'hémorrhagie, l'épanchement de sang et l'ébranlement de la rétine. Les accidents *consécutifs* se rapportent à l'inflammation, qui peut se terminer par formation de fausses membranes, atrésie de la pupille, cataracte, ou bien même par suppuration et destruction de l'œil.

La marche, la gravité et la terminaison de la maladie diffèrent suivant le siége des corps étrangers. Dans la *chambre antérieure*, ils peuvent rester inoffensifs pendant un certain temps, ou s'échapper par la plaie ou une ulcération. Les fragments d'acier s'y dissolvent parfois. Ceux de l'*iris* en causent toujours l'inflammation qui peut être suivie d'adhérences, de fausses membranes, d'atrésie de la pupille et de la perte de la vue. Ceux du *cristallin* en amènent l'opacité et parfois la résorption. Le corps étranger, se déplaçant, peut tomber dans la chambre postérieure et y causer une inflammation consécutive. Ceux du *corps vitré* et des parties profondes peuvent occasionner une inflammation suppurative qui les pousse au dehors, ou déterminer des douleurs névralgiques violentes et persistantes pendant des années; ou, enfin, rester inoffensifs pendant longtemps ou même toujours.

Le *traitement* consiste à extraire le corps étranger; mais ce précepte commande des réserves, et il faut distinguer trois cas :

1er *Cas. — L'accident est récent.* — Il faut tout faire pour extraire le corps étranger. S'il dépasse la cornée, on le saisit avec une pince. S'il occupe la chambre antérieure, on se sert de l'ouverture d'entrée, si elle est assez large; sinon on l'agrandit ou on en fait une nouvelle, si l'accidentelle est trop étroite. On se conduit de même et avec précaution, si le corps étranger est enchâssé dans l'iris ou le cristallin. Lorsqu'il est trop profondément logé pour être aperçu, il faut renoncer à l'extraire et se contenter de combattre l'inflammation.

2e *Cas. — L'accident est assez récent; mais l'inflammation est développée.* — Il faut s'abstenir de toute tentative et combattre énergiquement l'inflammation; mais on agira aussitôt que l'exploration pourra être supportée et que l'on verra le corps étranger.

3e *Cas. — L'accident est ancien; la vision est perdue par suite de l'ophthalmie interne ou de la paralysie de la rétine.* — Si le corps ne cause aucune gêne ni douleur, il n'y a aucun avantage à l'extraire. S'il se montre plus tard, on doit se conduire comme précédemment. S'il est invisible et que sa présence cause des douleurs insupportables, mettant le malade dans le cas de solliciter une opération, on a le choix de recourir à l'*excision de la cornée* qui est suivie d'évacuation de l'œil et d'issue du corps étranger; ou à l'*extirpation du globe oculaire*. Cette dernière opération est plus sûre dans ses résultats ; tandis qu'après la première, il peut bien se faire que le corps étranger reste renfermé dans le moignon de l'œil.

ART. IV. — OPHTHALMIES.

On doit entendre par le terme d'*ophthalmie*, l'inflammation des diverses membranes qui composent le globe oculaire ; et non pas, comme on l'a admis pendant longtemps, la seule inflammation de la conjonctive.

Cette inflammation peut occuper une seule membrane ou se propager à plusieurs. Quoique l'inflammation isolée soit assez peu fréquente, elle présente cependant, pour chaque membrane, des caractères propres et des modifications organiques particulières, qui doivent être connues. La *conjonctive*, membrane muqueuse, sécrète de la matière purulente, dans un grand nombre de ses inflammations, et se couvre de granulations dans certaines de ses parties. — La *sclérotique*, membrane fibreuse, reste pendant longtemps frappée d'inflammation rhumatismale. — La *cornée* perd sa transparence, se ramollit, s'infiltre de pus, s'ulcère et se détruit. — L'*iris*, s'enflammant avec facilité, sécrète une lymphe plastique, qui peut donner naissance à de fausses cataractes, à l'atrésie, à l'oblitération de la pupille, ou bien à des adhérences de l'iris avec la cornée ou la capsule cristalline. — Enfin, la sensibilité de la *rétine* peut subir des altérations nombreuses et variées et s'éteindre même très-rapidement.

Ces faits témoignent de la spécialité de l'action inflammatoire dans les divers tissus de l'œil, et ils doivent être tenus en grande considération. Mais la liaison qui existe entre ces tissus fait qu'aucun d'eux ne s'enflamme, sans que ceux avec lesquels il se continue ou est en contact, ne participent plus ou moins à ses altérations. C'est ce qui explique pourquoi une inflammation qui a pris naissance dans un seul tissu, peut se propager avec rapidité aux autres et envahir la totalité de l'œil. Quand on parle de conjonctivite, de sclérotite, de kératite, de rétinite, etc., on entend dire par là que l'inflammation débute ou a son siége principal dans le tissu dénommé. Dans les cas mêmes où cette propagation n'est pas visible, il est incontestable que la vive sympathie qui existe entre toutes les parties de l'œil, fait ressentir la souffrance de chacune d'elles. Ainsi, dans la choroïdite, la rétine souffre; dans l'iritis, la membrane de l'humeur aqueuse, la sclérotique, la choroïde et la rétine elle-même sont affectées. L'inflammation de la cornée détermine une sensibilité excessive de la rétine et est parfois suivie d'ophthalmie interne. Enfin, il n'est pas jusqu'à la conjonctivite qui n'amène parfois un retentissement morbide sur les membranes internes de l'œil.

Certaines affections constitutionnelles impriment aux inflammations de l'œil des caractères particuliers et exigent des modifications spéciales dans le traitement. De ce nombre sont particulièrement la scrofule, la syphilis et le rhumatisme. Quelques autres affections non spécifiques peuvent donner aussi un cachet particulier aux ophthalmies qu'elles provoquent. Enfin la maladie d'un organe plus ou moins éloigné détermine parfois une ophthalmie; l'embarras gastrique, les vers intestinaux, la carie dentaire peuvent agir de cette façon. La suppression d'une sueur des pieds ou d'un flux hémorrhoïdal est aussi une cause fréquente d'ophthalmie. Il résulte de ces considérations que l'on peut admettre trois ordres d'ophthalmie : 1° *idiopathiques;* 2° *symptomatiques;* 3° *sympathiques.*

Les causes des ophthalmies sont nombreuses. On les divise en *locales*, *prédisposantes*, *générales* et *sympathiques*. Les causes *directes* ou *locales* sont distinguées en mécaniques, physiques et chimiques. — 1° Les causes *mécaniques* sont : les contusions, les plaies, les corps étrangers, etc.; 2° parmi les causes *physiques* on signale : l'action d'un air vicié chargé de gaz malsains ou de fumée; une lumière trop vive ou insuffisante, directe ou réfléchie; le calorique en excès ou en défaut; 3° les substances *chimiques* qui peuvent causer les ophthalmies sont gazeuses (acides chlorhydrique nitrique, etc.); ou liquides (vitriol, ammoniaque); enfin solides, (poudre de chaux), etc.

Les causes prédisposantes, en ce qui concerne les marins en général et les diverses professions du bord, ont été signalées au commencement de ce chapitre. Quant à ce qui a rapport à l'âge et au tempérament, il n'y a rien à en dire, parce que tous les marins sont en général de bonne constitution.

Nous avons aussi indiqué les causes générales et sympathiques: nous n'avons donc pas à y revenir.

Les caractères symptomatiques des ophthalmies sont de deux ordres : ils sont objectifs ou subjectifs.

Les signes *objectifs* sont ceux qui tombent sous les sens et qui se rattachent soit à des lésions organiques apparentes, soit à des lésions fonctionnelles en rapport direct avec les altérations de l'organe ; ce sont : 1° la *rougeur*, partielle ou générale, superficielle ou siégeant sur la sclérotique, à teinte plus ou moins foncée ; 2° le *gonflement* existe dans toutes les ophthalmies, mais n'est apparent que dans les externes. Il peut être formé de matière sanguine, séreuse ou plastique. Lorsqu'il est très-considérable et forme autour de la cornée un boursouflement circulaire, on l'appelle *chémosis ;* 3° les *sécrétions* diminuent au début des ophthalmies, elles augmentent plus tard ; elles font défaut dans les ophthalmies internes.

Les signes *subjectifs* difficilement appréciés par les médecins consistent dans des sensations éprouvées par le malade. Ce sont : 1° la *chaleur ;* elle existe dans un grand nombre d'ophthalmies au début et dans celles qui sont très-aiguës. C'est un signe très-important dans les ophthalmies internes. Elle est parfois perceptible à la main ; 2° la *douleur* manque rarement et annonce les débuts du mal. Elle occupe l'œil et parfois les parties voisines. Dans les ophthalmies externes la douleur est superficielle et donne une sensation de gravier. Dans les internes la douleur est profonde, lancinante, déchirante, s'accompagnant de douleurs péri-orbitaires des plus aiguës ; 3° la *photophobie* est une aversion pour la lumière, qui occasionne des douleurs très-vives et d'un caractère particulier. Elle offre plusieurs degrés et peut aller jusqu'à rendre insupportable au malade la plus faible lumière ; 4° les *troubles de la vision*, qui consistent, tantôt dans une excitation morbide de la rétine qui ne permet pas de regarder fixement les objets à la lumière et donne lieu dans l'obscurité à des sensations lumineuses subjectives (flammes, étincelles, cercles brillants) ; et d'autres fois à une diminution de la sensibilité de cette membrane constituant une amaurose plus ou moins complète.

Aux signes objectifs et subjectifs il faut joindre les *commémoratifs*, qui comprennent l'exposé des symptômes ressentis antérieurement par le malade ou des renseignements fournis par les personnes qui l'entourent. Dans cette catégorie rentrent toutes les affections morbides préexistantes.

La marche des ophthalmies est distinguée en *aiguë* et *chronique*. C'est surtout à la première que se rapportent les symptômes sus-indiqués. Sa durée est de quelques jours à deux ou trois mois. On y distingue deux périodes principales : 1° période d'exaltation, appelée hypersthénique ou photophobique ; 2° période de déclin ou aphotophobique. Je ne dis rien ici de l'ophthalmie chronique, parce que je lui consacrerai plus bas un paragraphe spécial.

L'ophthalmie peut se terminer de diverses manières : par résolution, exsudation de fausses membranes, suppuration, adhérences, opacités, ulcérations, épanchements internes, paralysie ou destruction de la rétine, gangrène.

Le pronostic se tire de toutes les circonstances de la maladie. Favorable dans les cas légers et les ophthalmies externes, il est très-grave quand l'inflammation est aiguë et siége dans les parties profondes de l'œil.

Traitement. — Je me propose de présenter ici en une sorte de tableau sommaire, mais complet, les divers moyens de traitement conseillés contre les ophthalmies. Les développements qui seraient nécessaires se trouveront exposés à chaque espèce d'ophthalmie.

Les indications consistent : 1° à éloigner les causes ; 2° à combattre l'inflammation ; 3° à remédier à ses suites.

I. *Éloigner les causes.* — Ces causes pouvant être locales, prédisposantes, générales ou sympathiques, les moyens à employer varieront suivant ces particularités.

II. *Combattre l'inflammation.* — Plusieurs ordres de moyens peuvent être employés dans ce but.

1° *Antiphlogistiques* ou *anticongestifs.* — Ils ont pour but de diminuer la masse du sang ou de s'opposer à la vivacité de son impulsion vers l'organe malade. — De là la distinction des *émissions sanguines générales* qui doivent assez rarement être mises en usage, si ce n'est au début et dans les cas graves, et des *émissions sanguines locales* que l'on pratique avec des sangsues ou des ventouses scarifiées et que l'on applique au cou, derrière les oreilles ou à la tempe. — Jamais sur ou sous les paupières. — Les sangsues doivent être renouvelées selon l'intensité de l'inflammation.

2° *Révulsifs.* — Ils sont destinés à déplacer les mouvements fluxionnaires en les portant vers une partie plus ou moins éloignée de la partie malade. Les uns agissent sur la peau, les autres sur le tube digestif.

Révulsifs cutanés. — Pédiluves chauds vinaigrés ou sinapisés, sinapismes, cataplasmes sinapisés ; emplâtre de poix de Bourgogne entre les épaules ou à la nuque ; onctions avec la pommade stibiée sur ces mêmes régions ; vésicatoires au bras, à la nuque, aux tempes, au front (il ne faut les appliquer que tardivement) ; sétons, moxas, cautères, rarement nécessaires.

Révulsifs gastro-intestinaux. — Émétiques quand il y a embarras gastrique évident ; il ne faut pas en abuser. — Purgatifs : les uns sont *déplétifs* (purgatifs salins au sulfate de soude ou de magnésie, limonade au citrate de magnésie) ; d'autres exercent une action spéciale sur la sécrétion biliaire (*cholagogues*) ; tels sont l'aloès, le jalap et quelques préparations mercurielles. Leur action est révulsive, pourvu qu'on les répète tous les jours ou tous les deux jours.

3° *Antiplastique.* — Le mercure est le seul remède auquel on attribue la propriété de diminuer la plasticité du sang ; propriété qu'il manifeste en diminuant la tendance aux organisations plastiques dans l'intérieur de l'œil. On l'administre à l'intérieur et à l'extérieur. A l'intérieur, on le prescrit sous forme de calomel pris à doses fractionnées, souvent renouvelées et d'après un procédé que nous exposerons plus bas. A l'extérieur on l'applique, au pourtour de l'orbite, sous forme d'onguent uni à parties égales d'extrait de belladone.

4° *Applications topiques.* — Elles ne conviennent guère que dans les ophthalmies externes ; dans les internes elles seraient plus nuisibles qu'utiles, à moins qu'elles ne contiennent des substances propres à être absorbées. — On les réunit sous le nom de *collyres* qui sont gazeux, liquides, en pommade et pulvérulents.

Les collyres *gazeux* ne sont plus employés, si ce n'est sous forme de fumigations émollientes ou stimulantes. Les collyres secs ou *pulvérulents* ne conviennent que dans quelques cas spéciaux, notamment dans les ulcères scrofuleux de la cornée.

Les collyres *liquides* sont distingués en émollients, astringents ou escarrotiques. — Les émollients conviennent au début, il faut les employer chauds, surtout dans les cas graves. — Les astringents sont utiles au début et au déclin, mais ils doivent être fort légers et ne pas être appliqués souvent. Le sulfate de zinc, le sulfate de cuivre et une très-légère solution de nitrate d'argent. Les collyres forts au sublimé ou au nitrate d'argent sont proscrits par M. Desmarres, parce qu'ils exposent à de graves dangers et ne peuvent donner que des avantages douteux.

Les *pommades* s'emploient dans les mêmes cas que les collyres liquides et parfois même simultanément avec eux. Leur action dure plus longtemps. Il faut les faire très-faibles et ne les appliquer qu'une fois le soir sur le bord des paupières.

5° *Cautérisation.* — On peut la pratiquer : 1° avec le *nitrate d'argent,* en solution concentrée ou en crayons ; opération fort dangereuse qui expose à la destruction de l'œil, surtout dans les ophthalmies aiguës et que M. Desmarres est porté à proscrire ; 2° avec le *sulfate de cuivre.* Cette cautérisation est très-avantageuse dans un grand nombre de maladies des yeux (ophthalmies catarrhales, purulentes au début ; granulations de la conjonctive, ulcérations chroniques de la cornée, etc.) ; son action est rapide et très-douloureuse, mais dure peu.

6° *Scarifications et saignées de l'œil.*—Elles sont fortement conseillées par M. Desmarres pour tous les cas d'inflammations violentes internes ou externes, menaçant de destruction l'œil ou la cornée. Il se sert d'instruments spéciaux qui pourraient à la rigueur être remplacés par un couteau à cataracte ou une lancette. — Pour les *scarifications*, M. Desmarres pratique des incisions nombreuses parallèlement à la cornée sur les vaisseaux qui s'y rendent. — La *saignée* se fait en divisant en travers, dans une étendue de 1 centimètre, la muqueuse et le vaisseau sous-jacent. Le lieu le plus convenable est la partie supérieure de l'œil. Les effets de cette saignée sont rapides ; elle peut donner beaucoup de sang et amène un soulagement immédiat.

7° *Paracentèse de l'œil.* — Cette opération est employée pour évacuer le sang et le pus contenus dans l'œil, dans l'hydrophthalmie, l'inflammation de l'humeur aqueuse et le phlegmon de l'œil. L'*opération* peut se pratiquer par la *cornée* ou par la *sclérotique.* Pour la faire par la cornée, on se sert, soit d'une aiguille à cataracte, soit d'un couteau, introduit de manière à ne produire qu'une ouverture étroite. La paracentèse scléroticale étant plus grave et plus difficile, je ne crois pas devoir la décrire. Quant à la première, elle peut rendre des services.

III. — *Indications spéciales.* — La douleur et la photophobie, quand elles dominent, réclament l'attention du médecin, parce qu'elles peuvent accroître l'intensité de l'inflammation et déterminer des accidents nerveux. — Contre la *douleur* on prescrit l'opium à l'intérieur à la dose d'un demi-grain, un grain ou davantage. Les frictions sur les tempes avec la teinture d'opium ou le laudanum sont aussi très-utiles. — La *photophobie* est avantageusement combattue par les frictions autour de l'orbite avec l'extrait de belladone. Les instillations de solution de cet extrait sont aussi très-utiles, surtout lorsqu'on désire en même temps obtenir une dilatation de la pupille. Enfin on peut la donner aussi à l'intérieur, à la dose de 2 à 5 centigrammes d'extrait.

L'état de la constitution fournit des indications particulières. Un état de faiblesse ou de cachexie contre-indique l'emploi des antiphlogistiques et des débilitants qui conviennent chez les individus jeunes et vigoureux. Un traitement général sera conseillé lorsque le malade sera soumis à quelqu'une des affections constitutionnelles qui ont été indiquées. Mais il faut savoir que lorsque l'inflammation est intense, comme dans l'iritis syphilitique, c'est celle-ci qu'il faut combattre tout d'abord; on ne s'occupera que plus tard de l'affection générale.

L'œil malade doit être mis à l'abri d'une vive lumière; mais il ne doit pas être placé dans une obscurité complète, car il a besoin de son stimulus naturel. Un air pur et frais est aussi salutaire; les rideaux épais ne doivent être que rarement employés et un simple bandeau vert ou noir posé sur les yeux suffit ordinairement.

A part les inflammations propres aux diverses membranes de l'œil, il en existe plusieurs qui sont complexes, c'est-à-dire attaquant à la fois ou successivement plusieurs des tissus de cet organe. Il nous est impossible, et il serait d'ailleurs inutile, de les décrire toutes. Nous nous bornerons à étudier l'ophthalmie franche ou inflammatoire, l'ophthalmie catarrhale, l'ophthalmie blennorrhagique; enfin l'ophthalmie chronique.

§ 1. — Ophthalmie inflammatoire.

Elle est caractérisée par une réaction locale et parfois générale manifeste et peut s'étendre simultanément ou successivement à toutes les parties de l'œil.

Ses causes sont celles qui ont été indiquées dans les généralités sur les ophthalmies ; mais ce sont plus particulièrement les lésions traumatiques et les influences irritantes de toute sorte qui la provoquent. Toutefois, cette maladie, comme toutes les autres, peut se déclarer sans cause connue. La pléthore, une congestion habituelle vers la tête favorisent son développement. Elle apparaît surtout chez les individus qui sont disposés originellement aux inflammations.

L'ophthalmie débute presque toujours par une rougeur de la conjonctive, accompagnée d'une sensation de gravier ou de corps étranger entre les paupières. Cette rougeur, dont la teinte est plus ou moins foncée, s'accompagne d'un gonflement qui peut devenir assez considérable pour que la conjonctive forme autour de la cornée un bourrelet saillant, désigné sous le nom de *chémosis ;* la rougeur et le gonflement sont superficiels et limités à la membrane muqueuse. En même temps, la cornée perd de sa transparence et prend une teinte laiteuse, surtout prononcée lorsque l'ophthalmie occupe l'intérieur de l'œil. Dans le principe du mal, l'œil est sec ou à peine humecté ; mais bientôt les larmes coulent en abondance, claires et transparentes d'abord, ensuite mêlées d'une humeur muqueuse ou puriforme, qui irrite et excorie les paupières et provoque leur agglutination en se desséchant entre les cils.

A la sensation de picotement qui annonce les débuts du mal, succède bientôt une douleur brûlante qui augmente d'intensité à mesure que celui-ci fait des progrès, et qui devient tensive et pulsative, quand l'inflammation s'étend à l'intérieur de l'œil. La photophobie existe toujours; son intensité est proportionnée à celle de la douleur et de la flexion. Dans certains cas, elle est tellement forte, que le malade recherche l'obscurité; il éprouve des sensations lumineuses subjectives qui existent surtout dans l'ophthalmie interne ou phlegmon oculaire, mais qui disparaissent comme la photophobie par les progrès du mal. Dans les cas, heureusement fort rares, où la maladie arrive à ce dégré, la douleur cesse ; il y a production d'une humeur purulente, le gonflement continue, s'étend aux parties voisines de l'œil, qui prend un aspect œdémateux, brunâtre et peut se vider ou tomber en gangrène.

La marche de l'ophthalmie inflammatoire est aiguë ; ses progrès s'accomplissent dans l'intervalle de trois à huit ou quinze jours et ils sont d'autant plus rapides que la maladie est plus violente. Elle reste parfois stationnaire durant un certain temps et décroît ensuite avec une certaine lenteur. Lorsque les choses se sont bien passées, la guérison s'opère sans accident et l'œil conserve intacte sa faculté visuelle ; mais bien souvent il reste une faiblesse de la vue, ou des taches de la cornée, ou enfin l'ophthalmie passe à l'état chronique. Dans des cas plus fâcheux, il se forme des abcès entre les lames de la cornée ou dans la chambre antérieure, ou enfin la maladie laisse à sa suite une sorte d'amaurose ou d'insensibilité de la rétine.

Le pronostic de l'ophthalmie aiguë varie suivant l'étendue, l'intensité et le siége de l'inflammation, et suivant sa cause. Lorsque c'est un corps étranger introduit entre les paupières qui l'a déterminée, ou qu'elle est bornée à la conjonctive, sa guérison peut avoir lieu en très-peu de jours, par l'usage des moyens les plus simples, mais si l'inflammation est profonde, si elle s'est étendue à l'iris, à la cornée, etc., et surtout si l'on observe les symptômes du phlegmon oculaire, la maladie est des plus graves et peut se terminer par la perte de l'œil et même par la mort du sujet. Nous avons dit que la perte de la vue pouvait avoir lieu par rupture, par gangrène de l'organe ou par amaurose. Quant à la mort, lorsqu'elle survient, c'est par propagation de l'inflammation de l'œil au cerveau ou à ses membranes.

L'ophthalmie inflammatoire reconnaissant très-souvent pour cause la présence de corps étrangers ou de substances irritantes, la première des indications à remplir dans son traitement consiste à procéder à leur recherche, à leur extraction ou à leur éloignement. Ce précepte est de la plus haute importance, car des corps étrangers méconnus peuvent entretenir pendant longtemps l'inflammation de l'œil et même causer la perte de cet organe. Malheureusement, il n'est pas toujours possible de les découvrir, lors même qu'on les soupçonne; et il est des circonstances où leur extraction est impossible ou très-dangereuse; c'est lorsqu'ils ont pénétré dans les chambres de l'œil et qu'ils n'offrent aucune prise à l'extérieur. En pareil cas, le mieux est de les abandonner et de se borner à prévenir et à combattre les accidents qu'ils occasionnent.

La méthode antiphlogistique est généralement et avec raison employée dans le traitement de l'ophthalmie aiguë. Les fomentations émollientes de mauve, de sureau, etc., conviennent au début du mal ou lorsqu'il est léger. Si l'inflammation fait des progrès, si elle s'accompagne d'une vive douleur et de photophobie et surtout de réaction générale, il faut recourir à la saignée du bras. Le nombre et la quantité des émissions sanguines doivent être proportionnés à l'intensité de l'inflammation, à l'âge et à la constitution des sujets. C'est surtout dans l'ophthalmie interne ou phlegmon oculaire, que ce moyen est indispensable. Les émissions sanguines locales par les sangsues ou les ventouses scarifiées ne doivent pas être faites trop près de l'œil; on doit les appliquer derrière les oreilles ou à la nuque; elles doivent être abondantes et répétées; elles conviennent surtout quand les éléments internes de l'œil sont atteints et quand la fluxion est vive; on peut aussi, dans ce cas, appliquer des sangsues à l'anus; ce qui constitue un bon moyen de révulsion. La diète et les boissons émollientes unies au repos absolu du malade, qui doit être couché dans un lieu obscur, la tête légèrement élevée, sont les compléments obligés du traitement antiphlogistique. On y ajoutera avec avantage des pédiluves chauds mais très-courts et des lavements émollients ou légèrement laxatifs.

Les antiphlogistiques, malgré leur utilité réelle, ne sauraient toujours suffire; d'autres moyens de traitement doivent souvent leur venir en aide; nous allons les passer en revue.

L'émétique ou l'ipécacuanha à dose vomitive est indiqué lorsque l'ophthalmie est compliquée d'un embarras gastrique. Les purgatifs sont souvent avantageux; il faut donner la préférence à ceux qui agissent sur la sécrétion biliaire, tels que l'aloès et le calomel en pilules. L'émétique en lavage, à la dose de 5 ou 10 centigrammes dans un litre de tisane d'orge ou de chiendent, participe de l'action des moyens précédents, et de plus il agit en abattant les forces et diminuant la réaction du système vasculaire. Dans les cas graves, on peut l'employer trois ou quatre jours de suite.

Le calomel à dose fractionnée est un puissant modificateur des inflammations oculaires les plus graves ; administré par vingtièmes de grain (0^{gr} 0025), de demi-heure en demi-heure, il agit très-promptement sur la muqueuse buccale et les glandes salivaires, en même temps qu'il combat l'inflammation. La formule de sa préparation est la suivante :

Calomel........................	C^{gr} 50.
Sucre pulvérisé..................	1 gramme.

Triturez dans un mortier de verre, de manière à obtenir une poudre homogène et impalpable, et divisez en 20 paquets égaux. Cette médication doit être continuée pendant plusieurs jours ; elle ne sera suspendue que lorsque le mal aura cédé ou que la stomatite et la salivation menaceront de devenir trop intenses ; et encore, dans ce cas, le chlorate de potasse, si l'on pouvait en administrer, permettrait-il la continuation du traitement.

Si la douleur était excessive et constituait l'élément principal de l'inflammation oculaire, on devrait recourir aux préparations opiacées administrées à l'intérieur et en collyre.

Les vésicatoires sont fréquemment conseillés dans le traitement des ophthalmies ; les uns les appliquent au bras, d'autres à la nuque, d'autres à la tempe, d'autres enfin sur les paupières. On ne peut nier que ce moyen ait été parfois utile ; mais il me paraît très-rarement applicable dans la période aiguë de l'ophthalmie inflammatoire, car il pourrait donner plus d'activité à la maladie. Tout au plus devrait-on y avoir recours vers la fin de celle-ci, si elle tendait à passer à l'état chronique ; les lieux les plus favorables à l'application de cet exutoire seraient la nuque ou le bras.

Les applications topiques ne jouent pas un rôle moins important que les remèdes internes dans le traitement des ophthalmies. Nous avons dit quelques mots des fumigations émollientes : elles ne conviennent que lorsque l'inflammation débute ou est à son plus haut degré d'acuïté. Aussitôt que la photophobie a cessé ou sensiblement diminué, si l'inflammation ne paraît pas vouloir se résoudre, on doit recourir à des collyres stimulants ou même légèrement caustiques ; ainsi on prescrira 50 centigrammes de sulfate de zinc dans 60 grammes d'eau, ou 5 centigrammes d'azotate d'argent pour la même quantité de liquide. Certains chirurgiens plus hardis ont conseillé et employé l'azotate d'argent à une dose véritablement caustique; ils l'ont appliqué soit en solution saturée, à l'aide d'un pinceau, soit en nature, au moyen du crayon que contient le porte-nitrate. On a voulu, par ce moyen, faire avorter les ophthalmies les plus graves, celles qui menaçaient l'intégrité de l'œil ou avaient résisté aux antiphlogistiques. Des succès incontestables ont démontré l'utilité de cette méthode; mais les dangers que peut entraîner son emploi doivent engager les jeunes chirurgiens à ne s'en servir qu'avec prudence. Son application me paraît devoir être limitée aux cas où la muqueuse oculaire formant un chémosis considérable, la cornée perd sa transparence, se ramollit et est menacée de destruction, et à ceux dans lesquels des vaisseaux variqueux en grand nombre entretiennent l'inflammation de l'œil. C'est au moyen du crayon du nitrate d'argent, porté directement et à plusieurs reprises sur la conjonctive, que cette cautérisation doit être faite. Elle sera suivie immédiatement de lotions avec de l'eau fraîche, destinées à calmer la douleur toujours très-vive de l'opération et à entraîner les parcelles d'azotate d'argent qui pourraient rester. Il faut parfois y revenir à plusieurs reprises, à un ou deux jours d'intervalle. De petits abcès se forment quelquefois sous la conjonctive; il faut les ouvrir avec la lancette; ceux de la cornée ou de la chambre antérieure doivent être le plus souvent respectés. Lorsque l'inflammation phlegmoneuse de l'œil est parvenue à son plus haut degré et menace cet organe de gangrène ou de rupture, on a conseillé d'en faire l'ouverture, comme on débride un panaris avec étranglement. C'est là un moyen extrême auquel on n'aura recours que lorsque la vie sera directement menacée et qu'il sera bien prouvé que l'œil est perdu sans retour.

§ 2. — Ophthalmie catarrhale.

On donne ce nom à une espèce d'ophthalmie provoquée, surtout chez l'adulte, par des influences atmosphériques et consistant en une inflammation puro-muqueuse de la conjonctive et des follicules de Méïbomius (1).

(1) Voyez la description et la représentation données par M. J. Sichel dans son

Les vicissitudes atmosphériques, les veilles, l'exposition à l'humidité de la nuit, le sommeil sur le pont, occasionnent souvent cette maladie. Elle est commune à bord des navires, et les matelots qui couchent près des sabords ou des panneaux en sont plus fréquemment atteints. L'humidité des pieds et celle des vêtements favorisent sa production. Elle se montre surtout dans les pays chauds où elle est fréquemment liée avec d'autres affections catarrhales. Le printemps et l'automne sont les saisons où elle règne de préférence; enfin, on a vu souvent l'ophthalmie catarrhale se montrer avec le caractère épidémique. Certains auteurs la regardent comme contagieuse par inoculation directe de la matière muco-purulente.

Les symptômes de cette maladie consistent dans la rougeur et le gonflement de la conjonctive oculaire et palpébrale, avec sécrétion muco-purulente, sensation de graviers et adhésion des paupières le matin. La rougeur, faible dans le principe, occupe surtout, dans les cas légers, la conjonctive palpébrale. Dans les cas plus graves, la rougeur se propage à la conjonctive oculaire, où elle peut former un chémosis; assez fréquemment, on observe de petites ecchymoses sous la conjonctive, dont les vaisseaux sont très-mobiles. La sécrétion de la conjonctive augmente de quantité; parfois elle devient opaque, épaisse et puriforme; mais souvent elle reste transparente. La matière sécrétée par les glandes de Méïbomius et dont la quantité est augmentée, se desséchant au milieu des cils, fait adhérer ensemble, pendant la nuit, les bords des paupières. La douleur qui accompagne toujours l'ophthalmie catarrhale ressemble à celle qu'occasionnerait du sable ou du gravier introduit entre l'œil et les paupières; elle se montre dès le début du mal, qu'elle annonce souvent. Les exacerbations de la douleur surviennent surtout le soir; elles s'accompagnent de démangeaison des yeux et de photophobie, cette douleur diminue durant la nuit et pendant le sommeil; mais elle revient le matin, lorsque le malade essaie d'ouvrir les yeux. La céphalalgie n'est pas commune dans cette maladie; lorsqu'elle se montre, elle occupe le front transversalement. L'ophthalmie catarrhale peut, ainsi que

bel ouvrage: *Iconographie ophthalmologique ou Description avec figures coloriées des maladies de l'organe de la vue.* Paris, 1852-1859, p. 30 et suiv. et pl. II, fig. 1 et 2.

nous l'avons dit, s'accompagner d'autres affections de même nature, telles que coryza, angine, bronchite, etc.

Cette maladie offre peu de gravité par elle-même, si elle est convenablement traitée ; mais si elle est négligée, les vaisseaux de la conjonctive prennent l'aspect variqueux, l'écoulement devient blennorrhagique, le frottement des paupières active l'inflammation et la cornée peut devenir nébuleuse et même fortement opaque.

Le *traitement* de l'ophthalmie catarrhale comprend des moyens généraux et des moyens locaux. Les moyens généraux sont ceux qui conviennent dans toutes les affections catarrhales, savoir : une diète légère, la privation de liqueurs fermentées, le repos de corps et d'esprit dans une demi-obscurité et dans quelques cas le séjour au lit, l'usage de boissons chaudes, légèrement diaphorétiques et de pédiluves chauds. Les moyens locaux consistent surtout dans des applications stimulantes. Les collyres au sulfate de zinc peuvent suffire dans les cas légers pris au début. Si la maladie est plus grave, on doit donner la préférence au nitrate d'argent, aux doses qui ont été indiquées, à propos de l'ophthalmie inflammatoire. Cependant, l'expérience a prouvé que l'on pouvait, sans inconvénient, employer des doses plus fortes dans l'ophthalmie catarrhale. Ainsi, on peut se servir d'une solution de 15 à 20 centigrammes d'azotate d'argent cristallisé pour 30 grammes d'eau distillée. On en applique, à l'aide d'un pinceau, une grosse goutte dans l'œil, une, deux, ou trois fois par jour, suivant les circonstances. La douleur qui suit l'application est vive, mais le malade se sent bientôt soulagé. Il faut répéter ces applications toutes les fois que les symptômes reprennent de l'intensité. Ces applications d'azotate d'argent doivent, autant que possible, être précédées par des lotions avec de l'eau chaude ou une décoction de tête de pavot, ayant pour but d'enlever la sécrétion muqueuse ou puriforme, qui s'accumule au bord des paupières et qui contribue à augmenter les douleurs. Dans les cas graves et lorsque l'écoulement est abondant, on doit injecter ce liquide sur toute la surface de la conjonctive, pour la bien nettoyer.

On peut associer aux moyens précédents l'usage d'une pommade composée de 30 à 50 centigrammes de précipité rouge (deutoxyde de mercure), réduit en poudre impalpable incorporée dans 15 grammes d'axonge. Au moment du coucher, on en étend le long du bord libre des paupières, gros comme un grain d'orge, après l'avoir fait fondre sur le bout du doigt. Les émissions sanguines conviennent fort rarement dans le traitement de l'ophthalmie catarrhale, ce n'est que dans des cas exceptionnels que l'on est autorisé à y avoir recours. Il en est de même pour les vésicatoires, qui doivent être rarement employés. Lorsque la maladie a été négligée pendant longtemps, il faut insister sur l'emploi des remèdes déjà indiqués, en forçant un peu les doses. Si l'injection de la conjonctive est devenue considérable et que des granulations se soient développées à la face interne des paupières, il faut les toucher avec le nitrate d'argent solide ou avec un morceau de sulfate de cuivre.

§ 3. — Ophthalmie blennorrhagique.

La blennorrhagie de l'urètre est fort commune chez les marins; il n'est donc pas étonnant que ces hommes, généralement peu soigneux de leur personne, s'inoculent la maladie, en portant aux yeux leurs doigts contaminés par la matière de leur écoulement. Cette espèce d'ophthalmie est des plus graves et elle peut entraîner très-rapidement la perte de l'œil; il est donc nécessaire de bien préciser ses symptômes et son traitement (1).

Toutes les fois, dit Mackensie (2), que l'on trouve un seul œil atteint d'une inflammation puro-muqueuse intense, les paupières fortement gonflées et de couleur livide et l'écoulement très-abondant, l'autre œil restant intact, on doit soupçonner qu'il s'agit d'une ophthalmie gonorrhéïque. Ce soupçon deviendra une certitude, si le malade est atteint de blennorrhagie, et s'il se souvient d'avoir porté à son œil les doigts souillés de matière purulente. Les symptômes de cette ophthalmie sont ceux de l'ophthalmie inflammatoire avec chémosis intense, gonflement considérable des paupières et écoulement abondant et purulent. L'inflammation attaque la conjonctive dans toute son étendue et amène très-souvent la destruction de la cornée, soit par rupture de cette membrane amincie, soit par une sorte d'ulcération qui

(1) Voyez *Nouveau Traité des maladies vénériennes*, par le docteur Melchior Robert, Paris, 1861, p. 240. et suiv.

(2) *Traité des maladies de l'œil.*

la perfore et détermine un staphylôme. La douleur occasionnée par cette maladie est des plus vives et souvent intolérable. Le pronostic de l'ophthalmie blennorrhagique est fort grave, puisque, en quarante-huit heures, la maladie peut avoir fait de tels progrès que la vue soit irrémédiablement perdue. Cependant, il faut reconnaître que sa marche n'est pas toujours aussi rapide, ni son intensité aussi grande. L'état d'acuïté ou de chronicité de la blennorrhagie et certaines conditions relatives au tempérament ou à la constitution des individus, font que les conséquences ne sont pas toujours les mêmes.

Le *traitement* doit être conduit très-énergiquement. J'emprunte encore à Mackensie un résumé des moyens par lesquels il faut combattre cette maladie.

« On doit immédiatement recourir à la saignée générale et locale par les ventouses, les sangsues et les scarifications de la conjonctive; car un retard d'un jour, d'une heure, peut devenir fatal. On emploiera de bonne heure les purgatifs, les éméto-cathartiques et les diaphorétiques. On enlèvera fréquemment et soigneusement la matière de l'écoulement, avec le collyre au deuto-chlorure de mercure (1); on peindra plusieurs fois par jour la conjonctive avec la solution de nitrate d'argent, et l'on empêchera, au moyen de la pommade au précipité rouge, les paupières de s'agglutiner. On fera usage de la belladone avant même l'apparition de toute ulcération (2). Il faut, dès le début, établir une révulsion au moyen de sinapismes ou de vésicatoires placés à la nuque, entre les épaules, ou derrière les oreilles. Si la douleur de l'œil est pulsative, ou si la région circum-orbitaire est le siége de paroxysmes, de douleurs nocturnes, on donnera le calomel avec l'opium jusqu'à ce que la bouche s'entreprenne (3). La com-

(1) Ce collyre se compose de 5 centigrammes de sublimé corrosif et de 30 centigrammes d'hydrochlorate d'ammoniaque, qu'on fait dissoudre dans 180 grammes d'eau. Lorsqu'on veut l'employer en fomentations, on en prend une cuillerée à soupe, à laquelle on ajoute une égale quantité d'eau bouillante.

(2) La belladone, en pareil cas, est destinée à diminuer la photophobie et, en dilatant la pupille, à prévenir les adhérences de l'iris. Cet agent doit être employé dans tous les cas d'ulcération de la cornée. On peut le mettre en usage, soit sous forme de collyre, soit sous forme d'extrait mou dont on enduit le sourcil et les paupières.

(3) Le calomel pourra être administré à doses fractionnées, d'après la formule que nous avons déjà indiquée.

binaison de l'aloès avec les *blue pills* (pilules bleues) m'a paru utile. On doit agir sur le système général, à l'aide d'une préparation mercurielle, et provoquer en même temps l'action des intestins. Des fomentations chaudes, la vapeur de laudanum, des frictions opiacées sur la tête serviront à modérer la douleur ; mais on doit surtout placer sa confiance dans les déplétifs, les révulsifs, les scarifications et les applications stimulantes sur la conjonctive. Il est aussi extrêmement utile de retrancher d'un coup de ciseaux une portion de la membrane qui forme le chémosis, afin de déterminer un écoulement de sang abondant. »

Dans l'ophthalmie blennorrhagique, lorsqu'un seul œil est atteint, ce qui est le cas le plus ordinaire, le meilleur moyen de préserver l'œil sain, c'est de le garantir de la matière qui s'écoule du premier, au moyen de l'occlusion palpébrale, pratiquée le plus promptement et le plus complétement possible (1).

§ 4. — Ophthalmie chronique.

Les ophthalmies inflammatoires, catarrhales ou de toute autre nature, laissent parfois à leur suite une fluxion chronique des yeux, caractérisée par une rougeur moins vive et la présence de vaisseaux comme variqueux qui, groupés ou formant des faisceaux, se dirigent vers la cornée transparente sur laquelle ils empiètent parfois. La douleur et la photophobie sont moins prononcées que dans l'ophthalmie aiguë ; la muqueuse palpébrale est rougie et la sécrétion des glandes de Méïbomius est augmentée et épaissie. Toutes les causes d'irritation ou de fatigue augmentent la fluxion de la conjonctive, qui peut durer ainsi fort longtemps ou cesser pour reparaître à la première occasion, et cela durant des années.

Après la guérison apparente de conjonctivites simples ou catarrhales, il arrive souvent que la muqueuse oculaire ayant recouvré sa transparence, la muqueuse palpébrale conserve de la rougeur avec gêne dans les mouvements de l'œil, mais sans douleur ni photophobie. Si cet état est négligé, il peut se former des granulations dont l'accroissement amène une ophthalmie mucopurulente plus ou moins intense.

(1) W. Mackensie, *Traité pratique des maladies de l'œil*. Traduit de l'anglais par C. Warlomont et A. Testelin. Paris, 1856, t. I, p. 772.

Certaines professions ou un état particulier de la constitution prédisposent à ces ophthalmies chroniques. Ainsi, nous avons vu que les caliers, les cuisiniers, le coq, le boulanger, etc., étaient souvent atteints d'ophthalmies entretenues par la persistance de leur cause. D'une autre part, les sujets lymphatiques et scrofuleux présentent fréquemment une phlegmasie oculaire, qui ne peut être efficacement combattue que par un emploi sagement combiné du moyen antiscrofuleux et des moyens locaux. Je ne dois pas décrire cette espèce d'ophthalmie, qui est assez rare à bord des navires; mais je dois dire quelques mots de la *kératite* ou inflammation de la cornée qui existe dans un grand nombre d'ophthalmies chroniques.

La *kératite* ou *cornéite* se manifeste rarement d'emblée; elle succède presque toujours à une conjonctivite. Elle se montre parfois sous forme de pustules superficielles et blanchâtres qui envahissent plus ou moins la cornée et donnent lieu à des ulcérations secondaires. D'autres fois, l'ulcération s'établit primitivement et détruit avec plus ou moins de rapidité le tissu de la cornée. Dans d'autres cas, du pus ou une matière puriforme se dépose dans l'épaisseur des lames de la cornée et se fait jour par une ulcération, ou donne lieu à une tache permanente ou *leucoma*. Dans tous les cas, la surface de la cornée a perdu son poli naturel, et cette seule circonstance fait que, lors même qu'il n'y a pas grande opacité, l'œil paraît trouble, ressemble à un verre dépoli et la vision est confuse. Ces opacités et ces altérations de la cornée existent quelquefois sans injection vasculaire appréciable, mais très-souvent des vaisseaux sanguins, prolongement de ceux de la conjonctive, recouvrent la cornée en tout ou en partie. Le staphylôme de la cornée et celui de l'iris succèdent assez souvent à la kératite. La photophobie et la douleur sont peu prononcées dans la cornéite scrofuleuse; elles existent souvent avec une très-grande intensité dans les ulcérations de la cornée, qui compliquent les ophthalmies catarrhales ou inflammatoires ou qui leur succèdent.

Le *traitement* des ophthalmies chroniques ne diffère de celui des ophthalmies aiguës qu'en ce que les antiphlogistiques en sont absolument exclus, et en ce que les applications stimulantes et cathérétiques sont la base essentielle de leur thérapeutique. Les collyres au sulfate de zinc, à l'azotate d'argent, au sublimé corrosif et la pommade au précipité rouge trouvent encore ici leur application; on devra seulement les appliquer avec plus d'insistance et à plus forte dose. Dans la kératite, on pourra se servir des mêmes agents. Si la douleur et la photophobie sont intenses, on y ajoutera des applications de belladone, ou bien on instillera entre les paupières quelques gouttes de teinture vineuse d'opium. Un excellent moyen que je ne saurais trop recommander, dans tous les cas de kératite où l'inflammation est modérée, ce sont des insufflations dans l'œil, répétées une ou deux fois le jour, avec un mélange à parties égales de calomel et de sucre blanc réduits en poudre impalpable. Ce moyen réussit surtout dans les kératites atoniques ou scrofuleuses. Dans cette dernière variété, on associera aux remèdes locaux une médication générale, propre à relever les forces et à agir sur l'ensemble de la constitution.

ART. V. — AMAUROSE.

On entend par *amaurose* ou *goutte-sereine*, un affaiblissement ou une perte totale de la vue, qui survient sans qu'il existe aucun obstacle à l'arrivée des rayons lumineux au fond de l'œil.

Cet affaiblissement ou cette perte de la vision peut dépendre : 1° d'une lésion de la rétine (*amaurose idiopathique*); 2° d'une altération du nerf optique ou de la partie du cerveau chargée de percevoir les impressions lumineuses (*amaurose symptomatique*); 3° d'une lésion d'organes tout à fait étrangers à l'appareil de la vision, ou même d'une maladie de l'ensemble de l'organisme (*paralysie sympathique*).

La nature des lésions locales constitutives de l'amaurose est extrêmement variable; elles peuvent consister en une simple altération des facultés vitales et principalement de la sensibilité, ou bien dans des inflammations, des congestions, etc. de la rétine, du nerf optique ou du cerveau, ou enfin dans des lésions organiques ou des compressions de ces divers organes.

Considérées à un autre point de vue, les amauroses ont été divisées, par M. J. Sichel (1), en sthéniques, asthéniques et torpides. Les amauroses *sthéniques* sont celles où il existe un état d'ex-

(1) *Iconographie ophthalmologique*. Paris, 1859, p. 747 et pl. LXIX.

citation ou de congestion des divers organes qui concourent à la perception de la lumière; les amauroses *asthéniques*, au contraire, sont caractérisées par une débilitation locale ou générale et par une sorte d'usure de la sensibilité visuelle. Quant aux amauroses *torpides*, elles ont pour caractère essentiel une perte totale de la vue et de la contractilité de l'iris, causée généralement par une lésion organique ou une compression de la rétine, du nerf optique ou de l'encéphale.

Les causes de l'amaurose sont des plus nombreuses et des plus variées. Il faut placer à leur tête toutes celles que nous avons signalées au commencement de ce chapitre. On doit y ajouter les exercices forcés du corps et les occupations qui exigent que la tête soit penchée en avant. L'action de certaines substances toxiques, principalement de narcotiques (opium, belladone, etc.), peut la provoquer. Il en est de même de l'abus du vin et des boissons alcooliques. La suppression brusque d'un écoulement sanguin ou d'une éruption cutanée habituelle; une irritation gastrique ou intestinale; la présence de vers dans le tube digestif; diverses maladies, telles que l'albuminurie, le diabète; une faiblesse profonde et l'épuisement qui résultent d'une alimentation insuffisante, de travaux excessifs, d'hémorrhagies, de pertes séminales ou d'une maladie chronique; des ophthalmies antécédentes, etc.; voilà tout autant de causes de l'amaurose. Toutefois, comme cette maladie est en général complexe et peu connue dans les lésions intimes qui la constituent, il est rare que l'on puisse la rapporter à une seule cause.

Il ne faut pas oublier de mentionner, comme une cause fréquente d'amaurose, les commotions, les compressions et les contusions exercées sur le globe oculaire ou sur le pourtour de l'orbite, de même que les blessures de l'œil ou des nerfs qui s'y rendent. Enfin, il faut savoir que l'amaurose est souvent causée par des tumeurs siégeant dans le cerveau, sur le trajet des nerfs optiques ou même dans l'orbite.

Les symptômes de l'amaurose se divisent en deux classes : les symptômes *objectifs* ou *anatomiques* et les symptômes *subjectifs* ou *physiologiques*.

Symptômes objectifs. — Ils consistent dans une dilatation permanente de la pupille, qui se contracte faiblement et avec lenteur, sous l'influence de la lumière, ou qui est tout à fait immobile, si la maladie est très-avancée. Cette dilatation peut occuper un seul œil ou les deux yeux. Les yeux sont souvent proéminents, d'autres fois plus petits; leur coloration est ordinairement normale. Leur consistance est tantôt augmentée, tantôt diminuée. Lorsque la pupille est morbidement agrandie ou dilatée par la belladone, on peut parfois reconnaître dans l'œil diverses altérations de ses parties profondes, parmi lesquelles il faut surtout citer une sorte de pâleur ou de teinte verdâtre de son fond. La démarche du malade peut aider au diagnostic : généralement, il porte la tête haute et s'avance avec hésitation; dans beaucoup de cas, il y a oscillation des yeux; dans d'autres, ils restent complétement fixes.

Symptômes objectifs. — Le plus important de ces symptômes est l'affaiblissement de la vision. Sa marche et son degré sont très-variables. Dans certains cas, le malade perd la vue tout d'un coup ou en très-peu de temps; plus souvent, la vue s'affaiblit graduellement, sans arriver à la cécité complète. Au début du mal, dans l'amaurose lente, le malade s'aperçoit d'une diminution de la vue, qui est trouble et confuse (*amblyopie*), les objets paraissent quelquefois doubles (*diplopie*), ou bien il n'en voit que la moitié (*hémiopie*); dans d'autres cas, les objets ne sont bien vus que dans une certaine direction, leur forme est changée, ou ils ne sont aperçus distinctement qu'à une certaine distance. A part ces divers troubles de la faculté visuelle, le malade peut encore éprouver diverses impressions fausses, telles que des *sensations lumineuses*, des *couleurs accidentelles*, et des *mouches volantes*. A mesure que la maladie fait des progrès, un voile grisâtre semble recouvrir tous les objets et le malade a la sensation de *mouches fixes*. La lumière fait éprouver au malade des sensations diverses; tantôt elle le fatigue, ce qui a lieu dans les amauroses congestives; tantôt au contraire elle ne lui paraît jamais suffisante. L'existence ou l'absence d'une douleur dans les yeux et la tête est un phénomène important à noter; cette douleur aura surtout de l'importance, si elle s'accompagne de phénomènes de congestion oculaire et cérébrale.

Pour arriver à la connaissance de l'amaurose, et surtout de sa nature, il ne faut pas se contenter d'examiner l'état des yeux; il faut encore tenir compte de la santé générale du sujet, de ses maladies antérieures, de son âge, de son tempérament, de sa constitution, de ses habitudes, etc. Les seules maladies avec lesquelles on puisse la confondre, sont la *cataracte* et le *glaucome.* Sans faire ici un diagnostic différentiel de ces maladies, nous dirons que l'on reconnaît la *cataracte* à la présence, au milieu de la pupille, d'une opacité plus ou moins prononcée du cristallin; à la conservation de la contractilité de l'iris, à la persistance de l'état normal et de la mobilité du globe de l'œil, à la démarche du malade qui porte la tête basse, et recherche la demi-obscurité; enfin à la marche très-lente de la maladie, sauf les cas de traumatisme de l'œil. Quant au *glaucome,* l'aspect verdâtre des humeurs et la dureté du globe de l'œil suffisent en général pour le faire distinguer de l'amaurose simple, qui, toutefois, complique fréquemment le glaucome et différentes variétés de la cataracte.

On distingue dans l'amaurose plusieurs degrés et variétés, tels que l'amaurose *aiguë* et la *chronique,* l'amaurose *commençante,* et celle qui est *confirmée,* l'amaurose *complète* et l'amaurose *incomplète;* enfin il faut distinguer l'amaurose diurne ou *nyctalopie,* et l'amaurose nocturne ou *héméralopie.* La nyctalopie est fort rare; quant à l'héméralopie, elle doit faire l'objet d'un article spécial. Ces diverses formes et variétés de l'amaurose influent singulièrement sur son pronostic. Généralement, c'est une maladie grave; cependant, lorsqu'elle est récente, incomplète, que la cause en est évidente et que le sujet n'a pas dépassé l'âge moyen de la vie, on peut espérer de la guérir; on a vu même guérir des amauroses complètes; mais il faut pour cela qu'il n'existe aucune désorganisation matérielle, et que le mal ne soit pas très-ancien. Les amauroses aiguës, et surtout celles qui sont survenues brusquement, guérissent plus facilement que les autres. Quant à celles qui sont liées à une compression ou à une lésion organique, elles sont incurables.

Le *traitement* de l'amaurose doit avoir pour base essentielle la connaissance des causes et de la nature de cette maladie. Dans l'amaurose *symptomatique,* on s'efforcera de combattre la maladie générale ou locale qui a donné lieu à la perte de la vue. L'embarras gastrique sera combattu par les vomitifs; contre l'embarras intestinal et la constipation, on ordonnera des purgatifs; on prescrira les anthelmintiques contre les vers intestinaux; la pléthore réclamera les émissions sanguines, au lieu que dans l'anémie et la débilité, on prescrira les toniques, les ferrugineux et un bon régime. La spermatorrhée, l'albuminurie, le diabète, etc., donneront lieu à des médications spéciales. En un mot, on s'attaquera d'abord, et par tous les moyens, à la maladie dont l'amaurose n'est qu'une conséquence.

Le traitement des amauroses *sympathiques* et *idiopathiques* est à la fois plus limité et plus difficile, car on ignore le plus souvent et le siége précis et la nature de la lésion qu'il faut combattre. C'est ici que se présente avec avantage la division que nous avons établie des amauroses, en *sthénique* ou *congestive*, et *asthénique* ou *paralytique*. L'amaurose sthénique étant caractérisée par des symptômes d'irritation ou de congestion vers l'œil ou l'encéphale, il est nécessaire de recourir d'abord aux moyens propres à calmer cet état. Le malade doit être placé dans l'obscurité; on aura ensuite recours aux émissions sanguines locales, par des sangsues placées à l'anus, au cou ou derrière les oreilles. Si le sujet est fort, pléthorique, et offre une réaction vasculaire marquée, on devra pratiquer une saignée générale. Les purgatifs salins, avec le sulfate de soude ou de magnésie, pourront être employés dans les mêmes conditions. Le mercure à dose purgative, ou mieux encore à dose fractionnée, peut rendre des services. En même temps, on devra appliquer sur les sourcils de l'extrait de belladone, destiné à calmer l'excitation de la rétine. Les pédiluves chauds et irritants et les sinapismes aux extrémités inférieures, utiles dans le principe, seront remplacés plus tard par des vésicatoires au bras ou à la nuque. Enfin, lorsque toute trace de congestion ou d'irritation aura disparu, il sera nécessaire, si la maladie persiste, de mettre en usage les moyens de traitement de l'amaurose asthénique.

Ce qui domine dans l'amaurose asthénique, c'est la lenteur de sa marche, la sensation d'abord de taches sombres, puis d'obscurité profonde, l'immobilité de l'iris, la dilatation de la pupille, la transparence conservée des milieux de l'œil, et l'absence de signes d'irritation ou de congestion. C'est dans ce genre surtout que se rencontrent les amauroses idiopathiques et dynamiques. La plupart des moyens conseillés contre l'amaurose sthénique ou congestive seraient nuisibles dans celle-ci, où il faut exciter et tonifier. Le quinquina, le fer et les autres toniques à l'intérieur sont indiqués dans les cas de faiblesse prononcée; mais l'excitation dont je parle à présent doit surtout être dirigée sur les organes malades. Les vapeurs stimulantes d'éther ou d'ammoniaque, dirigées sur l'œil ouvert, peuvent être utiles. Il en est de même de la cautérisation du segment inférieur de la cornée, avec le crayon de nitrate d'argent. Les vésicatoires appliqués aux tempes au moyen de l'ammoniaque liquide renouvelés tous les trois ou quatre jours, et pansés avec 1, 2, 3 et jusqu'à 5 centigrammes de strychnine; la noix vomique administrée à l'intérieur à la dose de 4 à 8 centigrammes, sont des moyens souvent utiles. On a aussi conseillé l'application de moxas aux tempes, ou d'un séton à la nuque. Enfin, tous les autres moyens ayant échoué, on peut recourir à l'électricité d'induction, appliquée de manière à agir surtout sur le nerf de la cinquième paire.

ART. VI. — HÉMÉRALOPIE.

L'héméralopie est une névrose de la vision, dans laquelle les yeux jouissent de la faculté de voir, tant que le soleil est élevé sur l'horizon, et cessent de distinguer les objets, à mesure que cet astre s'abaisse. Quoique cette maladie n'appartienne pas exclusivement aux marins, sa fréquence, à bord des navires qui stationnent ou naviguent dans les régions chaudes, la leur rend en quelque sorte particulière.

Les causes de l'héméralopie sont multiples; tout ce qui a été dit, au commencement de ce chapitre, sur l'influence que la navigation peut exercer sur la fonction visuelle, s'applique spécialement à cette maladie. Cependant plusieurs théories sont en présence pour expliquer sa production. Les uns l'attribuent à l'humidité excessive des nuits, succédant à la chaleur des jours, dans les pays chauds. D'autres font jouer un rôle important à l'affaiblissement général de l'organisme, produit par une alimentation mauvaise ou insuffisante, et par un séjour prolongé au milieu de vapeurs aqueuses abondantes. Certains accusent, non sans motifs, l'habitude de dormir sur le pont. Mais l'opinion la plus répandue, et qui réunit en sa faveur les plus grandes probabilités, c'est celle qui admet que l'héméralopie est due à l'influence qu'exerce la lumière réfléchie sur la sensibilité de la rétine, les autres causes assignées à cette affection étant prédisposantes.

Avant d'aller plus loin, il faut se demander quelles sont les relations étiologiques qui peuvent exister entre le scorbut et l'héméralopie. Plusieurs chirurgiens de la marine, ayant observé que ces deux maladies se montrent assez souvent dans les mêmes conditions, et qu'elles se développent parfois simultanément, en ont conclu qu'il existe entre elles, non-seulement une communauté d'origine, mais aussi une identité de nature, l'héméralopie étant un symptôme de l'affection scorbutique. Cette manière de voir a été généralement repoussée; et, en effet, elle n'est pas acceptable, si on la pose d'une manière absolue. Mais le fait de la coexistence du scorbut et de l'héméralopie, dans certaines circonstances données, ne saurait être mis en doute. On en trouve un exemple très-remarquable dans la thèse de M. Quémar (1).

C'est en 1855, pendant une campagne dans l'océan Pacifique, sur la frégate *l'Alceste*, que M. Quémar a pu faire ses observations. Les causes qui amènent généralement le scorbut étaient réunies, à bord de *l'Alceste*, lorsque cette maladie se déclara ; parmi ces causes, il note spécialement un long séjour à la mer, une alimentation peu réparatrice longtemps continuée, une constitution climatérique froide et humide et l'encombrement. 250 hommes de l'équipage furent atteints de scorbut et 75 d'héméralopie. En faisant le relevé de ces 75 cas d'héméralopie constatés à bord, on remarque :

1° Que tous ont présenté des signes incontestables de scorbut ; quelques-uns ont été atteints très-gravement ;

2° Que les hommes ayant les yeux bleus ou gris ont été seuls atteints, à l'exception d'un seul ;

3° Que les tempéraments lymphatiques, chlorotiques, à chairs molles, à peau blanche, à poil blond ou châtain clair sont en majorité : un ou deux héméralopes à peine faisant exception à la règle.

Des individus de tout âge ont présenté des signes d'héméralopie, cependant, proportionnellement, les cas furent plus nom-

(1) *Scorbut et héméralopie scorbutique.* Thèses de Montpellier, 1858, n° 20.

breux chez les mousses et les novices que parmi les hommes faits.

En général, l'héméralopie se présenta de la manière la plus simple, la plus ordinaire, et avec diverses variétés. Cependant, quelques particularités méritent d'être signalées. Un malade était atteint de cécité complète la nuit et presque complète le jour. Quelques-uns avaient perdu la faculté visuelle d'une partie de la rétine. Ainsi, les uns voyaient très-bien les objets placés au-dessus de leur tête (les crocs des hamacs, les baux des batteries), et ne pouvaient rien distinguer, soit en face, soit à leurs pieds; pour d'autres, c'était le contraire; chez d'autres enfin, c'étaient les parties latérales de la rétine qui avaient perdu ou conservé la faculté de voir.

Plusieurs des héméralopes n'ont jamais recouvré complétement la vue. Pendant les séjours sur les rades, et lorsque le régime était modifié, la vision reparaissait; mais dès que l'on reprenait la mer et l'usage de la viande salée, la maladie revenait, au bout de peu de jours. La plupart des moyens de traitement restèrent insuffisants quand ils eurent été employés une ou plusieurs fois.

Le résumé que nous venons de donner des observations de M. Quémar, prouve, à n'en plus douter, qu'il existe une variété d'*héméralopie* qui doit être appelée *scorbutique*, parce qu'elle est symptomatique ou congénère de cette affection.

L'héméralopie débute quelquefois d'une manière subite. Au moment du coucher du soleil, le malade s'aperçoit que sa vue baisse, et, lorsque la nuit est arrivée, il se trouve complétement aveugle. Le plus souvent, c'est par une diminution graduelle de la vue que s'établit la maladie. La lumière artificielle est tantôt perçue d'une manière suffisante, tandis que dans d'autres cas elle est à peine vue. Il en est de même de la lumière lunaire et stellaire qui, le plus souvent, ne détermine aucune sensation. Quoi qu'il en soit, les symptômes de cécité disparaissent le matin pour revenir le soir. Par les progrès du mal, la vue diminue dans le jour aussi bien que la nuit. Il survient de la photophobie et le malade devient myope; sa vue s'affaiblit de plus en plus et si l'affection est négligée ou mal traitée, elle dégénère en une amaurose incurable.

L'aspect des yeux, chez les héméralopes, ne diffère pas, le plus souvent, de ce qu'il est à l'état naturel. Les pupilles dilatées pendant le jour, le sont davantage pendant la nuit; elles se contractent plus lentement qu'à l'état normal et quelquefois presque pas. Chez d'autres, elles restent contractées et trahissent une sensibilité douloureuse de la rétine, quand on les expose à une forte lumière. L'action directe ou réfléchie des rayons solaires est aussi douloureuse et peut s'accompagner de cécité momentanée. La conjonctive oculaire est parfois légèrement injectée, mais le plus souvent elle ne subit aucune altération. L'héméralopie est parfois compliquée d'embarras gastrique ou intestinal ou de congestion vers la tête; mais la plus grave de ses complications, c'est le scorbut, dont nous avons signalé l'importance d'après M. Quémar.

La durée de cette maladie, abandonnée à elle-même, varie de quelques jours à plusieurs mois. Son pronostic est favorable, quand elle est convenablement traitée; mais si on la néglige, elle peut donner lieu à une amaurose incurable. Elle récidive fréquemment chez les sujets qui en ont été atteints. Indépendamment de ses dangers propres, l'héméralopie est en outre une maladie grave à bord, car elle expose ceux qui en sont atteints à divers accidents, tels que des contusions, des chutes par les panneaux ou de la mâture sur le pont ou à la mer, etc. Ces hommes qui en sont atteints doivent donc être attentivement surveillés. « Ce qui doit également attirer toute l'attention des médecins, dit M. Fonssagrives, c'est la nécessité de distinguer les héméralopies véritables de celles qui sont simulées. Cette affection est assez connue du matelot (qui l'attribue, lui aussi, à l'influence de la lune) pour qu'il cherche quelquefois à l'exploiter, soit comme moyen de se soustraire aux travaux du bord, soit comme prétexte pour abréger une campagne. La promptitude avec laquelle le faux héméralope confirmera les symptômes discordants sur lesquels on l'interrogera, la dilatation permanente de la pupille, unique signe subjectif de cette cécité incomplète, les moyens de vérification fournis par la police du bâtiment, donneront presque toujours des indices suffisants (1). »

Parmi les nombreux moyens de *traitement* conseillés contre l'héméralopie, il en est fort peu qui soient doués d'une efficacité

(1) Fonssagrives, *Traité d'hygiène navale*, p. 357.

réelle. S'il se montre des symptômes d'embarras gastrique, un émétique est indiqué; contre la constipation, on prescrira des purgatifs. S'il y a de la faiblesse et de l'anémie, on prescrira les toniques et les ferrugineux. S'il existe une complication de scorbut, on mettra en usage les moyens convenables contre cette maladie et qui seront indiqués plus tard. Les émissions sanguines sont généralement contre-indiquées ; cependant, s'il existait, en même temps qu'une sensibilité excessive de la rétine, des symptômes de congestion oculaire ou cérébrale, on ferait bien d'appliquer quelques sangsues à la marge de l'anus ou derrière les oreilles. Les petits vésicatoires aux tempes, fréquemment renouvelés, offrent une certaine utilité. Les lotions avec de l'eau froide, répétées deux ou trois fois par jour, et l'exposition des yeux aux vapeurs d'éther ou d'ammoniaque, sont des moyens que l'on peut essayer sans inconvénient. Il en est de même d'un moyen bizarre, préconisé depuis longtemps contre l'héméralopie, et qui consiste à soumettre les yeux malades aux vapeurs d'un foie de bœuf bouilli dans de l'eau. M. Maisonneuve dit l'avoir vu appliquer très-heureusement par M. Fonssagrives sur un héméralope de l'*Eldorado*. M. Fleury assure cependant n'en avoir retiré aucun effet avantageux dans l'épidémie de la *Didon* (1).

Mais le plus efficace des moyens de traitement, celui sans lequel tous les autres doivent échouer, c'est de soustraire le malade à l'influence des causes qui ont produit la maladie. Le séjour prolongé du malade dans le faux-pont ou à l'hôpital, combiné avec l'occlusion des yeux à l'aide d'un bandeau, ont suffi pour guérir des héméralopies qui avaient résisté à divers moyens de traitement. M. Coher a cité un fait de ce genre et M. Lestrille en a rapporté trois autres où l'honneur de la cure appartient certainement à l'occlusion des yeux (2). Quelle que soit la nature des moyens employés pour la cure de l'héméralopie, le malade fera bien, pour prévenir des récidives, de se servir pendant quelque temps d'une visière ou de garnir en dessous les ailes de son chapeau, avec une étoffe verte ou bleue, en ayant soin de la por-

(1) *Essai sur les maladies qui atteignent le plus fréquemment l'homme de mer*, par C. Maisonneuve (de Rochefort). Thèses de Paris, 1855, n° 179.

(2) *Note sur l'héméralopie*, par M. Lestrille. *Gazette des hôpitaux*, 1857, n° 24.

ter sur les yeux. Les conserves vertes ou bleues sont aussi un bon moyen de se mettre à l'abri de cette maladie. Si l'héméralopie avait une tendance continuelle à récidiver, il faudrait demander que le malade fût attaché, pour quelque temps au moins, au service intérieur du bâtiment.

ART. VII. — MALADIES DES PAUPIÈRES ET DES SOURCILS.

Les sourcils et les paupières, destinés à protéger et à recouvrir l'œil, sont fréquemment le siége de contusions, de plaies, de brûlures, etc., qui méritent la plus grande attention. Les *plaies* et les *contusions* du *sourcil* en particulier demandent une grande surveillance, car elles peuvent s'accompagner de symptômes de congestion cérébrale ou même de perte de la vue. D'une autre part, ces mêmes lésions donnent lieu assez souvent à un épanchement sanguin de la paupière supérieure, qui peut être suivi d'inflammation phlegmoneuse de cette partie. Pour prévenir ces accidents, il faut réunir les plaies, appliquer des liquides résolutifs et surtout exercer une compression méthodique sur la région orbitaire du côté lésé, afin d'obtenir la résorption du sang épanché et d'empêcher la formation du pus. Les *plaies* des *paupières* doivent être exactement réunies par la suture. La marche des *brûlures* sera surveillée pour empêcher le renversement en dehors ou ectropion des paupières.

A part les lésions traumatiques qui viennent de nous occuper, les paupières peuvent être le siége de nombreuses maladies; quelques-unes seulement doivent nous arrêter, à cause de leur fréquence.

§ 1. — **Orgelet.**

L'orgelet est une sorte de petit furoncle, qui fait saillie sur le bord libre de la paupière et dont le siége anatomique n'est pas bien déterminé. Cette maladie est assez commune chez les marins; l'usage des boissons alcooliques, des salaisons et des aliments échauffants semble y prédisposer; elle est fréquemment liée, comme les furoncles, à un embarras gastrique. L'orgelet est constitué par une tumeur très-dure, d'un rouge foncé, qui s'accompagne, au début, d'une sensation de roideur et de démangeaison, et plus tard, d'une douleur dont l'intensité est proportionnée à sa dimension. L'inflammation s'étend jusqu'à un certain point à la conjonctive, et les mouvements des paupières sont empêchés. Chez les sujets délicats ou irritables, il survient de la fièvre et de l'insomnie. La tumeur se ramollit, s'élève en pointe, finit par se rompre et suppure lentement. Il s'en échappe du pus et une sorte de bourbillon ; elle s'affaisse alors, diminue et disparaît; cependant, chez les sujets lymphatiques, ou lorsque la maladie a été abandonnée à elle-même, il reste, pendant un certain temps, sur le lieu où elle a existé, une rougeur et une induration désagréables. Il est des personnes qui, par une prédisposition particulière, sont très-fréquemment atteintes de cette sorte de tumeur.

Il est à peu près impossible de faire avorter un orgelet. Les applications émollientes et surtout les cataplasmes de mie de pain ou de farine de lin sont les meilleurs moyens de calmer la douleur et de hâter la suppuration. Si l'abcès tarde trop à s'ouvrir, il faut l'inciser avec la lancette, et faire sortir le pus par une pression ménagée; on continuera ensuite l'usage des cataplasmes jusqu'à résolution complète. Lorsque celle-ci ne se fait pas et que la tumeur reste comme indurée, il faut la toucher avec le crayon d'azotate d'argent taillé en pointe. L'orgelet étant souvent lié à un embarras gastrique, on se trouvera bien d'un émétique administré au début du mal ; on devrait surtout insister sur ce moyen associé aux purgatifs, si plusieurs de ces tumeurs se formaient successivement chez le même individu.

§ 2. — Millet.

On donne les noms de *millet, phlycténule* et *grêles* à de petites vésicules, remplies d'un liquide transparent ou opaque, qui se forment sur le bord libre des paupières. Leur volume varie depuis celui d'un grain de millet à celui d'un pois ; elles sont ordinairement multiples. Le *traitement* consiste à les percer avec la pointe d'une lancette et à les exciser avec des ciseaux fins.

§ 3. — Kystes.

Les paupières sont assez fréquemment le siége de tumeurs enkystées et surtout de kystes séreux. Le procédé opératoire le plus simple est l'incision pratiquée sur la peau ou la muqueuse palpébrale, suivant que le kyste est rapproché de l'une ou de l'autre de ces membranes. L'incision, qui doit être faite parallèlement aux plis de la paupière, ne saurait suffire seule ; il faut, après avoir ouvert le kyste, l'arracher avec des pinces à disséquer, ou, si cela n'est pas possible, cautériser son intérieur avec le crayon d'azotate d'argent, afin de provoquer sa destruction. M. Malgaigne conseille le procédé suivant : On fait une incision transversale de 1 centimètre environ, parallèlement au bord libre de la paupière ; après avoir coupé la peau, on arrive sur le kyste, que l'on ouvre ; puis on saisit la paupière, le plus près possible du kyste, entre les deux branches d'une pince à disséquer, l'une appliquée à la face muqueuse, l'autre sur la peau, et, faisant marcher ces branches du côté du kyste, en pressant toujours, on le fait sortir tout entier par énucléation.

CHAPITRE XV

MALADIES DU NEZ, DES FOSSES NASALES ET DES JOUES.

ART. Ier. — MALADIES DU NEZ ET DES FOSSES NASALES.

§ 1. — Plaies, contusions, fractures, etc.

Les *plaies*, les *contusions*, les *corps étrangers* et les *fractures* du nez ont été étudiés dans d'autres chapitres; nous devons donc y renvoyer le lecteur. Il est d'autres maladies de cet organe (*polypes des fosses nasales*, *ozène*), qui ne doivent pas nous arrêter. Il ne nous reste qu'à parler de l'épistaxis.

§ 2. — Épistaxis.

On donne le nom d'*épistaxis* à tout écoulement de sang qui se fait par les fosses nasales. Cette hémorrhagie est fréquente chez les marins. Elle peut avoir lieu de deux manières distinctes : par une rupture des vaisseaux de la membrane pituitaire, ou par une simple exhalation de sang à travers les parois des vaisseaux. Les hémorrhagies par rupture sont toujours dues à des violences extérieures; ce sont des contusions ou des plaies survenues pendant les travaux du bord ou dans des rixes; elles ont en général peu de gravité et cessent par la simple application d'un peu d'eau fraîche. Les épistaxis par exhalation reconnaissent pour causes la pléthore, un état habituel de congestion vers la tête, l'abus des boissons alcooliques, des exercices violents, l'insolation longtemps prolongée, etc. Dans un autre ordre de causes, on trouve le scorbut, un état particulier de faiblesse ou d'anémie et certaines maladies.

L'examen des phénomènes qui précèdent et accompagnent les hémorrhagies nasales a permis de les diviser en *actives* et en *passives*, distinction importante qui est d'une grande utilité dans la pratique. L'épistaxis *active* a pour caractère de se répéter à des époques irrégulières; elle est souvent annoncée et précédée par de la céphalalgie, des vertiges et de la congestion vers la tête, etc.: le pouls bat avec force, il est dur et fréquent, les artères temporales donnent des pulsations énergiques; en un mot tout indique un surcroît d'activité vitale; aussi le malade est-il soulagé par la perte du sang. Cependant, il ne faudrait pas considérer comme utile ou même inoffensive toute épistaxis offrant le caractère de l'*activité;* on a vu des hémorrhagies, ayant fait perdre aux malades presque tout leur sang, conserver ce caractère jusqu'à la fin. Les épistaxis *passives* s'observent surtout dans le scorbut et à la suite des maladies qui ont amené une grande fluidité du sang; on les reconnaîtra à la faiblesse et à la pâleur des malades, dont le pouls est petit et faible et dont la peau est froide. Tandis qu'une grande quantité de sang ne fatiguait pas les premiers, ceux-ci sont promptement épuisés et menacés de syncope; leur sang est moins rouge et se coagule moins facilement; aussi les épistaxis se renouvellent-elles pour la moindre cause.

Cette différence dans la marche et la nature de l'épistaxis guidera le chirurgien dans le *traitement* à mettre en usage. L'hémorrhagie est-elle *active* et le sujet jeune et vigoureux, il faut l'abandonnner à elle-même et ne pas la contrarier. Cependant, lorsque son abondance sera plus grande que ne comportent les forces du sujet, il y aura nécessité d'y mettre un terme. Pour cela, on placera le malade dans un lieu frais, la tête élevée; on appliquera sur le front et sur les tempes des compresses trempées dans l'eau fraîche vinaigrée; on trempera les mains dans l'eau froide et l'on pourra faire inopinément sur la face quelques aspersions d'eau fraîche. On a réussi souvent en faisant tenir le malade debout, le bras du côté où a lieu l'hémorrhagie relevé parallèlement au tronc. La constriction des narines entre les deux doigts est aussi un bon moyen trop négligé. Si l'hémorrhagie continue et qu'il se manifeste des symptômes annonçant qu'un état de débilité a succédé à la force, on appliquera des sinapismes aux pieds, on réchauffera le malade et on lui fera prendre de la limonade sulfurique à la glace ou une potion additionnée d'eau de Rabel. Au contraire, si l'hémorrhagie, malgré son abondance inquiétante, conservait toujours le caractère d'activité, le meilleur moyen d'en venir à bout serait de pratiquer une saignée du bras. Les épistaxis *passives* doivent être promptement arrêtées, car, plus elles se répètent, plus elles disposent le malade à en avoir de nouvelles. Un régime tonique et antiscorbutique, l'usage d'un vin généreux et des préparations ferrugineuses sont les meilleurs moyens prophylactiques; mais si l'hémorrhagie existe actuellement, qu'elle ait résisté à tous les moyens indiqués ci-dessus et qu'elle menace directement la vie du malade, il ne faut pas hésiter de recourir au tamponnement des fosses nasales, seul moyen de salut qui reste.

Le malade étant assis sur une chaise, la tête un peu renversée en arrière, le chirurgien introduit dans la fosse nasale qui est le siége de l'hémorrhagie une sonde de Belloc, dont l'extrémité est amenée dans la bouche. On attache aux yeux de cette sonde les deux chefs d'un fil ciré très-résistant, au milieu duquel est lié un bourdonnet de charpie assez gros pour boucher l'orifice postérieur de la fosse nasale. En retirant la sonde par la narine, on entraîne la ligature, sur laquelle on tire jusqu'à ce qu'on éprouve une grande résistance, qui indique que le bourdonnet a rencontré l'orifice qu'il doit obturer. Les deux chefs de la ligature étant alors écartés, on introduit dans leur intervalle des boulettes de charpie qui doivent boucher la narine, pour s'opposer à l'issue du sang qui vient de la fosse nasale. Un double nœud fixe ce bouchon et maintient en même temps le tampon postérieur. Les deux extrémités de la ligature sont retenues au dehors et fixées au bonnet du malade. Le sang qui remplit les fosses nasales s'y coagule et s'oppose à la continuation de l'hémorrhagie. Lorsqu'on veut cesser le tamponnement, on coupe la ligature près du nœud, on enlève les boulettes de charpie et il ne reste plus qu'à extraire le bourdonnet postérieur, en tirant sur le chef de la ligature qui sortait par la bouche.

Si l'on n'avait pas à sa disposition une sonde de Belloc, on pourrait la remplacer par une sonde en gomme élastique ordinaire, ou même par une tige de baleine ou de toute autre matière flexible. Son extrémité accrochée par le doigt indicateur serait ramenée dans la bouche et on se comporterait pour le reste comme précédemment.

ART. II. — MALADIES DES JOUES.

Les *joues* et les *lèvres*, qui contribuent à former la cavité buccale, sont très-exposées, comme les autres parties de la face, aux diverses lésions traumatiques. Par elles-mêmes, ces lésions ne diffèrent pas de celles qui occupent les autres régions du corps, mais l'importance des organes où elles siégent leur donne une gravité particulière. Les *plaies* sont surtout dans ce cas; celles qui pénètrent dans la cavité buccale peuvent porter obstacle à l'articulation des sons, s'opposer à la déglutition des liquides, laisser écouler la salive, etc.; il est donc indispensable de procéder le plus tôt possible à leur réunion immédiate, à l'aide de la suture entortillée. Les plaies, contuses à lambeaux ne doivent pas être exceptées de cette règle; il faut toujours tenter la réunion, qui réussit à la face beaucoup plus facilement que partout ailleurs. Dans les plaies du bord libre des *lèvres*, il faut s'attacher à conserver la régularité des formes qui influe tant sur l'expression de la physionomie. Dans les plaies des *joues* ayant intéressé le *canal de Sténon*, il est nécessaire de fermer les plaies à l'extérieur, non-seulement par la suture entortillée; mais encore, si c'est possible, en y appliquant une couche épaisse de collodion.

§ 1. — Fistule salivaire.

Si, malgré toutes ces précautions, il se formait une *fistule salivaire*, il deviendrait nécessaire de recourir aux divers moyens exposés dans le chapitre des *fistules*; toutefois, celui auquel nous conseillons de donner la préférence, consiste à porter dans la fistule un petit trois-quarts ou tout simplement une aiguille percée d'un œil vers sa pointe ; cet instrument est enfoncé dans la bouche, en traversant la joue d'abord d'avant en arrière, puis d'arrière en avant ; il sert à conduire un fil un peu fort, dont l'anse embrasse une certaine quantité de tissus de la joue et dont les bouts, ramenés dans la bouche, sont liés ou maintenus au dehors. La fistule ravivée est ensuite réunie par la suture. Cette opération a pour but d'établir un nouveau méat, par lequel la salive doit couler dans la bouche.

Il me reste, pour compléter l'histoire des maladies des joues, à parler de la fluxion dont cette région est souvent le siége.

§ 2. — Fluxion.

On donne vulgairement le nom de *fluxion* à un engorgement inflammatoire ou œdémateux du tissu cellulaire des joues et des lèvres. Cette maladie reconnaît habituellement pour cause un *coup d'air*. C'est à la suite d'un refroidissement ou d'une suppression de la sueur, qu'elle se déclare. Elle peut exister chez des personnes dont la bouche et les dents sont en parfait état ; néanmoins, c'est d'ordinaire chez les individus dont les dents sont cariées et les gencives altérées, qu'elle se déclare avec le plus de facilité. La plupart des matelots étant dans ce cas, les fluxions sont communes chez eux.

Cette maladie est caractérisée par une tuméfaction de la joue, de la lèvre supérieure et même de la région sous-maxillaire, accompagnée de douleurs variables et d'une rougeur généralement peu prononcée. Ces symptômes sont plus marqués lorsque la fluxion est inflammatoire ; alors, ils augmentent d'intensité pendant trois ou quatre jours, puis ils diminuent et la fluxion est généralement dissipée vers le neuvième jour, à moins qu'elle ne se termine par la formation d'un abcès. Lorsque cette terminaison a lieu, on trouve ordinairement l'abcès au-dessous de la muqueuse buccale, au voisinage de la gencive ; plus rarement il se forme dans l'épaisseur de la joue et tend à s'ouvrir vers la peau. Les fluxions ne sont pas toujours inflammatoires ; dans certains cas, elles sont simplement *œdémateuses* et ne sont alors ni précédées ni accompagnées de douleurs ; elles peuvent, comme les précédentes, être absolument indépendantes de toute altération des dents. Elles se forment très-rapidement, presque tout d'un coup, et se dissipent peu à peu, sans laisser de traces; quelquefois, cependant, il reste à leur suite, comme du reste après les précédentes, des indurations très-lentes à se dissiper, qui prouvent qu'elles n'étaient pas simplement œdémateuses.

Le *traitement* de cette maladie est des plus simples ; il consiste, surtout pour la fluxion œdémateuse, dans des applications topiques chaudes et émollientes, telles que des cataplasmes de farine de lin, ou mieux du coton ou de la laine cardée ; quelques onctions avec de l'huile camphrée chaude favorisent la résolution. Les gargarismes émollients et les collutoires résolutifs agissent dans le même sens. Si la fluxion offre le caractère inflammatoire et s'accompagne de rougeur, de chaleur et de douleur prononcées, il convient d'appliquer quelques sangsues au centre de la tumeur, des pédiluves chauds et une diète légère doivent aussi être conseillés. Lorsque, malgré l'emploi de ces moyens, la suppuration s'est formée, il faut lui donner issue de bonne heure, du côté de la cavité buccale. Les indurations qui succèdent à certaines de ces fluxions doivent être combattues par des onctions avec une pommade iodurée. Après la guérison, le malade devra entretenir sa bouche en bon état de propreté et on le débarrassera des chicots et des dents cariées qui ont pu provoquer la maladie.

CHAPITRE XVI

DES HERNIES.

ART. 1er. — DES HERNIES EN GÉNÉRAL.

On appelle ordinairement *hernie* toute tumeur formée par la sortie d'un viscère hors de la cavité qui le renferme ; mais cette dénomination s'applique plus spécialement aux tumeurs constituées par le déplacement des organes abdominaux et à leur passage de la cavité qui les contenait dans une cavité nouvelle ou accidentelle.

Les hernies peuvent se faire à travers une ouverture accidentelle, quoique sous-cutanée, des parois de l'abdomen; mais le plus souvent elles ont lieu à certaines régions, dans lesquelles les parois abdominales moins résistantes se laissent écarter par l'effort des viscères qu'elles doivent contenir. Le canal inguinal, le canal crural et l'ombilic sont les régions de l'abdomen dans lesquelles les hernies se montrent avec le plus de fréquence; et, d'après cette situation, on leur donne les noms de hernie *inguinale, crurale, ombilicale*, etc. La plupart de ces tumeurs sont formées par l'intestin ou l'épiploon, quelquefois par les deux à la fois, ce qui leur a valu les noms d'*entérocèle*, *épiplocèle* ou *entéro-épiplocèle;* mais on y a aussi rencontré les viscères les plus volumineux et les moins mobiles de l'abdomen, tels que le foie, la rate, la vessie, etc. La plupart des hernies sont contenues dans un sac particulier, formé par un prolongement du péritoine (*fig.* 74, *pp.*) qui a été repoussé par les viscères déplacés; on lui donne le nom de *sac herniaire.* Ce sac communique avec la cavité péritonéale par une ouverture nommée l'*orifice du sac* (*o*), qui répond à l'ouverture de la paroi abdominale par laquelle la hernie s'est formée. La partie rétrécie, comprise entre l'orifice et l'endroit où le sac commence à se dilater, est dite le *col du sac*, et l'on appelle *fond du sac* (*f*), celle qui correspond à la portion la plus externe et la plus évasée de la tumeur. Quand les hernies peuvent être repoussées dans leur cavité naturelle, à l'aide d'une pression méthodique, nommée *taxis*, on dit qu'elles sont *réductibles;* elles sont dites, au contraire, *irréductibles*, quand les adhérences ou bien le volume ou l'engouement de la tumeur s'opposent à leur rentrée.

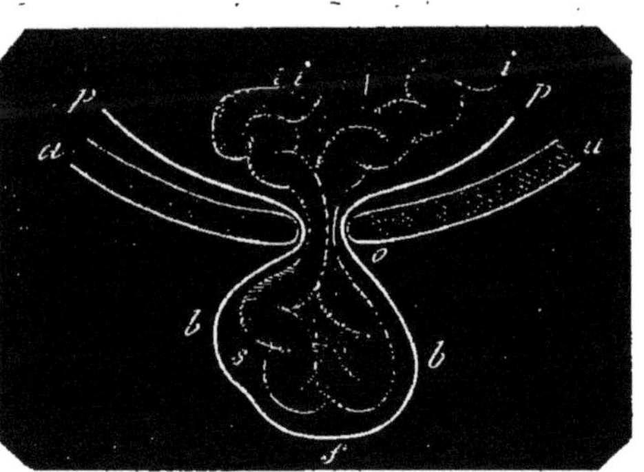

Fig. 74. — *aa*, paroi abdominale ; — *pp*, péritoine se continuant avec le sac herniaire *obfb*; — *s*, surface interne du sac; — *bb*, *corps* du sac, — *f*, *fond* du sac, — *ii*, intestin qui a passé dans le sac herniaire à travers l'orifice *o*. — D'après Vidal, *Pathologie externe*, édit. Fano.

L'étude des hernies est de la plus haute importance pour le chirurgien de la marine, à raison de leur fréquence chez les matelots (1), de la gravité des accidents auxquels elles peuvent donner lieu, et des opérations délicates qu'elles réclament trop souvent. Des limites que je ne puis franchir s'opposent à ce que je traite ce sujet d'une manière complète ; mais je ferai tous mes efforts pour résumer, en quelques pages, les notions les plus essentielles à la connaissance et au traitement des hernies.

Je viens de dire que les hernies sont fréquentes chez les matelots. Les causes dites prédisposantes me paraissent exercer fort peu d'influence sur ce résultat. En effet, les matelots sont pour la plupart jeunes, vigoureux, doués d'une bonne constitution et sont soumis plus rarement aux causes qui amènent la mollesse des chairs et le relâchement de la fibre. Tout, au contraire, tend à développer, chez eux, la vigueur et la force, et à favoriser la nutrition. Si donc les hernies sont communes chez les marins, c'est principalement dans les efforts incessants auxquels ils sont soumis qu'il faut en rechercher l'origine. « L'état sain et la rigidité des tissus chez le matelot, dit M. Forget, sont des préservatifs trop faibles contre la violence et la multiplicité des exercices qui le prédisposent aux hernies. Ses habitudes physiques n'ont pas l'uniformité de celles des autres gens de peine ; son travail est, pour ainsi dire, saccadé, et chacune de ses actions est marquée par un effort, soit qu'il faille haler sur les manœuvres, virer au cabestan, nager dans un canot, crocher des ris, le ventre pressé sur des vergues, toujours poussé par la voix impérieuse du chef, ou par la gravité des circonstances (2). »

C'est donc presque toujours pendant un effort que se produisent les hernies. Une douleur, accompagnée souvent de sensation de rupture ou de déchirure, se produit vers la région de l'aine ou ailleurs, et le malade, si son attention est suffisamment fixée par cet accident, peut de suite constater l'apparition d'une tumeur anormale. Mais bien souvent il n'en est pas ainsi la tumeur d'un très-petit volume restant cachée ou dissimulée dans l'épaisseur des parois abdominales, le malade ne s'aperçoit de son existence que par les incommodités qu'elle occasionne ou par l'accroisse-

(1) Les hernies ne sont pas une cause de réforme, dans la marine, lorsqu'elles sont survenues pendant la durée du service, qu'elles sont simples, faciles à réduire et à maintenir.

(2) C. Forget, *Précis de médecine navale*, t. II, p. 414.

ment considérable qu'elle a subi. On a vu même des hernies évidemment anciennes s'étrangler sans que les malades eussent connaissance de leur infirmité.

Lorsqu'une hernie est un peu volumineuse et qu'elle s'est faite par une ouverture, telle que le canal inguinal ou le canal crural, qui la laisse librement entrer et sortir, son diagnostic est généralement facile. Elle se présente sous la forme d'une tumeur molle, indolente, sans changement de couleur à la peau, qui est mobile et peut aisément être pincée. La tumeur adhérente à sa base grossit et se tend dans la position verticale, par les efforts, la marche, la plénitude de l'estomac et surtout par la toux. Elle diminue de volume et rentre d'elle-même ou par la moindre pression, lorsque le malade est couché sur le dos; mais elle reparaît aussitôt qu'il se lève. Lorsqu'on a repoussé la hernie, il est ordinairement facile de reconnaître avec le doigt l'ouverture qui lui a donné passage et de mesurer son degré de dilatation, chose qui était impossible auparavant, cette ouverture étant remplie par un corps mou. Si on applique la main sur la tumeur et qu'on fasse tousser le malade, on sent une vive impulsion communiquée à la hernie, par l'intermédiaire des organes contenus dans le ventre.

Il ne suffit pas de savoir reconnaître l'existence d'une hernie; il est également essentiel de distinguer quelles sont les parties qu'elle renferme. Lorsque l'on a affaire à une hernie intestinale ou entérocèle, la tumeur est arrondie et plus étroite à son col; son volume et sa consistance varient suivant que l'intestin est rempli par des gaz, des matières liquides ou solides. Quand elle contient des gaz, elle est plus grosse, élastique, étendue, sonore à la percussion; si elle renferme des matières stercorales liquides, elle est molle et pâteuse; enfin elle est dure et inégale lorsque ces matières sont consistantes. Sa réduction est facile et prompte, elle a lieu ordinairement tout d'un coup et s'accompagne d'un bruit plus ou moins prononcé de gargouillement. Le malade atteint de hernie intestinale a fréquemment des coliques, des borborygmes, qui vont du ventre à la tumeur, des éructations, des nausées et parfois des vomissements.

La hernie épiploïque ou *épiplocèle* est molle au toucher, pâteuse, inégale, peu sensible à la pression; elle se réduit avec moins de facilité que l'entérocèle; sa rentrée s'opère peu à peu sans bruit, et demande à être aidée jusqu'au bout. Elle est également plus difficile à maintenir réduite. Elle ne présente pas les variations de volume et de consistance que l'on remarque dans la hernie intestinale. Elle n'occasionne pas en général les troubles des fonctions digestives, occasionnés par cette dernière; mais quand une grande partie de l'épiploon est déplacée, le malade éprouve quelquefois, en se redressant, un sentiment de tension, qui s'étend de la tumeur à l'épigastre.

On est conduit à penser que la hernie est une *entéro-épiplocèle*, lorsque l'on observe une réunion de signes appartenant aux deux autres espèces. Quand on en pratique la réduction, une première partie, formée par l'intestin, rentre brusquement et avec bruit, tandis que la dernière, constituée par l'épiploon, ne disparaît que lentement et sans bruit.

Les phénomènes que nous venons d'indiquer, comme propres à faire distinguer entre elles les différentes espèces de hernies, ne sont pas toujours aussi tranchés; dans bien des cas, on est obligé de rester dans le doute sur la nature des organes contenus dans le sac herniaire. Quant aux hernies elles-mêmes, quoiqu'il soit généralement aisé de les distinguer des tumeurs qui peuvent se former dans les régions où elles siégent habituellement, la confusion est quelquefois possible. Des tumeurs enkystées, des ganglions enflammés ou dégénérés, des abcès, etc., ont pu être pris pour des hernies, et réciproquement. Ces erreurs de diagnostic sont surtout possibles pour la hernie inguinale, qui peut être simulée par une hydrocèle congénitale ou une hydrocèle enkystée du cordon; mais si l'on se rappelle les signes ordinairement si tranchés qui appartiennent aux hernies, on évitera une erreur toujours préjudiciable.

Les hernies anciennes, qu'elles aient été ou non contenues par un bandage, subissent des modifications de texture qui changent quelques-uns de leurs caractères. Le sac et les autres tissus qui le séparent de la peau s'épaississent, de sorte que, après la réduction, il reste encore une tumeur qui peut faire croire que la hernie n'est pas complétement rentrée. On reconnaîtra l'erreur, en s'assurant que l'ouverture abdominale est libre, et que la tumeur n'augmente pas par les efforts de toux. Si ces signes font défaut, il peut être fort difficile de distinguer si l'on a affaire à une dégénérescence adipeuse du sac, ou à une épiplocèle adhérente.

Une hernie simple et réductible n'est pas une maladie; c'est une infirmité qui occasionne à peine quelques incommodités, pourvu que la hernie soit contenue par un bon bandage. On peut la porter toute la vie, sans en éprouver le moindre inconvénient. Les hernies intestinales sont plus dangereuses que les épiploïques, et donnent plus souvent lieu à des accidents; toutefois, celles-ci ne doivent pas être négligées, car l'intestin ne tarderait pas à se précipiter à la suite de l'épiploon. Les hernies qui se sont formées tout d'un coup, par un violent effort, sont plus facilement curables que celles qui sont venues peu à peu; mais elles sont plus sujettes à s'étrangler, et l'étranglement y est plus grave. Les hernies récentes se trouvent dans les mêmes conditions, par rapport aux anciennes. Ces dernières, lorsqu'elles sont très-volumineuses et surtout quand elles ont été abandonnées à elles-mêmes, sont généralement incurables; il peut même se faire que, par suite du déplacement prolongé des viscères, ils aient perdu droit de domicile dans la cavité abdominale, ou aient contracté entre eux ou avec le sac des adhérences qui les rendent irréductibles. En résumé, les hernies récentes, survenues brusquement chez des hommes jeunes et bien portants, peuvent guérir, mais à la condition expresse d'être maintenues exactement, pendant longtemps et sans interruption, par un bandage bien fait.

Le *traitement* des hernies consiste à repousser dans la cavité abdominale les organes qui en sont sortis, et à les maintenir réduits. La cure des hernies comprend deux méthodes : l'une a pour but de provoquer, à l'aide d'une opération, la destruction ou la cohérence des parois du sac, ou bien l'oblitération de l'ouverture herniaire; c'est la *cure radicale,* qui ne peut s'obtenir qu'à l'aide de procédés dangereux, et qui résusit fort rarement. L'autre, plus modeste, mais entièrement inoffensive, se contente de prévenir et d'empêcher les désordres fonctionnels occasionnés par la hernie, en la maintenant réduite à l'aide d'un bandage; c'est la cure *palliative,* qui, à la longue et chez les sujets jeunes et bien disposés, peut devenir radicale, en favorisant le retrait du sac et le resserrement de l'anneau. Les opérations pour la cure radicale ne devant jamais être pratiquées à bord, je n'ai à m'occuper ici que du traitement palliatif, qui comprend le taxis et l'application des bandages.

1° *Taxis.* — C'est l'opération qui consiste à repousser dans le ventre les intestins herniés. Elle est souvent très-facile, et on peut faire rentrer les parties, pendant que le malade est debout, en exerçant sur la tumeur une légère pression. Mais, pour peu que la hernie soit difficile à réduire, il faut mettre le sujet dans une situation qui favorise la rentrée des viscères, et exercer sur la tumeur des pressions méthodiques. Dans ce but, on fait coucher le malade sur le dos, la tête et les épaules soutenues par des oreillers, le bassin légèrement relevé, les cuisses et les jambes fléchies, de manière que les muscles abdominaux soient dans un relâchement complet. Le chirurgien, placé à droite du malade, ou, si cela lui paraît plus commode, du côté de la hernie, procède à la réduction de la manière suivante. La tumeur est saisie par son corps, avec une main ou avec les deux, si elle est trop grosse, de manière à l'embrasser dans toute son épaisseur; une pression douce et égale est exercée avec les doigts, pour répartir également les matières et les gaz contenus dans les intestins herniés, et repousser ceux-ci vers l'ouverture qui leur a livré passage. On peut même, pour rendre la réduction plus facile, exercer quelques tractions dans le sens de l'axe de la hernie. Puis l'opérateur, entourant, avec ses doigts de la main gauche, le pédicule de la tumeur, exerce, avec la droite, des pressions modérées, mais soutenues, pour faire rentrer les intestins. Ces pressions doivent être faites selon la direction de l'axe de la hernie et de l'ouverture qui lui a donné passage. La réduction de la hernie intestinale a souvent lieu en bloc, et avec un bruit de gargouillement, surtout lorsqu'elle est d'un petit volume; quand elle est plus grosse, elle ne rentre que peu à peu, comme la hernie épiploïque, dont la réduction a lieu lentement et sans bruit. Cette réduction des hernies, généralement facile, quand elles sont à l'état de simplicité, devient très-difficile, quand elles sont engouées ou étranglées. Les efforts du taxis doivent alors être continués longtemps et exercés avec une certaine force. Lorsque le chirurgien est fatigué, il doit faire appuyer sur ses mains par les mains d'autres personnes. Si la position ordinaire ne réussit pas, on peut la varier, et même, au besoin, donner au malade l'attitude qu'il prenait pour réduire sa hernie.

2° *Bandages.* — Lorsque la hernie est réduite, on s'oppose à l'issue des viscères, en faisant exercer par un aide une compression sur l'ouverture herniaire, en attendant que l'on applique un bandage destiné à la rendre égale et permanente. Les seuls bandages que l'on emploie aujourd'hui sont des *brayers* ou bandages élastiques, qui se composent d'un ressort, d'une pelote et d'un sous-cuisse. Le *ressort* est formé par un ruban d'acier, élastique (*fig.* 75), matelassé, et recouvert d'une peau de chamois. Il est

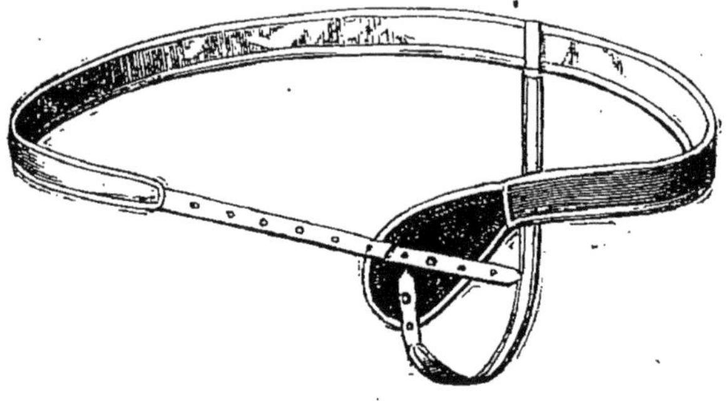

Fig. 75.

terminé, à son extrémité antérieure, par une plaque dont la forme et la direction varient suivant l'espèce de hernie à laquelle est destiné le bandage; cette plaque est garnie en dedans, de manière à former une *pelote* convexe (*fig.* 75), également recouverte en

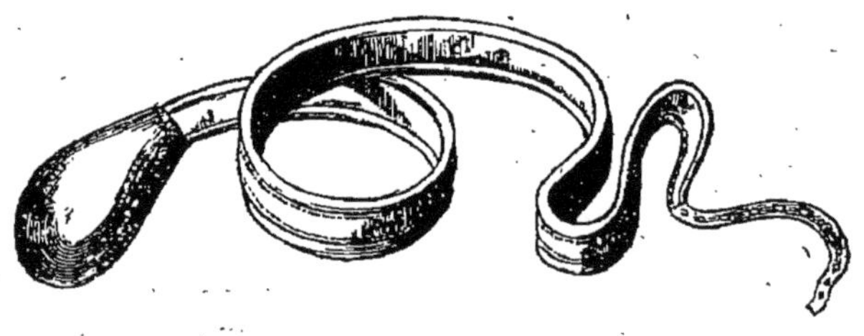

Fig. 76.

peau de chamois; en dehors, elle présente deux crochets solidement implantés. L'un d'eux est destiné à fixer une lanière en cuir, percée de plusieurs trous, qui se continue avec l'extrémité postérieure du ressort, au moyen de sa garniture. L'autre crochet doit arrêter l'extrémité antérieure du *sous-cuisse*, lanière de cuir garnie qui, fixée à la partie postérieure du brayer, contourne le pli de la cuisse, pour empêcher le bandage de remonter.

Tels sont les caractères communs de tous les brayers ou bandages élastiques; mais leur forme doit nécessairement varier suivant l'espèce de hernie qu'ils doivent maintenir; de plus, pour qu'ils remplissent parfaitement l'objet qu'on se propose, ils devraient être construits exprès pour chaque individu, et sur des mesures prises avec soin. Cette condition est impossible à remplir en chirurgie navale, où l'on ne peut disposer que d'un très-petit nombre de bandages de dimensions moyennes. Leur choix, au moment de l'armement, est un objet essentiel; on devra s'assurer que les ressorts sont souples, en même temps qu'élastiques, et qu'ils sont solidement construits; il faudra, autant que possible, en prendre de différentes grandeurs.

Pour appliquer un bandage herniaire, il convient de faire coucher le malade horizontalement sur le dos, ou dans la position indiquée pour le taxis. La hernie étant réduite, ainsi que nous l'avons dit, on glisse le ressort sous le bassin, et l'on applique la pelote sur l'ouverture herniaire. Pendant qu'on l'y maintient fixée, on place la ceinture du bandage autour du bassin, au-dessous de la crête de l'os des iles, et sur l'épine du sacrum. La courroie est rapprochée de la plaque à laquelle elle est accrochée, de manière à exercer une compression suffisante pour empêcher les parties de s'échapper, mais pas trop forte. On place ensuite le sous-cuisse, qui doit être assez serré pour empêcher le bandage de remonter. Une fois le bandage placé, il faut en surveiller l'action, pendant les premiers jours, pour voir si la hernie est bien contenue, et si le malade n'est pas blessé. Si celui dont on a fait choix offre quelques inconvénients que l'on ne peut pas corriger, il est nécessaire de le remplacer par un autre.

Pendant les premiers jours, l'usage du bandage est fort incommode; il produit quelquefois des excoriations ou de la douleur; on peut alors permettre au malade de l'ôter pendant la nuit, en lui recommandant de le replacer avant de se lever. Mais, une fois qu'il y sera habitué, il ne devra plus le quitter de longtemps. Il devra, ce qui est bien difficile à bord, éviter les efforts violents; on lui recommandera de ne pas faire d'excès dans le régime, de se tenir, autant que possible, le ventre libre, et d'appliquer sa main sur la pelote, toutes les fois qu'il tousse, qu'il éternue ou qu'il va à la selle. La peau de chamois dont on recouvre les bandages, pénétrée par la sueur, ne tarderait pas à se pourrir ou à s'user; l'humidité pourrait même altérer le ressort. Pour éviter ces inconvénients, il faut exiger du malade qu'il recouvre son bandage d'une chemise en toile forte, qui sera renouvelée de temps en temps.

ART. II. — ACCIDENTS DES HERNIES.

Les hernies, lorsqu'elles ne sont pas maintenues ou quand elles sont contenues par un mauvais bandage, peuvent se compliquer de divers accidents dont les principaux sont : l'irréductibilité, l'engouement et l'étranglement. Parlons de chacun d'eux en particulier.

§ 1er. — Irréductibilité.

C'est cet état dans lequel une hernie, qui cependant n'est ni étranglée ni engouée, ne peut être réduite. Le volume excessif de la tumeur ou des adhérences des viscères entre eux ou avec le sac, sont les causes ordinaires de cette irréductibilité, fort rare à bord des bâtiments de guerre ; car elle est une cause de réforme. Si, par hasard, un officier ou un passager présentait cette complication, on conseillerait, suivant les cas, de se servir d'un bandage à pelote ou d'un suspensoir fait exprès.

§ 2. — Engouement.

Les hernies intestinales peuvent seules éprouver cet accident. Il consiste dans l'accumulation et l'arrêt des matières dans l'anse intestinale déplacée. On l'observe principalement chez les vieillards et dans les hernies anciennes et volumineuses, qui ne sont pas contenues. L'usage d'aliments de difficile digestion ou même la présence de substances indigestes, telles que des noyaux de cerise, etc., une accumulation de matières stercorales dures, en sont les causes efficientes. L'engouement s'annonce par une augmentation de volume de la hernie, qui devient tendue et pesante ; elle est tantôt dure et tantôt molle, et généralement indolente. Les selles se suppriment; le ventre se ballonne; il survient des coliques, des nausées, des vomissements de matières alimentaires d'abord, plus tard stercorales, comme dans l'étranglement; mais il n'y a pas de fièvre. Cet état peut durer plusieurs jours, et se terminer naturellement par la rentrée de la hernie et d'abondantes évacuations alvines, ou par l'étranglement inflammatoire et ses conséquences.

Le *traitement* de l'engouement consiste à favoriser la rentrée de la hernie et le rétablissement du cours des matières contenues dans l'intestin. C'est par le taxis que l'on remplit l'une et l'autre de ces indications. La hernie engouée étant peu douloureuse, on peut exercer le taxis avec force et d'une manière soutenue, en pétrissant en quelque sorte la tumeur, pour ramollir et faire rentrer le contenu. Lorsque cette manœuvre réussit, on entend un gargouillement, la tumeur diminue, puis disparaît; les selles se rétablissent, et tous les autres accidents cessent. Pour assurer la guérison, il faut prescrire immédiatement une potion purgative. Si le taxis échouait, ce qui arrive quelquefois, il faudrait réveiller la contractilité du tube digestif, à l'aide de lavements purgatifs avec de l'eau de mer, une solution de sulfate de soude, une infusion de séné, etc. Les purgatifs par la bouche réussissent fort souvent, là où les autres moyens ont échoué. L'huile de ricin est surtout très-avantageuse; on peut l'administrer par cuillerée à bouche, d'heure en heure, seule ou mélangée avec une infusion aromatique; des quantités fort considérables de ce médicament peuvent être ainsi ingérées sans le moindre inconvénient. Si l'étranglement venait à succéder à l'engouement, il faudrait se conduire ainsi que nous le dirons tout à l'heure.

§ 3. — **Étranglement.**

On donne ce nom à un accident généralement très-grave, qui consiste dans une constriction exercée sur les parties herniées, de manière à intercepter complétement le cours des matières à gêner celui du sang, et à rendre la réduction de la hernie difficile ou impossible. Le mécanisme suivant lequel s'opère l'étranglement est assez variable : ordinairement, il est opéré par le collet du sac ou par l'anneau aponévrotique; mais il peut provenir d'une action exercée par ces parties, ou d'une modification subie par les organes herniés. Le collet du sac n'a pas d'autre action que celle d'un anneau inextensible, faisant sur les viscère herniés l'effet d'une ligature; quant à l'anneau aponévrotique, il peut agir de la même manière; mais il me paraît incontestable que, dans certains cas, il étrangle les viscères par une véritable contraction spasmodique: En ce qui concerne les organes contenus dans la hernie, ils donnent lieu à l'étranglement par une augmentation de leur volume, due, soit à la sortie d'une plus grande quantité de parties, soit à une accumulation de gaz ou de matières stercorales, soit enfin au gonflement inflammatoire de l'intestin ou de l'épiploon contenu dans le sac. D'autres circonstances, telles qu'un resserrement circulaire du sac, la présence de brides ou d'adhérences entre les viscères herniés, une rupture du sac, etc., peuvent donner lieu à l'étranglement.

La plupart des causes qui occasionnent les hernies peuvent aussi provoquer l'étranglement; tels sont les efforts violents pour soulever un fardeau, aller à la selle; les cris, les pressions sur le ventre, etc. Les coups et les pressions sur la hernie peuvent aussi lui donner lieu. Il survient à tous les âges, mais se montre de préférence chez les adultes, où il est le plus grave. Il a lieu à toutes les époques d'une hernie; quelquefois, c'est au moment de sa formation qu'il se produit, l'effort qui a occasionné la sortie brusque des viscères déterminant aussi leur étranglement. Plus souvent, c'est quand une hernie, habituellement contenue, s'échappe tout d'un coup, que se fait l'étranglement.

Quels que soient la cause de l'étranglement et le mécanisme suivant lequel il s'opère, ses symptômes sont des plus tranchés. La tumeur se tend, devient dure et douloureuse, et ne peut être réduite. La douleur et la dureté ne sont pas partout également marquées; elles ont lieu surtout vers le siége de l'étranglement. Bientôt surviennent des nausées, puis des vomissements composés d'abord de matières alimentaires, ensuite de mucosités et de bile, puis enfin de matières d'une odeur fécale, et en ayant réellement l'aspect, lorsque l'étranglement siége sur les parties inférieures de l'intestin. Tous les liquides ingérés sont presque aussitôt vomis. Les selles se suppriment bientôt, et la constipation devient complète. Le pouls est dur, petit et fréquent; la peau, froide d'abord, prend de la chaleur; le ventre se ballonne; le malade, dont le visage est altéré, est dans une anxiété inexprimable. A cette époque, il n'y a encore que stase du sang dans les vaisseaux des parties étranglées, dans l'altération de texture; c'est ce qui constitue le *premier degré* de l'étranglement.

L'inflammation des organes étranglés en forme le *deuxième de-*

gré. Le péritoine fortement injecté laisse transsuder une sérosité brune, ou donne lieu à une production de fausses membranes molles ; l'inflammation s'étend même aux parties voisines du péritoine abdominal. A cette époque, la tumeur devient plus douloureuse, la peau est rouge et tendue, le ballonnement du ventre est plus prononcé; il existe des douleurs abdominales, fixées surtout dans le voisinage de l'anneau, et qui deviennent plus vives par une légère pression. Les nausées et les vomissements continuent; le pouls est plus fréquent, plus petit, plus serré; les traits de la face s'altèrent de plus en plus, le malade est sans force.

Si la constriction des parties étranglées ne cesse pas d'une manière quelconque, des phénomènes d'un autre genre, et encore plus graves, ne tardent pas à survenir. Les douleurs si violentes ressenties par le malade cessent tout à coup; les vomissements se suspendent; mais survient un hoquet qui fatigue le malade; le pouls est petit, filiforme, intermittent; la peau froide est couverte d'une sueur visqueuse; la voix s'éteint, le nez s'étire, les yeux perdent leur éclat. Quant à la tumeur, elle perd l'aspect rouge et inflammatoire qu'elle avait précédemment, pour devenir rouge pourpre, livide, crépitante, se recouvrir de phlyctènes et d'escarres plus ou moins larges. A cet état, qui constitue le *troisième degré* de l'étranglement, la gangrène est consommée, l'intestin, ramolli et altéré, a perdu tous ses droits à la vie. Cependant, au milieu de ces graves désordres, le malade conserve toute son intelligence, et croit souvent toucher à la guérison, trompé qu'il est par la cessation des douleurs. La hernie rentre quelquefois spontanément, ou sous l'influence d'une pression légère, et cet événement, qui, aux yeux des personnes ignorantes, pouvait sembler heureux, est pour le malade la cause assurée d'une péritonite mortelle. La mort peut aussi être causée d'une manière très-rapide, soit par la faiblesse et la prostration dues à la gangrène, soit par une rupture de l'intestin, suivie d'épanchement dans la cavité abdominale (1).

Dans les cas plus heureux, où le malade a pu résister à la gangrène, et où il n'est survenu aucun épanchement dans la cavité péritonéale, une réaction générale salutaire s'établit, le pouls se

(1) Voyez Vidal (de Cassis), *Traité de pathologie externe et de médecine opératoire*, 5e édition, Paris, 1861, t. IV, p. 176 et suiv.

relève, la peau reprend de la chaleur, la figure recouvre de l'expression; enfin apparaissent tous les signes d'un retour vers la vie. En même temps, la tumeur herniaire devient le siége de phénomènes particuliers; l'intestin, ramolli et altéré, se perfore et s'ouvre dans le sac, en donnant lieu à un abcès gangréneux, à l'ouverture duquel il s'échappe, avec du pus en abondance, des gaz fétides et des matières stercorales. Un travail d'élimination sépare toutes les parties mortifiées de celles qui étaient restées vivantes; la plaie se déterge, prend un bon aspect, se rétrécit; la quantité des matières stercorales diminue de jour en jour, et, dans les cas les plus heureux, la guérison complète peut être obtenue, les matières reprenant leur cours normal. Mais cette heureuse terminaison ne peut survenir que lorsque la gangrène a détruit seulement une petite portion de l'intestin, sans interrompre sa continuité. Dans le cas contraire, il peut rester une *fistule stercorale* ou un *anus contre nature*, infirmités aussi dégoûtantes que pénibles, dont le traitement ne doit pas nous occuper.

Les phénomènes qui accompagnent l'étranglement d'une hernie *épiploïque*, sont moins graves que les précédents et en diffèrent à plusieurs égards. Les douleurs sont moins vives, le ventre n'est, au commencement, ni douloureux ni ballonné; il y a peu de vomissements ; la constipation n'est pas complète; les lavements et les purgatifs procurent des selles. Cette maladie peut se terminer par résolution, suppuration ou gangrène. La terminaison par résolution est annoncée par la disparition des phénomènes morbides locaux et généraux. Lorsqu'il se forme un abcès, la marche diffère peu de celle des phlegmons ordinaires. Enfin, quand il y a gangrène, les choses se passent comme dans la gangrène de l'intestin, avec cette différence qu'il n'y a pas issue de matières stercorales et que la guérison est plus prompte. Cependant, il est des cas où la mort survient, par la prostration occasionnée par la gangrène, par l'extension de celle-ci à l'intérieur de l'abdomen, ou par péritonite générale.

La marche et la durée de l'étranglement herniaire sont fort variables. Dans quelques cas, les symptômes sont si violents que l'on a vu des malades succomber en un ou deux jours ; d'autres fois, ils ont si peu d'intensité et leur marche est si lente, que la maladie abandonnée à elle-même ne devient funeste qu'au bout de six ou huit jours ou quelquefois plus tard. Cette lenteur s'observe surtout dans les cas d'étranglement qui succèdent à l'engouement des hernies chez les vieillards. Le plus souvent l'étranglement livré à lui-même se termine par la gangrène et toutes ses conséquences; cependant, dans quelques circonstances malheureusement fort rares, on voit, au bout de quelques heures ou de quelques jours de souffrance, les accidents diminuer d'intensité et la hernie se réduire spontanément. Alors, le malade a des évacuations alvines abondantes et ne tarde pas à être guéri.

Le diagnostic de l'étranglement ne présente pas ordinairement de difficultés; cependant, il peut se faire qu'une hernie d'un très-petit volume ignorée des malades produise des accidents qui seront rapportés à un étranglement interne ou à une obstruction intestinale, si on ne se livre à un examen très-attentif du malade. La coexistence de deux hernies, dont une seule est étranglée, l'autre étant irréductible, peut encore apporter quelques difficultés au diagnostic. Enfin, une hernie irréductible, existant chez un individu actuellement atteint d'étranglement interne, peut être prise pour une hernie étranglée.

D'après tout ce qui a été dit plus haut, on voit que l'étranglement est toujours un accident très-fâcheux. Il l'est surtout chez les hommes jeunes et vigoureux et exige alors plus souvent l'opération.

Le *traitement* des hernies étranglées doit avoir pour objet de faire cesser la compression à laquelle sont soumises les parties et de les replacer dans leur situation naturelle. Les moyens propres à remplir cette indication sont variés, mais ils ne sont pas tous doués d'une égale efficacité. Les principaux sont: le taxis, la saignée, les bains, les topiques réfrigérants, répercussifs et astringents, les potions laxatives et purgatives et les lavements de même nature, l'administration par la bouche ou en lavements de certaines substances spéciales, telles que la belladone, le café, le tabac, etc., enfin l'opération.

Aussitôt qu'une hernie est étranglée, la première chose à faire, c'est de priver le malade d'aliments et de boissons et de le faire coucher dans la position la plus favorable à la réduction, qui est celle que nous avons indiquée à propos du taxis. On procède ensuite à cette opération, qui se pratique de la manière accoutumée. La force et la durée des pressions exercées sur la hernie doivent être subordonnées à l'état de celle-ci. Si elle est récemment étranglée et peu douloureuse, on réussit souvent à l'aide de pressions prolongées et exercées avec une certaine force. Au contraire, si l'étranglement date de plusieurs jours ou de plusieurs heures et que la hernie soit déjà enflammée, il faut agir avec beaucoup de ménagement et éviter des pressions qui pourraient causer de graves accidents. Lorsque les tentatives de réduction ont échoué, ou lorsque l'état de la hernie s'oppose à ce que l'on insiste sur le taxis, on conseille généralement de faire une ample saignée du bras, dans le but d'affaiblir le malade et de provoquer une syncope, pendant laquelle il sera plus facile de repousser dans l'abdomen les parties qu'on n'avait pu réduire auparavant. Il est parfois nécessaire, chez les sujets jeunes et vigoureux, de revenir plusieurs fois à la saignée, qui est avantageuse, non-seulement en rendant le taxis plus facile, mais encore en prévenant l'inflammation et la gangrène dans les cas où il échoue. Les émissions sanguines locales doivent être fort rarement employées, car elles ne peuvent avoir qu'une faible action et elles font perdre un temps précieux.

Si la saignée ne produit pas l'effet que l'on en attendait, il convient de mettre le malade dans un bain tiède, prolongé pendant une ou deux heures, qui ne manque pas de soulager le malade et qui parfois amène la rentrée spontanée de la hernie.

Au sortir du bain, on fait de nouvelles tentatives de réduction. Si elles échouent encore, il faut administrer un lavement purgatif avec de l'eau de mer ou avec une décoction de séné additionnée de sulfate de soude. On peut aussi recourir aux lavements de tabac, qui sont doués d'une très-grande efficacité. On les prépare en faisant infuser, pendant dix minutes, 4 grammes de feuilles de tabac, ou, à défaut, de tabac à fumer, dans 400 grammes d'eau. Il faut en serveiller attentivement l'action, car ils pourraient donner lieu à des symptômes de narcotisme. Les purgatifs par la bouche peuvent aussi rendre des services ; mais il faut pour cela que le malade ne soit pas tourmenté par des vomissements fréquents; car le remède, immédiatement rejeté, serait sans action sur la hernie. On ne doit donc avoir recours aux purgatifs que dans les cas où les accidents sont encore peu graves et où les vomissements sont peu fréquents. L'huile de ricin associée à une infusion aromatique et administrée par cueillerée à bouche, de demi-heure en demi-heure, comme dans l'engouement, peut quelquefois réussir.

Les applications émollientes, astringentes, résolutives, faites sur la tumeur, ne méritent que peu de confiance; elles ne peuvent en rien remédier aux accidents et elles font perdre un temps précieux. Cependant, des cataplasmes émollients arrosés de quelques gouttes de laudanum pouvant produire un peu de soulagement, on ne doit pas négliger leur emploi. Les onctions avec une pommade belladonée peuvent aussi rendre des services. Enfin, toutes les fois que ce sera possible, on fera bien d'essayer des applications de glace sur la hernie. Ces applications, que l'on fait au moyen d'une vessie, dans laquelle on met de petits fragments de glace, calment vite la douleur, préviennent l'inflammation, diminuent le volume de la hernie, surtout lorsque celle-ci contient des gaz, et par une crispation marquée du scrotum, peuvent déterminer la rentrée de la hernie, ou tout au moins en rendre la réduction plus facile. Malheureusement, le chirurgien de la marine est rarement à même d'avoir de la glace à sa disposition et il ne peut davantage user des mélanges réfrigérants; il faut donc qu'il se serve surtout des moyens généraux et du taxis.

Diverses substances médicamenteuses ou autres ont été préparées et employées avec succès pour favoriser la réduction des hernies étranglées. A leur tête, il faut placer l'extrait de belladone, médicament énergique et doué d'une action vraiment merveilleuse. Dans tous les cas, aujourd'hui assez nombreux, où l'extrait de belladone a été employé à l'intérieur, il n'a pas tardé à apaiser la douleur, à faire cesser les nausées et les vomissements et à produire un calme suivi, au bout de quelques heures, ou tout au plus d'un jour ou deux, de la rentrée spontanée de la hernie ou de sa réduction par la simple application de la main. Pour ma part, je l'ai employé deux fois avec un succès complet et j'en recommande l'usage avec confiance. L'extrait de belladone doit être administré sous forme de potion aux doses suivantes :

Extrait de belladone.............	25 centigrammes.
Eau de fleurs d'oranger...........	80 grammes.
Sirop diacode...................	20 —

Il faut faire dissoudre l'extrait de belladone, dans le mortier de verre, avec une petite quantité d'eau et ajouter peu à peu le reste du liquide. A bord des navires, on peut remplacer l'eau distillée et le sirop par 100 grammes d'une infusion aromatique sucrée. Cette potion doit être prise par cuillerée à bouche, de demi-heure en demi-heure ; il faut l'agiter avant d'en donner au malade. Si la réduction n'avait pas encore eu lieu quand elle sera finie, on doit en préparer une nouvelle.

L'infusion de café administrée à haute dose a également réussi dans certains cas d'étranglement herniaire. On la donne par tasse chaude et peu sucrée, de quart d'heure en quart d'heure. La réduction peut être obtenue ainsi en fort peu de temps. C'est là un moyen simple et inoffensif, que l'on pourrait essayer dans les cas où l'on n'aurait pas d'autres remèdes sous la main.

Je ne dois pas oublier de parler des succès obtenus à l'aide des vapeurs d'éther ou de chloroforme respirées jusqu'à production d'anesthésie complète. Par ce moyen, on a réduit un grand nombre de hernies qui auraient été opérées avant la découverte des anesthésiques. Afin d'en retirer tout le bénéfice qu'il peut donner, il faut attendre, pour tenter la réduction, que l'anesthésie soit arrivée à la période de collapsus, dans laquelle le système musculaire est dans un relâchement complet. Ce mode de traitement convient surtout chez les sujets jeunes et vigoureux, avant l'emploi de la saignée, et lorsqu'on a lieu de soupçonner que l'étranglement est spasmodique.

Je passe sous silence plusieurs autres moyens conseillés pour provoquer la rentrée des hernies, tels que la ponction de la tumeur avec un trocart, l'électro-puncture, la rupture sous-cutanée de l'anneau aponévrotique, pratiquée par M. Seutin, l'aspiration des gaz intestinaux, au moyen d'une longue canule introduite dans le rectum, etc. ; parce que, de ces moyens, les uns sont dangereux et les autres sont d'une utilité fort douteuse. On fera donc bien de se borner à l'emploi de ceux que nous avons indiqués et dont l'expérience a démontré l'efficacité.

Quand, par le taxis ou tout autre moyen, on a obtenu la réduction d'une hernie étranglée, ordinairement les accidents cessent bientôt, les matières intestinales reprennent leur cours et le malade ne tarde pas à se rétablir. Mais il peut se faire que, par suite de la constriction et de l'inflammation éprouvée par l'intestin, le cours des matières ne se rétablisse pas de suite, et que les accidents de l'étranglement persistent. Dans ces cas, l'usage des purgatifs est de rigueur; il faut les administrer avec persistance; l'huile de ricin convient encore très-bien ici. Du reste, il est de règle de prescrire toujours un laxatif. Après la réduction d'une hernie, et plusieurs jours encore après, on doit conseiller l'usage des lavements de même nature; c'est là une règle à laquelle il ne faut pas déroger.

Si, après l'emploi du taxis, de l'anesthésie, de la saignée, des bains chauds, des lavements purgatifs ou avec le tabac, l'extrait de belladone, à l'intérieur, de la glace sur la tumeur et des autres moyens que nous avons indiqués, la réduction ne peut être obtenue, il devient nécessaire de recourir à l'opération. Mais à quel moment doit-elle être pratiquée, et pendant combien de temps peut-on, sans danger, insister sur les autres moyens de traitement? Il est très-difficile de répondre à cette question, car les accidents ne sont pas également graves et ne marchent pas, chez tous les sujets, avec la même rapidité. Cependant, en règle générale, on peut dire que l'opération est indiquée lorsque l'inflammation a envahi la tumeur et commence à s'étendre au péritoine abdominal; que les vomissements sont fréquents; que la tumeur et le ventre sont très-douloureux, et que l'on a à craindre la gangrène. C'est tantôt au bout de quelques heures, tantôt après plusieurs jours que se présente ce moment. D'ordinaire, c'est le deuxième ou troisième jour que l'opération est devenue indispensable; attendre plus longtemps, lorsqu'il n'existe aucune amélioration, c'est s'exposer à trouver les intestins gangrenés. A bord, l'étranglement est reconnu aussitôt qu'il se produit, on le combat donc au début. Il faut mettre en usage, avec une persévérance et une patience suffisantes, les moyens dont on a fait choix; mais lorsqu'ils ont échoué, il faut agir, et il n'y a rien à espérer de l'expectation. Si des signes de péritonite existaient déjà, quand on est appelé auprès d'un malade, il faudrait opérer sans délai; il en serait de même, et à plus forte raison, s'il y avait des signes de gangrène.

Une hernie épiploïque étranglée réclame à peu près les mêmes moyens de traitement que l'étranglement des intestins, avec cette différence que les purgatifs et les lavements sont inutiles et que l'on peut temporiser beaucoup plus longtemps. L'indication d'opérer se présente lorsque l'inflammation commence à envahir le péritoine abdominal. Lorsque l'étranglement est dû à une inflammation phlegmoneuse de l'épiploon hernié, on ne doit pas réduire, et il faut traiter la tumeur comme un phlegmon ordinaire, c'est-à-dire par les sangsues, les cataplasmes émollients et anodins. Quand l'abcès est formé, il faut l'ouvrir largement pour donner issue au pus. Dans les cas où l'on croirait devoir pratiquer le débridement de l'anneau, on devrait, autant que possible, se dispenser d'inciser le sac et de ne pas réduire l'épiploon, car cette inflammation phlegmoneuse diffère de l'étranglement ordinaire.

ART. III. — DÉBRIDEMENT DES HERNIES.

Le débridement des hernies étranglées est soumis à des règles générales qui subissent diverses modifications, suivant chaque espèce de hernie. Dans un but d'utilité, que mes lecteurs apprécieront sans doute, j'ai cru devoir modifier un peu la marche que j'ai suivie jusqu'ici. Au lieu de rester dans les généralités, je décrirai séparément et avec quelque soin l'opération des hernies inguinales et crurales, les seules que l'on observe d'ordinaire chez les marins. Afin d'être bien compris, je devrai entrer, sur chacune de ces espèces, dans quelques considérations de pathologie et d'anatomie chirurgicale.

§ 1. — **Hernie inguinale.**

Lorsque l'aponévrose de l'oblique externe est arrivée au niveau d'une ligne, étendue de l'épine iliaque antérieure et supérieure à l'épine du pubis, elle s'arrête, s'épaissit et semble se réfléchir sur elle-même. L'espèce de corde qu'elle forme a reçu les noms d'*arcade crurale*, de *ligament de Fallope* ou *de Poupart*, etc. L'extrémité interne de cette arcade se divise en dedans de l'épine du pubis, entre cette épine et la symphyse, en deux bandelettes légèrement divergentes, qui interceptent une ouverture de forme ovalaire, destinée à donner passage, chez l'homme, au cordon des vaisseaux spermatiques, et chez la femme au ligament rond. Cette ouverture est l'*anneau inguinal*, les bandelettes qui la circonscrivent en sont les *piliers*, dont l'*externe* se fixe auprès de la symphyse du pubis, et l'*interne* s'entre-croise au devant de cette symphyse avec celui du côté opposé.

L'anneau inguinal est l'orifice extérieur d'un canal constitué par la réflexion de l'aponévrose du grand oblique, qui se continue en arrière avec le *fascia transversalis ;* on lui donne le nom de *canal inguinal*, et il forme une gaîne au cordon spermatique chez l'homme, et au ligament rond chez la femme. Sa direction est oblique de haut en bas, d'arrière en avant et de dehors en dedans; il a une longueur de 4 centimètres. On lui remarque une paroi antérieure, formée par l'aponévrose du grand oblique ; une paroi inférieure constituée par la réflexion de cette aponévrose, et une postérieure formée par le *fascia transversalis*. La supérieure

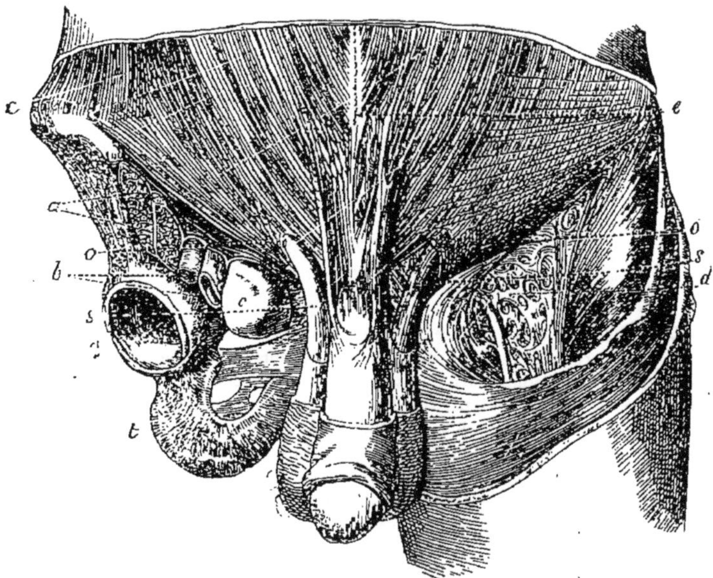

Fig. 77. — On voit que, d'un côté, presque toutes les parties molles ont été enlevées pour bien montrer ce qu'on appelle l'arcade crural. *a* indique les muscles iliaque et psoas, qui ont été coupés au moment de leur sortie du bassin. — *b* indique de dehors en dedans : 1° l'artère crurale; 2° la veine. — *c* est un sac herniaire de hernie crurale en rapport avec les vaisseaux. — *d* est le *fascia cribriformis*. — *e*, épine iliaque antéro-supérieure. — *y*, cavité cotyloïde. — *t*, tubérosité sciatique. — *o*, orifice externe du canal inguinal donnant passage au cordon spermatique *s s*. — *l*, ligne blanche.

manque; elle est représentée par le bord supérieur des muscles petit oblique et transverse.

Des deux orifices du canal inguinal, l'*extérieur* nous est connu; quant à l'*intérieur* ou *péritonéal*, qui, avant toute dissection, n'est indiqué que par une dépression du péritoine, il est constitué par la réflexion du *fascia transversalis*, qui forme en dedans un bord saillant. Cette dépression est appelée *fossette inguinale externe*

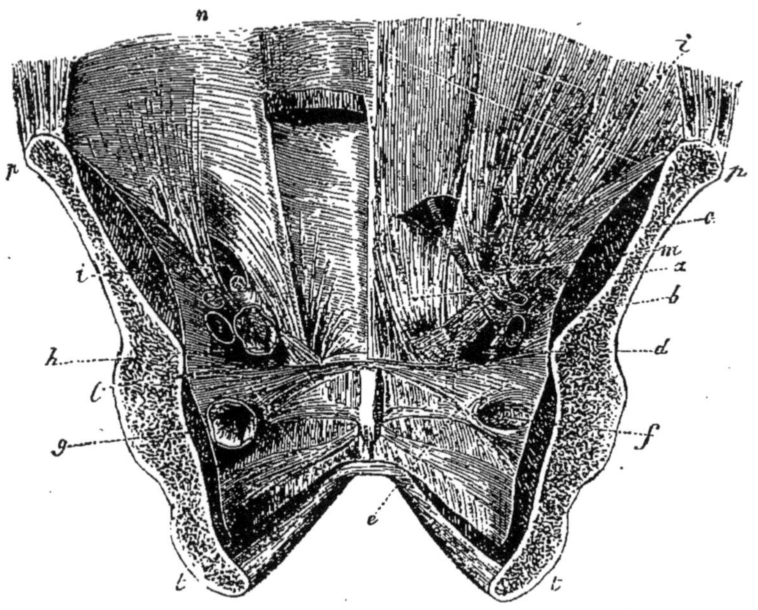

Fig. 78. — C'est une coupe, d'après Bonamy, qui représente la face postérieure ou péritonéale d'une portion de la paroi abdominale antérieure. A gauche, le péritoine seulement a été enlevé pour l'étude du *fascia transversalis*. A droite, ce fascia a été enlevé. — *a* montre le muscle droit, qui, par son bord externe, borne en dedans ce qu'on appelle la *fossette inguinale* interne. — *b*, artère iliaque externe, d'où émane l'artère épigastrique *c* à l'état le plus ordinaire. On voit au-dessous de cette naissance un pointillé qui indique le départ de l'artère hypogastrique, quand elle vient de la précédente. — *d* indique l'ouverture crurale supérieure ou l'*anneau crural*. — *e* indique le trajet de l'hypogastrique, quand elle a l'origine anormale déjà indiquée. — *f* est l'ouverture supérieure du canal sous-pubien droit. — *g* est le même orifice du côté gauche, dans lequel est engagé un sac herniaire. — *h* est un autre sac herniaire, engagé dans l'ouverture crurale supérieure pour montrer, du côté de l'abdomen, le rapport de la hernie avec les vaisseaux qui sont en dehors, et le ligament de Gimbernat qui est en dedans de la hernie. Au-dessus de ces vaisseaux est le commencement du canal inguinal, dans lequel on a introduit un corps cylindrique. — *n*, gaîne aponévrotique du muscle grand droit antérieur de l'abdomen ouverte transversalement pour montrer les fibres musculaires. — *i*, ouverture supérieure du canal inguinal; elle est plus marquée sur la figure, du côté gauche; la portion de la paroi abdominale située en dehors de l'artère épigastrique se nomme *fossette inguinale externe*. — *pp*, épines iliaques antéro-supérieures. — *t*,*t*, tubérosités sciatiques. — *l*, ligament de Gimbernat.

(*fig.* 78 *i*); c'est par elle que se fait la *hernie inguinale externe* ou *oblique*. En dedans de cette dépression s'en trouve une autre, moins prononcée, appelée *fossette inguinale moyenne* (*fig.* 78 *m*), par laquelle se fait la *hernie inguinale interne* ou *directe*. Une saillie sépare ces deux fossettes; elle répond à l'*artère épigastrique* (*fig.* 78 *c*) qui, née de l'iliaque externe, auprès du ligament de Poupart, se porte obliquement en haut et en dedans. Cette artère se trouve donc en *dedans* de l'orifice intérieur du canal inguinal; elle est toujours placée au côté interne des hernies obliques et au côté externe des hernies directes. La fossette inguinale moyenne est limitée en dedans par l'artère ombilicale oblitérée. En dedans de ce dernier vaisseau, on remarque une troisième dépression, appelée *vésico-pubienne* (*fig.* 78 *a*), et qui est un peu plus près de la ligne médiane que l'anneau inguinal; les hernies qui se font par cette dépression ont reçu le nom d'*obliques internes* ou *sus-pubiennes*.

Lorsque la hernie inguinale est oblique externe, les organes déplacés et le sac qui les contient sont toujours, à leur sortie de l'anneau inguinal externe, enveloppés par la gaîne du cordon, avec lequel ils ont des rapports internes. Presque toujours le cordon spermatique est situé en arrière de la hernie, mais il est ordinairement en dedans dans la hernie oblique, et en dehors dans la hernie directe. Les membranes qui recouvrent la hernie scrotale sont en dehors ou en dedans : la *peau* ou *scrotum*, le *dartos*, la *tunique fibreuse superficielle*, la *tunique érythroïde* ou *crémaster*, et la *tunique fibreuse profonde*. Mais il faut être prévenu que, dans les hernies anciennes, ces diverses couches ont perdu leurs caractères et qu'il s'en est formé de nouvelles entre la peau et le sac herniaire. L'artère *sous-cutanée abdominale* et les *honteuses externes* sont les seuls vaisseaux qui se trouvent dans les diverses couches que nous venons de mentionner, et qui puissent être lésés dans l'opération de la hernie étranglée (1).

Les symptômes des hernies inguinales varient suivant qu'elles sont internes ou externes. La hernie externe ou *oblique* (*fig.* 78) est la plus fréquente; elle est distinguée en *accidentelle* ou *congénitale*. Dans le commencement d'une hernie inguinale externe

(1) Voyez : Vidal (de Cassis), *Traité de pathologie externe*, 5e édition, t. IV, p. 267 et suiv.

formée accidentellement, chez l'adulte, on voit, dans le pli de l'aine et parallèlement à l'arcade crurale, une petite élévation de forme oblongue, qui augmente de volume par les efforts, la toux, l'éternument, etc., et disparaît peu à peu quand on la presse; cette variété a reçu le nom de *bubonocèle*. Plus tard, la hernie,

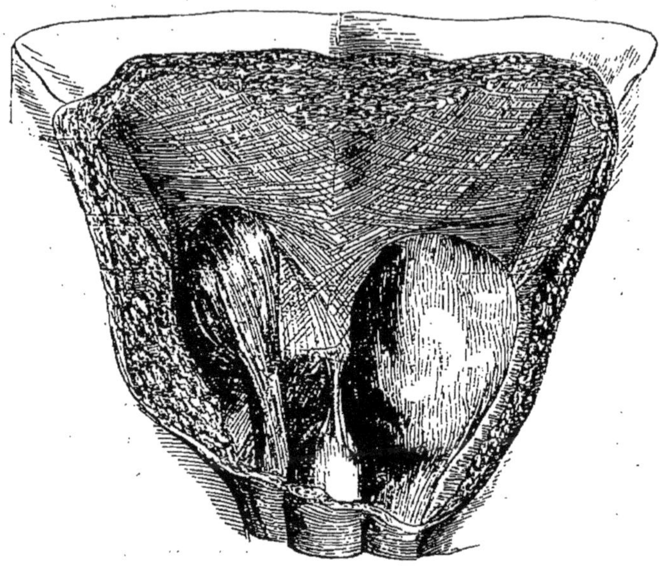

Fig. 79. — Deux hernies inguinales auxquelles on n'a laissé que l'enveloppe séreuse, le sac. Elles ne sont pas encore scrotales, surtout la droite, qui est une hernie inguinale *oblique externe* peu volumineuse; la gauche est une hernie *directe*.

augmentant de volume, repousse devant elle le péritoine et descend dans le scrotum, où elle forme une tumeur allongée, piriforme, obliquement dirigée de haut en bas et de dehors en dedans, à la partie inférieure et postérieure de laquelle on trouve le testicule. Cette tumeur possède les caractères communs aux hernies en général.

La hernie inguinale *congénitale* ne diffère de la hernie inguinale ordinaire que parce que les parties déplacées, au lieu d'être renfermées dans un sac particulier, sont contenues dans la tunique vaginale du testicule, restée en communication avec la cavité péritonéale, par un défaut d'oblitération du prolongement canaliforme qui les unissait. La communication des deux cavités est donc une condition nécessaire pour la formation des hernies congénitales ; ce qui ne prouve pas qu'elles existent toujours depuis la naissance; souvent, au contraire, elles ne se forment qu'au bout de plusieurs mois ou de plusieurs années. La hernie congénitale est presque toujours formée par les intestins; le testicule, au lieu d'être situé en bas et en arrière de la tumeur, est recouvert par les viscères sortis, qui le repoussent en arrière et en haut.

La hernie inguinale *interne* se fait, ainsi que nous l'avons dit, en forçant directement la paroi de l'abdomen, dans la fosse inguinale interne; elle ne possède point de canal et l'écoulement qui lui donne passage est un simple anneau fibreux. Ses enveloppes sont les mêmes que celles de la hernie oblique, sauf le crémaster qui ne le recouvre pas. Le cordon spermatique répond à sa partie postérieure et externe. Lorsque cette hernie est encore peu développée, elle a une rondeur toute particulière, soulève le pilier interne de l'anneau et constitue au-devant de cette ouverture une élévation plus considérable que la hernie externe; elle ne forme pas, comme celle-ci, une tuméfaction cylindrique dans le pli de l'aine et descend tardivement dans le scrotum. Des caractères analogues aux précédents, mais différant encore davantage de ceux de la hernie oblique externe, existent dans la hernie *oblique interne* ou *sus-pubienne.*

Il serait sans doute important, pour les chirurgiens, de pouvoir distinguer entre elles, dans tous les cas, les diverses espèces de hernie que nous venons d'étudier; malheureusement, cette distinction n'est guère possible que dans le commencement, alors que les parties ont conservé leur disposition normale. A la longue, tous ces caractères distinctifs disparaissent, de sorte qu'en face d'une hernie inguinale étranglée, il est souvent impossible au chirurgien de se prononcer sur la variété à laquelle elle appartient.

Je passe sous silence tout ce qui est relatif au diagnostic, au pronostic, aux complications et aux accidents des hernies inguinales, parce que tout ce que j'ai dit dans les généralités me paraît plus que suffisant et se rapporte d'ailleurs à elles d'une manière spéciale. J'aborde directement la description de l'opération du débridement (*herniotomie*). Cette opération se compose de quatre temps principaux qui sont : 1° l'incision de la peau; 2° celle des feuillets membraneux sous-cutanés et du sac; 3° le débridement; 4° enfin, la réduction des viscères. Voici comment on procède.

Opération (1). — Le malade étant étendu sur un lit. Après que l'on a rasé la région pubienne du côté où siége la hernie, le chirurgien, placé de ce côté et tenant comme un archet de violon un bistouri très-légèrement convexe, fait sur le devant de la tumeur une incision qui s'étend du fond du scrotum jusque auprès de l'anneau inguinal interne. La peau et le tissu cellulaire sont compris dans cette première incision. Dès qu'ils ont été divisés, on coupe les tissus sous-jacents avec le bistouri porté à plat, pendant qu'on les soulève avec une pince à disséquer. Lorsqu'on a fait de cette manière une boutonnière à une couche de tissu, on y passe une sonde cannelée pour prolonger l'incision en haut et en bas, dans une étendue égale à celle de la peau.

La surface extérieure du sac, étant souvent lisse et comme lubrifiée, a pu en imposer pour une anse intestinale; mais on évitera cette erreur en remarquant que le sac est toujours adhérent par sa surface externe, dans quelque point de sonétendue, lorsque la hernie est déjà ancienne, et qu'un intestin ne peut avoir une forme vésiculaire que dans le cas où toute sa circonférence n'a pas franchi l'anneau. Si la hernie est assez grosse pour qu'il y ait plus que pincement d'un segment du pourtour de l'intestin, s'il y a une anse intestinale, on n'aura pas incisé le sac, tant que la tumeur aura une surface uniforme et ne sera point constituée par deux tubes membraneux adossés. Le plus souvent d'ailleurs, le sac contient une quantité variable de sérosité que l'on sent en pressant avec le doigt et qui suffit pour guider le chirurgien.

Le sac est incisé en dédolant, comme les couches membraneuses qui le recouvrent immédiatement, et, pour agrandir l'incision, on se sert d'une sonde cannelée sur laquelle on glisse un bistouri droit. Il vaut peut-être mieux encore se servir de ciseaux pour ce dernier temps de l'opération, en ayant soin d'éloigner les lames de cet instrument de l'intestin contenu dans le sac.

Le sac herniaire ayant été largement divisé en haut et en bas, l'opérateur cherche avec l'indicateur gauche le point où l'étranglement s'est produit (rarement il se fait à l'anneau externe; c'est le plus souvent à l'anneau interne qu'il a lieu, qu'il soit produit directement par cet anneau, ou bien par le collet du sac resserré

(1) Cette description du manuel opératoire est empruntée à peu près textuellement aux *Éléments de chirurgie opératoire* de M. A. Guérin, p. 468 à 471.

en ce point par un travail pathologique) ; et, glissant l'ongle entre l'intestin et l'anneau qui étrangle, il se sert de ce doigt pour diriger un bistouri boutonné (*fig.* 80) dont la lame est introduite à plat entre l'anneau qui étrangle et l'ongle de l'opérateur (*fig.* 81).

Lorsque le bistouri a pénétré dans une étendue de 3 ou 4 millimètres, on retourne son tranchant vers la partie qu'il doit diviser et l'on incise en retirant l'instrument. Afin d'éviter la lésion de l'artère épigastrique, dont la position est le plus souvent ignorée, c'est sur le segment antérieur de l'anneau, c'est-à-dire en haut, qu'il convient de faire ce débridement.

L'obstacle à la rentrée des parties étranglées ayant été levé, le chirurgien attire au dehors de nouvelles anses intestinales, pour s'assurer que l'étranglement n'a point ulcéré une partie de l'intestin ; puis, les repoussant aussitôt de bas en haut, il les fait rentrer successivement, en commençant par les dernières sorties.

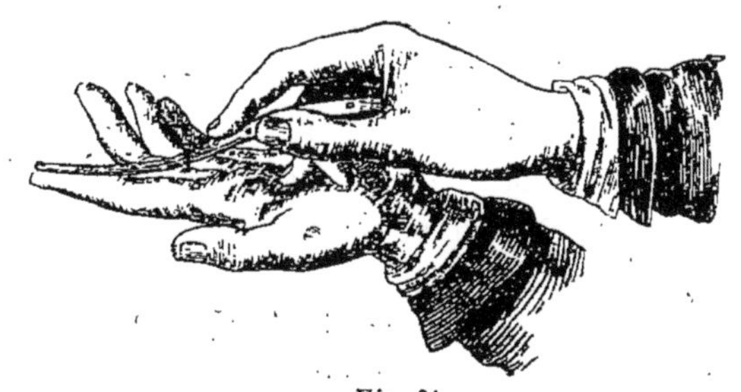

Fig. 80. *Fig.* 81.

Cette opération étant terminée, on lave les parties voisines de la plaie et l'on fait un pansement simple, avec un linge cératé et de la charpie, en rapprochant les lèvres de la plaie au moyen de quelques bandelettes agglutinatives. On recommande au malade de ne pas se livrer à des efforts capables de repousser les intestins au dehors.

Lorsque la hernie a été mal contenue avant de s'étrangler, on rencontre souvent des brides qui, allant du sac à l'intestin, s'opposent à la réduction. Si les brides sont ligamenteuses, rien n'est plus facile que de les couper ; si elles sont courtes, on les divise avec précaution, en se servant du bistouri ou des ciseaux, quand elles sont anciennes; tandis qu'on se contente de les déchirer avec l'ongle ou le manche d'un scalpel, quand elles sont récentes et qu'elles n'ont pas encore une consistance fibreuse.

Lorsque l'épiploon est descendu dans le sac, on le repousse dans le ventre de la même façon que l'intestin; mais il arrive souvent qu'il est adhérent au dehors d'une manière si intime, qu'il est presque impossible de le détacher sans le diviser lui-même. Dans ce cas, on peut lier la masse épiploïque près de l'anneau, pour la mortifier. Mais cette méthode ayant souvent donné lieu à des accidents mortels, on a retranché toute la portion d'épiploon herniée, en l'incisant transversalement près de l'anneau, et l'on a lié ensuite isolément tous les vaisseaux qui donnent du sang. On peut aussi le laisser dans la plaie, en le recouvrant par les lèvres de celle-ci.

Souvent les malades ne s'adressent au chirurgien que lorsque l'anse intestinale étranglée est déjà atteinte de gangrène. Dans ce cas, ce qu'il y a de mieux à faire, c'est d'y pratiquer une large incision, pour que les matières fécales puissent facilement s'épancher au dehors. Dans les cas douteux, où l'intestin est d'un gris noirâtre, sans qu'on puisse affirmer qu'il a perdu toute sa vitalité, on doit le laisser au dehors sans y toucher aucunement, après toutefois avoir fait cesser l'étranglement.

L'opération étant terminée, et le malade reporté dans son lit, il faut lui accorder quelques heures de repos, et prescrire une potion calmante; mais si le cours des matières fécales ne se rétablit pas promptement, on doit administrer un léger laxatif. Pour tout le reste du traitement, on se conduira comme dans les cas de plaies pénétrantes de l'abdomen. Après la guérison, le malade devra être assujetti à l'usage d'un bandage herniaire.

§ 2. — **Hernie crurale.**

L'arcade crurale, jetée comme un pont au-dessus de l'origine des vaisseaux fémoraux, établit la limite entre l'abdomen et le membre abdominal. Elle forme la base d'un vaste espace triangulaire, que complètent l'os ilion en dehors, et le pubis en arrière. Cet espace est rempli de dehors en dedans par le muscle psoas iliaque, le nerf crural, l'artère et la veine crurales, et le muscle pectiné. Des deux extrémités de l'arcade crurale, l'externe s'unit à l'aponévrose iliaque; quant à l'interne, elle forme un repli triangulaire, à bord falciforme, inséré sur la crête du pubis, et auquel on a donné le nom de *ligament de Gimbernat* (*fig.* 78, *l*). Derrière l'arcade fémorale, en dehors de ce repli, se trouvent une ouverture ou anneau occupé par l'artère et la veine crurales, un grand nombre de vaisseaux lymphatiques, et qu'obturent toujours un ou deux ganglions lymphatiques : c'est l'*anneau crural* (*fig.* 78, *d*), qui est, à l'état normal, en partie formé par une sorte de diaphragme percé de trous, appelé *septum crurale*. L'anneau crural a une forme triangulaire; sa base, très-longue, est formée par l'arcade crurale, et ses bords latéraux sont constitués, l'interne par le muscle pectiné, revêtu de son aponévrose; l'externe par le psoas-iliaque, doublé du fascia iliaca. Des trois angles, l'interne, arrondi, répond au bord concave du ligament de Gimbernat; l'externe, très-aigu, au point où le ligament de Fallope s'unit à l'aponévrose iliaque; le postérieur, obtus, répond à l'éminence ilio-pectinée. Les vaisseaux et les nerfs qui passent par cet anneau sont ainsi disposés : le nerf est en dehors, recouvert par l'aponévrose iliaque, l'artère répond à l'angle externe de l'anneau, et appuie sur l'éminence ilio-pectinée; la veine est en dedans, et en rapport avec le bord interne ou pectinéal; entre elle et le bord concave du ligament de Gimbernat, il y a toujours un espace occupé par un ganglion lymphatique, et par lequel les viscères peuvent s'échapper pour former hernie.

La hernie crurale, passant ordinairement par cet anneau, descend au-dessous du pli de l'aine, vers le point où la veine saphène interne se jette dans la veine fémorale, dans une sorte de canal aponévrotique, appelé *canal crural*, dont l'orifice inférieur serait formé par le trou que fait la veine saphène en traversant le fascia cribriformis, pour aller s'anastomoser avec la fémorale. Dans ce trajet, la hernie est recouverte par la peau, le tissu cellulaire sous-cutané, le fascia superficialis, le fascia cribriformis, et une couche de tissu cellulo-fibreux. L'artère honteuse externe supérieure passe en avant de la hernie.

Les rapports de l'anneau crural avec les vaisseaux qui l'avoisinent sont importants à connaître. L'artère épigastrique côtoie de bas en haut sa partie externe; quand il y a hernie, elle est donc en dehors du collet du sac. Près du bord libre du ligament de Gimbernat, c'est-à-dire en dedans de l'anneau et du collet du sac, quand il y a hernie, se trouve une branche artérielle qui fait communiquer l'obturatrice avec l'épigastrique ; son volume est souvent très-considérable. Au-dessus, dans l'épaisseur de l'arcade crurale, passe le canal inguinal qui renferme les vaisseaux spermatiques et le canal déférent ; de sorte que l'anneau crural est entouré de tous côtés par des vaisseaux.

La hernie crurale est beaucoup plus rare chez l'homme que la hernie inguinale. Les viscères sortis par l'anneau crural ne forment pas d'abord de tumeur bien sensible, retenus qu'ils sont par le fascia cribriformis ; mais bientôt, ils s'échappent par une ouverture de ce feuillet aponévrotique, et font saillie au dehors (*fig.* 82 *b*). Comme la densité du tissu cellulaire sous-cutané de la cuisse et les adhérences de la peau à l'aponévrose s'opposent à ce que la hernie prenne de l'accroissement par en bas, et que d'ailleurs le

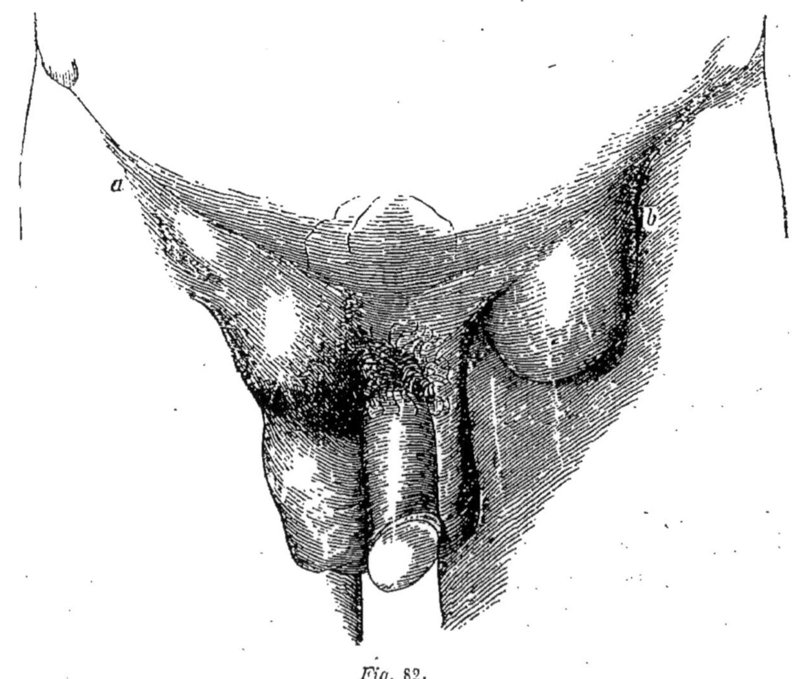

Fig. 82.

tissu cellulaire offre moins de résistance au pli de la cuisse, la tumeur se développe en avant et en haut, de manière à remonter au-devant et même au-dessus de l'arcade crurale. Les mouvements de flexion de la cuisse sur le bassin contribuent aussi à ce résultat; de sorte que la hernie, à mesure qu'elle augmente de volume, se dirige en dehors et prend une forme oblongue, dont le grand diamètre est parallèle à l'arcade crurale. La hernie crurale acquiert rarement un volume considérable; cependant on l'a vue quelquefois acquérir de grandes dimensions, et même descendre jusqu'à la partie moyenne de la cuisse. Elle est ordinairement formée par l'intestin grêle; on y rencontre quelquefois l'épiploon, mais il y est très-rarement seul.

Le diagnostic de la hernie crurale est généralement facile, lorsqu'elle a acquis un certain volume; mais quand elle est tout à fait à son début, il est très-aisé de la méconnaître, car elle rentre sans faire de bruit, et disparaît aussitôt que le malade est au lit; toutefois, l'impulsion qu'elle éprouve quand le malade tousse, aidera à la faire reconnaître. Cette hernie, lorsqu'elle est considérable, peut être prise pour une hernie inguinale; cependant, en examinant la chose avec attention, on pourra reconnaître le lieu par lequel les parties se sont échappées; d'ailleurs, la hernie inguinale est ordinairement oblique de haut en bas, et la crurale a une direction parallèle au pli de l'aine. Les seules maladies du pli de l'aine, avec lesquelles il soit possible de confondre cette espèce de hernie, sont un état variqueux de la veine saphène, un engorgement inflammatoire des ganglions cruraux ou un abcès par congestion; mais les signes propres à ces diverses maladies, et l'absence de ceux qui appartiennent à la hernie, permettront le plus souvent d'éviter l'erreur.

La hernie crurale est exposée à l'étranglement comme la hernie inguinale. Les symptômes qui dénotent cet accident, et les moyens que l'on emploie pour y remédier, sont les mêmes que dans les autres espèces de hernies. Il faut observer, toutefois, que l'étroitesse de l'ouverture par laquelle la hernie crurale a lieu, son peu d'extensibilité, et la forte constriction qu'elle exerce sur les parties déplacées, rendent l'étranglement très-grave, et exigent une prompte opération.

Opération. — Elle doit être conduite d'après les règles qui ont été exposées à propos de la hernie inguinale. L'incision de la peau est généralement faite sur la partie moyenne de la tumeur, et s'étend depuis un pouce au-dessus de l'arcade crurale, jusqu'à la partie inférieure de la hernie. L'incision à branche inférieure oblique, conseillée par notre savant maître M. Marcellin Duval, est de beaucoup préférable. Après la peau, on divise le fascia superficialis, entre les deux feuillets duquel se trouve du tissu cellulo-adipeux. Les couches sous-jacentes sont soulevées successivement avec la pince, qui permet au bistouri de faire une boutonnière, par laquelle on glisse une sonde cannelée et un bistouri droit, avec lequel on divise ces tissus dans toute la longueur de la plaie. On doit se conduire, dans cette partie de l'opération, absolument comme pour la hernie inguinale.

Le sac étant généralement très-mince, et contenant peu de sérosité, son ouverture demande beaucoup de précautions. Lorsqu'il a été ouvert, il faut aller à la recherche de l'anneau qui produit l'étranglement. Si l'on s'aperçoit qu'il soit trop éloigné de l'incision extérieure pour qu'on puisse l'inciser commodément, on doit couper en travers celle des deux lèvres de la plaie vers laquelle le col du sac est placé. Le plus souvent, l'étranglement est causé par le bord tranchant du ligament de Gimbernat à l'anneau crural; quelquefois il est produit par une ouverture du fascia cribriformis; enfin, dans quelques cas, il est dû au collet du sac. Ces deux derniers modes d'étranglement sont les moins graves, parce qu'ils n'exposent pas, autant que l'autre, à la lésion des vaisseaux, et qu'ils n'exigent qu'une très-petite incision; mais malheureusement ils sont moins fréquents.

L'anneau crural, on s'en souvient, est entouré de tous côtés par des artères plus ou moins importantes; son débridement expose donc toujours à une hémorrhagie, dont il est fort difficile de se rendre maître; on ne peut éviter cet accident qu'en débridant dans une très-petite étendue. Le lieu sur lequel se pratique le débridement est en dedans, sur le ligament de Gimbernat. Pour l'exécuter, un aide éloigne les parties herniées, pendant que le chirurgien introduit l'extrémité de son doigt indicateur gauche, entre l'anneau et l'intestin, de manière à ce que la pulpe de ce doigt soit dirigée vers la partie à débrider. Un bistouri boutonné droit ou courbe est ensuite glissé à plat, sur la pulpe du doigt. La hernie coiffe et masque l'ouverture qui est située au fond d'une cavité et très-difficile à atteindre. C'est le temps le plus dangereux, le plus laborieux de l'opération. Pour éviter la lésion des vaisseaux, on a conseillé de débrider en pressant le bistouri contre l'anneau, au lieu de couper celui-ci en retirant l'instrument. C'est dans le même but, que M. Malgaigne, au lieu de débrider l'anneau, se contente de l'érailler avec une spatule. Enfin, c'est le cas ou jamais de recourir avec avantage au débridement multiple si fort conseillé par Vidal (de Cassis) (1).

Le pansement et les soins consécutifs à l'opération sont les mêmes que dans la hernie inguinale.

« L'obligation d'opérer une hernie à bord est toujours fâcheuse, dit M. Forget (2) ; le chirurgien s'appliquera donc à l'emploi des moyens qui peuvent prévenir cette nécessité, soit en surveillant les hommes qui portent des bandages, et en les exemptant de travaux trop pénibles, soit en appliquant avec vigueur et discernement les moyens susceptibles de favoriser la réduction des hernies étranglées, sans opération ; le taxis surtout demande beaucoup d'étude et d'exercice. »

Observation XXX. — *Hernie inguinale étranglée. — Opération pratiquée à la mer, guérison.* — Lenoreb, Jean-Louis, âgé de 31 ans, matelot de 3e classe à bord du brick de guerre *le Victor*, de petite taille, mais fort et vigoureux, était porteur, depuis l'âge de 11 ans, d'une hernie inguinale du côté droit. Le 28 avril 1852, il nous déclara, pour la première fois, l'infirmité dont il était atteint. Jusqu'à cette époque aucun moyen contentif n'avait été appliqué. La réduction fut opérée avec facilité, et la hernie contenue à l'aide d'un bandage. Deux mois après (29 juin) le bandage ayant été abandonné, l'imprudent malade vit sa tumeur reparaître et n'en continua pas moins ses travaux. Au bout de quelques jours (4 juillet), il éprouva, immédiatement après le dîner, des accidents qui le forcèrent à venir nous consulter. Il vomit des matières alimentaires, il ressent des douleurs abdominales très-vives qu'il exprime par des plaintes continuelles; la tumeur est dure, sensible à la pression. Pendant la nuit du 5 juillet, le hoquet se manifeste, les vomissements deviennent bilieux.

Les jours suivants, 5, 6, 7 juillet, les accidents augmentent d'intensité; le malade éprouve une sensation de constriction vers le nombril ; le ventre est ballonné vers cette région et le flanc gauche : il y a des gargouillements, des éructations, et une suppression complète des matières et des gaz, le hoquet est très-fréquent, fatigue beaucoup le malade ; la soif est vive, la langue humide, blanchâtre; la peau est chaude, le pouls dur, sans fréquence ; le foie exprime la souffrance, les matières rejetées n'ont pas l'odeur stercorale ; la hernie présente une forme arrondie ; elle est rouge tendue, lourde, chaude, elle dessine, au niveau de l'anneau inguinal externe, un bourrelet considérable; la sensibilité est plus prononcée en cet endroit que dans les autres points de la tumeur.

(1) *Traité de pathologie externe*, 5e édition.
(2) *Précis de médecine navale.*

A la mensuration, elle donne 2 décimètres de longueur et 18 centimètres de circonférence à sa partie moyenne.

Depuis l'apparition des premiers accidents jusqu'au 8 juillet, nous faisons tous nos efforts pour réduire la hernie, et nous cherchons à faciliter le taxis que nous pratiquons modérément, par tous les moyens mis à notre disposition et que la science a fait connaître. Mais, ni les bains prolongés, ni les émissions sanguines, ni les lavements purgatifs n'amènent un résultat satisfaisant.

Nous étions au 8 juillet, et l'étranglement avait quatre jours de date. Devions-nous renouveler nos tentatives de réduction, ou attendre que la gangrène s'emparât de la tumeur? Nous étions déjà fixé sur l'inefficacité des moyens employés; nous savions quelles sont les conséquences d'une opération entreprise alors que l'intestin est mortifié. Ne voyant le salut de Lenoreb que dans la kélotomie, nous n'hésitâmes pas à pratiquer cette opération le 8 juillet. Le succès a justifié notre tentative; encore quelques jours d'attente, et nous nous trouvions en présence de deux dangers : de la gangrène qui devenait imminente et de *l'impossibilité absolue de pouvoir opérer, à cause d'une effroyable tempête que nous essuyâmes le 11, en passant le canal Mozambique.* Nous nous trouvions alors par 36° latitude et par 25° longitude de l'hémisphère sud. Le thermomètre centigrade marquait 20°.

A onze heures du matin, nous plongeons le malade dans l'éthérisme. Un cornet de papier un peu épais, dans l'intérieur duquel est placé un fragment d'éponge, est l'appareil employé. Une ouverture circulaire, pratiquée sur un des points de la circonférence et munie d'une soupape, sert à introduire de l'air pur. Privé de chloroforme, nous n'obtenons qu'une insensibilité incomplète; mais cet inconvénient est en partie racheté par le courage avec lequel notre marin supporte cette longue opération.

Le brick n'ayant pas d'hôpital, Lenoreb est placé à bâbord dans le faux-pont, près de la grande écoutille, et disposé de telle manière que la partie malade soit bien éclairée.

La hernie étant volumineuse, nous pratiquons une première incision de 6 centimètres et demi, à quelques millimètres au-dessus de l'orifice inguinal externe; elle est dirigée de dehors en dedans et un peu de bas en haut. Une seconde incision faite suivant le grand axe de la tumeur, et tombant perpendiculairement sur la première, représente avec cette dernière la lettre T.

Elle n'a que 7 centimètres d'étendue et n'intéresse pas la moitié de la longueur de la hernie. Nous ne tenons pas à prolonger cette seconde incision jusqu'à la partie inférieure de la tumeur, de crainte d'avoir une solution de continuité trop étendue. Il est vrai de dire que les manœuvres opératoires sont plus gênées, mais nous avons le soin de faire écarter les lèvres des plaies par des crochets rétracteurs confiés à deux matelots intelligents.

Les feuillets cellulo-fibreux qui séparent la peau du sac, sont divisés avec beaucoup de précaution. Ils sont épaissis et tellement adhérents qu'il est impossible de les soulever avec les pinces; nous sommes forcé de les détacher en dédolant. Le tissu cellulaire qui double le sac est très-dense, ressemble au sac lui-même. Cette disposition anatomique nous embarrasse un instant. Nous débridons en plusieurs sens l'*anneau inguinal externe*, et ce n'est qu'après beaucoup de temps, et après nous être bien assuré que l'étranglement n'est point produit par cet anneau que nous mettons le sac à découvert. Nous voyons alors que l'étranglement est produit par le collet, qu'il siége au niveau de l'orifice inguinal externe, et qu'il étreint fortement l'intestin. Une petite ouverture pratiquée au sac permet de glisser entre l'intestin et lui une sonde cannelée ; cet instrument sert de conducteur à un bistouri droit boutonné qui divise le péritoine dans une petite étendue et va lever l'étranglement directement en haut. L'intestin est chaud, d'un rouge brun et offre une petite plaque ardoisée mais il n'est point mortifié ; nous ne trouvons pas de traces de pseudo-membranes, mais une exhalation considérable de sang que nous épongeons. La réduction nous offre quelque difficulté pour les dernières anses intestinales. Nous procédons ensuite au pansement. Les lèvres des deux incisions sont rapprochées autant que possible, et fixées à l'aide de bandelettes de diachylon. Un grand linge cératé et fenêtré, quelques gâteaux de charpie, des compresses et un bandage triangulaire complètent le pansement. Des onctions mercurielles sont faites sur toute l'étendue de l'abdomen que l'on recouvre d'un grand cataplasme émollient.

Suivons les résultats de cette opération :

4 heures 1/2 du soir. Le malade a des vomissements bilieux, des envies d'aller à la garde-robe. L'émission des urines nécessite d'abord quelques efforts, puis elle devient facile.

8 heures du soir. Lenoreb éprouve un soulagement marqué, les coliques sont moins vives, il y a des éructations et une émission considérable de gaz par l'anus ; le hoquet, qui n'avait pas cessé, devient plus rare ; la peau est un peu chaude, le pouls fort, sans fréquence, la soif très-vive. Il n'y a pas de vomissement. (Diète, orge sucrée, onctions mercurielles, cataplasme.)

9 juillet. — 6 heures du matin. Insomnie, réaction très-vive combattue par une saignée de 500 grammes. Il n'y a ni vomissement ni hoquet. Le ventre est sensible à la pression, sueurs abondantes.

10 heures du matin. La plaie est tuméfiée, enflammée, les pièces d'appareil sont imbibées d'un liquide séro-sanguinolent, douleurs vers la région ombilicale, ballonnement de l'abdomen.

3 heures de l'après-midi. Miction difficile, léger hoquet, pas de vomissement, pas de selle. Le facies est bon.

6 heures du soir. Pouls un peu fréquent. L'inflammation et la douleur de la plaie sont moins vives, soif modérée. Peau moite.

10 juillet. — Sommeil de quelques heures. Le roulis fatigue beaucoup le malade que nous couchons dans un cadre. La miction devenue impossible nécessite le cathétérisme. La constipation persiste malgré l'emploi des lavements simples ; le ventre encore ballonné est toujours un peu douloureux à la pression, vers le nombril. (L'usage des onctions mercurielles qui ont amené un eczéma très-étendu est suspendu.)

11 juillet. — Le sommeil a été empêché par les mouvements violents du navire. Une selle est déterminée par l'administration d'un lavement purgatif. Le ventre est moins ballonné. La suppuration commence à s'établir, quelques cuillerées de bouillon sont prises avec plaisir.

12 juillet. — Trois selles. Lenoreb demande à manger. La langue est belle, et l'abdomen devient souple ; la peau est bonne, le pouls normal ; au pansement du soir, nous le trouvons profondément endormi. (Potage léger.)

13 juillet. — Sommeil prolongé. Les coliques sont nulles, deux selles, urines faciles et abondantes.

14 juillet. — Le ventre s'affaisse de plus en plus, la pression n'y réveille aucune douleur, deux selles. Les forces reviennent. (Potages, eau vineuse.)

15, 16, 17 juillet. — L'état général du malade est de plus en plus satisfaisant ;

la plaie, assez étendue, offre une escarre épaisse et large sur le point de se détacher. (Pansement au Styrax.)

Le 18 juillet, nous jetons l'ancre devant Saint-Denis et nous envoyons Lenoreb à l'hôpital de la marine, où il a séjourné jusqu'au 31 août. L'escarre est tombée le 20 juillet. La suppuration a été longue et a exigé l'emploi des injections iodées. Vers le 15 août la cicatrisation était presque achevée. A cette époque, le scrotum se tuméfia, devint rouge et excessivement douloureux, un abcès se forma, s'ouvrit spontanément et donna issue à une grande quantité de matière purulente.

Quand Lenoreb revint à bord, nous constatâmes une guérison parfaite. Le scrotum, du côté droit, était seulement un peu plus développé qu'à l'état normal, les tissus étaient épaissis, et les doigts ne sentaient qu'avec peine la présence du testicule. Un bandage herniaire lui fut délivré.

Nous avons eu ce malade pendant près de 3 ans 1/2 sous les yeux et nous pouvons affirmer que la guérison ne s'est pas un seul instant démentie. Le scrotum n'offre plus aujourd'hui d'épaississement; les doigts reconnaissent facilement la présence du testicule (1).

CHAPITRE XVII

MALADIES DES ORGANES GÉNITAUX ET URINAIRES, DE L'ANUS ET DU RECTUM.

Je me propose de traiter, dans ce chapitre, des diverses maladies des organes génitaux et urinaires, de l'anus et du rectum, qui n'ont pu trouver leur place dans les autres parties de cet ouvrage. Il est bien entendu que je ne m'occuperai que de celles qui sont du domaine de la chirurgie navale. Elles seront groupées dans trois articles distincts.

ART. Ier. — MALADIES DES ORGANES GÉNITAUX.

Les *maladies vénériennes* constituent une très-grande part des maladies des organes génitaux chez les marins; les chancres, les excroissances, les écoulements, etc., sont choses communes chez eux. Elles seront étudiées dans un chapitre spécial. Quant aux *plaies* et aux *contusions* des organes génitaux, elles n'offrent rien de particulier que l'indication de réunir par la suture toutes les

(1) Extrait du rapport de campagne de M. Béguin, chirurgien-major du brick *le Victor*, campagne de Bourbon et Madagascar, 1852-1855.

solutions de continuité, lors même que le testicule serait intéressé dans une plaie du scrotum.

§ I. — Phimosis.

Le *phimosis* consiste dans une étroitesse naturelle ou dans un rétrécissement accidentel du prépuce, au-devant de l'extrémité de la verge, d'où résulte l'impossibilité de découvrir le gland.

Le phimosis naturel ou congénital peut exister à divers degrés; tantôt il consiste seulement dans une étroitesse du prépuce, qui ne laisse passer le gland qu'avec une extrême difficulté, tandis que d'autres fois l'ouverture de ce prolongement cutané est rétrécie au point de porter obstacle au passage de l'urine. Ce vice de conformation donne lieu à de graves inconvénients, parmi lesquels il faut surtout signaler l'accumulation, entre le gland et le prépuce, d'une matière sébacée qui, en s'altérant, cause des démangeaisons et peut même donner lieu à un écoulement puriforme, analogue à celui de la blennorrhagie; des adhérences qui peuvent se former entre le gland et le prépuce; des douleurs souvent très-grandes dans les rapports sexuels; enfin une facilité particulière à contracter des maladies vénériennes. Cette disposition vicieuse du prépuce a été signalée comme une cause de l'incontinence d'urine et de pertes séminales.

Le phimosis accidentel ne peut se produire que chez les individus dont le prépuce recouvre habituellement le gland; il peut être causé par des irritations répétées du prépuce, lesquelles déterminent une sorte d'induration de cette partie, ou par des cicatrices de chancres qui donnent lieu à une sorte d'anneaux fibreux. Les inflammations de toute espèce, mais surtout les chancres, la blennorrhagie et la balano-posthite lui donnent très-souvent naissance. Ce phimosis d'origine inflammatoire détermine des douleurs plus ou moins vives, accompagnées de rougeur et de gonflement, et, dans certains cas, il peut se terminer par la gangrène.

Le *traitement* du phimosis congénital consiste à entretenir une grande propreté par le moyen d'injections émollientes poussées entre le gland et le prépuce, et à déterminer la dilatation de celui-ci, en s'exerçant peu à peu à faire sortir le gland. Mais ces moyens, utiles dans les phimosis peu prononcés, sont insuffisants dans celui qui s'accompagne des accidents énumérés plus haut; l'opération est alors le meilleur moyen de guérir le malade. Il en est de même dans le phimosis qui s'est produit accidentellement chez l'adulte, à la suite d'ulcères ou de chancres, qui ont laissé un rétrécissement cicatriciel du prépuce. Quant au phimosis inflammatoire, il faut le combattre par des injections émollientes, des bains locaux et des cataplasmes de même nature. Si le prépuce est très-étroit et qu'on ait lieu de croire à la présence de chancres de la face interne de ce repli ou du gland, il peut être indispensable de pratiquer l'opération du phimosis. Cette opération est de rigueur dans le cas où le gland est si gonflé et le prépuce si tendu, que celui-ci tomberait infailliblement en gangrène si on ne le débridait pas.

Opération. — Elle consiste à fendre le prépuce dans toute sa hauteur. On la pratique par plusieurs procédés, qui diffèrent suivant que l'opération est faite à la région dorsale ou à la face inférieure, et qu'on excise le frein ou une partie du prépuce. L'incision dorsale étant la plus simple, c'est la seule que je décrirai.

Le malade étant couché, le chirurgien se place au bord droit du lit. Il pince, avec le pouce et l'indicateur de la main gauche, le côté droit de l'ouverture du prépuce et le tire un peu à lui, pendant qu'un aide fait la même chose du côté opposé. Alors, il introduit à plat, entre le prépuce et la face dorsale du gland, un bistouri droit, dont la pointe a été garnie d'une petite boule de cire. Quand cet instrument est arrivé au bout du sillon qui limite le gland en arrière, le chirurgien redresse le bistouri, traverse le prépuce et incise d'un seul coup tout ce qui est au-devant de l'instrument. Une précaution essentielle consiste, avant l'incision, à bien égaliser la muqueuse et la peau, afin que celle-ci ne soit pas trop largement incisée. Si, après l'opération, on s'aperçoit que la muqueuse ne soit pas suffisamment incisée, on achève de la couper avec des ciseaux. Afin d'obtenir une prompte cicatrisation, on peut rapprocher les deux membranes dont se compose chacune des lèvres de la plaie, au moyen de la suture ou à l'aide des serres-fines ou des pinces à pression graduée, de M. Duval. Le pansement consiste dans l'application de plumasseaux de charpie cératée, recouverts par une compresse en croix de Malte percée au milieu pour le passage de l'urine, et maintenus par une bandelette d'un travers de doigt et longue de cinquante centimètres.

L'opération du phimosis, telle que nous venons de la décrire, est fort simple et remédie très-bien aux accidents que l'on veut combattre; mais elle a l'inconvénient de laisser deux lèvres grosses, lâches, pendantes, qui, non-seulement occasionnent une difformité choquante, mais encore peuvent apporter de la gêne dans les relations sexuelles. Afin d'éviter ce double désagrément, il convient, immédiatement après l'incision médiane, d'exciser les deux angles du prépuce, de manière à obtenir une ouverture ovalaire dont la grosse extrémité corresponde au frein. Pour cela, on fait saisir chacune des lèvres de la plaie, au moyen d'une pince à pansement obliquement dirigée, et l'on excise les parties saisies, en suivant le bord inférieur de la pince. La membrane muqueuse est ensuite réunie à la peau, aussi exactement que possible, à l'aide de serres-fines ou des pinces de M. Duval.

On obtient un résultat plus avantageux et une conformation meilleure en pratiquant la *circoncision*, suivant le procédé de Vidal (de Cassis) (1). Voici en quoi il consiste : Un aide fixe la verge avec l'index et le médius droits (*fig.* 83). Le limbe du prépuce est

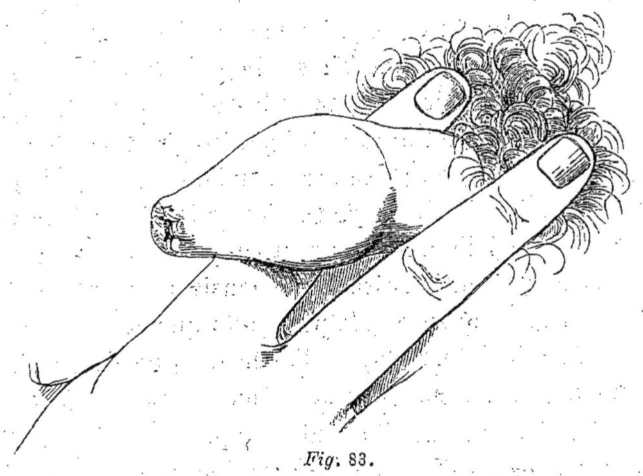

Fig. 83.

saisi avec deux pinces à disséquer, dont l'une, du côté du frein, est tenue par la main gauche d'un aide, et dont l'autre, placée vers le dos de la verge, est tenue par la main gauche de l'opéra-

(1) *Traité de pathologie externe et de médecine opératoire*, 5e édition. Paris, 1861, p. 277.

teur. Une légère traction étant exercée sur les pinces, on saisit toute la circonférence du prépuce dans les mors d'une longue pince que l'on applique obliquement, dans la direction naturelle du gland (*fig.* 84). Ces petites pinces devenues inutiles sont enle-

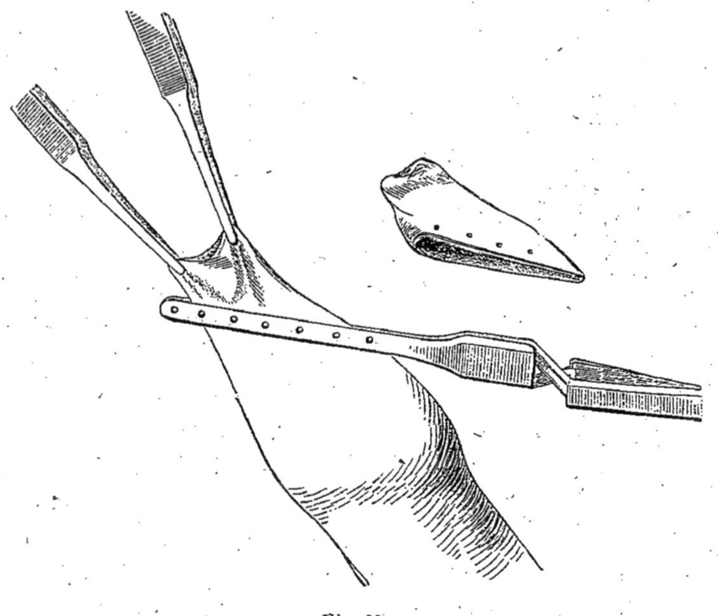

Fig. 83.

vées; le chirurgien, saisissant de forts ciseaux, coupe le prépuce d'un seul coup entre le gland et la pince. Le gland est alors à découvert. On s'occupe de suite de réunir les circonférences de la plaie, à l'aide des serres-fines, qui doivent être très-rapprochées les unes des autres. Pour tout pansement, on applique sur la verge des compresses trempées dans l'eau fraîche, que l'on renouvelle de temps en temps. La cicatrisation est généralement obtenue en 24 ou 48 heures.

§ 2. — Paraphimosis.

Le *paraphimosis* est une sorte d'étranglement du gland, causé par l'ouverture trop étroite du prépuce, lorsque ce repli cutané, après avoir été retiré fortement derrière la couronne, ne peut plus être ramené en avant de la verge.

Les personnes dont l'ouverture du prépuce est naturellement

ou accidentellement étroite sont seules exposées au paraphimosis. Il peut survenir dans deux circonstances bien distinctes : savoir, lorsque la verge est saine, ou lorsqu'il existe des chancres ou une inflammation du prépuce. Lorsque le prépuce a été ramené forcément derrière le gland, il forme une espèce de ligature qui détermine le gonflement du gland et du prépuce lui-même, en portant obstacle au retour du sang et de la lymphe. Ce gonflement augmente avec d'autant plus de rapidité et devient d'autant plus considérable, que la constriction est plus forte. L'inflammation s'empare bientôt des parties étranglées ; elle est surtout violente quand il existe des chancres ou une balano-posthite. Dans ces cas, il peut survenir une rétention d'urine et la gangrène peut s'emparer des parties étranglées ; il est rare cependant que le gland lui-même soit mortifié ; ordinairement la gangrène se borne au bourrelet constricteur.

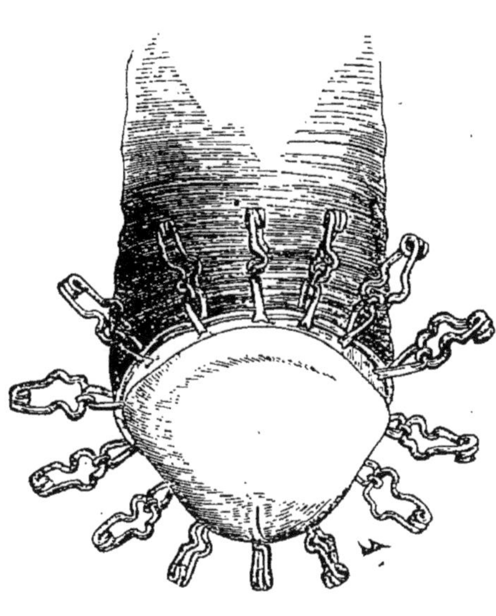

Fig. 85.

Le *traitement* a pour but de faire cesser l'étranglement, en ramenant le prépuce sur le gland ; on peut y parvenir par deux méthodes qui sont la *réduction* et le *débridement*.

Réduction. — Le malade étant couché sur le bord du lit, le chirurgien placé à sa droite, commence par malaxer le gland, pour diminuer son volume et faire refluer une partie des liquides qui l'engorgent ; puis saisissant la verge, au delà du bourrelet préputial avec le pouce et l'indicateur de la main gauche disposés en anneau, il exerce des tractions en avant ; pendant qu'avec les doigts de la main gauche, il presse le gland pour le ramener en arrière, sous le prépuce. Afin de rendre la réduction plus facile, il convient d'enduire au préalable le gland avec un peu d'huile et de garnir le bourrelet préputial avec une petite compresse humide, pour empêcher les doigts de la main gauche de glisser. Si on parvient à opérer la réduction du paraphimosis, ce qui est ordinairement facile lorsqu'il est encore récent, le malade est immédiatement soulagé et tous les accidents cessent. Si les premières tentatives ne réussissent pas, il faut y revenir sans tarder, en s'attachant surtout à diminuer le volume du gland par une compression prolongée. Si l'on échoue de nouveau, on peut, suivant l'exemple de Boyer, appliquer un bandage compressif sur le gland, le prépuce et la verge, pour obtenir une sorte de réduction graduée; mais le mieux est de renoncer à la réduction forcée et de procéder au débridement.

Débridement. — C'est le seul procédé qui convienne lorsque des adhérences se sont établies entre le bourrelet préputial et les tissus sous-jacents, et quand il existe une inflammation prononcée accompagnée ou non de chancres, qui a résisté aux applications émollientes et résolutives. — Le malade étant placé comme pour la réduction, le chirurgien saisit la verge avec la main gauche; il prend ensuite de la droite un bistouri droit et pointu et fait une incision unique, de dehors en dedans, comprenant toute l'épaisseur de la peau. Dans ce cas, la cause des accidents est une sorte d'anneau qui amène l'étranglement, il suffit de le couper sur un point pour lever l'obstacle, mais il faut le couper complétement. Cette opération est tellement simple, tellement prompte, qu'elle est bien préférable aux manœuvres prolongées de tentatives de réduction qui sont fort douloureuses. Une fois la réduction opérée naturellement, la plaie qui résulte de l'incision est insignifiante, il suffit de placer la verge dans une position favorable à la résolution du gonflement et de l'entourer de compresses imbibées d'eau froide.

§ 3. — Orchite.

C'est l'inflammation du testicule et de l'épididyme, ses causes sont nombreuses. En première ligne, il faut placer la blennorrhagie et les irritations portées sur le canal de l'urètre, puis les coups et les frottements exercés sur les testicules, les efforts musculaires dont l'action est incontestable, la métastase des oreillons sur les testicules, etc. Il faut y ajouter, chez les marins, les détonations de l'artillerie, qui sont fréquemment la cause d'orchites. M. Fonssagrives explique leur production par un froissement des testicules contre les cuisses, par une ascension brusque des organes due à une contraction comme convulsive des crémasters, enfin par un ébranlement moléculaire de leur tissu.

Les deux testicules sont rarement atteints simultanément d'inflammation; mais ils le sont souvent l'un après l'autre. Les symptômes de l'orchite sont la douleur, le gonflement et la chaleur dont le testicule est le siége. La douleur a un caractère particulier excessivement pénible, elle se propage le long du cordon spermatique et s'étend vers les lombes ; elle augmente par moments, mais ne cesse jamais. La tumeur a une forme ovoïde, un peu aplatie latéralement, elle est dure et lourde ; sa consistance est un peu plus grande en arrière qu'en avant, où elle offre une certaine élasticité. Le cordon spermatique est quelquefois engorgé. Le scrotum conserve parfois sa couleur naturelle, mais ordinairement il devient plus ou moins rouge.

Cette inflammation a une marche très-rapide. En peu d'heures, le testicule acquiert un volume considérable avec tension et douleur vive ; les symptômes augmentent d'intensité pendant deux ou trois jours, puis ils diminuent peu à peu et avec une remarquable lenteur. La douleur et la chaleur cessent les premières, mais le gonflement persiste encore pendant un certain temps; de sorte que la résolution n'est ordinairement complète qu'au bout de trois semaines ou un mois. On voit, dans certains cas, l'inflammation, qui semblait avoir tout à fait cessé, renaître avec intensité sur le même testicule ou sur l'autre ; les causes de cette rechute sont le plus souvent inconnues. L'intensité de la douleur qui existe dans l'orchite peut donner lieu à des accidents nerveux ou à des vomissements; dans quelques cas, le cordon étant fortement engorgé, on a observé des phénomènes analogues à ceux de l'étranglement herniaire.

L'orchite peut se terminer par résolution, par induration, quelquefois par métastase, fort rarement par gangrène. La résolution est la terminaison la plus ordinaire en même temps que la plus heureuse; mais souvent elle est incomplète et il reste une induration du testicule ou plutôt de l'épididyme, qui peut persister indéfiniment, le canal déférent peut également rester engorgé. Lorsque l'inflammation a été excessive et qu'elle n'a pas été combattue d'une manière convenable, elle peut se terminer par suppuration ; mais cela est assez rare et quand il se forme des abcès, ils proviennent presque toujours des enveloppes du testicule. Ces abcès, à moins qu'ils ne soient très-petits, doivent être ouverts avec la lancette, aussitôt que le pus est formé ; on devrait surtout inciser de bonne heure, si l'on avait lieu de croire à l'existence d'un abcès du testicule lui-même. La terminaison par métastase ne peut avoir lieu que pour les orchites qui ont succédé à des oreillons. Je ne dirai rien de la terminaison par gangrène, car elle a été fort rarement observée.

Le diagnostic de l'orchite aiguë est généralement très-facile ; son apparition rapide, à la suite d'une des causes qui ont été indiquées, la douleur violente et les autres symptômes qui l'accompagnent, suffisent pour la faire reconnaître. Il n'en est pas de même pour l'orchite chronique et les engorgements de l'épididyme, suite d'inflammation ; on peut les confondre avec l'hydrocèle, les kystes, les tumeurs scrofuleuses, syphilitiques ou cancéreuses du testicule. Je ne crois pas devoir entreprendre le diagnostic différentiel de ces diverses tumeurs, dont certaines, tellesque les kystes et le cancer, sont assez rares chez les marins ; je me bornerai à faire remarquer : 1° que l'hydrocèle s'est formée peu à peu, qu'elle constitue une tumeur légère, fluctuante et transparente ; 2° que l'engorgement tuberculeux du testicule s'est également formé peu à peu, sans douleur, qu'il présente des nodosités dures qui finissent par se ramollir et donner lieu à des fistules ; 3° que l'engorgement syphilitique a succédé à des accidents vénériens, qu'il occupe les deux testicules et s'accompagne de douleurs nocturnes ; 4° enfin que le cancer, formant des tumeurs volumineuses, n'occupe qu'un seul testicule, donne lieu à des douleurs lancinantes, est dur dans le principe et se ramollit plus tard, et s'accompagne d'autres tumeurs du même genre ou de symptômes de cachexie cancéreuse.

L'orchite aiguë exige, avant toute chose, le repos absolu du malade, qui devra garder le lit dans la position horizontale. Les testicules doivent être relevés au moyen d'un suspensoir, qui s'opposera aux tiraillements du cordon et aux froissements douloureux auxquels ils seraient exposés dans les mouvements du corps. Les sangsues doivent être appliquées en proportion de l'intensité de la maladie et de la force du sujet; on ne doit jamais les mettre sur le scrotum, mais bien sur le trajet du cordon ou à l'anus. Les laxatifs légers ou des lavements purgatifs peuvent aider à la résolution. Comme moyens topiques, on conseille les applications émollientes et anodines (cataplasmes et fomentations) les bains de siége, les grands bains qui sont préférables, etc. Il est douteux que ces diverses applications contribuent beaucoup à la guérison de la maladie; mais elles amènent un soulagement que l'on ne doit pas dédaigner. Il n'en est pas de même des onctions avec l'onguent mercuriel double, employé à haute dose; cette substance est douée d'une action résolutive des plus prononcées, et elle calme rapidement la douleur, surtout si on y ajoute une certaine quantité d'extrait de belladone; lorsque l'inflammation a totalement cessé et que l'orchite est en voie de résolution, il faut favoriser celle-ci par des onctions avec une pommade résolutive à l'iodure de potassium ou avec un liniment camphré et ammoniacal.

Tels sont les moyens de traitement ordinairement employés contre l'orchite aiguë; on en a proposé un grand nombre d'autres, parmi lesquels je mentionnerai comme les plus récents, la ponction de la tunique propre du testicule, la compression de cet organe au moyen de bandelettes agglutinatives, les applications de collodion, etc.; mais ces divers moyens sont difficiles à appliquer, dangereux même et ils ne paraissent pas plus que les précédents propres à abréger la durée de la maladie qui, quoi que l'on fasse, est au moins de quinze jours à trois semaines. Quant au traitement de l'orchite chronique, il doit consister surtout dans des applications de sangsues sur le cordon, répétées de temps en temps, dans l'usage des pommades résolutives à l'iodure de potassium ou à l'iodure de plomb, dans un emploi fréquent des purgatifs mercuriels, enfin dans l'usage à l'intérieur des préparations iodées.

§ 4. — Hématocèle.

Le nom d'*hématocèle* est employé pour désigner les tumeurs formées par du sang infiltré dans le tissu cellulaire du scrotum, ou épanché dans la tunique vaginale du testicule et quelquefois par les deux ensemble.

L'hématocèle, telle que nous la comprenons, est toujours le résultat de violences extérieures exercées sur le scrotum, telles que des contusions, des froissements, des piqûres, des plaies ou des efforts violents.

Les différences de siége de la collection sanguine autorisent à admettre deux espèces principales d'hématocèle : 1° infiltration ou épanchement de sang dans le tissu cellulaire des bourses; 2° épanchement de sang dans la tunique vaginale. Il est convenable de les étudier séparément.

1° *Hématocèle scrotale.* — Cette première espèce comprend deux variétés qui se distinguent en ce que, dans l'une, le sang est simplement infiltré dans les enveloppes du testicule; tandis que, dans l'autre, il y est réuni en foyer.

L'*hématocèle scrotale par infiltration* est une véritable ecchymose. On la reconnaît à la couleur noirâtre, violacée, jaunâtre ou marbrée du scrotum, qui forme une tumeur lisse, égale, polie et peu douloureuse au toucher. Dans les cas légers, les rides du scrotum sont conservées en partie et on peut distinguer le testicule qui est sain. Lorsque l'infiltration est très-prononcée, la tuméfaction et la coloration noirâtre peuvent s'étendre jusqu'à la verge et aux téguments du périnée et de la partie interne et supérieure des cuisses. Cette variété d'hématocèle par infiltration est une maladie peu grave, qui se termine presque toujours par résolution, dans l'espace de quinze à vingt jours. Son traitement consiste dans le repos, une diète légère, quelques sangsues, si le gonflement est considérable, et des applications de liquides spiritueux et résolutifs, avec le soin de soutenir convenablement les bourses, au moyen d'un suspensoir. Il faut bien se garder de pratiquer des incisions sur le scrotum; car elles pourraient amener la gangrène.

L'*hématocèle scrotale par épanchement* diffère de la précédente, en ce que le sang, au lieu d'être infiltré, est réuni en collection dans le tissu cellulaire des bourses ou entre les membranes extérieures à la tunique vaginale. Elle résulte presque toujours de la lésion d'un vaisseau d'un calibre, appartenant au cordon spermatique ou au scrotum. On la considère comme souvent produite par des efforts subits et considérables. Elle donne lieu à une tumeur plus ou moins bien circonscrite, qui occupe un des côtés du scrotum, en remontant vers l'anneau inguinal, et qui est distincte du testicule placé au-dessous d'elle. La fluctuation n'y est pas toujours bien marquée. Cette tumeur peut subsister longtemps dans le même état, car elle se dissipe rarement par résolution, à moins que l'épanchement ne soit pas considérable. Lorsque la collection sanguine est volumineuse et que le scrotum est lisse et tendu, le sang peut agir comme corps étranger et déterminer une inflammation trop souvent suivie de suppuration ou de gangrène. La possibilité d'une pareille terminaison, jointe à la difficulté de la résolution, conduit à rejeter d'une manière à peu près générale les topiques résolutifs, conseillés pour la précédente variété. Il faut inciser la tumeur dans toute son étendue, pour donner issue au sang et aux caillots qu'elle renferme ; cette incision doit être faite plus près du périnée que de la racine de la verge. On couvre la plaie d'un linge fin cératé, sur lequel on place de la charpie sèche ou imbibée d'un liquide légèrement stimulant, que l'on soutient par des compresses et un bandage convenable. La suppuration s'établit, et la plaie, pansée comme une plaie ordinaire, finit par se cicatriser. Si, après l'évacuation du foyer sanguin, il se produisait une hémorrhagie par les vaisseaux divisés, il serait nécessaire d'aller à leur recherche pour en faire la ligature ; si l'on ne pouvait y réussir, il faudrait tamponner la plaie avec de l'agaric ou de la charpie imbibée d'un liquide astringent, et exercer une compression sur les bourses.

2° *Hématocèle vaginale.* — Elle est constituée par un épanchement de sang dans la cavité de la tunique vaginale, à la suite d'une contusion ou d'une plaie des bourses. Elle coexiste fréquemment avec une ecchymose du scrotum. Son développement est ordinairement très-rapide et quelquefois comme instantané. La tumeur arrondie ou piriforme est très-tendue et présente une fluctuation obscure ; elle est privée de transparence, et son poids est assez considérable. Elle occupe un des côtés du scrotum, où elle tient la place du testicule et adhère au cordon testiculaire ; du côté opposé, se trouve l'autre testicule isolé de la tumeur et à l'état normal. L'hématocèle vaginale n'est accompagnée de douleur que lorsqu'elle est compliquée d'inflammation ou qu'elle est le résultat d'une blessure du testicule. Elle peut compliquer l'hydrocèle, lorsqu'un individu atteint de cette dernière maladie reçoit une contusion sur le scrotum ou est blessé dans l'opération de la ponction. Lorsque cette maladie est récente, le diagnostic en est des plus faciles; mais quand elle est ancienne, elle offre des caractères moins tranchés et ressemble jusqu'à un certain point à l'hydrocèle; toutefois, si l'on ajoute aux commémoratifs une pesanteur plus considérable que dans l'hydrocèle, un défaut absolu de transparence et une consistance comme fibreuse de la tumeur, on évitera une erreur d'ailleurs peu préjudiciable.

L'hématocèle n'a rien de grave dans les cas ordinaires, et son traitement est très-simple. Lorsque le sang est épanché en petite quantité et que la maladie est récente, il faut tenter d'en obtenir la résolution, à l'aide des moyens habituels. Mais lorsque l'épanchement est considérable, cette médication devient insuffisante; on doit recourir alors aux sangsues, aux purgatifs aidés du repos et de la diète. Si ces moyens échouent et si la tumeur, conservant un volume notable, s'enflamme ou menace de se gangrener, il ne faut pas hésiter à donner issue au sang épanché. De tous les procédés conseillés dans ce but, le seul qui permette de l'atteindre complétement et rapidement, c'est l'incision de la tunique vaginale. Cette incision doit être faite parallèlement à l'axe de la tumeur et avoir une étendue proportionnée à son volume. Après avoir évacué le sang et les caillots, on panse la plaie avec un linge cératé et des cataplasmes émollients, à moins qu'il n'y ait tendance au renouvellement de l'hémorrhagie, auquel cas l'application de compresses trempées dans un liquide froid et astringent serait préférable. La suppuration qui ne tarde pas à survenir est suivie d'une cure radicale. Lorsque l'on a attendu longtemps pour faire l'opération, la tunique vaginale épaissie et tapissée de concrétions pseudo-membraneuses porte obstacle à la guérison, qui a lieu plus tardivement et après une sorte d'exfoliation.

§ 5. — Hydrocèle.

L'*hydrocèle* est une tumeur formée par un amas de sérosité dans les bourses. Lorsque le liquide est infiltré dans le tissu cellulaire du scrotum, on dit qu'il y a *hydrocèle externe* ou *par infiltration*, maladie qui serait appelée avec plus de raison : *œdème du scrotum*. Quand le liquide est accumulé dans la cavité de la tunique vaginale, c'est l'*hydrocèle interne* ou *par épanchement*. Enfin, on appelle *hydrocèle enkystée du cordon* une tumeur formée par une accumulation de sérosité dans une ou plusieurs poches développées dans la gaîne du cordon spermatique.

L'œdème du scrotum étant toujours, chez l'adulte, symptomatique d'une autre maladie plus grave, je n'ai pas à m'en occuper. Je ne parlerai pas davantage d'une autre variété d'hydrocèle par infiltration, appelée *hydrocèle celluleuse* ou *par infiltration du cordon spermatique*, parce que son existence n'est pas très-bien démontrée, ce qui prouve qu'elle n'est pas commune. Quant à l'hydrocèle enkystée du cordon, j'en dirai quelques mots après avoir traité de l'hydrocèle de la tunique vaginale qui est celle qui nous intéresse le plus.

1° *Hydrocèle de la tunique vaginale.* — C'est l'hydrocèle proprement dite; elle est distinguée en *accidentelle* ou en *congénitale*. L'hydrocèle congénitale est due à une communication de la tunique vaginale avec la cavité du péritoine. On l'observe surtout chez les nouveau-nés et dans les premiers mois de la vie; elle diminue de fréquence à mesure que les enfants avancent en âge et est rare dans la jeunesse et l'âge adulte; nous pouvons donc ne pas nous en occuper d'une manière spéciale.

L'hydrocèle accidentelle est assez fréquente chez les marins. Les contusions, les froissements sur les testicules ou le cordon, les inflammations et les engorgements de la glande séminale, à la suite de blennorrhagies, sont des circonstances qui peuvent, jusqu'à un certain point, rendre raison de cette fréquence. Il faut reconnaître toutefois que cette maladie le plus ordinairement se forme sans cause connue.

Les débuts de l'hydrocèle passent fort souvent inaperçus; elle progresse lentement, et ce n'est qu'au bout de plusieurs semaines et même de quelques mois qu'elle acquiert un volume capable de fixer l'attention du malade. Cependant, on cite des cas où la tumeur a acquis en quelques jours un volume considérable. Ce volume offre beaucoup de variétés; il est d'autant plus grand que la tumeur est plus ancienne et va depuis celui d'un œuf de poule jusqu'à celui d'une tête d'enfant.

Dans le principe, la tumeur est arrondie, mais à mesure qu'elle augmente, elle prend une forme oblongue ou se rapprochant de celle d'une poire, dont la grosse extrémité est en bas (*fig.* 86). On y remarque assez souvent une sorte d'étranglement transversal au-dessus du milieu de sa longueur ; quelquefois elle se développe surtout en haut et se prolonge en pointe vers le canal inguinal. Dans certains cas, sa forme inégale est bosselée ; le poids de la tumeur est peu considérable ; c'est celui du liquide qu'elle contient. La fluctuation n'est perceptible que dans les commencements ; le plus souvent, on n'y constate qu'une sorte d'élasticité indiquant la présence d'un liquide. La tumeur est ordinairement transparente. Pour reconnaître si cette transparence existe, il faut se placer dans un lieu obscur ; on embrasse la partie postérieure de la tumeur avec la main gauche, de manière à la relever et à l'isoler ; le bord cubital de la main droite, placé sur sa partie antérieure, intercepte la lumière d'une bougie, qu'un aide tient derrière la tumeur, de manière que les rayons lumineux soient obligés de la traverser pour arriver aux yeux de l'observateur. Il est des cas où cette transparence est difficile à constater, à cause de l'épaisseur de la tunique vaginale ou de la coloration foncée du liquide ; le meilleur moyen de reconnaître si elle existe, c'est de se servir du stéthoscope, dont la partie évasée est appliquée sur la tumeur, tandis que l'air vient se placer à l'autre extrémité.

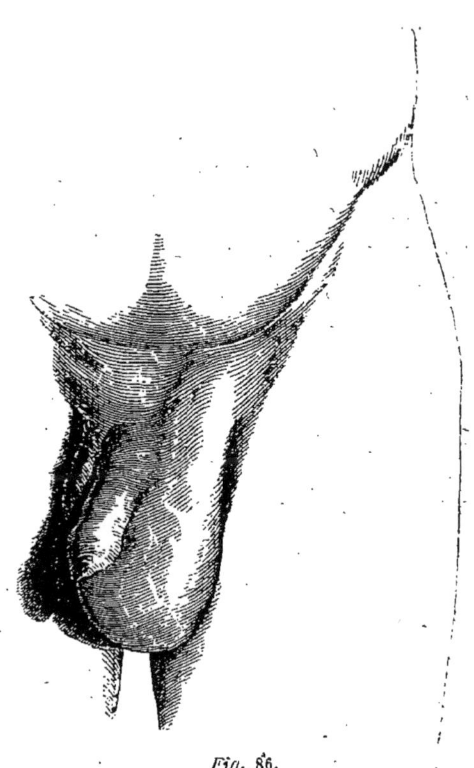

Fig. 86.

La durée de l'hydrocèle est à peu près indéfinie et il est bien rare qu'elle guérisse spontanément. Quand cette heureuse terminaison a lieu, c'est par une rupture spontanée ou accidentelle du kyste, qui permet au liquide épanché de se répandre dans le tissu cellulaire où il est absorbé, et après une inflammation qui modifie l'état de la séreuse vaginale; mais cette question n'est le plus souvent que temporaire, et l'hydrocèle ne tarde pas à se reproduire. Cette maladie n'est pas grave ; mais quand le volume de l'hydrocèle devient considérable, elle produit, par les tractions qu'elle exerce sur le cordon, un malaise et une douleur que l'on fait cesser en la soutenant avec un suspensoir. De plus, en s'appropriant la peau de la verge, elle la fait en quelque sorte disparaître et porte obstacle aux rapports sexuels.

Le diagnostic de l'hydrocèle n'offre point de difficulté lorsqu'elle présente tous les phénomènes que nous venons d'indiquer; mais il n'en est pas de même quand le liquide, au lieu d'être clair et transparent, a pris une couleur brune ou rougeâtre, ou quand la tunique vaginale s'est épaissie et a acquis une consistance comme cartilagineuse. Alors il est presque impossible de distinguer l'hydrocèle de l'hématocèle, et l'on peut aussi prendre la tumeur pour un squirrhe du testicule. Mais en réfléchissant mûrement aux circonstances dans lesquelles s'est produite la maladie, à la marche qu'elle a suivie et à ses symptômes actuels, on la distinguera des engorgements scrofuleux, syphilitiques et cancéreux qui présentent des caractères spéciaux et qui sont la manifestation d'un état morbide constitutionnel.

Le *traitement* de l'hydrocèle repose sur deux indications distinctes : 1° évacuer le liquide contenu dans la tunique vaginale; 2° empêcher sa reproduction par une modification exercée sur cette membrane. Suivant que l'on remplit seulement la première indication ou les deux, la cure est dite *palliative* ou *radicale*.

La *cure palliative* consiste à vider la tumeur à l'aide d'une ponction que l'on renouvelle de temps en temps. On la pratique avec une lancette ou un trois-quarts. Dans certains cas, elle a été suivie de guérison définitive ; mais il ne faut pas compter sur un pareil résultat ; au contraire, d'habitude, le liquide se reproduit d'autant plus rapidement que les ponctions ont été plus souvent répétées. Ce traitement ne convient que chez les vieillards ou les personnes méticuleuses qui redoutent une opération un peu plus compliquée et un plus longue.

La *cure radicale* peut être obtenue par plusieurs procédés, dont les principaux sont : l'*incision*, l'*excision*, le *séton*, la *cautérisation*, enfin la *ponction suivie d'injection* d'un liquide irritant. Ce dernier procédé étant le plus simple et convenant dans le plus grand nombre des cas d'hydrocèle, ce sera le seul que je décrirai.

Opération. — Le malade étant couché sur le bord de son lit, les jambes écartées, de manière qu'un aide puisse se tenir entre ses jambes, le chirurgien, placé à sa droite, saisit la tumeur à sa base, avec la main gauche, et commence par s'assurer de la position du testicule. Ordinairement cet organe est placé à la partie postérieure, inférieure et interne de la tumeur (*fig.* 87). C'est à la partie inférieure et un peu externe de la tumeur que doit être faite la ponction. Pour cela, le chirurgien, tenant la tumeur de la main gauche, comme il vient d'être dit, prend, de la droite, un trois-quarts préalablement graissé avec de l'huile ou du cérat, le tient à poignée par le manche, et limite, avec le doigt indicateur étendu sur la canule, l'étendue dans laquelle l'instrument doit pénétrer; il le plonge d'un coup sec, de bas en haut et d'avant en arrière. Le défaut de résistance et la possibilité de mouvoir la canule dans tous les sens indiquent que l'instrument a pénétré. Soutenant alors la canule avec deux doigts de la main gauche, le chirurgien retire le poinçon et donne issue au liquide qui est reçu dans un verre. A mesure que le liquide s'écoule, les enveloppes du testicule reviennent sur elles-mêmes, et il faut avoir soin de suivre leur retrait pour que la canule ne sorte pas de la cavité vaginale; afin de vider complétement celle-ci, il faut presser le scrotum comme si on voulait l'exprimer.

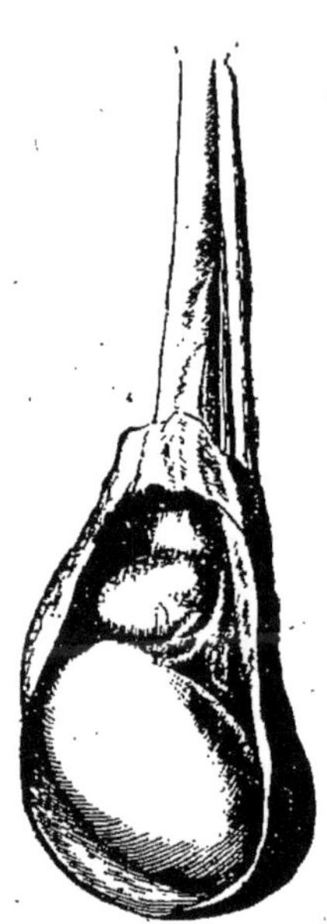

Fig. 87.

Cette première partie de l'opération étant terminée, il faut procéder à la seconde, qui consiste dans l'injection d'un liquide irritant. On se sert pour le pousser d'une seringue faite exprès. Les liquides dont on s'est servi ont beaucoup varié, mais, aujourd'hui, on emploie d'une manière à peu près exclusive le gros vin rouge chaud ou une solution de teinture d'iode. Cette dernière substance mérite à tous égards d'être préférée, car elle n'occasionne pas les accidents que l'injection vineuse mal faite produit assez souvent. On emploie ordinairement un mélange à parties égales, au moins, d'eau et de teinture d'iode; afin de favoriser la solution de la teinture d'iode, il faut ajouter au mélange 15 ou 20 centigrammes d'iodure de potassium.

La tumeur étant exactement vidée et la seringue remplie du liquide à injecter, on adapte la canule de cet instrument à celle du trocart et un aide pousse doucement le piston, jusqu'à ce que la tumeur soit reproduite; pendant ce temps, le chirurgien, maintenant la canule, veille à ce qu'elle ne soit pas repoussée au dehors et à ce que son extrémité ne touche pas les parois de la cavité. L'aide retire la seringue, et le chirurgien s'empresse d'appliquer son indicateur gauche sur l'orifice de la canule du trois-quarts, pour s'opposer à l'issue du liquide. Celui-ci est maintenu pendant une ou deux minutes, au bout desquelles on le laisse écouler. Après avoir fait sortir le liquide, on retire la canule, en la tournant doucement entre les doigts, tandis que l'autre main soutient la peau. Un petit morceau de sparadrap est ensuite appliqué sur la piqûre, et on couvre le scrotum de compresses trempées dans du vin chaud et maintenues par un suspensoir. Le malade doit être condamné au lit et on lui recommandera une diète légère.

L'injection iodée ou vineuse a pour résultat une inflammation de la tunique vaginale et même du testicule, qui fait reproduire, dès le lendemain, une nouvelle quantité de liquide et qui augmente jusqu'au cinquième ou sixième jour, avec chaleur, rougeur, douleur tensive et même de la fièvre. Cette inflammation commence à diminuer vers le huitième jour; alors, la tumeur perd graduellement de son volume et la guérison est complète du quinzième au vingtième jour. Si l'inflammation était excessive, il faudrait la modérer par des applications émollientes et des bains.

L'opération que nous venons de décrire peut donner lieu à des *accidents*, dont les principaux sont : la lésion du testicule, la blessure d'une artère et le passage du liquide de l'injection dans le tissu cellulaire du scrotum. La *lésion du testicule* a généralement peu de danger, et les suites de l'opération n'en sont pas aggravées. On la reconnaît à la douleur vive éprouvée par le malade et au défaut d'écoulement du liquide quand on retire la canule. Il y aurait peu d'inconvénients à continuer l'opération, mais la prudence veut qu'on la renvoie à plus tard. L'*hémorrhagie* est plus grave, elle provient tantôt de la lésion d'une des artères spermatiques, tantôt de celle d'une honteuse externe. Dans le premier cas, l'hydrocèle est transformée en une hématocèle qu'il faut traiter par les moyens indiqués pour cette dernière maladie. Dans le deuxième cas, il se produit une infiltration sanguine dont les résolutifs ont généralement raison. Le *passage de la matière à injection dans le tissu cellulaire* est le plus fâcheux accident de cette opération; il peut être suivi de gangrène des bourses, surtout quand ce liquide était du vin. Pour s'opposer à la gangrène, il est nécessaire de pratiquer aussitôt de larges incisions au scrotum et aux tissus sous-jacents, afin d'amener leur dégorgement.

2° *Hydrocèle enkystée du cordon.* — C'est une tumeur oblongue, plus ou moins volumineuse, indolente, tendue, occupant le trajet du cordon spermatique. Elle n'a aucune communication avec la cavité abdominale ni avec la tunique vaginale, et le testicule en est complétement indépendant. Elle est mobile, n'augmente ni ne diminue de volume par les efforts, la toux, les décubitus, les pressions. On n'y observe pas de fluctuation, mais on y constate parfois de la transparence. Elle se développe lentement et incommode peu les malades. Son *traitement* est le même que celui de l'hydrocèle vaginale, à moins qu'elle ne soit très-petite, auquel cas il est préférable de recourir à l'incision de la tumeur.

§ 6. — Varicocèle.

On désigne sous le nom de *varicocèle*, toute tumeur formée par une dilatation variqueuse des veines du cordon spermatique et du scrotum. Autrefois, ce nom était réservé aux varices du scrotum et on donnait celui de *cirsocèle* à la dilatation de la veine spermatique et de ses rameaux. Ces deux termes sont aujourd'hui considérés comme synonymes, bien que l'on donne la préférence à celui de varicocèle.

Cette maladie peut exister à tous les âges, mais elle est surtout fréquente chez les adultes. Les marins y sont très-sujets. Elle est plus fréquente du côté gauche que du côté droit. Les causes les plus ordinaires sont la constipation habituelle et les efforts qu'elle nécessite pour aller à la selle, l'abus des plaisirs vénériens, puis toutes les causes qui s'opposent au retour du sang veineux, telles que les hernies et les bandages herniaires, les diverses maladies du testicule et de ses enveloppes, mais surtout le séjour dans les pays chauds, etc.

Lorsque le varicocèle ne fait encore que débuter ou quand il est très-léger, il passe souvent inaperçu; mais pour peu que la maladie soit développée, elle se manifeste par des symptômes tranchés. C'est d'abord une sensation de pesanteur dans le scrotum et le cordon spermatique, avec douleur aux reins et sentiment de fatigue pour le plus léger exercice. Les bourses sont molles et pendantes, elles prennent plus de volume par la chaleur et l'exercice. On distingue au-dessus du testicule une tumeur ordinairement noueuse, molle, pyramidale, dont la base se confond avec l'épididyme et dont le sommet arrive jusqu'à l'anneau inguinal. Cette tumeur, qui peut acquérir un volume considérable et couvrir presque tout le scrotum, donne sous les doigts qui la pressent une sensation qui a été comparée à celle que fourniraient des intestins de poulet. Elle disparaît en partie par la pression, l'action du froid et par la position horizontale.

Le diagnostic du varicocèle n'offre des difficultés qu'à son début et quand il est peu prononcé. Lorsqu'il est très-volumineux, on pourrait le prendre pour une hernie inguinale ; mais on évite l'erreur, en remarquant que lorsque les veines variqueuses sont dégorgées par le repos au lit, la tumeur reparaît très-vite, quoique l'on tienne le doigt exactement appliqué sur l'anneau inguinal, ce qui n'a pas lieu pour une hernie.

La marche du varicocèle est ordinairement très-lente. C'est une affection plus incommode que dangereuse et qui donne rarement lieu à des accidents graves. Cependant, la compression exercée sur le testicule peut amener son atrophie et même son inflammation.

Le *traitement* du varicocèle est palliatif ou curatif. La *cure radicale* ne s'obtient que très-difficilement et à l'aide d'opérations qui compromettent gravement la vie des malades ; on ne doit jamais la tenter à bord. Quant à la *cure palliative*, la seule qui doive être conseillée dans tous les cas, elle consiste d'abord dans l'éloignement des causes du varicocèle. On combat la constipation par des laxatifs et des lavements ; on prescrit des lotions froides fréquemment répétées avec l'eau de mer ; on applique sur le scrotum des compresses imbibées d'un liquide résolutif, etc. Mais tous ces moyens n'ont qu'une action momentanée ou temporaire, il faut soutenir leur action par l'usage d'un suspensoir bien fait, maintenant relevés les testicules et le scrotum, sans exercer de compression sur le cordon. Le varicocèle volumineux et douloureux est une cause de réforme.

§ 7. — Pertes séminales.

La constitution vigoureuse et le tempérament sanguin des matelots, unis au régime excitant du bord, développent chez eux les facultés génitales et les poussent à des excès de coït, toutes les fois qu'ils en trouvent l'occasion. La réclusion à bord et le séjour prolongé à la mer, loin de calmer leurs besoins et leurs désirs, ne font que les exciter et des pollutions nocturnes, plus ou moins fréquentes, servent de crise naturelle à cet état d'excitation. Par malheur, beaucoup ne s'en rapportent pas à la nature pour faire cesser les inconvénients de la continence prolongée, et des pratiques honteuses servent trop souvent à tromper des sens et une imagination fortement excités (1).

La surveillance active exercée à bord des navires de guerre s'oppose aujourd'hui d'une manière à peu près absolue à un vice dont les marins ont été accusés non sans motifs ; mais rien ne saurait porter obstacle aux manœuvres solitaires de la masturbation. Si une pareille pratique, employée à longs intervalles chez des hommes dans la force de l'âge, quoique toujours blâmable au point de vue de la morale, est sans inconvénients au point de vue de la santé, il n'en est pas de même chez les novices et les mousses, et, en général, chez les individus d'une constitution nerveuse et délicate, ou qui n'ont pas acquis leur entier développement. Les pertes séminales et l'excitation nerveuse qui accompagnent ces plaisirs solitaires, ne tardent pas à produire un état de faiblesse et d'épuisement, qui peut conduire à la mort. On reconnaît les individus adonnés à cette funeste habitude à la pâleur de leur face, dont les traits sont fatigués, à leurs yeux languissants et fortement cernés, à l'infiltration des paupières inférieures,

(1) Fonssagrives, *Traité d'hygiène navale*, p. 112.

enfin à une tendance prononcée à la solitude. Les novices et les mousses que l'on soupçonne atteints de ce vice, doivent être soumis à une surveillance spéciale; le jour, ils seront constamment occupés sur le pont et on ne leur permettra pas de rester seuls; la nuit, on placera leur hamac entre ceux de matelots de confiance, chargés de rendre compte de leurs actions. D'un autre côté, le médecin tâchera de s'attirer la confiance de ces malheureux; il leur fera comprendre ce que cette habitude a de honteux et les effraiera sur les funestes conséquences qu'elle peut avoir, telles que le marasme, l'imbécillité et la mort (1).

Les pollutions nocturnes involontaires, lorsqu'elles surviennent à intervalles peu rapprochés, chez des hommes d'une forte constitution, ont une action véritablement salutaire; mais il n'en est plus ainsi lorsqu'elles se renouvellent souvent, chez des personnes d'une constitution délicate et nerveuse. On observe alors des symptômes absolument semblables à ceux qu'entraîne la masturbation. Certaines conditions de la navigation favorisent cet état morbide; telles sont la chaleur énorme du faux-pont pendant la nuit, le ballottement que subissent les officiers dans leurs couchettes et les matelots dans leurs hamacs, un sommeil agité et souvent interrompu, l'usage des aliments salés ou de substances excitantes, etc. Les malades atteints de pertes séminales doivent être soumis, autant que possible, à des conditions opposées à celles qui ont favorisé la maladie. On recommandera aux officiers d'abandonner leur couchette pour un cadre; on éloignera toutes les causes d'excitation physique ou morale; on prescrira des lotions sur les parties génitales avec de l'eau de mer froide, et, si les circonstances le permettent, on fera prendre des bains de mer. A l'intérieur, on conseillera les ferrugineux, les amers et les toniques. Pour prévenir les érections, on pourra donner, le soir, une prise de 15 à 20 centigrammes de poudre de feuilles de digitale ou une pilule de 5 centigrammes d'extrait de cette substance. Enfin, suivant l'exemple d'un officier, dont parle M. Forget, d'après M. Roche, on pourrait essayer d'une compression mécanique, exercée sur la verge, à l'aide d'une ceinture à boucle ou

(1) Voyez Deslandes, *De l'onanisme et des autres abus vénériens, considérés dans leurs rapports avec la santé*, Paris, 1853.

avec une pince en bois, afin que le malade soit réveillé lorsque les érections surviennent.

ART. II. — MALADIES DE L'URÈTRE ET DE LA VESSIE.

Parmi les nombreuses maladies des voies urinaires, il en est qui, par la nature de leur cause, la gravité de leurs symptômes ou la rapidité de leur marche, réclament, sans délai, les secours de la médecine; tandis que beaucoup d'autres, exigeant un long traitement ou des opérations délicates, peuvent, sans inconvénient notable, attendre que le malade soit placé dans des conditions plus favorables que celles qu'offre un navire à la mer. Dans cette deuxième catégorie, rentrent les rétrécissements organiques de l'urètre, les engorgements de la prostate, les calculs de la vessie, etc. Dans la première, au contraire, nous trouvons les plaies, les ruptures, les déchirures, les corps étrangers, les inflammations, etc., de la vessie et de l'urètre. Les maladies de cet ordre, qui se montrent avec quelque fréquence chez les marins, sont les seules qui doivent nous occuper.

Il a déjà été question, dans d'autres chapitres, des *contusions* et des *ruptures de l'urètre* avec leurs conséquences, des *fistules urinaires*, ainsi que des *corps étrangers* introduits dans ce canal; nous nous occuperons plus tard de l'*uréthrite* ou blennorrhagie; nous n'avons donc à parler ici que des rétrécissements de l'urètre, de la rétention et de l'incontinence d'urine. Le cathétérisme de l'urètre étant une opération aussi utile pour le diagnostic des maladies de ce canal et de la vessie, que pour leur traitement, nous croyons devoir lui consacrer un article spécial (1).

§ 1. — Cathétérisme.

Le *cathétérisme* est une opération qui consiste à introduire dans le canal de l'urètre et la vessie, un cathéter, une sonde ou une bougie, pour évacuer l'urine, dilater l'urètre, explorer l'intérieur de la vessie ou servir de conducteur à des instruments destinés à agir sur l'urètre ou la vessie.

Les instruments dont on se sert sont pleins ou creux, métalli-

(1) Pour l'étude plus compète de ces affections, on devra consulter l'ouvrage de M. Civiale : *Traité pratique sur les maladies des organes génito-urinaires*, 3e édition. Paris 1858-1860.

ques ou en gomme élastique. Les instruments métalliques pleins sont appelés *cathéters* (*fig.* 88), ils sont ordinairement munis d'une cannelure. On désigne sous le nom de *bougies* les instruments pleins en gomme élastique ou autre substance flexible. On appelle *sondes* ou *algalies* (*fig.* 89), les instruments qui sont munis d'un canal dans toute leur longueur; elles sont en métal ou en gomme élastique. Les sondes métalliques sont droites ou courbes. Quant aux sondes en gomme élastique, qui sont éminemment flexibles, on leur donne la forme qu'on désire, en même temps que de la résistance, à l'aide de *mandrins* en métal introduits dans leur intérieur.

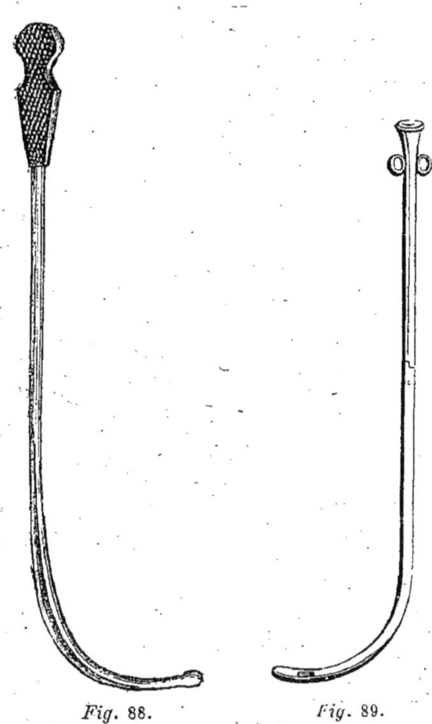

Fig. 88. *Fig.* 89.

La manière de pratiquer le cathétérisme varie suivant que l'urètre est libre ou qu'il existe un rétrécissement et selon que l'on met en usage une sonde courbe ou une sonde droite. Le cathétérisme avec une sonde droite n'offrant aucun avantage et étant d'ailleurs généralement abandonné, je ne m'en occupe pas. Quant au cathétérisme dans le cas d'un ou plusieurs rétrécissements, j'en parlerai à propos du traitement de cette maladie.

Opération. — Le mode opératoire est le même avec une sonde métallique qu'avec une sonde creuse remplie par un mandrin. Le malade peut être debout, appuyé contre un meuble et les cuisses écartées; mais il est préférable de le faire placer sur le bord gauche de son lit, les jambes et les cuisses légèrement fléchies et la tête relevée par des coussins, pour relâcher la paroi abdominale. Le chirurgien, assis devant le malade dans le premier cas, placé à sa gauche dans le second, prend la sonde de la main droite, entre le pouce, l'indicateur et le médius, après l'avoir chauffée et enduite de cérat, et en appuyant le pavillon sur la paume de la main. De la main gauche, il saisit la verge, entre l'annulaire et le médius, et découvre le gland avec le pouce et l'index, en exerçant une légère traction sur l'organe, afin de tendre la muqueuse de l'urètre.

Alors, on introduit la sonde dans l'orifice du canal, en ayant soin que son pavillon soit incliné vers le côté gauche de l'abdomen, et l'on pousse avec lenteur, de haut en bas, pendant que, de la main gauche, on attire la verge vers la sonde. Lorsque l'on sent que la sonde arrive au niveau de l'arcade pubienne, on ramène le pavillon vers l'axe du corps, puis, par un petit mouvement de bascule, on l'engage sous cette arcade. Dès ce moment, on doit cesser toute traction sur la verge. A mesure que le bec de la sonde s'engage profondément, son pavillon doit s'éloigner de la paroi abdominale, pour lui devenir perpendiculaire. Enfin, lorsque le bec a dépassé l'angle de la symphyse, il faut faire décrire à la sonde un arc de cercle, par lequel son pavillon est ramené entre les cuisses du malade, tandis que l'autre extrémité pénètre dans la vessie.

On reconnaît que la sonde est entrée dans la vessie par la sortie de l'urine et par la facilité que l'on a de porter son extrémité vésicale en divers sens. Les difficultés du cathétérisme, dans les cas où l'urètre est à l'état normal, résident surtout dans le dernier temps, qui consiste à faire franchir au bec de la sonde l'arcade du pubis, en passant de la portion spongieuse à la portion bulbeuse de l'urètre. Pour éviter cette difficulté, il faut ne relever la sonde que lorqu'elle est engagée sous le pubis et lui faire exercer alors un mouvement de bascule.

On ne saurait trop recommander aux jeunes chirurgiens de procéder avec une lenteur et une prudence extrêmes à l'opération du cathétérisme, de ne jamais employer la force pour vaincre un obstacle, de s'armer de patience et de ne faire aucun effort lorsqu'ils ne réussissent pas du premier coup. Dans un canal exempt de rétrécissement, il faut, pour entrer dans la vessie sans difficulté, suivre la paroi supérieure du canal, et ne pas se hâter d'abaisser trop vivement le pavillon de la sonde et le faire avec la plus grande douceur.

L'introduction des bougies et des sondes de gomme élastique, sans mandrin, présente peu de difficultés quand l'urètre est à l'état normal. La verge du malade étant tenue comme il a été dit, le chirurgien introduit, de la main droite, la sonde qu'il pousse doucement dans le canal, jusqu'à ce qu'elle soit parvenue dans la vessie. Si l'instrument est arrêté par quelque obstacle, il faut le retirer un peu et le repousser de nouveau, en l'éloignant autant que possible de la paroi contre laquelle il a paru s'arrêter.

Lorsqu'une sonde doit séjourner dans la vessie, il y a plusieurs manières de la fixer; la plus simple consiste à attacher le pavillon de la sonde avec une mèche de coton ou avec un lien de fil dont les deux chefs sont fixés à un suspensoir en toile. Il faut éviter que la sonde soit trop profondément enfoncée dans la vessie, car son bec pourrait, en pressant contre les parois de cet organe, en causer l'inflammation ou la gangrène.

§ 2. — Rétrécissements de l'urètre.

Les rétrécissements du canal de l'urètre sont le plus souvent des maladies de longue durée, dont la cure radicale exige un traitement prolongé et parfois des opérations délicates. Ils semblent donc rentrer dans la classe des maladies dont je me suis interdit l'étude; mais ces rétrécissements pouvant donner lieu à divers accidents qui exigent des secours immédiats, je ne crois pas pouvoir les passer sous silence. Dans les lignes qui vont suivre, je m'occuperai surtout du diagnostic des rétrécissements de l'urètre, des accidents qu'ils occasionnent et de leur cure palliative.

La diminution du calibre du canal de l'urètre peut dépendre de modifications subies par ses parois ou d'une compression exercée par des tumeurs situées dans son voisinage. Les ecchymoses et les abcès du périnée et de la marge de l'anus, des exostoses de l'arcade pubienne, des kystes et autres tumeurs peuvent produire ce résultat.

Les rétrécissements proprement dits de l'urètre sont divisés en trois classes : 1° rétrécissements *spasmodiques* ; 2° rétrécissements *inflammatoires* ; 3° rétrécissements *organiques*.

1° *Rétrécissements spasmodiques.* — On ne saurait les mettre en doute. On les observe surtout chez les individus nerveux, irritables, adonnés à la masturbation ou se livrant à des excès de coït. Les vives émotions, un excès de régime, une fatigue insolite, l'impression du froid, surtout aux pieds, peuvent aussi les occasionner. Dans cette espèce de rétrécissement, l'urètre, spasmodiquement contracté, s'oppose absolument au passage de l'urine ou ne la laisse s'écouler que goutte à goutte, ou bien encore que par moments. La portion musculeuse de l'urètre en est le siége ordinaire ; mais on l'observe aussi parfois dans la portion spongieuse. Si l'on pratique le cathétérisme, tantôt les instruments pénètrent jusqu'à la vessie avec une grande facilité, tandis que d'autres fois ils sont arrêtés invinciblement ou saisis par la portion musculeuse du canal. La main appliquée sur le périnée peut sentir des contractions spasmodiques des muscles, dont le malade a d'ailleurs conscience. Ce qui caractérise essentiellement le rétrécissement spasmodique, c'est que, dans le plus grand nombre des cas, il se déclare tout d'un coup, et que le malade se trouve dans l'impossibilité d'uriner pendant un certain temps, au bout duquel l'excrétion des urines se rétablit spontanément ou par les secours de l'art. Un autre caractère, c'est l'intermittence du rétrécissement qui cesse un certain temps pour revenir plus tard, selon que le spasme de l'urètre est calmé ou excité. Cet état n'a d'ordinaire qu'une assez courte durée ; cependant, il peut se prolonger assez longtemps pour avoir fait croire, dans certains cas, à l'existence d'un rétrécissement organique.

Le *traitement* des rétrécissements spasmodiques doit avoir pour base les calmants et les sédatifs. Les bains entiers et les bains de siége répétés et prolongés ; les lavements émollients, les fumigations de même nature, sont les premiers moyens que l'on doit mettre en usage. A l'intérieur, on prescrira des boissons mucilagineuses, une potion éthérée et laudanisée ou des pilules camphrées et nitrées. Localement, on fera des onctions avec une pommade belladonée sur la région périnéale ; on pourra même introduire dans l'urètre une sonde ou une bougie enduite de la pommade à l'extrait de belladone : c'est un excellent calmant. Il va sans dire que si la rétention d'urine est complète, on donnera issue à ce liquide à l'aide du cathétérisme, qui sera pratiqué sans violence, en y revenant après l'emploi des divers moyens ci-dessus, s'il n'a pas réussi tout d'abord.

2° *Rétrécissements inflammatoires.* — L'inflammation survenant sur un urètre déjà rétréci amène facilement la rétention complète d'urine; mais ce n'est pas là ce qu'on appelle rétrécissement inflammatoire. On donne ce nom à la gêne de l'excrétion ou à la rétention d'urine, survenue dans un urètre précédemment sain, par suite d'une inflammation aiguë. L'urétrite suraiguë en est la cause la plus ordinaire. Le gonflement de la muqueuse, aidé d'une contraction spasmodique des muscles du périnée et de tout le canal, s'oppose au passage de l'urine, qui ne coule plus que par un jet mince ou goutte à goutte. Les douleurs sont excessives et s'accompagnent d'efforts violents. L'introduction des sondes et des bougies, même pratiquée avec les plus grandes précautions, provoque une sensation insupportable de brûlure et parfois des mouvements convulsifs; du sang s'échappe par l'urètre et par la sonde. La fièvre accompagne cet état morbide, lorsqu'il est prononcé; le pouls est vif, fréquent, serré; la peau est chaude. La région hypogastrique est tendue et douloureuse, et le malade manifeste une grande agitation.

Les antiphlogistiques et les calmants sont les moyens de *traitement* qui doivent être opposés aux rétrécissements inflammatoires. Les sangsues appliquées, en grand nombre et à plusieurs reprises, au périnée ou à l'anus et, au besoin, la saignée du bras, les bains généraux, les boissons émollientes et mucilagineuses, les pilules camphrées et nitrées, des potions antispasmodiques et, localement, des applications émollientes et des onctions avec la pommade belladonée; voilà les agents sur lesquels il faut insister. Lorsque l'inflammation du canal et le spasme qui l'accompagne auront cédé, le cours de l'urine se rétablira de lui-même, ou bien, on donnera issue à ce liquide par le cathétérisme devenu alors plus facile et moins douloureux.

3° *Rétrécissements organiques.* — Ils consistent en une altération de structure ancienne et persistante des parois de l'urètre. On en admet plusieurs espèces qui sont : 1° les brides ; 2° les rétrécissements valvulaires; 3° les rétrécissements par gonflement chronique de la muqueuse urétrale ; 4° les rétrécissements calleux. Le nombre des rétrécissements organiques est variable, le plus souvent il n'y en a qu'un seul, d'autres fois on en compte plusieurs. Les rétrécissements ne siégent jamais au delà du bulbe; on les rencontre particulièrement au point de réunion de la portion bulbeuse avec la portion membraneuse, à l'orifice extérieur du canal et à l'extrémité de la fosse naviculaire. Ils consistent, tantôt dans une sorte de stricture annulaire du canal ; d'autres fois, en une espèce de tube cartilagineux envahissant une étendue plus ou moins considérable du canal (*fig.* 90) ; ordinairement ils offrent une ouverture plus ou moins étroite, dure et difficile à dilater. On peut quelquefois reconnaître le lieu où ils existent en promenant le doigt sur le trajet de l'urètre.

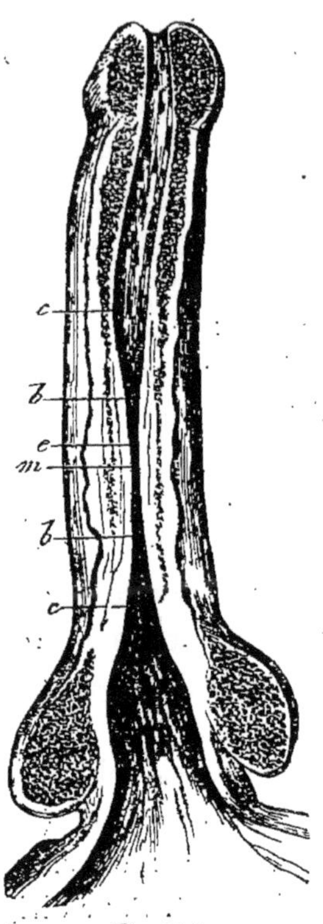

Fig. 90 *.

Les causes ordinaires des rétrécissements organiques de l'urètre sont les inflammations prolongées ou répétées de ce canal et, peut-être aussi, quelques-uns des moyens dont on se sert pour les combattre ; tels que les injections caustiques avec le nitrate d'argent ou les cautérisations du canal. Presque toujours ignorés à leur naissance, ils s'accroissent par progrès insensibles, jusqu'au moment où le malade commence à en être incommodé. D'abord, il s'aperçoit que le besoin d'uriner revient plus fréquemment qu'autrefois, et que, lorsqu'il paraît satisfait, quelques portions d'urine coulent encore et mouillent les vêtements. Le jet de l'urine diminue de volume, se bifurque, se contourne en tire-bouchon, est projeté moins bien qu'auparavant et son expulsion nécessite des efforts. Cet état peut se prolonger plus ou moins longtemps ; puis le jet d'urine devient filiforme, mince, sans force, tombant entre les jambes du malade ; les urines ne s'écoulent plus que goutte à goutte ; enfin la rétention devient complète. Ces divers états ont été désignés par des mots particuliers. On dit qu'il y a *dysurie*, quand l'urine sort avec peine, *strangurie*, quand elle coule goutte à goutte, et *ischurie* quand il y a impossibilité

* *Fig.* 90. — Empruntée au *Traité pratique sur les maladies des organes génito-urinaires* de M. Civiale t. I, d'après Lizars. Elle montre un exemple de rétrécissement. — *bb*, limite du rétrécissement ; — *m*, tissu fibreux qui forme la coarctation et s'étend au delà de l'angustie jusqu'en *cc*, il est recouvert par la membrane muqueuse ; — *e*. corps spongieux ; — *f*, portion membraneuse de l'urètre dilatée.

complète d'uriner. A mesure que la maladie fait des progrès, le besoin d'uriner devient de plus en plus fréquent et nécessite des efforts plus considérables, accompagnés de violentes souffrances. Le malade ne peut vider sa vessie qu'en s'accroupissant comme pour aller à la selle, et les matières fécales sortent en même temps que l'urine. Des hernies, des hémorrhoïdes et d'autres maladies peuvent être la conséquence de ces efforts ; la constitution s'altère, l'appétit s'éteint, les digestions languissent et le marasme peut survenir.

Il est des cas où le rétrécissement semble débuter presque tout d'un coup, à la suite d'un excès de coït ou de table ou d'une fatigue; mais il n'en est pas ainsi en réalité; le rétrécissement existait; seulement, ses effets ne se sont manifestés que sous l'influence d'une cause accidentelle. Quoi qu'il en soit, lorsque la rétention d'urine est devenue complète, elle constitue un état morbide fort grave, qui peut occasionner la mort, par rupture de la vessie ou fièvre urineuse, ou bien donner lieu à des déchirures de l'urètre suivies d'infiltration de l'urine, d'abcès gangréneux, etc. Nous renvoyons à un autre paragraphe l'étude des moyens propres à combattre la rétention d'urine.

Le diagnostic des rétrécissements de l'urètre est facile, lorsqu'ils sont arrivés à un degré avancé et qu'ils s'accompagnent de dysurie ou de strangurie; mais c'est au début qu'il serait important de les reconnaître, afin de commencer de bonne heure le traitement. Pour diriger celui-ci d'une manière convenable, il faudrait savoir quels sont la nature, l'étendue, la forme, le siége du rétrécissement, toutes choses fort difficiles à constater et qui demandent une grande habitude. Le point de vue limité auquel je me suis placé, me dispense d'entrer dans le détail des divers procédés d'exploration employés pour arriver à ce diagnostic précis. Les caractères que j'ai indiqués, aidés de ceux qui sont fournis par le cathétérisme, doivent suffire pour donner la certitude qu'on a affaire à un rétrécissement organique. Le cathétérisme exploratif se pratiquant à peu près de la même manière que celui qui a pour but de provoquer la dilatation des rétrécissements, je renvoie ce que j'ai à en dire à tout à l'heure.

Le *traitement* des rétrécissements organiques de l'urètre comprend une cure palliative et une cure radicale. La *cure palliative* a pour but de provoquer la *dilatation* du rétrécissement, à l'aide de bougies ou de sondes; au contraire, par la *cure radicale*, on se propose de détruire le rétrécissement lui-même, par la *cautérisation*, les *scarifications* ou l'*incision* de l'urètre, pratiquées de dedans en dehors ou de dehors en dedans. La cure palliative ou par la dilatation simple est la seule qui doive nous occuper.

Pour pratiquer le cathétérisme, dans les cas de rétrécissement de l'urètre, le malade et le chirurgien doivent être placés comme nous l'avons indiqué, dans un précédent paragraphe; mais ici, il ne suffit pas de pousser l'instrument explorateur dans la direction normale du canal, car celle-ci est souvent changée; il faut, par des tâtonnements prolongés, s'efforcer de rencontrer l'orifice et le trajet du rétrécissement. Le procédé diffère un peu, suivant que l'on se sert d'une bougie ou d'une sonde.

Quand on emploie une *bougie*, il faut, après l'avoir huilée, l'introduire lentement et avec douceur, surtout quand on approche du rétrécissement. Une faible résistance avertit que l'on a pénétré dans l'obstacle; on doit alors pousser d'une manière graduée et sans secousse, jusqu'à ce que la bougie arrive à l'orifice de la vessie. Lorsque l'orifice du rétrécissement n'occupe pas le centre du canal ou qu'il est obturé par un bouchon de mucosités, il arrive que la bougie ne pénètre pas; elle butte contre le rétrécissement et, si l'on insiste, elle se courbe et se pelotonne. En pareil cas, il faut retirer un peu l'instrument, avant de chercher à l'engager, en lui communiquant des mouvements de vrille, ou en lui donnant une légère courbure. Si l'on échoue après plusieurs tentatives, on peut prendre une bougie plus grosse, que l'on maintient, pendant quelques minutes ou quelques heures, appuyée par son bec contre le rétrécissement; après quoi une plus petite parvient souvent à s'insinuer. On peut aider parfois à la réussite du cathétérisme, en soutenant avec les doigts la portion du canal dans laquelle siége le rétrécissement.

On a lieu de croire que la bougie est dans le rétrécissement lorsqu'elle ne ressort pas, quand on cesse de presser sur elle, et quand elle offre une légère résistance aux efforts que l'on fait pour la retirer. Il faut alors la fixer, en recourant au procédé indiqué pour les sondes à demeure. Le temps durant lequel une bougie doit séjourner dans le canal varie suivant la sensibilité du malade et le besoin qu'il peut avoir d'uriner ; autant que possible, il faut laisser écouler très-peu de temps entre la sortie de la première bougie et l'introduction de la seconde, pour laquelle on se conduit de la même manière.

Aussitôt que la dilatation du rétrécissement le permet, il faut remplacer les bougies par des *sondes* en gomme élastique, qui ont l'avantage de permettre au malade d'uriner à sa volonté et qui, maintenues ainsi d'une manière permanente, accélèrent beaucoup la dilatation. Par l'augmentation successive du calibre des sondes et par leur usage prolongé, on peut parvenir, non-seulement à soulager le malade, mais même à guérir certains rétrécissements. Ce mode de traitement doit être secondé par les bains, les boissons mucilagineuses et rafraîchissantes, le repos et la privation absolue des excitants de toute sorte. Les complications, s'il s'en présente, seront combattues par des moyens appropriés.

Je ne dirai rien du *cathétérisme forcé*, conseillé par certains chirurgiens, pour franchir des rétrécissements réfractaires au cathétérisme ordinaire avec les sondes et les bougies ; c'est un procédé dangereux et qui expose à faire des *fausses-routes ;* je ne parlerai pas davantage de la *dilatation forcée*, proposée pour obtenir une guérison rapide des rétrécissements. Dans de pareilles maladies, c'est la douceur et la patience qui conviennent, et non la force et la brusquerie ; c'est une remarque qu'il ne faut jamais oublier.

§ 3. — **Rétention d'urine.**

La *rétention d'urine* est cette maladie dans laquelle l'urine accumulée dans la vessie ne peut être expulsée par l'action de ce viscère, aidée des contractions du diaphragme et des muscles abdominaux.

Les causes de cette rétention sont nombreuses et variées. Les unes agissent en suspendant ou en détruisant la contractilité de la vessie, ce que l'on observe dans la paralysie de cet organe ; les autres agissent en opposant à la sortie de l'urine des obstacles insurmontables. Ces dernières sont divisées en trois classes : la première comprend celles qui sont situées dans la vessie, à la prostate ou dans l'urètre (corps étrangers de toute sorte, calculs de la vessie et de l'urètre, etc.) ; à la deuxième se rapportent les vices de conformation ou les maladies de ces parties (tumeur et hypertrophie de la prostate, rétrécissement de l'urètre, etc.); enfin, la troisième classe embrasse toutes les causes qui, appliquées à l'extérieur de ces parties, agissent en les comprimant ou en changeant leur direction (tumeur du bassin, du périnée, des bourses, de la verge).

Quelle que soit la cause de la rétention d'urine dans la vessie, la distension des parois de cet organe en est le résultat immédiat. Cette distension n'a d'autres bornes que l'extensibilité des membranes vésicales, de sorte que la vessie peut acquérir une capacité très-considérable et contenir jusqu'à 6 ou 10 litres d'urine et même davantage. Son accroissement de volume n'a pas lieu d'une manière égale dans tous les sens; il s'effectue surtout de bas en haut. Son bas-fond devient plus large et plus profond; il déprime le périnée et le rectum et forme une tumeur qui repousse cet intestin en arrière. Son sommet, se portant au-dessus du pubis, refoule les intestins en haut et en arrière, et sa face antérieure, formant à la région hypogastrique une tumeur plus ou moins prononcée, est en rapport direct avec la paroi abdominale, le péritoine ayant été soulevé par elle. Lorsque la rétention d'urine a duré longtemps, sans être complète, les parois de la vessie, au lieu de s'amincir, subissent une sorte d'hypertrophie ou d'épaississement qui siége dans les tuniques musculeuse et muqueuse.

Le début de la rétention d'urine peut avoir lieu tout d'un coup, par paralysie de la vessie ou par un obstacle à l'évacuation du liquide; mais, le plus souvent, elle survient peu à peu, après des difficultés pour uriner, une diminution dans la force et la grosseur du jet d'urine, etc. Aussitôt que la rétention est complète, le malade éprouve les symptômes suivants: sentiment de pesanteur au périnée, ténesme, constipation, douleurs dans la région hypogastrique, se propageant le long de l'urètre jusqu'à l'extrémité du gland, et vers les reins; ces douleurs sont accompagnées parfois d'un sentiment d'engourdissement vers les cuisses; elles augmentent par la marche, la toux, les mouvements. Il y a des envies continuelles d'uriner, qui provoquent des efforts violents. Puis surviennent des nausées, de la dyspnée, de la fièvre; les sueurs et la matière des vomissements ont une odeur urineuse; si la rétention continue, on observe le délire, le coma, les convulsions, la mort.

Ces symptômes doivent suffire presque toujours pour faire reconnaître une rétention d'urine; mais ils acquièrent encore plus de valeur, lorsqu'on les rapproche des signes fournis par l'examen des parties. La vessie, en se dilatant, comme nous l'avons dit, forme dans le rectum une tumeur, que le doigt peut constater et qui répond à son bas-fond; sa face antérieure et son sommet, s'élevant au-dessus du pubis à une hauteur variable, forment à la région hypogastrique une tumeur volumineuse, circonscrite, sans changement de couleur à la peau, rénitente et donnant, dans certains cas, une sensation évidente de fluctuation. Cette fluctuation est perçue avec facilité lorsque l'on presse alternativement la tumeur hypogastrique et la tumeur rectale. Ces pressions ne sont pas douloureuses, mais elles augmentent ou réveillent l'envie d'uriner et font quelquefois sortir un peu d'urine par l'urètre.

La rétention d'urine est généralement une maladie grave et qui exige de prompts secours, surtout lorsqu'elle est complète. Si l'on n'agit pas en temps convenable, à part les phénomènes généraux mentionnés ci-dessus, il peut survenir une inflammation de la vessie, qui passe bientôt à la suppuration ou à la gangrène; ou bien il se fait à la vessie une crevasse, par laquelle l'urine s'épanche dans l'abdomen ou passe dans le tissu cellulaire sous-péritonéal. D'autres fois, l'urètre venant à se rompre ou à se déchirer, sous l'influence des contractions de la vessie ou de sa distension excessive, l'urine s'infiltre dans le tissu cellulaire du périnée, dans le scrotum, sous les téguments de la verge, des cuisses, de l'abdomen, etc., et y produit de vastes abcès gangréneux suivis dans les cas heureux de fistules urinaires.

Il ne suffit pas d'avoir constaté l'existence d'une rétention d'urine; il faut encore chercher à découvrir les causes qui lui ont donné naissance, car cette connaissance a une grande influence sur le choix des moyens de traitement à mettre en usage. Il serait trop long d'examiner chacune d'elles en particulier; bornons-nous à dire que, dans la rétention d'urine par paralysie de la vessie, il faut rétablir la contractilité de cet organe par des excitants locaux ou généraux; que dans celle qui est causée par l'inflammation du col de la vessie ou de la prostate, il faut mettre en usage le traitement antiphlogistique; qu'il faut extraire les corps étrangers de l'urètre, par les divers moyens déjà indiqués, lorsqu'ils s'opposent au passage de l'urine; que les rétrécissements de l'urètre doivent être soumis à la dilatation; enfin, qu'il faut inciser les abcès ou extirper les tumeurs développées dans les environs de l'urètre et qui compriment ce canal.

Lorsque la rétention d'urine est complète, qu'elle dure depuis quelque temps, et que les divers moyens que nous venons d'indiquer ont été sans résultat, il faut de toute nécessité donner issue à l'urine. On y parvient par le cathétérisme, par l'opération de la boutonnière ou par la ponction de la vessie.

1° *Cathétérisme.* —Toutes les fois que l'urètre est libre, le cathétérisme suffit pour vider la vessie; il réussit également dans la plupart des engorgements de la prostate et dans les rétrécissements spasmodiques de l'urètre. On dit que les rétrécissements organiques peuvent aussi être *toujours* franchis par le cathétérisme et dispenser de recourir à d'autres opérations plus graves; je crois en effet, qu'un chirurgien ayant une grande habitude de ces maladies, pouvant disposer de tous les instruments inventés dans ce but et pratiquant dans un hôpital ou dans une grande ville, finira, le plus souvent, par franchir un rétrécissement très-étroit. Mais combien sont différentes les conditions dans lesquelles se trouve le chirurgien de la marine? Placé au milieu de circonstances tout à fait exceptionnelles et ne pouvant disposer que d'un petit nombre de sondes et de bougies des plus ordinaires, peut-on exiger de lui ce qu'on demande à un chirurgien spécialiste? En m'exprimant ainsi, je suis loin de vouloir repousser le cathétérisme, dans les cas de rétention d'urine causée par un rétrécissement organique; je crois au contraire qu'il faut y insister, en le pratiquant à plusieurs reprises, avec douceur et lentement, de la façon que j'ai indiquée précédemment; mais je crois aussi que la ponction de la vessie doit être conservée comme une ressource précieuse, quand le rétrécissement n'a pu être franchi et que le malade est en danger de périr.

2° *Boutonnière.* — J'ai déjà dit quelques mots de l'opération de la boutonnière, comme moyen d'extraction des corps étrangers de l'urètre. On l'a également conseillée dans les rétrécissements infranchissables, pour donner issue à l'urine. Voici comment on procède : une sonde ou un cathéter est poussé au-devant de l'obstacle et maintenu exactement sur la ligne médiane. Le chirurgien, prenant un bistouri convexe, fait au raphé du périnée une incision longue de 3 centimètres et qui se rapproche plus de la racine des bourses que de l'anus : il tombe sur l'instrument conducteur qu'il retire un peu, cherche ensuite la continuation du canal au fond de la plaie et ordonne au malade de faire des efforts pour uriner. Il cherche à glisser une sonde ou un stylet dans l'urètre ouvert ; cet instrument doit servir de conducteur, pour prolonger l'incision au delà du rétrécissement ; après quoi on place une sonde à demeure dans l'urètre et, sur cette sonde, on réunit les deux bords de l'incision.

La boutonnière appliquée au traitement de la rétention d'urine est une opération généralement blâmée et qui présente d'ailleurs de grandes difficultés, quand le rétrécissement ne laisse pas passer une sonde ou une bougie. La ponction de la vessie lui est bien préférable. On ne la met en usage que pour la cure radicale des rétrécissements de l'urètre, surtout de ceux qui proviennent d'une rupture de ce canal et en prenant pour guide une sonde cannelée introduite au delà du rétrécissement. Si je l'ai décrite, c'est parce qu'elle figure dans le programme des concours de la marine.

3° *Ponction de la vessie.* — Elle peut s'exécuter selon quatre procédés différents, c'est-à-dire par l'urètre, par le périnée, par le rectum et par la région hypogastrique.

La *ponction par l'urètre* est un procédé dangereux qui expose à de graves accidents et qui est peu usité. La *ponction par le rectum* expose à des dangers non moins considérables ; de plus elle est souvent suivie de fistules vésico-rectales. Enfin, la *ponction périnéale*, d'une exécution assez difficile, expose aux lésions du rectum, des vésicules séminales et du péritoine. La *ponction hypogastrique* est donc celle qui doit être préférée, parce qu'elle ne donne pas lieu, comme les autres, à des fistules urinaires, qu'en la pratiquant on n'est exposé à aucune lésion d'organes, et que son exécution est facile.

Opération. — On se sert pour cette opération du trocart courbe du frère Côme (*fig.* 91), qui se trouve dans la caisse des chirurgiens de la marine. Le malade étant couché sur le bord droit de son lit, la tête et la poitrine un peu élevées, les cuisses légèrement fléchies, le chirurgien, placé du même côté, tend la peau de la région hypogastrique avec le pouce et l'indicateur de la main gauche; tenant de la droite le trocart courbe, la concavité tournée vers le pubis, il le plonge à 3 centimètres environ au-dessus de la symphyse des pubis, au milieu de la ligne blanche, en le dirigeant de haut en bas et pénètre hardiment dans la vessie. L'instrument ayant pénétré, on retire le poinçon et on évacue l'urine; puis on bouche la canule et on la fixe autour du corps avec deux rubans attachés à son pavillon.

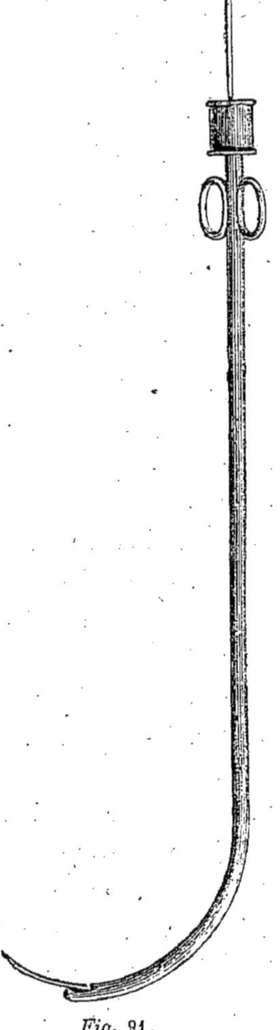

Fig. 91.

La ponction de la vessie n'est qu'un moyen de faire cesser un accident grave, la rétention d'urine; mais elle ne dispense pas d'employer les agents propres à combattre les causes de cette rétention; bien au contraire doit-on y insister plus que jamais. La canule est laissée dans la vessie jusqu'à ce que le cours naturel de l'urine soit rétabli ou qu'on puisse introduire une sonde dans la vessie. Il faut la déboucher d'heure en heure, pour laisser sortir l'urine. Au bout de quelques jours, le trajet parcouru par la canule s'organise en une sorte de trajet fistuleux qui laisse passer l'urine, de sorte que l'on peut sans crainte retirer l'instrument.

§ 4. — **Incontinence d'urine.**

On appelle *incontinence d'urine* un flux involontaire et ordinairement sans douleur de ce liquide, par le canal de l'urètre. Elle est fréquemment causée par une paralysie ou un manque de contractilité du sphincter vésical, qui ne peut plus résister aux contractions de la vessie elle-même. Alors l'urine s'échappe involontairement, sans douleur, presque à l'insu du malade. Cette incontinence d'urine par paralysie peut être complète ou incomplète, avoir lieu pendant la veille et la nuit ou pendant le sommeil seulement ; elle est idiopathique ou symptomatique d'une autre affection. Elle est principalement l'apanage des vieillards, mais on peut l'observer aussi chez de jeunes sujets.

A côté de cette incontinence d'urine par paralysie, il en est une autre qui est due à un excès de contractilité de la vessie, qui surmonte la résistance offerte par le sphincter ; on l'observe principalement chez les jeunes enfants et jusqu'à l'époque de la puberté ; elle est plus rare dans l'adolescence et l'âge adulte. Les urines, facilement conservées pendant le jour, sont rendues la nuit, pendant le sommeil, et sans que les malades en aient conscience.

Les mousses et les marins sont parfois atteints de cette maladie, dont les causes sont assez peu connues. Son *traitement* consiste surtout dans l'emploi des lotions froides et des bains de siége de même nature et dans l'usage intérieur des toniques, des amers, du fer, lorsque l'on a lieu de soupçonner un état de faiblesse. La poudre de racine de belladone, à la dose de 5 à 10 centigrammes, tous les soirs, a été conseillée comme un bon moyen curatif de cette maladie. Mais le meilleur moyen adjuvant consiste à réveiller plusieurs fois dans la nuit les malades, afin de les faire uriner. Assez souvent c'est la paresse qui les retient au lit, quand se font sentir les premiers avertissements ; il faut alors leur faire honte et même leur infliger des punitions.

L'incontinence d'urine est parfois simulée par des novices ou des apprentis-marins qui désirent se faire renvoyer en France, ou éviter une campagne pénible. Afin de découvrir la supercherie, il faut faire surveiller attentivement les prétendus malades, pour voir s'ils urinent avant de se coucher et les réveiller pendant leur sommeil pour s'assurer s'ils ont uriné. On pourrait encore, sans inconvénient, leur faire prendre le soir, à leur insu, une pilule d'opium qui, en les faisant dormir plus que de coutume, les empêcherait d'uriner, si la maladie était simulée, tandis qu'elle ne s'y opposerait pas si elle était réelle.

ART. III. — MALADIES DE L'ANUS ET DU RECTUM.

Les maladies de l'anus et du rectum sont nombreuses et variées, et leur étude offre beaucoup d'intérêt ; nous allons faire connaître les principales.

Les *plaies* de l'anus et du rectum, outre les complications et les accidents ordinaires des plaies, exposent encore à l'infiltration des matières fécales dans le tissu cellulaire du petit bassin, et, si elles sont très-élevées, elles peuvent se compliquer d'une lésion du péritoine. Leur traitement exige un repos absolu et, autant que possible, un état de vacuité du rectum.

L'introduction violente de corps étrangers dans l'anus, et spécialement les rapports sexuels contre nature, peuvent donner lieu à des *déchirures* de cet orifice ou à des *éraillures* de la muqueuse. Un chirurgien expérimenté n'aura pas de peine à deviner la cause honteuse de pareilles lésions, et l'aspect infundibuliforme de l'anus lui fera connaître si ce vice est passé à l'état d'habitude.

Les *corps étrangers* du rectum ayant déjà été l'objet d'un article spécial, je n'ai pas à y revenir.

La marge de l'anus est fréquemment le siége de *phlegmons* très-douloureux et qui passent rapidement à la suppuration ; les *abcès* qui en résultent doivent être incisés de très-bonne heure et largement, afin d'éviter la destruction du tissu cellulaire qui entoure le rectum, la dénudation de cet intestin et la formation de *fistules* consécutives. Du reste, je renvoie le lecteur à ce que j'en ai dit, dans le chapitre des phlegmons.

Le défaut de propreté, un état habituel de constipation, l'abondance et l'âcreté de la sécrétion sébacée du pourtour de l'anus, l'agglomération des poils par des débris de matières fécales, les tiraillements exercés sur ces poils une fois collés et d'autres causes encore peuvent provoquer, chez les matelots, la production d'une *inflammation* de l'anus et d'une sorte d'*intertrigo* douloureux et incommode. Des soins de propreté, des lotions émollientes, puis résolutives et l'application, dans la rainure fessière, d'une compresse cératée, sont des moyens qui suffisent toujours pour guérir cette maladie.

L'anus est assez souvent le siége d'*affections syphilitiques*, dont les unes sont le résultat d'une inoculation directe et les autres sont la manifestation d'une infection générale. Les *écoulements* de l'anus, analogues à ceux de l'urètre, et les *chancres* allongés, appelés *rhagades*, reconnaissent la première cause au lieu que les *pustules muqueuses*, les *végétations* et les *excroissances* désignées sous les noms de *fics*, *marisques*, *poireaux*, *fraises*, *choux-fleurs*, *crêtes de coq*, etc., sont des symptômes de syphilis constitutionnelle. Leur traitement sera étudié dans le chapitre relatif aux maladies vénériennes.

Les autres maladies de l'anus et du rectum, dont il nous reste à parler, sont la chute de la muqueuse rectale, la fissure et la fistule à l'anus et les hémorrhoïdes ; nous consacrerons à chacune d'elles un passage particulier.

§ 1. — Chute du rectum.

La *chute du rectum* consiste dans un relâchement et un renversement de la muqueuse rectale, qui abandonne les autres tuniques de cet intestin et se porte en dehors de l'anus. Cette maladie est bien distincte de l'*invagination* de la partie supérieure du rectum et du côlon, où toutes les membranes de l'intestin, doublées sur elles-mêmes, se montrent hors de l'anus (*fig.* 92, 93).

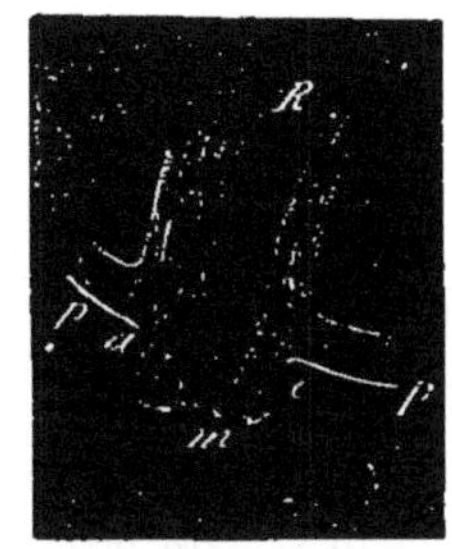

Fig. 92.

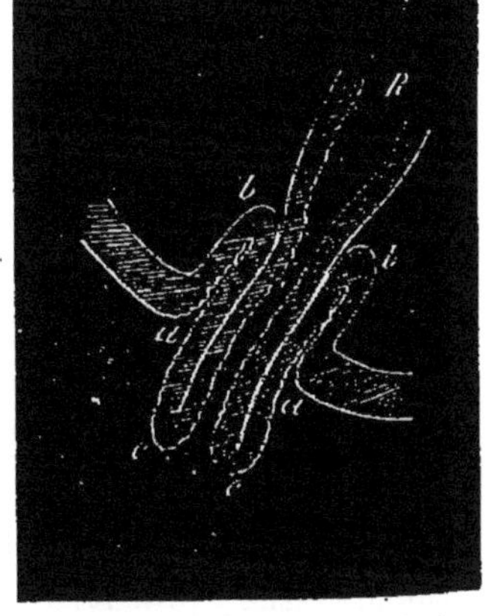

Fig. 93.

(*Fig.* 92.) Coupe du rectum et de l'anus, *p.p* indiquent les téguments interrompus au niveau de l'anus *aa* ; — *R* est le rectum ; — *m* l'ouverture occupant le centre de la tumeur formée par le prolapsus de la muqueuse anale ; on voit en *aa* la peau se continuer sans ligne de démarcation avec la muqueuse sortie par l'anus.

(*Fig.* 93.) En comparant cette figure avec la précédente, on appréciera exactement la différence qui existe entre un simple prolapsus de la muqueuse anale et une invagination de la partie supérieure du rectum dans l'inférieure ; — en *aa* on voit l'extrémité supérieure de la tumeur resserrée par l'ouverture anale : mais il n'existe ici qu'une simple continuité entre la tumeur et les bords de l'orifice anal et nullement comme dans la figure 92, une continuité : — *bb* est l'endroit où le rectum *R* s'est invaginé ; la cloison de séparation de la partie invaginée et de la partie invaginante est très-bien indiquée de chaque côté de la figure par une ligne blanche. (Vidal de Cassis, *Traité de pathologie externe*. 5e édit., t. IV, p. 538. Note de M. Fano.)

Cette maladie est surtout fréquente chez les jeunes enfants, mais on l'observe aussi chez quelques adultes et chez les vieillards. Les causes les plus ordinaires sont un état particulier de faiblesse et d'atonie, la paralysie des sphincters et du releveur de l'anus, une diarrhée chronique, etc. Une constipation opiniâtre exigeant des efforts considérables, la présence d'hémorrhoïdes, d'un engorgement de la prostate, des calculs de la vessie, de rétrécissements de l'urètre, etc., peuvent aussi contribuer à son développement.

La tumeur qui résulte du prolapsus de la muqueuse rectale se développe lentement et ne se montre d'abord que lorsque le malade va à la selle. Son apparition n'est point précédée de coliques abdominales. Elle se présente sous la forme d'un bourrelet rouge, gluant circulaire, ordinairement mou et peu douloureux au toucher, et présentant à son extrémité libre une ouverture froncée d'où sortent les excréments. Le doigt peut la circonscrire facilement et il fait constater que le bourrelet, large et arrondi en bas, plus étroit en haut, est borné par le cercle de l'anus dont la muqueuse se continue avec celle de la tumeur. Cette tumeur peut acquérir un volume assez considérable et pendre, de plusieurs pouces en dehors de l'anus. Lorsque la maladie est ancienne et abandonnée à elle-même, la membrane muqueuse, exposée sans cesse à l'action de l'air et aux frottements, augmente de volume, s'enflamme, verse du sang et du pus, s'ulcère et peut devenir irréductible.

Lorsque le renversement de la muqueuse rectale est récent et peu considérable, c'est une simple incommodité que l'on ne ressent qu'en allant à la selle; mais quand elle est arrivée au degré que nous venons de décrire, elle rend l'excrétion des matières stercorales douloureuse, la position assise pénible et la démarche embarrassée; plus tard, elle amène la fièvre, la langueur, l'épuisement et peut même causer la mort.

Le *traitement* est médical et chirurgical. Les moyens médicaux doivent avoir pour but de remédier à l'état de faiblesse et d'atonie générale ou locale qui a causé ou préparé la maladie : un bon régime, le vin, les toniques, les amers, les ferrugineux remplissent la principale indication. L'atonie locale doit être combattue par des topiques froids et astringents, tels que des lotions avec l'eau de mer froide, une solution d'alun, d'extrait de Saturne ou de sulfate de fer ; une décoction d'écorce de chêne ou de noix de cyprès ; par des lavements froids et astringents, etc.

Le traitement médical ne saurait toujours suffire pour amener la guérison ; il doit nécessairement être aidé de la réduction et de la contention de la muqueuse rectale. La réduction est facile lorsque le renversement est récent et ne forme qu'un bourrelet sans inflammation. On l'opère de la manière suivante : Le malade étant couché sur le ventre ou penché en avant, le ventre appuyé sur le bord d'un lit, les fesses rapprochées, le chirurgien place sur la tumeur une compresse fine enduite de cérat ; ensuite il enfonce le doigt indicateur et le linge dans l'intestin qu'il fait ainsi rentrer avec facilité. Quand cette tumeur est ancienne, volumineuse, enflammée, la réduction est bien plus difficile ; on doit alors procéder comme dans le taxis des hernies, en repoussant les premières les parties qui sont les dernières sorties. Quelquefois, on n'y parvient qu'au bout de plusieurs heures, et après avoir tenu le malade couché et la tumeur couverte de fomentations émollientes. Afin de prévenir une nouvelle sortie de la tumeur, il est convenable de soutenir l'anus avec une pelote ou un tampon de charpie soutenu par un bandage en T double ; on se trouve bien d'employer en même temps une grosse mèche cératée introduite dans l'anus.

Ce traitement, quoique parfaitement rationnel, n'est pas toujours suivi de succès ; on a donc cherché à prévenir les récidives à l'aide de diverses opérations, dont les principales sont : l'*excision* de la tumeur, sa *cautérisation* et l'*excision des plis de l'anus*. Ces diverses opérations ne devront être mises en usage que dans les cas très-graves, heureusement rares à bord, je crois pouvoir me dispenser de les décrire.

§ 2. — **Fissure à l'anus.**

La *fissure à l'anus* est une ulcération allongée et superficielle qui se développe à la marge de l'anus, entre les plis radiés de la membrane muqueuse de cette partie, et qui coïncide avec des douleurs vives et une contraction spasmodique du sphincter de l'anus.

Les adultes sont particulièrement sujets à cette maladie, dont les causes sont fort obscures et dont les débuts ont lieu d'une manière insensible. L'excrétion des matières fécales est accompagnée de chaleur et de cuisson ; quelques heures après l'évacuation, toute sensation gênante cesse et peut rester plusieurs jours sans revenir, surtout si le malade use des moyens tempérants. Mais bientôt la chaleur, les cuissons reparaissent ; l'excrétion des matières fécales devient plus pénible et laisse un malaise de plusieurs heures. Les déjections sont quelquefois mêlées d'un peu de sang. Plus tard, survient de la constipation, et les malades sont obligés, pour obtenir des selles, de prendre des purgatifs ou des lavements. S'il se passe plusieurs jours sans garde-robe, les douleurs éprouvées par les malades sont plus cruelles encore ; elles sont comparées à celles que causerait un fer rouge ; quelquefois on observe des contractions convulsives générales ou une défaillance. Après l'excrétion, il reste des élancements et une douleur pulsative ; quelquefois même, il survient de la fièvre. Les douleurs n'augmentent pas d'une manière constante ; elles s'accroissent ou diminuent, suivant la manière de vivre et le régime du malade. Quand elles existent, les moindres circonstances suffisent pour les exaspérer. Leur intensité est d'ailleurs proportionnée à la dureté et au volume des matières fécales ; mais l'évacuation des matières peu consistantes ne se fait pas elle-même sans douleur. Lorsque le maladie dure depuis un certain temps, elle amène de l'amaigrissement, une grande susceptibilité nerveuse et l'hypocondrie.

L'examen de l'anus ne présente d'abord rien de particulier; mais en écartant les plis de l'anus et en appuyant avec force sur la fesse correspondante au point sur lequel le malade ressent le plus vivement la douleur, on aperçoit un petit ulcère allongé, ressemblant à une gerçure et situé dans la cavité de l'anus. Assez souvent, il est impossible de découvrir la fissure, soit qu'elle existe au-dessus, soit même qu'elle n'existe pas. Cette absence de fissure est un fait dont la possibilité a été mise hors de contestation ; elle tendrait à prouver que le spasme de l'anus est l'élément principal de la maladie. L'introduction du doigt dans le rectum est toujours très-difficile et douloureuse ; ce mode d'exploration permet de reconnaître une constriction forte et constante exercée par le sphincter anal. Quelquefois, le doigt fait constater l'existence de la fissure que l'œil n'avait pu découvrir. La fissure à l'anus peut exister en même temps que d'autres maladies de cette région, telles que des hémorrhoïdes, des excroissances, etc.; mais ce n'est pas le cas ordinaire; habituellement elle existe seule.

Le diagnostic de la fissure à l'anus est généralement facile quand, en même temps que la douleur brûlante au moment de l'expulsion des selles et la contraction spasmodique du sphincter, existe une gerçure à l'anus. Mais quand celle-ci fait défaut ou se cache à la vue et lorsqu'il existe d'autres maladies, il est fort possible de se tromper. Quant au pronostic, on peut dire que si cette maladie n'attaque pas directement la vie, elle est du moins fort pénible et empoisonne l'existence des malades.

Le *traitement* de la fissure à l'anus est palliatif ou curatif. Les lavements émollients ou purgatifs, les bains de siége, les fumigations d'eau chaude ou de décoction de guimauve ou de sureau, les aspersions froides, les injections narcotiques, les suppositoires et les pommades opiacées ont quelquefois rendu les douleurs plus supportables; mais ces moyens n'ont jamais pu guérir la maladie. Cependant, il est des praticiens qui prétendent avoir obtenu sa guérison par l'emploi topique de l'onguent de la mère ou d'une pommade au nitrate d'argent. On pourra en essayer, sauf à recourir plus tard à une opération.

Les principales opérations conseillées contre la fissure à l'anus sont la cautérisation, la dilatation avec des mèches, la dilatation forcée, l'excision, enfin l'incision.

1° La *cautérisation* est douloureuse et ne réussit que dans les fissures simples, c'est-à-dire non accompagnées de spasme anal; on la pratique ordinairement avec le crayon de nitrate d'argent.

2° La *dilatation* simple s'opère avec des mèches dont on augmente progressivement le volume. Ces mèches peuvent être enduites d'une pommade médicamenteuse, dans le genre de l'onguent de la mère. Le volume des mèches doit être rapidement augmenté. On prétend que ce moyen a donné des succès.

3° La *dilatation forcée* a pour but de produire une déchirure sous-cutanée du sphincter anal. Le malade étant préalablement soumis à l'action du chloroforme, le chirurgien introduit dans l'anus les deux doigts indicateurs, de manière que leurs faces dorsales soient en contact, puis, les écartant violemment, il rompt tout d'un coup l'anneau formé par le sphincter contracturé.

Selon M. Monod, il n'y aurait pas de déchirure, on triompherait seulement, par cette manœuvre, du spasme du sphincter, on le paralyserait momentanément par la distension de ses fibres.

4° L'*excision* est une mauvaise opération qui ne doit pas être employée.

5° L'*incision* peut être faite à l'extérieur ou par la méthode *sous-cutanée*. Cette dernière, n'offrant que peu d'avantage et étant plus difficile, me paraît devoir céder le pas à l'incision simple, que je vais décrire.

Opération. — Le malade étant couché au bord de son lit, sur le côté, la cuisse inférieure étendue et l'autre fléchie, le chirurgien porte le doigt indicateur de la main gauche, enduit de cérat, dans le rectum, et, sur ce doigt, fait glisser à plat un bistouri droit, boutonné, dont il retourne ensuite le tranchant vers le côté de la fissure et divise, d'un seul coup, la membrane muqueuse, le muscle sphincter dans toute son étendue et la peau voisine de l'anus. On forme ainsi une plaie triangulaire, dont le sommet répond à l'intestin et la base à la peau; il est quelquefois nécessaire de l'agrandir par un second coup de bistouri.

Il n'est pas indispensable d'inciser sur la fissure. Lorsqu'elle est en avant ou en arrière, on incise sur un des côtés ou sur les deux, si la constriction est extrême. Le sang qui s'écoule après l'opération s'arrête facilement. S'il n'en était pas ainsi, on exercerait une compression sur la plaie. Un pansement simple avec de la charpie cératée et des compresses doit suffire, dans le plus grand nombre des cas; l'introduction d'une grosse mèche, devant empêcher les bords de la division de se réunir immédiatement, n'est pas nécessaire; il suffit que l'opéré use d'une grande propreté, de bains de siége et de lavements émollients souvent répétés. Le malade doit garder le lit au moins pendant huit jours et se modérer beaucoup dans son régime.

L'incision remonte à Boyer, elle était à cette époque un progrès; aujourd'hui, la dilatation forcée lui a succédé et mérite la préférence.

§ 3. — Fistule à l'anus.

Les fistules à l'anus surviennent ordinairement à la suite d'abcès causés eux-mêmes par des contusions, des plaies ou des corps étrangers, venus du dedans ou du dehors. Quelquefois elles ont été précédées d'hémorrhoïdes qui se sont enflammées et ont suppuré. Enfin, dans certaines circonstances, elles apparaissent sans causes appréciables.

Quoi qu'il en soit de leur origine, les fistules à l'anus se reconnaissent à l'existence d'une douleur plus ou moins vive à la région anale, qui augmente pendant la marche ou en allant à la selle, à l'écoulement d'une humeur séreuse ou purulente, quelquefois mélangée de matières fécales et en ayant toujours l'odeur. En écartant les fesses et les plis de l'anus, on trouve une ou plusieurs ouvertures plus ou moins étroites, parfois placées au centre d'un tubercule rouge, plus souvent enfoncées et cachées dans les replis de l'anus. Si l'on porte un stylet dans leur intérieur, il pénètre à une profondeur variable ; il peut faire constater l'existence d'un décollement de la peau ou des parois du rectum. En introduisant dans cet intestin le doigt indicateur gauche huilé, on parvient quelquefois à constater l'existence d'une ouverture interne ordinairement signalée par un douloureux mamelon. Lorsque cet orifice interne existe, il est situé d'habitude à la partie inférieure de l'ampoule rectale, immédiatement au-dessus du sphincter de l'anus, et quelquefois même dans l'épaisseur de celui-ci ; dans certains cas, les deux orifices de la fistule se trouvent en dehors de l'anus. Certaines fistules n'ont qu'une ouverture, qui peut être située au-dessous ou au-dessus du sphincter; on leur donne le nom de fistules *borgnes* et elles sont distinguées en *internes* et *externes*.

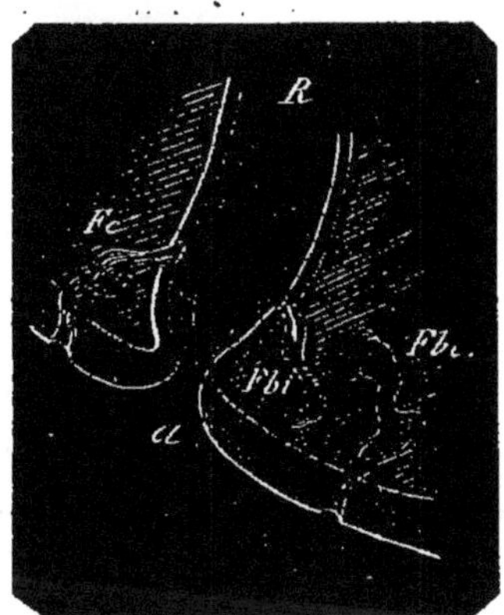

Fig. 94. — Figure schématique d'après Fano destinée à faire comprendre les variétés des fistules anales. — *R*, rectum ; — *a*, anus. — *Fc*, fistule complète ; — *Fbi*, fistule borgne interne ; — *Fbe*, fistule borgne externe.

Les *injections* des substances irritantes peuvent seules offrir quelques chances d'éviter l'opération. La *teinture d'iode*, employée avec succès dans un grand nombre de circonstances, mérite d'être préférée à toutes les autres. On doit l'employer pure et renouveler les injections, une fois par jour, jusqu'à ce que la guérison soit obtenue. Si ce moyen échoue, il sera toujours temps de recourir à l'instrument tranchant.

De tous les *procédés opératoires* conseillés contre la fistule à l'anus, un seul me paraît devoir être mis en usage, c'est celui de l'*incision.*

Opération. — Pour la pratiquer, on fait coucher le malade sur le côté où existe la fistule, la cuisse du côté opposé fléchie, et la fesse relevée par un aide. Une sonde cannelée étant introduite dans la fistule, l'indicateur de la main gauche pénètre dans le rectum et cherche l'orifice interne (*fig.* 95); s'il existe, on le fait traverser par le bec de la sonde qui, saisi par le doigt qui est dans l'intestin, est ramené au dehors, en embrassant, comme dans une anse, tous les tissus compris entre les deux orifices de la fistule. Rien n'est alors plus aisé que d'inciser ces tissus de dedans en dehors, par un seul coup de bistouri, ou, ce qui est plus sûr, de dehors en dedans par des coups de bistouri ménagés; on peut ainsi lier les vaisseaux, à mesure qu'on les ouvre, si c'est nécessaire. Lorsque l'orifice intérieur de la fistule est très-profond, il n'est pas possible de suivre le procédé que nous venons d'indiquer; on se sert alors d'un gorgeret qui, introduit dans le rectum, permet de faire l'incision, sans craindre de léser cet intestin. Enfin, dans les cas où l'ouverture interne n'existe pas, ou si on n'a pu la découvrir, il est nécessaire de compléter la fistule en perforant, avec la sonde, l'intestin de dehors en dedans, dans la partie la plus profonde du décollement. On se conduit ensuite comme si la fistule était complète.

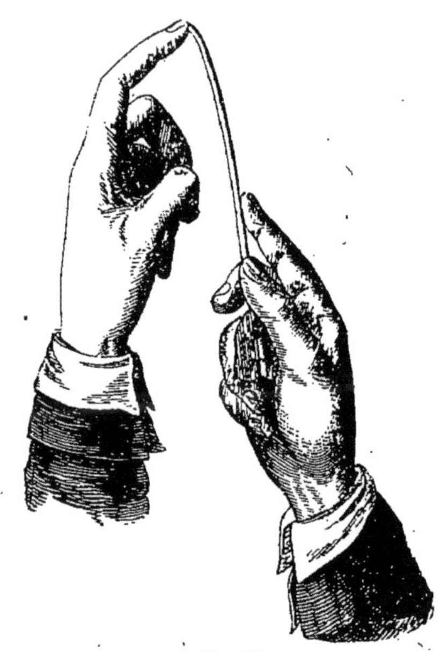

Fig. 95.

Pour le pansement, on se sert d'une grosse mèche de charpie, enduite de cérat, qui est introduite dans le rectum, jusques au-dessus des limites de l'incision, de manière à tenir les lèvres de la plaie complétement écartées et à faire marcher la cicatrice du fond à la surface. Des gâteaux de charpie, des compresses et un bandage en T complètent le pansement. Celui-ci doit être renouvelé tous les jours, ou chaque fois que le malade a été à la selle. La constipation sera évitée au moyen de lavements.

§ 4. — Hémorrhoïdes.

On donne le nom d'*hémorrhoïdes* à des tumeurs formées, au pourtour de l'anus, par une dilatation anormale des veines du rectum. Ces tumeurs déterminent souvent un écoulement sanguin, qui porte également le nom d'*hémorrhoïdes*, mais qui doit être désigné de préférence sous celui de *flux hémorrhoïdal*.

Les hémorrhoïdes sont distinguées, selon leur siége, en *externes* et *internes*. Les externes occupent le pourtour de l'anus, elles sont recouvertes par la peau ou par la muqueuse ; les internes siégent vers l'extrémité inférieure du rectum ; souvent elles ne consistent que dans un boursouflement de la membrane muqueuse de l'extrémité inférieure de cet intestin. Les hémorrhoïdes sont constituées par des tumeurs ovoïdes ou oblongues, rouges ou bleuâtres; elles sont tendues et douloureuses dans leur turgescence, molles, fluctuantes, décolorées et indolentes dans leur état de vacuité. Tantôt il n'en existe qu'une, tantôt elles sont nombreuses et réunies par une sorte de bourrelet. Leur forme est variable; elles sont hémisphériques ou d'aspect inégal; ordinairement elles ont une large base ; ce n'est que par exception qu'elles sont pédiculées. Leur surface est tantôt lisse, tantôt rugueuse.

Les symptômes auxquels donnent lieu les hémorrhoïdes sont une sensation de prurit, de titillation, de gêne et de malaise habituels, qui augmentent par la marche, les froissements exercés par les vêtements et quand le malade s'assoit. Toutes ces causes d'irritation, auxquelles il faut joindre la constipation, peuvent amener leur inflammation et un accroissement de douleur. Les hémorrhoïdes internes et celles qui occupent l'orifice de l'anus, faisant l'office de corps étrangers, déterminent des envies sans cesse renaissantes d'aller à la selle et une sorte de ténesme. Quand elles ont un volume considérable, elles peuvent porter obstacle à l'excrétion des matières fécales et, par un effet opposé, permettre la sortie involontaire des gaz et même des matières fécales liquides. Les hémorrhoïdes internes ne manifestent quelquefois leur existence que par un sentiment habituel de pesanteur vers le périnée et par un besoin d'excrétion alvine, qui se fait sentir même après que celui-ci vient d'être satisfait. Parfois, elles sont poussées au dehors par les violents efforts que fait le malade, et elles peuvent être étranglées par le sphincter anal.

Le phénomène le plus important de l'affection hémorrhoïdale, c'est la *fluxion* sanguine qui s'opère sur les hémorrhoïdes. Lorsque cette fluxion est légère, le malade éprouve seulement une tension et une pesanteur plus ou moins douloureuse au siége ou dans les parties environnantes. Quand elle est plus intense, elle s'accompagne d'un état de malaise général, de flatuosités intestinales, de céphalalgie, de plénitude et d'accélération du pouls, d'une sensation de pression vers l'anus et le périnée, et d'une tuméfaction douloureuse des hémorrhoïdes.

Ce mouvement fluxionnaire est ordinairement le prélude du flux *hémorrhoïdal*, qui consiste en un écoulement sanguin plus ou moins abondant et dont la durée est d'un à six ou huit jours. Ce sang a tantôt les caractères du sang artériel, tantôt ceux du sang veineux; il peut s'écouler d'une manière continue ou n'être rendu qu'avec les selles. Ces hémorrhagies peuvent n'avoir lieu qu'à des époques éloignées ou se reproduire fréquemment et d'une manière périodique. Lorsqu'elles sont modérées et qu'elles ont lieu chez une personne vigoureuse, ou d'un tempérament sanguin, elles n'ont aucun inconvénient et elles peuvent même être une condition de santé. Il n'en est pas ainsi, lorsqu'elles sont d'une adondance et d'une fréquence excessives et qu'elles surviennent chez des individus d'une faible constitution, car elles peuvent alors provoquer l'anémie et une grande faiblesse.

On reconnaît les hémorrhoïdes par la vue, lorsqu'elles sont externes, et par le toucher, quand elles sont internes. Les divers symptômes auxquels elles donnent lieu et particulièrement le flux hémorrhoïdal aident au diagnostic. Les hémorrhoïdes internes, *non fluentes*, sont les plus difficiles à constater. Le flux sanguin provenant de ces hémorrhoïdes *fluentes* sera distingué de celui de la dyssenterie, en ce que, dans cette dernière, le sang se trouve mélangé avec des mucosités et est expulsé avec de fortes coliques ; tandis que, dans les hémorrhoïdes, les matières moulées sont revêtues de stries sanguines et que du sang absolument pur s'écoule après les selles.

Les hémorrhoïdes, loin de constituer une maladie grave, doivent, fort souvent, être considérées comme un bénéfice de nature, surtout lorsqu'elles sont périodiques et habituelles. Dans certains cas, elles ont servi de crise à des maladies anciennes, qui avaient résisté à toute espèce de traitement. Au contraire, leur suppression a souvent aggravé des maladies existantes ou en a fait naître de nouvelles.

Ces considérations font déjà soupçonner quel doit être le *traitement* des hémorrhoïdes. Ce traitement ne doit être la plupart du temps que palliatif. Il faut suivre un régime doux, s'abstenir d'une alimentation trop succulente et copieuse, éviter les boissons excitantes, liqueurs, vins alcoolisés, café, etc. ; prendre fréquemment des bains frais ou tièdes, selon la saison ; faire, matin et soir, des lotions froides sur la région anale ; éviter avec soin la constipation, au moyen de lavements émollients et laxatifs ; faire de l'exercice, etc.

L'engorgement et l'inflammation des tumeurs hémorrhoïdales doivent être combattus par les bains tièdes, les cataplasmes, les pommades calmantes et résolutives et, quelquefois, par des applications de sangsues en dehors de la marge de l'anus ou vers le sacrum.

Quelquefois les hémorrhoïdes internes sortent et ne peuvent rentrer, soit parce qu'elles sont étranglées par le sphincter, soit parce que celui-ci trop relâché ne peut les retenir. Il faut, dans les deux cas, en opérer la réduction, qui sera souvent pénible et exigera une espèce de taxis, dans les cas d'étranglement.

Le flux hémorrhoïdal offre aussi des indications particulières, s'il est modéré ou que, malgré son abondance, le malade n'en soit pas incommodé, il n'y a absolument rien à faire. Dans le cas contraire, on s'efforcera de le modérer ou d'y mettre un terme ; dans ce but, on ordonnera le repos absolu, la position allongée, la diète, des boissons froides et acidules, des bains de siége froids, des lavements froids et astringents. Dans des cas plus graves, on aura recours à l'injection de liquides styptiques, tels qu'une solution d'alun, de sulfate de fer, une décoction d'écorce de chêne ou de ratanhia; enfin on mettra en usage la compression; à l'aide d'une grosse mèche dans le rectum. Le traitement général doit venir en aide aux moyens locaux. Si le flux sanguin est lié à un état de pléthore, on diminuera les aliments qui seront rendus moins nourrissants et, au besoin on pratiquera une saignée du bras. Au contraire, quand la persistance de l'hémorrhagie paraît sous la dépendance d'un état de faiblesse ou de la diathèse scorbutique, il faut ordonner les toniques, les amers, les ferrugineux et un bon régime.

Ce traitement palliatif suffit presque toujours pour calmer les accidents causés par les hémorrhoïdes et les rendre supportables; cependant, il est des cas où leur volume considérable les exposant à être constamment irritées ou enflammées et occasionnant des douleurs violentes et de fréquentes hémorrhagies, la constitution s'altère profondément. Il peut être alors nécessaire d'en débarrasser les malades. Les opérations conseillées dans ce but sont l'*excision*, la *ligature*, la *cautérisation* (1), l'*écrasement linéaire* (2). Ces opérations pouvant avoir des suites fort graves, je ne pense pas qu'on doive les pratiquer à bord; aussi me dispenserai-je de les décrire.

CHAPITRE XVIII

MALADIES VÉNÉRIENNES.

On désigne sous le nom de *maladies vénériennes* celles qui se contractent ordinairement dans l'acte vénérien, qui siégent primitivement aux organes génitaux ou à l'anus et consécutivement dans diverses parties du corps ou sur divers systèmes organiques.

Ces maladies sont distinguées en primitives et consécutives. Les maladies *primitives* consistent dans des lésions se produisant en général sur le point contaminé et à une époque voisine de l'application de la cause. Les maladies *consécutives* s'observent ordinairement après celles-ci et leur succèdent.

(1) Philipeaux, *Traité pratique de la cautérisation, d'après l'enseignement clinique de M. le professeur* A. Bonnet (de Lyon). Paris, 1856, p. 103.

(2) Chassaignac, *Traité de l'écrasement linéaire*. Paris, 1856.

Une distinction importante doit être établie parmi les maladies vénériennes primitives; c'est celle de la *blennorrhagie*, qui ne donne jamais lieu à des accidents consécutifs, et celle des *chancres*, qui sont fort souvent suivis de ces accidents. La série des phénomènes morbides qui commencent par le chancre constitue la maladie appelée *vérole* ou *syphilis*.

Les maladies vénériennes sont très-communes chez les marins. Cette grande fréquence doit être attribuée à plusieurs causes. La première est le genre de vie de ces hommes, qui, n'allant à terre que rarement, se livrent sans précaution aux femmes qu'ils rencontrent. Le grand nombre de prostituées qui existent dans les ports de mer et sur lesquelles on n'observe que peu de surveillance (1) augmente encore les chances de contamination. Sur un équipage de 70 hommes embarqués à bord de la corvette *la Coquille*, M. Lesson a observé, en quatre ans, 70 cas de maladies vénériennes ainsi réparties : Maladies *primitives*, 57 (chancres 12, bubons 11, blennorrhagies, 34); maladies *consécutives*, 13. A bord du brick *l'Alcibiade*, j'ai eu à traiter, dans l'espace de vingt-deux mois et sur un équipage de 100 hommes, 25 individus atteints de maladies vénériennes plus ou moins graves.

Les maladies vénériennes primitives sont les plus nombreuses à bord des navires; toutefois, lorsqu'une campagne se prolonge pendant quelque temps, on voit survenir des accidents consécutifs plus ou moins graves. La raison en est simple. Au moment du départ, on embarque sans y prendre garde un certain nombre d'individus ayant eu des accidents primitifs actuellement guéris, quoiqu'ils n'aient pas fait de traitement. A bord des navires, en cours de campagne, des matelots sont atteints d'accidents primitifs qu'ils ne déclarent pas, et plus tard des phénomènes consécutifs se présentent aussi.

Quoique cette branche de la pathologie ne présente le plus souvent rien de spécial à bord, nous avons pensé qu'il serait utile de résumer ici les traités modernes, et surtout les ouvrages de

(1) J. Rochard, *De la prostitution à Brest*. (*De la prostitution dans la ville de Paris*, par Parent-Duchatelet, 3e édition, suivie d'un *Précis hygiénique, statistique et administratif, sur la prostitution dans les principales villes de l'Europe*. Paris, 1857, t. II, p. 417.)

Reynaud (1), Hunter (2), Ricord (3), Diday (4), Melchior Robert (5) et Vidal (6).

Ce chapitre sera divisé en trois parties : 1° Blennorrhagie ; 2° Accidents syphilitiques primitifs ; 3° Syphilis constitutionnelle.

ART. I. — BLENNORRHAGIES.

On appelle *blennorrhagie* une inflammation de certaines muqueuses, qui résulte presque toujours de rapports intimes et dont le caractère principal consiste en une sécrétion plus ou moins abondante mêlée de pus (*muco-pus*).

La blennorrhagie de l'urètre, qui est la plus fréquente, l'origine de toutes les autres, est aussi désignée sous les noms de *gonorrhée*, qui veut dire écoulement de semence, et *chaudepisse*, à cause de la sensation de brûlure que le malade éprouve en urinant. La première expression est impropre, puisqu'il indique un fait inexact ; la seconde ne s'applique pas à tous les cas, puisqu'il y a des blennorrhagies qui ne s'accompagnent pas, au moins pendant quelque temps, d'ardeur en urinant.

Chez l'homme, la blennorrhagie siége habituellement dans l'urètre ; quelquefois elle se montre sur la muqueuse du prépuce et du gland, rarement sur celle du rectum et de l'orifice de l'anus.

Il arrive assez souvent qu'après la guérison apparente d'une blennorrhagie, un suintement muqueux plus ou moins abondant se produit d'une manière continue ou par intervalles. Cette maladie doit être étudiée avec soin, car sa guérison est souvent difficile.

Cet article comprendra trois paragraphes : 1° Blennorrhagie urétrale ; 2° Blennorrhée ; 3° Blennorrhagie balano-préputiale.

(1) *Traité pratique des maladies vénériennes*, Toulon, 1845.

(2) *Traité de la maladie vénérienne*, traduit de l'anglais par G. Richelot, avec de nombreuses annotations par le docteur Ph. Ricord, chirurgien de l'hospice des Vénériens, 3e édition. Paris, 1859.

(3) *Traité complet des maladies vénériennes. Clinique iconographique de l'hôpital des Vénériens : recueil d'observations, suivies de Considérations pratiques sur les maladies qui ont été traitées dans cet hôpital.* Paris, 1851.

(4) *Exposition critique et pratique des nouvelles doctrines sur la syphilis, suivie d'un Essai sur de nouveaux moyens préservatifs des maladies vénériennes.* Paris, 1858.

(5) *Nouveau Traité des maladies vénériennes, d'après les documents puisés dans la clinique de M. Ricord.* Paris, 1861.

(6) *Traité des maladies vénériennes*, 3e édition. Paris, 1859.

§ 1. — Blennorrhagie urétrale.

Certaines conditions organiques, telles que le développement de la verge, la largeur du méat urinaire, prédisposent à la blennorrhagie. Parmi les causes proprement dites, les unes agissent comme irritantes, tandis que les autres, de nature spécifique, agissent par contagion.

Les causes *irritantes* sont les unes physiques ou chimiques, les autres pathologiques. Un corps étranger, un calcul ou une sonde dans l'urètre, une injection irritante dans ce canal sont des causes de premier ordre. Le coït avec une femme ayant ses règles ou ses lochies, ou atteinte de flueurs blanches, de catarrhe utérin ou de cancer de cet organe : voilà des causes qui donnent assez souvent lieu à des blennorrhagies. Mais la cause ordinaire de cette maladie, c'est le coït avec une personne déjà atteinte de blennorrhagie. La *contagion* est ici incontestable et elle est entièrement due à une matière virulente. Mais de quelle nature est ce virus? Vidal (de Cassis) (1) pense que c'est le virus syphilitique. Cette opinion est exagérée; car, dans le plus grand nombre des cas, les malades n'ont qu'une blennorrhagie contractée avec une personne atteinte de cette maladie. Il y a donc un virus blennorrhagique bien différent du virus syphilitique et qui se borne à produire des accidents locaux. On prétend cependant avoir observé des accidents syphilitiques constitutionnels après de simples blennorrhagies. Cela n'est pas impossible; mais il est probable qu'il existait un chancre isolé ou compliquant l'écoulement.

La blennorrhagie apparaît ordinairement d'un jour à trois jours après le coït; rarement plus tôt, parfois plus tard. Un prurit incommode, qui se transforme bientôt en douleur, se montre; à l'extrémité de l'urètre l'émission des urines devient douloureuse. Un suintement d'un liquide trouble, qui englue les lèvres du méat et se dessèche sur le linge, commence à se faire. Les lèvres du méat se gonflent, et elles sont plus rouges; la sensation de douleur et de brûlure augmente, pendant l'émission des urines. Elle semble s'avancer de plus en plus vers le col de la vessie; on la développe en pressant sur le canal, et la matière de l'écoulement

(1) *Traité des maladies vénériennes*, 3e édition.

est chaque jour ramenée d'un point plus éloigné. C'est ordinairement au cinquième jour, que l'uréthrite est développée. La douleur causée par le passage des urines est des plus violentes ; elle l'est surtout au périnée. Le passage du sperme cause aussi de la douleur ; il sort en bavant et comme par regorgement. Le jet d'urine est modifié ; d'ordinaire il est diminué ; quelquefois, il se bifurque. Quand la prostate est enflammée, il peut y avoir rétention d'urine.

L'écoulement présente un aspect et une composition variables. D'abord, il est d'un blanc terne, puis il tire sur le jaune et il devient enfin verdâtre. Il est quelquefois teint de sang. Dans quelques cas très-aigus du sang pur s'échappe de l'urèthre. Par les progrès du mal, le gland et le prépuce se gonflent et rougissent. Chez les sujets atteints de phimosis, la distension du prépuce peut amener la gangrène en un point limité. L'inflammation se propage dans les parois de l'urèthre où se forment parfois des abcès. Dans les cas les plus graves, elle s'étend jusqu'à la prostate, la vessie et même les urétères.

Les érections sont assez fréquentes dans la blennorrhagie. Elles ne sont pas fort pénibles, aussi longtemps que l'inflammation n'est pas très-intense ; mais quand celle-ci a atteint le tissu réticulaire de l'urèthre, une lymphe coagulable s'y épanche, s'y organise et lui donne une dureté qui s'oppose à ce que le canal suive les corps caverneux dans leur développement. On donne à cet état qui est fort pénible, le nom de *cordée*. La verge est généralement courbée en bas, parfois de côté, rarement en haut. La cordée survient surtout la nuit et pendant que le malade est au lit. Pendant les accès, la verge est dure, tendue et parfois douloureuse.

La durée de la blennorrhagie dans son état d'acuité est de dix, quinze, vingt jours et même davantage. Quand elle doit cesser, tous les symptômes s'amendent ; la douleur diminue, les érections cessent, le muco-pus prend une teinte jaune, puis d'un blanc sale, et enfin se transforme en un mucus transparent. Si cette terminaison n'a pas lieu, l'écoulement peut persister sous forme de blennorrhée.

Le diagnostic de la blennorrhagie est aisé. La seule difficulté consiste à savoir si elle est due simplement à une cause irritante, ou si elle est virulente ; mais comme cette distinction a peu d'importance au point de vue du traitement, elle peut être négligée. Il n'en est pas de même de la blennorrhagie causée par un chancre de l'urèthre, dont il est souvent fort difficile de constater la présence ; d'après Vidal (de Cassis), « le chancre de l'origine de l'urèthre (il n'en admet pas d'autres), se distingue de la blennorrhagie par une dureté, un empâtement, une douleur sous le gland. En écartant les lèvres du méat, on peut quelquefois voir la surface ulcéreuse. L'humeur qui sort de l'urèthre est peu abondante ; c'est un pus mal lié, plutôt séreux que muqueux ; et ordinairement il y a un bubon inguinal plus ou moins prononcé. » Le diagnostic serait fort embarrassant si, en même temps qu'une blennorrhagie, il existait un chancre du canal, le bubon inguinal faisant défaut.

La blennorrhagie laisse assez souvent à sa suite des rétrécissements de l'urèthre, des engorgements de la prostate et des affections de la vessie ou des reins.

Le traitement de la blennorrhagie comprend l'emploi des injections uréthrales et des balsamiques à l'intérieur.

Les injections de nitrate d'argent à hautes doses ont été employées dans le but de faire avorter la blennorrhagie à son début et même de la juguler pendant son cours. La dose d'azotate d'argent cristallisé varie de 1 à 4 grammes, pour 30 grammes d'eau distillée. Les résultats de cette injection sont une inflammation excessive accompagnée de douleurs vives, d'exhalation séreuse, sérosanguinolente ou sanguine ; celle-ci est bientôt remplacée par un pus phlegmoneux. La première émission des urines est très-douloureuse ; le jet de ce liquide présente les formes les plus variées. Ces accidents durent vingt-quatre heures. Si la guérison doit avoir lieu, le muco-pus est remplacé par un mucus filant, qui disparaît bientôt. Mais ces cas ne sont pas ordinaires, et, après de vives souffrances, la blennorrhagie reparaît. Nous ne saurions donc conseiller cette méthode abortive, dont les dangers dépassent beaucoup les avantages. Les injections astringentes conviennent au début des blennorrhagies légères et à la fin de celles qui ont été plus intenses. Nous y reviendrons plus bas.

Le copahu et le cubèbe sont les deux médicaments que l'on emploie pour combattre la blennorrhagie.

Le *copahu* est une oléorésine, dont l'action sur l'urèthre enflammé est prompte et énergique. Cette action est d'autant plus marquée qu'on l'administre pur et liquide. C'est ainsi qu'on le donne généralement à bord des navires, et les matelots le supportent assez bien. La dose ordinaire est d'une demi-cuillerée, les premiers jours, et d'une cuillerée entière dans la suite; on peut même l'augmenter si c'est nécessaire. Afin de faire tolérer plus facilement le copahu, on l'a solidifié avec de la magnésie, on l'a enveloppé dans des capsules; enfin on l'a donné sous forme de potion. Aucun de ces modes d'administration n'est susceptible d'être employé à bord. Les pilules avec la magnésie ne se digèrent pas; on n'embarque pas de capsules; enfin la pharmacie des navires manque de plusieurs des objets nécessaires pour la confection de la potion de Choppart. C'est donc au copahu en nature qu'on est forcé d'avoir recours.

Le *cubèbe* est une variété de poivre, qui a une odeur aromatique prononcée et que l'on emploie en poudre. Sa saveur est chaude, piquante et amère. La dose ordinaire est de 10 à 40 grammes par jour. Cette quantité est administrée de la manière suivante :

Le 1er jour,	10	grammes,	en 1 dose.
Le 2e	—	20	—	en 2 doses.
Le 3e	—	30	—	en 3 doses.
Le 4e	—	40	—	en 4 doses.

M. Puche pousse la quantité de cubèbe jusqu'aux 70 grammes en 7 doses par jour. Je ne pense pas qu'il soit nécessaire de donner une aussi grande quantité de ce médicament. En restant à 40 grammes par jour, on peut obtenir la diminution et la suspension de l'écoulement. Lorsque ce résultat est obtenu, on diminue les doses de cubèbe, en suivant, mais d'une manière inverse, la progression ci-dessus. Pour le prendre, on verse la poudre dans un demi-verre de limonade sucrée ou d'une infusion de feuilles d'oranger, dans laquelle on la délaie.

Les avantages et les inconvénients relatifs du copahu et du cubèbe sont assez difficiles à établir. Certains préfèrent le premier et le supportent bien; tandis que d'autres aiment mieux le second et le tolèrent sans difficulté. Ce qui est préférable, c'est d'associer le copahu avec le cubèbe, d'après la formule suivante qui appartient à Vidal (de Cassis).

Copahu........................	1 tiers.
Cubèbe........................	2 tiers.

Faites S. A. un électuaire de 60 grammes à prendre en cinq jours.

Le malade est ordinairement guéri après avoir épuisé une fois cette dose, pourvu toutefois qu'on l'ait préparé par d'autres moyens.

Ces moyens sont le repos, les tisanes rafraîchissantes, la privation de tous les excitants, une diète légère, etc. Si la blennorrhagie est intense, douloureuse, accompagnée d'érections, et qu'elle existe chez un sujet jeune et vigoureux, on doit appliquer des sangsues au périnée, au nombre de 15 ou 20. Des ventouses scarifiées peuvent remplir le même but. La saignée du bras ne convient que dans quelques rares circonstances. Les bains sont très-avantageux.

Lorsque, par l'usage de cette médication, l'inflammation uréthrale a diminué, il faut employer les balsamiques. Le copahu ou le cubèbe seront conseillés selon les cas; mais on devra donner la préférence à l'électuaire de Vidal, qui est très-facile à administrer et dont l'action est une sorte de combinaison de celle des deux composants.

Il arrive parfois que les antiphlogistiques et les balsamiques n'ont pas fait cesser complétement l'écoulement, qui a cependant perdu de son acuïté. Alors, il convient de recourir aux injections qui doivent être simplement astringentes. 5 centigrammes d'azotate d'argent cristallisé dans 60 grammes d'eau remplissent ce but. On peut aussi employer la formule suivante :

Eau............................	150 grammes.
Sous-acétate de plomb............	50 centigrammes.
Sulfate de zinc..................	50 centigrammes.

Agitez la fiole. Au moins deux injections ; quelquefois quatre par jour.

La cordée, dont nous avons fait connaître les symptômes, est une complication fort pénible. Lorsqu'elle est très-intense, elle exige l'emploi des sangsues et même de la saignée du bras. Pour calmer les érections, on peut conseiller les pilules suivantes :

Camphre........................ 1 gramme.
Extrait d'opium................ 50 centigrammes.
Mucilage....................... Q. S.

Pour faire 10 pilules ; en prendre une, deux ou trois, vers le soir.

La blennorrhagie peut donner lieu à un certain nombre d'accidents, qui sont : l'uréthrorrhagie, les douleurs uréthrales, les sensations perverties de l'urèthre et l'absence de sensations, l'orchite, la prostatite, la cystite, la néphrite, l'arthrite et l'ophthalmie blennorrhagiques. Je vais dire quelques mots sur les symptômes et le traitement de chacun d'eux.

1° *Uréthrorrhagie.* — C'est un écoulement sanguin qui se fait par l'urèthre. Elle peut se produire spontanément par l'effet de l'inflammation ou par suite d'une contusion. La *rupture de la corde*, par un coup de poing, par le coït ou la masturbation, donne lieu à une rupture de l'urètre suivie d'hémorrhagie. Il est facile de distinguer le sang venant de l'urèthre de celui qui vient de la vessie. Dans le premier cas, il coule par gouttes ou par jet, sans être mêlé à l'urine. Dans le second, le sang est mêlé à l'urine et est expulsé avec cette dernière. L'uréthrorrhagie n'est grave que lorsqu'elle a été causée par une rupture de l'urèthre, parce qu'elle expose à un rétrécissement inodulaire.

Le *traitement* de l'uréthrorrhagie doit varier suivant sa cause ; si elle est due à une inflammation excessive du canal, on doit appliquer des sangsues au périnée et même faire une saignée du bras. Quand l'hémorrhagie est causée par une rupture du canal, il faut commencer par appliquer des réfrigérants sur les organes génitaux. S'ils échouent, il faudra comprimer la verge sur le lieu de la rupture. On a conseillé d'introduire dans l'urèthre des sondes ou des bougies, en exerçant en même temps une pression de dehors en dedans, à l'aide de bandelettes ou d'une pelote périnéale. Ces moyens n'ont qu'une action douteuse ; ils peuvent même entraîner des inconvénients sérieux ; il faut donc s'en abstenir le plus possible.

2° *Douleurs uréthrales.* — Il arrive parfois qu'à la suite d'une blennorrhagie, il reste dans l'urèthre une douleur fixe ou vague, continue ou intermittente, avec élancements ou prenant le caractère névralgique. Son siége, le plus ordinaire est vers le gland ; mais elle peut exister sur toute la longueur de l'urèthre. Les moyens de *traitement* les plus nombreux et les plus variés ont été mis en usage : les vésicatoires, les injections irritantes, l'introduction répétée ou permanente de sondes ou de bougies dans l'urèthre ; tous ces moyens ont réussi dans quelques cas et échoué dans d'autres. Vidal (de Cassis), remarquant que souvent la douleur uréthrale est soulagée par la compression de la verge, a proposé de faire de cette compression la base du traitement. Il la pratique par l'application, sur la verge, de petites bandelettes de diachylon de 1 centimètre de largeur et assez longues pour que leurs bouts s'entre-croisent sous la verge. Ces bandelettes sont imbriquées. La compression ne doit pas être assez forte pour empêcher le malade d'uriner. On la prolonge jusqu'à guérison; elle réussit surtout dans la douleur de la portion libre de la verge.

3° *Sensations perverties de l'urèthre. — Absence de sensations.* — Ces sensations vagues et indéterminées siégent parfois vers la vessie et les testicules. C'est dans certains cas une sensation de fourmillement ou de titillation qui peut se répandre vers le pubis, l'hypogastre, l'anus, etc. Au lieu de sensations exagérées ou anormales, on peut observer une abolition de la sensibilité en divers points du canal. Un fait très-remarquable, c'est la perte des sensations pendant le coït. La verge entre en érection, le coït s'effectue normalement, l'éjaculation a lieu ; mais le malade n'éprouve pas le moindre sentiment de volupté. Les antispasmodiques, les narcotiques et autres calmants conviennent pour apaiser l'excitation du système nerveux; mais ils ne sauraient à eux seuls amener la guérison. Les vésicatoires au périnée, à l'hypogastre ou à la face interne des cuisses ont parfois été utiles, surtout quand l'affection était nerveuse. Les antiphlogistiques sont, au contraire, indiqués quand on a lieu de supposer une inflammation uréthrale avec phénomènes sympathiques. On emploiera les sangsues au périnée aidées de purgatifs et de boissons rafraîchissantes. Le même traitement peut être essayé pour l'absence de sensations.

4° *Orchite blennorrhagique.* — Il en a déjà été question au chapitre des *maladies des organes génitaux*.

5° *Prostatite blennorrhagique.* — La prostate s'enflamme quelquefois dans le cours d'une blennorrhagie. Les symptômes de cette maladie sont les suivants : Besoins et difficulté d'uriner au début, bientôt suivis d'une rétention complète d'urine. Le malade ressent au périnée une douleur violente. Le toucher par le rectum fait reconnaître une tuméfaction de la prostate ; cet examen est très-douloureux. La sonde entre avec facilité dans la vessie ; elle est parfois déjetée d'un côté. La défécation est pénible et douloureuse ; elle s'accompagne d'épreintes vésicales et anales. Les douleurs augmentent quand les malades sont assis, qu'ils croisent les jambes ou qu'ils marchent. Les phénomènes généraux varient. Au début, la pâleur de la face, le refroidissement de la peau, la petitesse du pouls et une anxiété inexprimable existent presque constamment. Plus tard, une réaction fébrile se manifeste. L'amélioration coïncide avec un écoulement plus considérable. La résolution peut s'opérer si l'on emploie un traitement convenable.

Ce *traitement* doit être antiphlogistique. Il consiste dans la diète, le repos, des boissons émollientes et l'application répétée de sangsues au périnée. La rétention d'urine étant complète, il faut, plusieurs fois par jour, pratiquer le cathétérisme, qui se fait avec facilité. Des lavements émollients devront être conseillés pour favoriser les selles, et, comme calmants, on donnera des lavements camphrés et laudanisés, des bains de siége sont aussi utiles. A l'intérieur et comme calmant, on prescrira les pilules camphrées et nitrées dont j'ai donné la formule à propos de la cordée. Après la guérison de la prostatite, il faut s'occuper de celle de la blennorrhagie, qui, d'ordinaire, se montre de nouveau avec son intensité.

6° *Cystite blennorrhagique.* — Les symptômes de cette maladie ne différant pas de ceux de la cystite ordinaire, il ne paraît pas utile de la décrire, d'autant plus que cet accident n'est heureusement pas très-commun.

Le *traitement* consiste dans l'application de sangsues au périnée et à l'hypogastre; des lavements émollients et des bains de siége. A l'intérieur, on donne des boissons mucilagineuses, des pilules camphrées et opiacées ; enfin on peut prescrire la térébenthine cuite, à la dose de 4 grammes et au delà par jour. Lorsque la maladie tardait trop à se guérir, Vidal appliquait, au périnée, un cautère à la poudre de Vienne.

7° *Néphrite blennorrhagique.* — Je dirai de cette maladie ce que j'ai dit de la cystite. Elle est d'ailleurs fort rare. Cette extension de l'inflammation est plutôt due à des dispositions individuelles ou à des imprudences des malades qu'à la violence même de la blennorrhagie. Elle peut acquérir un haut degré de gravité. M. Reynaud, aujourd'hui inspecteur général du service de santé de la marine, a vu un jeune médecin d'un navire offrir des accidents inquiétants de néphrite pendant plusieurs mois, et il a vu périr, en rade de Batavia (île de Java), un jeune novice, de phlegmasie des reins et de la vessie pour avoir été mouillé d'eau de mer pendant la période aiguë d'une gonorrhée médiocrement intense (1).

8° *Arthrite blennorrhagique.* — Il arrive assez souvent que, pendant le cours d'une blennorrhagie, une articulation, principalement celle du genou, se fluxionne et présente des phénomènes morbides particuliers. On ne saurait conserver aucun doute sur la réalité de cet accident démontrée par de nombreuses observations. L'arthrite blennorrhagique attaque spécialement les sujets grêles, pâles, débilités. Le froid, un exercice violent ou un excès provoquent son développement. C'est par un transport métastatique de la fluxion de l'urèthre sur l'articulation que se produit la maladie. La suppression de l'écoulement est loin d'être un fait constant; il n'est souvent aucunement modifié. L'articulation du genou n'est pas la seule qui soit affectée par l'inflammation; d'autres peuvent être atteintes isolément, simultanément ou successivement.

Quelques frissons suivis de fièvre préludent quelquefois à l'invasion de l'arthrite blennorrhagique. Le plus souvent, c'est par du gonflement et de la douleur articulaires qu'elle se déclare. Cette douleur est moins vive que dans les autres arthrites. Les mouvements et le toucher l'accroissent. La tuméfaction est prompte et considérable; elle est caractérisée par un épanchement articulaire qui soulève la rotule et l'éloigne des extrémités articulaires. Sur les côtés de cet os, on constate facilement la fluctuation. La peau est sans changement de couleur et n'est pas plus chaude qu'à l'état normal. Plus tard, les phénomènes inflammatoires propre-

(1) *Traité pratique des maladies vénériennes* par le docteur Reynaud, 1845, in-8°.

ment dits se caractérisent. L'articulation est plus tendue, de la rougeur et de la chaleur se manifestent. Alors l'écoulement uréthral subit une diminution notable. La fièvre n'est pas constante; elle se déclare seulement quand l'inflammation est intense. A la suite de la maladie proprement dite, il reste ordinairement un épanchement articulaire qui peut persister pendant des mois entiers. Dans les cas les plus simples et bien traités, la guérison a lieu en trois semaines à deux mois.

L'arthrite blennorrhagique pourrait être confondue avec l'arthrite rhumatismale, si cette dernière affectait une forme indolente. Mais ce n'est pas là le cas ordinaire, et dans la maladie qui nous occupe, il y a ou il y a eu une blennorrhagie. Dans les cas les plus tranchés, le diagnostic ne présente aucune difficulté.

Le *traitement* doit être principalement local. Au début, il faut appliquer des sangsues au nombre de vingt ou de trente, en les plaçant sur les points où la peau est le plus rapprochée de la synoviale. Si l'inflammation est très-intense, on commence par une saignée du bras. Un large vésicatoire volant, que l'on renouvelle, s'il le faut, à plusieurs reprises, est appliqué pour provoquer la résorption du liquide épanché. Une compression méthodique ou mieux l'application d'un bandage amidonné contribuera à faire disparaître les dernières traces d'épanchement. Pendant toute la durée du traitement, il est nécessaire de tenir le ventre libre à l'aide de purgatifs salins. Le traitement de la blennorrhagie ne doit être repris qu'après la guérison de l'arthrite. Il est alors d'autant plus nécessaire, qu'à cette époque l'écoulement uréthral revient avec plus d'abondance.

9° *Ophthalmie blennorrhagique.* — Cette maladie a été déjà étudiée au chapitre des *maladies des yeux* (pag. 419).

§ 2. — Blennorrhée.

On donne les noms de *blennorrhée*, *goutte militaire*, *suintement habituel*, à un écoulement muqueux ou blanchâtre, peu abondant, qui se fait le matin ou à quelque autre moment de la journée. Cette maladie est presque toujours la suite d'une blennorrhagie mal traitée ou ayant résisté à tous les moyens employés. C'est la persistance d'une inflammation chronique qui en est la cause réelle. Les excès dans le régime, un exercice forcé, l'abus ou le simple usage des plaisirs sexuels, voilà des causes qui entretiennent la blennorrhée. Certaines diathèses sont considérées comme susceptibles d'exercer une action semblable, mais plus grave et plus tenace. Dans le nombre, on cite les vices scrofuleux, rhumatismal, dartreux ou syphilitique. Il est bien difficile de porter un diagnostic exact à ce sujet. Ce n'est que par l'examen de la constitution et des lésions morbides présentées par le malade, qu'on pourra y arriver.

Le siége de la blennorrhée est assez variable. Le plus souvent, elle siége vers la fin de l'urèthre, auprès de la prostate. D'autres fois, elle est moins profonde et son siége est dans la fosse naviculaire ou vers l'extrémité antérieure du canal. Les rétrécissements de l'urèthre sont fréquemment accompagnés de blennorrhée; la lésion matérielle qui les constitue se trouve vers la courbure de ce canal.

Le suintement n'est pas ordinairement continu. Il paraît à certains moments, plusieurs fois ou une seule fois dans la journée, c'est surtout le matin ou après les repas. Quand la blennorrhée siége dans la fosse naviculaire ou à l'extrémité du canal, il suffit de presser sur le gland pour faire sortir la goutte. Il faut, au contraire, exercer des pressions d'arrière en avant pour que le suintement se montre, lorsqu'il siége dans les parties profondes. La consistance, la viscosité et la quantité de l'humeur influent sur la manière dont l'écoulement se présente. Cette humeur peut être transparente et muqueuse, grisâtre ou d'un blanc laiteux. Elle tache le linge, tantôt en jaune, d'autres fois en gris, elle peut même ne pas le tacher.

La blennorrhée n'occasionne pas ordinairement de douleurs. Cependant celle de la fosse naviculaire s'accompagne d'une certaine douleur lors du passage de l'urine et par des pressions exercées sur le gland. Dans la blennorrhée profonde entretenue par une inflammation, le passage de l'urine est également douloureux, et il s'y joint des besoins fréquents d'uriner.

Le diagnostic de la blennorrhée n'offre point de difficultés quand l'écoulement est prononcé. Il est moins facile quand, le siége de la maladie étant profond, le suintement est en même temps peu abondant. La question de la contagiosité est difficile et même impossible à résoudre d'une manière générale. Elle doit, par prudence, être toujours jugée dans le sens de l'affirmative.

La blennorrhée négligée peut entraîner des conséquences fâcheuses : des engorgements de la prostate, des irritations du col de la vessie et des vésicules séminales, des rétrécissements de l'urèthre, etc., peuvent en résulter.

Le *traitement* de la blennorrhée n'est autre que celui de la blennorrhagie arrivée à sa fin. Si l'inflammation persiste encore, on doit appliquer des sangsues au périnée. Des bains de siége et des lavements émollients seront aussi utiles. Après ces moyens, si la blennorrhée continue, il faudra avoir recours aux injections astringentes, répétées trois ou quatre fois par jour, jusqu'à guérison. Dans la blennorrhée de la fosse naviculaire, une légère cautérisation avec le nitrate d'argent la supprimera avec facilité. La cautérisation avec le porte-caustique a été conseillée et employée dans les blennorrhées profondes; mais cette opération ne réussit pas toujours et est dangereuse. Elle ne convient guère que lorsque la blennorrhée est symptomatique d'un rétrécissement. Les bougies à demeure ou souvent renouvelées ont été aussi mises en usage; mais pour qu'elles réussissent, il faut les continuer pendant dix ou douze semaines et ne pas même les quitter quand la guérison est complète. Le vésicatoire au périnée peut être efficace quand tous les autres moyens ont échoué.

§ 3. — Blennorrhagie balano-préputiale.

On lui donne aussi les noms de *chaude-pisse bâtarde*, *blennorrhagie externe*, *balano-posthite*. Si elle est bornée à la muqueuse du gland, on l'appelle *balanite;* elle est désignée sous le nom de *posthite*, si elle est limitée à celle du prépuce. Elle consiste en une inflammation avec ou sans érosions de la muqueuse. Elle est d'ailleurs assez fréquente.

Le phimosis prédispose à la balano-posthite. Toutes les causes de la blennorrhagie peuvent y donner lieu : la malpropreté, le coït, avec une femme atteinte de flueurs blanches, ayant ses règles ou un cancer de la matrice; la masturbation, l'application de substances âcres, irritantes, etc. L'herpès et l'eczéma développés à la face interne du prépuce provoquent cette inflammation. « Le virus syphilitique, directement appliqué ou après avoir modifié la constitution, est, à coup sûr, la cause la plus fréquente de la balano-posthite, laquelle peut être primitive et consécutive. » Cette opinion, ainsi formulée par Vidal, paraît exagérée. L'observation qu'il rapporte ne prouve pas que la balano-posthite soit un symptôme constitutionnel.

Les premiers symptômes consistent en un prurit, une chaleur et une cuisson, suivis de la production d'une certaine quantité d'humeur muqueuse ou puriforme. Ils se montrent deux ou trois jours après le coït. En retirant le prépuce, on trouve une rougeur plus ou moins prononcée, occupant le gland et le prépuce. Quelquefois cette rougeur est limitée à quelques points de l'un ou de l'autre. Assez souvent, l'épithélium s'exfolie et sa muqueuse plus rougie présente des *exulcérations* ou *érosions*. La muqueuse elle-même peut s'entamer et il en résulte une forme *ulcéreuse*. Ces deux formes peuvent s'observer isolément ou simultanément. L'excoriation est toujours multiple, le plus souvent irrégulière. Sa couleur est rouge vif ou vineux, rarement grisâtre. Le gland, autour des érosions, présente une rougeur vive, presque semblable à la couleur de celles-ci. L'humeur sécrétée, d'abord peu abondante et muqueuse, revêt ensuite les caractères du muco-pus et du pus lui-même; elle est jaune, verdâtre ou rouillée. Elle est quelquefois très-abondante et ne peut s'écouler facilement, quand il existe un phimosis naturel ou accidentel (1).

La marche de la balano-posthite est généralement rapide et la guérison ne se fait pas attendre, quand il n'y a point de complications. La blennorrhagie uréthrale, les chancres et les bubons peuvent la compliquer. Il en est de même de l'inflammation du prépuce. Les individus atteints de phimosis naturel en sont plus souvent atteints que les autres; mais ceux qui ont le prépuce un peu long, tout en pouvant découvrir le gland, y sont aussi sujets. Lorsque l'inflammation est intense, elle envahit successivement toutes les couches du prépuce qui prend la forme d'une massue, devient rouge et même violacé. Le gland participe à l'inflammation et se tuméfie. La distension peut aller jusqu'à produire la gangrène du prépuce. La matière purulente, et plus rarement l'urine, peuvent être retenues.

La balanite pourrait jusqu'à un certain point être confondue

(1) Robert, *Nouveau traité des maladies vénériennes*. Paris, 1861, pag. 99 et suiv.

avec la blennorrhagie, chez les individus atteints de phimosis. Mais, dans cette dernière maladie, il y a de la douleur dans l'urèthre surtout en urinant; les besoins d'uriner se répètent souvent, et en pressant sur le canal d'arrière en avant, on fait refluer une plus grande quantité de matière. Tout cela n'a pas lieu dans la balano-posthite, où la douleur est limitée au gland et où l'humeur s'écoule aussi bien après qu'avant d'avoir uriné. Le chancre de la cavité préputiale peut simuler une balanite, quand il y a phimosis. Le toucher fera éviter l'erreur, en montrant qu'il existe une dureté limitée. Quand le gland peut être découvert, on peut confondre les simples excoriations avec les exulcérations qui, d'après Vidal, sont spécifiques et ont tous les caractères du chancre. Il va même plus loin, puisqu'il admet que la balanite *sans érosions* a été suivie d'accidents consécutifs, qui dénotent la vérole.

Le *traitement* local consiste dans des soins de propreté : bains locaux, injections émollientes, interposition d'un linge entre le gland et le prépuce, pour empêcher le frottement de ces muqueuses l'une contre l'autre. Au bout de quelques jours, si la maladie persiste, on fait des injections avec de l'eau blanche, ou une solution de 10 centigr. d'azotate d'argent, dans 60 gram. d'eau. Des bandelettes imbibées du même liquide sont appliquées sur le gland. L'extrémité de la verge est enveloppée de compresses trempées dans l'eau végéto-minérale. Quand il y a menace de gangrène et que le prépuce est très-étroit, il peut être nécessaire de pratiquer le débridement. Quand les parties malades peuvent être découvertes et que l'inflammation n'est pas excessive, il est avantageux de passer le crayon de nitrate d'argent sur toutes leurs surfaces.

L'emploi du mercure est-il nécessaire dans le traitement de la balano-posthite? Si l'on s'en rapportait à Vidal, ce médicament serait indispensable dans tous les cas où l'on n'aurait pas la certitude que la maladie est de cause physique ou simplement irritante. Nous ne croyons pas devoir donner un semblable conseil, car ce serait soumettre à un traitement long et pénible, des individus, dont la plupart n'auraient certainement pas la vérole. Ce traitement ne doit être conseillé que lorsqu'il n'y a pas doute sur la nature syphilitique des ulcérations, surtout si elles ont résisté à la cautérisation et aux autres moyens.

ART. II. — ACCIDENTS SYPHILITIQUES PRIMITIFS

Les maladies qui seront étudiées dans cet article sont : 1° le chancre ; 2° le bubon ; 3° les végétations ; 4° les pustules muqueuses.

§ 1. — Chancre.

Le virus syphilitique placé en contact avec certaines parties du corps, donne souvent naissance à une ulcération plus ou moins étendue et d'aspect variable, connue sous le nom de *chancre*. Chez l'homme, on le rencontre ordinairement sur le frein, le cul-de-sac et le limbe du prépuce, ainsi que sur la base ou la couronne du gland. Par exception, on l'observe à l'anus, à la bouche et dans les endroits où la peau est délicate. Il est ordinairement à découvert, ou du moins on peut le découvrir avec certaines précautions, lorsqu'il est caché sous un prépuce étroit, logé à l'entrée de l'urèthre ou dans les plis de l'anus. Les chancres *larvés* ou *latents* ne sont pas communs ; ce sont ceux qui existent à l'entrée de l'urèthre.

La condition la plus favorable pour la production d'un chancre, c'est qu'il existe une écorchure ou une excoriation sur les organes génitaux, ou bien que cette solution de continuité s'opère pendant le coït exercé avec des organes disproportionnés ou sans précautions. Toutefois, on ne saurait se refuser à admettre que le virus syphilitique placé, pendant un certain temps, en contact avec une muqueuse saine, mais humide, ne puisse déterminer la formation d'un chancre. Quant à l'absorption du virus sans chancre, je ne saurais l'admettre.

Le chancre débute par une petite ulcération de forme arrondie, à bords taillés à pic et à fond inégal et comme parsemé de petites alvéoles d'un gris jaunâtre plus ou moins prononcé. Plus tard, les bords sont découpés et décollés, entourés d'un cercle violacé. Ordinairement, l'ulcération comprend toute l'épaisseur du tégument, et les tissus subjacents sont plus ou moins indurés et tuméfiés ; les bords se gonflent, se renversent en dehors et donnent à l'ulcération un aspect infundibuliforme. Le fond du chancre est recouvert d'une fausse membrane qui se renouvelle avec facilité et que l'on croit sécréter le pus virulent.

Le nombre des chancres n'est pas considérable ; il n'est guère que de deux ou trois, dans le principe, mais ils peuvent se multiplier par inoculation. La forme des chancres n'est pas toujours régulière; suivant leur situation, ils sont ovales, allongés ou dentelés. Quand deux chancres se rencontrent, l'ulcération change de forme.

La douleur causée par le chancre est généralement assez faible; elle consiste surtout en une sensation de prurit et de démangeaison parfois assez vive. Rarement il y a une douleur assez forte pour empêcher le malade de dormir; cette circonstance a lieu quand, le prépuce étant étroit, les parties malades ne peuvent se développer. Le chancre phagédénique est aussi parfois douloureux.

Le pus formé par le chancre est sanieux, sanguinolent et mêlé à des détritus organiques. Ce pus renferme le virus du chancre; c'est lui qui produit la contagion. Quand le chancre est couvert, le pus reste fluide; il se dessèche au contraire et forme croûte quand il est exposé à l'air.

Le chancre a une marche ordinairement lente; il ne dure jamais moins d'une semaine et peut se prolonger des mois et des années.

La terminaison du chancre a lieu par sa transformation en plaie et par la formation d'une membrane cicatricielle. Quand ce changement a lieu, les bords de l'ulcère s'affaissent, ses dentelures disparaissent, des bourgeons charnus s'élèvent, et la plaie marche vers la cicatrisation. La cicatrice est ordinairement déprimée; elle ne disparaît à la longue que sur les muqueuses.

Les chancres peuvent présenter des différences dans leur aspect et leur marche, constituant certaines variétés. La principale consiste à distinguer le chancre *induré* du chancre *non induré*.

Chancre induré. — Tous les chancres offrent à leur base et à leur circonférence une certaine dureté; mais il en est un certain nombre qui présentent une induration particulière, caractéristique. Cette induration, que l'on a comparée à la moitié d'un pois sec, occupe le fond de l'ulcération qu'elle déborde. Elle est constituée par un épanchement de lymphe coagulable, ayant presque la consistance fibro-cartilagineuse et cependant élastique. Les tissus environnants ont conservé leur aspect et leur consistance normales, et ils paraissent souvent étrangers au phénomène de l'induration chancreuse, qui cesse brusquement, en formant un bord saillant, qui parfois se recorqueville. Le chancre induré sécrète peu d'humeurs. Il peut s'enflammer et se gangrener. L'induration du chancre ne se produit pas avant le cinquième ou le septième jour.

L'induration d'un chancre est un phénomène d'une haute importance, parce qu'il indique que l'infection syphilitique est déjà opérée. L'induration est ainsi le premier symptôme de la syphilis constitutionnelle. Toutefois, l'effet de la diathèse peut se borner à ce symptôme pendant un certain temps ou pour toujours.

Parmi les *chancres non indurés*, on distingue le chancre phagédénique et le chancre élevé (*ulcus elevatum*).

Chancre phagédénique. — Il ronge et détruit les parties au milieu desquelles il est placé. Trois variétés appartiennent à cette espèce : le chancre gangréneux, le chancre diphthéritique ou pultacé et le chancre serpigineux.

1° *Chancre gangréneux.* — Il est caractérisé par la mortification de parties notables du chancre ou des parties voisines. Les individus qui ont un phimosis ou seulement un prépuce étroit sont exposés à la gangrène de cet organe, par le gonflement et la tension qu'il subit. Une perforation peut s'opérer, par laquelle passe le gland. Dans certains cas, il se produit une sorte de circoncision, le prépuce étant presque entièrement détruit. Le gland participe souvent à la mortification ; il peut être détruit en grande partie ou en totalité, en même temps que le prépuce ou isolément. La mortification peut faire des progrès rapides et détruire une partie de la verge. Vidal dit ne pas avoir observé d'accidents consécutifs chez les malades affectés de ces chancres gangréneux.

2° *Chancre diphthéritique* ou *pultacé.* — On l'observe principalement chez les individus faibles, placés dans des conditions hygiéniques défavorables, débilités par un mauvais régime ; chez les vieillards, etc. Les caractères de l'ulcère diphthéritique sont une teinte jaunâtre avec points plus foncés qui saignent ; un aspect tomenteux, déchiqueté, avec empâtement et épaississement des parties voisines. La peau, d'un rouge vineux, est décollée par la destruction du tissu cellulaire sous-cutané : plus tard, elle est détruite à son tour. Le malade éprouve une sensation de chaleur, de cuisson et d'ardeur. Des nerfs sont quelquefois mis à nu; alors on éprouve des douleurs névralgiques intolérables. La destruction peut s'étendre à des régions entières et amener la mort du malade, par fièvre et consomption.

3° *Chancre serpigineux.* — Ce chancre a pour caractère de tracer des courbes plus ou moins régulières. Il peut parcourir des régions très-étendues, en traçant des sillons qui se comblent par la cicatrisation dans les parties primitivement atteintes. Parfois la cicatrisation a lieu au milieu de la courbe, le travail d'ulcération continuant à chacune des extrémités. C'est principalement chez les sujets tuberculeux et dartreux que l'on observe cette forme de chancre. Le vice scorbutique jouerait aussi un rôle dans cette forme de phagédénisme.

Chancre élevé (ulcus elevatum). — Ce chancre se trouve spécialement sur le prépuce; il fournit un pus séreux. Sa surface s'élève par une sorte de végétation en forme de plateau fongueux de forme variable. Il est ordinairement sans douleur et sans induration à sa base. L'élévation s'affaisse quand la cicatrisation a lieu. Une saillie blanchâtre persiste quelque temps sur le lieu de la cicatrice.

Ces diverses variétés de chancre non induré sont dues, ainsi que nous l'avons dit, à des conditions individuelles ou locales qui toutefois ont une certaine influence sur le traitement.

Le diagnostic du chancre est facile, surtout chez les marins que la pudeur ne porte pas ordinairement à dissimuler la cause de la maladie. Les caractères généraux du chancre et les caractères des diverses variétés ci-dessus ne laisseront pas de doute pour le diagnostic.

Le pronostic du chancre doit être envisagé à deux points de vue : celui de l'état local et celui de l'infection générale.

Tous les chancres n'ont pas la même gravité. Parmi les *non indurés*, le chancre *élevé* n'offre aucun danger et guérit avec facilité. Les chancres *phagédéniques*, quelle que soit leur variété, sont fort dangereux, et ils peuvent causer de très-graves désordres, non-seulement dans les organes génitaux, mais aussi dans les parties voisines. Le chancre *induré* est le plus grave de tous, parce qu'il indique que l'infection syphilitique est opérée.

La question de l'infection générale à la suite des chancres non indurés est difficile à résoudre dans l'état actuel de la science. Les uns admettent que tout chancre, quelle que soit sa variété, est susceptible de donner naissance à la vérole; aussitôt que le virus est absorbé, l'impression générale est produite. D'autres, en plus grand nombre peut-être, refusent de se rendre à cette manière de voir et ne considèrent, comme pouvant donner la vérole, que les chancres indurés; tous les autres sont des ulcérations purement locales, qui n'exercent aucune influence sur l'organisme. En preuve de cette distinction, on admet deux espèces d'ulcérations vénériennes : le *chancre* proprement dit *chancre induré*, et le *faux-chancre*, appelé aussi *chancroïde*. D'après les inventeurs de cette théorie, le chancre et le chancroïde seraient deux modes d'ulcération parfaitement distincts, se multipliant sans jamais se croiser. Un chancre induré donnerait toujours naissance à un chancre de même nature; il en est de même pour le chancroïde. On comprend de quelle importance serait une pareille distinction, si elle était démontrée; malheureusement, il n'en est pas encore tout à fait ainsi.

Malgré l'incertitude qui règne au sujet de l'infection générale produite par les chancres, il n'en est pas moins certain qu'un certain nombre, un très-grand nombre même, ne sont pas suivis de vérole; il sera donc nécessaire de fixer les cas où un traitement général est nécessaire.

Le *traitement* du chancre est abortif et curatif.

Lorsqu'un chancre est petit et tout à fait à son début, il est possible de le détruire par une cautérisation prolongée avec le crayon de nitrate d'argent ou avec le crayon de pâte de Vienne. Mais s'il est plus étendu, profond et enflammé, ce serait inutilement que l'on chercherait à le détruire; il faudrait produire une grande plaie, et le chancre pourrait fort bien récidiver.

Le pansement à faire au chancre simple consiste dans des bains locaux souvent répétés et des applications de charpie imbibée de vin sucré. Si le chancre est enflammé, on doit prescrire un purgatif salin et des tisanes rafraîchissantes. Des cataplasmes émollients seront appliqués sur la verge. Quand il est douloureux, il faut le panser avec de la teinture d'opium.

Le traitement des chancres phagédéniques a surtout pour but de combattre l'état général qui donne lieu à cette forme. Souvent alors, le mercure ne réussit pas ou est nuisible, il fauty renoncer, surtout quand il y a une complication scrofuleuse ou dartreuse. Le chancre gangréneux, par excès d'inflammation, demande l'emploi des moyens antiphlogistiques : saignée, purgatifs salins, bains locaux ou entiers, si c'est possible; lotions émollientes d'abord, puis résolutives; cataplasmes arrosés avec eau blanche. Plus tard, applications de teinture d'iode pour eu étendue; si, au contraire, le chancre gangréneux est dû à un état de faiblesse, il faut s'abstenir des préparations mercurielles et prescrire à l'intérieur les cordiaux et les toniques. Localement, la teinture d'iode ou l'eau chlorurée conviennent parfaitement (1).

Les chancres phagédéniques pultacés doivent être traités par la cautérisation, lorsqu'ils restent stationnaires ou continuent à faire des progrès. L'acide nitrique monohydraté et la pâte de Vienne ont réussi. Le premier n'existant pas dans la pharmacie du bord, on pourrait le remplacer par l'acide chlorhydrique. La teinture d'iode serait certainement ici très-utile; il faudrait l'appliquer avec de petits bourdonnets de charpie. Après la cessation du phagédénisme, il est utile de panser avec du vin sucré.

A la suite de l'ulcère phagédénique diphthéritique ou pultacé, il arrive quelquefois que ses bords amincis et dénudés ne peuvent plus se recoller. Si le phagédénisme est arrêté et que le chancre soit en voie de cicatrisation, il est avantageux de reséquer les bords avec les ciseaux; mais si le phagédénisme existe encore, c'est au caustique et spécialement à la poudre de Vienne qu'il faut avoir recours de préférence. Cette cautérisation, en modifiant les bords de l'ulcère, peut agir aussi sur sa surface et amener la guérison.

Si le chancre a détaché le frein du gland et formé un trajet fistuleux, il faut l'inciser avec des ciseaux et reséquer les portions restantes. La plaie et le chancre doivent être cautérisés avec le nitrate d'argent.

J'ai admis précédemment que tous les chancres ne donnent pas lieu à la vérole; mais j'ai reconnu que tous ceux qui étaient indurés indiquaient l'existence de cette affection.

Certains auteurs, et Vidal en particulier, pensent qu'il faut prescrire le traitement mercuriel dans tous les cas et dans les

(1) Robert, *Nouveau traité des maladies vénériennes.* Paris, 1861, p. 395.

premiers temps du chancre. La formule conseillée par Vidal est la suivante :

Perchlorure de mercure...........	25 centigrammes.
Extrait thébaïque...................	25 —
Conserve de roses...................	Q. S.

P. S. A. 25 pilules. A prendre une le matin et une le soir.

« Ce traitement, continué pendant deux mois, hâte la cicatrisation du chancre, empêche le développement des accidents consécutifs, ou, *s'il ne les prévient pas, les atténue singulièrement.* Mais il est de toute nécessité qu'il soit continué pendant tout le temps prescrit, sans interruption aucune. Si, par négligence du malade ou intolérance de son organisme, l'administration des pilules est interrompue pendant seulement huit jours, il n'y a plus à compter sur ce qui a été fait ; il faut tout recommencer, et alors avec bien moins de chances de succès. »

J'ai transcrit à dessein les phrases ci-dessus de Vidal, afin de montrer que, d'après cet auteur lui-même, le traitement immédiat n'offre pas les avantages qu'il lui attribue. Il ne met pas sûrement à l'abri de la vérole et une simple interruption en détruit tous les effets. Il y a là un vice qu'il me semble possible d'éviter. Pour cela, il faut commencer à traiter le chancre localement, de la façon qui a été indiquée ci-dessus. Si le chancre suivant une marche régulière se cicatrise rapidement sans laisser d'induration ni d'engorgement des ganglions inguinaux, on peut se dispenser de prescrire un traitement mercuriel : mais il faut surveiller le malade avec soin, pour savoir s'il ne survient aucun accident constitutionnel.

Si, au contraire, au bout de huit ou dix jours, le chancre, malgré les pansements les plus méthodiques, s'accroît ou reste stationnaire, au lieu de diminuer, je crois qu'alors il faut recourir au traitement mercuriel, en employant les pilules de Vidal ou, ce qui est peut-être préférable, la liqueur de Van Swieten. Cette solution se donne d'abord à la dose d'une cuillerée, puis de deux par jour. On doit la continuer pendant un mois et demi ou deux mois, à moins que la guérison n'ait eu lieu avant cette époque. Le chancre induré demande un traitement plus prolongé ; aussi longtemps que l'induration existe, il y a vérole, et d'autres accidents constitutionnels pourraient survenir si on l'interrompait.

Les accidents qui peuvent compliquer les chancres sont le *phimosis* et le *paraphimosis*. Ces deux maladies ont été étudiées au chapitre des *Maladies des organes génitaux*.

§ 2. — **Bubon.**

On donne le nom de *bubon* à un engorgement des ganglions lymphatiques, ordinairement causé par l'absorption du virus syphilitique et situé dans la région inguinale. Cependant, lorsque des chancres siégent dans des lieux anormaux, comme la bouche, le doigt, etc., des bubons se forment au cou, au pli du bras, à l'aisselle, etc.

Les bubons sont assez communs chez les matelots : cela s'explique par les travaux pénibles auxquels ils se livrent, par leur malpropreté et aussi parce que souvent ils dissimulent leurs chancres. Les officiers y sont moins sujets, parce qu'ils se soignent plus tôt et sont plus soucieux de leur santé.

Le chancre est la cause ordinaire du bubon. Certains auteurs admettent que le virus peut arriver au ganglion par une solution de continuité traumatique, par une surface enflammée et même sans aucune altération des téguments ; c'est-à-dire par *absorption physiologique*.

J'admets sans peine que l'absorption du virus chancreux s'opère par une solution de continuité, une écorchure quelque petite qu'elle soit ; je crois aussi que les ulcérations de la balano-posthite lui donnent lieu, si elles sont virulentes ; mais il me paraît plus difficile d'admettre que le virus syphilitique puisse être absorbé par le tégument muqueux ou cutané en état d'intégrité (1). La

(1) Cependant il ne faudrait pas être trop affirmatif sur cette question d'étiologie du bubon qui ne laisse pas que d'être fort discutable ; grand nombre de chirurgiens de la marine, entre autres MM. de Comeiras, Gallerand, Erhel, Bigot, etc., ont remarqué la fréquence des bubons *dits d'emblée* observés en Océanie. Nous trouvons sur ce sujet un passage fort intéressant dans le rapport de M. Quémar.

« Soixante cas, à peu près, de syphilis ont été traités à bord de l'*Alceste* pendant toute la durée de la campagne. Si le nombre est peu considérable, en compensation, la gravité de quelques-uns de ces cas est remarquable. Ces affections ayant été contractées, soit dans des pays où il n'y a aucune police préventive, soit dans les îles de l'Océanie, dont la population est décimée par la syphilis, il n'y a pas lieu de s'étonner des désordres survenus à la suite de contacts impurs. Dans le petit nombre d'observations faites à bord de la frégate, j'ai pu constater que les syphilis contractées au Chili et au Pérou sont moins graves, en général, que celles survenues dans l'Océanie.

blennorrhagie donne lieu parfois à des bubons auxquels on donne le nom de lymphatiques.

C'est ordinairement dans la première période du chancre, que

« La syphilis de l'Océanie a un caractère particulier : presque toujours, elle se porte d'abord sur le système des vaisseaux lymphatiques. Ordinairement, le bubon est un symptôme primitif, il survient sans que les malades aient eu connaissance de chancre ou d'uréthrite avant son apparition. Ce n'est souvent que longtemps après le coït qu'il se montre. Son incubation est très-longue : à plusieurs reprises, j'ai observé, en Océanie, des *bubons d'emblée*, au bout de 50 et 60 jours, sans qu'aucun autre signe d'infection ait paru.

« La marche de ces bubons n'est plus la même que celle observée en Europe. D'ordinaire, ils sont indolents, rarement ils suppurent, mais aussi l'engorgement ganglionnaire dure très-longtemps. Quand la suppuration a lieu, le pus ne paraît pas aussi lié que dans le bubon franchement inflammatoire. Il est toujours blanc, laiteux, sans consistance, sans odeur; ces bubons sont rarement douloureux. Ils ne se bornent pas à un ou deux ganglions, tout le système ganglionnaire de l'aine est pris. Le volume de quelques-uns dépasse celui du poing. C'est une énorme tumeur ovale, placée, suivant la direction de l'aine, gênant considérablement les mouvements du membre inférieur, même dans la station couchée.

« Lorsque la suppuration s'établit, elle donne lieu à des décollements considérables qui s'étendent de la racine du scrotum aux épines iliaques antérieures et supérieures, en s'avançant sur l'abdomen et la cuisse. Presque tous les ganglions étant pris, il s'ensuit qu'il se forme autant de foyers purulents qu'il y a de glandes; de là, des pertuis, des ponts, des clapiers sans nombre, qui, lors de la guérison, donnent lieu à des cicatrices difformes.

« Les symptômes généraux sont bien plus remarquables, et offrent un cachet tout particulier. C'est sur la constitution entière de l'homme que cette influence se fait sentir. Quoique tous les syphilitiques eussent été soumis à un régime commun, j'ai remarqué, qu'en général, les fonctions de nutrition éprouvaient un trouble profond, chez les individus atteints de syphilis en Océanie. Peu à peu, l'amaigrissement survient, l'anémie l'accompagne et la constitution paraît être sous l'action d'un poison qui l'étiole chaque jour davantage. Les affections générales du système ganglionnaire sont fréquentes à la suite de cette syphilis. Au bout d'un certain temps, les adénites cervicales, axillaires, se montrent, de gros cordons noueux dessinent sur les membres le trajet des lymphatiques superficiels. La peau perd son élasticité, sa souplesse, elle devient terne, prend une teinte jaunâtre, terreuse. Les muscles sont flasques, les mouvements deviennent douloureux, difficiles. Tous ces désordres se manifestent malgré une médication énergique et un régime destiné à combattre ces accidents prévus. Ce n'est pas seulement sur les matelots fatigués par une longue campagne que ces symptômes ont été observés, mais principalement sur des soldats renvoyés en France, après un séjour de deux ou trois ans à Taïti. On ne pourra pas rejeter, sur le climat de cette île, qui est un des plus salubres du globe, l'état anémique dans lequel ils étaient. Ils n'avaient été atteints d'aucune autre maladie que de la vérole, et ceux de leurs camarades qui en étaient exempts étaient pleins de vigueur et de santé. Le caustique de Vienne est le meilleur topique pour modifier les surfaces ulcérées, et favoriser le dégorgement de ces bubons indolents. L'iodure de potassium a été constamment administré, après un premier traitement par le bichlorure de mercure. » (Voyez *Rapport cité*.)

l'on voit naître le bubon. Il peut n'apparaître aussi que pendant le premier ou le second mois après la disparition naturelle du chancre ou après sa cicatrisation provoquée (Vidal). — Cette circonstance n'a-t-elle pas pu faire croire à l'existence d'un bubon d'emblée, alors que quelque temps auparavant il y aurait eu un tout petit chancre, disparu sans laisser de traces?

Ce sont les chancres du prépuce qui donnent principalement lieu aux bubons. Il naissent généralement du côté où existe le chancre; parfois cependant le contraire peut avoir lieu. Ils sont situés tantôt au-dessus, tantôt au-dessous du ligament crural : les premiers portent le nom d'*abdominaux*, les autres celui de *cruraux*.

Le virus peut, après avoir agi sur toute l'économie, développer les ganglions et constituer le bubon consécutif. Selon ses caractères on le distingue en inflammatoire ou indolent, aigu ou chronique.

Rarement le bubon est précédé par une fièvre intense, se terminant par suppuration. Chez les individus chargés d'embonpoint la fièvre dure pendant plusieurs jours, sans qu'on se doute de l'existence du bubon. La tumeur est oblongue, suit le trajet de l'aine. S'il n'y a qu'un seul ganglion enflammé, la tumeur est lisse, égale, uniforme ; s'il y en a plusieurs, la tumeur est plus ou moins bosselée. Parfois, la tumeur présente deux segments distincts, l'un supérieur, l'autre inférieur.

On a établi un grand nombre de variétés de bubons. Les principales sont le bubon inflammatoire et le bubon non inflammatoire ou indolent.

1° *Bubon inflammatoire.* — Ce bubon est dû à l'action du virus chancreux sur une partie du système lymphatique. C'est le bubon d'absorption. J'ai déjà dit les conditions dans lesquelles ce bubon se produit. Le virus parcourt assez souvent les vaisseaux lymphatiques, qui vont du chancre aux ganglions, sans les ulcérer ; cela tient à un défaut de réaction de ces vaisseaux ; cependant, quand le virus y séjourne, ils peuvent s'enflammer et donner lieu à une angioleucite violente. Le nombre des ganglions enflammés est variable; il n'y en a ordinairement qu'un seul. Le malade éprouve, dans la région de l'aine, une sensation inaccoutumée ; puis survient une douleur qui se répand le long de la cuisse ; il y a de la gêne, de la difficulté dans la marche. Les ganglions se tuméfient, perdent bientôt leur mobilité et enfin la tumeur se *marronne*. L'inflammation a commencé, le tissu cellulaire s'affecte et s'enflamme; les progrès se prononcent; la tumeur est élastique ; la peau se colore en rouge foncé ou violacé sur toute sa surface.

La douleur s'exaspère et s'irradie en tous les sens, ou reste stationnaire. A ce degré, la résolution peut encore être obtenue. Les phénomènes inflammatoires sont plus prononcés, quand les ganglions sont profonds; car alors ils sont bordés par des plans aponévrotiques. Par la persistance de l'inflammation, le pus se forme et on a le *bubon suppuré*. C'est dans le tissu cellulaire que le pus commence à se former; la fluctuation est alors facile à constater; la peau est d'un rouge foncé ou violet. Quand, au contraire, la suppuration s'est faite dans l'épaisseur du ganglion, il est très-difficile d'en constater la présence. La fluctuation ne peut être perçue d'une manière certaine, quoique avec beaucoup de difficulté, que lorsque le ganglion est rempli de pus ; elle devient plus évidente, quand le pus s'est répandu dans le tissu cellulaire.

Le pus, une fois rassemblé en collection, ne peut plus être résorbé. Il faut, de toute nécessité, qu'il soit évacué. Si on abandonne la tumeur à elle-même, la peau se dénude, s'amincit, se colore davantage et le pus se fait jour au dehors. Les bords de l'ouverture amincis sont plus facilement détruits par l'ulcération. Il est donc préférable d'ouvrir les bubons, aussitôt que la suppuration commence à se former. Le pus a des caractères variables, selon que l'inflammation a été forte ou lente : dans le premier cas, il est phlegmoneux; dans le second, il a un caractère séreux et grumeleux.

L'ouverture du bubon revêt assez souvent les caractères du chancre; c'est ce que l'on appelle le *chancre ganglionnaire*, lequel peut offrir les divers aspects et variétés du chancre induré, phagédénique, gangréneux, etc. Ce seront les mêmes circonstances idiosyncrasiques et de constitution, qui donneront lieu à ces variétés. Le bubon placé dans ces conditions peut durer très-longtemps et laisser des cicatrices enfoncées, inégales, difformes et véritablement indélébiles.

2° *Bubon non inflammatoire ou indolent.* — Il est formé ordinairement par la réunion de plusieurs ganglions durs, engorgés et morbides, non douloureux et n'offrant, dans le principe, rien qui indique l'inflammation. On prétend que ce bubon indolent accompagne ordinairement le *chancre induré;* M. Ricord lui donne même le titre de *compagnon obligé* de cette ulcération. Il peut exister avec les autres variétés de chancre, même avec le chancre vulgaire ou régulier; mais cependant, son apparition après un chancre, chez un individu non scrofuleux, peut, ce me semble, indiquer un commencement d'infection générale. Le bubon indolent est susceptible de passer à l'état inflammatoire, mais le pus qu'il fournit n'est pas virulent.

Le diagnostic du bubon est facile, lorsqu'il existe ou qu'il a existé un chancre. Tous les signes indiqués ci-dessus suffiront certainement, pour faire connaître la nature de la tumeur. Ces difficultés sont plus grandes, si l'on croit avoir affaire à un bubon d'emblée, car on n'a aucun signe certain pour reconnaître la nature de la tumeur. Les bubons scrofuleux peuvent être confondus avec les bubons vénériens, s'ils sont localisés dans l'aine; mais ce n'est pas le cas ordinaire, le plus souvent il existe des ganglions engorgés dans d'autres parties du corps, et l'individu présente les caractères de l'affection scrofuleuse. La difficulté serait insurmontable, si un scrofuleux était atteint d'un bubon d'emblée, ou bien encore si l'irritation causée par un chancre provoquait, chez un scrofuleux, l'apparition d'un bubon non vénérien.

Les ulcérations qui succèdent au bubon scrofuleux et au bubon vénérien, surtout lorsque celui-ci n'est pas virulent, sont parfois difficiles à distinguer; cependant, dans le bubon strumeux, le fond de l'ulcération est formé par le ganglion lui-même, tandis que dans le fond de l'ulcère vénérien il existe une fausse membrane, que l'on peut enlever par un léger frottement. La difficulté est très-grande, lorsque les diathèses scrofuleuse et syphilitiques ont combinées.

Le pronostic résulte des différentes variétés de bubons et des conditions particulières des individus chez lesquels on les observe. La plus terrible complication, c'est la strumeuse, qui fait passer les ulcérations à l'état de chancre phagédénique.

Le meilleur des moyens préventifs contre le bubon, c'est de soigner le chancre et de garder le repos le plus possible. Lorsqu'il n'y a, à bord d'un navire, qu'un petit nombre d'hommes atteints de chancre, on les exempte de service, au moins pendant la nuit. Mais, quand il y en a beaucoup, on n'exempte que les plus malades, car le service en souffrirait.

Les antiphlogistiques doivent être appliqués avec énergie dans le traitement des bubons inflammatoires. Si le sujet est jeune, vigoureux, l'inflammation aiguë, s'il y a de la fièvre, on fera bien de débuter par une saignée du bras, pour en venir ensuite aux applications de sangsues. Celles-ci devront être mises en usage, tout d'abord, dans les cas ordinaires ; on commence par une forte application; quand on la répète, on diminue leur nombre. L'onguent mercuriel appliqué en couche épaisse peut avoir un effet sédatif et antiphlogistique. Si, au bout de deux ou trois jours, on n'obtient pas un effet marqué, on doit suspendre ces applications. Les cataplasmes de farine de lin arrosés de laudanum dans les cas douloureux, et d'extrait de Saturne dans les autres cas, seront toujours employés. On prescrira des boissons douces et quelques légers laxatifs.

Malgré l'emploi des moyens les plus énergiques, il arrive assez souvent que l'inflammation passe à l'état de phlegmon, puis à celui d'abcès. De tout temps il y a eu des médecins qui ont préféré laisser ouvrir spontanément les abcès; nous avons signalé les dangers d'une pareille conduite. Il est donc indispensable d'évacuer le pus. Divers moyens ont été employés dans ce but.

M. Malapert, et après lui M. Reynaud (1), se sont proposés d'ouvrir les bubons, à l'aide d'un vésicatoire, que l'on panse avec une solution de bichlorure de mercure. Ce vésicatoire, de la grandeur d'une pièce de 50 centimes à 1 franc, est appliqué sur le point fluctuant. On ouvre la phlyctène, et sur le derme dénudé on met un plumasseau imbibé dans une solution de bichlorure de mercure, de 1 gramme pour 30 grammes de liquide. Deux heures après, il existe déjà une escarre superficielle : si elle n'est pas entièrement formée, on applique un nouveau plumasseau. On panse ensuite avec des cataplasmes émollients. Trente-six ou quarante-huit heures après, l'escarre se détache et le pus se fait jour par des fissures. Après sa chute le foyer est quelquefois entièrement vide. Pendant la sortie du liquide, les parois du foyer reviennent sur elles-mêmes et la cavité de l'abcès s'efface. Ce moyen ne

(1) *Traité pratique des maladies vénériennes*, Paris, 1845.

convient spécialement que dans les cas de suppuration superficielle ; cependant, comme elle occasionne une perte de substance, il doit en résulter une cicatrice désagréable.

Les petits cautères en roseau chauffés à blanc et avec lesquels M. Reynaud fait des ponctions multiples, ont l'inconvénient de produire des escarres plus étendues qu'on ne voudrait et de ne pas avancer beaucoup la guérison. Il en est ainsi et à plus forte raison des applications de potasse de poudre de Vienne, qui, en détruisant les tissus, laissent des cicatrices indélébiles. Les incisions ne doivent être faites que pour donner issue au pus. L'excision des lambeaux de peau altérée et amincie ne convient que quand le bubon n'est plus virulent.

Vidal (de Cassis) a mis en usage un procédé de *ponctions simples et multiples*, auquel il attribue les avantages suivants : 1° elle est d'une application facile et rapide ; 2° elle est moins douloureuse que les autres; 3° elle produit des guérisons plus promptes; 4° elle ne laisse aucune difformité.

Voici, en résumé, le *modus faciendi* du procédé en question. On commence par raser la tumeur s'il y a lieu et la nettoyer. L'instrument est un bistouri droit, aigu, dont la lame n'est pas plus large que celle d'un canif ; ou bien on se sert d'une lancette. Si la suppuration n'est pas étendue et si l'abcès est récent, on ne fait qu'une ponction de 1 centimètre sur le point fluctuant. Si les ganglions voisins suppurent, on les traite comme le précédent, c'est-à-dire qu'on les vide du pus qu'ils contenaient.

Ce sont surtout les bubons qui surviennent chez les scrofuleux qui présentent cette particularité et qu'il faut traiter par les ponctions successives. Quand la suppuration est intra-ganglionnaire et profonde, la ponction est encore le meilleur moyen de traitement. Si le foyer purulent est plus vaste, plus superficiel et la peau décollée, on devra pratiquer plusieurs ponctions dans la même séance. Seulement, au lieu de les faire directement sur les points fluctuants, on s'en éloignera et on fera des ponctions sous-cutanées, qui, ayant leur ouverture à la circonférence de la tumeur, pénétreront vers le centre du foyer. Par ces ponctions, si l'on ne comprime pas la tumeur (ce qu'il faut éviter dans les premiers jours), elle se vide peu à peu, et l'espace laissé par le pus est comblé, à mesure, par le retrait du foyer.

Il arrive quelquefois que le trajet des ponctions ainsi faites s'oblitère avant l'évacuation complète du pus, mais cette oblitération ne s'étend pas à toutes ; alors on comprime légèrement la tumeur, une fois par jour, pour la vider. Si elles sont toutes fermées et qu'il y ait encore du pus, on fait deux ou trois nouvelles ponctions. Chose singulière, c'est que ces ponctions sont fort rarement inoculées par le pus du bubon.

M. Jules Roux, chirurgien en chef de la marine à Toulon, a proposé d'injecter dans la poche purulente, préalablement vidée, la solution iodée, que l'on emploie dans la cure radicale de l'hydrocèle. Ce mélange, prenant la place du pus, agit sur les parois de la cavité, de manière à faciliter les adhérences qui doivent l'effacer. L'iode agit aussi comme fondant sur les ganglions engorgés, ce qui est un grand avantage dans la complication strumeuse.

Le traitement du bubon indolent ou chronique comprend l'emploi de moyens locaux et généraux. Les moyens locaux sont les pommades résolutives iodurées, les vésicatoires volants, la compression faite par l'intermédiaire d'un emplâtre de Vigo. Le traitement général doit être antisyphilitique, si le bubon est évidemment vénérien et a suivi un chancre ; au contraire, s'il est scrofuleux, il faudra prescrire les préparations d'iode.

§ 3. — Végétations.

On donne le nom de *végétations* à des productions épidermiques, d'aspect, de couleur et de circonstances variables. Chez l'homme, on les rencontre sur la muqueuse du gland et du prépuce, au commencement de l'urèthre, à l'anus, à la face interne des fesses, au pli génito-crural, etc. Les végétations semblent percer le derme et s'épanouissent plus ou moins. Il en est qui sont sessiles, n'ont pas de pédicule, sont peu larges et à surface fendillée et très-pâles; on les appelle *verrues*. Le *poireau* est formé par une tige d'une ou plusieurs lignes avec renflement plus coloré en forme de tête sillonnée. Si, de la tige, partent des branches s'irridiant pour former plusieurs bouquets réunis, c'est le *chou-fleur*. Il est d'autres végétations à renflements aussi marqués, mais très-rouges ; on les appelle *fraises* ou *framboises*, selon que le rouge est plus ou moins prononcé. La situation des végétations influe sur leur forme; ainsi, celles qui sont pressées par un prépuce étroit sont aplaties ; celles qui sont au pourtour de l'anus revêtent souvent la forme de crête de coq.

Souvent, les végétations apparaissent sans qu'on s'en aperçoive. Quelquefois, le malade éprouve une sorte de démangeaison ou de la douleur suivie de la production nouvelle. Une fois développée, la végétation est indolore, devient douloureuse seulement quand on l'irrite, ou enfin est spontanément douloureuse. Il est des cas où la végétation devient cause de douleur, par une sorte d'action mécanique ; c'est ce que l'on observe, lorsque des végétations épaisses et nombreuses occupent la cavité du prépuce ; la douleur, la tension et le tiraillement causés par leur présence disparaissent par l'incision du prépuce. Ces végétations, ainsi cachées, présentent surtout l'aspect framboisé ; elles peuvent s'enflammer et se mortifier. Si cette mortification n'est pas complète, la végétation se reproduit avec rapidité et reprend ses caractères.

Les complications qui peuvent accompagner les végétations sont des chancres, une blennorrhagie, des pustules muqueuses, etc. Ces végétations peuvent elles-mêmes donner lieu à des accidents en empêchant les fonctions de l'urèthre et de la verge.

Le diagnostic des végétations est facile quand elles commencent à se développer et surtout quand elles sont au pourtour de l'anus. Les végétations du gland et du prépuce, quand elles ont pris un grand développement, sont plus difficiles à diagnostiquer. On peut les prendre pour un chancre induré, une concrétion pierreuse ou un dépôt de matière sébacée. Le meilleur moyen de s'éclairer, c'est d'inciser le prépuce ; mais les cas les plus obscurs sont ceux où les végétations ayant envahi tout le gland et le faisant disparaître, ressemblent à un cancroïde. Pour s'assurer de ce qu'il en est, il faut exciser les végétations : si elles sont simplement vénériennes, le gland sera conservé et reprendra son volume naturel ; dans le cas contraire, on aura des motifs pour croire à un cancroïde. Toutefois avant de recourir à ce moyen extrême, il faut se rappeler que les végétations existent surtout chez les hommes jeunes et les cancroïdes chez les personnes plus âgées. Quand la végétation n'a succédé ni à un chancre ni à une blennorrhagie, il n'y a pas d'engorgement ganglionnaire.

Les causes des végétations sont locales et générales. Les chancres, la blennorrhagie et la balano-posthite sont des causes locales; les végétations peuvent même se développer sans aucune de ces causes. Les végétations sont aussi parfois la manifestation de la syphilis constitutionnelle, à ses diverses périodes. La transmissibilité directe des végétations est un fait hors de doute; elle n'a, sans doute, pas lieu constamment, mais elle est assez fréquente. On se demande si les végétations sont de nature syphilitique. La question est complexe et il faut s'entendre; pour celles qui apparaissent dans le cours d'une vérole, il n'y a point de doute; il en est de même de celles qui poussent sur la cicatrice d'un chancre induré ou après une balano-posthite ulcéreuse. Mais je ne considère pas comme telle la végétation qui s'est produite par contagion directe. J'ai vu bien souvent des matelots, n'ayant jamais eu de chancres, porter pendant longtemps des végétations qui n'exerçaient aucune influence sur leur constitution. D'ailleurs, il est démontré que les végétations persistent malgré le traitement général.

Le traitement est général et local. Le traitement général doit être employé, lorsqu'il est évident que les végétations sont le résultat d'une infection syphilitique et qu'il existe d'autres symptômes constitutionnels. Le traitement local est applicable à ces divers cas et surtout aux végétations provenant de la contagion directe. Ce traitement comprend les topiques, la cautérisation, la ligature et l'excision.

Les topiques employés sont très-nombreux; je citerai seulement le sulfate de cuivre, l'alun calciné, le calomel, que l'on applique en poudre sur les végétations, après toutefois les avoir fait laver avec soin. Elles se dessèchent peu à peu et on peut les arracher.

Les petites végétations peuvent être détruites par des cautérisations répétées avec le crayon de nitrate d'argent. Si elles sont plus larges et volumineuses, il faut se servir de l'azotate acide de mercure, dont une goutte est portée sur chaque végétation. S'il y en avait beaucoup, il ne faudrait pas les cautériser toutes en un même jour.

La ligature a été employée autrefois; mais elle est très-douloureuse, a une action fort lente et ne peut s'appliquer qu'aux végétations qui sont pédiculées. Certains malades, désirant éviter une opération, s'appliquent eux-mêmes une ligature, qu'ils serrent jusqu'à ce que la végétation soit tombée.

L'excision des végétations est le moyen qui doit être préféré, quand les végétations ont des racines profondes et une base large et lorsqu'on veut éviter les récidives. Pour la pratiquer, on se sert d'une pince pour saisir la végétation, et de ciseaux courbes pour la couper. La pince à disséquer conviendra pour les petites végétations, et la pince à pansement pour les grosses. Les ciseaux doivent franchir les limites de la végétation et emporter une portion de peau saine. Si l'opération n'est pas faite de cette manière, il peut y avoir récidive. Après l'extirpation, il n'est pas rare de voir couler le sang avec une certaine abondance ; des lotions avec l'eau froide ou avec l'eau vinaigrée feront cesser l'hémorrhagie. On pansera ensuite, comme s'il s'agissait d'une plaie ordinaire, quand les végétations sont un symptôme de syphilis constitutionnelle, il faut attendre un peu pour les extirper. Dans le cas contraire, il faut les enlever de très-bonne heure, parce que leur présence déterminerait de l'irritation.

§ 4. — Pustules muqueuses.

On les a également appelées, selon leur aspect et leur forme, *pustules plates, tubercules plats, tubercules muqueux, plaques* ou *papules muqueuses*. Ce sont des élevures ayant la forme d'un disque plus ou moins parfait.

Les pustules s'élèvent sur les muqueuses et sur les points de la peau dont la surface est fine et rapprochée des muqueuses. Ainsi, chez l'homme, c'est à la marge de l'anus qu'on les observe le plus souvent; elles se montrent aussi sur les bourses, le périnée et la verge. On les observe au pli génito-crural, au nombril, dans le conduit et dans le pavillon de l'oreille, sous l'aisselle, dans la bouche, aux commissures des lèvres, sur la langue, sur la face interne des joues, sur les amygdales et le voile du palais, à l'entrée des narines, sur la base des orteils, autour des ongles, autour des mamelons. Ces pustules peuvent occuper presque toutes ces régions sur le même sujet.

La malpropreté favorise le développement des pustules muqueuses. Les personnes grasses, dont la transpiration âcre séjourne au pli génito-crural et dont les fesses se rapprochent, sont très-sujettes à en avoir. Le pus d'une blennorrhagie, se répandant sur une surface tégumentaire, occasionne des pustules muqueuses. Elles peuvent aussi apparaître après des chancres ou une balano-posthite. Comme symptôme consécutif, elles se montrent à toutes les époques de la maladie.

La pustule muqueuse est contagieuse, c'est-à-dire qu'elle se transmet par des rapports intimes d'un individu à l'autre. Ce qui démontre bien la réalité de ce fait, c'est que lorsqu'une pustule s'est formée sur la face interne d'une fesse, il arrive fort souvent qu'une pustule tout à fait semblable se produise sur la fesse opposée.

Les pustules muqueuses peuvent survenir un ou deux septénaires après le coït, quelquefois beaucoup plus tard; tantôt elles succèdent à des chancres, d'autres fois elles surgissent d'emblée. Leur aspect est celui de disques ou de portions de disques comme collés sur le tégument. Les plus petites sont de simples papules qui ont la largeur d'une lentille ; les plus grandes ont à peine plus que la largeur d'une pièce de 50 centimes. Quelques-unes sont ovales. Quand plusieurs pustules se joignent, les plaques sont plus larges. La couleur est d'un rouge plus ou moins vif sur les muqueuses ; sur la peau, elles sont plutôt brunes. Quand elles sont constitutionnelles, on remarque parfois autour d'elles une auréole cuivreuse. Leur surface est quelquefois lisse, légèrement fongueuse ou comme macérée ; elle peut aussi être fongueuse et violacée. Les pustules muqueuses sécrètent le plus souvent une humeur comme séro-purulente et qui a une odeur repoussante et spéciale. Cette matière prend les caractères du pus à mesure que l'ulcération s'établit et que les plaques sont irritées. Elles ne sont sèches et arides que chez certains sujets à peau brune, après quelque temps de repos.

Il est rare de trouver une seule pustule ; ordinairement il y en a plusieurs, soit à côté les unes des autres, en faisant des séries plus ou moins courbes qui s'élèvent sur un côté de la fesse : ou bien elles occupent plusieurs régions.

Cette symptomatologie se rapporte surtout aux pustules les plus communes, celles des parties génitales et de l'anus. Il en est d'autres qui occupent des régions diverses, présentant aussi des caractères différents. Je vais transcrire la partie de l'ouvrage de Vidal, où il en est question.

« Au *nez,* elles sont en dehors ou en dedans des narines. Les premières ressemblent à celles des angles des lèvres; on les rencontre dans le sillon qui sépare la joue de l'aile du nez. Elles sont plus petites qu'aux lèvres, puisque quelquefois elles sont à peine comme une tête d'épingle. Il y a quelquefois dans le sillon indiqué une plaque allongée, très-mince, qui s'ulcère et se transforme en fissure. Après la réparation, reste une nuance rouge sombre, qui ne trompe pas le médecin observateur et qui peut devenir un signe précieux pour le diagnostic. En dedans des narines, à leur entrée, les plaques sont moins fréquentes; elles forment ordinairement un bourrelet avec croûtes dont la chute montre une surface rouge et grisâtre, puis les croûtes se renouvellent jusqu'à la guérison. Les démangeaisons qui ont lieu portent les malades à les excorier, d'où une cause de lenteur dans la cure.

« *Aux orteils et à la base des ongles*, les pustules ont à peu près les mêmes caractères. Presque toujours ces plaques sont ulcérées et ressemblent aux rhagades de l'anus. La saillie qu'elles font est violacée et arrondie entre les orteils ; elles sont allongées à la base des ongles dont elles suivent le pourtour. L'ulcération diffère dans les deux cas. A la base des orteils, elles ressemblent davantage aux rhagades de l'anus. Elles sont allongées, profondes, autour des ongles, ce sont des fissures irrégulières, à bords renversés plus ou moins sur l'ongle. Ces plaques sont douloureuses et répandent une odeur des plus fétides, pour peu que le malade néglige les soins de propreté. On les modifie très-rapidement, et leur guérison ne se fait pas attendre.

« *Aux oreilles* , on les rencontre à l'union de la conque avec la région mastoïdienne, autour du conduit auditif, et affectent là la forme de bourrelet que nous avons trouvée à l'entrée des narines. On en trouve aussi dans le conduit auditif même.

« *A l'ombilic*, la plaque occupe en partie ou toute la dépression ombilicale; elle est ordinairement saillante, d'un gris rosé, humide et d'une odeur fade. Il y a quelquefois prurit, rarement douleur.

« *Au mamelon*, on voit quelquefois une excavation tapissée par une plaque qui déborde un peu : l'aspect est grisâtre, humide, lisse avec suintement muco-purulent.

« Les *pustules muqueuses de la bouche* sont habituellement sur le bourrelet muqueux extérieur des lèvres, aux commissures, sur la face interne des joues; sur les bords des lèvres, ce sont de petites saillies en général elliptiques, variant en nombre, se couvrant de croûtes. Elles sont souvent méconnues, souvent fugaces, mais reparaissant facilement. Ces plaques coexistent presque toujours avec des plaques semblables à la gorge et aux parties génitales.

« *Aux commissures labiales,* elles sont d'un aspect granuleux; il y en a au moins deux à peu près égales, une à la lèvre supérieure, une à la lèvre inférieure; une fissure les sépare, fissure qui persiste après la disparition des plaques. Ces plaques sont encore très-souvent méconnues. On ne voit que la gerçure, que l'on considère comme indépendante de la vérole.

« *A la langue,* on trouve des plaques sur la pointe, vers la base, sur les bords. Elles sont assez grandes, elliptiques et s'ulcèrent quelquefois.

« *Au voile du palais, aux amygdales,* les pustules muqueuses sont fréquentes, surtout sur ces glandes. On les méconnaît souvent à leur origine, car elles ne sont pas saillantes alors; elles sont arrondies, multiples, quelquefois confluentes et presque toujours d'un blanc grisâtre; parfois, elles s'ulcèrent au centre ou sur d'autres points de leur surface. Les tonsilles sont souvent plus développées, hypertrophiées et d'un rouge qui gagne les parties environnantes. Avec les plaques de cette région, il y a des symptômes d'angine, mal de gorge exaspéré par la déglutition, enrouement et un peu de coryza.

« A l'*uisselle,* où les pustules sont rares, on les voit quelquefois saillantes et un peu pédiculées (1). »

Le diagnostic de la pustule muqueuse résulte du tableau que je viens de transcrire. Le chancre élevé pourrait seul être confondu avec elle; mais son siége sur le limbe du prépuce, l'ulcération qui l'a précédé et la difficulté de le guérir ne permettent pas de confusion.

Le traitement des pustules muqueuses consiste surtout dans le repos, la propreté, des bains de siége et des bains généraux. Par ces moyens continués avec persistance, les pustules s'affaissent,

(1) A. Vidal (de Cassis), *Traité des maladies vénériennes;* Paris, 1858, p. 238.

se séparent et peuvent disparaître en vingt jours, surtout quand elles ne sont ni anciennes ni compliquées. Cependant, ces soins hygiéniques ne suffisent pas toujours. Il faut recourir à quelques lotions et applications topiques. Un excellent moyen, c'est de laver les pustules avec une solution de chlorure de chaux ou de soude et de les saupoudrer ensuite avec du calomel; ce pansement, répété tous les jours, amène une prompte guérison.

On a conseillé une solution d'acétate de plomb, ou bien une solution de deutochlorure de mercure, à la dose de 2 décigrammes jusqu'à 1 gramme, pour 60 grammes d'eau, selon la susceptibilité des parties. L'azotate d'argent présente de grands avantages. Non-seulement, il hâte la réparation, mais aussi il abat promptement les douleurs, fait cesser les cuissons et le prurit, dont les malades sont tourmentés pendant la nuit. Ce sont surtout les pustules de l'anus et du périnée, souvent ulcérées, qui font souffrir les malades. Vidal affirme qu'on les calme en badigeonnant, tous les trois jours les pustules avec un pinceau trempé dans la solution suivante :

Eau distillée.....................	100 grammes.
Azotate d'argent..................	6 —

Après chaque cautérisation, on donne un bain de siége et on lotionne souvent avec une décoction de têtes de pavot. La cautérisation avec le crayon d'azotate d'argent peut être utile dans les cas d'ulcération profonde, ou si les plaques revêtent la forme condylomateuse.

Avant de terminer ce qui est relatif au traitement de la pustule muqueuse, il faut se demander si un traitement général est nécessaire, pour cette forme de maladie vénérienne. Si les pustules sont multiples, se montrent en diverses parties du corps et, surtout, si elles s'accompagnent d'autres symptômes constitutionnels, il n'est pas douteux qu'il faille recourir au traitement mercuriel. Si les pustules contractées directement par le coït se généralisaient, et si elles provoquaient une syphilis constitutionnelle, on ne devrait pas hésiter à prescrire un traitement. Mais s'il n'existe que deux ou trois pustules promptement guéries, il ne me paraît nullement nécessaire de soumettre le malade à un traitement général.

ART. III. — SYPHILIS CONSTITUTIONNELLE.

Lorsque le virus syphilitique a agi sur l'organisme, il donne lieu à une série de phénomènes morbides désignés sous les noms de *syphilis constitutionnelle*, de *diathèse syphilitique*, de *vérole confirmée* ou simplement de *vérole*.

Je vais m'occuper de ces maladies en deux parties. Dans la première, je les considérerai en général ; dans la seconde j'étudierai en particulier les principales maladies vénériennes consécutives.

I. — MALADIES VÉNÉRIENNES CONSÉCUTIVES CONSIDÉRÉES EN GÉNÉRAL.

Les phénomènes morbides constitutionnels se manifestent ordinairement après le chancre induré, parfois après le chancre simple et la balano-posthite ulcéreuse et rarement après la blennorrhagie.

Tous les tissus et un grand nombre d'organes peuvent être envahis par la vérole. L'épiderme, la peau, les tissus cellulaires, fibreux et osseux sont dans le cas d'en être affectés. Parmi les organes, l'œil, le nez, l'oreille, les fosses nasales, la bouche, l'arrière-gorge, le larynx, le testicule, l'anus et le rectum peuvent être atteints à divers degrés.

Les lésions syphilitiques revêtent les formes et le volume les plus variés. La peau prend une teinte cuivrée dans certaines affections ; cette teinte est tellement caractéristique qu'elle a été appelée *teinte syphilitique*. Dans la vérole, il y a des douleurs nocturnes et présentant un caractère particulier. La marche est généralement chronique ; les altérations ont une action lentement destructive ; l'ulcération persistante semble être la tendance de la vérole livrée à elle-même, surtout quand la constitution est mauvaise.

Les maladies consécutives se déclarent à des époques différentes et suivent même un certain ordre, qui n'a rien d'absolument fixe ; les téguments, considérés d'une manière générale, sont les premiers affectés et expriment l'impression qu'ils ont reçue. Plus tard, les tissus fibreux, osseux, dont la vitalité est moindre que celle de la peau, sont atteints à leur tour. Ces dernières lésions sont cachées profondément et difficiles à reconnaître, tandis que la peau et les muqueuses sont facilement accessibles à la vue; les moindres éruptions sont de suite aperçues.

M. Ricord a divisé les maladies vénériennes en : 1° accidents *primitifs;* 2° accidents *secondaires;* 3° accidents *tertiaires.* — Il n'y a qu'un accident *primitif*, le chancre, qui, une fois guéri, ne peut se reproduire, à moins d'une nouvelle inoculation.

Les accidents *secondaires* se rapportent à certaines affections de la peau, de quelques points des muqueuses, ainsi que de leurs dépendances, et à des états pathologiques particuliers des yeux, des ganglions lymphatiques. Ces accidents ne sont transmissibles que par voie d'hérédité, sans être inoculables. Ils arrivent rarement après la troisième semaine qui suit l'apparition des accidents primitifs, et plus rarement encore après le sixième mois.

Les accidents *tertiaires* sont des altérations spéciales du tissu cellulaire sous-cutané ou sous-muqueux, des testicules, des tissus fibreux et osseux, et des organes profonds. Ces accidents, non-seulement ne s'inoculent pas, mais ils ne sauraient se transmettre par voie d'hérédité, avec leur physionomie spéciale; en vertu d'une sorte de dégénérescence ou d'une modification de la syphilis, ils sont peut-être une des sources les plus fécondes des scrofules.

Nous ne saurions accepter absolument cette manière de voir. Ainsi, tout en admettant que le chancre induré est l'origine habituelle de la vérole, nous avons cependant reconnu qu'il pouvait y en avoir d'autres. Les accidents secondaires se transmettent quelquefois; nous en avons eu la preuve pour les pustules muqueuses. Il n'est pas rare de voir une nourrice transmettre la vérole à son nourrisson, de même que celui-ci peut la communiquer à celle-là. L'époque de l'apparition des accidents secondaires peut être beaucoup plus longue que ne l'indique M. Ricord. Quant aux accidents tertiaires, ils sont très-certainement transmissibles par l'hérédité, et ce n'est pas en prenant la forme de scrofules.

Tous les individus qui ont eu des chancres n'ont pas la vérole, c'est un fait parfaitement démontré; il en est même qui y sont complétement réfractaires. Chez eux, des chancres parfaitement caractérisés ont guéri avec facilité et par les moyens les plus insignifiants. La constitution, le tempérament et le sexe ne paraissent avoir aucune influence sur l'apparition de la syphilis. Dans la première enfance, la vérole étant ordinairement héréditaire, on n'observe que les accidents secondaires. Dans la jeunesse et à un âge plus avancé, les affections consécutives redeviennent plus fréquentes. Quelques circonstances ont une influence réelle sur la production des symptômes consécutifs : ainsi, une mauvaise alimentation, les excès de table, la fatigue excessive. Le passage d'un climat chaud à un climat froid, d'un climat froid à un climat chaud, et surtout celui d'un climat sec à un climat humide, peuvent les provoquer. Le défaut de soins, la malpropreté, la misère, sont on ne peut plus favorables à l'apparition de certains symptômes.

Il faut également tenir compte de la nature du virus inoculé. Ainsi, les médecins navigateurs sont à peu près unanimes à reconnaître que la syphilis contractée sur la côte du Chili, du Pérou, sur tout le littoral occidental d'Amérique, ainsi que dans les îles qui composent les archipels des Marquises, de Taïti et des Hawaï, présente un caractère de malignité que l'on ne remarque que très-rarement en France. Cette malignité se décèle par la gravité des symptômes, leur longue durée, leur résistance aux traitements antisyphilitiques les mieux conduits, mais surtout par l'apparition subite de nouveaux accidents, sous une autre forme, sans cause connue, sans nouvelle contamination, et après que le malade a subi scrupuleusement le traitement le plus complet (1).

Avant l'apparition des symptômes consécutifs, il se produit généralement quelque désordre dans l'économie. Il y a plus ou moins de fièvre, précédant les syphilides; des maux de tête se déclarent, l'appétit se perd. Des modifications de la sensibilité et de la motilité se produisent; le malade se plaint de courbatures, d'abattement, d'affaiblissement des forces musculaires. Ce qui est surtout très-marqué, ce sont les modifications de la sensibilité, qu'on a comparées aux douleurs névralgiques, aux douleurs rhumatismales. Elles se manifestent principalement à la tête, aux articulations, aux lombes. Elles ne sont pas continues, mais les accès sont provoqués par la chaleur, principalement par celle du lit. Elles n'occupent pas toujours la même place; la pression les calme quelquefois; il en est de même de l'exposition au

(1) Voyez : *Rapport de la frégate* la Persévérente, M. Bigot, *déjà cité.*

froid. Elles précèdent les manifestations secondaires les plus superficielles.

M. Ricord accorde une grande valeur à l'apparition des ganglions engorgés de la région cervicale; il y voit une preuve d'infection. Cette tumeur ganglionnaire, qui est un bubon consécutif, existe réellement; seulement, il s'en trouve aussi dans d'autres régions. Ce symptôme n'a de valeur que s'il en existe d'autres; autrement on pourrait le considérer comme lié à l'affection strumeuse.

Si le traitement des accidents vénériens primitifs laisse matière à doute, il n'en est pas de même des accidents constitutionnels; les médicaments que l'on emploie ont le plus souvent une action assurée.

Les médicaments antisyphilitiques faisant partie de la pharmacie des bâtiments de guerre sont :

1° Le chlorure mercurique (*deuto-chlorure de mercure, sublimé corrosif*);

2° L'iodure mercureux (*proto-iodure de mercure*);

3° L'iodure mercurique (*deuto-iodure de mercure*);

4° L'iodure potassique (*iodure de potassium*);

5° L'onguent mercuriel.

Dans l'exposition qui va suivre, je ne parlerai nécessairement que de ces médicaments.

Le mercure peut être administré à l'extérieur et à l'intérieur.

A l'*extérieur*, on l'a employé en frictions avec l'onguent mercuriel, ou avec une pommade au deutochlorure de mercure, en lotions et bains mercuriels, et en fumigations de même nature. Ces différents moyens sont inapplicables à bord; on devra donc se contenter du traitement interne qui, bien dirigé, amènera plus sûrement la guérison.

L'*onguent mercuriel* a été employé avec succès, sous forme de pilules. La formule de Sédillot, qui obligeait à prendre tous les jours un grand nombre de pilules, a été modifiée par M. Rayer de la manière suivante :

Onguent mercuriel double.........	3 grammes.
Savon médicinal..................	2 —
Poudre de réglisse...............	1 —

Faites des pilules de 2 décigrammes. On commencera par deux

de ces pilules par jour; au bout de quelques jours, on en donnera trois, enfin quatre. On continuera ainsi jusqu'à guérison.

Le *deutochlorure de mercure* peut être employé au début de la syphilis, surtout lorsqu'il n'y a eu encore aucun traitement mercuriel. On peut l'administrer sous formes de solution ou de pilules.

La solution qui convient le mieux, et celle qui est plus facilement supportée, c'est celle qui est connue sous le nom de *liqueur de Van Swieten.* On en fait généralement un grand usage à bord des navires, parce que l'on est sûr de la faire avaler aux matelots, tandis que les pilules sont souvent retenues dans la bouche. Voici la formule :

Deutochlorure de mercure.........	1 gramme.
Eau pure.........................	900 —
Alcool...........................	100 —

La liqueur ainsi composée contient un millième de son poids de sublimé. On l'administre d'abord à la dose d'une cuillerée par jour; puis on en fait prendre deux. Les matelots l'avalent généralement pure; mais s'ils y avaient de la répugnance, on pourrait la mélanger avec un quart de verre d'eau sucrée ou de tisane d'orge.

Les pilules au deutochlorure de mercure, qui conviennent dans ces cas, sont les mêmes dont nous avons donné la formule, à propos du traitement du chancre.

Lorsque le sublimé a échoué, ou s'il a précédemment été employé, il faut recourir aux iodures mercuriels, dont l'action sur la syphilis est très-prononcée. Le proto-iodure est généralement préféré. On peut le donner jusqu'à la dose de 5, 10, 15 et 20 centigrammes par jour, mais en augmentant peu à peu. La formule suivante peut être employée à bord :

Proto-iodure de mercure...........	2 grammes.
Extrait gommeux d'opium.........	0gr,50.
Excipient........................	3gr,50.

Pour faire 40 pilules, dont on prend d'abord une, puis deux, puis trois, enfin quatre, dans les vingt-quatre heures.

Le deuto-iodure de mercure jouit des mêmes propriétés que le proto-iodure, mais il est beaucoup plus énergique. On ne doit le prescrire qu'à une dose de 5 à 25 milligrammes. La grande activité de ce sel et la difficulté de le manier ont engagé M. Puche à le combiner avec l'iodure de potassium ; il en résulte un sel nouveau qui porte le nom d'iodhydrargyrate de potasse.

Bi-iodure de mercure..............	50 centigrammes.
Iodure de potassium...............	50 —
Eau clarifiée......................	600 grammes.

A prendre 25 à 125 grammes par jour, dans un litre de tisane sudorifique. L'accroissement des doses ne doit se faire que très-lentement.

La *salivation* et la *stomatite* sont des accidents qui surviennent quelquefois pendant l'usage des préparations mercurielles. En les administrant avec précaution et à doses modérées on évite à peu près sûrement ces accidents ; cependant il y a quelques individus tellement susceptibles, que les plus faibles doses de mercure agissent sur leur bouche. Le tempérament lymphatique, la scrofule, une tendance au scorbut, un mauvais état des dents, enfin la constipation habituelle les favorisent. L'exposition subite au froid ou à l'humidité peut occasionner la salivation.

Le début de la salivation est variable ; il dépend de la quantité de mercure ingérée et des diverses circonstances qui viennent d'être indiquées. Chaque élévation de dose expose au ptyalisme : aussi faut-il procéder avec ménagement.

La maladie commence par une rougeur avec tuméfaction des gencives, qui sont douloureuses à la pression. Elles deviennent ensuite molles et fongueuses et saignent. Les joues, les bords de la langue, les lèvres se prennent. Les dents molaires laissent leur empreinte sur les bords de la langue. Plus tard, la voûte, le voile du palais, ses piliers, les amygdales, la luette et quelquefois le pharynx, participent à ces changements pathologiques. Par les progrès du mal, la langue devient turgescente, rouge et douloureuse ; ses mouvements sont très-pénibles et même impossibles ; les parois buccales sont également gonflées. La bouche exhale une odeur repoussante et caractéristique. Le malade est incommodé par un goût désagréable, métallique et persistant. Les ganglions sous-maxillaires s'engorgent. Les lèvres, les joues et le haut du cou se boursouflent.

La quantité de salive qui s'écoule est variable. Au début de la stomatite elle est peu considérable ; mais si l'on ne suspend pas le traitement, la salivation devient abondante et le malade peut en perdre des quantités énormes. Le caractère de cette salive, c'est d'éprouver une diminution marquée du mucus ; elle est surtout séreuse.

Si la stomatite ne peut être arrêtée, ou si on s'obstine à continuer le traitement, il se montre sur toutes les parties de la muqueuse buccale, en rapport avec les dents, des plaques d'un rouge vif. Puis viennent des productions diphthéritiques, des plaques pseudo-membraneuses couvrant toutes les parties de l'intérieur de la bouche.

Plus tard, à la place des pseudo-membranes, se forment des ulcérations ; les dents s'ébranlent et tombent quelquefois et les alvéoles se nécrosent. Heureusement que la maladie arrive fort rarement à ce degré et que des soins bien dirigés l'arrêtent au début.

La stomatite est toujours un accident fâcheux, que l'on doit éviter par tous les moyens possibles. Dès qu'elle se déclare, il faut suspendre le traitement; en effet, l'action du mercure continuant, on verrait survenir les terribles accidents indiqués. Il faut reconnaître, toutefois, qu'un médecin prudent évite la stomatite et la salivation.

Les moyens qui composent le traitement curatif de la stomatite mercurielle, s'adressent directement à la bouche ou sont dirigés sur d'autres points.

Les moyens *directs* sont les gargarismes. Ils doivent être émollients dans les premiers temps de l'irritation ; ce sera de l'eau d'orge ou de guimauve avec 10 ou 15 gouttes de laudanum liquide. Si la stomatite est intense, il faut appliquer 15 ou 20 sangsues autour du bord inférieur de la mâchoire. Dès que l'irritation sera diminuée, on prescrira les gargarismes astringents, tels que l'eau alumineuse, l'eau vinaigrée, etc. Si les ulcérations mercurielles sont indolentes et ne se cicatrisent pas, il faut les toucher avec les caustiques, tels que les acides nitrique, sulfurique, hydrochlorique, le sulfate de cuivre, le nitrate d'argent. On a aussi employé avec avantage un gargarisme avec 1/8 de chlorure de soude.

A l'intérieur, on a prescrit l'opium ; on a ordonné des purgatifs salins fréquents; des bains généraux ont aussi été prescrits.

J'ai rapporté aussi brièvement que possible les moyens employés contre la stomatite mercurielle, parce que aujourd'hui ils sont presque complétement abandonnés. Depuis la découverte des propriétés merveilleuses du *chlorate de potasse*, c'est uniquement à ce remède que l'on a recours pour arrêter la stomatite. M. Herpin, de Genève, a, le premier, fait connaître, en 1855, des faits favorables à cette médication (1). D'après ce médecin, on réussit d'autant plus promptement, dans la stomatite mercurielle, qu'on attaque le mal à une époque plus rapprochée de son origine. M. Blache n'a pas retiré de moins bons effets de ce moyen : il déclare s'en être également bien trouvé à l'hôpital et dans sa pratique privée. Depuis lors, un grand nombre de médecins, qu'il est inutile de citer, ont constaté l'efficacité non douteuse du chlorate de potasse. M. Ricord a fait une expérience qui prouve que l'action du chlorate de potasse, peut se maintenir pendant longtemps. Chez des individus atteints de stomatite mercurielle, il a administré le chlorate de potasse qui a fait cesser la maladie, bien que le traitement mercuriel fût continué.

Le chlorate de potasse agit également et sur la salivation et sur la stomatite. De quelle manière agit-il ? Il est incontestable qu'il a une action élective sur la bouche, car il guérit également les stomatites ulcéro-membraneuses et pultacées. Ce n'est certainement pas comme antiphlogistique qu'il agit; son action est d'abord locale, puis elle se produit par la salive qui contient une certaine quantité de ce sel.

Lorsqu'on intervient de bonne heure et avant que la maladie soit avancée, on peut s'en tenir à des doses modérées de chlorate de potasse. Celle de 2 grammes par jour peut suffire ; mais, d'ordinaire on en donne 4 grammes. Dans certaines circonstances, il faut élever les doses. M. Debout dit avoir vu des cas dans lesquels la dose de 5 grammes ne suffisant pas, et celle de 10 grammes ayant également échoué, il a fallu aller jusqu'à 15 grammes pour arrêter les accidents. Il est donc nécessaire de proportionner les doses à la gravité des cas et aux effets obtenus.

C'est en solution, que l'on administre le chlorate de potasse.

(1) *Du chlorate de potasse comme spécifique contre la salivation mercurielle.* Paris, 1856, in 8.

On le donne dans un julep gommeux aromatisé, ou dans une suffisante quantité de tisane aromatique. On distribue la quantité de remède prescrite en laissant un intervalle de trois à quatre heures entre chaque prise. La durée du traitement, dans les cas ordinaires, est de quatre ou cinq jours. Si la guérison ne paraît pas se faire rapidement, il faut forcer les doses.

Quoique le chlorate de potasse ait une action très-prononcée sur la stomatite et la salivation, cela n'empêche pas d'user des moyens de propreté. Ainsi des gargarismes émollients et détersifs devront être prescrits.

L'*iodure de potassium* est spécialement employé dans les accidents syphilitiques tardifs, c'est-à-dire quand il y a des syphilides tardives, ulcérations ecthymateuses et tubercules, et lorsque les tissus fibreux, osseux et les organes profonds sont affectés. Il a produit des cures vraiment admirables; son administration est très-facile, de plus il est très-soluble dans l'eau et peut se prendre dans toute espèce de boisson. On peut, sans inconvénient, l'administrer à très-haute dose, 20 ou 25 grammes, ou rester dans les faibles. La dose doit aussi être en rapport avec le degré, la nature des accidents. La formule suivante peut être employée.

Eau pure........................	250 grammes.
Iodure de potassium...............	16 —

Une cuillerée, matin et soir, dans un demi-verre de tisane amère. On peut aller progressivement jusqu'à six cuillerées, et comme d'après cette formule, chaque cuillerée contient 1 gramme d'iodure, on en donne ainsi 6 grammes par jour.

Les modifications thérapeutiques exercées par l'iodure de potassium s'opèrent d'une manière sûre et rapide quelles que soient les conditions dans lesquelles se trouve le malade et avant que l'ensemble de la constitution paraisse amélioré, les accidents morbides sont déjà produits. D'après Vidal, l'iodure de potassium aurait aussi un effet prophylactique, en aidant le mercure à empêcher les dernières périodes de la vérole de se produire. Il faut alors le donner à petites doses, de manière à ce qu'il agisse comme tonique. Quelques médecins ont employé l'iodure de potassium contre des accidents secondaires. On serait autorisé à y avoir recours si les mercuriaux n'amenaient pas la guérison.

L'iodure de potassium peut produire quelques accidents qui disparaissent dès qu'on en cesse l'emploi. Le premier effet consiste en un coryza quelquefois assez aigu. En même temps, on observe des symptômes d'ophthalmie catarrho-œdémateuse avec chémosis séreux plus ou moins prononcé et œdème des paupières. La salivation est assez fréquente : elle consiste en une sorte de régurgitation d'une salive salée, d'un goût métallique et amer. Il y a quelquefois un peu de gonflement œdémateux sur les gencives, mais jamais il n'y a d'ulcération ni d'odeur particulière. Les voies digestives tolèrent bien l'iodure de potassium ; l'appétit est augmenté, et souvent la nutrition est activée et les malades prennent de l'embonpoint. Dans certains cas la soif est plus vive. Quelques malades se plaignent d'une douleur dans le grand cul-de-sac de l'estomac. On a signalé, mais rarement, quelques symptômes de bronchite. Il y a eu quelques éruptions à la peau. Enfin, la sécrétion urinaire est fortement accrue dans la plupart des cas.

II. — MALADIES VÉNÉRIENNES CONSÉCUTIVES EN PARTICULIER.

§ 1. — Maladies de la peau. — Syphilides.

Ce sont des éruptions variées du tégument, qui constituent généralement un des premiers symptômes de l'infection. Elles présentent des caractères communs, une sorte de physionomie qui les fait reconnaître. Ces caractères sont la couleur, la forme des syphilides, leur chronicité et les stigmates qu'elles laissent à leur suite.

La *couleur* des syphilides est cuivrée ou couleur chair de jambon. Elle est considérée comme le trait caractéristique qui les distingue des éruptions de toute autre nature. Cependant cette nuance est parfois moins marquée et difficile à saisir. La teinte peut être modifiée par la période de la syphilide et d'autres circonstances. Quelquefois, on peut faire renaître la couleur cuivrée en pressant sur l'éruption et faisant ainsi disparaître la rougeur ordinaire. Au lieu de s'éteindre par l'ancienneté de la maladie, elle persiste, et des taches rouges se montrent après des syphilides depuis longtemps disparues. Il est probable que cette coloration permanente est due à une modification dans la matière colorante de la peau.

Les syphilides affectent généralement une forme circulaire; elles dessinent des cercles ou des portions de cercles. Il y a aussi des taches circulaires; enfin les courbes circonscrivent quelquefois plusieurs groupes de plaques, de tubercules, de vésicules. Ce caractère manque dans la syphilide papuleuse et se trouve dans une forme d'herpès nullement syphilitique.

La *chronicité* est un des caractères de la syphilide. Elle provoque peu de douleurs, et point de prurit, ainsi que le font la plupart des maladies cutanées simples, qui occasionnent des démangeaisons parfois intolérables. Il n'y a pas non plus de chaleur. La lenteur de la marche des syphilides est un autre de leurs caractères.

L'*ulcération* succède plus souvent aux syphilides qu'aux éruptions simples. Cette ulcération est, en général, régulièrement ronde, à bords rougeâtres coupés à pic, à fond grisâtre quelquefois sanguinolent. Parfois, les bords sont ovales ou irréguliers, festonnés; cette disposition peut être due à ce que plusieurs petites ulcérations se sont réunies en une grande. L'ulcération se forme quelquefois par mortification d'une partie de la peau. Elle a une grande tendance à s'étendre; cependant lorsqu'elle s'est arrêtée, elle se cicatrise assez rapidement. Pendant qu'une ulcération se cicatrise, il arrive souvent qu'une autre s'ouvre, de sorte qu'en prenant la syphilide ulcéreuse dans son ensemble, on voit qu'elle dure fort longtemps.

Les *cicatrices* qui succèdent aux syphilides, sont arrondies, plus ou moins déprimées, récentes, elles ont une couleur comme bronzée, font quelquefois une saillie, et présentent des vaisseaux superficiels; plus tard elles s'affaissent, perdent leur couleur bronzée et deviennent blanches. Des brides fibreuses dures et saillantes sillonnent parfois la cicatrice. Dans quelques circonstances, la cicatrice est blanc bleuâtre dans le commencement; elle est alors entourée d'un cercle cuivré qui disparaît plus tard.

Les *variétés* de syphilides décrites par les auteurs sont : 1° l'*exanthématique;* 2° la *papuleuse* ; 3° la *squammeuse ;* 4° la *vésiculeuse ;* 5° la *bulleuse;* 6° la *pustuleuse;* 7° la *tuberculeuse.*

Il m'est impossible d'entrer dans la description de toutes ces variétés. Je me contenterai de faire connaître la *roséole,* qui est souvent le premier symptôme de la syphilis.

La *roséole syphilitique* est une éruption exanthématique. Elle ressemble beaucoup à la *roséole vulgaire*, ou à la rougeole, mais tôt ou tard elle revêt la couleur cuivrée et vers la fin une nuance grise. La rougeur disparaît lentement et incomplétement, sous la pression du doigt. L'éruption s'observe principalement sur la partie antérieure de la base de la poitrine, au cou, au visage, aux membres et de préférence aux membres supérieurs. Les taches n'ont pas de forme déterminée; elles n'offrent aucune saillie sur la peau. Elles se multiplient peu à peu : quelquefois c'est avec une grande rapidité, puisqu'on a vu une éruption générale se faire en vingt-quatre heures. La couleur de la roséole peut varier suivant diverses circonstances; l'impression du froid, une émotion morale peuvent raviver une éruption qui avait presque disparu. Ce phénomène se présente surtout dans la roséole chronique. Au lieu d'un rouge-cuivre, la peau prend parfois une couleur *rouge jaune*, qui constitue la peau truitée. Enfin l'épiderme s'exfolie, il reste une teinte grisâtre qui disparaît à son tour.

La roséole apparaît souvent sans symptômes précurseurs; mais d'autres fois, elle s'annonce par un malaise, de la courbature, de la céphalalgie et surtout des douleurs vagues dans les membres, qui durent deux ou trois jours. Parfois, il y a un peu de fièvre, c'est quand la roséole apparaît tout d'un coup. La durée de cette forme de roséole va de trois à quatre septénaires. La roséole chronique se manifeste après une émotion vive, un excès quelconque. Sa durée est de plusieurs mois; elle se prolonge quelquefois davantage. Souvent la roséole est mêlée à une autre syphilide; elle précède souvent la syphilide papuleuse; enfin, ce qui est très-fréquent, c'est l'affection concomitante de certaines manifestations des muqueuses, de la gorge, de l'anus, du prépuce, du gland.

Le *diagnostic* des syphilides est basé principalement sur la connaissance des caractères généraux que nous avons étudiés en commençant. Il peut être rendu plus facile par la coexistence de quelques autres lésions syphilitiques et par la tendance de la maladie à détruire les tissus. Cependant on pourrait se tromper en prenant pour syphilitique une éruption simple, s'il existait en même temps des symptômes constitutionnels.

Le *pronostic* des syphilides n'est grave que par les complications et les récidives qui sont fréquentes. Vidal les divise, au point de vue de leur gravité, en deux grands groupes. Le premier, qui apparaît le plus souvent peu après l'accident primitif, revêt une forme relativement aiguë et s'étend beaucoup en surface. C'est le groupe bénin ou superficiel : il se compose principalement de la roséole, des papules, des pustules superficielles et nombreuses. L'autre groupe est tardif, plus souvent chronique, arrive après le premier. Quand il est mal traité, il s'étend en profondeur et est malin relativement à l'autre. Les pustules profondes, les syphilides pustulo-crustacées, l'ecthyma tardif, discret, mais profond, qui vient aux membres, les tubercules qui envahissent la face des syphilides peuvent précéder ou suivre les lésions osseuses; elles épuisent la constitution et laissent des traces indélébiles. Le meilleur moyen de prévenir ces formes graves de la syphilide, c'est de traiter par le mercure les formes superficielles et légères.

Le *traitement* des syphilides est interne et externe. Le traitement interne est celui que j'ai exposé dans les généralités sur la syphilis constitutionnelle. Dans les syphilides primitives, on doit prescrire le deuto-chlorure de mercure ; mais dans celles qui sont graves, le proto-iodure de mercure ou la liqueur de Puche doivent être employés. On doit surtout, dans ces cas, procéder avec précaution, pour éviter les accidents du côté de la bouche. L'iodure de potassium doit être employé quand la syphilide est profonde et s'accompagne d'une lésion sous-cutanée comme une périostose, une exostose.

Le traitement externe comprend les bains simples et émollients, les fomentations émollientes, sédatives et même opiacées, et certaines pommades. Celles-ci ne sont employées qu'exceptionnellement. On donne généralement la préférence à celles au proto-iodure. M. Cazenave (1) emploie la formule suivante :

Proto-iodure de mercure.........	1 gramme.
Axonge............................	30 —

On panse avec cette pommade les ulcérations du lupus syphilitique. Le sparadrap de Vigo *cum mercurio* sera très-utile. C'est peut-être le moyen qui hâte le plus la disparition des symptômes.

(1) *Traité des syphilides*, Paris, 1843. — Voyez aussi : Chausit, *Traité élémentaire des maladies de la peau d'après l'enseignement théorique et les leçons cliniques de M. Cazenave*. Paris, 1853, p. 207.

§ 2. — Maladies des dépendances de la peau.

1° La *chute de l'épiderme* peut se montrer comme accident consécutif. Il commence à s'épaissir, se décolorer, devenir blanchâtre ou grisâtre, puis se détache par petits disques ou par plaques, qui laissent le corps papillaire recouvert d'une couche très-mince d'épiderme nouveau. Quelquefois l'épiderme tombe par desquamation extrêmement fine et furfuracée.

2° L'*alopécie* est une chute partielle ou totale des parties du système pileux. L'alopécie générale est extrêmement rare; le plus souvent, elle est partielle et peut avoir lieu avec ou sans altération de l'épiderme. Le frottement, une légère traction et l'action du peigne entraînent les cheveux. Il en est quelquefois de même pour les poils, mais c'est plus rare. Dans l'alopécie partielle, les bulbes pileux ne sont pas détruits et les cheveux peuvent repousser. Il n'en est pas toujours de même pour les poils, ce qui prouve qu'alors la vérole est plus profonde.

3° *Onyxis.* La matrice de l'ongle subit quelquefois certaines altérations sous l'influence de la syphilis. La maladie commence par un gonflement peu douloureux autour de l'ongle, mais principalement vers sa racine. La peau se colore alternativement en rouge cuivré et en rouge violacé. Elle se ramollit, se creuse d'une ulcération à fond grisâtre, baveuse, recouverte d'un liquide sanieux à odeur fétide particulière. D'autres fois, la matrice de l'ongle se sépare de lui par suppuration, mais sans ulcère. Le pus est souvent mêlé à du sang noirâtre. Il y a alors de vives douleurs. Dans tous les cas, le pus, baignant la matrice et l'ongle, décolle celui-ci, qui tombe en laissant à découvert la matrice. Si celle-ci n'est pas ulcérée, l'ongle peut se reproduire; dans le cas contraire, il ne se reproduit pas. Une cicatrice enfoncée se forme à la place de la matrice de l'ongle. En général, l'inflammation de la matrice de l'ongle ne va pas jusqu'à l'ulcération. La matière cornée est viciée et l'ongle peut présenter une foule d'altérations diverses.

Le *traitement* de l'onyxis est celui de la vérole confirmée. L'iodure de potassium devra être conseillé. Quant au traitement local, il doit être en rapport avec le degré de l'inflammation et de la douleur; les bains locaux laudanisés, les cataplasmes de même nature ; puis des pansements avec le cérat au calomel et des lotions avec l'eau chlorurée étendue seront successivement employés. Enfin, dans les ulcérations fongueuses, on fera de légères cautérisations avec le nitrate d'argent, et l'on pansera avec l'emplâtre de Vigo.

§ 3. — Maladies des membranes muqueuses.

Les membranes muqueuses ont des rapports intimes avec la peau, de sorte que souvent les syphilides externes s'accompagnent d'affections des muqueuses. Comme les autres, elles prennent la forme ulcérative souvent allongée en rhagades. Les affections des muqueuses sont un symptôme tranché de la syphilis constitutionnelle; elles guérissent facilement par le traitement mercuriel, mais aussi elles reviennent souvent.

1° *Muqueuse buccale.* — On peut réduire à deux les formes d'ulcération de la muqueuse buccale : 1° une superficielle qui, se bornant quelquefois à une légère érosion, ne dépasse pas ordinairement la muqueuse ; elle marche avec les syphilides qu'elle imite plus ou moins ; 2° l'autre, profonde, qui détruit la muqueuse et les organes qu'elle recouvre; c'est dans le tissu cellulaire et par des tubercules syphilitiques que cette ulcération commence. Elle peut être observée en l'absence de syphilides. Elle commence par un gonflement à la fois inflammatoire et œdémateux; la déglutition et la phonation sont gênées. L'ulcération, une fois qu'elle a commencé, peut marcher avec rapidité et détruire la luette ou le voile du palais. Les amygdales, le pharynx, la trompe d'Eustache, la base et les côtés de la langue peuvent en être le siége. Le malade atteint de ces ulcérations profondes se plaint en général de douleurs nocturnes, et quand elles siégent à l'arrière-gorge, il éprouve de la gêne dans la déglutition, la phonation et les mouvements du cou.

Le *traitement* des ulcérations de la bouche est général et local. Dans la première variété, formée par des ulcérations superficielles, c'est le traitement par le proto-iodure qu'il faut donner; dans la seconde variété, où les ulcérations sont profondes, on devra employer l'iodure de potassium, selon la formule indiquée.

Pour la première variété, on prescrira un gargarisme avec 10 grammes de liqueur de Van-Swiéten, pour 120 grammes d'eau d'orge gommée. — Pour la deuxième variété, on remplacera la liqueur par 10 grammes d'iodure de potassium.

2° *Muqueuse des fosses nasales.* — Après la guérison de symptômes primitifs, il arrive parfois qu'il se produit une sorte d'enchifrènement qui dure plus ou moins longtemps. Le nez devient ensuite bouché, embarrassé; une matière épaisse, jaunâtre, purulente, parfois accompagnée de croûtes noires et minces, est rendue en se mouchant. L'odorat s'affaiblit ou se perd. On constate alors une rougeur avec gonflement fongueux des fosses nasales s'étendant plus ou moins haut. Par les progrès du mal, des ulcérations peuvent se produire en dedans ou en dehors, ou très-haut à la surface des cornets. Les os sont parfois atteints par les progrès du mal. Souvent cette altération commence par les os. La lame verticale, les cornets, peuvent se nécroser, se carier. Quand les os propres et les cartilages sont atteints, le nez se laisse déprimer, s'affaisse ; les fragments d'os sortent avec le mucus, quand le malade se mouche. Des ulcères profonds creusent les fosses nasales, avec peu ou point de suppuration, mais avec l'odeur fétide qui caractérise ce qu'on appelle *l'ozène*. Le *traitement* général est le même que pour la cavité buccale. Le proto-iodure pour les ulcérations superficielles, et l'iodure de potassium pour les profondes. Dans les cas d'ozène, on pourra injecter dans les cavités nasales la solution suivante :

Eau commune.....	300 grammes.
Chlorure de soude (solution)........	100 grammes.

3° *Muqueuses de l'épiglotte et du larynx.* — Les ulcérations de l'arrière-gorge peuvent s'étendre à l'épiglotte et même au larynx. Dans ces cas, il y a difficulté de la déglutition et des altérations plus ou moins prononcées de la phonation. Elles pourraient aussi donner lieu à l'œdème de la glotte. Quand ces ulcérations existent indépendamment d'une affection de la cavité buccale, il est souvent difficile de les reconnaître. Cependant, en considérant l'existence d'une douleur fixe au larynx, des altérations de la voix, de la dyspnée, d'une toux saccadée suivie de l'expulsion de mucosités mêlées de pus et de sang, on ne peut douter de la présence d'ulcérations. La difficulté est de savoir si les ulcérations sont vénériennes. Le mal, par sa persistance, peut amener la fièvre hectique avec sueurs nocturnes et le cortége de la phthisie laryngée. Les cartilages du larynx peuvent participer à la maladie et se nécroser; ils en augmentent ainsi la gravité. Dans les cas les plus heureux, il reste toujours une altération de la voix. Le *traitement* est le même que celui des affections secondaires de la bouche. Ce serait rendre service au malade que d'extraire les parties nécrosées.

4° *Muqueuse de l'oreille.* — Il s'agit de la peau modifiée qui tapisse le conduit auditif externe. Des pustules muqueuses peuvent s'y former et donner naissance à un écoulement d'une humeur séreuse, trouble et odorante. On a aussi signalé des ulcérations ayant le caractère de celles qui appartiennent à la vérole constitutionnelle; elles seraient situées à l'entrée du conduit auditif ou profondément. Le *traitement* est celui de la syphilis constitutionnelle. Comme topiques, on emploie les soins de propreté.

5° *Muqueuse des organes génitaux.* — D'après Vidal, la blennorrhagie urétrale et la balano-posthite pourraient être des accidents constitutionnels. Il me paraît bien difficile d'avoir l'assurance de ce fait. Les ulcérations consécutives de la muqueuse génitale sont généralement moins bien dessinées que celles qui sont primitives; elles se réparent assez promptement, mais pour se reproduire ensuite. Elles siégent sur le prépuce. Il est quelquefois difficile de distinguer ces ulcérations consécutives de la muqueuse génitale, des excoriations qui se produisent dans les rapports sexuels, chez des individus qui ont eu un chancre induré ou une posthite. En pareil cas, il faut conseiller au malade des lotions avec l'eau tiède, puis avec l'extrait de saturne. Ces mêmes moyens aidés de l'isolement des surfaces enflammées conviennent dans les ulcérations syphilitiques. Le traitement général est celui des syphilides.

6° *Muqueuse de l'anus et du rectum.* — Des écoulements par l'anus se produisent quelquefois. Ils sont souvent causés par les pustules muqueuses qu'on observe en cette région; La muqueuse voisine s'enflammant, elle devient le siége d'une sécrétion blennorrhagique consécutive. Les végétations peuvent agir de la même manière, en irritant la muqueuse; à l'anus, ces végétations sont ordinairement consécutives. Elles montent plus haut que les pustules muqueuses et peuvent même pousser sur la muqueuse de l'intestin. Les ulcérations du rectum et surtout celles de l'anus sont fréquentes. Elles revêtent souvent une forme allongée; on les appelle des rhagades. Leur fond est grisâtre et leurs bords un peu durs et inégaux. Le toucher et la défécation sont peu douloureux. Il y a une autre ulcération superficielle que l'on observe avec la blennorrhagie. — Le *traitement* général est toujours le même. Le traitement local consiste surtout en des soins de propreté : bains de siége, lotions et injections astringentes. On pourra cautériser légèrement avec le nitrate d'argent.

§ 4. — Iritis syphilitique.

Cette forme d'iritis succède le plus habituellement aux syphilides. Son invasion est généralement brusque et sa marche aiguë, moins cependant que celle de l'iritis ordinaire.

La maladie débute par une teinte mate, terne, grisâtre, générale ou limitée, avec trouble de la pupille remplie d'une sorte de fumée, le fond de l'œil paraissant grisâtre, puis verdâtre. La *pupille*, d'abord contractile, devient ensuite comme paralysée; elle est étroite, inégale, frangée et présente très-souvent un angle rentrant profond. La déformation tient assez souvent à des exsudations, parfois à une iritis limitée. La *couleur* de l'*iris* est généralement altérée par une production vasculaire anormale ou par un épanchement de lymphe plastique. S'il est naturellement bleu, il tourne au vert et devient rougeâtre quand il est brun. Cette coloration n'est pas toujours générale ; elle peut se montrer par places ; c'est le petit cercle de l'iris qui présente les modifications de couleur les plus importantes. La surface de cette membrane est moins lisse et paraît gonflée, épaissie, turgescente et présentant des exsudations grisâtres. Des saillies orangées désignées sous le nom de *condylomes*, se forment à l'entour du petit cercle pupillaire; on les considère comme une preuve de la nature syphilitique de l'iritis : cependant on les rencontre quelquefois dans des iritis simples. L'iris présente quelquefois des vaisseaux de nouvelle formation ; c'est tantôt un ou deux vaisseaux ténus, d'autres fois un lacis vasculaire.

La *cornée*, saine dans le commencement, prend bientôt une teinte grisâtre et enfin perd sa transparence, s'il y a complication de kératite pointillée. La *chambre antérieure* est diminuée de capacité par le gonflement de l'iris ; parfois au contraire, elle est agrandie, par des adhérences de l'iris à la capsule. L'*humeur aqueuse* reste transparente quand l'iris seul est enflammé. Dans le cas contraire, du pus s'y accumule ; l'*hypopion* a parfois aussi du sang (*hyphéma*). La *capsule cristalline* est souvent trouble et parfois rendue opaque par des exsudations fibrineuses sécrétées par l'iris ; fréquemment, elles se recouvrent de pigment uvéen. Lorsque la *choroïde* participe à l'inflammation, la pupille se dilate, les vaisseaux du tissu sous-conjonctival se gonflent et l'affection prend un caractère névralgique. La *sclérotique* offre, autour de la cornée, un cercle rougeâtre caractéristique de l'iritis et qui porte le nom de *cercle périkératique*. Parfois, entre lui et la circonférence de la cornée, existe un cercle bleuâtre formé par le canal de Fontana. La *conjonctive* est rarement enflammée ; les *paupières* sont légèrement rouges et tuméfiées.

Les symptômes subjectifs qui appartiennent à l'iritis sont la douleur, la photophobie et les sensations lumineuses.

La *douleur* faible dans le commencement, devient plus forte par les progrès du mal. Elle siége au fond de l'orbite et occasionne des élancements et des pulsations. Elle s'irradie sur le front et les tempes et se fixe surtout dans le nerf frontal. Elle s'exaspère dans la soirée et pendant la nuit ; elle peut devenir intolérable. Quand elle est très-forte, elle indique une complication de choroïdite.

La *photophobie* peut exister à des degrés variables, selon que l'inflammation se porte sur la cornée ou la rétine ; dans ce dernier cas, elle est plus violente. Cette sensation diminue ou disparaît lorsque des exsudations sur la cornée ou un rétrécissement de la pupille s'oppose au passage des rayons lumineux. Lorsque la fluxion s'est transmise à la rétine, le malade éprouve pendant la nuit, des *sensations lumineuses*, que l'on a désignées sous le nom de *phantasmes*. Elles consistent dans des éclairs, des flammes, des étoiles, des points lumineux. La *vision*, troublée d'abord, peut se perdre complétement, quoique ce soit assez rare.

L'iritis syphilitique peut passer d'un œil à l'autre, et, à peine terminée, reparaître de nouveau et cela jusqu'à trois ou quatre reprises.

Les terminaisons de l'iritis sont la résolution, l'état chronique, la perte de la vue et diverses lésions consécutives.

La résolution est fréquente, surtout quand l'iritis n'a pas été grave. Dans les cas les plus sérieux la résolution peut encore se faire, mais il reste toujours des traces du mal. Lorsqu'elle doit avoir lieu, la douleur et la photophobie disparaisent : l'iris reprend peu à peu sa couleur brillante ; sauf dans les cas où il y a eu suppuration ou formation de fausses membranes, alors on voit des enfoncements grisâtres ou des saillies blanchâtres. La pupille reprend peu à peu son jeu, redevient plus nette et le fond de l'œil reparaît noir. La cornée et la chambre antérieure se nettoient. La rougeur de la sclérotique cesse.

Lorsque l'iritis a passé à l'état chronique, elle est très-difficile à guérir ; néanmoins en insistant sur le traitement, on peut obtenir la guérison.

La perte de la vue peut tenir à une amaurose, à une atrésie de la pupille ou à une formation de membranes épaisses recouvrant la capsule cristalline.

Les lésions consécutives à l'iritis sont nombreuses. La déformation de la pupille est fréquente et causée par des brides qui, le plus souvent, persistent et peuvent faire adhérer solidement l'iris à la capsule ou à la face postérieure de la cornée. La pupille peut être rendue opaque par un épanchement de lymphe à la surface de la capsule cristalline. Quand la pupille est oblitérée, il arrive parfois que l'attraction concentrique de l'iris est si forte, que les attaches ciliaires se rompent et qu'il se forme une pupille accidentelle.

Le diagnostic est facile, sauf au commencement de la maladie, où, par inattention, on pourrait la prendre pour une amaurose ou une kératite. Le pronostic tire sa gravité moins de l'iritis elle-même que de sa tendance à récidiver et de l'existence d'une affection syphilitique. En effet, cette maladie se montre après des syphilides ou d'autres manifestations de la vérole.

Le *traitement* de l'iritis comprend des moyens généraux et locaux. Les évacuations sanguines sont souvent indiquées. Une saignée du bras pratiquée dès le début peut calmer l'inflammation ; il en est de même des sangsues, qui conviennent à tous les degrés de la maladie. On doit les appliquer aux tempes ou derrière les oreilles. Les purgatifs sont assez utiles comme auxiliaires. Les révulsifs sont avantageux lorsque l'inflammation a cessé et au déclin de la maladie ; des vésicatoires volants promenés autour de l'orbite enlèvent les dernières traces du mal.

Le calomel est certainement le meilleur de tous les moyens de traitement de l'iritis. On doit commencer à le donner à la dose purgative (1 gramme), ensuite on le prescrit à la dose fractionnée jusqu'à commencement de salivation. La formule de cette préparation est la suivante :

Calomel........................	0,05 centigrammes.
Sucre blanc pulvérisé.............	1 gramme.

Triturez dans un mortier de verre et divisez en 20 paquets égaux qui seront donnés de demi-heure en demi-heure.

Dès le début de l'iritis, il faut provoquer la dilatation de la pupille au moyen d'une solution d'extrait de belladone que l'on instille entre les paupières ; cette dilatation doit être maintenue jusqu'à la guérison.

Des onctions autour de l'orbite avec une pommade composée de 3 grammes d'onguent mercuriel et de 1 gramme d'extrait de belladone, souvent renouvelées, ont une action très-favorable et contribuent à amener la guérison. Si la douleur était très-forte, on pourrait remplacer la pommade précédente par une pommade opiacée. Les onctions seraient faites une heure avant le moment présumé des douleurs.

Le régime doit être très-sévère lorsque l'iritis sera aiguë et qu'il y aura de la fièvre. On donnera des boissons délayantes, on recommandera au malade le repos et l'obscurité presque complète.

Après que l'iritis est arrêtée, il faut recourir au traitement mercuriel par le proto-iodure de mercure.

§ 5. — Testicule syphilitique.

Le testicule syphilitique ou sarcocèle syphilitique est un engorgement chronique du testicule qui peut se montrer comme accident secondaire, accident de transition et accident tertiaire ; tantôt on le voit se développer au moment où apparaissent les syphilides les plus précoces et même avant leur apparition ; tantôt il ne se déclare qu'avec les syphilides profondes et tardives ; enfin, il peut n'arriver qu'à la dernière période, il est alors tertiaire.

Le testicule syphilitique a toujours pour origine un chancre suivi ordinairement d'une syphilide. L'invasion de la maladie se fait souvent sans que le malade s'en aperçoive; mais l'augmentation du volume du testicule, un sentiment de pesanteur, de gêne, de tiraillement appelle son attention. Il est rare qu'il y ait une douleur gravative aux lombes. Quelquefois l'épididyme ne prend aucune part à l'augmentation de volume; il peut être atrophié par la pression qui lui vient du testicule. La glande s'endurcit peu à peu, par plaques, par zones qui se multiplient, se réunissent toutes, et le testicule seulement augmenté de volume, conservant sa forme, est d'une dureté remarquable. Assez souvent, les deux testicules sont pris simultanément ou successivement; mais ils n'ont pas un égal volume, ce qui fait que l'on peut s'y tromper. En général, ces tumeurs ne sont pas douloureuses. Si l'on comprime un peu fort, on produit la douleur du testicule sain; il peut aussi se faire qu'il n'y ait point de douleur. Le tiraillement causé par la tumeur peut provoquer une sensation pénible dans la région inguinale.

La marche de la maladie est généralement lente et sa durée peut être de plusieurs années. Il y a dans la plupart des cas une altération marquée des fonctions testiculaires, les désirs vénériens diminuent et s'éteignent; il en est de même des érections dont la cessation s'oppose aux rapports sexuels. Le sperme subit une diminution et n'est plus ensuite sécrété. L'atrophie du testicule peut être une conséquence du testicule syphilitique, mais elle n'est pas constante, au contraire, on a vu des testicules qui avaient été complétement vénériens revenir à l'état normal et remplir parfaitement leur fonction; il peut même se faire qu'un testicule guéri reste hypertrophié.

Les deux testicules étant souvent affectés simultanément, on ne peut prendre leur tuméfaction pour un cancer ou autres tumeurs malignes. Ce n'est qu'avec l'engorgement tuberculeux que l'on peut le confondre. Mais la tumeur strumeuse est beaucoup plus inégale; il y a des points qui se ramollissent et qui suppurent: le malade peut avoir des douleurs qui sont provoquées vivement par la compression.

Le pronostic du sarcocèle syphilitique n'est pas grave en lui-même, surtout si on le traite de bonne heure. La seule crainte que l'on puisse manifester, c'est de voir survenir l'atrophie des testicules. Ce fait se produit assez fréquemment, mais à différents degrés. Cependant, il ne faut pas considérer l'atrophie testiculaire comme une terminaison fatale du sarcocèle ; il existe des faits assez nombreux qui prouvent qu'après un traitement bien dirigé le testicule peut conserver sa vigueur et être complétement réparé au point de vue anatomique et physiologique. Les fonctions se sont exercées avec facilité.

Le traitement du testicule syphilitique est celui de la vérole confirmée. S'il apparaît de bonne heure, après la première manifestation syphilitique, on devra prescrire le mercure dont on retirera des avantages. Si, au contraire, cette tumeur survient à une époque plus tardive, chez un individu épuisé, il faut immédiatement ordonner l'iodure de potassium, que l'on doit administrer de la manière qui a été indiquée dans les généralités. Les effets de ce médicament sont on ne peut plus heureux et rapides.

§ 6. — Tumeurs gommeuses.

On désigne sous ce nom des engorgements partiels qui, peu à peu, prennent la forme d'un noyau, d'un tubercule, d'un nœud. Lorsqu'ils se montrent à l'anus, on leur donne le nom de *condylomes ;* dans les autres parties, ces tumeurs sont appelées *gommes, nodus, tumeurs gommeuses*. On les observe sous la peau, dans le tissu cellulaire profond, dans certains organes et dans les muscles. Cette affection s'observe à une époque très-avancée de la vérole. Le siége le plus fréquent de ces tumeurs, c'est la face externe des membres ; on en a trouvé dans le tissu cellulaire du scrotum où elles formaient une tumeur irrégulière, dans le tissu cellulaire profond, même dans celui qui lie ou sépare les éléments du système fibreux ou musculaire; elles envahissent assez souvent la langue, qui paraît comme rembourrée de petites noisettes.

Il y a ordinairement plusieurs de ces tumeurs ; elles se succèdent à intervalles irréguliers. Leur guérison est extrêmement longue. Ces tumeurs, dures et adhérentes à la peau, sont libres au-dessous et mobiles. Elles se développent lentement et sans douleur; elles peuvent prendre le volume d'une noisette ou d'une noix. Au bout d'un certain temps, elles se ramollissent, deviennent fluctuantes ; si elles sont près de la peau ou d'une muqueuse, celles-ci se ramollissent, s'ouvrent et présentent des perforations ressemblant à celles d'un anthrax. Un pus mal lié, une matière semblable à une solution de gomme et des débris organiques sortent par ces ulcérations qui se réunissent. La tumeur vidée apparaît avec son kyste, qui doit être détruit ou éliminé pour que la réparation s'opère complétement. La cicatrice est déprimée, inégale, comme celle qui succède à une brûlure profonde.

Ces tumeurs gommeuses, quelle que soit la forme qu'elles revêtent, sont toujours graves, parce qu'elles arrivent à une époque de la vérole marquée par une profonde détérioration de l'organisme. Le siége peut augmenter la gravité. Ainsi, les tumeurs de la langue sont très-dangereuses. — Le *traitement* à mettre en usage est l'iodure de potassium continué pendant longtemps et aidé d'un régime tonique.

§ 7. — Maladies des muscles, des tendons et des aponévroses.

Ces organes de la locomotion subissent souvent les atteintes de la syphilis dans ses dernières périodes. Ce sont des tumeurs qui se développent dans l'épaisseur des faisceaux, sans devoir leur origine à une autre cause que la syphilis. Les symptômes principaux sont la douleur, la contraction, les tumeurs.

1° La *douleur* s'observe particulièrement dans la vérole invétérée. Ce symptôme a été décrit sous le nom de *rhumatisme syphilitique*. La douleur se manifeste dans le trajet des muscles, des tendons et des aponévroses d'enveloppe. Elle ressemble aux douleurs dites ostéocopes, mais elle est moins profonde et s'exaspère par le mouvement. Elle se distingue des douleurs rhumatismales, par l'existence d'autres symptômes syphilitiques.

2° La *contracture* des muscles est tantôt le résultat du rhumatisme syphilitique, d'autres fois elle se manifeste d'une manière lente et parvient graduellement à un état plus ou moins avancé. C'est principalement aux membres supérieurs et surtout aux fléchisseurs de l'avant-bras que l'on observe cette contracture. M. Bouisson considère la contracture permanente du sphincter de l'anus comme étant de nature syphilitique.

3° Les *tumeurs* syphilitiques siégent principalement dans les tendons et les aponévroses ; la partie charnue des muscles est moins souvent atteinte. Les tumeurs sont tantôt solides et semblent produites par une hypertrophie circonscrite du tissu fibreux des tendons avec épanchement d'une matière séreuse et plastique dans leur intervalle. Elles sont le siége d'une douleur plus ou moins vive qui s'accroît pendant la contraction du muscle auquel correspond le tendon affecté. Si l'affection se prolonge beaucoup, si elle ne se termine pas par suppuration, l'ossification arrive et envahit toute la longueur du tendon. On trouve des tumeurs syphilitiques des tendons tantôt à leur surface et tantôt à leur centre. Les tumeurs des muscles sont analogues à celles des tendons.

Les affections que nous venons d'étudier se manifestent à une époque très-reculée, c'est à l'iodure de potassium qu'il faut avoir recours en commençant par la dose de 2 grammes par jour, en deux fois.

§ 8. — Maladies des os et du périoste.

Le périoste et l'os affectent des rapports tellement intimes que l'on ne peut les séparer. Leurs maladies ont également une grande solidarité, et elles ressemblent beaucoup à celles qui sont dues à d'autres causes; mais il y a des caractères particuliers qui les distinguent, et le traitement prouve leur spécificité.

1° *Douleurs ostéocopes.*— Ces douleurs précèdent et accompagnent les diverses lésions des os. Quelquefois, elles commencent par être vagues, et tous les os paraissent endoloris. Parfois elles semblent partir de la moelle des os ; le plus souvent, elles se fixent sur une ou plusieurs parties du squelette. Elles sont aiguës, déchirantes; il semble au malade qu'on exerce une pression sur l'os. La compression peut ne pas augmenter la douleur, tandis que d'autres fois, le plus léger contact l'exaspère ; il est probable que dans ce dernier cas la lésion est superficielle. Le caractère le plus remarquable de cette douleur, c'est de se montrer la nuit; la chaleur du lit y contribue sans doute, mais elles se déclarent lors même que l'on ne se couche pas. Ces douleurs se distinguent par leur fixité des douleurs rhumatoïdes que l'on observe au commencement de la vérole. On ne peut non plus la confondre avec le rhumatisme.

2° *Périostite et ostéite.* — Ces deux maladies marchent ensemble, lorsque la lésion osseuse est superficielle. Elles se montrent sur le tibia, la clavicule, le cubitus, le radius, le crâne, le sternum, les métacarpiens ; en un mot sur les os les plus rapprochés de la peau.

Périostite. — L'inflammation du périoste donne naissance à une tumeur désignée sous le nom de *périostose*. Elle s'élève sur les points du squelette indiqués ; c'est d'abord une sorte d'engorgement, dont les limites se perdent dans les parties voisines ; quelquefois, il y a plusieurs périostoses sur un seul os ; elles sont alors plus petites. Il n'existe pas de changement de couleur à la peau. Leur marche est ordinairement aiguë, et la douleur, qui est le plus souvent prononcée, s'exagère par la pression, et à l'occasion de tout mouvement de l'os correspondant. Elles sont moins distinctes lorsqu'elles siégent sur un os profondément situé. Quand elles sont superficielles, on les trouve comme pâteuses ; puis on constate un certain degré de fluctuation ; la peau qui avait conservé sa couleur et sa mobilité, finit quelquefois par adhérer à la tumeur, s'altérer, s'ulcérer, et la périostose se vide. Une terminaison plus fréquente, c'est la disparition de la périostose par résolution : enfin, elle peut passer à l'état d'exostose.

Ostéite. — Elle atteint les mêmes os qui ont été indiqués en commençant. Lorsqu'elle est superficielle, on observe une périostose semblable à celle que nous venons de décrire. L'ostéite, au lieu d'attaquer la superficie des os, peut atteindre leur parenchyme ; alors il n'y a guère que la douleur profonde qui puisse l'accuser. Que l'ostéite atteigne la lame externe, le parenchyme ou toute l'épaisseur de l'os, elle peut être limitée, diffuse, ou atteindre toute la longueur d'un os. Les phénomènes communs à toutes les ostéites se produisent ainsi : l'os est d'abord tacheté de sang, ses canalicules se développent ; ils contiennent du sang rouge et un liquide transparent semblable au suc osseux. Plus tard, un suc plus épais, ressemblant à celui du cal, est produit. La tumeur a toujours été précédée de douleurs nocturnes. L'ostéite syphilitique a une marche lente, chronique ; quelquefois elle revêt une forme suraiguë.

Les périostoses et les ostéites superficielles sont les seules qui puissent être l'objet d'applications topiques et de certaines opérations. Si la tumeur est très-enflammée et le sujet bien portant, on peut appliquer des sangsues à plusieurs reprises ; puis on mettra un vésicatoire. Quand la tumeur est moins enflammée et qu'il s'agit d'un sujet débile, on doit se contenter du vésicatoire; on le panse avec l'onguent mercuriel. La périostose peut être traitée par les incisions, lorsqu'elle est située très-superficiellement : il en est de même pour l'ostéite. Mais, dans aucun cas, ces incisions ne doivent être faites avant que l'iodure de potassium ait modifié l'état morbide. Souvent alors les incisions ne sont plus nécessaires.

3° *Exostoses.* — L'exostose succède fréquemment à l'ostéite et à la périostite : au lieu de se résoudre ou de suppurer, la tumeur devient le siége d'une hypertrophie, d'une ossification anormales. Toutefois, cette inflammation n'est pas absolument nécessaire, on voit des exostoses survenir spontanément; elles sont dues à une substance plastique, qui est déposée dans la substance osseuse.

Les exostoses syphilitiques peuvent être divisées en deux variétés : exostose parenchymateuse, exostose épiphysaire.

Exostose parenchymateuse. — Elle s'observe principalement à la suite de l'ostéite profonde. L'ossification peut revêtir le caractère du tissu aréolaire, ou celui du tissu compacte. Dans le premier cas, ce sont des lames, des lamelles qui laissent entre elles des aréoles qui constituent ce qu'on a appelé exostoses celluleuses laminées. Dans le second cas, c'est le tissu compacte, la substance corticale, qui constitue l'exostose. Quelquefois cette exostose devient tellement compacte qu'on lui a donné le nom d'*éburnée.*

Exostose épiphysaire. — C'est elle qui est surtout le résultat d'une périostite. On l'a appelée ostéophyte, parce qu'on peut l'enlever, l'os restant tout à fait intact. Ces épiphyses, d'abord séparées de l'os par une lame cartilagineuse, ne tardent pas à faire corps avec lui. On voit d'ailleurs des exostoses épiphysaires se fixer sur une exostose parenchymateuse.

Quelle que soit la variété de l'exostose, elle peut se rapprocher de la forme d'une demi-sphère, être conique, aplatie, allongée, presque pédiculée, ou en forme de crête annulaire. L'exostose peut gêner, comprimer les organes voisins ou altérer les formes. Les vaisseaux comprimés produisent l'œdème, et les nerfs la paralysie. C'est surtout quand l'exostose, est intérieure et qu'elle comprime le cerveau ou la moelle épinière, que des accidents graves se produisent. Il serait trop long de les décrire; je me contente de les indiquer.

Le *traitement* interne de l'exostose consiste dans l'usage de l'iodure de potassium employé le plus tôt possible. Quant au traitement chirurgical, il consiste dans l'ablation de la tumeur osseuse, au moyen des résections, des trépanations, des amputations. Voilà bien de graves opérations pour une exostose qui, le plus souvent, n'incommode que peu le malade. Ce n'est que dans les cas où l'existence d'un membre ou de l'individu serait compromise, que j'approuverais ces opérations. Toutefois, si une exostose est très-saillante, pédiculée et incommode, je ne vois rien qui s'oppose à ce que l'on fasse une incision par laquelle on abat la tumeur à l'aide d'un trait de scie.

4° *Carie et nécrose.* — Ces deux espèces de lésions osseuses marchent très-souvent ensemble, quand elles reconnaissent pour cause l'affection syphilitique. La nécrose et la carie sont souvent une conséquence directe de l'ostéite et des exostoses qui peuvent être ainsi détruites.

La nécrose affecte spécialement les os durs et compactes, comme ceux du crâne et le corps des os longs. La carie, au contraire, atteint les os mous et minces, comme ceux du nez, de la cloison des fosses nasales; toutefois, ceux-ci peuvent également se nécroser. Les parties du squelette qui subissent le plus souvent ces altérations osseuses sont : le crâne, les parties osseuses et cartilagineuses du nez, la voûte palatine, les maxillaires supérieurs et inférieurs, et les vertèbres.

La nécrose des os du crâne peut attaquer les deux tables de l'os ou une seule. Ce dernier cas est le plus ordinaire; après l'élimination du séquestre, il se forme une cicatrice adhérente à l'os. La mortification des deux tables peut ne point entraîner d'accidents graves. En 1853, j'eus à soigner une femme de 30 ans qui, à la suite d'une ostéite syphilitique, eut une nécrose de l'os coronal. La séparation du séquestre se fit peu à peu et sans accidents; lorsqu'elle me parut complète, je le fis sauter avec la pointe d'une spatule. Des bourgeons charnus d'un beau rouge couvraient le fond de la plaie, qui ne tarda pas à se cicatriser. Deux mois environ après, j'examinai la cicatrice qui était fort résistante, même dans la partie où toute l'épaisseur de l'os avait été éliminée.

Les choses ne se passent pas toujours ainsi, et il peut se faire que la présence du séquestre irrite le cerveau ou ses membranes, et qu'il soit nécessaire de pratiquer l'opération du trépan.

Les osselets de l'ouïe peuvent être frappés de nécrose, à la suite d'une inflammation interne de l'oreille. Leur mortification amène presque toujours une surdité incurable. Le diagnostic sera éclairé par l'existence d'autres lésions syphilitiques.

Lorsque la nécrose atteint la voûte palatine, elle est précédée par un gonflement fongueux, rouge violacé de la muqueuse, avec douleur fixe. Cette tumeur s'ouvre, et il s'en écoule un pus sanieux. Une portion d'os se détache et laisse une ouverture qui fait communiquer la cavité buccale avec les fosses nasales. Si elle est étroite, la réparation peut être complète, c'est-à-dire, que l'ouverture sera obturée par des bourgeons charnus. Parfois, il reste un trajet presque imperceptible. Enfin, quand la perte de substance est trop considérable pour que ses bords puissent se réunir, il se forme une cicatrice occupant le pourtour de l'ouverture. On observe alors tous les effets résultant du passage de l'air de la bouche dans les fosses nasales. Un *obturateur* peut seul affranchir le malade de cet inconvénient.

Les os maxillaires, les supérieurs et l'inférieur, peuvent se nécroser en tout ou en partie. Il faut extraire les séquestres le plus tôt possible. Les vertèbres le plus souvent affectées de carie et de nécrose sont celles qui répondent au pharynx.

Le traitement interne de la carie et de la nécrose est le même que celui des affections tertiaires, c'est-à-dire qu'il est basé sur l'emploi de l'iodure de potassium. Toutefois, comme il est possible que le malade en ait pris déjà pendant longtemps, il serait préférable de prescrire les préparations ferrugineuses, un bon régime et l'huile de foie de morue. Le chirurgien devra suivre la marche de l'affection osseuse, afin de pouvoir enlever à propos un séquestre ou retrancher une portion d'os cariée. Ces opérations hâtent souvent la guérison.

FIN.

SERVICE CHIRURGICAL.

DU

SERVICE CHIRURGICAL DE LA FLOTTE

EN TEMPS DE GUERRE

DISPOSITIONS A PRENDRE, POUR LE COMBAT, A BORD DES DIFFÉRENTS NAVIRES. SOINS A DONNER AUX BLESSÉS DANS LES BATAILLES NAVALES ET DANS LES DÉBARQUEMENTS.

Par le docteur JULES ROCHARD,

Chirurgien en chef de la marine (1).

La marine militaire est, avant tout, faite pour le combat. C'est là sa mission principale, c'est le but vers lequel doivent tendre tous les éléments de son organisation. Le service des blessés, en temps de guerre, est donc le plus important des devoirs imposés aux chirurgiens de la marine, c'est en même temps le plus difficile. A bord, comme à terre, la guerre a des exigences devant lesquelles tout doit fléchir et qui opposent souvent, à l'accomplissement de leurs fonctions, d'insurmontables obstacles. Il leur faut alors autant de résignation que de dévouement, autant de sang-froid que d'expérience, pour s'élever à la hauteur de leur mission.

Les difficultés ne sont pas les mêmes dans la marine et dans l'armée. Elles consistent surtout, après une bataille, dans le nombre des blessés, l'étendue du terrain qu'ils recouvrent et l'insuffisance des moyens de transport; c'est l'entassement, au con-

(1) La mort prématurée du docteur L. Saurel ne lui a pas permis de terminer cet ouvrage. La partie relative au service des blessés pendant le combat, à bord des navires de guerre, faisait complétement défaut. Pour combler cette importante lacune, nous avons fait appel au savoir et à l'obligeance de M. le docteur Jules Rochard, en le priant de nous communiquer un résumé des leçons qu'il a faites sur ce sujet à l'École de médecine navale de Brest en 1854. Il nous a adressé le mémoire qui va suivre. Nous le prions d'agréer nos bien vifs et bien sincères remercîments. (*Note des éditeurs.*)

traire, qui entrave le service chirurgical, après un combat sur mer. La position du matelot est meilleure que celle du soldat. Il n'a pas à craindre de rester en arrière et de tomber aux mains de l'ennemi, il n'a pas à subir de longues heures d'angoisse, en attendant qu'on puisse venir à son secours, il est toujours sûr d'un abri, et, quelque meurtrière que soit la lutte, le nombre des chirurgiens et les ressources du bord suffisent pour faire face à toutes les éventualités ; mais ces conditions, favorables pour l'individu, sont un embarras pour le service. A terre, les blessés ne gênent jamais la manœuvre ; à bord ils l'entravent nécessairement. Dans cet étroit espace, où sont entassés tant d'hommes et tant de matériel, le défaut de place est une difficuté permanente. L'action du combat, les dégâts causés par le feu de l'ennemi, amènent toujours un certain désordre que la présence des blessés vient augmenter encore. Il faut, de toute nécessité, les faire disparaître le plus promptement possible du pont et des batteries qu'ils encombrent. Ce n'est pas seulement une question d'humanité; leur présence nuit aux manœuvres de l'artillerie et produit le plus fâcheux effet sur le moral de leurs camarades. Il faut, quel que soit leur nombre, qu'ils reçoivent des soins immédiats, qu'ils puissent être placés en lieu sûr et couchés, tant bien que mal, jusqu'au moment où il sera permis de les transporter dans les batteries, c'est-à-dire jusqu'à la fin de l'action.

Trois conditions sont indispensables pour atteindre ce résultat :

1° Une voie facile et des moyens de transport commodes pour les faire descendre dans la cale ou dans le faux-pont ;

2° Un emplacement suffisant pour les opérations d'urgence et les premiers pansements;

3° Un local assez spacieux pour étendre les matelas qui devront les recevoir ensuite.

Elles sont faciles à réaliser lorsque les blessés sont peu nombreux et se succèdent à de longs intervalles, mais ce sont là des cas exceptionnels. Tout le monde sait combien les batailles navales sont meurtrières. A l'époque de nos guerres maritimes, il n'était pas rare de voir les vaisseaux les plus sérieusement engagés se retirer de la lutte avec le tiers ou la moitié de leur équipage hors de combat. Ce chiffre a souvent été dépassé. Il serait facile d'en trouver des exemples, en se reportant aux mauvais jours de notre histoire, et pour n'en citer qu'une page, la plus sombre et la plus sanglante, il est vrai, après la bataille de Trafalgar, la plupart des vaisseaux pris par les Anglais n'avaient plus qu'une poignée d'hommes pour les défendre. Sur 700 matelots qui composaient son équipage, le *Fougueux* en avait perdu 400 ; l'*Intrépide* comptait 306 hommes mis hors de combat ; l'*Algésiras*, 150 tués et 180 blessés ; le *Redoutable* enfin, démâté, près de couler bas, démonté de son gouvernail et d'une partie de son artillerie, sa muraille de tribord démolie, n'avait plus qu'une centaine d'hommes debout. Tout l'état-major blessé, 10 aspirants frappés à mort, 522 hommes hors de combat, dont 300 morts et 222 blessés, sur 640 qui composaient son équipage au commencement de l'action, voilà ce qu'y trouvèrent les Anglais lorsqu'ils mirent le pied sur ce glorieux débris (1). De pareils désastres sont au-dessus de toutes les prévisions, mais si l'histoire de la marine a pu enregistrer des faits semblables à l'époque où les navires n'avaient pour moteur que la voile, où l'artillerie ne disposait d'aucun de ces redoutables perfectionnements qu'elle possède aujourd'hui, que sera-ce donc dans l'avenir? Qui peut prévoir le résultat d'une lutte entre des bâtiments dont la marche, indépendante des influences extérieures, peut être réglée avec une précision mathématique et dont le tir a atteint un si haut degré d'instantanéité et de justesse? L'avenir seul peut nous l'apprendre, mais tout porte à croire que si nous devons un jour assister à de nouvelles batailles, elles seront plus sanglantes encore que celles dont nos pères ont été les témoins. Il est permis de supposer que les vaisseaux les plus fortement compromis pourront avoir un tiers de leur équipage mis hors de combat, et la prudence exige que le service chirurgical soit, en pareil cas, établi d'après cette évaluation. Il faut donc chercher tout d'abord si les emménagements de nos navires sont disposés pour cette éventualité et quelles sont les mesures à prendre pour s'accommoder aux exigences de leur construction. Cet examen est d'autant plus nécessaire que les ordonnances sont à peu près muettes à cet égard. Le décret du

(1) Thiers, *Histoire du consulat et de l'empire*, t. VI, p. 159 ; Jurieu de la Gravière, *Guerres maritimes sous la république et l'empire*, Paris, 1847.

15 août 1851 et le règlement du 28 août 1852, sur le service à bord des bâtiments de la flotte, se bornent à assigner aux chirurgiens la cale comme poste de combat, le faux-pont comme lieu de dépôt pour les malades, et à désigner les hommes affectés au transport des blessés (1). Ils laissent les détails d'exécution à l'initiative du commandant et du chirurgien-major de chaque navire. Jusqu'ici personne ne s'est occupé d'approfondir ce sujet qui cependant a bien son importance. Sper, dans sa thèse inaugurale (2), indique sommairement les dispositions qui étaient en usage sous l'Empire, les précautions et les mesures à prendre au moment de l'action ; Forget, de son côté, dans son *Traité de médecine navale* (3), trace les devoirs des chirurgiens, pendant le combat, avec cette élévation de pensée et cette puissance de style qui ne sont qu'un des moindres mérites de ce bel ouvrage ; il donne d'excellents conseils sur les soins à donner aux blessés et sur les règles d'hygiène qu'il convient de leur appliquer, mais il n'a fait qu'effleurer le côté matériel de la question qui nous occupe, et c'est là le point que nous voulons principalement aborder. A l'époque où Forget écrivait, ce sujet n'avait pas du reste l'importance qu'il a prise aujourd'hui. Depuis quelques années, notre flotte est en voie de se transformer. Partout les navires à vapeur

(1) Les dispositions relatives à ce service sont consignées dans les art. 649 et 665 du décret, et dans les art. 23, 39, 40, 566, 575, 1052, 1053, 1056, 1074 du règlement. Nous aurons l'occasion de les citer successivement dans le courant de ce travail.

Dans la marine anglaise, les règlements sont encore moins explicites. Les instructions si détaillées de l'amirauté ne leur consacrent qu'un article de quinze lignes.

Chap. XIII (*Medical Officers*), section II (*Surgeons*), art. 16 : « Il (le chirurgien-major) doit veiller à ce que tout soit prêt pour le placement et le traitement des blessés. Lorsque le navire doit prendre part à l'action, il doit, avec les chirurgiens en sous-ordre et les hommes désignés pour l'aider, se rendre au poste des blessés (*cock-pit*) ou à toute autre place que le capitaine lui assignera, où un espace libre et les convenances nécessaires doivent se trouver. Il doit donner ses instructions à tous ceux qui l'entourent et que le capitaine pourra lui désigner, pour l'application des tourniquets. Pour cela, un certain nombre de ces instruments seront préparés et envoyés au moins au nombre de 3 ou 4, dans chaque hune, pour être appliqués au besoin, de manière à ce que les blessés perdent le moins de sang possible avant que le chirurgien puisse s'occuper d'eux. »

(2) *Essai sur le service de santé nautique*, Thèses de Paris, 1810, n° 31.

(3) *Médecine navale* ou *Nouveaux Éléments d'hygiène, de pathologie et de thérapeutique médico-chirurgicales à l'usage des officiers de santé de la marine de l'État et du commerce*, par C. Forget, Paris, 1832.

remplacent les bâtiments à voile, qui bientôt ne figureront plus, dans nos escadres, qu'à titre d'exception. Un changement aussi radical ne pouvait s'effectuer, dans un temps aussi court, sans laisser quelque chose à désirer, quelques imperfections à faire disparaître.

L'introduction à bord des frégates et des vaisseaux d'une machine placée au centre du navire, occupant, avec ses soutes, la majeure partie de la cale et du faux-pont, a considérablement restreint l'emplacement consacré aux approvisionnements de toute espèce, malgré la longueur insolite qu'on a donnée aux bâtiments. Elle a fait changer tous les emménagements. Les différentes parties du service intérieur ont dû s'en ressentir. Quelques-unes ont été nécessairement sacrifiées. Celle qui concerne les blessés est de ce nombre. Le poste qui leur était assigné, pendant le combat, a cessé d'exister et les prescriptions si sommaires du décret du 15 août ne sont plus applicables. Il n'est pas possible aujourd'hui de leur en substituer de nouvelles, à moins de faire un règlement spécial pour chaque navire, car les tâtonnements inévitables, toutes les fois qu'on entre dans une voie nouvelle, ont fait varier à l'infini les dispositions intérieures des bâtiments. En attendant que des formes types aient été définitivement adoptées, voyons quels sont les moyens d'assurer le service chirurgical à bord des différents navires qui composent, en ce moment, nos forces navales.

CHAPITRE I

PASSAGE DES BLESSÉS. — EMMÉNAGEMENTS DES NAVIRES DE GUERRE DANS LEURS RAPPORTS AVEC CE SERVICE.

ART. Ier. — NAVIRES A VOILES.

Le passage des blessés n'offre pas de difficultés sérieuses, à bord des navires à voiles. Il s'opère partout de la même manière, et les trois conditions que nous avons indiquées plus haut, s'y rouvent réalisées d'une manière satisfaisante.

§ 1. — Navires à batterie barbette.

Ils n'entrent jamais en ligne, dans les affaires sérieuses et ne sont engagés que dans des circonstances exceptionnelles. Tel est le cas, par exemple, des expéditions faites dans les fleuves. Les petits navires peuvent seuls les remonter, en raison de leur faible tirant d'eau et se trouvent parfois aux prises avec des forts élevés sur la rive. C'est ainsi qu'au combat d'Obligado, dans le Parana, le brick, *le San Martin*, commandé par M. Tréhouart, alors capitaine de vaisseau, eut à soutenir, pendant deux heures et demie, le feu le plus meurtrier. Dans ce court laps de temps, il reçut 120 boulets dans sa coque, son gréement et sa mâture furent hachés, le grand mât percé de 11 boulets menaçait de s'abattre à chaque instant. Sur 100 hommes qui composaient son faible équipage, il en perdit 13 et dans le nombre ses deux officiers, il eut 28 blessés dont 2 aspirants (1). La cale basse et étroite de ce petit navire pouvait à peine contenir les blessés qu'on y descendait à chaque instant. Cependant, grâce au dévouement de M. Peisse, chirurgien-major de l'expédition, ils reçurent tous, pendant le combat même, les soins qu'exigeait leur état ; plusieurs amputations immédiates furent pratiquées, et notre confrère eut le bonheur de les sauver presque tous.

§ 2. — Frégates et vaisseaux à voiles.

A bord des frégates et des vaisseaux, les dispositions sont plus avantageuses.

Le grand panneau (*fig.* 1, 4) offre une communication facile entre les différentes parties du navire et la cale. Il a $2^m,70$ de long, sur $2^m,60$ de large, à bord des vaisseaux de premier rang et $2^m,50$, sur $2^m,40$, à bord des frégates de 60. On peut, sans gêner les autres services, y disposer les cadres ou les fauteuils à l'aide desquels on descend les blessés. C'est dans la cale [A] et sur l'avant du grand panneau, que se trouve le poste des chirurgiens ; c'est là qu'ils reçoivent les hommes et leur donnent les premiers soins. L'espace y est un peu restreint à bord des frégates et des

(1) Rapport de M. le capitaine de vaisseau Tréhouart, sur la destruction des batteries et du barrage d'Obligado, dans le Parana, le 20 novembre 1845. *Annales maritimes*, 1846, partie non officielle, t. I, p. 187.

vaisseaux arrimés suivant l'ancien mode, il est de plus extrêmement obscur. Ceux qui sont installés, d'après les plans de l'amiral Lugeol, au contraire, offrent, sous ce rapport, de bien plus grands avantages. Le poste y est vaste, bien dégagé : des lampes à réflec-

Fig. 1. — **Vaisseau à voiles de 120 canons.**

Plan du faux-pont et de la plate-forme de la cale.

Échelle de $0^m,0015$ pour mètre.

LÉGENDE.

FAUX-PONT. — 1. Poste des maîtres. — 2. Chambres des maîtres. — 3. Casiers de l'équipage. — 4. Panneaux. — 5. Grand mât. — 6. Four. — 7. Office des aspirants à tribord, pétrin à babord. — 8. Cabinet de toilette des aspirants à tribord, pharmacie à bâbord. — 9. Chambres d'officiers. — 10. Chambre du commandant. — 11. Chambre du commandant en second. — 12. Sainte-Barbe.

PLATE-FORME DE LA CALE. — 13. Magasin général. — 14. Soutes aux poudres. — 15. Soutes diverses. — 16. Cambuse. — 17. Soutes aux voiles. — 18. Étagères à filin. — 19. Câbles en chanvre. — 20. Quarts de salaison. — 21. Quarts de farine. — 22. Archipompe. — 23. Caissons à obus. — 24. Soutes à légumes. — 25. Soutes à biscuits. — A. Poste des chirurgiens.

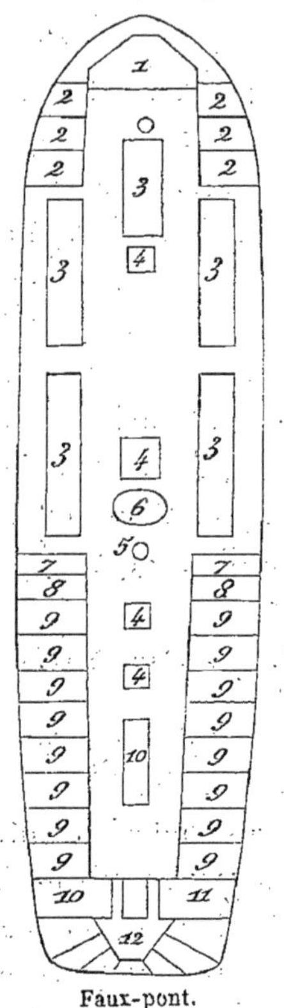

Faux-pont.

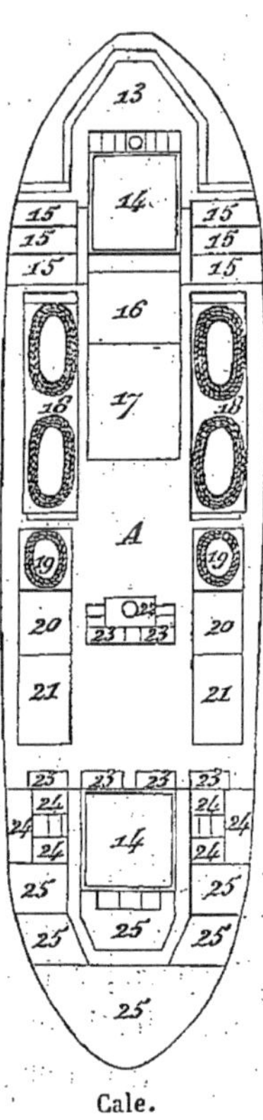

Cale.

teur, placées en abord, contre les étagères, y projettent une clarté suffisante pour les plus grandes opérations.

Le faux-pont est libre et peut recevoir, de chaque côté, un rang de matelas. On peut de plus utiliser les casiers d'équipage [3]. Ils présentent, de chaque côté, deux plates-formes de $10^m,50$ de longueur sur $2^m,10$ de largeur et sur $1^m,25$ de hauteur à bord des vaisseaux de premier rang, formant ensemble une surface de $88^m,20$; elles n'ont, à bord des frégates de 60, que $7^m,60$ sur $1^m,70$. La surface totale est de $51^m,60$ seulement. Enfin, si cela ne suffisait pas, on aurait encore à sa disposition les chambres des officiers [9], le poste des élèves, la pharmacie, les chambres et le poste des maîtres [1 et 2].

Avec de pareilles ressources, on peut faire face à toutes les éventualités.

ART. II. — NAVIRES A VAPEUR.

Il n'en est plus de même à bord des navires à vapeur. Là, tout manque à la fois. Des panneaux nombreux mais petits, ne communiquant pas toujours entre eux, un faux-pont encombré, des cales de dimensions insuffisantes, dont l'étroit espace, subdivisé en innombrables compartiments, entrecoupé d'épontilles, représente une sorte de labyrinthe dans lequel on ne peut conduire des blessés qu'avec les plus grandes difficultés, où l'on ne trouve de place, ni pour les loger, ni pour leur donner des soins. Les emménagements changeant d'un navire à l'autre, les dispositions à prendre varient avec eux et nous serons dans l'obligation d'envisager séparément chaque type de navire, parfois même de passer en revue plusieurs navires d'un même type.

§ 1. — **Avisos à vapeur.**

Les avisos à vapeur ne vont au feu que dans des circonstances exceptionnelles et ne peuvent jamais éprouver de pertes considérables. Les canonnières, au contraire, faites pour combattre dans des parages inaccessibles aux grands navires et plus particulièrement destinées aux expéditions dans le cours des fleuves et à l'attaque des forts, peuvent être engagées de la manière la plus sérieuse. La guerre de Chine nous en a tout récemment offert un exemple. Ces navires ont figuré avec avantage, dans la mer Noire, à l'attaque des forts de Taman, de Fanagoria, de Kinburn; dans la Baltique, au bombardement de Sweaborg; dans la campagne de Chine, à l'affaire de Peï-ho, où la *Mitraille*, l'*Avalanche*, la *Dragonne* et la *Fusée*, ont essuyé le feu des forts et perdu 5 officiers. Elles constituaient enfin un des éléments les plus importants de l'escadre de l'Adriatique, pendant la guerre d'Italie.

Les canonnières de première classe (type, la *Flamme*), de la force de 110 chevaux, armées de 4 bouches à feu, n'ont que 79 hommes d'équipages (1). Malgré l'étroitesse du faux-pont, on peut y parer aux éventualités d'un combat. Ces navires sont divisés en trois compartiments. Celui du milieu est occupé par la machine, celui de l'arrière, par le logement du capitaine et des officiers, celui de l'avant par l'équipage. C'est dans ce dernier, qu'est établi le poste des blessés. Le faux-pont a dans cet endroit $1^m,60$ de hauteur environ. Il est assez dégagé pour qu'on puisse au besoin y monter deux lits, y étendre les 8 matelas que comporte la feuille d'armement, et y disposer les objets nécessaires à un premier pansement. Le panneau est assez grand pour y faire passer les blessés de main en main, seul mode de transport qui soit applicable.

Sur les canonnières de deuxième classe (type, la *Tempête*), de la force de 90 chevaux, armées de 2 bouches à feu, l'espace est plus restreint, mais l'équipage n'est que de 59 hommes.

Les chaloupes canonnières (25 chevaux, 3 bouches à feu, 40 hommes) et les bombardes (21 hommes, 2 mortiers) n'ont ni chirurgien, ni infirmier, ni poste des blessés ; mais lorsque ces navires vont au feu, il est toujours possible d'évacuer ceux-ci sur un navire disposé pour les recevoir. C'est ainsi, qu'à l'affaire de Peï-ho, le transport *la Durance* avait été désigné pour servir de bâtiment-hôpital, et les chirurgiens des navires qui ne devaient pas prendre part à l'action s'y étaient réunis. A l'attaque de Fanagoria et de Taman, le commandant A. Bouët avait assigné, à la chaloupe canonnière *la Coulevrine*, la même destination. Au bombardement de Sweaborg, la frégate *l'Isis* avait été choisie par l'amiral Penaud, pour servir d'hôpital et mouillée hors de la portée du feu de l'ennemi. M. Fabre, chirurgien principal de l'escadre, avait transformé la batterie en ambulance et se tenait à bord, avec un nombreux personnel placé sous ses ordres. Des canots étaient prêts à aller chercher les blessés à bord des canonnières et des bombardes, ainsi que sur l'îlot Abraham où on avait établi une batterie de mortiers. Un pavillon jaune hissé, en cas d'accident, devait servir de signal. Les Anglais, de leur côté,

(1) Les indications relatives au chiffre de l'équipage, au nombre des bouches à feu et à la force des machines, à bord des différents navires dont nous parlerons dans le cours de ce travail, ont été empruntées aux tableaux annexés au décret relatif aux différentes positions des bâtiments de la marine impériale. Paris, juin 1857.

avaient affecté le vaisseau *le Belle-Isle* à la même destination (1).

§ 2. — Frégates à vapeur.

1° *Frégates à aubes de* 450 (type, le *Sané*, 16 canons, 267 hommes d'équipage). Ces frégates sont partagées, par leur machine, en deux parties qui ne communiquent entre elles que par des cursives impraticables pour les blessés. Il faut, de toute nécessité, y établir deux postes de combat. L'un, à l'arrière, dans le carré des officiers ; l'autre, dans le faux-pont, sur l'avant de la machine. Le carré communique avec le pont et la batterie par des panneaux assez larges pour laisser passer un cadre ou un fauteuil. Il est vaste, bien éclairé et offre au chirurgien-major les commodités nécessaires. On peut y transporter les blessés du pont et de l'arrière de la batterie et réserver le poste du faux-pont, occupé par le second chirurgien, aux hommes de l'avant. Ce sont les dispositions qui furent prises à bord du *Descartes* au bombardement de Salé. Le chirurgien-major, M. Le Petit, se tenait à l'arrière, avec le troisième chirurgien, et le second, M. Gallerand, occupait le poste de l'avant. Au combat du 17 octobre, devant Sébastopol, les frégates à aubes furent chargées de conduire à leur poste de combat les vaisseaux à voiles auxquels on les avait accouplées. Elles présentèrent l'avant à l'ennemi, jusqu'au moment où les vaisseaux embossés purent leur servir de rempart. On avait pris la précaution, pour protéger l'équipage, pendant ce trajet, de remplir l'avant de la batterie, avec des voiles et des hamacs qui formaient une sorte de blindage intérieur.

A bord de ces bâtiments, on n'a que bien peu de place à sa disposition, pour coucher les blessés, après le premier pansement ; mais l'équipage est peu nombreux, et ils ne vont que rarement au feu. Il y a même lieu de supposer qu'ils n'y seront plus exposés, car on ne les emploie plus maintenant que comme transports.

2° *Frégates à hélices.* — A. *Mixtes.* — A bord de la *Pomone*, à l'attaque des forts de Sébastopol, le passage des blessés avait été établi par le panneau situé sur l'avant de la machine ; on y avait placé un cadre suspendu à quatre cartahus, et un fauteuil. Le poste des chirurgiens était à l'avant du faux-pont ; les casiers de l'équipage, parallèles à la quille, étaient couverts de matelas.

(1) Note de M. Gaigneron, chirurgien-major de l'*Austerlitz*.

— B. — *Rapides.* (Type, *Impétueuse*, 56 canons, 800 chevaux, 530 hommes.) — (*Impératrice Eugénie, Ardente, Audacieuse.*) — Ces navires sont aussi mal disposés que possible, pour le service des blessés. A l'arrière, on peut, il est vrai, les faire descendre jusque dans la cale à eau, par un panneau de 2 mètres de long, sur $1^m,40$ de large [13], situé en arrière de celui de la machine ; mais cette

Fig. 2. — **AUDACIEUSE.**

Plan du faux-pont et de la plate-forme de la cale.

Échelle de $0^m,0015$ pour mètre.

LÉGENDE.

Faux-pont. — 1. Poste des maîtres. — 2. Chambres des maîtres. — 3. Casiers pour l'équipage. — 4. Panneau de la cale à vin. — 5. Panneau de la cambuse. — 6. Four. — 7. Cheminée. — 8. Soutes à charbon. — 9. Coursives. — 10. Claire-voie vitrée. — 11. Coursives pour tuyaux de décharge. — 12. Échelle de la machine. — 13. Panneau de la cale à eau. — 14. Office des officiers. — 15. Chambres d'officiers. — 16. Écoutille au-dessus de la chambre d'embrayage. — 17. Vestibule. — 18. Soute à provisions.

Plate-forme de la cale. — 19. Magasin général. — 20. Soutes à poudre. — 21. Cambuse. — 22. Soutes à voiles. — 23. Soutes diverses. — 24. Soutes à charbon. — 25. Étagères à filin. — 26. Soutes à farine. — 27. Soutes à biscuit. — 28. Coqueron. — 29. Machine. — 30. Chaudières. — A. Espace libre de la cale arrière. — B. Espace libre de la cale avant.

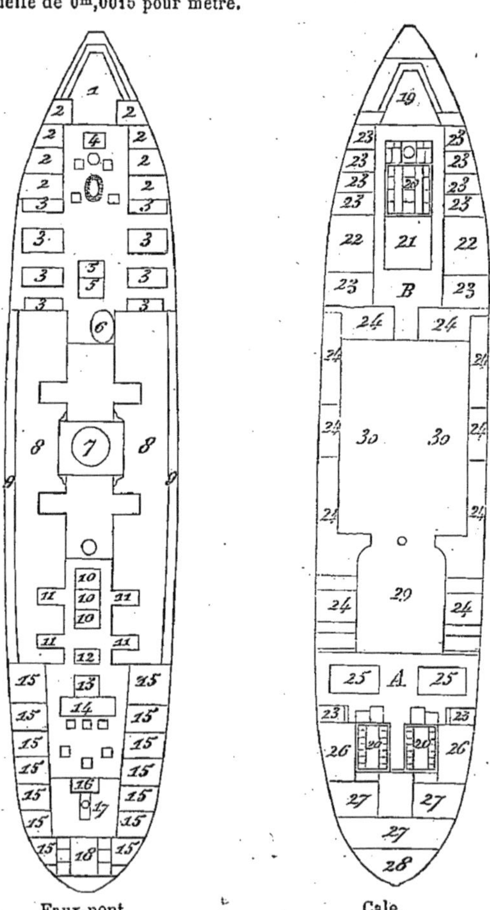

Faux-pont. Cale.

cale n'offre qu'un espace libre [A] de 4 mètres sur 3, interrompu par 6 épontilles. Il n'y a pas de place vide dans la partie correspondante du faux-pont. (Voir *fig.* 2.)

A l'avant, un panneau de 2 mètres sur $1^m,60$ [5] fait communiquer la batterie avec le faux-pont et la cale, mais la plate-forme [B] n'a que 2^{m},50 sur 5 mètres. Elle est encombrée par les épontilles, et par les chaînes, elle sert de passage aux chauffeurs et ne peut être d'aucune utilité. L'avant du faux-pont de l'*Audacieuse* est

Fig. 3. — **HERMIONE.**

Ancienne frégate de 2e rang allongée, 600 chevaux.

Plan du faux-pont et de la plate-forme de la cale.

Échelle de 0m,0015 pour mètre.

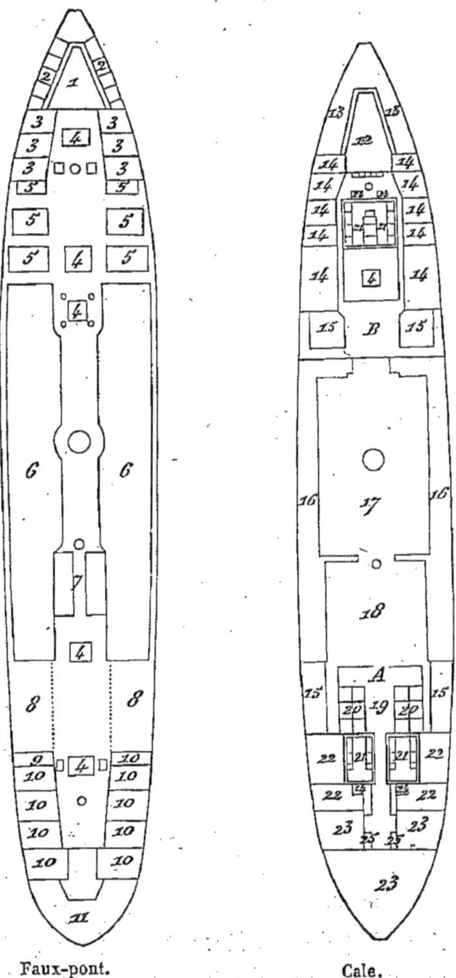

Faux-pont. Cale.

LÉGENDE.

FAUX-PONT. — 1. Poste des maîtres. — 2. Armoires. — 3. Chambres des maîtres. — 4. Panneaux. — 5. Casiers pour l'équipage. — 6. Soutes à charbon. — 7. Coursive. — 8. Soutes. Partie réservée pour les blessés. — 9. Pharmacie. — 10. Chambres. — 11. Soutes à provisions du commandant.

PLATE-FORME DE LA CALE. — 12. Magasin général. — 13. Armoires. — 14. Soutes diverses. — 15. Étagères à filin. — 16. Soutes à charbon. — 17. Chaudières. — 18. Machine. — 19. Coursive. — 20. Cale à eau. — 21. Soutes à poudre. — 22. Farines et salaisons. — 23. Soutes à biscuit. — 24. Guérites de la soute aux poudres. — 25. Caissons. — A. Espace libre de la cale arrière. — B. Espace libre de la cale avant.

occupé par quatre casiers d'équipage [3] placés de chaque côté, entre les soutes à charbon [8] et les chambres des maîtres [2]. On ne pourrait, à bord de ces navires, trouver de place pour les blessés, que dans les étroites coursives qui séparent ces casiers, à moins d'utiliser ceux-ci, à l'aide d'un léger changement de construction que nous indiquerons plus tard.

A bord de deux frégates récemment construites à Brest, l'*Hermione* et la *Guerrière*, on a introduit, dans la distribution du faux-pont, un changement des plus avantageux, et qu'il serait bien à désirer de voir adopter sur tous les navires à vapeur. Une partie des soutes à charbon a été réservée pour le service des blessés (8, *fig*. 3). On a substitué, dans ce point, aux cloisons pleines, des montants et des traverses mobiles (représentées dans la figure 3 par deux lignes ponctuées). Le charbon qui y est déposé est renfermé dans des sacs, et doit être consommé le premier. Après un certain nombre d'heures de chauffe, il suffit d'enlever ces séparations pour disposer d'un large espace qu'on peut recouvrir de matelas, au moment du combat. Sur l'*Hermione*, cet emplacement est à l'arrière [8]. Il a 8 mètres de long de chaque côté, et ces deux parties réservées forment, avec l'espace vide qui les sépare, un grand rectangle de 96 mètres carrés de surface, à peu près.

Sur la *Guerrière*, frégate de premier rang allongée, de 600 chevaux, la même disposition existe à l'avant et à l'arrière, et l'on a ainsi, aux deux extrémités du navire, deux surfaces libres, correspondant aux deux postes de blessés qu'il est indispensable d'établir à bord de ces bâtiments, comme nous le dirons plus tard.

§ 3. — Vaisseaux à vapeur.

A bord des vaisseaux à vapeur, l'espace est d'autant plus restreint que la machine est plus puissante, et les soutes à charbon plus spacieuses. Les difficultés qu'y rencontre le service des blessés sont donc en raison directe de la vitesse. Les vaisseaux mixtes, et particulièrement ceux de troisième rang, offrent plus de ressources que les vaisseaux rapides.

1° *Vaisseaux mixtes*. — Ces navires proviennent tous de la transformation des vaisseaux à voiles, et représentent une époque de transition. Ils n'ont pas de type, à proprement parler, et diffèrent essentiellement les uns des autres. Ils sont très-nombreux, et il est très-difficile d'en rien dire de général. A bord de la plupart d'entre eux, le passage des blessés se fait sur l'avant, par une série de panneaux superposés (7. *fig.* 4), et placés entre la cheminée et le mât de misaine.

Le cadre descend ainsi dans la cale avant [B], où se tiennent les chirurgiens. L'espace qui leur est réservé, entouré de tous côtés par les étagères à filin [24], n'a pas, en moyenne, plus de 6 mètres

Fig. 4. — **JEAN-BART.**

Vaisseau mixte de 3e rang, 80 canons, 450 chevaux, 814 hommes.

Plan du faux-pont et de la plate-forme de la cale.

Échelle de 0m,0015 pour mètre.

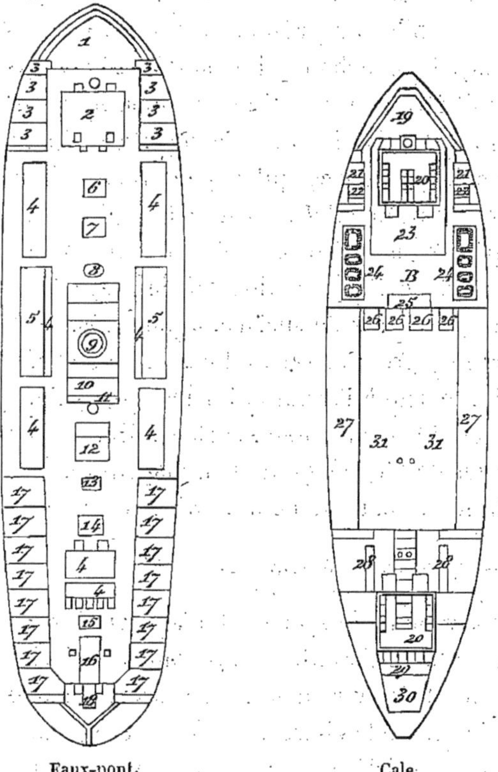

Faux-pont. Cale.

LÉGENDE.

FAUX-PONT. — 1. Poste des maîtres. — 2. Soutes aux voiles. — 3. Chambres des maîtres. — 4. Casiers pour l'équipage. — 5 Soutes à charbon. — 6. Panneau de la cambuse. — 7. Panneau de la cale à eau. — 8. Four. — 9. Cheminée. — 10. Claire-voie de la chambre de chauffe. — 11. Établis des mécaniciens. — 12. Claire-voie des machines. — 13. Échelle de la chambre des machines. — 14. Panneau de la cale au vin. — 15. Panneau du Coqueron. — 16. Casiers pour les élèves. — 17. Chambres d'officiers. — 18. Sainte-Barbe.

PLATE-FORME DE LA CALE. — 19. Magasin général. — 20. Soutes aux poudres. — 21. Prisons. — 22. Soutes annexes de la cambuse. — 23. Cambuse. — 24. Étagères à filin. — 25. Puits aux chaînes. — 26. Soutes à charbons en 4 caisses. — 27. Soutes à charbon. — 28. Étagères à filin. — 29. Puits de communication à l'arbre de l'hélice. — 30. Coqueron de l'état-major. — 31. Machines et chaudières. — B. Espace libre de la cale avant.

de long sur 3 mètres de large, et sur $1^m,50$ de hauteur sous les baux. Il communique, par des coursives étroites, avec le magasin général [19], dans lequel on pourrait placer quelques blessés; mais cette place une fois occupée, il faudrait les faire refluer dans le faux-pont pour les coucher sur les casiers [4], ou dans leur intervalle. Ces casiers offrent du reste une ressource qui manque à bord des rapides. Sur ces derniers, les soutes à charbon occupent tant de place, qu'on est obligé de faire monter les casiers jusqu'au pont de la batterie basse, et de les former de trois rangées de compartiments. Sur les vaisseaux mixtes, ils n'en ont que deux, et leur hauteur ne dépasse guère un mètre. Ils présentent ainsi une série de plates-formes qu'on peut utiliser.

A. — Comme type de vaisseau mixte de troisième rang, nous citerons le vaisseau *le Jean-Bart* (*fig. 4*). Au combat du 17 octobre, M. Mauger avait établi son poste dans le magasin général [19], où se trouvait le dépôt des médicaments. Le cadre descendait par le large panneau de l'avant [7] jusque dans la cale [B]. On transportait de là le blessé, par deux coursives de largeur suffisante, dans le magasin général, parfaitement éclairé par les fanaux d'applique. L'appareil, la caisse d'instruments, tous les objets nécessaires aux pansements étaient disposés sur les caissons. Une table d'opérations, faite à bord, à dossier mobile, posée sur un X, et recouverte d'un matelas, était placée au centre. Quatre lits montés sur la plate-forme de la cale [B], deux à l'avant, un de chaque bord, devaient recevoir les premiers blessés (1); les autres auraient été placés sur les casiers [4], dans les chambres et le poste des maîtres [1 et 3], et au besoin dans les chambres de l'arrière [17].

B. — Nous prendrons pour type de vaisseau mixte de deuxième rang, l'*Austerlitz* (90 canons, 650 chevaux, 883 hommes).

Lors de la marche de l'escadre de la Baltique sur Cronstadt, tous les vaisseaux étaient en branle-bas de combat. A bord de l'*Austerlitz*, le passage des blessés devait se faire par l'arrière, et le poste des chirurgiens se trouvait dans la cale de l'avant. Le cadre devait descendre par un petit panneau de 1 mètre de largeur sur 3 mètres de long, situé derrière la cheminée, et s'arrêter sur un caillebotis de plain-pied avec le faux-pont. Là se tenait le second chirurgien, prêt à examiner les blessés, à panser ceux qui auraient pu retourner au feu, et à diriger sur l'avant les cas les plus graves. Il aurait fallu faire subir à ceux-ci un long et

(1) Le *Jean-Bart* n'eut que deux de ses hommes blessés; l'un avait les deux cuisses broyées par un boulet et mourut au bout d'une heure; le second avait été atteint à la tête par un éclat d'obus et guérit, après avoir éprouvé des accidents graves. (Note du docteur Mauger, chirurgien-major du *Jean-Bart*, à l'affaire du 17 octobre.)

douloureux transport, à travers l'étroit couloir qui règne sur les côtés de la cheminée, et les descendre ensuite dans la cale où se tenait le chirurgien-major avec le troisième et le quatrième chirurgien; on les aurait déposés ensuite dans les coursives et dans le magasin général. Dix à douze d'entre eux auraient pu s'y loger. Les autres auraient dû remonter dans le faux-pont, pour y être étendus sur les casiers (1).

Fig. 5. — **ALGÉSIRAS.**

Plan du faux-pont et de la plate-forme de la cale.

Échelle de 0m,0015 pour mètre.

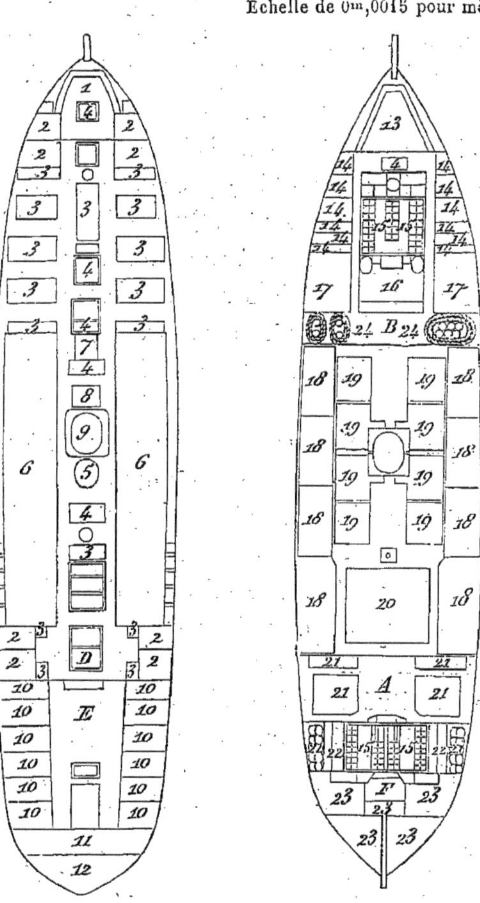

Faux-pont. Cale.

LÉGENDE.

FAUX-PONT. — 1. Poste des maîtres. — 2. Chambres des maîtres. — 3. Casiers de l'équipage. — 4. Écoutilles. — 5. Four. — 6. Soutes à charbon. — 7. Établis des mécaniciens. — 8. Pétrin. — 9. Cheminée. — 10. Chambres d'officiers. — 11. Chambre du commandant à tribord et du commandant en second à bâbord. — 12. Soute à provisions du commandant.

PLATE-FORME DE LA CALE. — 13. Magasin général. — 14. Soutes diverses. — 15. Soutes aux poudres. — 16. Cambuse. — 17. Soutes aux voiles. — 18. Soutes à charbon. — 19. Chaudières. — 20. Machine. — 21. Quarts de farine. — 22. Soutes à obus. — 23. Soutes à biscuit. — 24. Câbles en chanvre. — A. Espace libre de la cale arrière. — B. Espace libre de la cale avant.

2° *Vaisseaux rapides.* — A. Types, *Napoléon* (90 canons, 900 che-

(1) Note de M. Gaigneron, chirurgien-major de l'*Austerlitz*, pendant la campagne de la Baltique.

vaux, 913 hommes), *Algésiras*, *Alexandre*, *Redoutable*, *Arcole*, *Impérial*, etc.

A bord de ces navires, avons-nous dit, l'espace est encore plus restreint que sur les vaisseaux mixtes, parce que, à dimensions égales, ils ont une machine plus puissante, des soutes plus spacieuses, et des casiers [3] montant jusqu'aux barreaux. Ce qui reste du faux-pont et de la cale est utilisé avec tant de soin et de parcimonie, qu'il n'y a de libre que l'espace rigoureusement nécessaire pour circuler au milieu de tous ces objets si bien arrimés.

A l'encontre de ce qui se passe à bord des vaisseaux mixtes, le passage des blessés se fait en général par l'arrière. Une série de panneaux superposés [D] conduisent directement dans la cale. Le poste des blessés est au fond d'une sorte de puits, dans un espace [A] plus restreint encore que sur les vaisseaux mixtes. En utilisant tous les recoins, il serait impossible d'y loger plus de 60 ou 80 blessés.

A bord de l'*Algésiras* (*fig.* 5), le panneau qui leur est destiné [D] a $2^{m},40$ sur $1^{m},80$. Il sert en même temps au passage des projectiles, disposition qu'on retrouve à bord d'un grand nombre de navires, et dont il est inutile de faire ressortir tous les inconvénients. Le poste situé derrière la machine [20] est encombré par les câbles [21] placés sur des étagères, sous lesquelles se logent les quarts de farine. A l'arrière comme à l'avant, le faux-pont (voir la figure 5) n'offre que très-peu de place. M. Berchon, chirurgien-major de ce vaisseau, à l'obligeance duquel nous devons ces détails, avait songé à utiliser le magasin général [13]; mais le panneau par lequel on y descend [4], est beaucoup trop étroit, et sert à un passage de projectiles.

Les dispositions sont les mêmes à bord du *Napoléon* et de l'*Arcole*. L'*Impérial*, à son armement, était installé de la même manière; le commandant, frappé des inconvénients que nous venons de signaler, assigna plus tard, aux chirurgiens, un poste plus spacieux et plus commode [E], dans le faux-pont, en arrière de la claire-voie de la machine, sur l'avant du carré; mais l'amiral, ne trouvant pas ce point suffisamment abrité, les fit redescendre dans la cale et leur assigna la plate-forme [F] qui règne au-dessus de la chambre d'embrayage. Cet emplacement, plus reculé vers l'arrière que celui qu'ils occupaient primitivement, représente une sorte de caisse de $4^m,50$ sur $3^m,10$, ayant $1^m,35$ de hauteur sous les baux et $1^m,80$ dans leur intervalle, située sur l'avant des soutes à biscuit [23], et communiquant avec la cale arrière [A] par la coursive assez large qui sépare les soutes à poudre [15]. Cet endroit est à peu près inaccessible, parce qu'il n'est pas en rapport avec le panneau [D] par lequel descendent les blessés. Il faudrait, après les avoir retirés du cadre, les transporter à bras dans le faux-pont, au milieu des matelots affectés au passage des poudres et les descendre ensuite dans le poste [F] par un petit panneau de 98 centimètres de large, réduit à 72, par une épontille placée vers le milieu. On se fait facilement une idée de la confusion qu'entraîneraient de pareilles manœuvres et du temps qu'il faudrait pour les exécuter (1).

Le *Redoutable*, armé à Rochefort, s'écarte un peu, dans ses dispositions intérieures, des prescriptions réglementaires. Il est beaucoup mieux installé pour le service des blessés. Un grand panneau carré, situé sur l'avant du dôme, leur est exclusivement destiné, le passage des projectiles se faisant par des ouvertures spéciales. Deux cadres parallèles descendent verticalement jusque dans la cale [A]. Le commandant Moulac a fait enlever, de chaque côté, les étagères et le filin [21] qui y existaient comme sur les autres navires. De ces deux places vides, l'une sert de poste, l'autre de lieu de dépôt pour les premiers blessés qui peuvent être aussi couchés dans deux larges coursives dirigées vers l'avant. On peut étendre, dans cette partie du navire, une douzaine de matelas. On a de plus fait confectionner des brancards à fond de toile qui pourraient servir, au besoin, à transporter l'excédant dans la cale avant [B] et dans les recoins du faux-pont (2).

A bord de l'*Alexandre* et de l'*Eylau*, le passage se fait par l'avant, comme sur les vaisseaux mixtes. Le poste est dans la cale [B] sur le premier et dans la cambuse [16] sur le second.

B. — *Bretagne* (3 ponts, 130 canons, 1200 chevaux, 1170 hommes).

Ce vaisseau, seul de son type, est encore moins bien emménagé que les autres au point de vue qui nous occupe. On ne peut pas descendre les blessés dans la cale arrière [A], parce qu'elle n'a

(1) Note de M. Fabre, second chirurgien de l'*Impérial*.

(2) Ces détails m'ont été communiqués par le commandant Moulac.

pas de panneau correspondant à ceux des ponts supérieurs. Elle serait d'ailleurs beaucoup trop petite, puisqu'elle n'offre qu'un espace vide de 2 mètres sur $1^{m},60$.

En 1855, le poste assigné aux chirurgiens se trouvait dans le

Fig. 6. — **BRETAGNE.**

Plan du faux-pont et de la plate-forme de la cale.

Échelle de $0^{m},0015$ pour mètre.

LÉGENDE.

FAUX-PONT. — a. Caissons et armoires. — 1. Poste des maîtres. — 2. Chambres des maîtres. — 3. Armoires des seconds maîtres. — 4. Panneau d'entrée du magasin général. — 5. Mât de misaine. — 6. Panneau des soutes à légumes. — 7. Casiers d'équipage. — 8. Panneau de la cale à eau. — 9. Poste des seconds maîtres et quartiers-maîtres, du personnel de la machine à tribord; poste des chauffeurs à bâbord. — 10. Grand mât. — 11. Pharmacie à bâbord; cabinet de toilette des aspirants à tribord. — 12. Chambres d'officiers. — 13. Chambres d'officiers. — 14. Puits de l'hélice. — 15. Casiers d'aspirants. — 16. Panneaux des passages des poudres. — 17. Soutes à charbon. — 17 *bis*. Portion de la soute à charbon prélevée pour loger les pièces d'armement, etc., etc. — 18. Soute pour hamacs à bâbord; office des aspirants à tribord.

PLATE-FORME DE LA CALE. — 1. Magasin général. — 2. Armoires. — 3. Soutes à poudre. — 4. Cambuse. — 5. Étagères à filin avec quarts de farine au-dessous. — 6. Soutes à obus. — 7. Emplacement libre pour les blessés. — 8. Soutes à charbon. — 9. Chaudières. — 10. Parquet de la machine. — 11. Soutes à biscuit. — 12. Soutes diverses. A. Espace libre de la cale arrière.

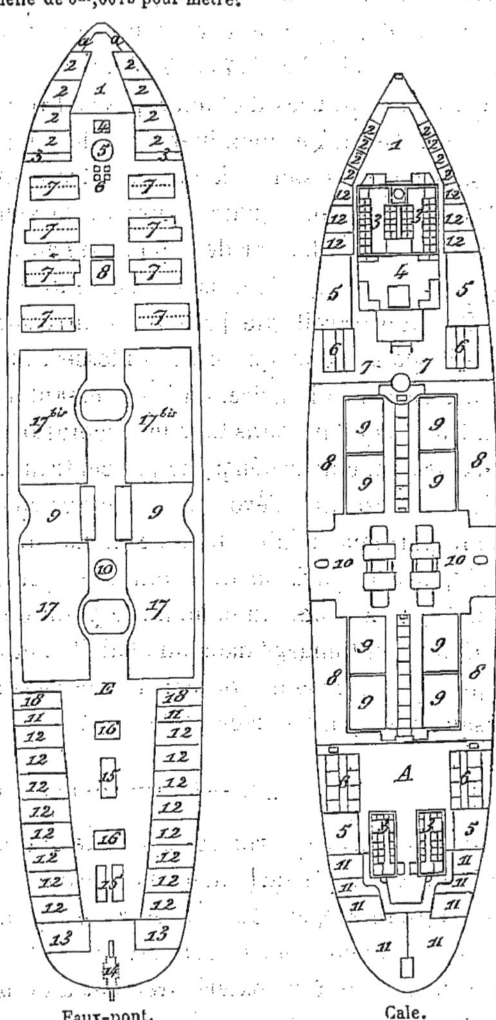

faux-pont, sur l'avant du carré. Aujourd'hui, il est dans la cambuse [4]. Le transport se fait par les panneaux [8] situés sur l'avant de la première cheminée. Pour les conduire au poste, il faut les retirer du cadre, les poser sur un brancard, les porter un peu sur l'avant et les descendre dans la cambuse, en les glissant obliquement, les pieds les premiers, par le petit panneau qui y donne accès. Une fois pansés on n'aurait à sa disposition, pour les coucher, que le magasin général [1] et les petites coursives qui y conduisent ; il faudrait ensuite les faire remonter dans le faux-pont, percé de l'avant à l'arrière par une série d'ouvertures, occupé, sur les côtés, par les 8 chambres des maîtres [2], les casiers [7], les soutes à charbon [17 et 17 *bis*], le poste des élèves, la pharmacie et les 18 chambres d'officiers [12 et 13]. Il serait d'ailleurs impossible de les faire cheminer dans le long et sinueux couloir qui règne entre les soutes à charbon, les panneaux et les cheminées. Ces couloirs n'ont qu'un mètre de largeur et sont interrompus, sur quatre points, par des épontilles en fer, de chaque côté desquelles le passage n'a plus que 50 centimètres.

Dans un travail que j'ai fait paraître sur ce sujet, en 1855 (1), j'estimais à 100 le nombre des blessés, qu'on pourrait coucher, à bord de ce beau navire, en les pressant les uns contre les autres, en les éparpillant dans tous les recoins de la cale et du faux-pont. M. Margain, chirurgien principal centralisant en ce moment le service de l'escadre d'évolutions et embarqué à bord de la *Bretagne*, ne le porte pas à plus de 80. Si nous supposons que ce vaisseau, qui porte le pavillon de l'amiral et qui deviendrait nécessairement, au moment du combat, le point de mire de l'ennemi, soit sérieusement engagé dans une bataille, et qu'il ait le quart de son équipage mis hors de combat, que fera-t-on des 200 blessés, pour lesquels il n'y a de place nulle part ?

§ 4. — **Bâtiments cuirassés.**

Il est enfin une dernière espèce de navires, encore à l'état d'essai, sur le compte de laquelle l'expérience n'a pas prononcé, mais qui représente peut-être l'avenir de la marine et dont nous allons maintenant nous occuper. Ce sont les bâtiments cuirassés, c'est-à-dire revêtus extérieurement d'un doublage en plaques de fer forgé de 10 à 13 centimètres d'épaisseur.

(1) Service des blessés pendant le combat, à bord des navires à vapeur (*Moniteur de la Flotte*, 15 décembre 1855).

Le premier essai de ces armures métalliques a été fait pendant la guerre d'Orient. A l'attaque de Kinburn trois batteries flottantes, la *Tonnante*, la *Lave* et la *Dévastation*, armées chacune de 16 pièces de 50, ont essuyé, pendant quatre heures, le feu du fort, à une distance variant de 850 à 975 mètres, sans qu'aucun des boulets de 24 qu'elles ont reçus, ait pu entamer leurs murailles. 55 de ces projectiles ont porté sur les plaques de la *Tonnante*. Ils y ont laissé des empreintes semblables à celles que produit une balle de pistolet sur la plaque d'un tir, mais pas un n'a pénétré (1). Plusieurs boulets brisés sur le can des sabords ont causé, par leurs éclats, des blessures dont nous aurons l'occasion de parler plus tard; mais en somme, les canonniers ont été abrités par ce rempart d'une manière suffisante.

L'impénétrabilité des plaques métalliques une fois démontrée, il s'agissait d'appliquer ce système de protection à des navires pourvus de qualités nautiques qui manquaient complétement aux batteries flottantes. Elles marchaient très-mal et gouvernaient à peine. Aujourd'hui, la marine française compte deux espèces de navires cuirassés : des frégates à une seule batterie, comme la *Gloire*, l'*Invincible* et la *Normandie*, et deux frégates à spardeck, le *Magenta* et le *Solferino*, véritables vaisseaux, à deux rangs de canons, dont la construction s'achève en ce moment sur les chantiers de Brest et de Lorient. Ces navires à grande vitesse, construits avec une extrême solidité et fortement reliés dans toutes leurs parties, seront armés d'un éperon conique, appliqué sur leur étrave. Ils pourront ainsi agir à la façon d'un bélier et enfoncer les flancs des bâtiments contre lesquels on les dirigera. Qu'on se figure une masse du poids de 5 millions de kilogrammes environ, abordant un vaisseau ennemi, avec une vitesse de 12 ou 13 nœuds à l'heure, et on se fera une idée de l'effet qu'on doit attendre de ces puissantes machines.

A bord de navires impénétrables au boulet, on n'a pas à craindre de se voir débordé par les blessés, et les dispositions qui les concernent offrent moins d'intérêt. Elles sont du reste aussi avantageuses que possible.

Le faux-pont, complétement abrité, vaste et bien dégagé, peut

(1) Rapport des commandants, des batteries flottantes, sur l'attaque du fort de Kinburn.

servir à la fois de poste pour les chirurgiens et de lieu de dépôt pour les malades. Il est complétement obscur, car ces navires ne peuvent pas avoir de hublots, mais il est facile de l'éclairer.

1° *Batteries flottantes.* — Sur les batteries flottantes, il a 2 mètres de hauteur et présente, sur l'avant de la machine, un emplacement suffisant pour y établir la table à opérations, les appareils et les lits nécessaires. M. Lalluyeaux d'Ormay, chirurgien de première classe, y avait établi son poste à bord de la *Tonnante*, à l'attaque de Kinburn. Il a pu y donner, aux 12 blessés qui lui ont été remis, tous les soins qu'exigeait leur état. Le panneau par lequel le faux-pont communique avec la batterie est trop court pour laisser passer un cadre, mais on le faisait glisser obliquement, les pieds les premiers.

2° *Frégates cuirassées* (type, la *Gloire*). — Sur le pont de ces frégates (*fig.* 7), à l'avant du blockhaus destiné à le défendre en cas d'abordage et sous la passerelle, on trouve un panneau de 3 mètres sur 1^{m},50 (:4:) par lequel un cadre peut descendre d'aplomb jusque dans la cale [A]. En le faisant arrêter à la hauteur du faux-pont (:4:), il s'y trouve de plain-pied avec un espace vide situé à l'arrière, entre les chambres des officiers [9] et leur office [7]. De plus une partie des soutes à charbon est installée comme sur l'*Hermione*. En enlevant les montants et les traverses, on a de chaque côté un espace de 10 mètres sur 6 [C] qu'on peut utiliser, d'un côté pour le poste du chirurgien, et de l'autre, pour le couchage des blessés.

3° *Frégates à spardeck* (*Magenta*, *Solferino*). — Cette ressource n'existe pas à bord des frégates à spardeck, mais il y a bien assez de place aux deux extrémités du faux-pont. Les chambres des officiers sont dans les batteries. Celles d'en bas sont seulement destinées à recevoir leurs effets pendant le combat. On pourrait les utiliser pour les blessés, ainsi que le carré qui les sépare. Il existe de plus sur l'avant, entre les soutes à charbon et la cambuse, un espace de 20 mètres de long sur 12 de large, séparé de la muraille par les casiers placés en abord, interrompu à son centre par quelques panneaux, mais laissant encore plus d'espace libre qu'à bord d'aucun autre navire.

Le passage des blessés peut se faire à l'arrière et à l'avant. A l'arrière de la machine et sur l'avant du blockhaus, de grands panneaux superposés de haut en bas, ayant 3 mètres de long sur $2^m,20$ de large, laissent descendre les blessés jusqu'au niveau d'un espace libre de 6 mètres sur 3 mètres, qui donne accès par des

Fig. 7. — **GLOIRE.**

Plan du faux-pont et de la plate-forme de la cale.

Échelle de $0^m,0015$ pour mètre.

LÉGENDE.

FAUX-PONT. — 1. Poste des maîtres. — 2. Chambres des maîtres. — 3. Casiers de l'équipage. — 4. Panneaux. — 5. Four. — 6. Soutes à charbon. — 7. Offices. — 8. Coqueron. — 9. Chambres d'officiers. — 10. Chambre du commandant à tribord et du commandant en second à bâbord.

PLATE-FORME DE LA CALE. — 11. Magasin général. — 12. Soutes diverses. — 13. Soutes aux voiles. — 14. Guérite de la soute aux poudres. — 15. Soutes aux poudres. — 16. Cambuse. — 17. Chaudières. — 18. Soutes à charbon. — 19. Étagères à filin (quarts de farine au-dessous). — 20. Soutes à biscuit. — 21. Machine.

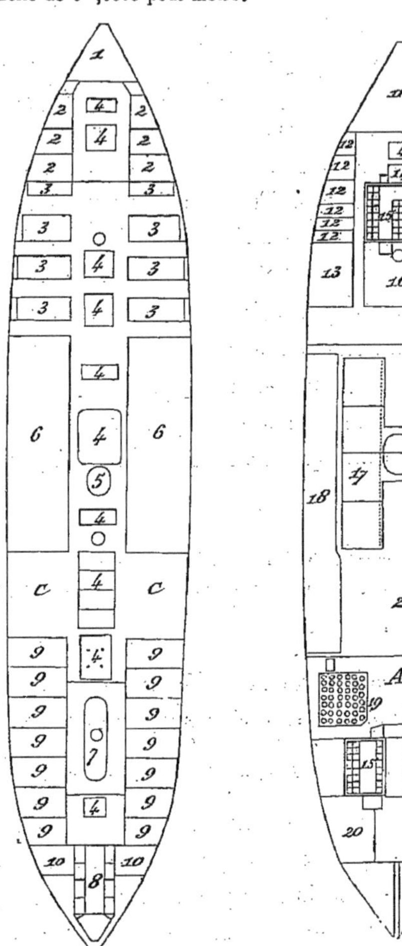

Faux-pont. Cale.

coursives de 1 mètre sur le carré. Dans le cas où le nombre des blessés s'élèverait au-dessus des prévisions, on doublerait le passage, en installant un fauteuil dans un petit panneau de $1^m,50$ situé sur l'arrière du mât de misaine et en le faisant descendre dans le faux-pont au milieu du grand espace libre que nous avons signalé sur l'avant. En cas d'abordage, cette voie serait surtout précieuse pour débarrasser rapidement le pont. En admettant qu'une partie de ces ressources soit enlevée au service chirurgical par les approvisionnements et les objets de matériel, il en resterait largement assez pour faire face à toutes les éventualités, dût-on occuper les cales dont nous n'avons pas parlé et qui sont au moins aussi spacieuses qu'à bord des autres navires.

Il ressort de cet examen trop détaillé peut-être, mais qu'il ne nous a pas paru possible d'abréger, qu'à part les bâtiments à voiles et les navires cuirassés qui représentent, les uns le passé et les autres l'avenir de la marine, les vaisseaux et les frégates à vapeur, qui en constituent le présent, sont aussi mal installés que possible, pour le service des blessés. Cet inconvénient est inhérent à leur construction, et celle-ci se base sur des considérations d'un ordre trop élevé, pour qu'on puisse y apporter des modifications radicales. Il s'agit donc de tirer le meilleur parti possible des ressources si bornées dont nous disposons et de rechercher quelles sont les mesures à prendre pour cela dans les différentes positions que les chances de la guerre peuvent imposer à nos navires.

ART. III. — MESURES A PRENDRE POUR ASSURER LE SERVICE DES BLESSÉS A BORD DES DIFFÉRENTS NAVIRES ET DANS LES DIFFÉRENTES CONDITIONS DE GUERRE.

Une escadre peut combattre dans deux positions différentes : au mouillage, embossée ; sous voiles ou sous vapeur.

§ 1. — Combat au mouillage.

Dans ce cas, elle peut être aux prises avec des forts devant lesquels elle est venue se placer, ou avec une division ennemie qui vient l'attaquer dans la position qu'elle a choisie. Depuis l'empire, la bataille de Navarin est la seule où une escadre française ait été appelée à combattre sous voiles. Tous les autres engagements ont eu lieu contre des batteries ou des forts. Ce genre d'affaires est rarement meurtrier. Ainsi à Saint-Jean d'Ulloa, où les frégates françaises mouillées à 4 encâblures, furent exposées pendant trois heures au feu de 116 pièces de canon, où l'*Iphigénie* reçut pour sa part cent et quelques boulets dans sa coque, nos pertes ne s'élevèrent qu'à 5 morts dont 1 élève et à 30 blessés dont 4 officiers, tandis que du côté des Mexicains on a compté plus de 400 hommes tués ou blessés (1). A Tanger, à Mogador, à Salé, elles ont été plus faibles encore. A Petropaulowski, la *Forte* n'a compté que 8 blessés (2). A Sweaborg, il n'y en a eu qu'un seul (3). Enfin, à l'attaque des forts de Sébastopol, à la journée du 17 octobre, les escadres française et anglaise ont soutenu, pendant cinq heures, à 7 encâblures en moyenne, le feu de 316 pièces du plus gros calibre, servies par de bons canonniers, et cependant, à la fin de l'action, les 24 navires qui composaient l'escadre française et dans le nombre desquels se trouvaient 12 vaisseaux, n'avaient perdu que 30 hommes et ne comptaient que 181 blessés. Les Anglais, un peu plus maltraités, avaient eu 44 morts et 266 blessés (4).

Dans de pareilles conditions, le service chirurgical n'offre pas de difficultés. Les blessés se succèdent à de longs intervalles, on a tout le temps nécessaire pour en effectuer le transport, pour leur donner les soins nécessaires et assez de place pour les coucher.

Il n'en est plus de même lorsque l'escadre embossée reçoit le choc d'un ennemi venant du large, maître de son attaque, pouvant, à volonté, se porter sur tel ou tel point de la ligne, concentrer ses feux, varier ses positions, et s'approcher autant qu'il le désire. Ce sont en général des batailles très-meurtrières. Celles d'Aboukir, de Navarin et de Sinope en sont des exemples (5). Dans des affaires aussi sanglantes, le service chirurgical se trouve aux prises avec des difficultés égales à celles qu'il peut rencontrer dans un combat sous voiles. Il lui reste cependant une ressource de plus. Les navires embossés présentent le travers à l'ennemi; à moins de s'être laissé envelopper, comme à Aboukir, ils ne tirent que d'un des côtés de leurs batteries, l'autre est libre et

(1) Hello, *Relation de l'expédition de la corvette* la Créole *au Mexique*. Paris, 1839.

(2) Note de M. Delaporte, chirurgien principal de la division.

(3) Rapport de l'amiral Penaud au ministre de la marine, sur le bombardement de Sweaborg. (Nargen, 20 août 1855.)

(4) Expédition de Crimée. *La marine française dans la mer Noire et la Baltique*, par le baron de Bazancourt, t. I, p. 308.

(5) A Navarin, la perte des Turcs a été évaluée à 6000 hommes. A Sinope, elle est estimée, par le baron de Bazancourt, à 3000 morts et à 200 blessés sur 4500 hommes qui composaient la division turque.

peut servir à déposer provisoirement les blessés. Un des chirurgiens en sous-ordre peut leur faire subir un premier examen sur place, renvoyer au feu, après pansement préalable, ceux qui n'ont été que légèrement atteints, et au poste des blessés ceux qui peuvent marcher encore; mettre à l'abri, autant que faire se peut, entre les pièces désarmées, les malheureux qui n'ont plus que quelques instants à vivre et se borner à faire descendre, à l'aide des cadres, ceux dont l'état réclame des soins, et qui ne peuvent plus rester debout. On épargnerait ainsi au plus grand nombre un transport long et difficile, et les batteries se trouveraient débarrassées sur-le-champ, du côté de l'ennemi.

§ 2. — **Combat sous voiles ou sous vapeur.**

Dans ce cas, les deux côtés des batteries doivent être prêts à faire feu. Elles doivent rester complétement dégagées, pour que le tir ne se ralentisse pas; il faut donc que les blessés en soient emportés sur-le-champ, et c'est alors que les difficultés que nous avons signalées se font le plus vivement sentir.

Lorsqu'on fait le branle-bas de combat, en temps de paix et comme exercice, il faut, au minimum, de quatre à cinq minutes, pour relever un homme qu'on suppose blessé près d'un canon, le porter jusqu'au panneau, le coucher dans le cadre, l'y assujettir, le descendre et l'en retirer. Le navire est tranquille, tout le monde a conservé son sang-froid et le matelot qui se prête à l'expérience ne réclame aucun ménagement. Il est permis de supposer, qu'au milieu de la fumée, du bruit et de la confusion inséparables d'un combat, il faudrait plus de temps encore pour transporter un homme grièvement blessé; mais en ne tenant pas compte de cette différence, en supposant le cas assez ordinaire d'un vaisseau, recevant en plein bois et à petite distance, une ou plusieurs bordées, s'il a seulement 50 hommes mis hors de combat, il lui faudra, à quatre minutes par blessé, plus de trois heures pour les descendre dans la cale, en admettant que de nouveaux projectiles ne viennent pas en augmenter le nombre; et pendant tout ce temps les postes à canon resteront encombrés et les canonniers ne pourront manœuvrer leurs pièces, sans être exposés à marcher sur le corps de leurs camarades. Il est indispensable, dans l'intérêt même du service, de trouver un moyen plus expéditif pour les affranchir de cette entrave et pour les soustraire à ce spectacle déchirant. Cela nous semble possible.

1° *Nécessité d'établir deux passages des blessés.* — A bord des vaisseaux et des frégates à vapeur, toutes les fois qu'une affaire pourra devenir sérieuse, il nous semble de toute nécessité, d'établir deux passages de blessés, l'un à l'avant, l'autre à l'arrière. La longueur considérable de ces navires, leur division naturelle en deux parties séparées par la machine, en font une loi. C'est du reste l'opinion de tous les confrères qui ont été à même de voir les choses de près. Les panneaux dont nous avons à diverses reprises indiqué la disposition, se prêtent à cette mesure. On peut partout faire descendre un cadre ou un fauteuil, à l'avant et à l'arrière, soit dans la cale, soit dans le faux-pont. Une fois arrivé là, le but est atteint ; le reste est l'affaire des chirurgiens et des hommes placés sous leurs ordres.

2° *Moyens de transport.* — Le cadre réglementaire suffisait à bord des navires à voiles, mais il est difficile à manœuvrer dans les panneaux étroits de nos vaisseaux modernes. Il est trop long et vacille trop facilement. S'il n'est suspendu que sur un seul cartahu, comme cela se fait encore à bord de plusieurs navires (1), il penche dans tous les sens et peut prendre toutes les inclinaisons imaginables ; s'il est pendu par les deux bouts, il subit encore des oscillations latérales ; enfin, s'il est soutenu par les quatre coins, il descend verticalement et d'aplomb, il est vrai, mais à la condition qu'on ait le soin de maintenir les cartahus au même degré de tension et qu'on apporte dans cette manœuvre une précision difficilement compatible avec le désordre du combat et les mouvements de roulis et de tangage. Ces oscillations sont sans danger pour le blessé, solidement assujetti dans le cadre qu'on a eu soin de transfiler avant de le descendre, mais cette nécessité elle-même amène une perte de temps notable. Il faut, à chaque transport, passer le raban dans les œillets, et le dégager ensuite à l'arrivée, et nous avons fait comprendre l'importance de ne pas perdre un instant. Ce qui prouve du reste les vices de cette manœuvre, c'est la variété des moyens employés pour l'exécuter. En général, le cadre porte sur deux cartahus, passant dans des

(1) C'est ainsi qu'il était installé, à bord de la *Néréide* à Saint-Jean d'Ulloa, de la *Forte* à Pétropaulowski, de l'*Austerlitz* devant Cronstadt.

boucles fixées soit au-dessous des bords du panneau qui fait communiquer le pont avec la batterie haute, soit sous la galiote qui le traverse. Cependant, à bord de l'*Algésiras*, M. Berchon, chirurgien-major, avait fait monter sur les bords de l'iloire de ce même panneau, deux chandeliers recourbés à leurs extrémités et supportant chacun une poulie dans laquelle venaient se réfléchir les cartahus, passant d'autre part dans deux anneaux de fer fixés à l'extrémité de son cadre qui pouvait ainsi s'élever à la hauteur du pont. Je ne sache pas que cette disposition ait été prise ailleurs. A bord de la *Pomone*, dans la mer Noire, et de l'*Inflexible*, dans la Baltique, il était supporté par quatre cartahus fixés à ses angles et passant dans quatre poulies appliquées sous les bords du panneau. On avait de plus établi sur ce vaisseau, à l'extrémité de chacun de ces cartahus, des contre-poids qui modéraient le mouvement de descente lorsqu'un homme était placé dans le cadre, et le faisaient remonter de lui-même lorsqu'on l'avait allégé de son fardeau. Enfin, lorsque les dimensions des panneaux le permettent, on y établit deux cadres parallèlement entre eux et perpendiculairement à la quille. C'est ce qui se fait aujourd'hui, à bord d'un certain nombre de vaisseaux de l'escadre d'évolutions. La rapidité du service est ainsi doublée, mais la manœuvre devient plus difficile : il faut une attention soutenue pour que ces deux pendules, allant à contre-bord, ne se heurtent pas au point de rencontre et ne s'accrochent pas en chemin. Pour parer à cet inconvénient, on tend, à bord de quelques navires, de l'*Alexandre* et du *Redoutable*, par exemple, des filières verticales aux quatre coins des cadres qui glissent le long de ces conducteurs, à l'aide d'anneaux métalliques, et ne peuvent plus vaciller.

Tous ces expédients sont très-ingénieux, sans doute, et témoignent assez de la sollicitude des commandants et des chirurgiens-majors ; mais si ces systèmes compliqués fonctionnent régulièrement pendant un exercice, il est à craindre qu'il n'en soit plus de même dans le cours d'une affaire sérieuse. Il faudrait trouver quelque chose de plus simple et de plus expéditif. La substitution des fauteuils aux cadres nous paraît résoudre en partie le problème.

Les fauteuils sont plus légers, tiennent moins de place et peuvent être suspendus par un seul point. Il est plus prompt et plus facile d'y asseoir un malade et de l'en retirer, que de le coucher dans un cadre et de l'en relever, de boucler et de déboucler une courroie, que de passer et de dépasser un raban. Ce mode de transport, qui offre quelque analogie avec les cacolets de l'armée, n'est pas nouveau du reste. C'est celui qu'indique Forget dans son *Traité de médecine navale;* il a été souvent mis en usage depuis sur les navires dont les panneaux sont trop petits, et notamment à bord de l'*Alger*, au combat du 17 octobre (1). Mais les deux fauteuils que le règlement accorde aux vaisseaux et qui sont portés sur la feuille d'armement, à l'article du maître charpentier, sont loin d'offrir toutes les commodités désirables. Ils sont trop hauts et trop massifs. Ils peuvent être utiles, en temps ordinaire, pour faire asseoir les convalescents dans l'hôpital, mais ils se prêtent mal au transport des blessés, pendant le combat. On pourrait, à très-peu de frais et avec les ressources du bord, en faire confectionner, pour cet usage spécial, d'après le modèle que nous allons proposer. (Voir *fig.* 8.)

Ce fauteuil se compose :

1° D'un siége (*abcd*) solide et rembourré, de 55 centimètres de longueur, sur 50 centimètres de largeur; c'est la partie fondamentale ;

2° D'un dossier (*abef*) de même largeur, de 45 centimètres de hauteur, incliné à 45° environ sur le précédent et dont le fond est formé par une forte sangle;

3° D'une tablette en bois léger (*cdgh*), articulée par une charnière, avec le devant du siége, d'une largeur égale à la sienne et d'une hauteur de 40 centimètres; cette tablette, retombant par son poids dans la verticale, peut être relevée horizontalement, dans le prolongement de celui-ci, lorsqu'il s'agit de faire descendre un homme atteint d'une blessure aux membres inférieurs; il suffit, pour l'immobiliser dans cette position, de pousser un petit verrou situé en dessous du siége ;

4° De deux bras solides (*ij*, *kl*) complétant l'encadrement et servant de plus à unir entre eux le siége et le dossier. Sur le milieu de l'un d'eux est clouée une courroie (*x*) qui, passant dans une boucle fixée sur l'autre (*u*), maintient le blessé dans l'immobilité

(1) Note de M. Leroy de Méricourt, chirurgien-major de l'*Alger*.

et l'empêche de tomber. En tenant compte de l'inclinaison du dossier qui prolonge le fauteuil en arrière d'environ 25 centimètres, il n'a, dans sa totalité, que 80 centimètres lorsque la tablette est abaissée, et 1m,20 seulement lorsqu'on la relève. Il n'est pas de panneau, quelque petit qu'on le suppose, qui ne puisse être facilement traversé par cet appareil.

Fig. 8. — **Fauteuil de combat.**
Échelle de 0m,05 pour mètre.

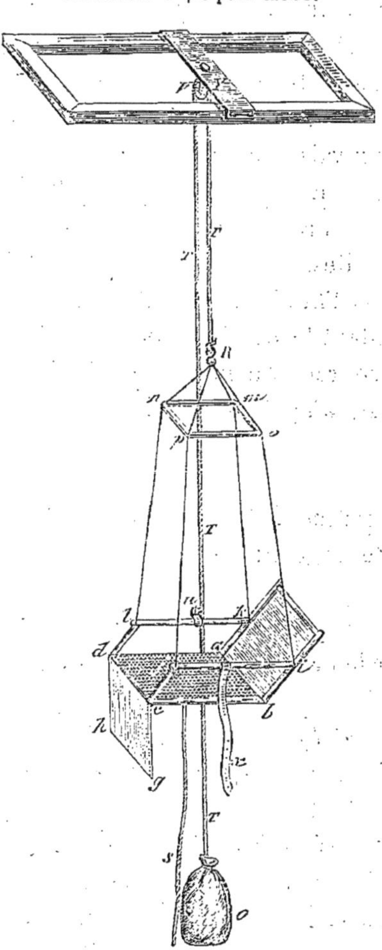

Son mode de suspension est aussi simple. Quatre cordes fixées à l'extrémité des bras (aux points *i, j, k, l*), à égale distance du centre de gravité du système tout entier, viennent s'attacher en haut à une carrée (*mnop*) parallèle au siége, plus petite que lui et placée à 1 mètre au-dessus. De là elles convergent obliquement pour se réunir autour d'un croc solide (*R*) qu'on engage, lorsqu'on veut s'en servir, dans la cosse dont est muni le cartahu *T*. En dessous du siége et à son centre est attachée une corde *S*, qui pend jusque dans la cale, lorsque le cadre est arrivé à la partie la plus élevée de sa course. Elle sert à le gouverner d'en bas et à l'empêcher de vaciller lorsqu'il descend.

Ce fauteuil peut être suspendu, comme les cadres réglementaires, à la galiote du panneau ou bien à une traverse en fer repliée à ses deux extrémités (*Y*), pour encadrer l'iloire et munie d'une poulie à sa face inférieure (*V*). L'axe de cette poulie serait perpendiculaire à celui du panneau, afin que le bout libre du cartahu pût descendre sur les côtés du fauteuil et non à l'avant, ou à l'arrière. On pourrait placer un contre-poids (o) d'une trentaine de kilogrammes, sur ce bout libre, pour faire remonter le fauteuil lorsqu'il est vide et modérer son mouvement lorsqu'il est occupé. On se sert habituellement pour cet office d'un sac rempli de sable qui n'offre pas les mêmes dangers qu'une masse métallique, qu'un plomb de sonde par exemple, s'il venait à atteindre quelqu'un dans un mouvement brusque d'oscillation.

Les panneaux de dimension ordinaire sont plus que suffisants pour laisser passer deux fauteuils. Ceux-ci se servent alors réciproquement de contre-poids. On les fixe aux deux bouts d'un même cartahu (*fig.* 9) dont la longueur est suffisante, pour que l'un soit arrivé à la hauteur du panneau du pont (*ABCD*), lorsque l'autre repose sur la plate-forme de la cale (*EF*). Un mouvement de va-et-vient, réglé par les deux conducteurs placés sous le siége, s'établit alors avec une extrême facilité.

Fig. 9. — Installation à bord d'un vaisseau de deuxième rang, de deux fauteuils de combat, se faisant contre-poids.

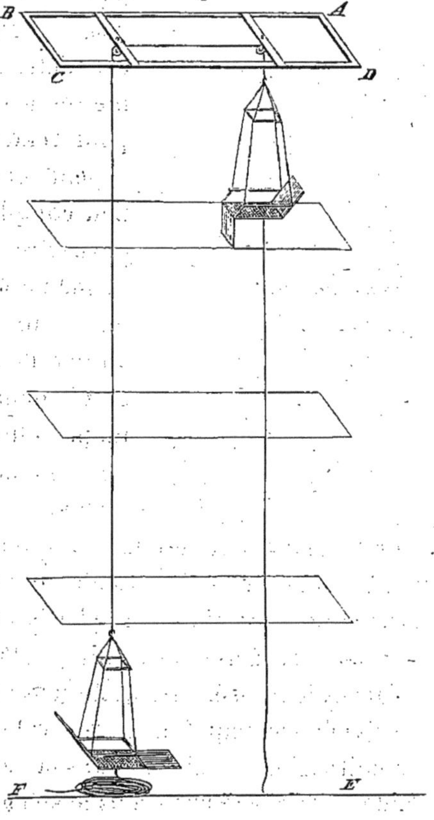

Lorsqu'il s'agit d'un panneau très-long et très-étroit, comme celui de l'*Austerlitz*, par exemple, (1 mètre sur 3) les deux fauteuils sont mis bout à bout, leur grand diamètre dirigé parallèlement au sien et les pieds tournés l'un vers l'autre. (Voir *fig.* 9.) Il faut alors deux traverses placées à égale distance de l'iloire et à une distance double l'une de l'autre. Si le panneau est moins long et plus large, s'il présente une forme à peu près carrée, les deux fauteuils sont placés à côté l'un de l'autre et suspendus à une même traverse pourvue de deux poulies. Comme ils n'ont que 50 centimètres de largeur, sur 1^{m},20 de longueur, la tablette relevée, on pourrait, à la rigueur, en laissant encore entre eux un intervalle de 20 centimètres, les faire passer côte à côte, dans un petit panneau carré de 1^{m},20 de côté; mais en général, ceux qui sont destinés au passage des blessés ont des dimensions bien plus considérables. Ainsi, sur les vaisseaux rapides (type *Napoléon*), ils représentent un rectangle de 2^{m},40 sur 1^{m},80. Quatre fauteuils pourraient donc y être établis, à côté les uns des autres, dans le sens de la longueur, en laissant un intervalle de 10 centimètres entre chacun d'eux et de 30 centimètres à chaque extrémité. C'est assez pour rendre leur mouvement possible, cependant cette disposition me paraît un peu compliquée, et je préférerais pour ces navires deux fauteuils doubles (*fig.* 10) de même forme que les précédents. Chacun d'eux aurait 1 mètre de diamètre au lieu de 50 centimètres et pourrait recevoir deux blessés. Il faudrait donner un peu plus de solidité à leur charpente. Leur manœuvre serait exactement la même.

Fig. 10.

Fauteuils doubles.

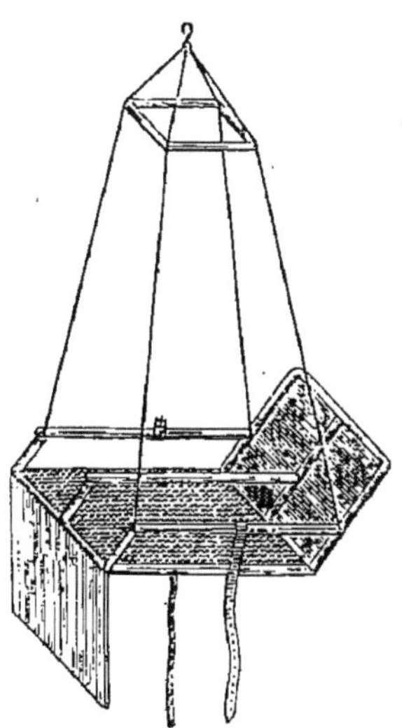

Cette manœuvre est facile. Dans chaque batterie, un certain nombre d'hommes (habituellement des matelots et des quartiers-maîtres de profession) sont placés autour du panneau de passage. Ils amènent le fauteuil à ce niveau, l'attirent sur le bord de l'iloire, y placent le blessé, l'assujettissent avec la courroie et le ramènent ensuite doucement dans la verticale; les hommes chargés d'aider les chirurgiens et placés dans la cale, l'attirent en le dirigeant à l'aide de la corde fixée sous le siége, et ce mouvement fait remonter le fauteuil vide suspendu à l'autre extrémité du cartahu.

Ces appareils, avons-nous dit, peuvent être confectionnés avec les ressources du bord et sur tous les navires; mais s'ils étaient adoptés dans la marine, il serait facile d'en fabriquer de beaucoup plus commodes dans les arsenaux. Une charpente en fer, plus légère et tout aussi solide, à pièces mobiles et articulées, remplacerait avec avantage les traverses de bois que nous avons indiquées. Le siége, le dossier et la tablette pourraient être faits en toiles américaines. La charpente démontée et réunie en un faisceau autour duquel les toiles viendraient s'enrouler, n'occuperait plus, en temps ordinaire, qu'une place insignifiante et pourrait se loger dans un caisson. La difficulté, toujours si grande, de trouver à bord une place pour un objet nouveau, se trouverait ainsi supprimée.

A l'aide des moyens que nous venons de passer en revue, on pourra, je crois, dans la plupart des cas, faire face à toutes les éventualités ; il est cependant des circonstances où cela ne suffirait pas. Qu'on suppose par exemple un vaisseau serré de près par plusieurs autres et recevant de tous les côtés à la fois des volées meurtrières : le nombre des blessés s'élèvera rapidement à un chiffre tel, que, malgré toute la diligence possible, on ne pourra les faire descendre tous. Si cette situation critique se prolongeait, le meilleur parti à prendre, pour débarrasser les batteries, serait peut-être de cesser le feu pendant quelques instants, d'ouvrir le plus grand nombre de panneaux possible, et d'employer les hommes des pièces, à descendre rapidement les blessés par toutes les voies à la fois, en les faisant passer de main en main.

3° *Poste des chirurgiens.* — Deux passages pour les blessés impliquent la nécessité de deux postes pour les chirurgiens. Elle ressort du reste de l'impossibilité de faire tenir, dans des espaces aussi étroits que ceux que nous avons décrits, tout le personnel chirurgical, avec le matériel qu'il entraîne à sa suite. Les emménagements ont assez d'analogie aux deux extrémités pour qu'on ne trouve pas de difficultés sérieuses à faire à l'avant ce qu'on fait à l'arrière, à trouver, dans la cale ou dans le faux-pont, un point quelconque pour y établir un poste supplémentaire. Le chirurgien-major, avec le troisième chirurgien, se tiendrait au poste principal, et le second et le quatrième au poste supplémentaire (1). Tous deux seraient assistés par un infirmier et par un certain nombre d'hommes du passage des blessés.

(1) Les règlements paraissent du reste avoir pressenti la nécessité de cette séparation, en accordant, en temps de guerre, une caisse d'instruments de chi-

Quant à l'emplacement à choisir pour ces postes, nous avons vu, qu'à bord de presque tous les navires, ils étaient dans la cale, que les essais tentés pour les établir dans le faux-pont n'avaient pas réussi et que la question de sécurité avait primé toutes les autres. Il est certain que dans le faux-pont on n'est pas à l'abri. Le seul endroit qu'on puisse choisir est sur l'arrière de la machine et à l'avant du carré ; c'est sur ce point presque central que converge le tir de l'ennemi qui doit viser surtout à la machine. Les projectiles, les éclats de bois et de fer pourraient y atteindre des malheureux déjà frappés (1). Ce sont là les raisons qui l'ont fait abandonner à bord de l'*Impérial* et probablement de la *Bretagne*. Ce sont des considérations de premier ordre. Il est donc préférable de laisser les postes des chirurgiens dans la cale et de les rendre un peu plus spacieux en enlevant de chaque côté, par exemple, comme l'a fait le commandant du *Redoutable*, le filin et les étagères qui le supportent. On ne parviendra jamais à rendre un pareil local commode, mais il faut bien en prendre son parti.

4° *Lieu de dépôt pour les blessés pendant l'action.* — La dernière difficulté que nous avons signalée est celle de trouver, dans le fond des navires à vapeur, un espace suffisant pour recevoir les blessés, après qu'ils ont reçu les premiers soins. Nous avons longuement insisté sur le défaut de place et nous avons dit qu'il serait possible de tirer parti des casiers d'équipage, même à bord des vaisseaux rapides où ils n'ont pas de plate-forme et où ils montent jusqu'au pont de la batterie basse. Il faudrait pour cela modifier légèrement leur construction.

Notre collègue et ami le docteur Fonssagrives a déjà fait ressortir, dans son excellent *Traité d'hygiène navale* (2), l'inconvénient de ces constructions massives, au point de vue de l'aération du faux-pont et de l'entretien des sacs qu'on y renferme. Il a montré

rurgie au second chirurgien. « En temps de guerre, à bord des vaisseaux et des « frégates de tous rangs, le second chirurgien, entretenu ou auxiliaire, doit être « pourvu d'une caisse complète d'instruments de chirurgie. » (Arrêté ministériel du 23 mars 1853.)

(1) A Trafalgar, des chirurgiens ont été tués ou blessés dans le faux-pont, pendant l'exercice de leurs fonctions. (Forget, *Médecine navale*, t. II, p. 499.)

(2) *Traité d'hygiène navale*, par le docteur J. B. Fonssagrives, Paris, 1856, p. 77.

l'avantage qu'il y aurait à les remplacer par un système de tringles en fer, se croisant à angle droit et limitant entre elles des espaces rectangulaires, dans lesquels les sacs seraient beaucoup mieux placés que dans les loges pleines qui les contiennent aujourd'hui. Il serait facile de les disposer de façon à pouvoir se transformer en couchettes au moment du combat. Il suffirait pour cela de rendre mobiles un certain nombre de tringles verticales et de transfiler les plans horizontaux comme le fond des lits en fer de l'hôpital. Au moment du branle-bas, on ferait descendre les sacs des hommes dans une soute vide, on enlèverait les tringles mobiles, de manière à convertir en une seule plusieurs cases contiguës et on disposerait ainsi d'une série de couchettes superposées, étroites, il est vrai, mais suffisantes pour offrir, pendant quelques heures, un abri à des blessés qu'il serait impossible de placer ailleurs. Si l'on voulait conserver aux casiers la forme qu'ils ont aujourd'hui, on pourrait encore les utiliser pour ce service, en substituant des cloisons à coulisses, aux planches clouées qui séparent les compartiments. On peut estimer approximativement le nombre de places que cet arrangement rendrait disponibles. Quelles que soient la forme des casiers et leur disposition, les cases sont toujours de la même taille. Elles ont 35 centimètres de largeur, 50 centimètres de hauteur et 1m,05 de profondeur. Leur nombre est en rapport avec le chiffre de l'équipage, chacune d'elles étant destinée à recevoir les sacs de deux hommes. En réunissant cinq cases contiguës, et il suffit pour cela d'enlever trois des cloisons à coulisses, on obtient une loge de 1m,75 de long sur 1 mètre de large et sur 50 centimètres de hauteur, dans laquelle deux blessés peuvent être étendus côte à côte. L'espace occupé par les sacs de dix hommes suffit donc pour en coucher deux, et les casiers peuvent donner asile au cinquième de l'équipage. Ceux qui occuperaient les étages supérieurs ne seraient pas sans doute complétement à l'abri des projectiles, mais on ne les utiliserait qu'à la dernière extrémité, à la fin du combat par conséquent et pour un temps assez court.

CHAPITRE II

SERVICE DES CHIRURGIENS AU MOMENT DU COMBAT.

ART. 1er. — DISPOSITIONS A PRENDRE AVANT L'ACTION.

§ 1. — Préparatifs préliminaires.

En temps de guerre, un navire, à sa sortie du port, doit être prêt à rencontrer l'ennemi. Il faut que toutes les dispositions soient prises à l'avance, et le service chirurgical doit moins que tout autre s'exposer à être pris au dépourvu. Avant de prendre la mer, le chirurgien-major doit faire préparer les bandages, les objets nécessaires pour le pansement et pour la réunion des plaies, les médicaments dont il pourra faire usage pendant l'action, des garrots en nombre suffisant, pour se rendre maître des hémorrhagies, en attendant qu'on puisse leur opposer des moyens hémostatiques définitifs. On ne saurait apporter trop de soin à ménager le sang des hommes; nous pensons toutefois qu'il n'est pas nécessaire de faire porter des tourniquets dans les hunes et de montrer aux gabiers la manière de s'en servir, ainsi que le prescrivent les instructions de l'amirauté anglaise. Cette précaution est surtout superflue à bord des navires à vapeur, que nous avons plus spécialement en vue et dont les voiles doivent être serrées au moment de la bataille. Ces objets, dont l'ensemble constitue l'appareil de combat, seront répartis, en proportion à peu près égale, dans deux caisses légères, à compartiments, faites à bord et déposées dans la pharmacie, jusqu'à l'instant du branle-bas, où chacune d'elles sera transportée dans l'un des deux postes dont nous avons tâché de faire ressortir la nécessité à bord des bâtiments à vapeur (1).

(1) Nous avons emprunté les détails relatifs à l'appareil de combat à l'instruction rédigée, avec autant de soin que de talent, par M. Beau, en 1853, pour les vaisseaux de l'escadre de l'Océan, dont il centralisait alors le service, en qualité de chirurgien principal; nous allons reproduire également la nomenclature des objets qui composaient celui du vaisseau amiral *le Montebello*, sur lequel notre collègue était embarqué. Elle peut servir de base pour tous les navires, en

Le chirurgien-major de chaque vaisseau indiquera, dans de fréquentes conférences, aux officiers de santé placés sous ses or-

faisant varier les quantités suivant le chiffre de l'équipage et les conditions dans lesquelles l'engagement doit avoir lieu.

APPAREIL DE PANSEMENT, POUR LE COMBAT, SUR UN VAISSEAU DE PREMIER RANG.

A. DANS LES BOITES D'APPAREIL.

1° *Bandages et appareils.*

a. Appareils d'amputations (Compresses fendues à 2 ou 3 chefs.)	pour le bras	5
	l'avant-bras	10
	la cuisse	5
	la jambe	10
b. Bandages pour pansements de membres amputés.	Même nombre.	
c. Bandages à fractures, attelles diverses, compresses graduées, etc.	cuisse	4
	jambe	8
	avant-bras	8
d. Bandages pour la main et le pied	Bandelettes à doigts	48
	Frondes pour le talon	18
	Attelles à doigts	18
	Palettes pour la main	6
	Palettes pour le pied	6
e. Bandages pour la tête	Bandages de Galien	8
	Triangles	18
	Mentonnières	18
	Frondes pour le menton	18
e. Bandages pour la poitrine et l'épaule	Bandages de corps	24
	Écharpes	18
	Coussins (clavicule)	4
f. Bandages pour l'abdomen et le bassin	Grandes bandes (spica)	6
	Bandages triangulaires	12
	Id. carrés (aine)	12
	Id. en T (périnée)	12
	Suspensoirs	12

2° *Objets divers.*

a. Usage externe. — Bandes, compresses, triangles (de dimensions diverses et en quantité suffisante). Charpie ouverte. Charpie peignée pour plumasseaux et gâteaux à amputations. Éponges. Fils cirés simples et doubles. Rouleaux de sparadrap adhésif. Bandelettes de diachylon de diverses grandeurs. Agaric, résine en poudre. Garrots. Épingles aiguisées pour sutures.

b. Usage interne.

Flacons contenant	Ammoniaque liquide.
	Eau-de-vie.
	Alcool camphré.
	Ether, chloroforme.
	Laudanum, vinaigre.
Vases en terre contenant	Acétate de plomb.
	Cérat.

B. EN DEHORS DES BOITES D'APPAREIL.

Plateaux et écuelles en fer-blanc	2
Gobelets	4
Bougies garnies	2
Baille contenant du sable	1
Id. de l'eau douce	2
Fauberts, etc	»

N. B. Chaque espèce de bandage devra former un paquet séparé et étiqueté. Une des caisses offrira des compartiments pour les flacons, charpie, etc.

dres, leurs attributions respectives, pendant l'action; il leur fera part de ses intentions, et leur communiquera ses idées. Il s'occupera également des infirmiers et leur donnera des instructions détaillées et précises sur les fonctions qu'ils auront à remplir, afin qu'au moment décisif, chacun sache bien ce qu'il a à faire et que le service s'accomplisse sans désordre et sans hésitation.

§ 2. — Préparatifs au moment du branle-bas.

Lorsque le branle-bas est ordonné, que les tambours en donnent le signal, une activité subite s'empare du navire tout entier. Il faut qu'il se transforme en quelques instants, que tout dans le gréement, sur le pont, dans les batteries, le faux-pont et la cale, soit disposé pour la lutte qui s'apprête. Chacun a sa part, dans cette manœuvre générale, où tout a été prévu et réglé par avance, afin qu'aucune confusion ne puisse entraver son exécution rapide.

Le premier soin à prendre, par le service de santé, consiste à évacuer l'hôpital pour dégager la batterie dans laquelle il est placé : les cloisons en sont démontées par les soins de l'officier chargé de cette batterie, qui doit faire, en même temps, descendre dans le faux-pont, les tables, médicaments et autres objets qu'il renferme, ainsi que les malades (1). C'est au chirurgien-major à lui désigner ceux qui doivent y être transportés. Parmi les hommes qui figurent sur ses listes, les uns sont simplement exemptés de service, pour des indispositions ou des blessures légères. Ceux-là se rendent d'eux-mêmes à leur poste de combat. Il n'est pas nécessaire de stimuler leur zèle, l'approche du danger suffit. « A l'affaire du 17 octobre, on vit, à bord de la *Ville de Paris*, « les scorbutiques en état de se mouvoir, se traîner spontanément « hors de l'hôpital et venir, avec un empressement touchant, se « ranger autour de leurs pièces (2). »

Les malades qui, sans être en état de prendre part à l'action, peuvent cependant se lever, sont envoyés dans le faux-pont et dans la cale, pour veiller sur ceux de leurs camarades qui vont bientôt y être apportés et pour leur donner à boire. Enfin les hommes alités sont seuls transportés dans le faux-pont, comme le prescrit le

(1) Art. 1053 du règlement du 28 août 1852.

(2) Expédition de Crimée, *La marine française dans la mer Noire et la Baltique*, par le baron de Bazancourt, t. I, p. 300.

règlement. A bord des vaisseaux à vapeur, s'il s'agissait d'une affaire sérieuse, il y aurait avantage, pour se ménager quelques places, à les loger dans les points de la cale les plus reculés et les moins accessibles. En éclairant ce recoin avec un fanal, en leur laissant une provision de tisane, on pourrait les confier à la garde de quelques-uns de leurs compagnons plus valides et ne plus s'en occuper pendant l'action.

Ce premier soin rempli, le chirurgien-major s'assure que les cadres ou les fauteuils, qui ont dû être mis en place par les soins de l'officier en second (1), sont convenablement disposés, que les cartahus sont solidement fixés et glissent bien dans les boucles ou les poulies. Il s'occupe alors d'installer son poste et de faire arranger le faux-pont.

A bord des navires à voiles, le deuxième et le quatrième chirurgien, aidés par les gardiens de caissons, les domestiques des officiers et des aspirants, font étendre le long des casiers d'équipage et, au besoin, sur ces casiers eux-mêmes, un nombre de matelas garnis de traversins et de couvertures, en rapport avec celui des blessés que le genre de combat permet d'évaluer approximativement. Le troisième chirurgien, sous la surveillance du chirurgien major, et assisté par les hommes affectés au service des blessés (2), fait dresser la table à amputations et monter autant de lits en fer qu'il peut en placer, sur la plate-forme de la cale, dans des points complétement abrités. Il dispose, en même temps l'appareil instrumental et l'appareil de combat. Il s'assure que les bougies, que les bailles remplies de sable ou d'eau douce, que les fauberts sont préparés.

Sur les navires à vapeur et pour les raisons que nous avons indiquées, il faut prendre d'autres dispositions. L'étroitesse de l'espace ne permet que rarement de monter des lits en fer dans les postes de la cale, où tant d'objets doivent déjà se trouver réunis. En admettant la nécessité d'en établir deux, l'un à l'avant, l'autre à l'arrière, on pourrait les installer de la manière suivante :

(1) Art. 1052 du règlement du 28 août 1852.

(2) Ces hommes sont choisis parmi les matelots de profession attachés à chaque batterie et les marins les moins valides de l'équipage (art. 39 du règlement précité). L'excédant des surnuméraires est placé au poste des blessés pour assister le chirurgien (art. 40).

Le maître commis et le magasinier se partagent, suivant les cas, entre le ser-

Le poste principal, occupé par le chirurgien-major et le troisième chirurgien, doit contenir :

1° La table à opérations, portée à l'article du maître charpentier et délivrée à l'armement. Sur quelques navires on est obligé d'en faire confectionner une à bord, afin de pouvoir l'adapter à la place qu'elle doit occuper. Elle sera munie d'un matelas, d'un traversin et d'une toile cirée et fixée dans l'endroit le plus dégagé, entre deux baux si faire se peut, et de façon que le chirurgien-major et ses aides puissent facilement en faire le tour.

2° Sur l'un des côtés, ou dans l'un des angles, la table à compartiments de l'hôpital, si les dimensions du poste permettent de l'y faire entrer.

3° Une des deux caisses contenant l'appareil de combat, avec les bandages prêts à être appliqués.

4° La caisse du chirurgien-major ouverte, placée dans un point facilement accessible et assujettie de manière à ce qu'un choc ne puisse pas la renverser.

5° Dans les recoins, les bailles remplies de sable ou d'eau douce, les fauberts pour absterger le pont, une couple de coquemars pleins d'eau légèrement vineuse et des gobelets pour donner à boire aux blessés.

vice des blessés et les mouvements de la soute aux poudres arrière (art. 566 et 575).

Art. 1074. — TABLEAU renfermant les dispositions de détail du branle-bas de combat sur un vaisseau de 1er rang.

M. ***, CHIRURGIEN-MAJOR.			
FAUX-PONT. — M. ***, 2e CHIRURGIEN.		CALE. — M. ***, 3e CHIRURGIEN.	
Chargés de l'exécution. Les gardiens de caisson, aidés par les hommes attachés au service des officiers et des aspirants.	Disposer les matelas dans le faux-pont et les postes des aspirants et des chirurgiens, pour y recevoir les blessés et les malades qui doivent y être déposés.	Instruments, appareils, linge à pansement, etc.	*Chargés de l'exécution.* 1er infirmier.
		Table d'opérations.	2e infirmier.
		Monter les lits.	Les caliers.
		Éclairer la cale.	Id.
		Remplir une baille d'eau, une de sable.	Id.
	Préparer la pharmacie.	Préparer les fauberts.	Id.

6° Sur la table à compartiments, on disposera les plateaux, les poêlettes, quelques écuelles dites à parfums remplies d'eau douce, les éponges, les trousses des chirurgiens, les épingles et les aiguilles à ligatures, le cornet à chloroforme dont M. l'inspecteur général Reynaud a doté les hôpitaux de la marine et dont l'emploi est si commode et si sûr. Une place y sera réservée pour développer les bandages, étendre la charpie et les plumasseaux.

7° Les médicaments les plus indispensables seront placés, soit dans les casiers de cette table, soit dans ceux de la boîte qui renferme l'appareil de combat. On s'attachera à n'en pas trop multiplier le nombre. En général, il suffira de dix flacons de dimensions appropriées aux quantités de liquide qu'ils devront contenir et renfermant de l'huile, de l'eau-de-vie, de l'alcool camphré, de l'extrait de Saturne ou de l'eau blanche, de l'éther, du chloroforme, de l'ammoniaque, du vinaigre, du laudanum et du perchlorure de fer (solution à 30°). Un pot en faïence sera rempli de cérat.

8° Enfin, lorsque les emménagements le permettront, des matelas garnis seront étendus dans les coursives et dans le magasin général.

L'éclairage du poste devra attirer également l'attention du chirurgien-major. A bord des navires à voiles, arrimés d'après le système de l'amiral Lugeol, des fanaux à réflecteur placés contre les étagères, projettent dans la cale une lumière suffisante pour les opérations. Les vaisseaux à vapeur qui peuvent, comme le *Jean-Bart*, établir leur poste dans le magasin général, jouissent du même avantage; mais les rapides, qui n'ont de place que dans la cale arrière, ne sont pas dans le même cas. On ne peut y suspendre la lampe de la grande chambre, comme on le fait, sur quelques bâtiments, parce que la hauteur n'est pas suffisante; il faut donc se résoudre à les éclairer avec des fanaux suspendus en abord et à se servir de bougies, pour les pansements et les opérations.

Nous n'avons jusqu'ici parlé que du poste principal. Celui que doit occuper le second chirurgien, à l'autre extrémité du navire, doit être installé d'après les mêmes errements, en tenant compte bien entendu des difficultés d'emplacement qu'on y rencontrera. Il n'est pas possible toutefois qu'on puisse y faire tenir une table à opérations (dût-on la faire tailler par le maître charpentier dans la forme et dans les dimensions qui s'accorderont le mieux avec la place qui lui sera assignée), la seconde des deux boîtes renfermant l'appareil de combat et la seconde caisse d'instruments de chirurgie.

Quant au faux-pont, si l'affaire doit être sérieuse, on disposera des matelas, dans tous les points qui pourront en recevoir, sans gêner le passage des poudres et des projectiles. Sur les frégates comme l'*Hermione*, la *Guerrière* et la *Gloire*, l'espace pris sur les soutes à charbon sera tout naturellement occupé le premier. Dans tous les cas, on placera dans chacun de ces lieux de dépôt des hommes choisis, comme nous l'avons dit, parmi les moins valides. Ils auront pour mission d'assister leurs camarades blessés et de veiller sur eux. Ils seront chargés de leur donner à boire, pour étancher cette soif traumatique qui suit les grandes pertes de sang et qui est, on le sait, le supplice des champs de bataille. Des gobelets et des vases pleins d'eau vineuse leur seront remis à cet effet.

Ces dispositions prises, le chirurgien-major donne un dernier coup d'œil aux différents détails de son service, il s'assure que tous ses ordres ont été exécutés, puis il descend à son poste, pour ne plus le quitter que sur l'ordre formel du commandant.

ART. II. — SOINS A DONNER AUX BLESSÉS PENDANT L'ACTION.

Au moment où le feu va commencer, un calme profond règne dans tout le navire. Au tumulte du branle-bas a succédé l'immobilité de l'attente, le bruit a fait place au silence. Le moment est grave. Chacun sent le besoin de se recueillir, de donner un souvenir à son passé, une pensée à sa famille et de mettre à profit ces instants dont personne ne sait le compte. La première bordée vient bientôt couper court à ces réflexions, et chacun songe à faire son devoir. Celui du chirurgien n'est pas le moins pénible. Les émotions du combat, l'enivrement du succès lui sont également inconnus. Il ne sait même pas ce qui se passe sur le pont. Il ne juge de la grandeur de la lutte que par l'horreur de ses résultats ; il n'en comprend les péripéties que par le genre de blessures qui lui passent sous les yeux, et ne peut jamais en prévoir l'issue. Courbé sous les baux de cet étroit réduit, où tout manque à la fois, l'air, la place et la lumière, cherchant, à la faveur d'une clarté douteuse, au milieu d'une atmosphère étouffante, à extraire un projectile, à jeter une ligature sur une artère ouverte; débordé, dans certains moments, par la rapidité avec laquelle les blessés se succèdent, il faut qu'il conserve, au milieu de cette scène de carnage, le sang-froid du médecin et le calme du chef de service. L'accomplissement de ces austères devoirs n'est pas toujours exempt de périls. Les chirurgiens sont rangés dans la classe des non-combattants et traités comme tels, dans la répartition des avantages qui peuvent être la conséquence d'une affaire ; il est certain qu'ils ne participent à la lutte que d'une manière passive, mais la mort ne les épargne pas toujours. Pendant les guerres de l'empire, plusieurs de nos confrères ont été tués dans l'exercice de leurs fonctions. Ils suivent d'ailleurs la fortune du navire, ils sautent ou sombrent comme lui. Les chirurgiens de l'*Orient*, à Aboukir, de l'*Achille*, à Trafalgar (1), ont partagé le sort de leurs glorieux compagnons d'armes, et ceux du *Vengeur* se sont engloutis avec lui. Si la marine est appelée à recommencer un jour les grandes luttes des temps passés, les moyens de destruction dont elle dispose sont de nature à niveler toutes les chances, et il y a égalité de gloire, lorsqu'il y a égalité de danger.

(1) On sait que le vaisseau *l'Achille* fut incendié vers la fin de la bataille. Lorsque le feu se déclara, l'équipage aima mieux se laisser envahir par les flammes, que d'abandonner les canons. Épouvantés par les torrents de fumée qui s'en échappaient, les Anglais se décidèrent à s'éloigner de ce volcan qui menaçait d'engloutir à la fois ses assaillants comme ses défenseurs. C'est alors seulement que les Français, décimés par la mitraille, s'occupèrent d'éteindre l'incendie, mais il n'était plus temps, il fallut songer à se sauver. On jeta à la mer tous les corps propres à surnager, barriques, mâts, vergues, et on chercha sur ces asiles flottants un refuge contre l'explosion attendue à chaque minute. A peine quelques matelots s'étaient-ils précipités à la mer que le feu, parvenu aux poudres, fit sauter l'*Achille* avec un fracas effroyable qui terrifia les vainqueurs eux-mêmes. (Thiers, *loc. cit.*)

Le chirurgien-major, M. Saint-Hilaire, du port de Rochefort, n'abandonna le poste des blessés qu'au moment où le feu allait lui fermer tout moyen de retraite. Sachant à peine nager, il fut forcé de se jeter à la mer. Quelques-uns de ses compagnons d'infortune le soutinrent au-dessus des flots, et il fut recueilli par les Anglais en même temps qu'un matelot auquel il avait amputé le bras quelques minutes auparavant et dont il n'avait pas cessé de s'occuper. M. Saint-Hilaire a survécu à tous les chirurgiens de son temps. Il habite Rochefort et est âgé de 91 ans.

Nous devons la connaissance de ce fait intéressant à l'obligeance de M. le docteur Lefèvre, directeur du service de santé de la marine, au port de Brest. Il a bien voulu nous permettre de l'emprunter à son *Histoire* encore inédite *du service de santé de la marine*.

§ 1. — Examen et répartition des blessés.

Nous nous sommes placés jusqu'ici au point de vue d'une affaire sérieuse où de nombreux blessés se succèdent rapidement. Dans de pareilles conditions, il ne faut pas songer à pratiquer, séance tenante, des opérations de quelque durée. Il y aurait même de l'imprudence à s'y engager. Elles sont du reste rarement nécessaires; il n'en est guère qu'on ne puisse différer de quelques heures; et, pût-on agir sur-le-champ, qu'il y aurait encore avantage à attendre, pour laisser à la stupeur qui accompagne les grandes lésions traumatiques, le temps de se dissiper. Examiner avec soin tous les hommes qui arrivent au poste ; renvoyer au feu, après un pansement préalable, ceux qui peuvent servir encore; remplir les indications les plus urgentes et faire coucher avec précaution les hommes atteints de lésions graves, voilà tout ce qu'il est possible de faire pendant l'action.

A bord des vaisseaux à voiles, le chirurgien en second se tient dans le faux-pont ; il y examine rapidement les blessés à leur passage, et ne les laisse descendre dans la cale que lorsque leur état réclame de prompts secours ; il retient près de lui ceux dont les lésions sont légères ou permettent la temporisation. Ces indications, que nous empruntons à l'instruction déjà citée de M. Beau, ont pour but d'éviter l'encombrement de la cale et les transports inutiles, mais elles sont difficilement applicables aux vaisseaux à vapeur, en raison des dispositions que nous avons signalées. En établissant un poste supplémentaire et en adoptant le moyen de transport que nous avons proposé, il n'y a que peu d'inconvénients à descendre tous les blessés jusque dans la cale. On pourra sans les retirer du fauteuil les examiner, les panser, dans quelques cas, et les faire remonter sur-le-champ dans le faux-pont. Ceux dont l'état nécessitera une opération immédiate, ou l'application d'un bandage un peu compliqué, seront placés sur la table à opérations et y recevront les soins nécessaires. Ces soins, comme les lésions qui les nécessitent, varient suivant les différentes phases du combat et les conditions dans lesquelles il a lieu.

2. — Blessures qu'on est appelé à traiter pendant un combat naval.

Dans les batailles navales, c'est l'artillerie qui joue le plus grand rôle; aussi les blessures faites par les bouches à feu l'emportent toujours pour le nombre, comme pour la gravité. Ce sont les seules qu'on puisse observer à l'attaque des forts; ce sont les premières qu'on ait à traiter, dans les affaires d'escadre à escadre. Ce n'est guère que lorsque la lutte se prolonge et devient une véritable mêlée, que la mousqueterie intervient; c'est seulement dans le cas d'abordage qu'on s'attaque à l'arme blanche; mais alors c'est le dernier acte du drame, et, le plus souvent, il est court et décisif. Les bâtiments cuirassés, cependant, sont disposés de manière à prolonger ce genre de lutte. Ces navires invulnérables, sur la muraille desquels le boulet vient se briser, ne pourront guère être attaqués que de deux façons. Il faudra les couler, si l'on parvient à les prendre par le travers avec une vitesse suffisante et une force de résistance supérieure à la leur, ou les prendre d'assaut. C'est à l'habileté de la manœuvre à parer au premier de ces dangers; des mesures sont prises pour résister au second. On a élevé sur le pont de ces puissantes machines un blockhaus blindé comme elles, et permettant, dans le cas d'abordage, de balayer le pont de bout en bout. Cette redoute est sans communication avec lui; on y monte de la batterie par une échelle spéciale. Le capitaine s'y tient pendant le combat, avec le timonier placé à la roue du gouvernail qui y est renfermée. On peut y faire monter, au moment du besoin, un nombre d'hommes suffisant pour la défendre. Si ce type de bâtiments se généralise, le canon perdra de son importance dans les combats sur mer; mais en attendant que l'avenir en décide, il conserve sa suprématie, et les lésions qu'il cause sont celles dont la chirurgie navale doit surtout se préoccuper. Elles sont en général très-sérieuses, et il ne peut en être autrement. Nulle part une artillerie aussi puissante n'est concentrée sur un si petit espace et dirigée sur des masses plus compactes. Le nombre et le volume des projectiles qui pleuvent, en quelques instants, sur le pont et dans les batteries d'un navire, les éclats de bois et de fer que les boulets arrachent et projettent dans tous les sens, l'explosion des obus, les débris qui tombent de la mâture, tout concourt à donner aux batailles navales un caractère à la fois imposant et terrible; aux blessures qui en résultent, un cachet de désespérante gravité. Le chiffre des morts comparé à celui des blessés et à l'effectif de l'équipage en donne, comme nous l'avons vu, la mesure (1). La marine n'emploie que de gros calibres; les Russes ont pu juger des effets de nos pièces de 30 et de 80 aux attaques de Sébastopol, de nos canons de 50 à Kinburn; nous avons pu apprécier, de notre côté, la portée et la force de pénétration de leurs boulets de 58. De pareils projectiles emportent un membre lorsqu'il se trouve sur leur passage, et quand ils atteignent la tête ou le tronc, la chirurgie n'a pas à intervenir (2).

Les ablations de membres par le boulet se présentent donc en première ligne sur la liste des lésions chirurgicales qu'on observe pendant le combat. Lorsqu'il est arrivé à la fin de sa course, il les écrase sans les détacher. L'un des deux blessés du *Jean-Bart* avait eu les deux cuisses broyées par un boulet mort; il succomba deux heures après. Il se borne quelquefois, lorsqu'il frappe obliquement une région abondamment pourvue de parties molles, comme la fesse ou le mollet par exemple, à y produire une véritable échancrure, à enlever des masses musculaires souvent considérables, sans atteindre les os; mais ces projectiles causent moins de désordres par eux-mêmes que par les éclats qu'ils entraînent, par les fragments de bois qu'ils détachent de la muraille du navire, et qui blessent ou tuent souvent plusieurs hommes à la fois.

(1) Cette proportion varie suivant la distance à laquelle on se bat. Le nombre des morts est d'autant plus grand par rapport à celui des blessés que les navires ont été engagés de plus près. Il l'a dépassé sur plusieurs vaisseaux à la bataille de Trafalgar, où l'on combattait bord à bord. Il a été de plus du tiers à Navarin, où l'on s'est canonné d'assez près. (L'escadre française y eût 43 hommes tués et 125 blessés, l'escadre anglaise 75 tués et 197 blessés.) A l'affaire du 17 octobre, au contraire, où l'on se battait à 7 encâblures, le nombre des morts n'a pas dépassé le sixième de celui des blessés, dans les deux escadres (30 hommes tués sur 181 blessés du côté des Français, 44 morts sur 266 blessés du côté des Anglais).

(2) C'est ainsi qu'au combat du 17 octobre, le lieutenant de vaisseau Sommeiller et l'aspirant égyptien Keurchil furent tués sur la dunette de la *Ville de Paris*, le premier par un boulet creux chargé de sable, du calibre de 68, le second par un boulet plein. (*Batailles de terre et de mer*, par le comte E. Bouët-Willaumez, Paris, 1855.)

Enfin les boulets viennent quelquefois se briser eux-mêmes sur la volée des pièces ou sur le can des sabords des navires cuirassés, et leurs débris occasionnent des blessures qu'on ne peut guère observer qu'à bord des bâtiments. A l'attaque de Mogador (15 août 1844), un aspirant eut la moitié de la face emportée par un fragment de boulet marocain qui vint se briser sur la volée d'un canon dont il surveillait le tir. A Kinburn, plusieurs hommes ont été blessés de cette manière. Après l'affaire, la batterie de la *Tonnante* était pleine de débris de toute dimension et de toute forme provenant de boulets qui s'étaient brisés sur l'arête de ses sabords ou sur ses canons. Ces fragments sont animés de la même force d'impulsion que le boulet lui-même, dont la vitesse ne s'est pas sensiblement ralentie par le choc. Ils produisent des lésions presque aussi graves, et, de plus, leur forme anguleuse les rapproche à certains égards des éclats de bombe et d'obus dont nous allons parler.

L'explosion des projectiles creux cause d'affreux ravages lorsqu'ils viennent à éclater à bord d'un navire, au milieu d'un groupe de matelots qui ne peuvent s'éloigner. Ceux qui s'en trouvent le plus rapprochés sont littéralement mis en lambeaux. C'est ainsi qu'un lieutenant de vaisseau du camp de la marine, M. Boc, fut réduit à l'état de tronçon, par un obus qui lui éclata entre les jambes, devant Sébastopol. La cuisse droite, la jambe gauche et le bras droit furent arrachés. Il survécut quelques heures à ces horribles blessures (1).

Les lésions produites à distance par des éclats isolés diffèrent

(1) *Souvenirs de l'ambulance de tranchée*, par le docteur Legüillou, chirurgien de 2e classe de la marine. Thèse inaugurale, Paris, 1857.

Les bombes occasionnent encore de plus grands ravages, si l'on en juge par l'accident survenu le 17 octobre à bord de la *Ville de Paris :*

« Une bombe de 10 pouces pénétra sous la dunette dans la chambre du capitaine « de frégate Dompierre d'Hornoy, sans qu'on pût préciser par quel point elle y « entra. En éclatant, elle mit en morceaux tous les emménagements de babord « et une partie de ceux de tribord. Un éclat fit un trou dans la muraille de bâ- « bord. Le pont fut soulevé à bâbord, sur près de la moitié de la longueur de la « dunette, en blessant 12 personnes, dont 4 officiers et 4 aspirants de l'état- « major général. Le système des baux se souleva de près de 2 centimètres à « la bauquière. Deux baux du pont furent craqués. Un trou fut fait par un éclat « au-dessus d'une des chambres de l'amiral Hamelin. » (Comte E. Bouët-Willammez, *Batailles de terre et de mer*, p. 315.)

suivant le sens dans lequel ceux-ci se présentent. Lorsqu'ils agissent par leur surface convexe, il en résulte de larges contusions sans plaie, suivies d'énormes tumeurs sanguines (1) ; lorsqu'ils frappent par un des angles de leurs bords irréguliers, ce sont des plaies contuses, profondes, anfractueuses, déchirées qu'ils déterminent, des fractures souvent compliquées d'issue des os, d'attrition des parties molles, de présence des corps étrangers. « Ceux-« ci, dit M. Scrive (2) traversent rarement toute l'épaisseur d'un « membre. Ils s'arrêtent dans les tissus qui leur résistent, et sou-« vent on est obligé d'en opérer l'extraction. Il est nécessaire de « ne pas la différer, car, après quelques heures, il se développe, « dans la cavité qui les loge, de l'hydrogène sulfuré très-nuisible « aux suites de ces plaies. Après l'extraction, les tissus affaissés, « fortement contus et privés de vie, dans leurs points de contact « avec le corps étranger, ne reviennent plus sur eux-mêmes, de « sorte que l'excavation produite par le projectile persiste. »

Ces plaies, comme toutes celles qui sont produites par les projectiles de gros calibre, s'accompagnent très-rarement d'hémorrhagie ; on n'en observe guère que lorsqu'une artère volumineuse a été ouverte par une des aspérités de ces fragments de fonte. A l'ambulance de tranchée par exemple, M. Leguillou a vu l'artère poplitée ouverte par un éclat d'obus qui avait frappé le creux du jarret, par un de ses angles aigus. — Elles siégent le plus souvent aux membres inférieurs. Ainsi sur les 42 blessés du vaisseau amiral, à l'affaire du 17 octobre, on a compté 25 contusions graves, dont 15 aux membres inférieurs, 5 aux membres supérieurs, 3 à la poitrine et 1 à la tête; 10 plaies contuses, 4 à la main, 3 à la tête, 2 au bras, 1 à la cuisse; 6 fractures dont 3 multiples, 1 aux deux jambes, 1 à l'avant-bras, l'autre au bras (3).

(1) A la tranchée, devant Sébastopol, M. de R..., lieutenant de vaisseau, fut atteint à la fesse droite par un éclat d'obus très-volumineux. La tumeur sanguine avait le volume de la tête d'un enfant de deux mois. La distension des téguments était telle qu'on en craignit la gangrène. Une incision donna issue à une énorme quantité de sang, et le blessé guérit. (Leguillou, thèse citée.)

(2) Scrive, *Relation médico-chirurgicale de la campagne d'Orient*, Paris, 1857.

(3) Rapport de l'amiral Hamelin au ministre de la marine, *Moniteur* du 5 novembre 1854.

La fracture des deux jambes s'est produite par un mécanisme tout particulier et que je crois sans exemple. Le lieutenant de vaisseau qui en a été atteint, M. E. Zédé, se tenait sur la dunette, immédiatement au-dessus du point où

Lorsque les navires se rapprochent et s'attaquent de plus près, la mitraille intervient à son tour, et le nombre des blessés augmente d'une manière rapide (1). Enfin lorsqu'ils sont bord à bord, et qu'on monte à l'abordage, la fusillade et l'arme blanche viennent ajouter leur contingent de blessures nouvelles à celles qui se sont produites jusque-là (2). Ces lésions n'offrent rien de particulier, dans les batailles navales; les sabres et les haches d'abordage, les piques de sabord, sont aussi redoutables que la baïonnette de l'infanterie, qui y est du reste représentée par les compagnies de fusiliers.

Les blessures faites par l'ennemi ne sont pas les seules qu'on soit appelé à traiter. Dans l'ardeur du combat, au milieu de la fumée, des accidents de toute nature ne peuvent pas manquer de se produire. On ne manie pas, pendant plusieurs heures, des canons du poids de trois à cinq mille kilogrammes, souvent démontés, dont les roues s'engagent, à chaque instant, dans des débris de bois ou de fer, sans que quelques hommes se laissent surprendre.

éclata la bombe dont nous avons indiqué les effets. Il fut soulevé par l'explosion, et lorsqu'on le releva, les deux jambes étaient fracturées comminutivement à leur tiers inférieur. Le degré d'attrition était tel, qu'il fut question de pratiquer sur-le-champ une double amputation. Grâce à l'habileté et aux soins fraternels de M. le docteur Marroin, chirurgien principal de l'escadre, cette mutilation lui fut épargnée, et cet officier distingué a pu continuer activement ses services. Il n'a gardé de sa blessure qu'une déformation très-notable des deux jambes, de la roideur dans les articulations tibio-tarsiennes dont les mouvements sont limités et un peu d'indécision dans la marche. Autant qu'il m'a été possible d'en juger, après son retour en France, les fractures présentaient la plus grande analogie avec celles qu'on observe, à la suite des chutes faites d'un lieu très-élevé, dans la position verticale et sur les pieds; mais dans ce dernier cas, c'est le corps qui vient frapper le sol, tandis que dans l'observation qui précède, c'est le sol qui s'est soulevé sous les pieds du blessé. Il n'y a pas eu de choc, mais l'impulsion a été si violente et si rapide, que le mouvement n'a pas eu le temps de se transmettre à tout le levier de la station et que la partie inférieure a cédé.

(1) Au combat d'Obligado, les deux officiers du *San-Martin* et plusieurs hommes de son équipage furent tués ou blessés par la mitraille. C'est un biscaïen qui traversa la poitrine du lieutenant Michaux; un autre broya le tibia du fils d'un de nos confrères, le jeune Hello, qui ne put être sauvé par l'amputation de la cuisse pratiquée dix jours après par M. L. A. Petit, chirurgien de 1re classe. La mitraille a joué également un grand rôle à Trafalgar. Une seule bordée envoyée par le *Téméraire*, à portée de pistolet, renversa sur le pont du *Redoutable* 200 des hommes qui allaient prendre le *Victory* à l'abordage. C'est un biscaïen qui tua le contre-amiral Magon déjà frappé de deux balles.

(2) C'est une balle partie des hunes du *Redoutable* qui tua Nelson. Elle entra par l'épaule et vint se fixer dans les reins. (Thiers, *loco citato.*)

Il en résulte le plus souvent des plaies contuses, avec écrasement siégeant aux pieds ou à la main, et produites par le passage d'une roue de canon, ou par la pression de la culasse. Elles sont très-fréquentes à bord en temps ordinaire et dans le cours des exercices. Enfin, une pièce peut éclater ou partir à l'improviste, en enlevant les bras des chargeurs. Ce dernier accident n'est que trop commun, même en temps de paix. J'en ai vu, pour ma part, cinq exemples. Il peut, à plus forte raison, se produire pendant le combat, où on ne prend pas tant de précaution. On observe aussi parfois de violentes commotions sans blessures.

A l'attaque de Salé, un chef de pièce du *Descartes* reçut, dans la région épigastrique, le bouton de culasse de sa pièce, dont il se tenait trop rapproché au moment de l'explosion. Il fut renversé sur le pont et conduit au poste; mais au bout de quelques heures, il ne se ressentait plus de ce choc. Au bombardement de Sweaborg, un boulet vint briser l'affût d'un des canons de la *Tempête*; un fragment qui s'en détacha atteignit au côté M. Lefort, enseigne de vaisseau, et le renversa sur le pont. Il se releva, un instant après, sans paraître se ressentir du coup qu'il avait reçu (1).

§ 3. — Pansements et opérations d'urgence.

Nous venons de passer en revue les principales blessures qui réclament les secours des chirurgiens pendant un combat naval, et comme nous l'avons dit, il doit se borner en ce moment à remplir les indications les plus pressantes.

1° *Ablation de membres.* — Lorsqu'un membre est emporté par un boulet, ou ne tient plus que par un lambeau de parties molles, il faut compléter la section dans le second cas, la régulariser dans le premier, en enlevant, s'il y a lieu, les esquilles mobiles, les bouts de muscles à moitié détachés. Si l'artère ou les artères principales peuvent être aperçues à la surface de la solution de continuité, on en fait la ligature ; dans le cas contraire, on place un garrot ou un tourniquet à la racine du membre, on applique sur cette surface anfractueuse et déchirée un linge fenêtré et

(1) Deuxième rapport de l'amiral Penaud, au ministre de la marine, sur le bombardement de Sweaborg, 2 août 1855.

huilé; de la charpie, une croix de Malte et une bande complètent ce pansement provisoire (1).

2° *Fractures compliquées.* — Dans le cas de fracture, on devra rendre au membre sa forme et sa direction normales, sans s'attacher à obtenir une réduction bien méthodique, et immobiliser le membre dans un appareil, en attendant mieux. Si les os sont broyés et ont traversé les téguments, si la fracture s'accompagne d'un haut degré d'attrition, on recouvrira la plaie de charpie imbibée d'eau fraîche et on la fera arroser de temps en temps par un des hommes de garde, si le nombre des blessés ne s'oppose pas à ce que de pareils soins leur soient donnés.

3° *Contusions et plaies contuses.* — Les plaies contuses, larges et profondes, seront pansées de la même manière, lorsqu'on les aura débarrassées des corps étrangers qu'elles peuvent contenir et qu'on aura nettoyé avec soin leurs anfractuosités. Elles s'accompagnent rarement d'hémorrhagie; mais dans le cas où une artère d'un calibre un peu considérable aurait été comprise dans la solution de continuité, il faudrait aller à la recherche du point divisé et en lier immédiatement les deux bouts. On ne devrait pas hésiter, pour le découvrir, à pratiquer les incisions nécessaires; cependant, s'il était enseveli sous les parties molles altérées, et qu'il fût difficile de l'atteindre, on pourrait attendre la fin de l'action, pour pratiquer la ligature, en se bornant à appliquer un tourniquet ou un garrot et à faire surveiller le malade de près (2). Lorsque le sang provient de vaisseaux d'un petit calibre et qu'il coule

(1) Ces conseils et ceux qui suivent ne s'appliquent qu'aux circonstances spéciales dans lesquelles nous nous supposons placés. S'il s'agissait de quelques blessés isolés, d'un accident de guerre plutôt que d'un combat naval, il serait préférable d'amputer sur-le-champ, comme le fit M. L. A. Petit, dans le cas suivant : Le 9 janvier 1846, le *Procida*, dont il était le chirurgien-major, et la corvette *la Coquette*, escortaient, dans le Parana, un convoi de 68 bâtiments de commerce, lorsqu'au passage du Tonéléro, ils furent canonnés par quelques pièces volantes placées sur la berge. Un aspirant, M. Blondeau, reçut un boulet qui lui broya la jambe droite. Moins d'une heure après, M. Petit, aidé par son confrère de la *Coquette*, lui pratiqua l'amputation de la cuisse au tiers inférieur. Cette opération fut suivie d'un plein succès.

(2) Ces agents de compression sont, on le sait, extrêmement imparfaits. Le tourniquet est sujet à se déplacer, le garrot comprime le membre dans sa totalité et détermine du gonflement au-dessous du point qu'il embrasse : c'est surtout dans des circonstances semblables, que ressortent tous les avantages des compresseurs de M. Marcellin Duval, directeur du service de santé de la marine. Souples et élastiques, d'un emploi facile et sûr, ils n'exercent de pression que sur

en nappe, il suffit de porter sur le point qui le fournit des tampons de charpie trempés dans la solution de perchlorure de fer. Un large morceau d'agaric, une compresse et une bande un peu serrée complètent le pansement.

Les larges plaies à lambeau, qu'on observe principalement au cuir chevelu, seront réunies par quelques points de suture. Les contusions étendues, mais sans plaies, seront recouvertes de compresses imbibées d'eau additionnée d'alcool camphré et arrosées de temps en temps, ainsi que nous l'avons indiqué pour les fractures compliquées.

L'avantage des pansements à l'eau froide, employés dès le début, dans les lésions traumatiques graves, n'est contesté par personne, mais il semblera peut-être un peu difficile d'en entretenir l'humidité, dans les conditions d'encombrement que nous avons fait ressortir. Cependant, si l'on reconnaît la nécessité de placer, près des blessés, des hommes de garde chargés de les surveiller, de leur donner à boire et d'avertir les chirurgiens s'il survenait brusquement une hémorrhagie, on comprendra qu'il n'est pas plus difficile de leur confier en même temps le soin d'arroser les pansements : une écuelle pleine d'eau douce et une éponge suffiront pour cela.

Les lésions causées par la mitraille et par les balles réclament des soins d'une autre nature. L'extraction des projectiles et des esquilles osseuses ne devra toutefois être tentée que dans le cas où il serait facile d'en reconnaître la position et de les atteindre. Des recherches longues et minutieuses ne sont guère possibles dans un pareil milieu et dans des conditions semblables. Elles peuvent sans inconvénient être différées de quelques heures. Le débridement, sur la valeur duquel nous reviendrons plus tard, ne devra de même être mis en pratique que dans les cas d'absolue nécessité.

4° *Blessures par armes blanches.* — Les plaies faites par des armes piquantes ou tranchantes ne présentent par d'autre indication, que la suspension de l'hémorrhagie, lorsqu'elle existe, et la réunion par première intention, lorsqu'elle est possible. Nous avons déjà indiqué quels sont les moyens à opposer aux hémorrhagies : nous nous bornerons à ajouter que, dans les plaies qui

deux points opposés, et cette compression peut être graduée avec toute la précision désirable.

résultent de l'action d'un instrument tranchant, et qui se compliquent de lésion artérielle, la ligature immédiate des deux bouts du vaisseau est toujours indispensable, et qu'en général elle est plus facile. La réunion sera obtenue à l'aide de la suture, lorsque l'état des parties le permettra ; avec les pinces à pression graduée de M. Marcellin Duval, lorsque la laxité des téguments se prêtera à leur application ; au moyen des bandelettes agglutinatives, dans le cas contraire.

5° *Plaies pénétrantes des cavités splanchniques.* — Nous ne nous sommes occupés jusqu'ici que des blessures des membres. Ce sont incontestablement les plus fréquentes, et dans les combats d'artillerie, les lésions des cavités splanchniques sont le plus souvent au-dessus des ressources de l'art. Il n'en est plus de même au moment de l'abordage. Elles appellent alors toute l'attention du chirurgien.

Celles du crâne n'exigent qu'un pansement simple. Ce n'est pas pendant l'action qu'on peut songer à appliquer le trépan, dans une plaie de tête. Cette opération est rarement indiquée, du reste, dans les blessures par armes de guerre. Sans en repousser complétement l'emploi, les chirurgiens militaires de notre époque n'y ont recours que dans les cas où un corps étranger venu du dehors ou une esquille osseuse compriment le cerveau, ou pénètrent dans sa substance (1). Les plaies de poitrine sont dans le même cas ; l'ablation ou le redressement d'un fragment de côte, enfoncé dans la cavité thoracique par une balle ou par un biscaïen, l'enlèvement du projectile dans les cas assez rares où on peut le voir ou le toucher du doigt, l'occlusion de la solution de continuité, sont les seules indications à remplir sur-le-champ. Les plaies de l'abdomen peuvent réclamer une intervention plus active. Nous avons parlé de ces grands désordres causés par les fragments de bois ou les éclats d'obus; lorsqu'ils atteignent la cavité abdomniale, ou lorsque ses parois ont été largement divisées par un coup de sabre, les intestins s'échappent au dehors, et on ne peut pas attendre la fin de l'action pour en opérer la réduction. Il faut y procéder, séance tenante, et réunir par la suture. Si le tube digestif est in-

(1) Voir, pour la discussion de ce point de chirurgie, le mémoire remarquable de M. Legouest, sur la chirurgie militaire contemporaine, *Archives générales de médecine*, 4e série, t. XIII, p. 465, 1859.

téressé, dans un point de son étendue, le cas devient plus embarrassant. Il est bien difficile, pendant un combat, et dans la cale d'un vaisseau, de pratiquer, à la lueur d'une bougie, une opération aussi délicate qu'une suture intestinale ; d'un autre côté, on ne peut pas laisser sans secours, pendant plusieurs heures, un blessé dont l'intestin est en partie sorti de la cavité abdominale, et on ne doit pas l'y faire rentrer, sans s'être mis en garde contre un épanchement inévitablement mortel. Nous croyons, qu'en pareil cas, il faut y procéder sur-le-champ, malgré le peu de chance de succès qu'elle présente, et, le cas échéant, nous donnerions la préférence au procédé de Lambert, comme étant d'une exécution plus prompte et plus facile.

Les blessures que nous venons de passer en revue s'accompagnent souvent d'une commotion profonde, avec lenteur et petitesse du pouls, refroidissement des extrémités, parfois avec perte de connaissance. Le traitement qu'on lui oppose dans un hôpital, les boissons chaudes et aromatiques, les moines, les sinapismes, etc., ne sauraient trouver leur place à bord d'un navire, dans le cours d'une affaire sérieuse. Quelques cuillerées d'eau-de-vie, si le malade peut avaler, des inspirations d'éther, des lotions vinaigrées sur le front et sur les tempes, la position horizontale, sont les seuls moyens qu'on puisse y opposer (1).

6° *Chloroforme.* — Les opérations restreintes que nous avons énumérées, ne sont pas, en général, assez douloureuses pour nécessiter l'emploi du chloroforme. Il est une autre raison qui doit rendre très-réservé dans son emploi. La première condition, pour l'administrer sans danger, le premier soin à prendre pour remédier aux accidents, lorsqu'ils se produisent, c'est de faire respirer au malade un air frais et pur. Il est inutile de faire ressortir l'impossibilité de réaliser cette condition, dans l'atmosphère chaude et viciée où les blessés se trouvent placés. Mais le chloroforme n'est pas seulement destiné à supprimer la douleur dans les opérations, il peut aussi calmer des souffrances devant lesquelles l'art

(1) La commotion et la stupeur générale sont beaucoup plus rares du reste qu'on ne le croit. On ne les observe guère, d'après M. Legouest, qu'à la suite des plaies de tête et des grands désordres produits par les projectiles de gros calibre. (Legouest, *La Chirurgie militaire contemporaine*, *Archives générales*, 5e série t. XIII, p. 89.)

est impuissant. En présence de blessures qui ne laissent aucun espoir, la chirurgie peut encore intervenir pour endormir la sensibilité d'un malheureux qui n'a plus que quelques instants à vivre, et pour adoucir les angoisses de son agonie. Le chloroforme employé avec précaution, mais d'une manière continue, et sans aller jusqu'à produire une anesthésie complète, en offre les moyens; il y aurait quelque cruauté à rejeter ce secours. L'exemple de nos confrères de l'armée a, du reste, sanctionné cette pratique. M. Scrive la recommande avec insistance, comme un devoir de charité. On peut, à bord, en charger un infirmier ou un aide intelligent, auquel on a fait comprendre le but qu'on se propose et le danger de le dépasser. Le magasinier et le maître commis, qui sont, comme nous l'avons dit, affectés au service des blessés, lorsque leur présence, au passage des poudres, n'est pas indispensable, pourraient s'acquitter de cet emploi.

ART. III. — SERVICE CHIRURGICAL APRÈS LE COMBAT.

La tâche des chirurgiens n'est pas terminée, lorsque le feu vient de cesser; ils n'ont fait jusqu'alors que parer aux éventualités du moment, il leur faut compléter leur œuvre, en donnant aux blessés, qu'ils n'ont fait qu'entrevoir, des soins plus réfléchis et plus minutieux.

Pendant qu'à bord chacun s'applique à remédier aux dégâts causés par le feu de l'ennemi, que les avaries se réparent, que l'ordre se rétablit dans les batteries, le chirurgien-major, après avoir pansé les derniers blessés qui lui ont été remis, passe une revue rapide de tous ceux qu'il a fait coucher dans son voisinage, et se rend ensuite au poste supplémentaire, où il se fait rendre compte, par le second chirurgien, de ce qui s'est passé dans cette partie du navire. Il visite les malades qui s'y trouvent, constate la nature et la gravité de leurs lésions, et va ensuite informer le commandant de l'état de son service et prendre ses ordres, pour les mesures ultérieures qu'il conviendra d'adopter (1).

Il importe au plus haut degré de retirer le plus promptement

(1) Aussitôt que le combat a cessé, il (le commandant en second) se fait remettre par le chirurgien-major la liste nominative des blessés et des morts, et il opère sur-le-champ les mutations nécessaires (art. 367 du décret du 15 août 1851).

possible, les blessés des étroits réduits où ils sont entassés, de les soustraire à l'atmosphère viciée, dans laquelle ils séjournent, et de les faire coucher d'une façon plus convenable. Leur évacuation sur l'une des batteries est donc la première disposition à prendre. C'est habituellement la batterie basse que le commandant désigne pour cela. Elle est, à la vérité, moins bien aérée, plus sombre et plus humide que la batterie haute, les sabords en sont fermés aussitôt que la mer grossit un peu, mais elle offre plus d'espace, elle est plus dégagée, plus silencieuse, et les malades y gênent moins le service général du bord. Avant qu'on puisse l'occuper, il faut que tout y ait été remis en place, qu'elle ait été lavée et nettoyée avec soin. Il s'écoule toujours un temps assez long, avant que ces précautions ne soient prises. Encore faut-il, pour qu'on puisse s'en emparer, que l'action ait été décisive, et que le navire ne soit pas exposé à recommencer le feu d'un instant à l'autre. Dans ce dernier cas, il reste en branle-bas de combat, et les blessés sont bien forcés d'attendre. Il n'est pas possible alors d'améliorer leur position. Renouveler quelques pansements trop hâtifs, rétablir quelques appareils déplacés, faire coucher un peu moins mal ceux dont la position est le plus incommode, distribuer un peu de vin aux plus affaiblis, faire prendre quelques cuillerées d'une potion calmante à ceux dont les douleurs sont intolérables, voilà tout ce que les chirurgiens peuvent faire dans l'ordre matériel ; mais ils restent au milieu de leurs blessés, ils les consolent et les encouragent par leur présence ; ils leur parlent du devoir accompli, du pavillon bravement défendu ; ils leur font entrevoir un retour prochain au port et la récompense qui les attend. L'aumônier, que son pieux ministère retient également au poste (1), leur offre, de son côté, les secours de la religion, et les matelots se laissent facilement toucher par les paroles de ces hommes, qu'une même mission réunit auprès d'eux, et qu'ils ont l'habitude de voir, à leurs côtés, dans le chagrin, comme dans la souffrance.

§ 1. — Transformation d'une des batteries en hôpital.

Lorsque la batterie peut être occupée, le chirurgien-major y

(1) Pendant le combat, l'aumônier se tient au poste des blessés (art. 595 du décret du 15 août).

fait monter et garnir tous les lits en fer dont est pourvu le navire, à l'exception de ceux qui devront être dressés dans l'hôpital, lorsque ses cloisons auront été remises en place (1). Le nombre de ces lits est égal au vingtième de l'effectif (2). S'ils ne suffisent pas, on fait disposer de plus les cadres suspendus destinés aux malades et dont le chiffre est égal au centième de l'équipage (3). A bord d'un vaisseau rapide (type *Napoléon*), on peut ainsi cou-

(1) On fera bien de laisser un de ses côtés libres, pour servir de salle d'opérations.

(2) Voir le règlement ministériel portant fixation des objets de toute nature à délivrer aux bâtiments de la flotte, 15 juillet 1859.

(3) Voir le règlement déjà cité du 15 juillet 1859. Si la mer est un peu grosse, ces cadres seront réservés pour les blessés les plus graves et en particulier pour ceux qui auront à subir une amputation. C'est un excellent mode de couchage. Sper fait observer avec raison qu'il est surtout précieux après un combat, parce qu'alors les avaries survenues dans la mâture et le gréement rendent les mouvements de tangage et de roulis beaucoup plus sensibles, le navire étant moins bien appuyé. J'ai pu constater moi-même les avantages qu'il présente à la mer, par un mauvais temps. Au mois d'octobre 1845, je revenais de Terre-Neuve, sur la corvette de charge *l'Adour*, qui commandait la station et dont j'étais le chirurgien-major. J'avais reçu, pendant notre séjour au Croc, de nombreux blessés provenant des navires du commerce : trois d'entre eux notamment se trouvaient dans l'état le plus grave. Le premier avait reçu à bout portant un coup de fusil chargé avec de gros plomb, au-dessous du genou gauche. Le tibia et le péroné avaient été littéralement broyés. Cinquante jours s'étaient écoulés depuis l'accident. Le malade, épuisé par la fièvre, l'abondance de la suppuration et le défaut de soins, semblait ne plus avoir que quelques jours à vivre. Je n'en pratiquai pas moins, dans le petit hôpital de la corvette, l'amputation de la cuisse au tiers inférieur, et cette opération fut suivie d'un plein succès. Le second s'était fracturé la cuisse, trois mois auparavant, en tombant de la grande hune d'un navire de Binic sur le pont. Le fragment supérieur avait déchiré les muscles et la peau dans une étendue de 15 centimètres et se montrait à nu, au côté externe du membre. Aucune tentative de réduction n'avait été faite, et ce malheureux, à peu près abandonné par son capitaine, me fut remis dans l'état le plus déplorable. Je reséquai 10 centimètres du fragment nécrosé, et grâce à de bons soins et à une excellente alimentation, je pus le ramener à Brest assez bien portant. Il y subit l'amputation de la cuisse au tiers supérieur et guérit comme le précédent. Le troisième s'était fracturé la cuisse et le bras gauches, en tombant aussi de la hune d'un navire de commerce. La fracture était comminutive, le bout supérieur de l'humérus sortait par une large plaie des téguments. Cette fois encore j'ai pu conserver le membre et sauver la vie du blessé.

Nous quittâmes le Croc au mois d'octobre, et pendant la traversée de retour, nous eûmes constamment mauvais temps. Les sabords demeurèrent fermés depuis le départ, et la batterie de notre vieux navire ne cessa pas d'être inondée. Mes blessés, couchés dans des cadres suspendus, n'eurent à souffrir ni du roulis ni de l'eau qui baignait l'hôpital, et supportèrent gaiement un transport qui leur eût été extrêmement pénible, si je les avais laissés dans leurs lits en fer.

cher 54 hommes, aussi commodément qu'à terre ; et si l'on en a davantage, on fait appel à l'obligeance des officiers, qui s'empressent d'abandonner leurs cadres ou leurs lits en fer au service des blessés. Enfin, comme dernière ressource, on fait étendre dans des hamacs ceux qui présentent les lésions les moins graves. Il faut du reste, pour qu'un vaisseau qui a beaucoup souffert, soit ainsi abandonné à ses propres moyens, qu'il ait été complétement séparé de la division dont il fait partie, ou qu'il navigue isolément. Dans le cas contraire, il ne tarde pas à recevoir des secours de ceux qui ont été moins maltraités. Le chirurgien de division doit se rendre, après le combat, à bord des navires qui ont été engagés. Il y visite les blessés, prend note de leur nombre (1) ; à son retour, il en rend compte au commandant en chef et prend ses ordres, pour l'adoption des mesures générales que réclament les circonstances. On peut alors, suivant les cas, transformer en hôpital un des vaisseaux qui ont le moins souffert, et le chirurgien de division prend alors la direction de ce service, ou renforcer le personnel et le matériel des navires les plus maltraités, à l'aide d'emprunts faits au reste de l'escadre.

Lorsque les blessés restent à bord, que la batterie a été installée et l'hôpital rétabli, le chirurgien-major, qui a pris d'avance ses dispositions, s'empresse d'y faire transporter tout son monde. Le navire est replacé dans ses conditions normales, les échelles sont remises aux panneaux, rien ne force plus à se hâter, et cette opération s'effectue d'une manière assez facile. Les hommes qui peuvent marcher, avec l'aide de leurs camarades, viennent d'eux-mêmes prendre place dans les lits qui leur sont assignés. On peut, pour la plupart des autres, se servir des fauteuils de combat qui sont encore en place ; enfin les hommes les plus gravement atteints, ceux qui présentent des lésions des membres inférieurs principalement, pourront être transportés sur des brancards semblables à ceux dont nous avons indiqué l'adoption à bord de plusieurs vaisseaux.

Les hommes appelés à subir, le jour même, une opération grave, une amputation par exemple, seront portés jusque dans l'hôpital, où ils devront la subir. Ils y seront plus tranquilles et

(1) Art. 649 du décret du 15 août 1851.

plus à l'aise. S'ils étaient trop nombreux pour y trouver place, on pourrait, dans le but de leur épargner un double transport, établir un poste d'opérations dans la batterie réservée aux blessés, soit à l'arrière, soit du côté demeuré libre, s'il n'a pas fallu les occuper tous les deux. Il suffirait, pour l'isoler complétement, d'un simple entourage en toile, et pour le pourvoir des objets nécessaires, d'y faire monter une partie de ceux qui figuraient dans le poste de combat.

§ 2. — Pansements définitifs. Opérations à pratiquer après le combat.

Lorsque les blessés sont couchés et qu'on a pourvu à leurs premiers besoins, le moment est venu d'examiner avec attention les lésions qu'ils présentent, de prendre un parti à leur égard, de pratiquer les opérations nécessaires et de les panser avec méthode. Maître de son temps, entouré de ses aides, de ses infirmiers, muni de tous les objets dont il peut avoir besoin, le chirurgien-major d'un vaisseau se trouve alors dans des conditions presque aussi avantageuses que s'il était à terre, dans une salle d'hôpital.

Nous sommes, sous ce rapport, plus favorisés que nos confrères de l'armée; nous n'avons pas, comme eux, à compter avec les nécessités du champ de bataille et des ambulances; nous ne sommes pas forcés de pratiquer des opérations de circonstance. Le personnel chirurgical, les ressources du bord sont à la hauteur des besoins.

Nous supposons, il est vrai, que le navire se trouve, après la bataille, dans de bonnes conditions et qu'il n'ait pas été trop maltraité. Dans ce dernier cas, l'escadre dont il fait partie viendrait à son aide ; mais s'il survenait une tempête, une série de mauvais temps, si le séjour des blessés à bord devait se prolonger, il n'en serait plus de même, et les complications les plus graves ne tarderaient pas à éclater. Nous nous occuperons plus tard des moyens de les prévenir; mais en dehors de ces circonstances exceptionnelles, le traitement des blessures, après un combat naval, rentre dans la loi commune. Nous pourrions donc, à la rigueur, nous dispenser de nous en occuper; cependant, il peut donner lieu à quelques considérations spéciales qu'il est bon de faire ressortir. Il n'entre pas dans le plan de ce travail, de passer en revue toutes les questions que soulève la thérapeutique des lésions causées par les armes de guerre, aussi ne nous arrêterons-nous que sur les points les plus importants et sur les indications qu'il faut remplir pendant les premiers jours qui suivent le combat. Nous ne dirons rien des accidents tardifs et des opérations consécutives, parce qu'il est le plus souvent possible de mettre les malades à terre avant que le moment n'en soit venu.

1° *Hémorrhagies et ligatures.* — Les premiers blessés qui doivent appeler l'attention du chirurgien-major, sont ceux qui lui ont offert, pendant l'action, des hémorrhagies artérielles dont il n'a pu découvrir la source et qui ont nécessité l'application d'un garrot ou d'un tourniquet à la racine du membre. Elles sont plus communes qu'on ne le pensait autrefois, et il faut se hâter d'enlever au plus tôt ces agents imparfaits d'une compression douloureuse, pour leur substituer la ligature du vaisseau. On ne saurait trop redire aux jeunes chirurgiens que les hémorrhagies artérielles ne s'arrêtent pas avec de l'agaric et du perchlorure de fer ; que le tamponnement est un moyen infidèle qui masque le danger et ne le conjure pas ; que ce palliatif, auquel on n'a que trop de tendance à recourir, ne fait qu'ajourner le péril, et que les hémorrhagies consécutives sont plus graves que celles qui se montrent immédiatement après l'accident. La nécessité d'opposer à ces dernières la ligature des deux bouts du vaisseau n'est plus contestée par personne (1), il faut donc y procéder sans retard.

Après avoir placé le lit du malade en travers et devant un sabord, de manière à ce que la lumière tombe directement sur la blessure, le chirurgien enlève le garrot et le remplace par les doigts d'un de ses aides ; guidé par ses connaissances anatomiques, il pratique les incisions nécessaires pour aller à la recherche de

(1) On ne trouve plus la même unanimité lorsqu'il s'agit des hémorrhagies consécutives. Les chirurgiens anglais ont fini par adopter à cet égard les principes et la pratique de Guthrie, et en Allemagne M. Stromeyer a fait comme eux. En France les avis sont partagés. Quelques médecins restent encore fidèles aux idées de Dupuytren. Cependant, il y a dix ans déjà que M. Nélaton a démontré l'insuffisance de la méthode d'Anel et la possibilité de lier, avec un plein succès, les artères à la surface des plaies en suppuration. L'expérience acquise en Crimée, dit M. Legouest, est venue confirmer son opinion et prouver que cette pratique réussit encore, même dans le cas de pourriture d'hôpital. (*Archives générales de médecine*, 5e série, t. XIII, p. 472.)

la plaie artérielle. L'aide chargé de la compression la suspend de temps en temps pour qu'un jet de sang vienne guider la main de l'opérateur, et lui permettre d'arriver sur le point qui le fournit. Il est parfois nécessaire de s'armer de patience. Souvent une hémorrhagie, assez abondante au moment de l'accident, ne se reproduit plus lorsque la compression est enlevée. On ne doit pas se laisser aller à une sécurité trompeuse, car elle reparaîtra plus tard, si l'artère est d'un certain volume. Il faut savoir attendre. Lorsque les caillots sont enlevés, que la plaie a été lavée et nettoyée avec soin, le sang finit toujours par se montrer; les recherches deviennent alors plus faciles. On doit les poursuivre jusqu'à ce que le vaisseau soit convenablement isolé et qu'on ait pu jeter une ligature au-dessus et au-dessous de la lésion qu'il présente.

2° *Pansement des plaies contuses et des fractures compliquées.* — En parlant du premier appareil à appliquer pendant l'action, nous avons dit un mot des avantages de l'eau froide. C'est le pansement que Percy employait d'une manière presque exclusive sur le champ de bataille, et personne n'en a mieux que lui fait ressortir les indications. Il est, comme on le sait, d'un usage habituel dans les hôpitaux anglais; mais c'est surtout aux lésions traumatiques récentes qu'il s'adresse, et plus spécialement aux fractures compliquées, aux contusions profondes, aux larges plaies avec déchirures étendues, qui constituent, comme nous l'avons dit, la majeure partie des lésions qu'on observe à bord après un combat. Les applications de charpie (1) et de compresses trempées dans l'eau froide, recouvertes d'un tissu imperméable, ou arrosées de temps en temps, peuvent remplacer à merveille les cataplasmes, dont on fait un si grand abus dans les hôpitaux. Elles ont sur eux l'avantage de la légèreté; elles n'irritent jamais la peau, et permettent d'économiser un temps précieux. Elles conviennent principalement dans les cas les moins graves, dans les plaies contuses, sans lésion des os, par exemple. Rendues résolutives ou légèrement stimulantes, suivant les circonstances, par l'addition d'un

(1) C'est surtout à bord et dans des conditions semblables qu'il y aurait avantage à remplacer la charpie, par le *lint* des Anglais, en raison de la facilité avec laquelle il se conserve sans s'altérer, de la simplicité et de la promptitude de son application.

peu d'extrait de Saturne, ou d'alcool camphré, elles suffisent au traitement des contusions sans plaie; mais les irrigations continues sont appelées à rendre des services bien autrement importants, dans les cas les plus graves. Leur manière d'agir est du reste complétement différente. Ce n'est plus une action émolliente ou résolutive qu'on doit en attendre; c'est le traitement par le froid, dans toute son énergie sédative et antiphlogistique, qu'elles représentent. Un agent aussi puissant réclame une certaine réserve dans son application, une surveillance attentive dans sa direction. Il ne convient pas indistinctement dans toutes les lésions traumatiques et à toutes les périodes de leur évolution. Toutes les fois qu'une contusion profonde, avec ou sans plaie, s'accompagne d'un haut degré d'attrition des parties molles, d'un gonflement considérable avec épanchement sanguin abondant; que la température du membre est abaissée, que la sensibilité est obtuse, et la circulation languissante, l'eau froide peut éteindre un reste de vitalité dans une partie déjà menacée de gangrène, et contribuer à son développement. Il faut, en pareil cas, attendre que les phénomènes de réaction se manifestent, et graduer la température du liquide, d'après l'intensité de celle-ci. Si l'inflammation est déjà déclarée, ce n'est pas une raison pour renoncer à ce moyen; on commence alors par un faible courant d'eau dégourdie, dont on augmente peu à peu le volume, en abaissant progressivement sa température. Dans les fractures compliquées, dans les coups de feu avec lésion des os et des articulations, l'eau froide, maniée avec énergie et persévérance, constitue un mode de traitement véritablement héroïque, et que rien ne peut remplacer. En faisant varier la température du liquide et la force du jet, suivant la saison, l'intensité de la réaction et les sensations du malade, on est le maître de diriger presqu'à sa guise la marche des accidents. Ces lésions sont lentes dans leur évolution; il faut souvent continuer les irrigations pendant plus d'un mois. Je les ai souvent prolongées bien au delà de ce terme, et je n'ai pas eu à m'en repentir. Je me suis vu souvent forcé d'y revenir après les avoir interrompues.

La nécessité de surveiller l'appareil à irrigation, le jour comme la nuit, est, il faut bien le dire, un inconvénient sérieux. C'est sans doute pour ce motif que l'eau froide, dont tout le monde fait l'éloge, n'est cependant d'un usage général que dans un petit nombre d'hôpitaux, parmi lesquels il faut ranger ceux de la marine. C'est également pour cette raison que, malgré l'autorité des Lombard, des Percy, des Larrey, on ne s'en sert que rarement dans les ambulances; mais, si des difficultés de tout genre empêchent nos confrères de l'armée d'en user aussi largement qu'ils le désireraient (1), ces obstacles n'existent pas pour nous. Rien n'est plus facile que d'installer, dans la batterie d'un vaisseau, autant d'appareils à irrigation qu'on le désire. Il suffit, pour chacun d'eux, d'avoir à sa disposition un morceau de toile cirée et deux bailles : l'une percée à son fond de quelques trous, dans chacun desquels on engage un brin de balai, et qu'on suspend à un croc de hamac; l'autre qu'on place près du lit du blessé. A défaut de bailles, deux seaux rempliraient le même office. Quant à la surveillance qu'ils nécessitent, elle est plus facile à bord que partout ailleurs. Les malades sont réunis dans un même local, les chirurgiens vivent au milieu d'eux, et dans les circonstances où nous les supposons placés, le service doit être réglé de manière à ce que l'un d'entre eux soit toujours de garde, la nuit comme le jour, près de blessés qui, par leur nombre et la gravité de leurs lésions, réclament des soins de tous les instants.

A bord des navires de guerre, le seul appareil qu'on ait à sa disposition, pour maintenir les fractures, est le bandage classique composé d'attelles, de coussins et d'un drap-fanon ; il y aurait cependant avantage, dans le plus grand nombre des cas, à leur substituer les gouttières en fil de fer de Mayor (de Lausanne). Légères et flexibles, elles peuvent se mouler sur les parties et les soutiennent sans les comprimer. Elles sont d'une application prompte et facile, elles permettent d'immobiliser un membre tout entier, et ces qualités sont surtout précieuses à bord d'un vaisseau dont on ne peut maîtriser les mouvements. Elles ne tarderont probable-

(1) En Crimée, comme en Italie, on y a eu recours aussi souvent qu'on l'a pu. Les irrigations continues figurent dans plusieurs des observations de M. A. Bertherand (*Lettres médicales sur l'armée d'Italie*). M. Scrive exprime le regret de n'avoir pu les employer qu'exceptionnellement, pour quelques blessures d'officiers. Le peu d'habileté pratique des infirmiers, la disette fréquente d'eau dans certaines ambulances, n'ont pas permis d'en généraliser l'emploi. (Scrive, *Relation médico-chirurgicale de la campagne d'Orient*, Paris, 1857.)

ment pas à devenir réglementaires, mais en attendant, il est facile d'en faire confectionner par le maître armurier et de leur donner la forme et les dimensions que réclament les cas spéciaux auxquels on les destine.

3° *Débridement et extraction des corps étrangers.* — Le débridement préventif des plaies d'armes à feu est une pratique qui remonte à l'invention de la poudre, et qui a pris sa source, comme la cautérisation, dans des préjugés dont A. Paré a fait justice; mais s'il a soustrait les pauvres blessés d'arquebusade au supplice de l'huile bouillante, le débridement est arrivé jusqu'à nous. Proscrit par Hunter, dont les chirurgiens anglais ont conservé les doctrines, rejeté par la plupart de ceux de Paris, à la suite des événements de juin 1848, il a surtout trouvé dans Baudens un adversaire acharné. La plupart de nos confrères de l'armée ont adopté sa pratique. Il en est de même des chirurgiens de la marine qui ont été appelés à traiter des plaies d'armes à feu. Hello, que les hasards de la navigation ont conduit sur les champs de bataille, pendant la période la plus active de sa carrière, s'exprime ainsi dans une monographie très-remarquable dont nous aurons plus d'une fois l'occasion de parler (1) : « En thèse générale, j'a-« dopte pour précepte de ne jamais débrider. Je partage, à cet « égard, l'opinion de M. Baudens, qui considère cette pratique « comme étant beaucoup plus nuisible qu'utile, et, dans la plu-« part des cas qui se sont présentés à mon observation, cette opé-« ration n'a pas été pratiquée, ce qui n'a pas empêché les plaies « de se cicatriser avec promptitude et facilité. » La question paraissait jugée, lorsque la guerre d'Orient et la campagne d'Italie sont venues la soulever derechef. Le débridement a trouvé de nouveaux défenseurs, dans les rangs de l'armée. M. Scrive, dont l'opinion en pareille matière a tant de valeur, pense que les blessures produites par les balles de forme nouvelle (cylindro-coniques, cylindro-ogivales, etc.) dont on se sert aujourd'hui, réclament, dans la majorité des cas, de longues et profondes incisions, en raison des dégâts plus considérables qu'elles causent. Il s'en montre également partisan dans les plaies contuses irrégulières

(1) Hello, *Quelques considérations sur les plaies d'armes à feu*, Cherbourg, 1846.

et déchirées que déterminent les gros projectiles (1). M. A. Bertherand de son côté s'élève contre l'abandon trop exclusif du débridement préventif, mais en parcourant les observations consignées dans ses intéressantes lettres sur l'armée d'Italie, il est facile de voir qu'il n'a pas la pensée de l'ériger en méthode générale. M. Legouest exprime à son tour le même regret, mais il définit avec plus de précision le but que les incisions doivent atteindre. « La doctrine du non-débridement, dit-il, a dépassé les « limites que ses partisans avaient posées. Elle a fait négliger « l'exploration des plaies, dont elle est souvent la condition indis- « pensable. » Ce n'est pas contre l'étranglement que cette opération doit être dirigée, car il fait le plus souvent défaut, ce n'est pas non plus pour remédier aux désordres plus graves que causent les balles de nouvelle invention, car M. Legouest ne partage pas à leur égard les idées de son collègue, c'est pour permettre d'explorer d'une manière sûre et prompte le trajet de la balle, qu'il recommande le débridement, pour reconnaître les fractures qu'elle a pu causer, pour extraire les projectiles, les corps étrangers et les esquilles qui s'y trouvent (2).

Nous n'avons pas la prétention d'apporter, dans ce débat, l'expression de notre opinion personnelle, l'expérience des champs de bataille nous fait complétement défaut, nous nous en rapporterons donc à celle du savant professeur du Val-de-Grâce, et nous rejetterons avec lui le débridement préventif, pratiqué en vue d'un étranglement presque toujours imaginaire, ou pour simplifier des plaies qui guérissent parfaitement sans lui. Nous le réserverons pour les cas où il sera nécessaire, pour établir un diagnostic important, enlever un projectile, un corps étranger, ou un fragment osseux détaché. C'est dans cette extraction que consiste la véritable simplification des plaies d'armes à feu, on ne saurait y apporter trop de soin.

Tous les chirurgiens militaires sont aujourd'hui d'accord pour recommander l'extraction immédiate des esquilles mobiles, qu'elles soient libres et flottantes, ou qu'elles aient conservé des

(1) Scrive, *Relation médico-chirurgicale de la campagne d'Orient*, Paris, 1857.

(2) Legouest, *La chirurgie militaire contemporaine. Arch. gén. de médecine*, 5e série, t. XIII, p. 202.

adhérences avec les parties molles, pourvu que celles-ci puissent être détruites sans trop d'efforts. Baudens va même plus loin et conseille de réséquer, dans quelques cas, les angles des fragments.

On s'étonnera peut-être de l'importance que nous avons attachée à un point de pratique qui ne semble intéresser qu'accessoirement les chirurgiens de la marine, puisque, ainsi que nous l'avons dit, les blessures occasionnées par les balles sont rares, dans les combats sur mer; mais nos confrères ne sont pas seulement appelés à exercer à bord des bâtiments, et dans les débarquements dont nous aurons bientôt à nous occuper et qui, depuis un demi-siècle, ont été bien autrement fréquents que les batailles navales, les coups de feu figurent au nombre des lésions les plus communes. Nous avons voulu nous éviter la peine de revenir sur ce sujet.

4° *Cas d'amputation.* — Il nous reste un dernier point de chirurgie à aborder, le plus important à bord comme à terre, c'est celui qui a trait aux amputations.

Elles peuvent être indiquées dans trois conditions principales :

1° A la suite de l'ablation complète ou incomplète d'un membre, par un projectile de gros calibre ;

2° Dans les fractures compliquées que déterminent les éclats de bombe ou d'obus, les fragments de bois ou de fer arrachés à la muraille ou tombés de la mâture ;

3° Dans les plaies d'armes à feu proprement dites avec lésion des os ou des articulations, produites par les biscaïens ou par les balles.

Dans le premier cas, il n'y a pas d'hésitation possible. L'amputation, lorsqu'elle est praticable, doit être faite immédiatement, dans le sens que la chirurgie attache à ce mot, c'est-à-dire lorsque la stupeur est dissipée et que les accidents de traumatisme ne sont pas encore survenus, autrement dit, dans les vingt-quatre heures qui suivent l'accident. Nous dirons plus tard qu'il existe une exception à cette règle, pour la désarticulation coxo-fémorale.

La question n'est pas aussi facile à résoudre pour les fractures compliquées et pour les plaies d'armes à feu. Entre ces deux ordres de lésions que nous avons séparées à dessein, les différences sont capitales. Il est d'autant plus nécessaire de les faire ressortir que la gravité apparente des premières contraste avec l'apparente bénignité des secondes. Les fractures produites par le choc d'un des corps à large surface que nous avons énumérés, ressemblent à celles qu'on observe dans la pratique ordinaire des hôpitaux, à la suite des accidents graves. Elles s'accompagnent également d'un gonflement considérable, d'une infiltration sanguine rapide, de larges ecchymoses. Des plaies souvent fort étendues, un écoulement de sang parfois abondant, leur donnent l'aspect de blessures redoutables. A la suite des coups de feu, au contraire, les désordres sont cachés. Le fracas des os et des articulations se dérobe au regard ; il n'y a pas de changement bien notable dans l'aspect extérieur du membre. Deux petites plaies saignant à peine et ne causant en général que peu de douleur ne semblent pas devoir compromettre la vie du malade et paraissent repousser la pensée d'une amputation. Il faut toute la force de conviction que donne l'expérience, pour oser s'abstenir dans le premier cas et pour savoir agir à temps dans le second.

En thèse générale, les fractures compliquées ne réclament qu'exceptionnellement le sacrifice du membre. Dans les arsenaux maritimes où la plupart des travaux exigent l'emploi de forces considérables, où des masses énormes sont à chaque instant mises en mouvement, ces accidents s'observent chaque jour et forment le fond de la pratique de nos hôpitaux. L'expérience y a appris à compter sur les forces de la nature et sur la ressource des irrigations continues; il faut que le cas soit bien grave, pour qu'on se décide à amputer. La perforation de la peau, l'issue des fragments et leur dénudation partielle, la contusion étendue des parties molles ne sont pas regardées comme des raisons suffisantes. Il faut que la destruction de la peau, que l'attrition des muscles, que le broiement des os soient poussés très-loin, et que la lésion de vaisseaux importants les complique, pour qu'on se décide à prendre ce parti. De pareilles blessures demandent sans doute un temps fort long pour arriver à la guérison. Dans les fractures de la jambe par exemple, il s'écoule souvent six mois et même davantage avant que le malade puisse marcher. Elles nécessitent des soins assidus, une surveillance de tous les instants, des incisions multipliées, pour ouvrir des abcès, retirer des séquestres, et lorsque le malade quitte l'hôpital, on est tenté de se demander, en présence de ce membre déformé, amaigri, qui se gonfle et devient violet après quelques heures de position verticale, si c'est un véritable service qu'on a rendu au blessé et s'il n'eût pas été préférable d'en venir sur-le-champ à l'amputation qui lui eût épargné de si longues souffrances. Ce n'est pas le moment de se prononcer. Il faut attendre des mois et souvent des années pour juger le résultat. On constate alors des transformations inespérées. Le cal a diminué de volume. Les muscles ont repris leur forme et leur énergie, les articulations roidies par une longue immobilité, ont recouvré, par l'exercice, des mouvements sur lesquels on n'aurait pas osé compter. Le membre est méconnaissable, le malade a oublié ses douleurs, et le chirurgien se félicite de la persévérance qu'il a montrée. En somme, lorsqu'on peut surveiller un blessé et qu'on dispose des moyens de traitement convenables, l'abstention doit être la règle et l'amputation l'exception dans les fractures compliquées.

La même règle de conduite ne saurait s'appliquer aux plaies d'armes à feu. Lorsqu'une balle ou un biscaïen rencontrent un os long sur leur passage, ils le font éclater en long comme en travers. Un grand nombre d'esquilles aiguës, irrégulières pénètrent dans les chairs, y séjournent, s'y nécrosent et produisent des abcès, des suppurations interminables. Souvent des fissures méconnues s'étendent jusqu'aux articulations voisines. Le tissu osseux est fortement contus, un libre accès est ouvert à l'air jusqu'au foyer de la lésion où s'arrêtent souvent des projectiles, des portions de vêtements. Ces désordres sont toujours plus étendus que ne le ferait supposer l'examen extérieur de la blessure. Aussi les chirurgiens, qui arrivent pour la première fois sur le théâtre de la guerre, se laissent-ils souvent aller à une sécurité trompeuse. Ceux qui ont l'expérience des champs de bataille, au contraire, ont, à toutes les époques, insisté sur la gravité de ces lésions et sur la nécessité de recourir souvent à l'amputation immédiate. C'était la pratique des grands chirurgiens de la République et de l'Empire. On l'a condamnée alors qu'une longue paix avait fait perdre de vue les enseignements du passé, et nous avons vu, à diverses reprises, les praticiens des hôpitaux s'élever contre les rigueurs de cette chirurgie à outrance. Des doctrines contraires ont pris peu à peu racine dans les écoles, et lorsque la guerre est venue rouvrir le champ de l'observation, les médecins de l'armée y ont porté les principes conservateurs qu'ils avaient puisés dans le cours de leurs études. Les faits ont bientôt modifié leur manière de voir ; nous les voyons presque tous aujourd'hui s'incliner devant la nécessité d'une intervention active et revenir en partie à la pratique de leurs devanciers (1). La réaction toutefois n'est pas complète, et de nos jours on ampute beaucoup moins qu'on ne le faisait autrefois. La chirurgie conservatrice a eu sa large part dans les guerres d'Orient et d'Italie, et les chirurgiens distingués qui y ont suivi nos armées ne protestent que contre ses exagérations. Les règles qui semblent prévaloir aujourd'hui sont les suivantes :

Les plaies par armes à feu des membres supérieurs exigent rarement l'amputation immédiate. « J'ai acquis la conviction, dit « Baudens, que, dans les cas qui semblent la réclamer impérieu- « sement, on pourra s'en dispenser, si l'on a la hardiesse de dila- « ter largement les plaies, pour atteindre le siége de la solution de « continuité, afin d'extraire scrupuleusement toutes les esquilles « mobiles et de reséquer au besoin les extrémités fracturées du « corps des os, ou leurs têtes articulaires quand elles ont été bri- « sées. » Il est inutile de faire ressortir d'une part la gravité moindre des blessures qui les intéressent, et de l'autre l'importance plus grande des services qu'ils peuvent rendre encore, bien que raccourcis et déformés. Une main mutilée, n'eût-elle conservé que le pouce et le petit doigt, sera plus utile que le membre artificiel le plus ingénieusement combiné.

Aux membres inférieurs, les conditions ne sont plus les mêmes. Des os plus volumineux, des masses musculaires plus puissantes, des éléments de vitalité moindres rendent leurs blessures bien

(1) « L'expérience acquise en Crimée, sur les intéressantes questions qui con- « cernent les amputations, a démontré que ces moyens d'extrême ressource « doivent être, à la guerre, largement appliqués. Si l'on hésite dans les cas dou- « teux, ou si l'on se place un peu trop sur le terrain de la chirurgie conserva- « trice, on ne tarde pas à s'en repentir et à voir succomber, aux suites de leurs « blessures, des blessés que souvent l'amputation aurait pu sauver. Nous en avons « fait trop souvent la triste expérience. » (Scrive, *Relation médico-chirurgicale de la campagne d'Orient*, p. 461.)

« Trop souvent le chirurgien s'arrête désarmé devant des motifs de position « personnelle, d'âge, de carrière brisée et voit mourir avec quatre membres un « blessé qui eût pu vivre avec trois. » (A. Bertherand, *Campagne d'Italie de 1859. Lettres médico-chirurgicales.* Paris, 1860. p. 196.)

plus sérieuses, et, pour qu'ils puissent continuer à remplir leurs fonctions, il faut que leur longueur, leur forme et leur solidité surtout, n'aient pas été trop fortement compromises. C'est aux membres inférieurs que des indications nettement posées seraient le plus à désirer, et c'est sur ce sujet qu'il règne le plus de désaccord. Il est toutefois assez généralement reconnu que les lésions des os du pied ne réclament pas l'amputation. Ceux de la première rangée du tarse sont rarement intéressés sans que l'articulation tibio-tarsienne le soit en même temps, et c'est alors de ce côté que viendra le péril. Les fractures de jambe exemptes de complications sérieuses, celles qui n'occupent qu'un seul os, permettent le plus souvent de tenter la conservation du membre. « Dans ce cas, dit Baudens, les succès balancent les revers, tandis que, dans des circonstances analogues, les fractures du « membre thoracique m'ont constamment fourni dix succès pour « un revers. Il convient donc de tenter souvent la guérison des « fractures de jambe, sauf à recourir à l'amputation consécutive, « et toujours, ou presque toujours, on devra s'efforcer de conser- « ver l'appendice thoracique. »

Les chirurgiens militaires, Larrey et Ribes principalement, ont posé en principe que toute fracture du fémur par un coup de feu exige l'amputation de la cuisse (1). Baudens n'est pas moins affirmatif : « De toutes les fractures par armes à feu, dit-il, celle qui « réclame le plus impérieusement l'amputation est, sans contre- « dit, la fracture du fémur. Toute fracture de cet os par coup de « feu exige l'amputation immédiate. » C'est surtout contre cet arrêt qu'ont protesté de tout temps les médecins étrangers à la pratique des champs de bataille, et l'expérience des dernières guerres est venue leur donner raison.

La statistique produite par M. Legouest, dans le travail que nous

(1) Cette règle a du reste été très-souvent transgressée par Larrey lui-même, et les chirurgiens militaires de cette époque n'étaient pas aussi unanimes à cet égard qu'on le pense généralement. Voici ce qu'en disaient, en 1820, Percy et Laurent à l'article *Plaies d'armes à feu* du *Dictionnaire des sciences médicales*, t. XLIII, p. 65 : « Lorsqu'une balle ou un biscaïen ont produit *un grand délabrement* dans la cuisse et *brisé son os en éclats*, il vaut mieux faire de grandes « incisions et extraire toutes les esquilles mobiles, que de recourir sur-le-champ « à l'amputation. Un membre raccourci sera beaucoup plus utile, malgré cet in- « convénient, que la jambe de bois la mieux conditionnée. »

avons déjà cité plusieurs fois, a prouvé, avec toute l'éloquence des grands nombres, que ce principe était beaucoup trop absolu. Il résulte en effet des intéressantes recherches de M. le docteur Chenu, que, sur 1664 amputations pratiquées pendant la campagne d'Orient, pour des fractures de cuisse résultant de coups de feu, on n'a compté que 123 guérisons, 7,4 pour 100, tandis que 337 fractures, dans lesquelles on n'a pas amputé, ont fourni 117 guérisons, 35 pour 100. Si l'on s'en tenait à ces chiffres, l'amputation serait à repousser d'une manière absolue, puisqu'en s'abstenant on aurait 5 fois plus de chances de guérir ses blessés, en les conservant tout entiers ; mais le premier d'entre eux ne peut servir de point de départ, parce qu'il est l'expression d'une mortalité presque sans exemple. Les blessés de Crimée ont eu contre eux les rigueurs du climat et les épidémies, le choléra, le typhus, le scorbut, la pourriture d'hôpital, les évacuations précipitées, les transports effectués dans les plus déplorables conditions, tout ce qui pouvait, en un mot, compromettre le succès des opérations les plus habilement pratiquées. Il faut un pareil concours de circonstances pour expliquer une proportion de 92,6 décès pour 100, mais elles ne donnent que plus de valeur au chiffre si remarquable des guérisons obtenues dans les cas d'abstention, car ces influences fâcheuses ont été communes à tous les blessés. Il peut soutenir le parallèle avec la statistique des amputations de cuisse pratiquées, dans les hôpitaux, pour des lésions traumatiques récentes. Il est vrai que les membres qu'on a respectés étaient évidemment les moins compromis et qu'ils ne représentent guère que le cinquième du nombre total ; il est également probable qu'on n'eût pas été aussi heureux en appliquant la même règle de conduite aux 1664 autres fractures, mais, en fin de compte, il n'en reste pas moins prouvé qu'on guérit très-souvent sans amputer, et, ce qu'il importe de préciser, ce sont les cas où il faut le faire et ceux où il convient de s'abstenir. Il est difficile d'établir à cet égard des indications positives. Voici celles qui semblent avoir prévalu à l'armée d'Italie.

« Les fractures de cuisse, pour lesquelles nous avons cru « devoir rejeter ou du moins ajourner l'amputation, justifiaient « par les conditions suivantes nos tentatives de chirurgie conser- « vatrice : 1° Brisures simples ou peu comminutives du fémur, à

« surfaces de coaptation plus ou moins irrégulières, mais sans « déviation prononcée des extrémités, hors de l'axe de l'os, ainsi « que cela s'observe, quand il y a éclat ou fêlure des diaphyses; « 2° extraction immédiatement réalisable des esquilles libres, « peu adhérentes, pas trop considérables ; 3° absence de compli- « cations graves, d'hémorrhagie, de corps étrangers perdus au « milieu des chairs, etc..... 4° possibilité de transporter le blessé « à faible distance du lieu du combat, pour lui appliquer promp- « tement, sans déplacement ultérieur, les moyens de traitement « locaux et généraux que réclame son état (1). »

Enfin l'amputation *immédiate* est encore repoussée par la majorité des chirurgiens de nos jours, lorsque le couteau doit porter sur l'articulation coxo-fémorale. MM. Sédillot, Hénot, Valette, Scrive, Guyon, Larrey, Legouest la proscrivent d'une manière formelle, parce qu'elle a toujours été suivie de mort. M. Jules Roux se prononce d'une manière tout aussi positive : « La désarticulation « de la cuisse pratiquée immédiatement après la blessure pour « des coups de feu de la partie supérieure du fémur, est aujour- « d'hui, dit-il, une opération condamnée (2). » En réunissant les 30 faits recueillis par M. Legouest (3) aux 29 cas que renferme la statistique déjà citée de M. le docteur Chenu, et défalcation faite des 9 opérations communiquées par M. Thomas, au premier de ces deux auteurs, et qui figurent très-probablement dans les deux relevés, on trouve 50 morts sur 50 opérés. Les chirurgiens de la marine n'ont pas été plus heureux : sur 5 désarticulations primitives qu'ils ont pratiquées, ils ont compté 5 décès. Si la lésion qui la réclame était inévitablement mortelle, on n'aurait à se reprocher, et ce serait trop encore, que d'avoir fait une opération inutile et hâté la mort de blessés sans espoir, mais il n'en est pas ainsi.

A la suite de la campagne de Crimée, M. Legouest a cité 24 fractures par coup de feu du tiers supérieur du fémur guéries sans am-

(1) A. Bertherand, *Campagne d'Italie de* 1859. *Lettres médico-chirurgicales.* Paris, 1860, p. 90.

(2) *Désarticulation de la cuisse, d'après les observations recueillies en* 1859, *sur des marins de la flotte et des blessés de l'armée d'Italie*, mémoire lu à l'Académie des sciences, séance du 16 avril 1860, par le docteur Jules Roux, premier chirurgien en chef de la marine.

(3) *Désarticulation coxo-fémorale au point de vue de la chirurgie d'armée* (Mémoires de la société de chirurgie de Paris, t. V, p. 157).

putation ; M. J. Roux en a compté 21, parmi les blessés de l'armée d'Italie qui lui ont été remis à l'hôpital de Saint-Mandrier. Nous avons eu l'occasion d'en observer un à Brest, dans le service de M. Marcellin Duval, à la suite de l'affaire de Bomarsund. Il est donc bien démontré qu'on peut survivre à de pareilles blessures, mais qu'on ne survit pas à l'opération, et l'abstention doit être érigée en principe (1).

Les plaies d'armes à feu des grandes articulations réclament le plus souvent le sacrifice du membre. Toute plaie qui pénètre dans leur cavité, alors même qu'elle est peu étendue et produite par un instrument tranchant, constitue une lésion grave. Le danger redouble, lorsqu'elle reconnaît pour cause un projectile lancé par la poudre à canon. Les esquilles qu'il détache, enfoncées entre les surfaces articulaires, y jouent le rôle de corps étrangers, l'accès de l'air est inévitable et les accidents formidables de l'arthrite traumatique la plus intense ne sauraient être prévenus, dans la majorité des cas, que par l'amputation. Cependant, lorsque la balle n'a pas atteint les surfaces cartilagineuses, qu'elle s'est bornée à perforer nettement l'extrémité spongieuse des os, sans produire d'éclats ni de dégâts trop considérables, Baudens pense qu'on peut s'en abstenir. Cette restriction, toutefois, n'est pas, à ses yeux, applicable aux énarthroses. Lorsque la tête des os qui les constituent a été atteinte, elle laisse toujours des débris osseux dans la capsule articulaire, et la résection ou l'amputation sont nettement indiquées. Nous avons vu qu'à la hanche cette dernière ressource n'était pas applicable. Nous retrouvons ici, du reste, les mêmes différences de gravité entre les blessures du membre thoracique et celles du membre pelvien. Les premières permettent le plus souvent de conserver le membre, en reséquant au besoin l'extrémité de l'os le plus fortement compromis. Cette opération est parfois nécessaire à l'épaule ; elle donne, en général, de bons résultats. Au coude, au poignet, à la main, on peut presque toujours, avec des soins convenables, éviter l'amputation. Il n'en est plus de même aux membres inférieurs. Percy la considérait comme indispensable

(1) Il n'est question ici, comme dans les considérations qui précèdent, que de l'amputation primitive. La désarticulation coxo-fémorale pratiquée plusieurs mois après la blessure, réussit fréquemment au contraire, ainsi que le prouvent les succès si remarquables obtenus par MM. J. Roux et Arlaud, chirurgiens en chef de la marine, sur les blessés de l'armée d'Italie. (J. Roux, Mémoire cité.)

toutes les fois que l'articulation du genou ou du cou-de-pied avait été ouverte par une balle et de nos jours encore, on est le plus souvent conduit à couper la cuisse au tiers inférieur, dans le premier cas, et la jambe, au-dessus des malléoles, dans le second (1). Quant aux plaies des petites jointures du pied, on peut presque toujours les conduire à guérison, à la faveur des irrigations continues.

À côté de ces principes empruntés aux écrits des chirurgiens militaires français, nous allons exposer ceux qui dirigent la pratique de nos confrères d'Allemagne. C'est le docteur Stromeyer qui les a formulés de la manière la plus explicite (2). Il divise les cas d'amputation immédiate sur le champ de bataille, en indications générales et indications spéciales.

« Les indications générales sont : 1° lorsqu'un membre volumineux a été emporté par un gros projectile ; 2° lorsque la lésion simultanée des nerfs et des vaisseaux entraîne l'impossibilité de conserver la vie du membre ; 3° lorsque des lésions considérables des nerfs et des vaisseaux doivent en abolir l'usage ; 4° lorsque, la peau restant intacte, les os et les parties molles ont été broyés par le boulet.

Les indications spéciales de l'amputation des membres supérieurs comprennent : 1° la lésion simultanée des vaisseaux et des nerfs ; 2° les fractures des os avec déchirure du vaisseau principal ; 3° les pertes de substances très-étendues des parties molles ; 4° les fractures comminutives du coude, avec lésion de l'artère brachiale ; 5° les fractures du poignet, lorsque la région a été traversée dans son plus grand diamètre.

(1) Il est, je crois, inutile d'insister sur la supériorité de l'amputation sus-malléolaire comparée à celle qui se pratique au lieu d'élection. C'est une question sur laquelle tous les chirurgiens de la marine sont d'accord et que M. Marcellin Duval, en particulier, a fait ressortir avec autant d'autorité que de talent, dans son enseignement et dans ses écrits. Il n'est pas permis de faire courir à un blessé quatre chances de mort au lieu d'une pour lui éviter un léger embarras ou pour lui épargner une petite dépense. Si cette dernière considération pouvait venir à la pensée d'un chirurgien, lorsqu'il s'agit de la vie d'un homme, nous ferions observer que les appareils donnés par la marine aux amputés dont il s'agit, sont d'un prix extrêmement modéré et qui ne dépasse guère celui du pilon ordinaire.

(2) *Maximes de chirurgie d'armée*, par le docteur Louis Stromeyer, chirurgien général du Hanovre et de l'armée du Schleswig-Holstein, 2 vol. in-8°, Hanovre, 1855 (en allemand). Nous avons reproduit ce passage d'après M. Legouest.

Pour les extrémités inférieures, M. Stromeyer considère comme nécessitant l'amputation : 1° la perte complète d'une partie de la jambe enlevée par un boulet ; 2° les pertes de substance irréparables ; 3° la fracture et l'attrition sous-cutanée des parties molles de la jambe ; 4° la lésion de l'artère crurale ou de l'artère poplitée en même temps que de la veine satellite ; 5° la fracture du fémur avec menace de voir les fragments léser les vaisseaux ; 6° la fracture du fémur dans une grande étendue ; 7° la fracture du fémur et la lésion simultanée du nerf sciatique ; 8° les plaies d'armes à feu par balles traversant le genou et intéressant plus ou moins les surfaces osseuses articulaires ; 9° la pénétration du projectile, se bornant à la lésion de la capsule articulaire du genou ; 10° la fracture du tibia au-dessous du genou, se prolongeant dans l'article ; 11° la fracture étendue des deux os de la jambe ; 12° la fracture étendue du tibia seul ; 13° la fracture de l'articulation tibio-astragalienne (tibia ou astragale seulement) traversée dans son plus grand diamètre ; 14° l'ablation, par un projectile, d'une grande partie de la malléole externe ; 15° l'écrasement de la partie antérieure du pied par un gros projectile.

L'importance de cette question justifie les longs détails dans lesquels nous venons d'entrer. Nous avons tenu à exposer, d'une manière aussi fidèle que possible, les opinions de nos confrères de l'armée. Quelque prix que nous y attachions toutefois, elles ne sauraient, dans tous les cas, régler notre conduite, parce que les conditions dans lesquelles nous nous trouvons placés sont différentes. Le champ de bataille avons-nous dit, a des nécessités cruelles. Après une bataille, le nombre des blessés dépasse la mesure de tous les dévouements, s'élève au-dessus des prévisions les plus largement comprises. Il est impossible d'accorder à chacun d'entre eux l'attention qu'il exige et de surveiller la marche de son traitement. On se trouve ainsi fatalement conduit à pratiquer des opérations qu'on pourrait éviter dans des circonstances plus favorables, et celles-ci se trouvent réalisées à bord de nos bâtiments. Il nous est donc permis d'entrer plus avant que nos confrères dans les voies de la chirurgie conservatrice et d'enfreindre quelques-unes des règles qu'ils ont établies. Nous en fournirons bientôt la preuve.

Nous avons supposé, il est vrai, que le navire se trouvait, après le combat, dans de bonnes conditions. S'il survenait du mauvais temps, si la nécessité de fermer les sabords et les panneaux s'opposait à l'aération d'une batterie remplie de blessés, l'humidité, l'absence de lumière, la viciation de l'air, ne tarderaient pas à y faire éclater les plus fâcheuses complications et à compromettre le succès des tentatives les plus légitimes. C'est ce qui advint en Crimée, pendant l'hiver de 1854-55, c'est ce qu'on verra se produire partout où des blessés subiront à la fois l'influence de l'entassement, de l'humidité et du froid. L'encombrement est, on le sait, le plus grand des dangers que l'hygiène soit appelée à conjurer à bord. Le péril augmente lorsqu'on y concentre des malades, il est à son comble lorsque ce sont des blessés. Aux causes ordinaires de la viciation de l'air, viennent se joindre alors les émanations que dégagent les grandes plaies à suppuration abondante, souvent compliquées de gangrène, dont nous avons parlé. A terre, dans les salles de nos hôpitaux, malgré toutes les ressources de la prophylaxie la mieux entendue, nous ne sommes pas à l'abri de l'infection purulente, et nous voyons encore apparaître de loin en loin quelques cas de pourriture d'hôpital. Ces terribles complications sont bien autrement à craindre à bord d'un navire encombré, et le typhus des vaisseaux peut s'y montrer à son tour. Il n'est pas nécessaire pour cela que le séjour des blessés s'y prolonge. On l'a vu se développer pendant la campagne d'Orient sur plusieurs des bâtiments chargés de transporter les malades à Constantinople, malgré la rapidité du trajet. On en trouverait de bien plus terribles exemples en se reportant à une époque plus reculée. La crainte de voir éclater ces fléaux redoutables doit toujours être présente à l'esprit des chirurgiens, et ils doivent mettre tout en œuvre pour les prévenir.

§ 3. — Soins hygiéniques.

Le défaut d'air, l'humidité et la présence des miasmes sont les trois ennemis contre lesquels il faut se mettre en garde. Si le temps est beau et sec, si les sabords peuvent être maintenus ouverts, il n'y a rien à craindre ; la ventilation s'opère d'elle-même et garantit la salubrité. Dans le cas contraire, des précautions deviennent indispensables, et quelque soin qu'on y apporte, elles ne suffiront pas toujours pour conjurer le danger.

Le temps viendra sans doute où le système de ventilation dont M. Fonssagrives a fait ressortir la simplicité et les avantages, dans l'important chapitre qu'il consacre à cette question (1), sera appliqué à tous les navires à vapeur; on fera bien peut-être de songer alors à l'éventualité qui nous occupe et de se ménager les moyens d'aérer la batterie basse, à l'aide de deux embranchements, placés à chacune de ses extrémités et disposés de manière à pouvoir demeurer clos en temps ordinaire, pour ne s'ouvrir qu'au moment du besoin. En attendant que cette importante modification soit apportée dans la distribution intérieure des navires, le chirurgien-major aura recours aux moyens de ventilation très-insuffisants dont on dispose aujourd'hui. Il fera établir des manches à vent dans tous les panneaux qui peuvent en recevoir; il disposera des brasières constamment allumées dans les points les plus reculés de la batterie et déposera, de distance en distance, sous les lits des blessés dont les plaies exhaleront le plus d'odeur, de grands vases remplis de chlorure de chaux délayé dans une petite quantité d'eau.

Il attachera la plus grande importance à l'entretien d'une rigoureuse propreté, et tâchera de faire en sorte qu'elle ne s'achète pas au prix de dangereux lavages. Ils devront surtout être proscrits lorsque le temps sera humide et que les sabords resteront fermés. L'action du balai, de la brique sèche devront alors suffire au nettoyage, on pourra tout au plus promener rapidement quelques fauberts mouillés dans les endroits les plus malpropres. Lorsque le temps permettra de recourir à l'emploi de l'eau, il faudra, si faire se peut, se servir d'eau douce, chaude, rendue légèrement alcaline par l'addition d'un peu de cendre empruntée au four du boulanger. Pour éviter de trop fréquents lavages, on fera bien d'étendre, à l'heure des repas et des pansements, qui se suivent d'habitude, des toiles à voiles devant les lits et dans leurs intervalles. On les fera disparaître immédiatement après.

Les pansements seront renouvelés deux fois par jour, dans la plupart des cas, les pièces d'appareil seront changées toutes les fois qu'elles seront imprégnées par le pus ou par les liquides que fournissent les plaies. La charpie, les morceaux de linge de petite dimension, seront immédiatement jetés par-dessus le bord. Les

(1) Fonssagrives, *Traité d'hygiène navale*, p. 268.

compresses et les bandes seront mises dans des bailles pleines d'eau de mer, et portées, aussitôt après la visite, dans le lieu qui aura été désigné pour cela; à la poulaine, par exemple. Elles seront ensuite lavées à l'eau douce et séchées pour pouvoir reservir au besoin. Les plaies ne resteront exposées à l'air que pendant le temps rigoureusement nécessaire pour les panser. Les bailles destinées aux irrigations continues seront vidées plusieurs fois par jour, et changées aussitôt qu'elles auront contracté de l'odeur. Enfin, si le séjour des blessés devait se prolonger, on ferait bien de badigeonner, de temps en temps, la muraille avec un lait de chaux additionné d'une petite quantité d'hypochlorite calcique.

Quoi qu'on fasse, la réunion d'un grand nombre de malades dans une batterie de navire ne sera jamais sans danger. Il faudra donc les en affranchir le plus promptement possible. Lorsque les opérations d'urgence auront été pratiquées, le côté de l'hôpital que nous avons conseillé de laisser libre pour y procéder plus à l'aise, se trouvera disponible, on pourra y faire monter les blessés les plus graves. Ceux qui pourront se lever devront évacuer la batterie basse, pendant toute la journée ; ils se tiendront sur le pont, si le temps le permet, ou dans la batterie haute, lorsque le service général ne leur en interdira pas l'accès. On y transportera au besoin ceux qui seront trop faibles pour pouvoir marcher. L'exposition au grand air, l'action vivifiante du soleil, la distraction, la vue de leurs camarades, produiront le plus heureux effet sur leur état moral et physique; leur absence de la batterie transformée en salle d'hôpital, en diminuera l'encombrement. Dans quelques circonstances, au contraire, sous les latitudes élevées par exemple, il deviendra nécessaire de les faire descendre dans le faux-pont, pour les soustraire à l'action du froid et des courants d'air. Après l'affaire de Pétropàulowski, la division française prit le large et remonta dans le Nord. Elle eut à subir des froids très-vifs, surtout pendant les nuits. Quatre cas de tétanos se montrèrent parmi les blessés, 3 sur la *Forte*, 1 sur l'*Eurydice*. Tous les quatre furent suivis de mort. Le brick *l'Obligado*, dont les malades étaient couchés dans l'entre-pont, n'en eut pas un seul. M. Delaporte prit alors le parti de faire descendre ceux de la frégate dans le faux-pont. Les casiers de tribord furent enlevés et remplacés par des étagères, 14 lits furent montés à la place qu'ils occupaient. A dater de ce moment le tétanos ne reparut plus.

Les précautions dans le détail desquelles nous venons d'entrer paraîtront peut-être un peu minutieuses et d'une observation difficile. Elles n'exigent cependant que l'emploi des moyens du bord et un nombre d'aides suffisant. Or, les bras ne manquent pas à bord d'un navire, et, après un combat, on peut en distraire autant qu'il en faut, sans nuire au service général.

L'alimentation des blessés devra être l'objet d'une attention toute spéciale. Les ressources du bord sont bornées, mais en temps de guerre et sauf le cas d'une longue croisière, les vivres n'ont pas eu le temps de s'avarier, et les rafraîchissements des malades sont au complet. Le chirurgien-major n'aura pas besoin du reste de faire appel à la générosité bien connue du commandant et des officiers. A bord de tous les navires et dans les conditions les plus ordinaires, leurs provisions particulières sont toujours à sa disposition. A la mer, dans le cours de longues et pénibles traversées, j'ai vu souvent la table de l'état-major s'imposer de rudes sacrifices, pour venir en aide à celle des malades. L'équipage d'un bâtiment est une grande famille dont tous les membres sont solidaires et sentent la nécessité d'un secours réciproque. Ce devoir est admirablement compris par les officiers de la marine, leur concours nous est assuré toutes les fois qu'il s'agit des intérêts de notre service, et la plupart des mesures que nous avons conseillées reposent sur cette garantie.

Les conditions dans lesquelles se trouvent les blessés après un combat naval, sont essentiellement débilitantes, un régime substantiel et réparateur est le meilleur moyen de prévenir les complications qui les menacent. En France, nous n'alimentons pas suffisamment nos blessés. Nous sommes encore, à cet égard, un peu trop sous l'influence de la doctrine de Broussais. Nous employons beaucoup moins qu'autrefois les émissions sanguines dans leur traitement, mais nous redoutons trop encore la fièvre traumatique et nous les maintenons en général à une diète trop serrée, surtout après les opérations. Les Anglais ne suivent pas notre exemple et s'en trouvent bien (1). Ce n'est pas ici le lieu de traiter

(1) Depuis quelque temps, dans les hôpitaux de Paris, on alimente les opérés plus qu'on ne le faisait autrefois, et l'on remarque que l'infection purulente en enlève un moins grand nombre.

à fond cette intéressante question du régime dans les lésions traumatiques, mais pour rester sur le terrain de la chirurgie navale, nous rappellerons à nos jeunes confrères que les hommes qui leur sont confiés sont, pour la plupart, robustes, habitués à une nourriture substantielle et à l'usage du vin, qui entre dans la composition de leur ration, qu'il convient, lorsqu'ils sont blessés, de les alimenter de bonne heure et de ne pas craindre de les laisser manger à leur appétit aussitôt que les accidents traumatiques sont passés. On ne sait pas assez, en général, combien est grand le besoin de réparation à la suite de ces lésions qui ont si profondément épuisé les forces, sans altérer en rien les organes qui président à la vie de nutrition, et jusqu'où peut aller la tolérance pour les aliments, dans des conditions semblables. J'ai parlé plus haut de blessés qui m'avaient été remis à Terre-Neuve, dans un état voisin du marasme, et de l'amélioration rapide qui s'était manifestée chez eux, après quelques semaines de séjour à bord. Je l'attribue surtout au régime auquel je les avais soumis. Nourris par la table des officiers, aux recherches de laquelle ils n'étaient pas habitués, ils m'effrayaient parfois par l'exigence de leur appétit que je me gardais bien de tenir en bride. Celui que j'avais amputé de la cuisse, consommait chaque jour une bouteille du vin de Bordeaux de l'état-major. J'ai conservé le souvenir de ces faits recueillis à une époque de la vie, où les impressions sont vives et durables, et je ne me suis jamais départi depuis de ces principes d'hygiène chirurgicale, que je voudrais faire passer dans l'esprit de ceux de nos confrères qui peuvent se trouver un jour dans les mêmes conditions.

Il est à peine besoin d'ajouter qu'on se conformera par ailleurs, à toutes les règles d'hygiène navale, que nous ne saurions mentionner sans sortir de notre cadre, et qu'on s'empressera de faire mettre les blessés à terre, aussitôt qu'on aura atteint un point de relâche. Les mesures à prendre, en pareil cas, sont prévues par les règlements (1). Elles ne présentent rien de particulier, et nous n'en parlerons pas.

(1) « Lorsque, dans une relâche, le chirurgien-major juge que des malades ne « peuvent être traités à bord sans inconvénient et qu'il est nécessaire de les en- « voyer à l'hôpital, il en demande l'autorisation au capitaine. Si cette mesure est « adoptée, il dresse et signe une liste de ces malades, portant indication de leurs « maladies. Cette liste est remise à l'officier en second qui fait dresser les billets « d'hôpital (modèle n° 17). » Art. 668 du décret du 15 août 1851.

CHAPITRE III

DÉBARQUEMENTS.

Les détails dans lesquels nous sommes entré jusqu'ici, ne s'appliquent qu'aux combats dont les navires peuvent être le théâtre, mais les fonctions des chirurgiens de la marine ne s'arrêtent pas là, ils sont souvent appelés à suivre les compagnies de débarquement, dans des expéditions de guerre, et à donner leurs soins, sur le terrain même de la lutte, aux hommes qui en font partie. Les affaires de ce genre sont beaucoup plus communes que les batailles navales; celles-ci supposent un conflit entre deux grandes puissances maritimes, et le nombre en est fort restreint, tandis que la marine est appelée tous les jours à défendre les intérêts du commerce à l'étranger, à exercer des représailles contre de petits États, contre des peuples à demi sauvages, ou à s'interposer dans les querelles qui viennent à surgir entre eux. Lorsque cette intervention réclame l'emploi de la force, il devient le plus souvent nécessaire d'opérer une descente à main armée. Cette éventualité est prévue par les règlements. Chaque navire a sa compagnie de débarquement, dont l'effectif est fixé au cinquième de l'équipage pour les vaisseaux et les frégates, et peut être porté au tiers sur les bâtiments de rang inférieur et sur les bateaux à vapeur (1). Les matelots qui en font partie sont choisis parmi les hommes qui, pendant le combat, sont armés de fusils; c'est-à-dire dans la mousqueterie du pont, son renfort et la mousqueterie d'abordage. Ils sont armés d'un fusil et d'un sabre d'abordage (2). Six hommes sont de plus attachés à chaque obusier de montagne, commandé par un aspirant ou un 2e maître. Cette compagnie est placée sous les ordres d'un lieutenant de vaisseau, ou à son défaut d'un enseigne, et lorsque les compagnies de plusieurs navires doivent agir à la fois, le commandement de toutes ces forces est confié à un officier supérieur, ou, à son défaut, à un lieutenant de vaisseau (3).

(1) Art. 1154 et 1156 du règlement du 28 août 1852.
(2) Art. 1158 id. id.
(3) Art. 1168 id. id.

Un des chirurgiens en sous-ordre est spécialement attaché à la compagnie de débarquement. Il est accompagné d'un ou de deux infirmiers qui portent le sac chirurgical et le linge nécessaire aux premiers pansements des blessés (1). Le dernier article est le seul qui concerne notre service, dans cette partie du règlement du 28 août 1852, où tout ce qui a trait à l'embarquement des hommes, aux dispositions à prendre dans les canots, aux munitions de guerre, aux objets de toute nature dont ils doivent être pourvus, a été fixé avec le plus grand soin. Il laisse pleine et entière latitude aux commandants et aux chirurgiens-majors, pour l'adoption des mesures relatives au service des blessés. Il était difficile, du reste, de rien préciser à cet égard, car elles varient avec les circonstances où le navire se trouve placé, avec les conditions dans lesquelles le débarquement s'opère, la distance à laquelle on doit agir, et les résistances qu'on s'attend à rencontrer.

Les navires peuvent opérer à l'aide de leurs seules ressources, ou combiner leur action avec celle de l'infanterie de marine, quelquefois même, avec le secours de l'armée de terre; mais dans ce dernier cas, il s'agit d'expéditions très-importantes où la marine ne joue qu'un rôle accessoire, et tout ce qui a trait au service des blessés et des ambulances rentre dans les attributions des médecins militaires et de l'intendance. Nous ne nous occuperons que des débarquements dans lesquels la marine est seule intéressée.

ART. Ier. DÉBARQUEMENTS OPÉRÉS PAR LES FORCES RÉUNIES D'UNE ESCADRE OU D'UNE DIVISION.

Le cas le plus ordinaire et le plus important, est celui d'une division navale attaquant une ville fortifiée dont il faut s'emparer, ou des forts qu'il s'agit de détruire, et faisant concourir à cette opération, tous les navires qui la composent. Les expéditions de la Véra-Cruz, de Mogador, de Canton, en sont des exemples.

§ 1. — Préparatifs.

Dans ce cas, on est appelé à lutter contre des forces imposantes et contre de l'artillerie. Les mesures doivent être prises de

(1) Art. 1160 du règlement du 28 août 1852.

manière à ce qu'on puisse venir au secours de nombreux blessés (1).

1° *Service des compagnies de débarquement.* — La compagnie de débarquement de chaque navire, avons-nous dit, a son chirurgien accompagné d'un infirmier chargé de porter le sac chirurgical. Cet appareil de pansements et d'opérations tout à la fois, est une des innovations les plus heureuses, qu'on ait faites en chirurgie navale à notre époque et c'est à l'initiative de M. Reynaud, inspecteur-général du service de santé, qu'elle est due (2). Ce sac est construit sur le modèle de ceux des soldats et divisé en plusieurs compartiments qui servent à loger des flacons, des ventouses, et un approvisionnement de médicaments usuels (voir la *fig.* 11).

Sur sa face supérieure est placé horizontalement un étui cylindrique en fer-blanc renfermé dans une gaîne de coutil bleu rayé, servant à loger le linge, la charpie et quelques attelles (1) et terminé à une de ses extrémités (a) par un couvercle servant de poêlette et contenant les éponges. En haut, se trouve un tiroir (2) pour les instruments de chirurgie. On a ménagé au centre un emplacement (3 et 4) pour les bandages, les bandes et les compresses. La paroi postérieure du sac est fermée par une tablette (b) qui, lorsqu'elle est relevée et fixée par ses crochets, recouvre exactement les compartiments et qui, lorsqu'on la rabat, peut servir de table pour préparer les objets de pansement, sans qu'il soit nécessaire de poser le sac à terre. L'infirmier

(1) Pour tout ce qui a trait à ces expéditions collectives, nous ferons de fréquents emprunts à la monographie remarquable de Hello, dont nous avons déjà parlé à l'occasion des plaies d'armes à feu.

(2) Hello en rapporte la première idée à M. le vice-amiral Casy qui la lui communiqua en 1833, alors qu'ils étaient tous deux embarqués sur le vaisseau *le Duquesne*, l'un comme commandant, l'autre comme chirurgien-major. Il se servit à la Vera-Cruz de celui qui est figuré dans son mémoire et en retira les plus grands services. Plus tard, M. Reynaud, aujourd'hui inspecteur général du service de santé de la marine, y apporta les modifications les plus avantageuses et fit adopter d'une manière définitive le modèle que nous avons représenté dans la figure 11. Il est mentionné dans le décret du 15 août 1851, décrit et figuré dans le *Manuel de l'infirmier marin* (Paris, 1857, p. 173). Cependant on n'en confectionne pas dans les arsenaux et il n'en est délivré à l'armement que lorsqu'il en existe dans les magasins, provenant de remises antérieures. Dans le cas contraire, ils sont confectionnés à bord (voir le règlement portant fixation des objets de toute nature à délivrer aux bâtiments de la flotte, du 27 novembre 1852, article du chirurgien. Le règlement du 15 juillet 1859 qui a remplacé le précédent n'en fait pas mention).

le porte sur le dos, maintenu par des bretelles et le chirurgien peut ainsi faire un pansement en marche et sans s'arrêter.

Lorsqu'une compagnie de débarquement est appelée à opérer seule, il serait bon qu'elle fût munie d'un brancard, mais lorsqu'il s'agit d'une action collective, ces moyens de transport sont du ressort de l'ambulance générale dont nous allons bientôt nous occuper.

Fig. 11. — **Sac chirurgical.**

DIMENSIONS. — Hauteur 40 centimètres. — Longueur 40 centimètres. — Profondeur 12 centimètres.

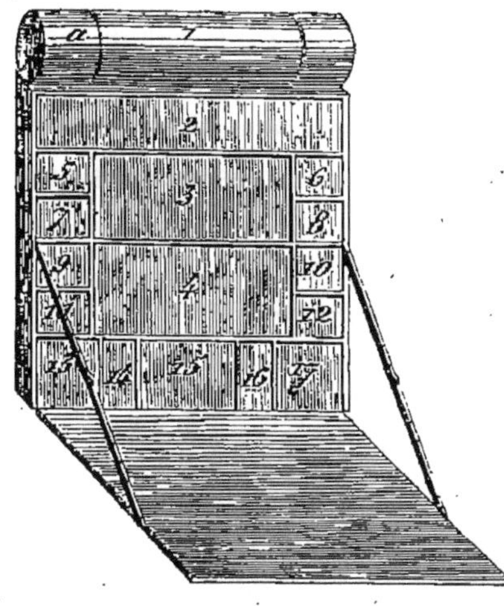

LÉGENDE.

1. Cylindre en fer blanc, renfermant 4 attelles à fractures, brisées, le linge et la charpie et terminé à une de ses extrémités (*a*) par un couvercle devant servir de poêlette et renfermant les éponges. — 2. Tiroir pour les instruments de chirurgie. — 3. Bandes et bandages. — 4. Compresses — 5 et 6. Charpie fine. — 7 et 8. Diachylum. — 9. Fil, aiguilles à coudre, épingles à pansement, cire jaune, agaric. — 10. Trente paquets de sulfate de quinine de 0gr,10 chacun et dix paquets de tartre stibié de 0gr,10 chacun, le tout renfermé dans une petite boîte. — 11. Une ventouse en verre et un gobelet en étain ou en cuir bouilli. — 12. Un briquet, une bougie en cire, un bougeoir en étain. — 13. Cérat simple, 120 grammes. — 14. Laudanum, 30 grammes; ammoniaque, 30 grammes. — 15. Un tourniquet et deux garrots. — 16. Vinaigre, 100 grammes. — 17. Alcool camphré, 120 grammes.

Les flacons, en cristal fort, destinés à recevoir l'alcool camphré, le laudanum, etc., devront être renfermés dans de petites boîtes séparées en compartiments et s'adaptant elles-mêmes dans les cases du sac chirurgical.

2° *Navire hôpital.*—Lorsque l'expédition projetée doit se faire sur une grande échelle, il est à désirer qu'un des navires à batterie qui doivent y prendre part, soit désigné pour servir de bâtiment-hôpital. Le chirurgien-major de division, après avoir pris les ordres du commandant en chef, adoptera les mesures nécessaires, pour y recevoir autant de blessés que ses prévisions lui en feront craindre; il fera choix d'un chirurgien de première classe, pour y assurer le service et lui adjoindra un nombre suffisant d'aides et d'infirmiers. Si cette mesure n'était pas applicable, il ferait monter, à bord de chaque navire, un certain nombre de lits, pour recevoir les hommes de son équipage, afin que ceux-ci n'aient pas à attendre au retour, dans les embarcations. Il fera bien de s'adjoindre également, deux ou trois chirurgiens, indépendamment de ceux qui marchent avec les compagnies de débarquement, pour l'assister pendant l'action et pour servir à ses côtés, si les circonstances lui permettent d'établir une ambulance à terre.

3° *Embarcations destinées au transport des blessés.* — Il est extrêmement important, en pareil cas, de désigner à l'avance, une ou deux embarcations, pour rapporter, à bord du navire hôpital, les blessés qui auront reçu les premiers secours. Il faut que cette évacuation s'opère peu à peu et le plus rapidement possible, car le moment où l'expédition se rembarque est souvent critique; c'est parfois alors qu'on perd le plus de monde et la présence des blessés vient ajouter une complication de plus aux embarras de la situation. C'est ce qui arriva à l'affaire de Pétropaulowski (4 septembre 1854). L'expédition, placée sous les ordres du commandant Lagrandière, se composait de 650 hommes provenant des navires Français et Anglais (1). La chaloupe de la *Forte* avait été désignée pour servir d'ambulance et les trois chirurgiens de l'expédition MM. Reynaud, Déperriers et Guérin Méneville, s'y trouvaient réunis. Après un combat sanglant et des pertes considérables, il fallut se rembarquer un peu à la hâte, et sous un feu des plus meurtriers. La chaloupe encombrée de blessés s'était échouée et, dans cette situation critique, elle reçut, presque à bout portant, une grêle de balles. Le lieutenant de vaisseau qui la commandait fut tué. M. Guérin Méneville, deuxième chirurgien de l'*Eurydice*, reçut une balle qui lui fractura le radius à son extrémité supérieure, son infirmier tomba mort à ses côtés, un grand nombre d'hommes furent atteints, et plusieurs d'entre eux succombèrent avant d'arriver à bord. M. Reynaud, chirurgien de première classe de l'*Eurydice*, chargé de la direction du service chirurgical de débarquement, fit preuve, dans cette circonstance, de la plus remarquable fermeté. Debout à l'arrière de la chaloupe et sous les balles qui la criblaient, il dirigeait les hommes, rassurait ses malades et les abritait de son mieux, avec autant de calme et de sang-froid que s'il avait été dans une salle d'hôpital, ou dans la batterie de sa corvette. Grâce à ses soins, tous les blessés anglais et fran-

(1) NAVIRES FRANÇAIS :
La *Forte*, frégate de 60.
L'*Eurydice*, corvette de 20.
L'*Obligado*, brick de 20.

NAVIRES ANGLAIS :
Le *Président*, frégate de 50.
La *Pique*, id. de 40.
La *Virago*, vapeur de 250 chevaux.

çais furent ramenés à bord de la *Forte*, où ils reçurent les premiers secours (1).

Cet exemple prouve assez combien il est important de ne pas attendre au dernier moment, pour évacuer les blessés, sur le navire hôpital et d'avoir à sa disposition, pour les y transporter au fur et à mesure, un nombre suffisant d'embarcations, pourvues de matelas, de traversins, de couvertures et abritées par une tente, si la saison et le climat l'exigent. On aura soin de les munir de plusieurs bidons remplis d'eau vineuse, et si le personnel médical le permet, d'assigner à chacune d'elles un chirurgien en sous-ordre.

4° *Matériel d'ambulance.* — Il se compose des instruments de chirurgie, des appareils, des bandages, des objets divers destinés aux pansements et des brancards pour le transport des blessés.

Une caisse d'instruments suffit en général, cependant il faudrait en faire descendre deux ou trois, si l'on entrevoyait la nécessité, dans une affaire de quelque durée, d'établir plusieurs ambulances.

Les objets de pansement et les médicaments à emporter, sont les mêmes que ceux que nous avons indiqués en décrivant l'appareil de combat, auquel on pourra les emprunter et cet approvisionnement devra se régler d'après les besoins pressentis.

Il en sera de même pour le nombre des brancards qui devront être aussi légers que possible. A l'affaire de Pétropaulowski, on en avait disposé quatre, de la plus grande simplicité. Ils étaient formés de deux bâtons réunis par un morceau de toile à voile et confiés à des hommes spécialement affectés au service des blessés. Dans les nombreux débarquements qui ont eu lieu en Chine, avant la grande expédition qui vient de se terminer d'une manière si brillante, on faisait usage de brancards en bambou aussi légers que solides et munis de traverses placées aux extrémités de la toile, pour l'empêcher de se déprimer au centre, ainsi que cela arrive nécessairement, à ceux qui en sont dépourvus. Il serait à désirer qu'on adoptât uniformément, à bord des navires, le modèle proposé par Hello, à l'amiral Baudin, à la descente de la Vera-Cruz et dont on se servit avec le plus grand avantage. Voici

(1) Je dois la connaissance de ces faits et de tous ceux qui sont relatifs à l'affaire de Petropaulowski, à l'obligeance de M. Delaporte, chirurgien principal de la marine, chargé de centraliser le service de la division qui y a pris part.

comment le décrit ce confrère si regrettable, dans le mémoire que nous avons déjà cité plusieurs fois : « Il se compose de deux « bâtons de la longueur d'un manche de gaffe, ferrés aux deux « extrémités, dont l'une est terminée en pointe de pique d'abor- « dage et peut servir à enfoncer une porte ou à repousser l'en- « nemi. Pour les transformer en brancards, il suffit de les passer « dans les coulisses latérales d'une forte bande de toile à voile, « de 80 centimètres de largeur, sur 2 mètres de longueur. Deux « crochets cachés dans l'épaisseur de l'un des bâtons, se déploient « aux extrémités de cette toile, se fixent transversalement par « une clavette, dans des pitons que présente le deuxième bâton, « de manière à tendre cette toile aussi fortement que possible, et « à former ainsi une civière improvisée sur laquelle repose le « blessé. Quatre hommes le portent à l'aise, et deux suffiraient à « la rigueur, en se plaçant entre les extrémités des bâtons. Ces « toiles n'occupent que fort peu de place. Une fois roulées, elles « disparaissent sur le dos des hommes chargés des piques. »

§ 2. — **Service chirurgical pendant l'expédition.**

1° *Embarquement du personnel.* — Lorsque le corps expéditionnaire quitte le bord, les compagnies de débarquement sont réparties dans les grandes embarcations du navire, qui ne conservent que la moitié de leur armement. Les chirurgiens qui leur sont attachés, les suivent avec les infirmiers porteurs des sacs. Le chirurgien-major de division accompagne le chef de l'expédition, dont il doit s'éloigner le moins possible, pendant l'affaire, afin d'être toujours à même de recevoir ses ordres, de lui communiquer ses observations et de le secourir au besoin. C'est du moins ce qui s'est fait à la Vera-Cruz, à Canton, etc. Enfin, les officiers de santé attachés à l'ambulance marchent avec le matériel dont nous avons parlé.

2° *Transport du matériel.* — Celui-ci ne saurait trouver place dans les grandes embarcations, encombrées par les compagnies, les obusiers de montagne, les munitions de guerre et les objets de toute sorte que comporte une opération sérieuse. Si l'on a compris la nécessité de disposer deux canots pour les convois de blessés, ils sont vides au départ et peuvent recevoir le personnel et le matériel de l'ambulance, qui ne doivent être mis à terre qu'en dernier lieu. Pour l'y transporter, on pourrait adopter avec beaucoup d'avantage les mesures prises en Chine, par M. Reynaud, commandant de la *Némésis*, et par M. de Comeiras, chirurgien principal de la division. Ils avaient fait confectionner de grands sacs en toile, dans lesquels on renfermait, au moment du départ, les caisses d'instruments et les médicaments. Ces sacs étaient portés par des hommes spécialement attachés à ce service, et dont le nombre variait de huit à douze, suivant l'importance du détachement. Ils étaient de plus chargés des brancards, et l'un d'eux tenait un pavillon jaune destiné à être arboré sur le local choisi pour servir d'ambulance. Cette escouade était dirigée par le maître magasinier de la frégate, exclusivement affecté, ainsi que ses hommes, au service de l'ambulance (1).

3° *Établissement des ambulances.* — Aussitôt que le débarquement était opéré, M. de Comeiras s'établissait, avec les aides qu'il avait choisis, dans une maison désignée à l'avance, et que la présence du pavillon jaune permettait de reconnaître de loin. Aidé de l'escouade de secours, il y disposait son matériel et se trouvait ainsi, dès les premiers instants, en mesure de recevoir les blessés qui lui étaient remis. A la prise de Canton, ce fut dans une pagode qu'il s'établit avec MM. Rideau et Franc, et qu'il secourut le petit nombre d'hommes qui furent atteints pendant l'attaque.

Si l'affaire a lieu en rase campagne et qu'il devienne nécessaire de poursuivre l'ennemi, le chirurgien-major de division, après avoir évacué, par les canots de secours, ses premiers blessés, se rapprochera du lieu de l'action et formera ainsi plusieurs ambulances successives, à mesure que le théâtre du combat se déplacera, jusqu'au moment du retour à bord. C'est ainsi que, dans les expéditions faites en Cochinchine, à quelque distance du littoral, les chirurgiens suivaient la colonne, avec leur matériel, et venaient s'établir, à 400 ou 500 mètres du lieu de l'action, dans le point qui leur était désigné.

Lorsque la fusillade commence au moment où les compagnies mettent le pied sur la plage et avant qu'il ait été possible d'établir une ambulance, les premiers blessés sont réunis en arrière de la colonne d'attaque et pansés sur le terrain même, en atten-

(1) Ces détails m'ont été communiqués par M. le contre-amiral Reynaud, major-général de la marine, au port de Brest.

dant qu'on puisse prendre les mesures indiquées plus haut.

4° *Pansements et opérations pendant le combat.* — Les soins à donner pendant l'action sont à peu près les mêmes que ceux dont nous avons parlé à l'occasion des batailles navales. Ce n'est pas, sous le feu de l'ennemi, avec la nécessité de se déplacer à chaque instant et des transports en perspective, qu'on peut songer à pratiquer une opération un peu délicate, ou à faire un pansement régulier. On se borne, dans la majorité des cas, à arrêter les hémorrhagies en liant le vaisseau, s'il est superficiel et qu'on puisse l'atteindre assez facilement, en appliquant un garrot ou un tourniquet dans le cas contraire, à extraire les projectiles lorsqu'ils ne nécessitent pas de minutieuses recherches. On panse les plaies pour les dérober à la vue du blessé et de ses camarades, on réduit et on contient les fractures, à l'aide d'attelles qu'on est le plus souvent forcé d'appliquer par-dessus les vêtements, parce qu'il est rare qu'on ait le temps de déshabiller les hommes (1).

5° *Retour à bord.* — Si les évacuations se sont faites, comme nous l'avons indiqué plus haut, il ne reste plus, au moment du retour à bord, qu'un petit nombre d'hommes à porter dans les canots. Le chirurgien-major de division s'assure qu'il n'est pas resté de blessés sur le champ de bataille ; nous n'avons pas besoin d'ajouter qu'il ne s'embarque que lorsque le dernier d'entre eux est mis en sûreté.

Pendant la traversée, les chirurgiens attachés aux embarcations de secours, veillent sur les hommes qu'ils accompagnent, rétablissent les appareils qui ont pu se déplacer, remédient au besoin à une hémorrhagie intercurrente. Ils les garantissent contre le froid ou contre les rayons du soleil et leur font donner à boire. Au moment où il s'agit de les faire monter à bord du bâtiment hôpital ou de leurs navires respectifs, ils dirigent, avec le soin habituel, cette opération, qui doit s'exécuter avec les plus grandes précautions et sans qu'on y apporte une précipitation que rien ne saurait justifier, dans un moment où tout danger a disparu.

Une fois à bord, les conditions sont les mêmes qu'après un combat naval, et nous n'avons pas à revenir sur un sujet que nous avons déjà traité.

(1) Hello, mémoire cité, p. 54.

ART. II. — EXPÉDITIONS COMBINÉES.

Dans l'article qui précède, nous avons supposé le cas d'une opération sérieuse, dans laquelle les forces réunies d'une escadre ou d'une division navale se trouvent en face de résistances imposantes, il nous reste à parler maintenant des affaires beaucoup plus nombreuses dans lesquelles la marine est appelée à agir contre des peuples à demi sauvages qui ne peuvent lui opposer ni la tactique, ni les moyens d'action des nations civilisées : c'est à cette catégorie que se rapportent les expéditions faites à Taïti, en 1844, (combats de Hapapé, de Faäa, de Mahahéna, etc., etc.,) à Madagascar en 1829, en 1845 et en 1859. (Affaires de Foulepointe, de la pointe à Larée, de Tamatave, expédition de Baly, etc., etc.,) enfin et surtout à la côte occidentale d'Afrique, où il serait difficile de les énumérer.

Ces expéditions s'effectuent presque toujours avec le concours de l'infanterie de marine ; mais c'est le même personnel chirurgical qui y prend part, et le matériel d'ambulance est fourni par les bâtiments; elles rentrent donc complétement dans le sujet qui nous occupe.

Lorsque le point qu'on veut attaquer est situé sur la plage ou à petite distance, comme dans les affaires qui ont eu lieu, à Madagascar et à Taïti, les dispositions à prendre sont les mêmes que celles que nous avons indiquées, à leur importance près. Cependant elles sont parfois aussi meurtrières. Le combat de Mahahéna par exemple (Taïti, 17 avril 1844) nous coûta 16 morts et 52 blessés. Dans cette expédition, l'ambulance établie sur le rivage fut attaquée par les naturels, et M. Vesco, chirurgien de *l'Uranie*, y fut atteint par une balle.

A l'attaque de Tamatave (Madagascar, 15 juin 1845), les navires français *le Berceau* et *la Zélée*, et la corvette anglaise *le Conway*, après avoir détruit, en quelques instants, le fort établi sur la plage, jetèrent à terre, dans quatorze embarcations, un détachement de 300 hommes. Ils rencontrèrent une résistance opiniâtre, perdirent 20 des leurs et ramenèrent à bord 55 blessés (1).

(1)

NAVIRES.	EFFECTIF DU DÉBARQUEMENT.	MORTS.	BLESSÉS.
Le *Berceau*	100 matelots, 68 soldats	9 morts.	32 blessés.
La *Zélée*	40 matelots, 30 soldats	7 morts.	11 blessés.
Le *Conway*	80 matelots et soldats de marine	4 morts.	12 blessés.

M. Maingon, chirurgien-major du *Berceau*, s'était établi sur la plage; c'est là qu'il leur donna les premiers soins et les fit embarquer, sous le feu de l'ennemi. M. de Mauduyt de son côté, suivit les détachements français et anglais et pénétra, avec eux, dans la redoute ennemie, sur le parapet de laquelle on le vit donner des soins aux blessés, sous un feu de mousqueterie dont ses vêtements portaient les traces (1).

Les expéditions faites à la côte occidentale d'Afrique présentent des différences assez notables au point de vue qui nous occupe. Elles ont souvent lieu à de grandes distances du littoral, parfois même assez loin des fleuves, et sont ordinairement dirigées contre des villages entourés d'une forte palissade et défendus par un ennemi toujours supérieur en nombre. Elles exigent donc un assez grand déploiement de forces et nécessitent des mesures particulières pour le service des blessés, en raison de la distance à laquelle il faut transporter le matériel d'ambulance. Dans ces longues marches à travers un pays coupé de rivières et de marigots, d'une insalubrité sans égale, sans routes frayées et sans abri, sous un soleil de plomb, les colonnes expéditionnaires ont à lutter à la fois contre la chaleur et la soif, contre les maladies et contre l'ennemi; aussi les pertes sont toujours considérables, et le nombre des malades, qui excède de beaucoup celui des blessés, dépasse souvent la moitié de l'effectif.

Comme exemple des dispositions à prendre en pareil cas, nous allons entrer dans quelques détails au sujet de l'expédition de Podor, la plus importante de celles qui ont été faites depuis quelques années, et nous les emprunterons au remarquable rapport de M. Margain, chirurgien de 1re classe, chargé de la direction du service de santé (2).

Cette expédition avait pour but le rétablissement du fort de Podor, jadis occupé par l'ancienne compagnie d'Afrique et situé à soixante lieues de Saint-Louis, dans la région du Fouta habitée par la race guerrière de Toucouleurs. On devait s'attendre à une

(1) Ce sont les termes du rapport adressé au roi par le ministre de la marine avec la demande de la décoration pour ces deux officiers de santé. (Voir le *Moniteur* du 3 décembre 1845.)

(2) Rapport sur le service de santé, dans l'expédition de Podor, par J. P. Margain, chirurgien de 1re classe (*Revue coloniale*, mai 1856, p. 457).

résistance des plus vives; les dispositions étaient prises en conséquence. M. le gouverneur Protet avait pris le commandement du corps expéditionnaire fort d'environ 1,700 hommes. Il devait remonter le fleuve du Sénégal, à bord de 11 bâtiments suivis de grands chalands et de bateaux-transports frétés à Saint-Louis. M. Margain avait été chargé d'organiser le service d'ambulance. Dix chirurgiens de différents grades étaient placés sous ses ordres. La nécessité de reconstruire le fort de Podor et d'imposer, par des actes de vigueur, aux populations remuantes du Fouta, faisait présager une campagne assez longue; un navire-hôpital était une nécessité. Le *Basilic* fut désigné pour ce service, mais il ne pouvait y être affecté, qu'une fois arrivé sur les lieux, et devait jusque-là transporter les chevaux des spahis. En attendant, tout le matériel fut embarqué sur une goëlette. Il se composait de 40 lits avec leurs fournitures, d'un ample approvisionnement de draps, de chemises, et d'une pharmacie dont les ressources furent calculées sur le nombre probable des malades et sur la durée de la campagne. Les sœurs de charité qui accompagnaient l'expédition se chargèrent de l'approvisionnement de vivres frais et de tous les ustensiles nécessaires à la cuisine des malades. Pour le transport des blessés, on se munit d'une douzaine de cacolets trouvés dans les magasins et de 6 caissons destinés à recevoir les médicaments et les objets les plus nécessaires. Quelques brancards légers leur furent adjoints; mais on manquait de chevaux pour porter tout cela, et les mules envoyées de France n'étaient pas arrivées. Force fut bien de recourir aux bœufs-porteurs du Sénégal dont l'indocilité devint plus tard la cause de sérieux embarras; et comme les bâts ordinaires ne pouvaient servir, on leur ajusta des bâts de chameau et des selles de cheval.

La prise de Podor (24 avril 1854) ne présenta pas de grandes difficultés; mais la reconstruction du fort demandait un temps assez long pour qu'il devînt nécessaire d'établir une ambulance à terre. On dressa des tentes sur le bord du fleuve; on y descendit une partie du matériel, et M. Margain fit élever de plus deux ajoupas entourés de branches d'arbres munies de leurs feuilles et dont le sol fut couvert de paille. Les malades trouvèrent sous cet abri une fraîcheur relative; il devint même nécessaire de les recouvrir de toiles, en raison du froid de la nuit. Les mesures hygiéniques les mieux entendues furent prises, dans le camp, pour diminuer autant que possible les causes de maladies. Le *Basilic* fut affecté à sa nouvelle destination. Sur ce bâtiment de 40 mètres de long, sur 4^{m},50 de large, on trouva le moyen d'installer une salle de 34 lits pour les matelots et les soldats, une cabine pour les officiers, un logement pour les sœurs, un poste pour les officiers de santé et deux coquerons, l'un pour la pharmacie, l'autre pour les infirmiers. Ce navire en fer, chauffé par les rayons du soleil, serait devenu une véritable fournaise si l'on n'avait pas eu le soin de le garnir de nattes épaisses à l'extérieur et de le couvrir d'une double tente. Grâce à cette précaution, la température n'y dépassa pas 42° centig., tandis qu'elle s'élevait à 44° sur les autres bâtiments, et à 46 ou 47° sous les tentes des soldats. Une pareille chaleur, dans un pays aussi insalubre, ne pouvait pas manquer de donner lieu à de nombreuses maladies. Le bâtiment hôpital devint bientôt insuffisant, et il fallut opérer plusieurs évacuations sur l'hôpital de Saint-Louis. Aussi, lorsque l'attaque de Djialmat fut résolue, le corps expéditionnaire ne comptait plus que 800 hommes en état de combattre.

Ce grand village élevé de 15 à 20 mètres au-dessus du niveau de la plaine, flanqué par un marigot et entouré d'une forte palissade, était défendu par 4 à 5,000 Toucouleurs, et quelques pièces de canon. A partir du lieu de débarquement, il y avait à franchir 15 kilomètres, à travers d'épais fourrés, par des chemins impraticables, où les bœufs-porteurs, accablés par la chaleur et par la fatigue, s'abattaient à chaque pas. Le supplice de la soif vint bientôt se joindre aux autres, et lorsque la colonne arriva devant le village, elle était à bout de forces. La vue de l'ennemi lui rendit son énergie, et les obusiers de montagne vinrent ouvrir leur feu à 500 mètres de l'enceinte fortifiée; mais les projectiles trouaient la palissade sans la renverser, et les blessés se multipliaient d'une façon effrayante. « Il fallait en finir cependant, nous mourions de « soif, dit le commandant Protet, dans son rapport, et si, dans « moins d'une heure, nous n'avions pas pris Djialmat, nous allions « tous peut-être, sous ce soleil de feu, tomber exténués de fa- « tigue et de besoin (1). » Les colonnes s'élancèrent au pas de

(1) Voir *Revue coloniale*, juin 1851, p. 488.

course contre la palissade, les pieux furent arrachés à la main ou renversés à coups de crosse de fusil, et quelques instants après les Toucouleurs étaient chassés du village, dans lequel ils laissèrent près d'un tiers des leurs. Dans cette attaque furieuse, on perdit 25 hommes, 150 blessés jonchaient le champ de bataille. Les morts, suivant la coutume adoptée, en pareil cas, à la côte d'Afrique, furent déposés sur un bûcher construit avec les débris de la palissade, et livrés aux flammes. Le nombre des blessés dépassait toutes les prévisions. Il fallut improviser de nouveaux moyens de transport. On forma des brancards avec des couvertures, des pieux et des fusils. Un premier pansement fut fait sur le champ de bataille, et après six heures d'un repos bien nécessaire, on se remit en marche, les blessés au centre de la colonne. Le trajet de retour fut rendu moins pénible par la fraîcheur de la nuit; ils arrivèrent à dix heures, sur les bords du fleuve, et on les fit embarquer à bord d'un bateau à vapeur qui les attendait. Les chirurgiens de l'expédition, sous les ordres de M. Danguillecourt qui remplaçait M. Margain, retenu à Podor par un accès de fièvre, passèrent la nuit tout entière à refaire les pansements, à extraire les projectiles, et, grâce à leurs soins, il ne succomba qu'un seul homme, dans la traversée de Djialmat à Saint-Louis. La maladie avait fait plus de ravages dans les rangs de cette petite armée. Sur 1,400 Européens partis bien portants pour l'expédition de Podor, il n'y en avait plus que 682 de valides au retour (1).

Nous sommes entrés dans quelques détails, au sujet de cette campagne, parce qu'elle donne la mesure des souffrances et des dangers de toute nature qui attendent les Européens dans leurs luttes avec les naturels, sous le climat des Tropiques. Cette fois du moins ils étaient prévus, et il a été possible d'y faire face. Il n'en est pas toujours ainsi. Souvent des colonnes trop peu nombreuses s'engagent, dans un pays peu connu, à la poursuite d'un ennemi dont la force ne l'est pas davantage, et se trouvent sérieusement compromises loin de leur base d'opérations. Dans ces circonstances, les chirurgiens, dont le caractère n'est pas respecté par les noirs, partagent les dangers des officiers et des soldats qu'ils accompagnent. C'est ainsi que, l'année suivante, au combat de Manaël (12 août 1855) M. Marec, chirurgien de l'*Épervier*, se trouva, pen-

(1) Voir le rapport déjà cité du commandant Protet.

dant plusieurs heures, dans la situation la plus critique qu'un médecin militaire puisse traverser. Le corps dont il faisait partie rencontra les mêmes obstacles sur son chemin, il eut à enlever un village fortifié comme le précédent et défendu de la même manière, mais il ne comptait que 300 hommes et ses pertes furent considérables. Par suite d'un changement de position qu'elle dut accomplir, M. Marec se trouva séparé de la colonne et resta seul, avec ses nombreux blessés, à une centaine de pas de l'enceinte fortifiée, sous un feu de mousqueterie des plus vifs. Pendant qu'il cherchait à les abriter derrière des troncs d'arbres et à leur donner les premiers soins, il reçut, à très-petite distance, un coup de feu qui l'atteignit à la jambe gauche. Les deux projectiles dont l'arme était chargée pénétrèrent par la même ouverture, mais les os ne furent pas brisés et notre jeune confrère put continuer son périlleux service. Au milieu de la confusion qu'avait amenée le mouvement des troupes, le laptot chargé du sac chirurgical avait disparu, force fut bien à M. Marec, lorsqu'il eut épuisé la petite provision de linge et de charpie qu'il portait sur lui, et abrité ses blessés de son mieux, d'aller à la recherche de son infirmier et de se diriger avec lui vers le point où l'on se battait, et où les blessés se multipliaient d'une façon inquiétante. Pendant qu'il pansait une plaie pénétrante de poitrine, une balle coupa presque complétement le nœud de sa cravate. Un instant après, un blessé auquel il appliquait une écharpe, pour une blessure de l'épaule, reçut, entre ses mains, une seconde balle qui s'enfonça dans l'échancrure sus-sternale, et le tua sur le coup. Un autre blessé expirait à ses pieds quelques minutes après, atteint, comme le précédent, par un nouveau projectile. Presque au même moment, notre confrère qui servait de point de mire au tir des noirs, fut atteint de deux autres coups de feu ; l'un enleva le premier bouton de sa vareuse, au niveau du col, l'autre lui laboura le moignon de l'épaule, en emportant un lambeau de son vêtement. Les blessés étaient devenus tellement nombreux, qu'il fallut songer à battre en retraite. M. Marec ne quitta le village qu'après s'être assuré, par lui-même, que la colonne n'y laissait que des morts. Il improvisa des moyens de transport et suivit ses blessés à pied, pendant le trajet de 7 kilomètres qui les séparait du fleuve. Il les fit tous embarquer, renouvela les pansements séance tenante, et ne songea à sa propre blessure, que lorsque personne n'avait plus besoin de lui. Le lendemain, le gonflement de sa jambe, joint à un violent accès de fièvre, ne lui permit pas de se lever. Il dut se faire porter, sur un cadre, pour aller panser ses malades, qu'il put, heureusement, remettre le soir même entre les mains du chirurgien du poste de Podor, où l'*Épervier* était arrivé.

Dans les engagements de cette espèce, on n'a guère à traiter que des coups de feu. Les noirs n'ont presque jamais de canon et, dans les circonstances exceptionnelles, où, comme à Podor, ils peuvent mettre en ligne quelques mauvaises pièces, ils ne savent pas en tirer parti. Il n'en est pas de même du fusil dont ils connaissent fort bien l'usage ; cependant ceux dont ils se servent, sont en général de mauvaises armes et ils les chargent avec une telle prodigalité que la justesse du tir en est de beaucoup diminuée. Des balles d'un très-gros calibre, des lingots de fer ou de cuivre, souvent informes, sont les projectiles qu'on rencontre le plus souvent dans les plaies. Ces blessures réclament les mêmes soins que celles dont nous avons déjà parlé. Cependant, il est quelques considérations spéciales aux plaies d'armes à feu, dans les pays chauds que nous ne pouvons passer sous silence. Tous nos confrères signalent la rapidité de leur marche et la promptitude avec laquelle elles guérissent. J'ai pu moi-même le constater plusieurs fois à Madagascar. Les mauvais fusils dont les Sakalaves font usage éclatent souvent entre leurs mains, et j'ai vu de ces blessures compliquées, pour lesquelles j'avais proposé l'amputation, guérir avec une merveilleuse facilité, malgré le traitement le plus irrationnel. Les climats intertropicaux sont favorables aux efforts de la chirurgie conservatrice, et les opérations, lorsqu'il est impossible de les éviter, y réussissent mieux qu'en Europe. Cette observation a été faite en Océanie, comme à la côte d'Afrique, dans l'Amérique du Sud, comme aux Antilles. Elle explique le succès presque constant des amputations pratiquées par les chirurgiens de la marine, dans les stations équatoriales et les guérisons remarquables qu'ils obtiennent souvent lorsqu'il leur est permis de s'en abstenir. Ce fait, que la lecture de leurs rapports nous permet chaque jour de constater, justifie les différences qui s'observent entre leur pratique et celle des médecins de l'armée. Ainsi, pour nous en tenir à l'exemple que nous avons cité après l'affaire de

Podor, on n'a pas fait une seule amputation primitive. Sur 88 blessures graves évacuées sur l'hôpital de Saint-Louis et qui sont loin de représenter le chiffre total de celles qui ont été la suite de l'expédition, M. Bérenguier, chirurgien de première classe, chargé du service chirurgical de cet établissement, n'en a perdu que 8 et s'est abstenu d'amputer dans tous les cas. Dans le nombre des lésions qu'il a été appelé à traiter, on voit figurer trois fractures du fémur, dont deux ont guéri, la troisième était comminutive, située au tiers supérieur de l'os, compliquée de la présence du projectile et d'un gonflement énorme. Le tétanos est survenu le troisième jour, et la mort a eu lieu le quatrième. Trois fractures de l'humérus ont également guéri, bien que, dans un cas, le projectile n'ait pu être extrait. Il avait brisé le col de l'os, le bras était fortement œdématié, il existait de plus une plaie assez profonde dans l'aisselle. Une fracture comminutive de la jambe, sept blessures de l'avant-bras, de la main ou du pied, avec fracture des os, ont été suivies d'une terminaison tout aussi favorable. Nous pouvons citer enfin, comme un cas de guérison assez rare, le fait d'un caporal du génie, atteint, dans la fosse iliaque droite, d'une balle qui traversa le cœcum, et perfora l'os des iles à sa partie centrale, pour sortir par la fosse iliaque externe du même côté. Quatorze mois après, ce blessé ne conservait plus qu'un petit trajet fistuleux, entretenu par la présence d'une esquille osseuse et par les deux orifices duquel s'écoulait une très-petite quantité de matières fécales (1).

« En général, dit M. Margain, les symptômes inflammatoires ont été presque nuls. Les seules blessures qui se soient compliquées de phlegmon sont celles qui intéressaient les os. Après un mois de séjour à l'hôpital, la plupart des malades ont pu suivre la destination de leur compagnie et revenir en France, par l'Orénoque. »

« Sur les rives du Sénégal, dit M. Bérenguier, comme l'illustre Larrey l'avait déjà observé sur les bords du Nil, il y a plus d'un demi-siècle, l'action du ciel africain s'est révélée par la prompte cicatrisation des plaies d'armes à feu. Toutes celles que j'ai traitées avaient

(1) Rapport sur le service de santé, à l'hôpital Saint-Louis, pendant l'expédition de Podor, par M. Brenguier, chirurgien de première classe, *Revue coloniale*, 1856 t. XV, p. 485.

été produites par des balles divisées, anguleuses, dont la difformité aurait dû rendre les plaies plus graves. Cette crainte, qui m'avait d'abord vivement préoccupé, était surtout partagée par les personnes fixées depuis longtemps dans le pays. Aussi j'ai dû être agréablement surpris, en observant le contraire. Des plaies remarquables par l'irrégularité de leur trajet sinueux, par leur étendue s'élevant parfois à 20 centimètres, nous ont frappés d'étonnement par leur marche rapide vers la cicatrisation. Sur les 8 blessés qui ont succombé, 5 étaient atteints de plaie pénétrante de l'abdomen, de la poitrine et du crâne; les 3 autres ont été enlevés par le tétanos. C'est, on le sait, la plus redoutable complication des blessures dans les pays chauds. L'infection purulente y est plus rare, et son diagnostic présente parfois quelques difficultés. Dans des pays, où tout le monde est sous l'influence de l'intoxication paludéenne, on peut confondre le début d'un accès de fièvre avec le frisson initial de la pyohémie, et, s'il s'agit d'un accès pernicieux, il serait imprudent d'attendre que l'apyrexie vînt faire cesser l'indécision. L'erreur du reste serait sans conséquence grave, puisque le sulfate de quinine, qu'il faut administrer au plus vite dans le premier cas, est encore le moins infidèle des médicaments qu'on peut employer dans le second (1). Le

(1) Ce cas difficile de diagnostic s'est offert à M. Gourbeil, chirurgien-major de la corvette *la Cordelière*, à la suite de l'expédition de Baly (côte occidentale de Madagascar). A l'attaque du village de Mahagourou (13 février 1859), un gabier de la corvette reçut une balle qui frappa comminutivement la tête de l'humérus gauche et vint se loger dans le canal médullaire à 5 centimètres au-dessous de son ouverture d'entrée. M. Gourbeil, fidèle aux principes que nous avons exposés, tenta d'abord de conserver le membre, mais il survint des accidents d'une telle gravité qu'il fallut se résoudre, au bout de cinq jours, à pratiquer la désarticulation de l'épaule. Le lendemain de l'opération, le blessé fut pris tout à coup d'un violent frisson, avec fréquence et petitesse extrêmes du pouls, refroidissement général, altération des traits, teinte sub-ictérique de la peau. Notre confrère ne s'y trompa pas, il ne vit dans ce cortége de symptômes que le début d'une affection paludéenne de la nature de celles qui sévissaient alors à bord de la *Cordelière*, et administra 2 grammes de sulfate de quinine dans les 24 heures. Le lendemain, un nouvel accès, plus violent que le premier, se produisit à la même heure et s'accompagna de vomissements noirâtres, de sueur froide, coïncidant avec un pouls filiforme et une agitation telle que les infirmiers avaient peine à contenir le malade. Le sulfate de quinine fut administré de nouveau et à plus forte dose. La fièvre ne reparut plus. Un mois après, la cicatrisation était complète. (Voir pour les détails de cette intéressante observation, l'*Union médicale* de 1859, n° 112, p. 531.)

mode de pansement de ces blessures est celui que nous avons déjà indiqué, mais plus que partout ailleurs ils doivent être simples et fréquemment renouvelés. C'est dans les pays chauds surtout, que l'eau, qui ne saurait s'appeler froide, rend d'éminents services. La plupart des guérisons que nous venons de relater ont été obtenues à l'aide des irrigations continues dont l'usage est, comme nous l'avons dit, consacré dans la marine. C'est également sous ces latitudes, qu'une alimentation tonique et réparatrice est de rigueur, à la suite des lésions traumatiques, que le vin, que le fer et que le quiquina surtout, réclament une large part dans le traitement de malades épuisés par un long séjour dans les pays chauds et toujours sous le coup de l'influence paludéenne.

Il est enfin un dernier genre de blessures qu'on observe encore de loin en loin, à bord des navires et qu'on ne peut plus voir que là, ce sont celles qui sont faites par les flèches ou par les sagayes des sauvages de l'Océanie. Elles ne sont pas toujours exemptes de gravité, ainsi qu'on va le voir.

Au mois de février 1848, la corvette *l'Ariane*, en arrivant au mouillage de Saint-Christoval (l'une des îles Salomon), apprit que, quelque temps auparavant, deux missionnaires avaient été tués et mangés par les naturels du village d'Oné-avé. Le commandant de la corvette prit immédiatement la résolution de les punir. La compagnie de débarquement se mit en marche, et M. Pichaud la suivit avec son infirmier. Les sauvages n'opposèrent pas de résistance; mais lorsque l'incendie eut consumé les villages d'Oné-avé et de Turna et que la colonne commença son mouvement de retraite, ils la suivirent jusqu'à la plage, cachés derrière les arbres, à l'abri desquels ils lançaient leurs sagayes sur les hommes qui la composaient (1). Un matelot en reçut une, à une distance de 30 mètres environ. Elle traversa la fesse droite, dans une étendue de 15 centimètres et s'enfonça de 2 centimètres dans la

(1) J'ai entre les mains une de ces sagayes ramassée sur le lieu même du combat. Elle ne ressemble en rien à aucune de celles que j'ai eu l'occasion de voir auparavant. C'est un morceau de bois très-dur et très-lourd de $2^m,80$ de longueur, pesant environ 800 grammes. La pointe a la forme d'un fer de lance dentelé sur les bords, long de 70 centimètres et large de 4 centimètres à sa base. La partie qui lui fait suite et qui représente le manche, est ronde, s'amincit graduellement et se termine par une extrémité très-grêle. L'arme est bien balancée et doit avoir une grande force de pénétration, lorsqu'elle est lancée par un bras vigoureux.

gauche, en se brisant dans la plaie. Il fallut retirer quelques fragments de bois, et la guérison fut obtenue en 20 jours.

Un élève de deuxième classe, M. de Kersabiec, fut blessé plus grièvement. Au moment où il faisait face à l'ennemi pour protéger l'embarquement de ses hommes, une sagaye l'atteignit à l'œil droit, fractura l'unguis et l'ethmoïde, lésa le nerf moteur oculaire commun, la branche ophthalmique du trifacial et l'artère ophthalmique. Des phénomènes nerveux graves survinrent immédiatement, pendant que, sur la plage même, M. Pichaud lui appliquait un premier appareil. A son arrivée à bord, il était tombé dans un état de stupeur profonde, avec contracture de tous les muscles du côté droit de la face et du cou, trismus très-prononcé, gonflement de la région parotidienne. Le malade reprit un instant connaissance pendant la nuit, mais le délire ne tarda pas à survenir et ne le quitta plus. Le quatrième jour, une hémorrhagie survint par l'extrémité divisée de l'artère ophthalmique. Le sang coulait à la fois par les fosses navales et par la plaie, le gonflement des paupières était énorme, il n'y avait pas à songer à pratiquer une ligature immédiate; le sang, du reste, s'arrêta de lui-même. L'hémorrhagie reparut à de courts intervalles, et le blessé succomba, le sixième jour, dans les convulsions (1).

Plusieurs blessures de la même espèce ont également été observées, à peu près à la même époque, à bord de la corvette *la Brillante*, à la Nouvelle-Calédonie. Dans une expédition, dirigée contre les naturels du village de Poëbo, le 12 août 1847, pour les punir d'insultes faites aux frères de la mission, quatre hommes de la compagnie de débarquement furent atteints par des sagayes. L'un d'entre eux eut le bras gauche traversé au niveau de l'insertion deltoïdienne, un autre reçut le coup à la jambe gauche : l'arme pénétra de 4 centimètres dans les muscles de la région externe et fut arrêtée par le péroné qui résista; chez le troisième l'arme traversa la paroi postérieure du thorax et s'enfonça de 6 à 8 centimètres dans le poumon gauche. Le quatrième, M. Raymond, élève de deuxième classe, fut atteint à la partie postérieure et supérieure du côté droit du thorax; l'arme pénétra horizontalement, d'arrière en avant et dans une direction un peu oblique

(1) Rapport de fin de campagne de M. Pichaud (collection de Brest).

de dehors en dedans; elle fut retirée sur-le-champ, mais la pointe brisée dans la plaie resta fixée dans l'omoplate vers l'angle supérieur et interne; elle sortit spontanément plus tard, avec la suppuration. Au mois d'octobre, des douleurs vives survinrent dans cette région. Elles furent bientôt suivies de l'inflammation des ganglions cervicaux inférieurs du côté gauche. De nombreux abcès se formèrent, et le malade fut mis à terre à Valparaiso : il y séjourna pendant les six premiers mois de l'année 1848. De nouveaux abcès survinrent, pendant ce temps, au côté gauche du thorax et donnèrent issue à un pus séreux et mal lié. Le stylet, introduit par leur ouverture, pénétrait jusqu'à l'apophyse transverse gauche de la première vertèbre dorsale, et les injections poussées dans cette direction, revenaient par la blessure non cicatrisée du côté droit. Au mois de juillet 1849, époque à laquelle s'arrête l'observation recueillie par M. Bedtinger, chirurgien-major de la *Brillante*, ces trajets fistuleux n'étaient pas encore fermés (1).

Nous venons de passer en revue les différentes conditions dans lesquelles les chirurgiens de la marine peuvent être placés en temps de guerre. Nous avons signalé, chemin faisant, les mesures qui nous ont paru les plus propres à faciliter l'exécution de leur service. Quelques-unes d'entre elles ont besoin d'être mises à l'essai, avant d'entrer dans la pratique. Nous n'avons pas eu la prétention de résoudre toutes les questions, de trancher toutes les difficultés, ni de tracer un programme invariable. Un pareil résultat est bien difficile à atteindre, lorsqu'on aborde un sujet neuf et qu'on le fait entrer dans un cadre aussi restreint.

Nous espérons toutefois que les jeunes confrères auxquels ce travail s'adresse, pourront y puiser quelques renseignements utiles. Nous avons cru leur rendre service, en réunissant tous ces faits épars, dont le souvenir se serait effacé peu à peu. Ils y trouveront, avec le fruit de l'expérience de leurs devanciers, de nobles exemples à suivre et de précieuses traditions à conserver.

(1) Rapport de M. Bedtinger, chirurgien-major de la *Brillante*, campagne des mers du Sud (octobre 1845 — juillet 1849), collection de Brest.

FIN.

TABLE DES MATIÈRES

DU SERVICE CHIRURGICAL DE LA FLOTTE

EN TEMPS DE GUERRE

Par le docteur J. ROCHARD.

CORBEIL, typ. et stér. de CRÉTÉ.

www.ingramcontent.com/pod-product-compliance
Ingram Content Group UK Ltd.
Pitfield, Milton Keynes, MK11 3LW, UK
UKHW020301200726
13857UKWH00001B/55